Verpleegtechnische handelingen

voor het mbo

Ook verschenen bij Pearson Benelux, met e-learningmodule van ExpertCollege:

Rosalie Beekman & Yvette Verhoef, *Persoonlijke verzorging, wonen en huishouden voor het mbo*
Asaf Gafni & Lois A. Daamen, *Praktijkgestuurd klinisch redeneren voor het mbo*
Asaf Gafni & Rosanne Kruithof, *Anatomie en fysiologie voor het mbo*
Asaf Gafni, Myrthe Zwierstra & Leonoor den Boer, *Pathologie voor het mbo*
Eveline Heesterbeek, Josje Wijnands & Laura Otsen, *Communicatie, advies en instructie in de zorg voor het mbo*
Iris Verhagen & Asaf Gafni, *Methodisch werken en kwaliteitsverbetering in de zorg voor het mbo*

Verpleegtechnische handelingen

voor het mbo

ASAF GAFNI & IRIS VERHAGEN

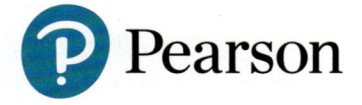

ISBN: 978-90-430-3631-3
NUR: 183
Trefw.: verpleegkunde

Dit is een uitgave van Pearson Benelux, Amsterdam
Website www.pearson.com/nl
E-mail: amsterdam@pearson.com

Binnenwerk: Inkahootz
Omslag: Studio Jan de Boer

Tenzij anders vermeld, vallen alle afbeeldingen in dit boek onder het copyright van ExpertCollege.

Dit boek is gedrukt op een papiersoort die niet met chloorhoudende chemicaliën is gebleekt. Hierdoor is de productie van dit boek minder belastend voor het milieu.

© Copyright 2018 Pearson Benelux en ExpertCollege

Alle rechten voorbehouden. Niets uit deze uitgave mag worden verveelvoudigd, opgeslagen in een geautomatiseerd gegevensbestand, of openbaar gemaakt, in enige vorm of op enige wijze, hetzij elektronisch, mechanisch, door fotokopieën, opnamen, of enige andere manier, zonder voorafgaande toestemming van de uitgever.

Voor zover het maken van kopieën uit deze uitgave is toegestaan op grond van artikel 16B Auteurswet 1912 j° het Besluit van 20 juni 1974, St.b. 351, zoals gewijzigd bij Besluit van 23 augustus 1985, St.b. 471 en artikel 17 Auteurswet 1912, dient men de daarvoor wettelijk verschuldigde vergoedingen te voldoen aan de Stichting Reprorecht. Voor het overnemen van gedeelte(n) uit deze uitgave in bloemlezingen, readers en andere compilatie- of andere werken (artikel 16 Auteurswet 1912), in welke vorm dan ook, dient men zich tot de uitgever te wenden.

Ondanks alle aan de samenstelling van dit boek bestede zorg kan noch de redactie, noch de auteur, noch de uitgever aansprakelijkheid aanvaarden voor schade die het gevolg is van enige fout in deze uitgave.

INHOUDSOPGAVE

1	**WET- EN REGELGEVING**	**2**

LEERDOELEN 3

1.1	Wet BIG	3
1.1.1	Verschillende zorgverleners in de Wet BIG	3
1.1.2	Het BIG-register	4
1.1.3	Voorbehouden handelingen	4
1.1.4	Risicovolle handelingen	5
1.1.5	Bekwaamheid	5
1.1.6	Bevoegdheid	6
1.1.7	Bevoegdheid zorgverleners in opleiding	8
1.1.8	Bevoegdheid mantelzorgers en vrijwilligers	8
1.1.9	Eisen aan de opdracht	9
1.1.10	Bekwaamheidsverklaring	9
1.1.11	Medisch tuchtrecht	9

1.2	WGBO	11
1.2.1	Behandelingsovereenkomst	11
1.2.2	Informed consent	12
1.2.3	Geheimhoudingsplicht	12
1.2.4	Inzagerecht	12
1.2.5	Wilsbekwaamheid	12
1.2.6	Weigeren van verpleegtechnische handelingen	13
1.2.7	Noodsituatie	13

SAMENVATTING 13

DEEL I MEDICIJNEN		**16**
2	**MEDICIJNEN**	**18**

LEERDOELEN 19

2.1	Medicatieproces	19
2.1.1	Voorschrijven	19
2.1.2	Ter hand stellen	21
2.1.3	Opslag en beheer van medicijnen	21
2.1.4	Gereedmaken	21
2.1.5	Toedienen/registreren	21
2.1.6	Evaluatie	22

2.2	Medicatieveiligheid	22
2.2.1	Richtlijnen	22
2.2.2	Medicatieveiligheid in de thuissituatie	22

2.3	Dubbele controle	24
2.4	Omgaan met opiaten	25

2.5	Veelvoorkomende fouten voorkomen	25
2.5.1	Overdosering en onderdosering	26
2.5.2	Fouten voorkomen	26
2.5.3	Belang registratie fouten	27

2.6	Retourmedicatie	27

SAMENVATTING 27

Inhoudsopgave

3 SOORTEN MEDICIJNEN — 30

LEERDOELEN — 31

3.1 Bewaaradviezen en bijsluiters — 31
- 3.1.1 Bewaren — 31
- 3.1.2 Verkrijgbaarheid — 31
- 3.1.3 Informatievoorziening — 32

3.2 Indicatie en werking van medicijnen — 33
- 3.2.1 Symptoombestrijding — 33
- 3.2.2 Causale werking — 33
- 3.2.3 Tekorten aanvullen — 33
- 3.2.4 Profylactische toediening — 33
- 3.2.5 Diagnostiek — 34
- 3.2.6 Placebo — 34

3.3 Bijwerkingen — 34
- 3.3.1 Gewenning — 34
- 3.3.2 Verslaving — 34
- 3.3.3 Interactie — 34
- 3.3.4 Beïnvloeding leven — 35
- 3.3.5 Lichamelijke klachten — 35

3.4 Toedieningswegen — 35
- 3.4.1 Enteraal/parenteraal — 36
- 3.4.2 Lokaal/systemisch — 36

3.5 Medicatieopname en -uitscheiding — 36
- 3.5.1 Absorptie — 37
- 3.5.2 Distributie — 37
- 3.5.3 Metabolisme — 37
- 3.5.4 Excretie — 37

3.6 Medicijngroepen — 38
- 3.6.1 Analgetica — 38
- 3.6.2 Antibiotica — 38
- 3.6.3 Anticoagulantia — 39
- 3.6.4 Antidiabetica — 39
- 3.6.5 Anti-epileptica — 39
- 3.6.6 Corticosteroïden — 40
- 3.6.7 Cytostatica — 40
- 3.6.8 Diuretica — 40
- 3.6.9 Hormonen — 41
- 3.6.10 Laxantia — 41
- 3.6.11 Maagmiddelen — 41
- 3.6.12 Antihypertensiva — 41
- 3.6.13 Middelen tegen diarree — 42
- 3.6.14 Middelen tegen overgevoeligheidsreacties — 42
- 3.6.15 Middelen om bloedarmoede te behandelen — 42
- 3.6.16 Inhalatiemedicatie — 43
- 3.6.17 Anti-aritmica — 43
- 3.6.18 Parkinsonmiddelen — 43
- 3.6.19 Psychofarmaca — 43
- 3.6.20 Slaapmiddelen — 44

SAMENVATTING — 44

4 TOEDIENEN VAN MEDICIJNEN — 46

LEERDOELEN — 47

4.1 Stappenplan toedienen van medicijnen — 47

4.2 Werken met een geneesmiddeldistributiesysteem — 49
- 4.2.1 GDS — 49
- 4.2.2 Wel of niet geschikt? — 49
- 4.2.3 Stappenplan werken met een GDS — 49
- 4.2.4 Verantwoordelijkheden bij het werken met een GDS — 50

Inhoudsopgave

4.3	**Toedieningsvormen**	51
4.3.1	Tablet, capsule, dragee	51
4.3.2	Poeders/strooipoeders	51
4.3.3	Drankjes, suspensies en emulsies	51
4.3.4	Crèmes, zalven en pasta's	52
4.3.5	Zetpil	52
4.3.6	Inhalatie/verneveling	52
4.3.7	Vloeistof en poeder voor injectie	53
4.3.8	Druppels en sprays voor ogen, oren en neus	53
4.3.9	Geneesmiddelenpleisters	53

4.4	**Specifieke toedieningswijzen**	53
4.4.1	Onder de tong (sublinguaal)	54
4.4.2	Wangzak	55
4.4.3	Toedieningen voor de neus	56
4.4.4	Toediening voor het oor	61
4.4.5	Toedieningen voor het oog	62
4.4.6	Toedieningsvormen voor de luchtwegen	66
4.4.7	Toedieningsvormen via de huid	71
4.4.8	Rectale en vaginale toedieningsvormen	75

4.5	**Specifieke zorgsituaties**	78
4.5.1	Slikproblemen	78
4.5.2	Weigeren	79
4.5.3	Misselijk/braken	79
4.5.4	Zelfzorgmedicijnen	80
4.5.5	Combinatie van voedingsmiddelen	80
4.5.6	Polyfarmacie	80
4.5.7	'Zo nodig'-medicijnen	81

SAMENVATTING 81

DEEL II INJECTIES 84

5	**INJECTEREN**	86

LEERDOELEN 87

5.1	**Controle**	87
5.1.1	Materiaal	88
5.1.2	Prikaccidenten	89

5.2	**Subcutane injectie**	89
5.2.1	Specifieke aandachtspunten	89
5.2.2	Mogelijke complicaties	90
5.2.3	Benodigdheden	90
5.2.4	Injectieplaats bepalen	90
5.2.5	Stappenplan	91

5.3	**Insuline toedienen**	93
5.3.1	Indicaties	93
5.3.2	Specifieke aandachtspunten	93
5.3.3	Mogelijke complicaties	93
5.3.4	Benodigdheden	93
5.3.5	Injectieplaats bepalen	94
5.3.6	Stappenplan	94

5.4	**Intramusculair injecteren**	96
5.4.1	Specifieke aandachtspunten	96
5.4.2	Mogelijke complicaties	96
5.4.3	Benodigdheden	96
5.4.4	Injectieplaats bepalen	97
5.4.5	Stappenplan	98

5.5	**Intraveneus injecteren**	100
5.5.1	Specifieke aandachtspunten	100
5.5.2	Mogelijke complicaties	100
5.5.3	Benodigdheden	101
5.5.4	Injectieplaats bepalen	101
5.5.5	Stappenplan	102

SAMENVATTING 103

Inhoudsopgave

DEEL III INFUSIES — 104

6 INFUSIE — 106

LEERDOELEN — 107

6.1 Soorten infusie — 107
- 6.1.1 Materialen — 107
- 6.1.2 Infuusvloeistoffen — 110

6.2 Perifeer infuus — 111
- 6.2.1 Indicaties — 111
- 6.2.2 Materiaal — 111
- 6.2.3 Stappenplan vullen infuus-toedieningssysteem — 111
- 6.2.4 Bepalen plaats perifeer infuus — 113
- 6.2.5 Stappenplan inbrengen perifeer infuus — 114
- 6.2.6 Aandachtspunten bij inbrengen van een perifeer infuus — 117
- 6.2.7 Mogelijke complicaties — 117
- 6.2.8 Andere problemen bij het inbrengen/aansluiten van het infuus — 119
- 6.2.9 Verzorgen van een perifeer infuus — 120
- 6.2.10 Infuusslang vervangen — 121
- 6.2.11 Perifeer infuus verwijderen — 123

6.3 Subcutaan infuus — 124
- 6.3.1 Indicaties — 124
- 6.3.2 Contra-indicaties — 124
- 6.3.3 Mogelijke complicaties — 124
- 6.3.4 Materiaal — 125
- 6.3.5 Plaats bepalen — 126
- 6.3.6 Inbrengen subcutaan infuus — 126
- 6.3.7 Subcutaan infuus verzorgen — 129
- 6.3.8 Subcutaan infuus verwijderen — 129

6.4 Medicijnen toedienen via het infuus — 130
- 6.4.1 Klaarmaken van medicijnen — 130
- 6.4.2 Toedienen van medicijnen via het infuus — 131
- 6.4.3 Mogelijke complicaties — 132

SAMENVATTING — 133

7 BIJZONDERE INFUSEN — 136

LEERDOELEN — 137

7.1 Centraal veneuze katheter — 137
- 7.1.1 Indicaties — 137
- 7.1.2 Contra-indicaties — 138
- 7.1.3 Mogelijke complicaties — 138
- 7.1.4 Plaats bepalen — 140
- 7.1.5 Verzorgen van een centraal veneuze katheter — 141
- 7.1.6 Verwijderen — 143

7.2 Perifeer ingebrachte centraal katheter (PICC) — 144
- 7.2.1 Indicaties — 145
- 7.2.2 Contra-indicaties — 145
- 7.2.3 Hoe wordt de katheter ingebracht? — 145
- 7.2.4 Verzorgen van een PICC — 146
- 7.2.5 Stappenplan verzorging — 147
- 7.2.6 Verwijderen — 148
- 7.2.7 Mogelijke complicaties — 149

7.3 Veneus poortsysteem — 149
- 7.3.1 Indicaties — 150
- 7.3.2 Hoe wordt een Port-a-cath ingebracht? — 150
- 7.3.3 Stappenplan verzorging — 151
- 7.3.4 Verwijderen — 151

7.4 Epidurale of spinale infusie — 152
- 7.4.1 Indicaties — 152

Inhoudsopgave

7.4.2	Contra-indicaties	152
7.4.3	Hoe wordt een epiduraal infuus ingebracht?	152
7.4.4	Stappenplan verzorging epiduraal katheter	154
7.4.5	Verwijderen	157
7.4.6	Mogelijke complicaties	158

SAMENVATTING 159

8 TOTALE PARENTERALE VOEDING EN BLOEDTRANSFUSIE 160

LEERDOELEN 161

8.1	Totale parenterale voeding (TPV)	161
8.1.1	Stappenplan toedienen parenterale voeding	161
8.1.2	Complicaties	163
8.2	Toediening van bloed en bloedproducten	163
8.2.1	Samenstelling van bloed	163
8.2.2	Bloedgroepen	164
8.2.3	Bloeddonatie	165
8.2.4	Indicaties	166
8.2.5	Contra-indicaties	166
8.2.6	Voorbereiding bloedtransfusie	166
8.2.7	Controles tijdens bloedtransfusie	169

SAMENVATTING 172

9 SONDEVOEDING TOEDIENEN 174

LEERDOELEN 175

9.1	Anatomie	175
9.2	Sondevoeding	177
9.2.1	Indicaties voor sondevoeding	177
9.2.2	Contra-indicaties	177
9.2.3	Mogelijke complicaties	178
9.2.4	Materialen	179
9.2.5	Overige materialen	181
9.3	Stappenplan toedienen sondevoeding	181
9.4	Toedienen van medicijnen via de sonde	184

SAMENVATTING 186

10 NEUSMAAGSONDE 188

LEERDOELEN 189

10.1	Contra-indicaties	189
10.2	Mogelijke complicaties	190
10.3	Materialen	191
10.3.1	Neusmaagsonde	191
10.3.2	Lengte neusmaagsonde	192
10.3.3	Overige materialen	192
10.4	Stappenplan inbrengen neusmaagsonde	193
10.4.1	Controleren van de positie van de neusmaagsonde	194
10.4.2	Meting pH en beoordeling aspiraat	194
10.4.3	Optrekken van aspiraat	195
10.4.4	Visuele inspectie	196
10.4.5	Aansluiten materialen	196

ix

Inhoudsopgave

10.5	Stappenplan verzorgen neusmaagsonde	196
10.5.1	Aandachtspunten	196

SAMENVATTING 197

11 PEG-SONDE, PEG-J-SONDE EN BUTTON 200

LEERDOELEN 201

11.1	De verschillende sondes	201
11.1.1	PEG	201
11.1.2	PEG-sonde	201
11.1.3	Button	201
11.1.4	PEG-J-sonde	202
11.2	Indicaties PEG-sonde en PEG-J-sonde	202
11.3	Contra-indicaties	202
11.4	Plaatsen van een PEG-sonde en PEG-J-sonde door een arts	203
11.5	Stappenplan verzorging van een PEG-sonde	203
11.5.1	Eerste dag	203
11.5.2	Verzorging eerste zeven-tien dagen	203
11.5.3	Verzorging na zeven tot tien dagen	204
11.5.4	Verzorging button	204
11.5.5	Spoelen	204
11.5.6	Reinigen	205
11.5.7	Drogen	205
11.5.8	Draaien	205
11.5.9	Mondhygiëne	205
11.6	Voorkomende problemen met een PEG-sonde	205
11.7	Verzorgen van een PEG-J-sonde	205
11.7.1	Eerste dag	205
11.7.2	Eerste zeven tot tien dagen	205
11.7.3	Verzorging na zeven tot tien dagen	206
11.8	Voorkomende problemen met een PEG-J-sonde	206

SAMENVATTING 206

12 MAAGSPOELEN 208

LEERDOELEN 209

12.1	Indicaties	209
12.2	Contra-indicaties	209
12.3	Specifieke aandachtspunten	209
12.4	Mogelijke complicaties	210
12.5	Materialen	210
12.5.1	Sondes	211
12.5.2	Spoelvloeistof	211
12.6	Stappenplan maagspoelen	211

SAMENVATTING 212

DEEL IV UITSCHEIDING 214

13 VERZORGEN BLAASKATHETER 216

LEERDOELEN 217

| 13.1 | Blaaskatheter | 217 |

Inhoudsopgave

13.2	**Indicaties voor een blaaskatheter**	**218**
13.2.1	Urineretentie	218
13.2.2	Indicaties voor een verblijfskatheter	218

13.3 Contra-indicaties voor katheterisatie — 219

13.4 Specifieke aandachtspunten bij katheterisatie — 219

13.5 Mogelijke complicaties bij katheterisatie — 220

13.6	**Materiaal**	**220**
13.6.1	Katheters	220
13.6.2	Kathetertips	224
13.6.3	Diameter	224
13.6.4	Lengte	225
13.6.5	Ballongrootte	225
13.6.6	Ballonvulling	225
13.6.7	Gesloten opvangsysteem	226
13.6.8	Glijmiddelen	226
13.6.9	Overige materialen voor katheterisatie	226

13.7	**Stappenplan inbrengen blaaskatheter bij een man**	**226**
13.7.1	Eenmalige blaaskatheterisatie bij een man	226
13.7.2	Verblijfskatheter inbrengen bij een man	230
13.7.3	Aandachtspunten bij een verblijfskatheter	232

13.8	**Inbrengen blaaskatheter bij een vrouw**	**232**
13.8.1	Eenmalige blaaskatheterisatie bij een vrouw	232
13.8.2	Verblijfskatheter inbrengen bij een vrouw	234

13.9	**Verzorgen van een verblijfskatheter**	**237**
13.9.1	Stappenplan verzorging van een urethrale verblijfskatheter	237
13.9.2	Aandachtspunten bij het verzorgen van een verblijfskatheter	238
13.9.3	Stappenplan controleren van de ballon	239

13.10	**Urineopvangzak**	**240**
13.10.1	Soorten urineopvangzakken	240
13.10.2	Stappenplan verwisselen beenzak/dagzak	242
13.10.3	Stappenplan aansluiten nachtzak op beenzak	243
13.10.4	Stappenplan legen urineopvangzak	244

13.11 Spoelen van de katheter — 245

13.12 Stappenplan verwijderen van een verblijfskatheter — 246

13.13 Aanleren zelfkatheterisatie — 247

SAMENVATTING — 249

14 SUPRAPUBISCHE KATHETER — 252

LEERDOELEN — 253

14.1 Indicaties voor een suprapubische katheter — 253

14.2 Contra-indicaties — 253

xi

14.3	**Plaatsing suprapubische katheter**	**254**
14.3.1	Mogelijke complicaties	254
14.4	**Stappenplan verzorgen van een suprapubische katheter**	**254**
14.4.1	Eerste vijf dagen	254
14.4.2	Na vijf dagen	256
14.5	**Verwisselen suprapubische katheter**	**257**
14.5.1	Specifieke aandachtspunten	257
14.5.2	Mogelijke complicaties	258
14.6	**Stappenplan verwisselen suprapubische katheter**	**258**
14.7	**Verwijderen suprapubische katheter**	**260**
14.7.1	Aandachtspunten	261
14.7.2	Mogelijke complicaties	261
14.8	**Stappenplan verwijderen suprapubische katheter**	**261**
SAMENVATTING		**262**
15	**NEFROSTOMIE-KATHETER**	**264**
LEERDOELEN		**265**
15.1	**Indicaties nefrostomiekatheter**	**265**
15.2	**Contra-indicaties**	**266**
15.3	**Plaatsing nefrostomiekatheter**	**266**
15.3.1	Mogelijke complicaties	266
15.4	**Verzorgen van een nefrostomiekatheter**	**267**
15.4.1	Mogelijke complicaties bij het verzorgen	267
15.5	**Stappenplan verzorgen nefrostomiekatheter**	**267**
15.6	**Stappenplan verwisselen opvangzak nefrostomiekatheter**	**268**
15.6.1	Aandachtspunten	268
15.7	**Spoelen nefrostomiekatheter**	**270**
15.7.1	Indicaties	270
15.7.2	Contra-indicaties	270
15.7.3	Specifieke aandachtspunten	270
15.7.4	Mogelijke complicaties	270
15.8	**Stappenplan spoelen nefrostomiekatheter**	**271**
15.9	**Verwijderen nefrostomiedrain**	**272**
15.9.1	Specifieke aandachtspunten	272
15.9.2	Mogelijke complicaties	272
SAMENVATTING		**273**
16	**BLAASSPOELEN**	**274**
LEERDOELEN		**275**
16.1	**Indicaties blaasspoelen**	**275**
16.2	**Contra-indicaties**	**275**
16.3	**Specifieke aandachtspunten**	**276**

16.4	**Mogelijke complicaties**	**276**
16.5	**Materialen**	**276**
16.5.1	Blaasspoelzakje	276
16.5.2	Uro-tainer twin bag	277
16.5.3	Blaasspuit	277
16.5.4	Harmonicaflacon	277
16.6	**Stappenplan blaasspoelen met een spoelzakje**	**277**
16.7	**Stappenplan blaasspoelen met een blaasspuit**	**279**
16.8	**Stappenplan blaasspoelen met een uro-tainer twin bag**	**281**
16.9	**Stappenplan blaasspoelen met een harmonicaflacon**	**282**
16.10	**Stappenplan blaasspoelen continu systeem (blaasirrigatie)**	**283**
16.11	**Blaasspoeling met chemotherapie**	**284**
SAMENVATTING		**286**
17	**STOMAZORG**	**288**
LEERDOELEN		**289**
17.1	**Anatomie**	**290**
17.1.1	Functie darmen	290
17.2	**Indicatie stoma**	**290**
17.3	**Aanleggen van een darmstoma**	**291**
17.3.1	Plaatsing	291
17.3.2	Mogelijke complicaties bij het aanleggen	292
17.4	**Soorten stoma's**	**292**
17.4.1	Tijdelijk of definitief	293
17.4.2	Dubbelloops of enkelloops/eindstandig stoma	293
17.5	**Verzorgen van een stoma**	**294**
17.6	**Specifieke aandachtspunten**	**294**
17.7	**Mogelijke complicaties**	**295**
17.8	**Materialen**	**296**
17.8.1	Soorten systemen	296
17.8.2	Stomazak	297
17.8.3	Stomahulpmiddelen	297
17.9	**Stappenplan verzorgen stoma**	**299**
17.9.1	Eerste zeven tot tien dagen	299
17.9.2	Na zeven tot tien dagen	299
17.9.3	Aandachtspunten	299
17.10	**Stappenplan verzorgen eendelig systeem**	**300**
17.11	**Stappenplan verzorgen tweedelig systeem**	**301**
17.12	**Leefstijl en voeding bij een stoma**	**302**
17.12.1	Vochtbalans, zout en vitaminen	302
17.12.2	Geuren en gassen	302
17.12.3	Problemen bij stomazorg	303
17.12.4	Dunne ontlasting	303
17.13	**Irrigeren van een stoma**	**303**

Inhoudsopgave

17.13.1	Indicaties	304
17.13.2	Contra-indicaties	304
17.13.3	Specifieke aandachtspunten	304
17.13.4	Mogelijke complicaties	304
17.13.5	Materialen	305
17.13.6	Stappenplan irrigatie van een stoma	305

SAMENVATTING 308

18 CONTINENT URINESTOMA 310

LEERDOELEN 311

18.1	Soorten urostoma	311
18.1.1	Neoblaas	311
18.2	Stappenplan katheteriseren en spoelen Indiana pouch	312
18.3	Stappenplan katheteriseren en spoelen Mitrofanoff-stoma	313

SAMENVATTING 315

19 DARMSPOELEN 316

LEERDOELEN 317

19.1	Indicaties darmspoeling	317
19.2	Contra-indicaties	317
19.3	Specifieke aandachtspunten	317
19.4	Mogelijke complicaties	318
19.5	Materialen	318
19.5.1	Microlax	318
19.5.2	Andere vormen van klysma's	319
19.6	Stappenplan Microlax	319
19.7	Stappenplan klysma	320
19.8	Stappenplan hoogopgaand klysma	322

SAMENVATTING 323

DEEL V ADEMHALING 324

20 TOEDIENEN VAN ZUURSTOF 326

LEERDOELEN 327

20.1	Zuurstof	327
20.2	Toedienen van zuurstof	327
20.2.1	Indicaties voor het toedienen van zuurstof	328
20.2.2	Contra-indicaties voor het toedienen van zuurstof	328
20.2.3	Specifieke aandachtspunten	328
20.2.4	Mogelijke complicaties	329
20.3	Materialen	330
20.3.1	Zuurstof uit de muur	330
20.3.2	Zuurstofcilinder	331
20.3.3	Zuurstofconcentrator	332
20.3.4	Flowmeter	333
20.4	Toediensystemen	334
20.4.1	Neussonde	334
20.4.2	Zuurstofbril	335
20.4.3	Zuurstofmasker	335
20.4.4	Bevochtiger	336

Inhoudsopgave

20.5	Stappenplan toedienen zuurstof	337
20.5.1	Aandachtspunten zuurstofbril	338
20.5.2	Aandachtspunten zuurstofmasker	338
20.6	Toepassing neussonde	338
20.6.1	Aandachtspunten bij gebruik van een neussonde	338
20.7	Gevaren bij zuurstoftoediening	339
20.7.1	Maatregelen bij gevaren	339

SAMENVATTING 339

21 UITZUIGEN MOND- EN KEELHOLTE 342

LEERDOELEN 343

21.1	Indicaties uitzuigen mond- en keelholte	343
21.2	Contra-indicaties uitzuigen mond- en keelholte	343
21.3	Specifieke aandachtspunten	343
21.4	Mogelijke complicaties uitzuigen mond- en keelholte	344
21.5	Uitzuigapparatuur	345
21.5.1	Overige materialen	345
21.6	Stappenplan uitzuigen mond- en keelholte	346
21.6.1	Oppervlakkig uitzuigen via mond of neus	346

SAMENVATTING 347

22 TRACHEOSTOMA 350

LEERDOELEN 351

22.1	Anatomie	351
22.2	Tracheotomie en tracheostoma	353
22.3	Indicaties voor tracheostoma of tracheotomie	354
22.4	Contra-indicaties voor tracheostoma of tracheotomie	354
22.5	Aanleggen tracheostoma	354
22.5.1	Mogelijke complicaties bij het aanleggen	355
22.6	Tracheacanules	355
22.6.1	Onderdelen	355
22.6.2	Soorten canules	356
22.7	Verzorgen tracheostoma en canule	358
22.7.1	Indicaties verzorging tracheacanule	359
22.7.2	Contra-indicaties verzorging tracheacanule	359
22.7.3	Specifieke aandachtspunten	359
22.7.4	Mogelijke complicaties	360
22.8	Stappenplan verzorgen tracheostoma en canule	361
22.9	Dagelijks leven met een tracheostoma	363
22.9.1	Douchen/zwemmen	363
22.9.2	Praten	363

Inhoudsopgave

22.10	**Uitzuigen via een tracheacanule**	**364**
22.10.1	Indicaties uitzuigen	364
22.10.2	Contra-indicaties uitzuigen	365
22.10.3	Specifieke aandachtspunten	365
22.10.4	Mogelijke complicaties	365
22.11	**Stappenplan uitzuigen via tracheacanule**	**366**

SAMENVATTING 367

23 THORAXDRAINAGE 370

LEERDOELEN 371

23.1	**Indicaties thoraxdrainage**	**372**
23.2	**Contra-indicaties thoraxdrainage**	**372**
23.3	**Aanleggen thoraxdrain**	**372**
23.3.1	Mogelijke complicaties bij het aanleggen	372
23.4	**Verzorgen thoraxdrain**	**373**
23.5	**Specifieke aandachtspunten**	**373**
23.6	**Mogelijke complicaties**	**373**
23.7	**Materialen**	**374**
23.8	**Stappenplan verzorgen thoraxdrain**	**374**
23.9	**Stappenplan vervangen thoraxdrainagesysteem**	**375**

SAMENVATTING 376

DEEL VI WONDVERZORGING 378

24 ALGEMENE WONDVERZORGING EN ZWACHTELEN 380

LEERDOELEN 381

24.1	**Wonden en wondgenezing**	**381**
24.2	**Oorzaken wonden**	**382**
24.3	**Open en gesloten wonden**	**382**
24.4	**Wondgenezing**	**382**
24.5	**Wondverzorging**	**384**
24.5.1	Observatie van de wond	384
24.5.2	Pijnbestrijding	384
24.6	**Indeling van wonden**	**385**
24.6.1	TIME-model	385
24.6.2	WCS Classificatiemodel	385
24.7	**Verzorgen rode wond**	**385**
24.7.1	Wondmateriaal rode wond	386
24.8	**Verzorgen gele wond**	**388**
24.8.1	Wondmateriaal gele wond	388
24.9	**Verzorgen zwarte wond**	**389**
24.9.1	Verwijderen van necrose	389
24.10	**Verzorgen decubituswond**	**389**
24.10.1	Behandeling decubitus	390
24.11	**Wondspoelen**	**391**
24.11.1	Indicaties voor wondspoelen	391

24.11.2 Materialen	391	
24.11.3 Methoden van wondspoelen	391	

24.12 Verbandmateriaal — 393
- 24.12.1 Absorberend verbandmateriaal — 393
- 24.12.2 Alginaten — 393
- 24.12.3 Antibacteriële producten — 394
- 24.12.4 Actief absorberende verbanden — 394
- 24.12.5 Gazen en kompressen — 394
- 24.12.6 Geurneutraliserende verbanden — 394
- 24.12.7 Hydrocolloïden — 394
- 24.12.8 Hydrogels — 395
- 24.12.9 Transparante wondfolies — 395
- 24.12.10 Fixatiemateriaal — 395

24.13 Kiezen van verbandmateriaal — 396

24.14 Zwachtelen — 396
- 24.14.1 Manieren van zwachtelen — 396
- 24.14.2 Specifieke aandachtspunten — 398
- 24.14.3 Soorten zwachtels — 398
- 24.14.4 Overig materiaal — 400
- 24.14.5 Mogelijke complicaties — 400

24.15 Compressietherapie — 400
- 24.15.1 Indicaties compressietherapie — 401
- 24.15.2 Contra-indicaties compressietherapie — 401
- 24.15.3 Stappenplan compressiezwachtelen — 402

24.16 Polsteren — 404

SAMENVATTING — 405

25 SPECIFIEKE WONDVERZORGING — 406

LEERDOELEN — 407

25.1 Hechtingen — 407
- 25.1.1 Soorten hechtingen — 407
- 25.1.2 Hechtmaterialen — 408
- 25.1.3 Contra-indicaties — 410
- 25.1.4 Plaatsen van hechtingen — 410
- 25.1.5 Verzorgen van een wond met hechtingen — 411
- 25.1.6 Stappenplan verzorgen wond met hechtingen — 411
- 25.1.7 Hechtingen verwijderen — 412
- 25.1.8 Stappenplan verwijderen hechtingen en agraves — 413

25.2 Wondtampon en lintgaas — 415
- 25.2.1 Indicaties — 415
- 25.2.2 Contra-indicaties — 415
- 25.2.3 Plaatsen van een wondtampon — 416
- 25.2.4 Verzorgen van een wond met wondtampon — 416
- 25.2.5 Stappenplan verzorgen wond met wondtampon — 416
- 25.2.6 Verwijderen wondtampon/lintgaas — 417
- 25.2.7 Mogelijke complicaties bij het verwijderen — 418
- 25.2.8 Stappenplan verwijderen wondtampon/lintgaas — 418

25.3 Neustampon — 418
- 25.3.1 Indicaties — 418
- 25.3.2 Contra-indicaties — 419
- 25.3.3 Plaatsen van een neustampon — 419
- 25.3.4 Mogelijke complicaties bij het plaatsen — 419
- 25.3.5 Verzorgen van een neustampon — 419
- 25.3.6 Verwijderen van een neustampon — 419

25.4 Drains — 421
- 25.4.1 Indicaties — 421
- 25.4.2 Plaatsen drain — 421

25.4.3	Verzorgen van een drain	421
25.4.4	Specifieke aandachtspunten	421
25.4.5	Mogelijke complicaties	421
25.4.6	Verschillende soorten drains	422
25.4.7	Stappenplan verzorgen drain	422
25.4.8	Verwijderen drain	423
25.4.9	Mogelijke complicaties bij het verwijderen van een drain	423
25.4.10	Stappenplan verwijderen wonddrain	424
25.5	**Negatieve-druktherapie of vacuümtherapie**	**425**
25.5.1	Indicaties	425
25.5.2	Contra-indicaties	426
25.5.3	Specifieke aandachtspunten	426
25.5.4	Mogelijke complicaties	427
25.5.5	Materialen	429
25.5.6	Stappenplan aanbrengen VAC-wondverband bij negatieve-druktherapie	430
25.5.7	Stappenplan verwijderen VAC-wondverband bij negatieve-druktherapie	432
SAMENVATTING		**432**

DEEL VII ONDERZOEK 434

26 MONSTERS VERZAMELEN VOOR ONDERZOEK 436

LEERDOELEN 437

26.1	**Opvangen urine**	**437**
26.1.1	Normaalwaarden van stoffen in urine	437
26.1.2	Urine opvangen voor sediment	438
26.1.3	Indicaties urinesediment	438
26.1.4	Specifieke aandachtspunten urinesediment	438
26.1.5	Stappenplan urine opvangen voor sediment	439
26.1.6	Urine opvangen voor kweek	440
26.1.7	Indicaties urinekweek	440
26.1.8	Specifieke aandachtspunten urinekweek	441
26.1.9	Stappenplan urine opvangen voor kweek	441
26.1.10	24 uursurine opvangen	441
26.1.11	Indicaties voor 24 uursurine	442
26.1.12	Specifieke aandachtspunten bij 24 uursurine	442
26.1.13	Stappenplan opvangen 24 uursurine	442
26.1.14	Opvangen van urine bij een zorgvrager met een verblijfskatheter	443
26.1.15	Stappenplan opvangen van urine bij een zorgvrager met een verblijfskatheter	443
26.2	**Opvangen feces**	**445**
26.2.1	Indicaties	445
26.2.2	Specifieke aandachtspunten	445
26.2.3	Stappenplan opvangen feces	445
26.3	**Sputum opvangen**	**446**
26.3.1	Indicaties	446
26.3.2	Specifieke aandachtspunten	446
26.3.3	Stappenplan opvangen sputum	447
26.4	**Wondkweek**	**447**
26.4.1	Indicaties	447
26.4.2	Specifieke aandachtspunten	448
26.4.3	Stappenplan afnemen wondkweek	448
26.5	**Neuskweek en keelkweek**	**449**
26.5.1	Indicaties	449
26.5.2	Specifieke aandachtspunten	449

26.5.3	Stappenplan voor het afnemen van een neuskweek en/of keelkweek	450

SAMENVATTING 451

27 LABORATORIUMONDERZOEK 452

LEERDOELEN 453

27.1	Laboratorium	453
27.1.1	Klinisch-chemisch laboratorium	453
27.1.2	Microbiologisch laboratorium	453
27.1.3	Pathologisch laboratorium	454
27.2	Bloedonderzoek	454
27.2.1	Meest voorkomende bloedonderzoeken	454
27.3	Afname van bloed voor onderzoek	459
27.3.1	Specifieke aandachtspunten	459
27.3.2	Mogelijke complicaties	459
27.3.3	Materialen	460
27.3.4	Plaats bepalen	461
27.3.5	Stappenplan afname bloed voor onderzoek	462
27.3.6	Stappenplan bloedglucosewaarde meten (vingerprik)	463

SAMENVATTING 465

28 BEELDVORMENDE TECHNIEKEN EN PATHOLOGISCH ONDERZOEK 468

LEERDOELEN 469

28.1	Beeldvormende technieken	469
28.1.1	Echografie	469
28.1.2	Röntgenonderzoek	470
28.1.3	Scintigrafie	470
28.1.4	Computertomografie	470
28.1.5	PET	471
28.1.6	MRI	471
28.2	Pathologische onderzoeken	472
28.2.1	Biopsie	472
28.2.2	Punctie	473

SAMENVATTING 473

29 ENDOSCOPIE EN FUNCTIEONDERZOEK 476

LEERDOELEN 477

29.1	Endoscopische onderzoeken	477
29.1.1	Coloscopie	477
29.1.2	Bronchoscopie	477
29.1.3	ERCP	478
29.1.4	Gastroscopie	478
29.2	Functieonderzoeken	479
29.2.1	EEG	479
29.2.2	ECG	479
29.2.3	Longfunctieonderzoek	480

SAMENVATTING 480

DEEL VIII EERSTE HULP 482

30 VERLENEN VAN EERSTE HULP 484

LEERDOELEN 485

Inhoudsopgave

30.1	Basisregels eerste hulp	485
30.1.1	Let op gevaar	485
30.1.2	Inschatten van de situatie	486
30.1.3	Geruststelling	486
30.1.4	Zorg voor deskundige hulp	486
30.1.5	Slachtoffer van buik naar rug draaien	486
30.1.6	Verplaatsen van het slachtoffer	488
30.1.7	Stabiele zijligging	490
30.2	Vitale functies	491
30.2.1	Airway (luchtweg)	491
30.2.2	Breathing (ademhaling)	493
30.2.3	Circulatie	494
30.2.4	Disability (bewustzijn)	494
30.2.5	Exposure (lichaamstemperatuur/omgeving)	495
30.3	Eerste hulp bij verslikken	496
30.3.1	Heimlich-manoeuvre	496
30.4	Starten met reanimatie	497
30.4.1	Volgorde van handelen	497
30.5	Beademen	499
30.5.1	Volgorde van handelen	499
30.5.2	De snelle kantelmethode	500
30.6	Gebruik AED	500
30.7	Shock en flauwte	501
30.7.1	Flauwte	501
30.7.2	Shock	502
30.8	Hyperventilatie	502
30.9	Letsel	503
30.9.1	Acute wonden	503
30.9.2	Kleine snijwonden	504
30.9.3	Schaafwonden	505
30.9.4	Splinterwonden	506
30.9.5	Bijtwonden	506
30.9.6	Vleeswonden	507
30.9.7	Doordringende wonden	507
30.9.8	Steekwonden	508
30.9.9	Aderlijke bloedingen	508
30.9.10	Slagaderlijke bloedingen	509
30.9.11	Bloedingen uit haarvaten	509
30.9.12	Inwendige bloedingen	510
30.10	Mitella aanleggen	510
30.10.1	Brede/smalle das	512
30.11	Brandwonden	513
30.11.1	Blusdeken	514
30.11.2	Koelen	514
30.11.3	Gradatie brandwonden	515
30.11.4	Oppervlakte bepalen	517
30.12	Bewegingsapparaat	518
30.12.1	PRICE	518
30.12.2	Verstuiking/verzwikking	518
30.12.3	Kneuzingen en blauwe plekken	519
30.12.4	Luxatie	519
30.12.5	Botbreuk	520
30.12.6	Spierscheuring en peesruptuur	520
30.13	Lichaamstemperatuur	520
30.13.1	Oververhitting	521
30.13.2	Onderkoeling	522
30.14	Elektriciteitsongevallen	524
30.15	Oogletsel	525
30.16	Neusbloeding	526
30.17	Insectensteken en tekenbeten	527

Inhoudsopgave

30.17.1 Steken van wespen, hommels en bijen — 527
30.17.2 Tekenbeet — 528

30.18 Mondletsel — 529
30.18.1 Tand door de lip — 529
30.18.2 Tand eruit — 530

30.19 Blaren — 530

30.20 Slangenbeet — 531

30.21 Vergiftiging — 532
30.21.1 Het vaststellen van een vergiftiging — 532
30.21.2 Handelen bij een vergiftiging — 532

30.22 Hoofdletsel — 534

30.23 Nek- en wervelletsel — 535

SAMENVATTING — 535

BEGRIPPEN — 538

INDEX — 558

INLEIDING

Inleiding

Als verpleegkundige of verzorgende kun je straks werkzaam zijn in allerlei branches binnen de gezondheidszorg: je kunt in een algemeen of psychiatrisch ziekenhuis terechtkomen, in een verpleeghuis of in de gehandicaptenzorg gaan werken, of verpleegkundige zorg bij de mensen thuis verlenen. De doelgroep waaraan je zorg verleent, is dus heel divers, maar de vaardigheden die je moet laten zien zijn vaak hetzelfde.

We laten in dit boek zien hoe je bepaalde handelingen moet verrichten. Dit doen we vrijwel altijd aan de hand van handige stappenplannen en foto's van de handelingen. Deze stappenplannen zijn waar mogelijk gebaseerd op de Vilans-protocollen. Zij vormen de basis voor verpleegkundige handelingen zoals die in vrijwel alle instellingen in Nederland worden gebruikt. Wanneer er geen Vilans-protocollen voor bepaalde handelingen zijn, gaan we uit van Evidence Based-technieken. Je kunt er dus van verzekerd zijn dat je de handelingen volgens de laatste inzichten aanleert. We leren je overigens niet alleen *hoe* je de handelingen moet verrichten, we leggen ook uit *waarom* je bepaalde handelingen op deze manier moet verrichten en bespreken de omgeving van de zorgvrager. Je hebt nu eenmaal andere of minder materialen tot je beschikking wanneer je bij iemand thuis een katheter moet aanleggen dan in een ziekenhuis. Ook geven we uitleg wanneer een handeling voor een bepaalde doelgroep een specifieke aanpak vergt, bijvoorbeeld voor ouderen of diabetespatiënten. In het hele boek staat jouw rol als verpleegkundige in relatie tot de zorgvrager centraal.

In hoofdstuk 1 behandelen we de wet- en regelgeving die relevant is voor een verpleegkundige. Zo bespreken we de Wet BIG, waarin de voorbehouden handelingen voor een verpleegkundige worden benoemd, en de WGBO, waarin de rechten en de plichten van zorgvragers en zorgverleners aan de orde komen.

Opbouw van het boek

In deel I (hoofdstukken 2 tot en met 4) gaan we in op medicijnen: de verschillende soorten en vormen komen aan de orde, maar ook behandelen we de uiteenlopende manieren van toedienen.

Deel II (hoofdstuk 5) behandelt verschillende vormen van injecteren. Zo komen subcutane, intramusculaire en intraveneuze injecties aan de orde. Ook besteden we aandacht aan het toedienen van insuline bij diabetespatiënten.

In deel III (hoofdstukken 6 tot en met 12)

gaan we nader in op het aanleggen, vullen, verzorgen en verwijderen van verschillende soorten infusies. We laten zien via welke infuussystemen je medicijnen of vocht kunt toedienen, maar er is bijvoorbeeld ook aandacht voor het toedienen van sondevoeding, bloedtransfusies en Totale Parenterale Voeding (TPV).

Deel IV (hoofdstuk 13 tot en met 19) richt zich op uitscheiding. Dat betekent dat we de verschillende vormen van katheterisatie laten zien, maar ook de aandachtspunten van stomazorg.

In deel V (hoofdstuk 20 tot en met 23) staat de ademhaling centraal. We bespreken onder meer het toedienen van zuurstof, het aanbrengen van een tracheostoma en het uitzuigen van de mond- en keelholte.

Deel VI (hoofdstukken 24 en 25) richt zich op wondverzorging. Hierin behandelen we de meest voorkomende wonden en de manier waarop je deze het best kunt verbinden.

In deel VII (hoofdstukken 26 tot en met 29) behandelen we verschillende soorten onderzoek, zodat we zo veel mogelijk informatie over de zorgvrager kunnen verzamelen. We gaan onder meer in op het verzamelen van monsters van bloed, urine en feces, op het onderzoek dat in laboratoria wordt verricht, op beeldvormende technieken zoals röntgenonderzoek en MRI-scans en op endoscopisch onderzoek.

In het laatste deel VIII (hoofdstuk 30), ten slotte, staat het verlenen van eerste hulp centraal. Er is aandacht voor hulpverlening volgens de ABCD(E)-methode, voor reanimatie, maar ook voor kleinere ongelukjes als schaafwonden, blaren, tekenbeten en neusbloedingen.

Aan het begin van elk hoofdstuk vind je de leerdoelen van het specifieke onderdeel. Aan het einde van het hoofdstuk wordt de stof kort samengevat. Ten slotte, om de leesbaarheid te vergroten, wordt in de tekst bijna consequent 'hij' en 'hem' gebruikt, waarvoor evengoed 'zij' en 'haar' kan worden gelezen.

Datzaljeleren.nl

Wil je je kennis toetsen? Gebruik dan de vraaggestuurde en adaptieve e-learning via datzaljeleren.nl die aan dit boek gekoppeld is. De inhoud van de e-learningmodulen is volledig afgestemd op jouw kennisniveau. Onderwerpen die je al goed beheerst, worden niet onnodig herhaald. Het systeem herkent wat je wel en niet onder de knie hebt. Onderdelen die je juist niet zo goed begrijpt worden extra getraind. Daarnaast vind je van alle handelingen video's en skillstrainers op datzaljeleren.nl. Op de video's worden de handelingen duidelijk in beeld gebracht. De skillstrainers gaan een stapje verder. Daar worden de video's onderbroken door vragen, zodat je je kennis van de specifieke handeling kunt testen.

DAT ZAL JE LEREN .NL

Datzaljeleren.nl is het online leerplatform van Pearson en ExpertCollege. De hoogwaardige e-learningmodules op dit online leerplatform stellen de student of zorgprofessional in staat om het studiemateriaal snel en efficiënt onder de knie te krijgen.

Over de e-learning
De e-learning is zo opgebouwd dat het leren van het studiemateriaal zo eenvoudig mogelijk wordt gemaakt: je hoeft geen lange teksten door te werken, maar leert de stof via interactieve opgaven. Het systeem 'leert' op zijn beurt van jouw antwoorden en houdt bij wat je al goed beheerst en waar je nog mee moet oefenen. De vragen worden automatisch aan je eigen leerstijl aangepast. Zo ben je niet onnodig lang bezig met studiemateriaal dat je al beheerst en worden moeilijke onderdelen juist extra bevraagd, met als doel dat je de volledige stof uiteindelijk uitstekend begrijpt. Naast de vragen en bijbehorende uitleg vind je ook het relevante studiemateriaal integraal als eTekst in de module terug.

Registreren op datzaljeleren.nl
Via www.datzaljeleren.nl kun je een persoonlijk account aanmaken en op je account inloggen. Via dit account kun je de toegangscode uit je boek invoeren en de e-learning activeren.

Bij vragen en problemen
Mocht je tijdens of na het doorlopen van het proces een vraag of probleem hebben, kijk dan op de website van datzaljeleren.nl onder het kopje FAQ. Staat je vraag of probleem hier niet bij, neem dan contact met ons op via info@datzaljeleren.nl

Datzaljeleren.nl voor docenten
Docenten kunnen via een online rapportage de voortgang van elke student inzien. Wilt u gebruikmaken van deze optie? Stuur ons dan een e-mail via info@datzaljeleren.nl. Vermeld de naam van uw instelling en de groepen of klassen waarvoor u toegang wenst.

Beginnen met de e-learning
Bij het starten van de e-learning verschijnt een startscherm. Dit scherm omvat een korte video waarin de werking van de e-learning stapsgewijs wordt uitgelegd.

Interactieve animaties in de e-learningmodules
In de e-learningmodules van datzaljeleren.nl kun je, afhankelijk van de specifieke module, de volgende interactieve materialen vinden:

Videomateriaal
Door middel van video's en animaties worden handelingen, processen of begrippen op heldere wijze uitgelegd. Deze visualisaties helpen het studiemateriaal nog beter te beheersen.

Skillstrainers
Het videomateriaal kan ook een skillstrainer bevatten: hierbij worden op bepaalde momenten in de video diverse opgaven getoond. Je dient telkens de opgave te beantwoorden voordat de video verdergaat. Door op deze manier actief om te gaan met de inhoud begrijp je de stof beter.

1
WET- EN REGELGEVING

Wet- en regelgeving | 1

LEERDOELEN

- Je kunt uitleggen wat de Wet op de Beroepen in de individuele gezondheidszorg (Wet BIG) inhoudt.
- Je kunt verschillen benoemen tussen de beroepsgroepen in de Wet BIG.
- Je kent de begrippen 'voorbehouden handelingen' en 'risicovolle handelingen' en kunt de verschillen benoemen.
- Je kent de begrippen 'bekwaamheid', 'bevoegdheid' en 'zelfstandige bevoegdheid' en kunt de verschillen benoemen.
- Je kunt beschrijven wat het medisch tuchtcollege doet.
- Je kunt de inhoud van de WGBO beschrijven en toelichten.

Iedereen die beroepsmatig in contact komt met zorgvragers in de gezondheidszorg krijgt te maken met wet- en regelgeving. In het eerste deel van dit hoofdstuk behandelen we welke beroepen onder de Wet BIG vallen en wat deze wet inhoudt. Daarna komt aan bod welke voorbehouden handelingen er zijn en wanneer een zorgverlener bevoegd en bekwaam is om een voorbehouden handeling uit te voeren of hier een opdracht voor te geven.
In het tweede deel van dit hoofdstuk gaat het over de Wet op de geneeskundige behandelingsovereenkomst (WGBO), waarin onder andere de geheimhoudingsplicht van zorgverleners is vastgelegd.

1.1 Wet BIG

Iedereen die op beroepsmatige basis individuele zorg verleent, valt onder de **Wet BIG**.

Wet BIG staat voor Wet op de Beroepen in de individuele gezondheidszorg. De doelen van deze wet zijn:

- de kwaliteit van de gezondheidszorg bevorderen en bewaken;
- zorgvragers beschermen tegen onzorgvuldig en ondeskundig handelen.

De wet geldt alleen voor mensen die beroepsmatig met zorgvragers werken, zoals verpleegkundigen en artsen. Dat betekent dat vrijwilligers in de gezondheidszorg en mantelzorgers (zoals familieleden) buiten deze wet vallen. Individuele zorg is een breed begrip: het gaat om alle handelingen die betrekking hebben op de zorgvrager. Onder individuele gezondheidszorg vallen het beoordelen, onderzoeken, verbeteren, beschermen en herstellen van iemands gezondheid.
Belangrijke onderdelen van de Wet BIG zijn:

- beroepenregulering (zie paragraaf 1.1.1);
- voorbehouden handelingen (zie paragraaf 1.1.3);
- tuchtrecht (zie paragraaf 1.1.11).

1.1.1 Verschillende zorgverleners in de Wet BIG

De Wet BIG maakt onderscheid tussen twee groepen zorgverleners. De eerste groep bestaat uit de volgende beroepen:

- apothekersassistent;
- diëtist;
- ergotherapeut;
- huidtherapeut;
- logopedist;
- mondhygiënist;

1 Wet- en regelgeving

- podotherapeut;
- tandprotheticus;
- verzorgende in de individuele gezondheidszorg (VIG'er).

Voor deze beroepen legt de Wet BIG vast aan welke eisen de opleiding tot het beroep moet voldoen. Zorgverleners in deze beroepsgroepen staan echter niet geregistreerd in het BIG-register (zie paragraaf 1.1.2) en het medisch tuchtrecht is niet op hen van toepassing.

Voor de tweede groep beroepen zijn de opleidingseisen ook wettelijk vastgelegd. Daarnaast is voor deze groep zorgverleners registratie in het BIG-register verplicht. Het medisch tuchtcollege is bovendien op hen van toepassing. Bij deze tweede groep gaat het om zorgverleners in de volgende beroepsgroepen:

- verpleegkundigen;
- artsen;
- tandartsen;
- verloskundigen;
- fysiotherapeuten;
- gezondheidszorgpsychologen;
- psychotherapeuten;
- apothekers.

Er is ook nog een groep 'overige beroepen' in de gezondheidszorg. Hieronder vallen bijvoorbeeld zorgverleners die werken als medewerkers maatschappelijke zorg, zorghulp of helpende. Voor deze overige beroepen zijn geen wettelijke opleidingseisen vastgelegd en bestaat geen registratie in het BIG-register. Deze beroepen vallen ook niet onder het medisch tuchtrecht.

1.1.2 Het BIG-register

Als je een erkende opleiding volgt voor een van de beroepsgroepen waarbij registratie in het **BIG-register** verplicht is, moet je je na je opleiding inschrijven in dit register. Je ontvangt dan een persoonlijk registratienummer. Het BIG-register is toegankelijk voor iedereen, dus iedereen kan opzoeken of en hoe je geregistreerd bent.

Na registratie sta je als zorgprofessional voor vijf jaar ingeschreven in het BIG-register. Elke vijf jaar moet je kunnen aantonen dat je nog aan alle eisen voldoet om je te mogen registreren. Een belangrijke eis is dat je in de afgelopen vijf jaar een bepaald aantal uren (voor de meeste beroepen is dit 2080 uur) moet hebben gewerkt in de gezondheidszorg. Als je daar niet aan voldoet, kun je een scholingstraject volgen om toch voor herregistratie in aanmerking te komen. Alleen als je aan de eisen voldoet, word je opnieuw voor vijf jaar ingeschreven in het BIG-register. Op deze manier wordt de kwaliteit van de gezondheidszorg gewaarborgd.

1.1.3 Voorbehouden handelingen

Sommige medische handelingen brengen risico's met zich mee voor de zorgvrager als ze door ondeskundige zorgverleners worden uitgevoerd. We maken bij deze handelingen onderscheid tussen voorbehouden handelingen en risicovolle handelingen.

Voorbehouden handelingen zijn risicovolle handelingen die vastgelegd zijn in de Wet BIG. Zo wordt geprobeerd om de veiligheid van deze handelingen te garanderen. Per voorbehouden handeling staat aangegeven welke zorgverlener bevoegd is om deze handeling zelfstandig uit te voeren.

Voorbeelden van voorbehouden handelingen zijn:

- injecteren;
- puncteren, bijvoorbeeld bij venapunctie (bloedafname);
- katheteriseren bij mannen;
- katheteriseren bij vrouwen;
- een gastrostomiekatheter inbrengen;
- een neusmaagsonde inbrengen;
- een suprapubische katheter inbrengen;
- een tracheacanule uitzuigen.

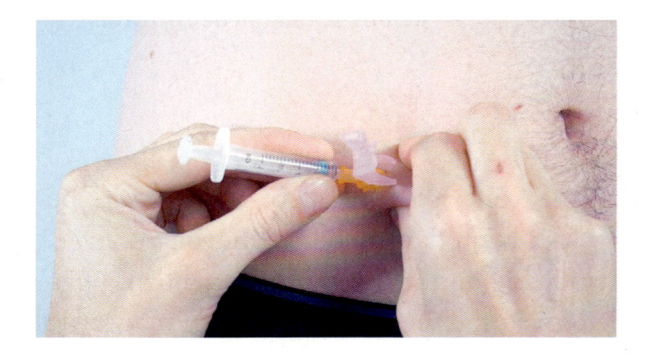

Afbeelding 1.1 *Injecteren is een voorbeeld van een voorbehouden handeling.*

1.1.4 Risicovolle handelingen

Naast voorbehouden handelingen bestaan er nog andere **risicovolle handelingen**. Deze staan niet beschreven in de Wet BIG. Organisaties moeten zelf vastleggen welke handelingen zij risicovol vinden. Medewerkers moeten bij het uitvoeren van risicovolle handelingen wel aan dezelfde eisen voldoen als bij voorbehouden handelingen. In de Wet BIG valt dit onder 'zorgvuldig handelen'. Het is dus puur een wettelijk verschil. In de praktijk maakt het voor zorgverleners geen verschil of een handeling risicovol of voorbehouden is. Voorbeelden van risicovolle handelingen zijn:

- een verblijfskatheter verwijderen;
- een stoma spoelen;
- zuurstof toedienen;
- hechtingen verwijderen;
- sondevoeding toedienen;
- bloedsuiker bepalen;
- de bloeddruk meten;
- een klysma toedienen.

1.1.5 Bekwaamheid

Voor het uitvoeren van een voorbehouden of risicovolle handeling is het van belang dat je bevoegd en bekwaam bent. Om te bepalen of je **bekwaam** bent, wordt onder andere gekeken naar de driehoek van kennis, vaardigheden en attitude (houding). Deze driehoek is gebaseerd op het idee dat je op drie niveaus kunt leren, namelijk op het niveau van kennis, vaardigheden en attitude.

- Kennis: hierbij gaat het om de inhoudelijke kant van leren. Dit komt grotendeels tot stand door informatieoverdracht.
- Vaardigheden: het gaat hier om de vaardigheden die gebruikt worden om inhoudelijke kennis in de praktijk toe te passen. Voorbeelden zijn luisteren of een venapunctie uitvoeren.
- Attitude: de manier waarop je tegen een situatie aankijkt en hoe je in het leven staat.

Als je goed functioneert, zijn de drie onderdelen in evenwicht. Wanneer een van de onderdelen onvoldoende aanwezig is, komt er te veel druk op de overige twee te liggen. Als een bepaald onderdeel juist te veel aanwezig is, gaat dit ten koste van de andere twee onderdelen. De onderdelen moeten dus in balans zijn om een handeling bekwaam te kunnen uitvoeren.

1 Wet- en regelgeving

Bekwaamheid geeft aan wat je weet en kan. Ook al volgen jullie dezelfde opleiding, er kunnen grote verschillen ontstaan tussen jou en je medestudenten, bijvoorbeeld door werkervaring en bijscholingen. Jij en de organisatie waar je werkt moeten continu afwegen of je bekwaam bent om een bepaalde handeling uit te voeren. Zaken die onder bekwaamheid vallen zijn:

- kennis over:
  - de handeling;
  - de juiste techniek;
  - het doel van de handeling;
  - de mogelijke complicaties;
  - de benodigde materialen;
  - actuele richtlijnen;
  - nodige voor- en nazorg.

- vaardigheden om:
  - de handeling uit te voeren;
  - te beoordelen hoe het gaat;
  - in te schatten wanneer hulp nodig is;
  - te handelen bij complicaties.

- attitude om:
  - een zorgvrager gerust te kunnen stellen;
  - te kunnen omgaan met stress;
  - rustig te kunnen blijven bij tegenslag;
  - in te kunnen spelen op de wensen van de zorgvrager.

In de praktijk is het lastig om voor elke zorgverlener in te schatten of hij bekwaam is. Daarom toetsen veel instellingen de handelingen van medewerkers regelmatig. Ze kunnen dan schriftelijk vastleggen dat de medewerkers bekwaam zijn. Je kunt op verschillende manieren getoetst worden, bijvoorbeeld door e-learning of een praktijktoets.

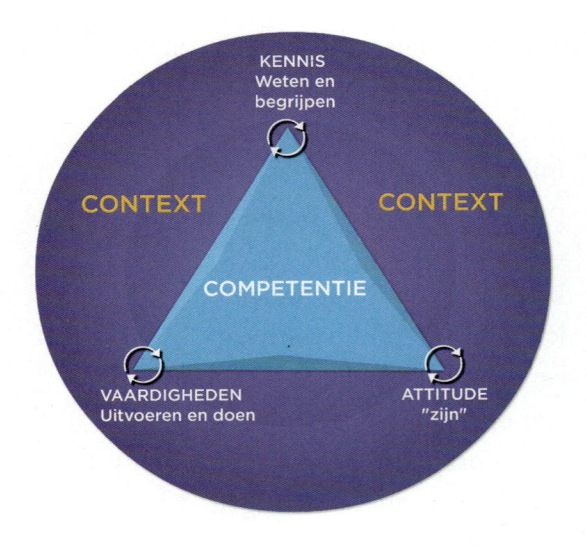

Afbeelding 1.2   Kennis, Vaardigheden, Attitude.

1.1.6 Bevoegdheid

Als je een opleiding hebt gevolgd en bekwaam bent, dan ben je ook **bevoegd** om een handeling uit te voeren. Als je wel bent opgeleid maar niet bekwaam bent, dan mag je een handeling niet uitvoeren. Onbekwaam is dus automatisch ook onbevoegd.
We onderscheiden drie vormen van bevoegdheid: zelfstandige bevoegdheid, functionele zelfstandigheid en niet-functionele zelfstandigheid.

Zelfstandige bevoegdheid

In de Wet BIG is per voorbehouden handeling vastgelegd welke zorgverleners zelfstandig bevoegd zijn om de handeling uit te voeren. Als er voor jou bij een handeling sprake is van **zelfstandige bevoegdheid**, dan mag je die handeling zelf uitvoeren (als je ook bekwaam bent). Daarnaast mag je een andere zorgverlener de opdracht geven een voorbehouden handeling uit te voeren. Dit mag ook als je zelf niet bekwaam bent.

Als opdrachtgever moet je aan de volgende voorwaarden voldoen:

- Je bent deskundig in het stellen van de indicatie voor de opdracht.
- Je zorgt voor toezicht en tussenkomst wanneer dit nodig is. Bijvoorbeeld door zelf aanwezig te zijn of bereikbaar te zijn per telefoon.
- Je stelt vast of de handeling uitgevoerd kan worden volgens het protocol of dat aanvullende instructie noodzakelijk is.
- Je stelt vast dat de opdrachtnemer bekwaam is om de handeling uit te voeren.

Functionele zelfstandigheid
Verpleegkundigen zijn functioneel zelfstandig bevoegd. **Functionele zelfstandigheid** houdt in dat je niet zelf het initiatief mag nemen om een voorbehouden handeling uit te voeren. Je mag ook niet iemand anders opdracht geven deze handeling uit te voeren. Je mag de voorbehouden handeling wel uitvoeren in opdracht van een zelfstandig bevoegde. De opdrachtgever hoeft hierbij niet te zorgen voor toezicht en tussenkomst. De opdrachtgever mag er namelijk van uitgaan dat jij functioneel zelfstandig bekwaam bent in het uitvoeren van de voorbehouden handeling. Hierbij moet je wel aan de volgende voorwaarden voldoen:

- Je handelt in opdracht van een zelfstandig bevoegde medewerker.
- Je handelt naar de aanwijzingen en instructies van de opdrachtgever.
- Je bent bekwaam om de handeling goed uit te voeren.

Verpleegkundigen zijn functioneel zelfstandig bevoegd voor de volgende voorbehouden handelingen:

- katheterisatie van de blaas;
- een maagsonde of infuus inbrengen;
- subcutane, intramusculaire en intraveneuze injecties toedienen;
- venapuncties uitvoeren;
- hielprik bij pasgeborenen afnemen.

Niet-functionele zelfstandigheid
Er zijn ook zorgprofessionals die niet zelfstandig bevoegd of functioneel zelfstandig bevoegd zijn, maar die wel bevoegd en bekwaam zijn om een bepaalde voorbehouden of risicovolle handeling te verrichten. Dit noemen we **niet-functionele zelfstandigheid**. Deze zorgprofessionals mogen een handeling waarvoor ze bevoegd en bekwaam zijn alleen uitvoeren onder toezicht van een zelfstandig bevoegde medewerker. Als dit voor jou geldt, moet je voldoen aan de volgende voorwaarden:

- Je handelt in opdracht van een zelfstandig bevoegde medewerker.
- Je handelt naar de aanwijzingen en instructies van de opdrachtgever.
- Je bent bekwaam om de handeling goed uit te voeren.
- Je hebt duidelijke afspraken gemaakt over de wijze van toezicht houden.

In de praktijk betekent het uitvoeren van een handeling onder toezicht meestal dat de zelfstandig bevoegde die de opdracht gegeven heeft telefonisch bereikbaar is om vragen te beantwoorden of extra aanwijzingen te geven. Indien nodig kan de opdrachtgever langskomen.

1 Wet- en regelgeving

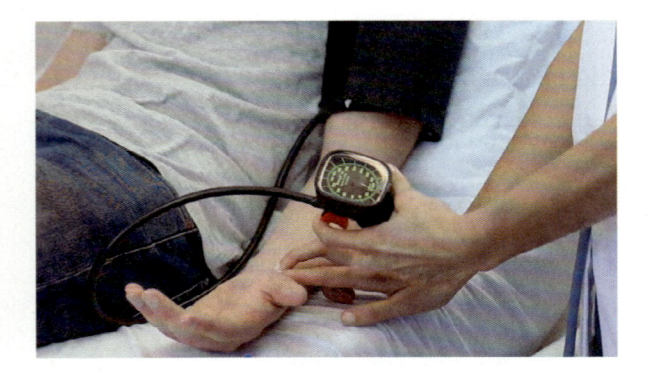

Afbeelding 1.3 Functioneel zelfstandige verpleegkundige, die de opdracht heeft gekregen van een zelfstandig bevoegd arts om de bloeddruk op te meten bij de patiënt.

1.1.7 Bevoegdheid zorgverleners in opleiding

Tijdens je opleiding mag je ook al voorbehouden handelingen uitvoeren, maar hiervoor gelden wel bepaalde voorwaarden. Deze voorwaarden zijn:

- Je hebt van een zelfstandig bevoegde zorgverlener de opdracht gekregen de voorbehouden handeling uit te voeren.
- Je bent bekwaam om de voorbehouden handeling uit te voeren.
- Je volgt eventuele aanwijzingen van de opdrachtgever op.

Als je nog in opleiding bent, mag je de handeling niet zelfstandig uitvoeren. De opdrachtgever zal dus moeten zorgen voor voldoende begeleiding bij het uitvoeren van de handeling.

1.1.8 Bevoegdheid mantelzorgers en vrijwilligers

Mantelzorgers (zoals familieleden van de zorgvrager) vallen niet onder de Wet BIG, omdat zij geen beroepsmatige zorg verlenen. Zij mogen dus zonder tussenkomst van een zorgverlener voorbehouden en risicovolle handelingen uitvoeren. Ze kunnen bijvoorbeeld insuline inspuiten bij de zorgvrager.

Wettelijk is over mantelzorgers dus niets vastgelegd. Wie draagt dan de verantwoordelijkheid als het fout gaat? Wanneer een zorgvrager schade ondervindt van een handeling die een mantelzorger heeft uitgevoerd, is de mantelzorger zelf verantwoordelijk. Een zorgorganisatie heeft namelijk geen overeenkomst met de mantelzorger. Het is wel de verantwoordelijkheid van de zorgorganisatie om voldoende begeleiding of toezicht te bieden bij het uitvoeren van de handeling door de mantelzorger. Mantelzorgers vallen niet onder het medisch tuchtrecht, maar kunnen wel via het burgerrecht worden aangeklaagd.

Vrijwilligers vallen ook buiten de Wet BIG. Zij leveren immers ook geen beroepsmatige zorg, net als mantelzorgers. Toch mogen vrijwilligers niet zomaar voorbehouden handelingen uitvoeren, terwijl mantelzorgers dit wel mogen. Vrijwilligers hebben geen eigen verantwoordelijkheid, mantelzorgers wel. De wet BIG verbiedt onbevoegden in principe om beroepsmatig voorbehouden handelingen uit te voeren. Dit is bedoeld om zorgvragers te beschermen. Een vrijwilliger mag een voorbehouden handeling alleen uitvoeren als een arts hiertoe opdracht geeft. De vrijwilliger moet dan wel bekwaam zijn in het uitvoeren van de opdracht, bijvoorbeeld een vrijwilliger die vroeger verpleegkundige is geweest.

Voor vrijwilligers is er een verschil tussen het verrichten van voorbehouden handelingen en het verrichten van risicovolle handelingen. Vrijwilligers mogen, net zoals mantelzorgers, risicovolle handelingen uitvoeren als zij zichzelf bekwaam vinden. Ze moeten hiervoor wel toestemming hebben van de coördinator van de vrijwilligersorganisatie waar ze werkzaam zijn en van de behandelend arts.

1.1.9 Eisen aan de opdracht

In de Wet BIG staat niets over de manier waarop een opdrachtgever opdracht moet geven tot het uitvoeren van een voorbehouden handeling. Om misverstanden te voorkomen wordt een opdracht tot voorbehouden handelingen in principe schriftelijk gegeven.

Het kan voorkomen dat een opdracht alleen telefonisch gegeven kan worden. Bijvoorbeeld als de situatie dringend is of bij beperkte bereikbaarheid. De opdrachtnemer moet dan de opdracht tijdens het gesprek herhalen. De arts moet vervolgens het opdrachtverzoek later alsnog schriftelijk bij de zorginstelling indienen.

Het kan ook voorkomen dat iemand die niet bekwaam is een opdracht aanneemt. Diegene moet de opdracht dan doorgeven aan een collega die wel bekwaam is voor de handeling. De persoon die de opdracht uiteindelijk uitvoert, moet de opdracht nogmaals toetsen op uitvoerbaarheid en correctheid. Kan de opdracht niet worden uitgevoerd, dan overleggen arts en zorginstelling over een gepaste oplossing.

1.1.10 Bekwaamheidsverklaring

Bekwaam zijn betekent dat je over kennis en vaardigheden beschikt. Je beoordeelt zelf je bekwaamheid en de zorginstelling waar je werkt doet dit ook. De zorginstelling moet zorgen voor voldoende bekwame medewerkers die de handelingen kunnen verrichten die in de instelling voorkomen.

In sommige organisaties werken ze met bekwaamheidsverklaringen. In een bekwaamheidsverklaring legt de zorginstelling of een scholingsinstituut vast dat een bepaalde medewerker bekwaam is om bepaalde handelingen te verrichten. De bekwaamheidsverklaring wordt altijd voor een bepaalde periode afgegeven. Als je in het bezit bent van een bekwaamheidsverklaring, moet je nog steeds in elke situatie beoordelen of je inderdaad bekwaam bent.

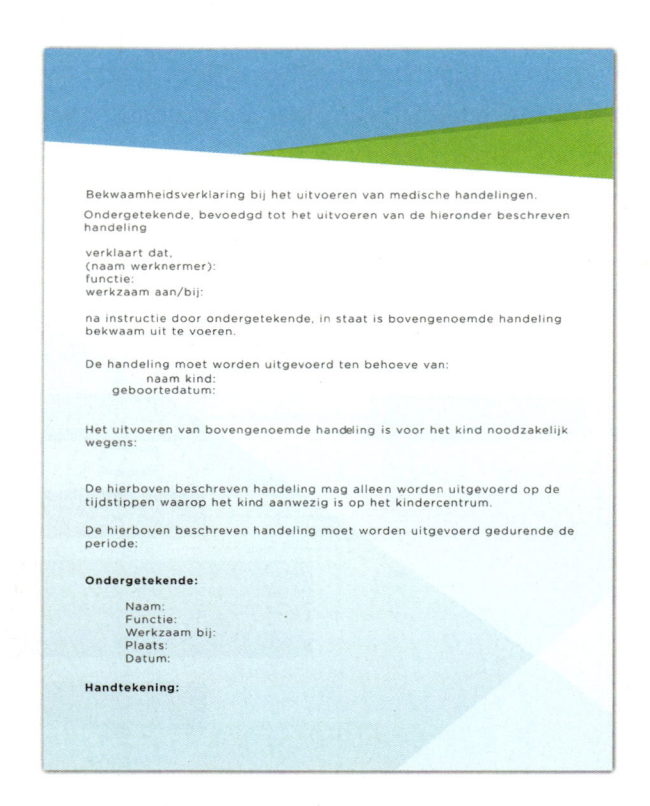

Afbeelding 1.4 Voorbeeld van een bekwaamheidsverklaring voor een verpleegkundige om een voorbehouden handeling uit te voeren.

1.1.11 Medisch tuchtrecht

Wanneer een zorgvrager schade ondervindt door het (onzorgvuldig) handelen van een

1 Wet- en regelgeving

zorgverlener, kan de zorgverlener worden aangeklaagd. De aanklacht wordt dan behandeld onder het medisch tuchtrecht. Het **medisch tuchtrecht** is een vorm van rechtspraak die geldt voor de beroepen die zijn ingeschreven in het BIG-register. Het tuchtcollege beoordeelt of de zorgverlener binnen de grenzen van het eigen deskundigheidsterrein zorgvuldige zorg heeft geleverd.

Nederland telt vijf regionale tuchtcolleges. Leden van de tuchtcolleges zijn beroepsgenoten en juristen. Iemand kan tegen een uitspraak van een regionaal tuchtcollege in beroep gaan bij het Centraal Tuchtcollege in Den Haag.

Wanneer iemand een klacht indient tegen jou als zorgverlener, wordt eerst vooronderzoek gedaan. De aanklager en jij krijgen dan de kans om de zaak schriftelijk en mondeling toe te lichten. Het tuchtcollege bepaalt vervolgens of er een zitting zal komen. Dit hangt onder andere af van de ernst van de klacht, of de klacht gegrond is en of de klacht wel bij het tuchtcollege thuishoort.

Als de procedure wordt voortgezet, nodigt het tuchtcollege beide partijen uit voor een zitting. Wanneer het tuchtcollege een klacht gegrond verklaart, kun jij aansprakelijk worden gesteld voor de schade aan de zorgvrager. Het tuchtcollege kan de volgende straffen (sancties) opleggen:

- waarschuwing (hierbij volgt geen aantekening in het BIG-register);
- berisping (ernstige waarschuwing met aantekening in het BIG-register voor 5 jaar);
- geldboete (maximaal 4.500 euro);

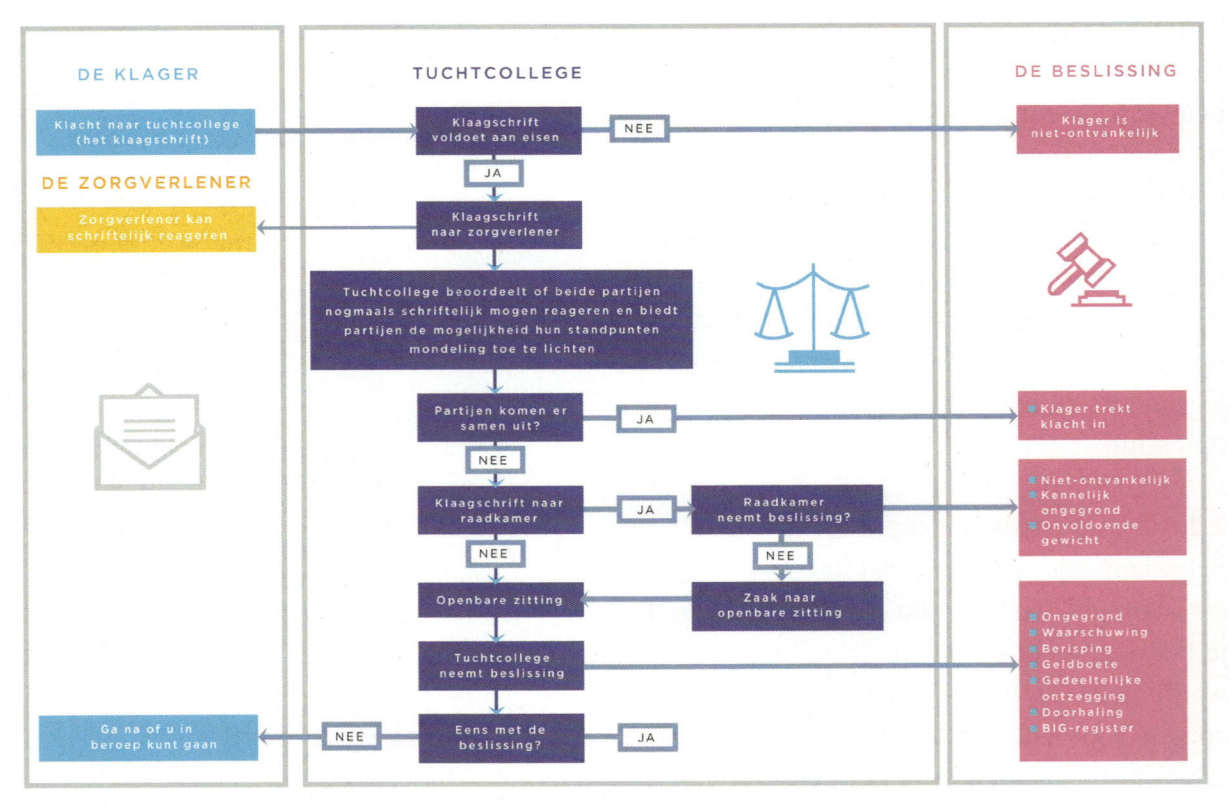

Afbeelding 1.5 Schematische weergave van de procedure in het medisch tuchtrecht.

- schorsing: tijdelijk verbod om je beroep uit te oefenen;
- gedeeltelijke ontzegging: je mag bepaalde handelingen niet meer uitvoeren;
- doorhaling: permanent verbod om je beroep uit te oefenen (verwijdering uit het BIG-register).

Iedereen heeft toegang tot het BIG-register, en dus is voor iedereen zichtbaar of een zorgverlener een sanctie opgelegd heeft gekregen van het medisch tuchtcollege.

1.2 WGBO

De Wet op de geneeskundige behandelingsovereenkomst (**WGBO**) regelt de relatie tussen zorgvragers en zorgverleners. De rechten en plichten van de zorgvrager staan hierbij centraal. De WGBO geldt voor alle zorgverleners die zorg verlenen aan een zorgvrager. Voorbeelden van zorgverleners zijn artsen, verpleegkundigen, psychologen, fysiotherapeuten en verloskundigen. Zorgvragers en zorgverleners mogen geen afspraken maken die in strijd zijn met de WGBO.

1.2.1 Behandelingsovereenkomst

Een geneeskundige behandelingsovereenkomst ontstaat op het moment dat een zorgvrager de hulp inroept van een zorgverlener of zorgverlenende instantie. De zorgvrager geeft de zorgverlener als het ware opdracht om zorg te verlenen. De zorgvrager en de zorgverlener hebben allebei bepaalde rechten en plichten. Deze rechten en plichten zijn vastgelegd in de behandelingsovereenkomst.
Onder de plichten van de zorgvrager vallen:

- eerlijke, goede en volledige informatie verschaffen;
- zo veel mogelijk meewerken met de zorgprofessional en gegeven adviezen opvolgen;
- de zorgverlener of zorgverlenende instantie betalen.

De rechten van de zorgvrager bestaan onder andere uit:

- recht op informatie over de ziekte, behandeling, gevolgen en risico's en eventuele andere behandelopties (inclusief de mogelijkheid om informatie schriftelijk te verkrijgen);
- recht op geen informatie willen. De zorgvrager mag informatie weigeren, tenzij dit ernstig nadeel oplevert voor de zorgvrager zelf of anderen;
- recht op dossierinzage (een medisch dossier moet mede daarom tien jaar bewaard worden);
- recht op bescherming van privacy.

Tot de plichten van de zorgverlener behoren:

- de zorgvrager op begrijpelijke wijze informeren;
- een medisch dossier bijhouden;
- de privacy van de zorgvrager bewaken. Alleen personen die direct bij het onderzoek en de behandeling van de zorgvrager betrokken zijn, mogen informatie over de zorgvrager te weten komen.

Het recht van de zorgverlener is:

- het recht om een verzoek van de zorgvra-

1 Wet- en regelgeving

ger te weigeren. Het komt voor dat zorgvragers een onredelijk verzoek doen; in dat geval neemt de zorgverlener een beslissing op basis van zijn eigen deskundigheid.

1.2.2 Informed consent
Voor elk onderzoek en voor elke behandeling is toestemming van de zorgvrager nodig. Voordat de zorgvrager hiervoor toestemming geeft, moet hij goed en volledig geïnformeerd zijn. De vrijwillige toestemming van een goed geïnformeerde zorgvrager staat bekend als **informed consent**.

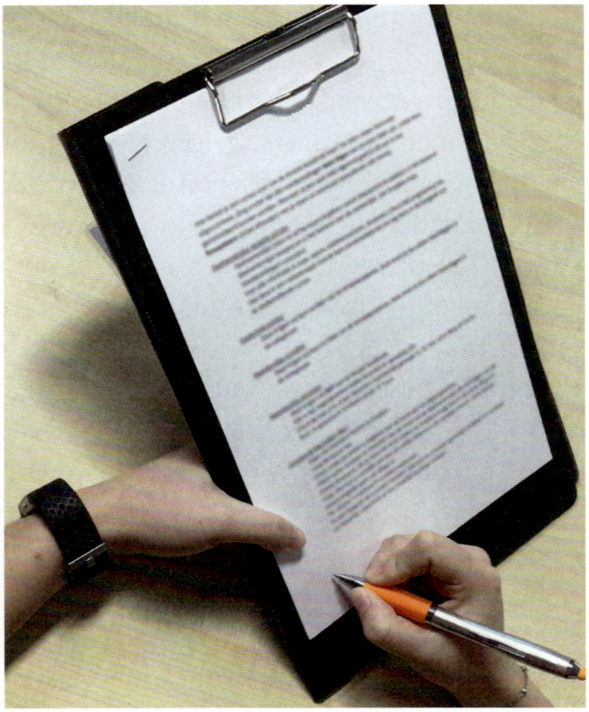

Afbeelding 1.6 Informed consent is de vrijwillige toestemming van een goed geïnformeerde zorgvrager.

1.2.3 Geheimhoudingsplicht
Je bent als zorgverlener verantwoordelijk voor het beschermen van de privacy van de zorgvrager. Zo mag je geen informatie aan derden verstrekken, ook niet aan de naaste familie, tenzij de zorgvrager hier uitdrukkelijk toestemming voor gegeven heeft. Ook mag je het zorgdossier alleen delen met andere zorgprofessionals die bij de behandeling betrokken zijn. Dit noemen we **geheimhoudingsplicht**.

1.2.4 Inzagerecht
Van elke zorgvrager is een medisch dossier beschikbaar. In het medisch dossier staan alle gegevens die van belang zijn voor de behandeling. Op verzoek mag de zorgvrager zijn medisch dossier altijd inzien. Als een zorgvrager het niet eens is met wat in het dossier staat, mag hij vragen het dossier te wijzigen of zijn visie toe te voegen. Dit noemen we **inzagerecht**.

1.2.5 Wilsbekwaamheid
Wilsbekwaamheid gaat over de vraag of de zorgvrager in staat is om beslissingen te nemen op het gebied van zorg en gezondheid. Het wordt doorgaans aangeduid als het vermogen van een zorgvrager om op basis van voldoende informatie een beslissing te nemen over een onderzoek of behandeling.

In principe is iedereen wilsbekwaam, tenzij een deskundige arts vaststelt dat iemand (voor een bepaalde beslissing) wilsonbekwaam is. Dit wordt in het dossier van de zorgvrager vastgelegd. De vraag of iemand wilsbekwaam is, speelt vooral een rol in de psychiatrie, in de ouderenzorg en bij verstandelijk gehandicapten.

Wils(on)bekwaamheid dient per situatie te worden ingeschat. Wanneer iemand als wilsonbekwaam gezien wordt, betekent dit dat de persoon:

- de informatie over zijn zorg en/of behandeling niet kan begrijpen en afwegen;
- de gevolgen van zijn besluit niet begrijpt en/of;
- geen besluit kan nemen.

Mensen die wilsonbekwaam zijn, hebben een wettelijk vertegenwoordiger die als aanspreekpunt dient en voor de belangen van de wilsonbekwame persoon opkomt.

1.2.6 Weigeren van verpleegtechnische handelingen

Voor verpleegtechnische handelingen is de toestemming van de zorgvrager vereist. De zorgvrager heeft, indien hij wilsbekwaam is, het recht een behandeling of onderzoek te weigeren. De zorgvrager mag ook een eerder gegeven toestemming intrekken.

1.2.7 Noodsituatie

In noodsituaties ontbreekt soms de tijd om de wettelijk vertegenwoordiger van een wilsonbekwaam persoon om toestemming te vragen. Dan kun je als zorgverlener ook zonder toestemming handelen. Hierbij moet je wel goede zorg verlenen en de medisch noodzakelijke zorg bieden.

Om in een noodsituatie ernstig nadeel te voorkomen, kan dwangbehandeling in het kader van de Wet op de geneeskundige behandelingsovereenkomst (WGBO) nodig zijn. Dat is bijvoorbeeld het geval wanneer de zorgvrager zonder ingrijpen ernstig gehandicapt zou raken.

SAMENVATTING

De Wet op de Beroepen individuele gezondheidszorg (BIG) bewaakt de kwaliteit van de gezondheidzorg en beschermt zorgvragers tegen onzorgvuldig handelen. Ook staat in de Wet BIG welke handelingen voorbehouden handelingen zijn. Per voorbehouden handeling staat aangegeven welke zorgverlener bevoegd is om deze handeling zelfstandig uit te voeren. Naast het feit dat je als zorgverlener bevoegd moet zijn, zul je ook bekwaam moeten zijn. Om te bepalen of je bekwaam bent, wordt onder andere gekeken naar de driehoek van kennis, vaardigheden en attitude (houding).

Wanneer een zorgvrager schade ondervindt door het (onzorgvuldig) handelen van een zorgverlener, kan de zorgverlener worden aangeklaagd. Of de zorgverlener aansprakelijk wordt gesteld, wordt bepaald door het medisch tuchtrecht.

In de Wet op de geneeskundige behandelingsovereenkomst (WGBO) staan de rechten en plichten van de zorgvrager centraal. In de WGBO zijn daarnaast het recht op informatie, het recht op inzage in het dossier en de geheimhoudingsplicht vastgelegd.

BEGRIPPEN

Behandelingsovereenkomst
Bekwaam
Bevoegd BIG-register
Functionele zelfstandigheid
Geheimhoudingsplicht
Informed consent
Inzagerecht

1 Wet- en regelgeving

Medisch tuchtrecht
Niet-functionele zelfstandigheid
Risicovolle handelingen
Voorbehouden handelingen
Wet BIG
WGBO
Wilsbekwaamheid
Zelfstandige bevoegdheid

Deel I

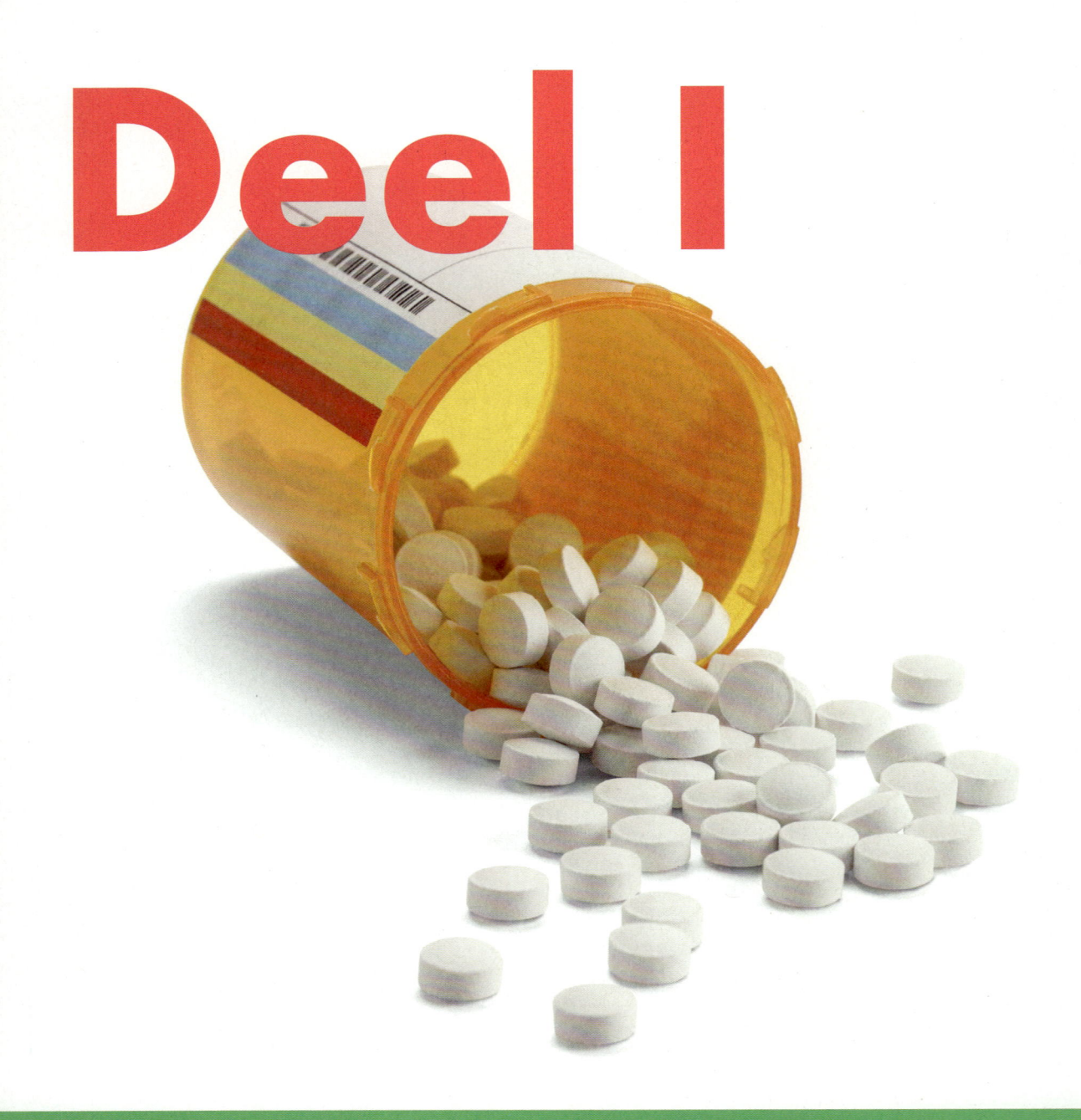

MEDICIJNEN

2 MEDICIJNEN

Medicijnen 2

LEERDOELEN

- Je weet wie onder welke voorwaarden medicijnen mag voorschrijven.
- Je kent de voorwaarden die gesteld zijn aan het voorschrijven, ter hand stellen, beheer, gereedmaken en toedienen van medicijnen.
- Je bent op de hoogte van de richtlijnen en protocollen rondom medicatieveiligheid.
- Je weet hoe je medicatieveiligheid in de thuissituatie kunt controleren.
- Je kunt hulpmiddelen benoemen die ingezet kunnen worden wanneer een zorgvrager problemen heeft met medicijngebruik.
- Je weet wat een dubbele controle inhoudt en wanneer en door wie deze kan worden uitgevoerd.
- Je kent de meest voorkomende fouten bij medicijngebruik en weet hoe deze te voorkomen zijn.

Als je in de gezondheidszorg werkt en zorgvragers verzorgt of behandelt, is de kans groot dat je in aanraking komt met medicijnen. In dit hoofdstuk gaan we in op de veiligheid rondom medicatietoediening. We bespreken ook hoe protocollen en regels kunnen bijdragen aan de veiligheid.

2.1 Medicatieproces

Bij het werken met medicijnen kunnen fouten worden gemaakt. Deze fouten kunnen ernstige, soms zelfs dodelijke, gevolgen hebben. Fouten met medicijnen komen vooral voor bij ouderen, omdat zij over het algemeen meer en vaker medicijnen gebruiken. Om fouten te voorkomen en om de beste zorg te kunnen verlenen, zijn er protocollen en regels rond medicijnen opgesteld. Deze protocollen en regels beschrijven alle stappen van het medicatieproces, van het voorschrijven van medicijnen tot en met het toedienen en aanreiken van medicijnen. De verschillende taken in het medicatieproces zijn verdeeld over verschillende disciplines. Hierdoor controleren meerdere mensen de medicijnen. Dat maakt de kans op fouten kleiner. Het is daarnaast belangrijk om zorgvragers waar mogelijk zelf verantwoordelijk te laten zijn voor hun medicijnen. Het medicatieproces beschrijft de volgende stappen:

- voorschrijven;
- ter hand stellen;
- opslag/beheer van medicijnen;
- gereedmaken;
- toedienen/registreren;
- evaluatie.

2.1.1 Voorschrijven

Voordat medicijnen kunnen worden voorgeschreven, moet een arts een diagnose stellen. Hiervoor moet de arts op de hoogte zijn van alle belangrijke informatie. De zorgvrager is zelf verantwoordelijk voor het verstrekken van deze informatie. In principe mogen alleen BIG-geregistreerde artsen, tandartsen en verloskundigen recepten uitschrijven. Sinds 2012 kunnen ook verpleegkundig specialisten en physician assistants (tijdelijk) medicijnen voorschrijven. Hieraan stelt de wet wel een aantal eisen:

- Deze zorgprofessionals mogen alleen binnen hun specifieke deskundigheidsgebied

medicijnen voorschrijven. Diabetesverpleegkundigen mogen bijvoorbeeld alleen medicijnen voorschrijven die de bloedsuiker reguleren.
- Deze zorgprofessionals mogen slechts een beperkt aantal geneesmiddelen voorschrijven. Het moet gaan om medicijnen die veel worden voorgeschreven, niet ingewikkeld zijn en waarvan de risico's te overzien zijn.
- Deze zorgprofessionals moeten handelen volgens de landelijke richtlijnen, standaarden en protocollen rond medicijngebruik.

Bij het uitschrijven van een recept moet de arts rekening houden met de medicijnen die de zorgvrager al gebruikt. Op het recept wordt vermeld:

- de naam en geboortedatum van de zorgvrager;
- de naam van het medicijn, dosis, manier van toediening;
- op welk moment van de dag en voor hoeveel dagen het medicijn moet worden gebruikt;
- indien van toepassing: of het medicijn vermalen mag worden;
- belangrijke risico's van het medicijn.

Een handgeschreven recept wordt afgesloten met de handtekening van de arts. Tegenwoordig worden echter vrijwel alle recepten elektronisch verstuurd naar de apotheek. Het recept wordt dan verzonden vanuit een elektronisch patiëntendossier of medicatiesysteem, waarop de arts moet inloggen met zijn persoonlijke inloggegevens.
Voor sommige medicijnen die langdurig worden gebruikt, hoeft niet telkens een nieuw recept geschreven te worden. Een herhaalrecept is dan voldoende.

De apotheker verwerkt het recept in de apotheek. Hij voert daarnaast de medicatiebewaking uit. Dit houdt in dat de apotheker controleert of de voorgeschreven medicijnen geen risico's met zich meebrengen voor de zorgvrager en of de gekozen medicijnen de beste keuze zijn voor de zorgvrager. De apotheker kijkt bijvoorbeeld of de dosering klopt, of er interacties kunnen optreden met andere medicijnen die de zorgvrager gebruikt, of de gekozen toedieningsvorm geschikt is enzovoort. Het is van belang dat met de zorgvrager wordt besproken of hij de eigen medicijnen wil en kan beheren. De arts, apotheker en verpleegkundige zijn hier gezamenlijk verantwoordelijk voor. In overleg met de zorgvrager worden hier afspraken over gemaakt. Deze moeten duidelijk worden genoteerd in het dossier. De arts en verpleegkundige zijn verantwoordelijk voor het signaleren van eventuele problemen en het bespreken van deze problemen met de zorgvrager. De Beoordeling Eigen beheer Medicatie (BEM) is ontwikkeld om zorgprofessionals te helpen inschatten wat een zorgvrager nog zelf kan. Door middel van een vragenlijst kunnen zorgverleners met de zorgvrager en zijn familie bespreken wat de zorgvrager nog zelf kan en waarbij hulp nodig is. Daar kunnen vervolgens afspraken over gemaakt worden. De zorgvrager krijgt een BEM-code. Die code staat voor de hoeveelheid hulp die de zorgvrager nodig heeft. De code verschilt van 1 tot 7, waarbij BEM 1 staat voor volledig zelfstandig en BEM 7 voor volledige hulp bij het beheer en het toedienen van medicijnen.

2.1.2 Ter hand stellen

De apotheker moet zorgen dat het medicatieoverzicht actueel is en wordt bijgehouden. Het medicatieoverzicht is een overzicht van de geneesmiddelen die de zorgvrager gebruikt en hoe het gebruik de afgelopen drie maanden is verlopen.

De apotheek levert de medicijnen vervolgens aan de zorgvrager of zorgorganisatie. De medicijnen worden zo veel mogelijk aangeleverd in een geneesmiddeldistributiesysteem (**GDS**, zie paragraaf 4.2). Daarnaast krijgt de zorgvrager een overzicht van alle medicijnen en een gebruiksaanwijzing mee. Hierin staat ook vermeld welk medicijn hij wanneer moet innemen. Als een instelling verantwoordelijk is voor het toedienen van de medicijnen, is de apotheek verplicht om een **toedienlijst** mee te leveren.

2.1.3 Opslag en beheer van medicijnen

Opslag en beheer van de medicijnen zijn afhankelijk van de gemaakte afspraken met de zorgvrager. Als de zorgvrager zelf de medicijnen regelt, bewaart hij de medicijnen zelf. Medicijnen moeten bewaard worden volgens het advies van de apotheek.

De apotheek maakt afspraken met de zorgvrager over het terugbrengen of ophalen van retourmedicatie. Met retourmedicatie worden de medicijnen bedoeld die de zorgvrager nog in zijn bezit heeft, maar niet meer hoeft te gebruiken (zie ook paragraaf 2.6).

2.1.4 Gereedmaken

De zorgorganisatie, arts en apotheker maken afspraken over het gereedmaken van de medicijnen. De zorgverlener maakt de medicijnen gereed volgens deze afspraken. De zorgverlener die de medicijnen gereedmaakt, moet hiertoe bekwaam en bevoegd zijn.

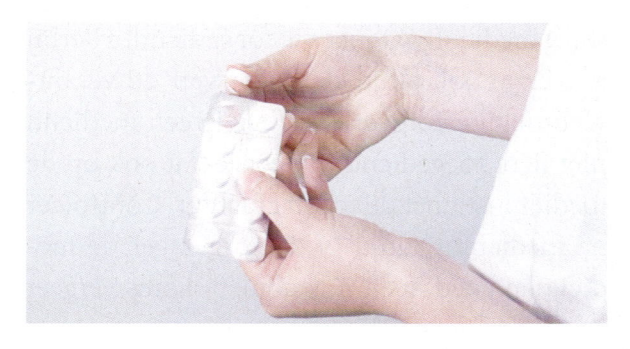

Afbeelding 2.1   *Gereedmaken van medicijnen.*

2.1.5 Toedienen/registreren

Een zorgvrager neemt in principe zelf zijn medicijnen in. Als de zorgvrager dat niet kan, kan de zorgverlener de medicijnen toedienen. De zorgverlener moet daarvoor natuurlijk bekwaam en bevoegd zijn. Zorgverleners mogen alleen medicijnen toedienen in opdracht van een arts.

Als je als zorgverlener medicijnen toedient, controleer je voor elk medicijn:

- of het het juiste medicijn is;
- of het de juiste dosis is;
- of het het juiste tijdstip is om het medicijn in te nemen;
- of de toedieningswijze juist is;
- of de medicijnen voor de juiste zorgvrager zijn.

Dit is een essentiële regel in het kader van medicatieveiligheid die 'de regel van 5' of 'de 5 J's' wordt genoemd. Je controleert of de tekst van het etiket overeenkomt met de tekst op de toedienlijst. Daarnaast controleer je of het aantal medicijnen klopt. Voor sommige medicijnen is een dubbele controle nodig (zie paragraaf 2.3). Vervolgens geef je de medicijnen aan de zorgvrager en teken je de toegediende medicijnen af, zodat achteraf te controleren is welk medicijn wanneer is toegediend. Hierbij noteer je ook altijd de naam van de verantwoordelijke zorgverlener. Als je een medicijn niet hebt toegediend, noteer je dat ook op de toedienlijst, met de reden erachter. Controleer na toediening altijd of de zorgvrager de medicijnen goed heeft ingenomen. Soms vergeet een zorgvrager de medicijnen in te nemen of blijven ze achter in de mond. Dit kan bijvoorbeeld voorkomen bij zorgvragers met dementie. In veel ziekenhuizen wordt tegenwoordig gewerkt met elektronische medicatiecontrole, waarbij het polsbandje van de patiënt en de verpakking van de medicijnen worden gescand.

2.1.6 Evaluatie

De zorgvrager let zelf op of de medicijnen werkzaam zijn en of er bijwerkingen optreden. Als bijwerkingen optreden, moet de zorgvrager dit aangeven. Arts, apotheker en verpleegkundige controleren daarnaast de werking en eventuele bijwerkingen. Eventueel worden de medicijnen aangepast in overleg met de zorgvrager.

Per zorgorganisatie zijn er verschillende systemen voor het melden van medicatie-incidenten. Daarnaast zijn er afspraken over het routinematig controleren van de voorgeschreven medicijnen bij zorgvragers.

2.2 Medicatieveiligheid

In verschillende stappen van het medicatieproces kunnen fouten worden gemaakt. Om de veiligheid rondom medicijnen te waarborgen zijn er bepaalde richtlijnen en protocollen waaraan alle zorgverleners zich dienen te houden.

2.2.1 Richtlijnen

Om voor optimale medicatieveiligheid te zorgen is het belangrijk dat wordt gewerkt volgens de geldende richtlijnen en protocollen van de instelling of het ziekenhuis. Op deze manier werkt iedereen op dezelfde manier en kan gecontroleerd worden of en waar dingen zijn fout gegaan.

De richtlijnen voor medicatieveiligheid zijn per instelling anders. Vraag na waar je deze kunt vinden, zodat je ze door kunt lezen. In de richtlijnen staat bijvoorbeeld wie medicijnen mag toedienen, bij welke medicijnen een dubbele controle nodig is en wat je moet doen bij een medicatiefout.

In veel instellingen bestaan ook afspraken over het met regelmaat (minimaal één keer per jaar) controleren van de medicatielijst van zorgvragers met een hoog risico op medicatie-incidenten. Dit zijn zorgvragers met meerdere ziekten en veel verschillende medicijnen (meer dan vijf). Bij de controle wordt gekeken of de medicijnen nog wel nodig zijn en of ze misschien vervangen kunnen worden door een medicijn dat makkelijker in te nemen is of minder vaak ingenomen hoeft te worden.

2.2.2 Medicatieveiligheid in de thuissituatie

In een zorginstelling hebben de zorgverleners de medicijnen van de zorgvrager vaak in hun beheer. Hierdoor is er meestal dagelijks controle op of de zorgvrager de medicijnen goed inneemt. In de thuissituatie heeft de zorgvrager de medicijnen meestal in eigen beheer. Het is dan extra van belang dat de betrokken zorgverleners het medicijngebruik van de zorgvrager goed in de gaten houden. Observeren, gesprekken voeren, hulpmiddelen en afspraken maken staan hierbij centraal.

Observeren

Vooral ouderen (boven 65 jaar) met veel verschillende medicijnen (vijf of meer) moeten in de thuissituatie goed worden geobserveerd. Andere risicogroepen zijn zorgvragers met meerdere aandoeningen, nierproblemen en/of een slechte cognitie, en zorgvragers die net zijn ontslagen uit het ziekenhuis. De thuiszorgverpleegkundige is verantwoordelijk voor het signaleren van problemen met de medicijnen en moet hier dus alert op zijn. Er zijn verschillende hulpmiddelen ontwikkeld om de zorgverlener hierbij te helpen, zoals de signaalkaart, de signaallijst 'Gebruiksproblemen medicatie' en de signaallijst 'Klachten en vermoede bijwerkingen'.

Voorbeelden van signalen die kunnen wijzen op medicatieproblemen zijn:

- geneesmiddelen in een weekdoos of **Baxterzakjes** van dagen die al voorbij zijn (een Baxterzakje is een medicatiezakje waarin verschillende medicijnen die een zorgvrager op hetzelfde moment van de dag moet innemen bij elkaar zitten);
- grote hoeveelheden medicijnen in huis;
- geen of onvoldoende medicijnen in huis;
- rondslingerende/slecht geordende medicijnen;
- medicijnen die niet volgens voorschrift worden gebruikt;
- gebruik van veel zelfzorgmedicijnen;
- aanwijzingen voor het veelvuldig gebruik van alcohol;
- medicijnen met verstreken houdbaarheidsdatum;
- de zorgvrager kan medicijnen zelf niet goed toedienen;
- de zorgvrager geeft zelf aan problemen te hebben met de medicijnen.

Daarnaast is het belangrijk om ernstige bijwerkingen te herkennen. Een bijwerking is een onbedoeld effect van de medicijnen. Sommige medicijnen geven meer bijwerkingen dan andere. De ernst van de bijwerkingen kan daarnaast verschillen per zorgvrager. Bepaalde klachten, waaronder koorts, misselijkheid, braken, diarree en uitdroging, kunnen de werking van medicijnen beïnvloeden.

Gesprekken voeren

Je kunt problemen met medicijngebruik met de zorgvrager bespreken in een zogenaamd medicatiegesprek. Tijdens zo'n gesprek bespreek je bijvoorbeeld welke medicijnen nu worden gebruikt en controleer je of dit overeenkomt met het medicatieoverzicht. Je controleert of alle medicijnen volgens voorschrift worden ingenomen en of het innemen van de medicijnen binnen de dagelijkse routine van de zorgvrager past. Verder besteed je aandacht aan zelfzorgmedicijnen (pijnstillers, vitaminen, homeopathische middelen en kruidenpreparaten). Je vraagt naar vergeten of overslaan van medicijnen en probeert erachter te komen waarom dit gebeurt en of dit voorkomen kan worden.

De zorgvrager kan tijdens het medicatiegesprek ook vragen over medicijngebruik stellen. Het is voor het innemen van medicijnen van belang dat de zorgvrager weet waarom hij de medicijnen moet slikken. Dit draagt bij aan de motivatie om de medicijnen daadwerkelijk in te nemen.

Hulpmiddelen
Als je medicatieproblemen hebt vastgesteld, is het belangrijk om samen met de zorgvrager op zoek te gaan naar mogelijke oplossingen hiervoor. Hulpmiddelen kunnen bijdragen aan het verbeteren van de medicatieveiligheid.
Hulpmiddelen die kunnen helpen bij het innemen van medicijnen zijn bijvoorbeeld:

- medicijnen aanleveren in een geneesmiddeldistributiesysteem (GDS), eventueel met slimme dispenser;
- medicatiehorloge dat een signaal kan geven als er medicijnen ingenomen moeten worden;
- apps voor medicijnherinnering;
- tabletsplitter als het halveren van een tablet niet lukt;
- maatbeker waarop de maat is aangegeven met watervaste stift als het doseren niet goed lukt;
- gebruik van een loep als de zorgvrager de medicijnverpakkingen niet goed kan lezen.

Afspraken maken
Als zorgvragers de medicijnen in eigen beheer hebben, is het verstandig afspraken te maken over wie wat doet. Regelt iemand alles zelf of heeft hij/zij bijvoorbeeld wel hulp nodig bij het bestellen van nieuwe medicijnen als deze bijna op zijn? Wat gebeurt er als iemand merkt dat het toch niet helemaal goed gaat met het innemen van de medicijnen? Ook als mensen in een verzorgingshuis wonen, kunnen er afspraken gemaakt worden over de medicijnen. Het kan best zo zijn dat iemand nog goed de medicijnen zelf kan innemen, maar dat het wel nodig is dat de medicijnen iedere week worden uitgezet. Kijk goed naar wat de zorgvrager zelf kan en houd hieraan vast. Neem niet zomaar alles van iemand over als hij het zelf nog kan.

2.3 Dubbele controle

Sommige medicijnen brengen ernstige risico's met zich mee als de dosering of toedieningsvorm niet juist is. Het dubbel controleren van deze medicijnen voor toediening beperkt deze risico's en waarborgt zo de veiligheid van de zorgvrager. De zorgvrager (of de mantelzorger) voert deze **dubbele controle** bij voorkeur zelf uit. Zo blijft hij betrokken bij de zorgverlening. Als de zorgvrager of mantelzorger dit niet kan doen, kan een collega de dubbele controle uitvoeren. Dit kan ter plekke of op afstand (met digitale hulpmiddelen) gedaan worden.
Apothekers hebben een lijst opgesteld van alle hoog-risicomedicijnen die dubbel moeten worden gecontroleerd. De medicijnen op deze lijst vormen een onacceptabel risico bij toedieningsfouten. Het gaat bijvoorbeeld om insuline, geneesmiddelen tegen kanker en medicijnen via het infuus. De volledige lijst van dubbel te controleren medicijnen is te vinden op de website van de KNMP.
Medicijnen die dubbel gecontroleerd moeten worden, staan ook gemarkeerd op de toedienlijst die door de apotheker wordt geleverd. De

zorginstelling kan in overleg met de apotheek deze lijst uitbreiden.

Als een dubbele controle niet mogelijk is, bijvoorbeeld omdat je als zorgverlener alleen werkt, kun je bij uitzondering besluiten de dubbele controle achterwege te laten. Dit gaat ten koste van de kwaliteit van de zorg en moet je daarom altijd zeer duidelijk vastleggen en onderbouwen met argumenten.

Een dubbele controle kan op meerdere manieren uitgevoerd worden.

1 Bij uitzetsystemen: de apotheker heeft een GDS uitgezet en gecontroleerd. De zorgverlener die de medicijnen voor de zorgvrager klaarzet, controleert de gegevens van de zorgvrager opnieuw. Ook controleert hij het medicijn, de dosering, de toedieningsvorm en het tijdstip aan de hand van het toedienschema en de toedienlijst.
2 Uitzetten van eigen medicijnen: in sommige gevallen worden de medicijnen pas bij de zorgvrager uit de originele verpakking gehaald en verdeeld in het uitzetsysteem. De zorgvrager neemt vervolgens zelf de medicijnen uit het uitzetsysteem. Deze medicijnen moeten echter wel nog door iemand anders worden gecontroleerd.
   i In de zorginstelling (intramuraal): een collega controleert de uitgezette medicijnen.
   ii In de thuissituatie (extramuraal): de medicijnen worden door de mantelzorger of door de zorgvrager gecontroleerd. Als dit niet mogelijk is, dient een collega de medicijnen te controleren.

2.4 Omgaan met opiaten

Een bijzondere groep medicijnen zijn de opiaten, ook wel morfineachtigen genoemd. Vaak worden deze voorgeschreven als pijnmedicatie als andere pijnstillers niet (meer) helpen. Bij opiaten kan verslaving en middelenmisbruik ontstaan als het gebruik niet goed wordt gereguleerd. Speciale regels voor de omgang met opiaten moeten dit voorkomen. Hoewel opiaten niet op de landelijke lijst met risicovolle medicijnen staan, vereisen zorginstanties toch vaak een dubbele controle. Opiaten die niet via een GDS worden verstrekt, moeten in een afgesloten, aard- en nagelvaste voorraadkast bewaard worden. Dit wil zeggen dat de kast op slot moet kunnen en niet zomaar meegenomen kan worden. Alleen bevoegden mogen toegang hebben tot de opiaten. Er moet een zorgvuldige opiatenregistratie zijn, waarin geregistreerd wordt wat er wanneer door wie voor welke zorgvrager aan opiaten uit de voorraadkast wordt gehaald. In de thuissituatie kan de kast openblijven, tenzij er huisdieren of kinderen in de woning aanwezig zijn of een zorgvrager in de war is.

2.5 Veelvoorkomende fouten voorkomen

Per jaar komen in Nederland ruim 41.000 mensen in het ziekenhuis terecht door fouten in medicijngebruik. Hiervan zou ongeveer de helft (46%) voorkomen kunnen worden. In de meeste gevallen gaat het fout door menselijke vergissingen.

Soms hadden zorgvragers, als het ging om fouten bij het toedienen van medicijnen, de verkeerde medicijnen toegediend gekregen. In andere gevallen hadden zorgvragers het juiste medicijn toegediend gekregen, maar in de verkeerde dosering, op een verkeerd moment op de dag of op een verkeerde manier (bijvoorbeeld subcutaan in plaats van intramusculair).

2.5.1 Overdosering en onderdosering

Overdosering betekent dat iemand te veel van een medicijn toegediend heeft gekregen. Er is dan te veel van de werkzame stof in of op het lichaam terechtgekomen. Hierdoor raakt het lichaam ontregeld en ontstaan (ernstige) bijwerkingen. Soms heeft een zorgvrager bijvoorbeeld te veel tabletten ingenomen of een te hoge dosis medicijn geïnjecteerd gekregen. Het kan ook gebeuren dat het medicijn niet snel genoeg uit het lichaam verwijderd wordt. Dit kan gebeuren bij zorgvragers met een lever- of nierziekte, omdat bij hen medicijnen minder snel worden afgebroken. Als de zorgvrager dan weer een nieuwe dosis krijgt, is er te veel van de werkzame stof in het lichaam. De klachten bij overdosering hangen af van het soort medicijn en van hoeveel precies is ingenomen. Mogelijke klachten zijn:

- misselijkheid en braken;
- huiduitslag;
- benauwdheid;
- hartritmestoornissen;
- verwardheid;
- bewusteloosheid.

Soms sterven mensen door overdosering.

Onderdosering betekent dat iemand te weinig van een medicijn toegediend heeft gekregen. Er is dan te weinig van de werkzame stof in het lichaam. Hierdoor kan het medicijn zijn werk niet goed doen en wordt de aandoening van de zorgvrager niet goed behandeld. Dit kan gebeuren wanneer er een te lage hoeveelheid medicijn is voorgeschreven. Ook kan het zijn dat de zorgvrager niet alle voorgeschreven medicijnen inneemt.

Over- en onderdosering kan ook worden veroorzaakt door de gelijktijdige toediening van andere medicijnen of door bepaalde voeding die de zorgvrager krijgt. Bepaalde omzettingsmechanismen in het lichaam worden dan geremd of gestimuleerd, waardoor er te veel of te weinig van het medicijn wordt omgezet. Dit bepaalt hoeveel van de werkzame stof kan inwerken op het lichaam. Apothekers houden dit soort interacties in de gaten en passen de medicijnen aan als dat kan. Als bepaalde voedingsmiddelen invloed kunnen hebben op de werkzaamheid van medicijnen, wordt dat vermeld op de toedienlijst.

Als een zorgvrager ziek wordt, heeft dat soms ook invloed op de hoeveelheid werkzame stof van een bepaald medicijn in het lichaam. Dit is bijvoorbeeld het geval als de zorgvrager griep krijgt. De dosering moet dan aangepast worden. Voorbeelden van medicijnen waarbij dit kan gebeuren, zijn prednison en insuline.

2.5.2 Fouten voorkomen

Je kunt fouten bij het toedienen van medicijnen voorkomen door de regels van de zorginstelling te volgen. Neem de tijd en doorloop iedere stap van het protocol. Als je iets snel en gehaast doet, is de kans groter dat je een fout maakt. Controleer steeds wat je doet en welke materialen je voor je hebt. Controleer ook altijd de gegevens van de zorgvrager. Daarbij is het van belang om altijd goed te noteren wat je wanneer hebt gedaan. Zo kan iedereen altijd teruglezen waar het eventueel fout is gegaan en wat er de volgende keer beter kan. Laat je niet verleiden dubbele controles over te slaan omdat er toevallig geen collega in de buurt is. Wacht dan liever even totdat iemand beschikbaar is en voer de handelingen uit zoals voorgeschreven. Mocht er per ongeluk toch iets misgaan, meld dit dan direct.

2.5.3 Belang registratie fouten

Het is van belang medicatiefouten altijd te melden. Binnen de meeste organisaties en instellingen is hier een speciale meldingsprocedure voor. De behandelend arts of de apotheker moet meestal ook gewaarschuwd worden. Of dit het geval is, staat vermeld in de meldingsprocedure.

Vaak wordt een intern registratiesysteem voor medicatiefouten gebruikt. Voorbeelden daarvan zijn **Melding Incidenten Cliënten (MIC)** en **Fouten, Ongevallen en Near Accidents (FONA)**. Er is ook een landelijk systeem, de **Centrale Medicatiefouten Registratie (CMR)**. Door landelijke registratie kunnen instellingen en organisaties inzicht krijgen in de vraag bij welke stappen van medicatietoediening de meeste fouten worden gemaakt. Deze risicovolle stappen kunnen dan aangepast worden, zodat fouten in de toekomst hopelijk worden voorkomen.

2.6 Retourmedicatie

Je mag medicijnen die over zijn niet in de gewone afvalbak gooien. Instellingen bepalen zelf of medicijnen terug moeten naar de apotheek of dat ze direct bij het chemisch afval moeten worden weggegooid. Er moet minimaal één keer per maand gecontroleerd worden of er medicijnen zijn waarvan de houdbaarheidsdatum (bijna) verstreken is. Alle medicijnen moeten hierbij gecontroleerd worden: de medicijnen in de medicijnenkamer, op de kamers van de zorgvragers en bij thuiszorg in het huis van de zorgvrager. Ook deze medicijnen moeten terug naar de apotheek of naar het klein chemisch afval. In de thuiszorgsituatie is het de taak van de zorgvrager of zijn vertegenwoordiger om overgebleven medicijnen naar de apotheek of het klein chemisch afval te brengen.

Overgebleven medicijnen vallen onder het klein chemisch afval of klein gevaarlijk afval, omdat het gevaarlijk is als ze in het milieu terechtkomen. Gemeenten zijn verantwoordelijk voor het inzamelen en verwerken hiervan. Meestal kun je je overgebleven medicijnen bij apotheken inleveren. Bij verzorgings- of verpleeghuizen wordt het medicijnafval soms opgehaald. Apotheken zorgen er dan voor dat etiketten met persoonlijke informatie worden verwijderd en dat de medicijnen op de juiste wijze worden gesorteerd. De medicijnen worden vervolgens door de gemeente opgehaald of naar de gemeente gebracht door de apotheek. Ook naalden moeten via deze route worden weggegooid. Bovendien moeten naalden in goed afgesloten naaldcontainers ingeleverd worden.

SAMENVATTING

Een BIG-geregistreerde arts, tandarts of verloskundige mag medicijnen voorschrijven.

2 Medicijnen

Sinds 2012 kunnen ook verpleegkundig specialisten en physician assistants (tijdelijk) een beperkt aantal medicijnen voorschrijven.

De apotheker verwerkt het recept in de apotheek. Hij voert daarnaast de medicatiebewaking uit. De apotheker kijkt bijvoorbeeld of de dosering klopt, of er interacties kunnen optreden met andere medicijnen, of de gekozen toedieningsvorm geschikt is enzovoort.

In een zorginstelling hebben de zorgverleners de medicijnen van de zorgvrager vaak in hun beheer. Hierdoor is er meestal dagelijks controle of de zorgvrager de medicijnen goed inneemt. Er bestaan in de verschillende instellingen protocollen rondom medicatieveiligheid. In de thuissituatie heeft de zorgvrager de medicijnen in eigen beheer. Je zult als zorgverlener het medicijngebruik van de zorgvrager goed in de gaten moeten houden. Dat doe je door de zorgvrager goed te observeren en te letten op signalen als rondslingerende medicijndoosjes, te veel of te weinig medicijnen in huis enzovoort. Er zijn hulpmiddelen om zorgvragers in de thuissituatie te helpen met hun medicijngebruik, zoals een distributiesysteem of een medicijnhorloge.

Er komen jaarlijks veel 65-plussers in het ziekenhuis terecht door fouten in medicijngebruik. In de meeste gevallen gaat het daarbij om menselijke vergissingen. Dat gebeurt bijvoorbeeld door onderdosering (te weinig medicijnen) of door overdosering (te veel medicijnen). Dat zijn menselijke fouten die je in veel gevallen kunt voorkomen.

BEGRIPPEN

Baxterzakje
Centrale Medicatiefouten Registratie (CMR)
Dubbele controle
Fouten, Ongevallen en Near Accidents (FONA)
Melding Incidenten Cliënten (MIC)
Onderdosering
Overdosering
Toedienlijst

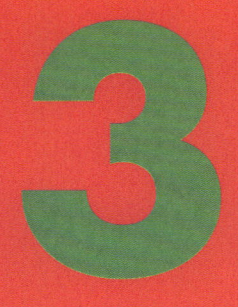

3
SOORTEN MEDICIJNEN

Soorten medicijnen 3

LEERDOELEN

- Je kent de inhoud en functie van bijsluiters en etiketten op medicijnen.
- Je weet welke redenen er zijn om medicijnen voor te schrijven.
- Je kent de mogelijke bijwerkingen van medicijnen.
- Je weet op welke verschillende manieren je medicijnen kunt toedienen.
- Je weet welke medicijngroepen er zijn en welke algemene werking deze medicijngroepen hebben.

Een medicijn of geneesmiddel is een chemische verbinding die werkzaam is tegen ziekten of aandoeningen van lichaam of geest. De werking is afhankelijk van het soort medicijn.

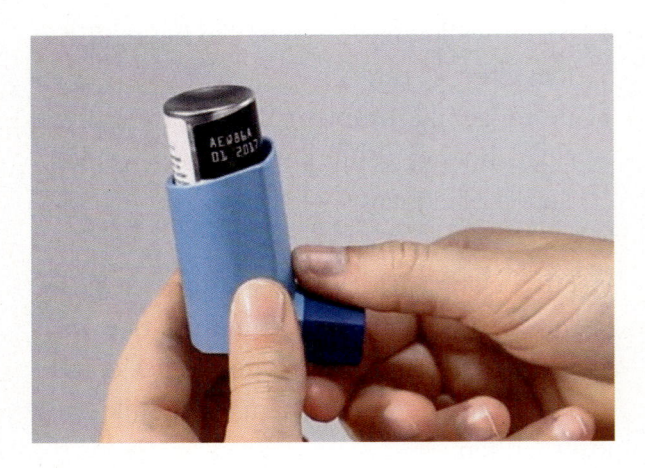

Afbeelding 3.1   Medicijnen via een inhaler.

3.1   Bewaaradviezen en bijsluiters

Medicijnen hebben vaak een fabrieksnaam en een stofnaam. De fabrieksnaam is de naam die de fabriek aan het medicijn gegeven heeft. Deze wordt vaak in de communicatie gebruikt. De stofnaam is de naam van de werkzame stof in het medicijn. Aan de hand van de stofnaam kun je de werking van het medicijn opzoeken en kun je uitzoeken tot welke groep het medicijn hoort. In deze paragraaf bespreken we hoe je medicijnen moet bewaren, hoe je ze kunt verkrijgen en welke informatie je uit recepten, etiketten en bijsluiters kunt halen.

3.1.1   Bewaren

In de bijsluiter van alle middelen vind je informatie over de houdbaarheid en een bewaaradvies. De apotheker voorziet medicijnen ook nog van een etiket met daarop de vervaldatum. Het is van belang om op flesjes, tubes en potten de datum te schrijven waarop het middel voor het eerst geopend is.

Een bewaaradvies wordt gegeven door de apotheker en staat vermeld in de bijsluiter. Dit kan bijvoorbeeld inhouden dat het medicijn in de koelkast moet worden bewaard, beneden de 25 graden of op kamertemperatuur. Een bewaaradvies moet altijd nageleefd worden. Let op bij druppels, vloeistoffen, zalven en pasta's: deze zijn na openen vaak beperkt houdbaar.

In zorginstellingen en op ziekenhuisafdelingen is er vaak een aparte medicijnkamer of medicijnkast die afgesloten kan worden en alleen toegankelijk is voor zorgverleners.

3.1.2   Verkrijgbaarheid

Sommige medicijnen kunnen zonder recept bij de drogist gekocht worden. Andere medicijnen kunnen alleen op recept bij de apotheek gehaald worden. Sommige medicijnen zijn zonder recept via internet te bestellen, terwijl ze in een apotheek alleen met recept

3 Soorten medicijnen

te krijgen zijn. Het is niet verstandig zomaar medicijnen op internet te bestellen. Het is belangrijk dat de apotheek weet welke medicijnen iemand gebruikt. Zo kunnen interacties met andere medicijnen in het oog worden gehouden. Als medicijnen niet samen gebruikt kunnen worden, geeft de apotheek dit aan. Als mensen medicijnen via internet kopen kan de apotheek niet controleren of de verschillende medicijnen veilig samen gebruikt kunnen worden.

3.1.3 Informatievoorziening

Recepten, bijsluiters en etiketten geven informatie over het medicijn. Dit helpt zorgvragers en betrokkenen om op een veilige manier met het medicijn om te gaan. Recepten, bijsluiters en etiketten verschillen van elkaar. Recepten mogen alleen door een arts worden uitgeschreven. Fabrikanten en apothekers schrijven bijsluiters. Etiketten worden door de apotheker gemaakt.

Recepten, bijsluiters en etiketten zijn een goed hulpmiddel om na te gaan of het voorgeschreven medicijn veilig en effectief is bij de zorgvrager. Ze geven echter geen garanties. Als er bij de zorgvrager of zorgverlener vragen over de medicijnen blijven bestaan, is het verstandig contact op te nemen met de arts of apotheker.

Bijsluiters

De fabrikant van het medicijn is wettelijk verplicht om een bijsluiter bij het geneesmiddel te voegen. Daarnaast hebben apothekers vaak ook een korte bijsluiter van het medicijn en zijn bijsluiters te vinden op internet. Elke bijsluiter bevat in ieder geval:

- de naam van het medicijn en de fabrikant;
- de bestanddelen van het medicijn en de hoeveelheid medicijn in de verpakking;
- heldere informatie over de werking en het gebruik van het medicijn;
- de indicatie: voor welke redenen het medicijn kan worden voorgeschreven;
- mogelijke bijwerkingen en risico's van het gebruik van het medicijn.

Over het gebruik van het medicijn wordt vermeld:

- in welke hoeveelheid (dosis), in welke vorm (toedieningsvorm) en hoe (toedieningswijze) het medicijn moet worden gebruikt;
- contra-indicaties: wanneer het medicijn niet mag worden gebruikt;
- onder welke omstandigheden het medicijn niet goed werkt;
- de mogelijke problemen die kunnen ontstaan bij het gelijktijdig gebruik van andere medicijnen.

Het is belangrijk dat je als zorgprofessional ook weet wat er in de bijsluiter staat. Bewaar van elk medicijn een bijsluiter in het dossier of ergens anders waar je hem makkelijk terug kunt vinden.

Etiketten

De apotheek is verantwoordelijk voor het plaatsen van een etiket op de verpakking van een medicijn. Een goed etiket bevat de naam en geboortedatum van de zorgvrager, de naam van de apotheek en de datum waarop het medicijn is afgeleverd. Daarnaast staan de naam van het medicijn, de dosering en de houdbaarheidsdatum vermeld op het etiket. Ook de manier waarop de medicijnen moeten worden bewaard wordt beschreven. Indien nodig wordt aangegeven welke risico's het gebruik van het medicijn heeft.

Etiketten van medicijnen hebben kleurcodes. Een wit etiket betekent dat het medicijn is bedoeld voor inwendig gebruik. Tabletten hebben bijvoorbeeld een wit etiket. Een wit etiket met een blauwe streep geeft aan dat het medicijn is bedoeld voor uitwendig gebruik. Denk bijvoorbeeld aan een zalf. Op een etiket zit soms een gekleurde sticker geplakt. Een gele sticker betekent dat dit medicijn het reactievermogen en dus de rijvaardigheid vermindert en dat dus moet worden opgepast met de combinatie met alcohol. Een rode sticker betekent dat je helemaal geen voertuigen mag besturen terwijl je dit medicijn gebruikt.

3.2 Indicatie en werking van medicijnen

De indicatie is de reden dat iemand een bepaald medicijn voorgeschreven krijgt. Dit wordt door de arts bepaald. Sommige medicijnen hebben meerdere indicaties. Zij kunnen dus bij verschillende aandoeningen voorgeschreven worden. Daarnaast kunnen verschillende medicijnen voor dezelfde indicatie worden gebruikt.

De reden om medicijnen voor te schrijven is per zorgvrager verschillend. Het hangt af van de indicatie en op welke manier het medicijn gebruikt gaat worden. We onderscheiden hier de volgende redenen: symptoombestrijding, aandoeningen genezen, tekorten aanvullen, ziekten voorkomen, diagnostiek en medicijnonderzoek.

3.2.1 Symptoombestrijding

Niet alle aandoeningen kunnen met medicijnen worden genezen. De meeste medicijnen worden gebruikt om bepaalde symptomen te bestrijden. Een voorbeeld hiervan is het toedienen van morfine bij ernstige pijn. De morfine kan de pijn (tijdelijk) verlichten, maar neemt de oorzaak van de pijn niet weg. Dit noem je symptoombestrijding.

3.2.2 Causale werking

Medicijnen met een causale werking, ook wel **curatieve medicijnen** genoemd, pakken de onderliggende oorzaak van de symptomen aan. Deze medicijnen worden voorgeschreven met het doel een aandoening te genezen. Antibiotica worden bijvoorbeeld vaak voorgeschreven bij een blaasontsteking.

3.2.3 Tekorten aanvullen

Medicijnen kunnen ook voorgeschreven worden als er sprake is van tekorten in het lichaam. Als iemand bloedarmoede heeft, kan dit komen door een ijzertekort. IJzer kan aangevuld worden met ijzertabletten. Als het tekort hiermee voldoende is aangevuld, gaat de bloedarmoede over.

3.2.4 Profylactische toediening

Als er nog geen ziekte is, maar deze met medicijnen voorkomen kan worden, spreek je van **profylaxe**. Veel mensen slikken bloedverdunners bij hartritmestoornissen. Dit is niet voor het behandelen van de hartritmestoornissen, maar om een beroerte te voorkomen. Door het gebruik van bloedverdunners ontstaan er minder bloedpropjes in het hart. Bloedpropjes kunnen vastlopen in de kleine vaten in het hoofd en zo een beroerte veroorzaken.

3.2.5 Diagnostiek

Soms kan een ziekte worden bevestigd door medicijnen toe te dienen. De arts kan op proef starten met de behandeling van de vermoedelijke aandoening en kijken of het medicijn effectief is. Als het medicijn werkt, kan dat betekenen dat de arts het bij het juiste eind heeft. Het medicijn is hiermee onderdeel van de diagnostiek.

3.2.6 Placebo

Bij onderzoek naar medicijnen is het belangrijk om aan te tonen wat de werking is. Om dit vast te kunnen stellen, wordt vaak aan één groep het echte medicijn gegeven en aan de andere (vergelijkings)groep een **placebo**. Een placebo is een medicijn zonder werking. De deelnemers aan het onderzoek weten niet welk medicijn ze gekregen hebben (met of zonder werkzame stof). Op deze manier kan goed gekeken worden wat de werking is van het medicijn en wat de werking is van de 'gedachte' dat het medicijn werkt.

3.3 Bijwerkingen

Vrijwel alle medicijnen kennen ook bijwerkingen. Deze worden vaak afgezet tegen de werking van het medicijn. Per zorgvrager moet worden bepaald of de werking een belangrijker effect heeft dan de bijwerkingen. Als een bijwerking wordt opgemerkt die nog niet bekend is, moet deze worden gemeld bij het Lareb (www.lareb.nl). We bespreken in deze paragraaf de volgende vormen van bijwerkingen: gewenning, verslaving, interactie met andere medicijnen, bijwerkingen die de dagelijkse handelingen van de zorgvrager beïnvloeden en lichamelijke klachten.

3.3.1 Gewenning

Als een medicijn eerst goed werkt, maar na verloop van tijd niet meer, dan kan er sprake zijn van gewenning. Het lichaam is dan gewend geraakt aan de werking van het medicijn, waardoor dezelfde dosering niet goed meer werkt. Dit is vaak het geval bij pijnmedicatie bij bijvoorbeeld kankerpatiënten. Een sterker of ander medicijn is dan nodig om weer de juiste werking te krijgen.

3.3.2 Verslaving

Soms kan een medicijn ook tot verslaving leiden. Niet alleen het lichaam, maar ook de geest kan afhankelijk worden van het medicijn. Als een zorgvrager stopt met het gebruiken van een bepaald medicijn kunnen ontwenningsverschijnselen optreden. Verslaving kan onder andere optreden bij slaapmedicatie. Daar moet je dan ook op letten als iemand deze medicijnen voorgeschreven krijgt. Meld ook altijd bij de zorgvrager dat de kans op verslaving bestaat bij gebruik van het betreffende medicijn. Een zorgvrager kan er dan voor kiezen een bepaald medicijn niet te nemen als hij in het verleden te maken heeft gehad met verslaving of hier gevoelig voor is.

3.3.3 Interactie

De wisselwerking tussen medicijnen, ook wel de **interactie** genoemd, moet altijd goed in de gaten worden gehouden. Vaak gebeurt dit bij de apotheek. Wanneer met een nieuw medicijn gestart wordt, controleert de apotheek of dit samengaat met de medicijnen die iemand al gebruikt. Het kan zijn dat medicijnen elkaar versterken of juist verzwakken, waardoor de werking verandert.

3.3.4 Beïnvloeding leven

Bepaalde bijwerkingen van medicijnen kunnen de dagelijkse handelingen van de zorgvrager beïnvloeden. Een bekend voorbeeld is de beïnvloeding van de rijvaardigheid. Een medicijn kan bijvoorbeeld duizeligheid, slaperigheid of een verminderd reactievermogen veroorzaken, waardoor verkeersdeelname niet meer veilig is. Dit staat altijd vermeld in de bijsluiter.

Andere belangrijke bijwerkingen zijn bijvoorbeeld libidoverlies en gewichtstoename. Het is belangrijk af te wegen of het effect van de medicijnen opweegt tegen deze bijwerkingen. Vervelende bijwerkingen kunnen ertoe leiden dat een zorgvrager de medicijnen niet of niet juist inneemt.

3.3.5 Lichamelijke klachten

Sommige medicijnen kunnen lichamelijke klachten tot gevolg hebben. Veelvoorkomende klachten zijn:

- maag- en darmklachten;
- hoofdpijn en duizeligheid;
- overgevoeligheid of allergische reactie.

Vaak gaan deze klachten over op het moment dat het lichaam gewend is geraakt aan het medicijn. Raadpleeg altijd een arts of apotheek als de klachten langer aanhouden of erger worden. Als je vermoedt dat een zorgvrager overgevoelig reageert of een allergische reactie heeft op een medicijn, meld je dit altijd aan de arts en de apotheek. Er wordt dan een aantekening gemaakt in het dossier van de zorgvrager.

3.4 Toedieningswegen

Met **toedieningswegen** worden de verschillende routes bedoeld waarlangs medicijnen kunnen worden gegeven. Een toedieningsweg (bijvoorbeeld via de mond) is dus iets anders dan een toedieningsvorm (bijvoorbeeld poedervorm). Bij een toedieningsvorm draait het om de manier waarop een medicijn verwerkt is tot een bruikbaar product. Het is de bedoeling dat de toedieningsweg en de toedieningsvorm er samen voor zorgen dat het medicijn op een veilige manier en op de juiste plaats effect kan hebben.

Om te bepalen welke toedieningsweg het meest geschikt is, wordt gekeken naar het medicijn en naar de zorgvrager. Sommige medicijnen kunnen niet via de mond (oraal) gegeven worden, omdat ze afgebroken worden in de maag. Dit geldt bijvoorbeeld voor insuline. Andere medicijnen geef je liever direct op de plaats van werking (lokaal), omdat ze dan effectiever zijn en voor minder bijwerkingen zorgen. Denk hierbij aan crèmes en inhalatiemedicatie. Belangrijk bij het bepalen van de toedieningsweg is het doel van het medicijn en of het lokaal of systemisch (via de bloedsomloop) moet werken. Verder is het belangrijk om naar de zorgvrager en zijn aandoening te kijken. Daarbij let je op de ernst, de aard en de locatie van de aandoening. Andere relevante vragen zijn of de zorgvrager nog goed kan slikken, of hij misselijk is of braakt en of hij buiten bewustzijn is.

3.4.1 Enteraal/parenteraal

Er bestaan twee hoofdgroepen van toedieningswegen: medicijnen die buiten het maag-darmkanaal om worden toegediend en medicijnen die via het maag-darmkanaal worden toegediend. De toediening van medicijnen via het maag-darmkanaal wordt **enterale toediening** genoemd. Het meest voorkomende voorbeeld van enterale toediening is het slikken van medicijnen via de mond (oraal). Je kunt hierbij echter ook denken aan het toedienen van medicijnen via een neusmaagsonde of een zetpil in de anus (rectaal).

De toediening van medicijnen buiten het maag-darmkanaal om wordt **parenterale toediening** genoemd. Voorbeelden van parenterale toediening zijn het toedienen van medicijnen via de huid, via de slijmvliezen, via inhalatie, via injectie en via een infuus in de ader.

3.4.2 Lokaal/systemisch

Lokale toediening van een medicijn wordt gebruikt wanneer de gewenste plek van werking goed te bereiken is vanaf de buitenkant van het lichaam. Bij lokale toediening wordt het medicijn dan ook zo dicht mogelijk bij de gewenste plek van werking toegediend. Toedieningswegen die zich hiervoor het meest lenen zijn:

- **dermale toediening** (via de huid);
- **pulmonale toediening** (via de longen).

Wanneer het medicijn via de bloedsomloop naar de gewenste plek van werking wordt gebracht, is er sprake van **systemische toediening**. Het medicijn moet dan wel worden opgenomen in het bloed. De meest gebruikte toedieningswegen bij systemische toediening zijn:

- **orale toediening**;
- **parenterale toediening**;
- **rectale toediening**.

Het onderscheid tussen lokale en systemische toediening is niet altijd even duidelijk. Zo kan via de dermale toedieningsweg ook een deel van het medicijn in het bloed terechtkomen en soms wordt de dermale toedieningsweg zelfs gebruikt voor systemische toediening (transdermale toediening). Oraal kunnen ook tabletten worden toegediend die een specifieke werking hebben op bijvoorbeeld de darm of de maag, waarbij het medicijn nauwelijks wordt opgenomen in het bloed. Wanneer systemische en lokale toediening allebei mogelijk zijn, wordt meestal voor lokale toediening gekozen. Bij lokale toediening is er namelijk minder kans op bijwerkingen, doordat het medicijn geen tot weinig interactie heeft met de rest van het lichaam. Daarnaast is er bij lokale toediening in totaal een minder hoge concentratie van het medicijn nodig dan bij systemische toediening.

3.5 Medicatieopname en -uitscheiding

Na toediening wordt het medicijn opgenomen in het lichaam. Het verspreidt zich door het lichaam en wordt uiteindelijk weer uitgescheiden. Hoe dit proces plaatsvindt, hangt af van het soort medicijn, de toedieningsvorm en -wijze en de gezondheidstoestand van de zorgvrager. We bespreken hier absorptie, distributie, metabolisme en excretie.

3.5.1 Absorptie

De opname van het medicijn in het bloed wordt **absorptie** genoemd. In hoeverre een medicijn in het bloed wordt opgenomen hangt onder andere af van:

- eigenschappen van het medicijn (oplosbaarheid, toedieningsvorm);
- patiëntfactoren (voeding, leeftijd, soort aandoening).

De mate van opname in het bloed bepaalt de concentratie van de werkzame stof, en dus de effectiviteit van het medicijn in het lichaam.

3.5.2 Distributie

Wanneer een medicijn eenmaal in het bloed terecht is gekomen, verdeelt het zich vervolgens over het lichaam. Dit wordt **distributie** genoemd. Een medicijn kan zich in veel verschillende weefsels verspreiden. De verspreiding door het lichaam wordt bepaald door een aantal eigenschappen van het medicijn:

- mate van vetoplosbaarheid of wateroplosbaarheid;
- molecuulgrootte;
- binding aan eiwitten in het bloedplasma;
- verdeling over rode bloedcellen en bloedplasma.

De verspreiding wordt daarnaast beïnvloed door een aantal barrières in het lichaam:

- De bloed-hersenbarrière scheidt de hersenen van de bloedvaten. Slechts een aantal medicijnen kan deze barrière passeren. Hier moet rekening mee worden gehouden als aandoeningen van de hersenen behandeld moeten worden.
- De placenta beschermt een ongeboren kind tegen schadelijke stoffen. Deze barrière laat echter meer stoffen door dan de bloed-hersenbarrière. Bij het behandelen van zwangere vrouwen moet daar rekening mee worden gehouden. Sommige medicijnen kunnen namelijk schade aanrichten bij het ongeboren kind.
- Bepaalde medicijnen kunnen doordringen in de moedermelk. Als een vrouw borstvoeding geeft, moet hier aandacht aan worden besteed.

3.5.3 Metabolisme

Medicijnen worden uitgescheiden door de nieren in de urine. Medicijnen kunnen alleen worden uitgescheiden door de nieren als ze oplosbaar zijn in water (urine). De meeste medicijnen zijn vetoplosbaar en moeten dus eerst worden omgezet in wateroplosbare stoffen. Dit proces wordt **metabolisme** genoemd. De omzetting vindt plaats in de lever.
Het gebruik van alcohol kan de omzetting van medicijnen in de lever beïnvloeden. Het regelmatig nuttigen van alcohol verhoogt het aantal enzymen in de lever dat verantwoordelijk is voor het metabolisme. Medicijnen die door deze enzymen worden omgezet, zullen daardoor sneller worden omgezet en dus minder werkzaam zijn.

3.5.4 Excretie

Het uitscheiden van medicijnen wordt **excretie** genoemd. Het merendeel van de medicijnen wordt via de urinewegen uit het lichaam verwijderd. Andere medicijnen komen in de ontlasting terecht of worden uitgeademd.

3 Soorten medicijnen

3.6 Medicijngroepen

Medicijnen kunnen worden ingedeeld in verschillende groepen op basis van hun algemene werking. We onderscheiden er hier twintig: analgetica, antibiotica, anticoagulantia, antidiabetica, anti-epileptica, corticosteroïden, cytostatica, diuretica, hormonen, laxantia, maagmiddelen, antihypertensiva, middelen tegen diarree, tegen overgevoeligheidsreacties en tegen bloedarmoede, inhalatiemedicatie, anti-aritmica, parkinsonmiddelen, psychofarmaca en slaapmiddelen.

3.6.1 Analgetica

Analgetica, ook wel pijnstillers genoemd, worden veel gebruikt. Er bestaan verschillende soorten pijnstillers, met elk een ander werkingsmechanisme. Een aantal pijnstillers kan zonder recept bij de drogist worden gekocht. Voorbeelden hiervan zijn paracetamol en ibuprofen. Ibuprofen is een voorbeeld van een zogenaamde non-steroidal anti-inflammatory drug (NSAID). Wanneer NSAID's voor langere tijd worden gebruikt, dient ook met een maagbeschermer te worden gestart. Andere pijnstillers zijn alleen op recept verkrijgbaar, denk bijvoorbeeld aan opiaten. Welke pijnstiller gebruikt wordt, hangt af van de pijn, de oorzaak van de pijn en welke pijnstillers al geprobeerd zijn.

Pijnstillers worden over het algemeen in een vaste volgorde voorgeschreven. Er wordt gestart met paracetamol en vervolgens worden steeds sterkere pijnstillers geprobeerd, totdat de pijn voldoende onder controle is. Dit stappenplan is ontwikkeld door de World Health Organization (WHO).

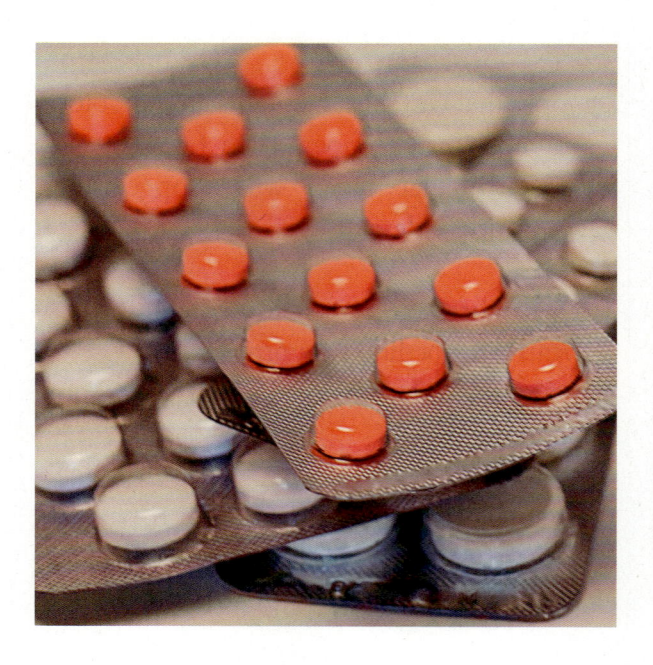

Afbeelding 3.2 Welke pijnstiller gebruikt wordt, hangt af van verschillende factoren.
Foto: Dragana Gerasimoski. Shutterstock (Pearson Asset Library).

Stap 1
- Paracetamol
- Ibuprofen

Stap 2
- Codeïne (valt onder de opiumwetgeving)
- Tramadol

Stap 3
- Opiaten zoals morfine

Opiaten worden voorgeschreven bij hevige pijn die niet reageert op mildere pijnstillers zoals paracetamol en NSAID's. Opiaten worden vaak gebruikt kort na een operatie en bij terminale zorgvragers.

3.6.2 Antibiotica

Bij een bacteriële infectie kunnen **antibiotica** worden gegeven. Er zijn veel verschillende soorten antibiotica, met elk hun eigen werking. Niet alle antibiotica kunnen bij elke infectie gegeven worden. Het is van belang om na te gaan waar de bacterie gevoelig voor is. De medische microbiologie kan dit nagaan met behulp van kweken en bacteriogrammen. Als (nog) niet duidelijk is om welke bacterie het gaat, kan met een zogenoemd 'breedspectrum-antibioticum' worden gestart. Een breedspectrumantibioticum is een antibioticum dat vele soorten bacteriën kan doden. Wanneer duidelijk is welke bacterie de infectie veroorzaakt, is het zaak om de antibiotica te versmallen. Een smalspectrumantibioticum is slechts in staat enkele soorten bacteriën te doden. Je zou daarom misschien denken dat je voor de zekerheid beter een breedspectrum-antibioticum kunt gebruiken. Wanneer er echter vaak breedspectrum-antibiotica worden gebruikt, bestaat een risico op resistentie. Dit betekent dat bepaalde bacteriën zich kunnen verspreiden en niet meer te behandelen zijn met antibiotica.

3.6.3 Anticoagulantia

Anticoagulantia, ofwel antistollingsmedicijnen, worden gebruikt om bloedpropjes te voorkomen. Ze worden veel voorgeschreven bij ouderen en bedlegerige mensen. Vaak wordt met anticoagulantia gestart bij hartritmestoornissen om een beroerte te voorkomen. Ook kan het zijn dat na een operatie met een antistollingsmiddel wordt gestart, omdat iemand na de operatie enige tijd in bed moet liggen. Er bestaat dan een risico op bloedstolsels in de aderen. Een antistollingsmedicijn is een voorbeeld van een medicijn dat kan worden gegeven om een ziekte te voorkomen (profylaxe).

3.6.4 Antidiabetica

Mensen met diabetes mellitus (suikerziekte) kunnen worden behandeld met medicijnen die insuline nabootsen of vervangen om zo de bloedsuiker te verlagen. Er bestaan medicijnen in pilvorm en insuline-injecties. Orale **antidiabetica** worden alleen gebruikt voor mensen met diabetes mellitus type II, in combinatie met dieetadvies, aanpassingen van de leefstijl en voorlichting over de ziekte. Mensen met diabetes mellitus type I worden behandeld met insuline-injecties, omdat de pillen voor hen niet goed werken. Insuline-injecties worden in een later stadium ook toegepast bij mensen met diabetes mellitus type II.

3.6.5 Anti-epileptica

Er bestaan verschillende vormen van epilepsie en verschillende soorten **anti-epileptica**. Er wordt onderscheid gemaakt tussen **aanvalsmedicatie** en **onderhoudsmedicatie**. Aanvalsmedicatie wordt gegeven op het moment dat een zorgvrager een epileptisch insult heeft. Het doel van deze medicatie is om het insult te stoppen. Doel van de onderhoudsbehandeling is om een zorgvrager aanvalsvrij te krijgen en te houden. Het kan echter lastig zijn om de juiste (combinatie van) medicijnen te vinden. Anti-epileptica geven veel bijwerkingen, waaronder slaperigheid, vertraagde reactie en duizeligheid. Een aantal anti-epileptica passeren de placenta en zijn schadelijk voor ongeboren kinderen. Bij zwangere vrouwen moet hier dus heel strikt naar gekeken worden. Het kan enige tijd duren voordat de juiste dosering is gevonden die voor een zorgvrager werkt. Een zorgvrager kan niet zomaar stoppen met anti-epileptica (als hij wel abrupt stopt, kunnen er weer epileptische insulten optreden, zogenaamde onttrekkingsaanvallen); de medicijnen moeten langzaam worden afgebouwd.

3.6.6 Corticosteroïden

Corticosteroïden worden gegeven bij (langdurige) ontstekingsreacties van het lichaam. Voorbeelden van indicaties zijn:

- reumatische aandoeningen;
- longaandoeningen zoals astma of COPD;
- huidaandoeningen zoals eczeem;
- maag-darmaandoeningen, bijvoorbeeld de ziekte van Crohn of colitis ulcerosa;
- neurologische aandoeningen zoals MS;
- oncologische aandoeningen, bijvoorbeeld lymfoom.

Corticosteroïden zijn dus breed inzetbaar. Ze kunnen als kortdurende stootkuur of als langere intensieve therapie gegeven worden. Speciale aandacht moet worden besteed aan de bijwerkingen. Belangrijke bijwerkingen zijn:

- verminderde glucosetolerantie;
- gewichtstoename;
- huidveranderingen (dunnere huid);
- verminderde werking van het afweersysteem;
- Cushing-syndroom;
- verlaagde botdichtheid, waardoor de kans op botbreuken toeneemt (osteoporose);
- verstoorde groei bij kinderen.

Bij een langdurige toediening van corticosteroïden raakt de bijnierschors hieraan gewend. De bijnierschors gaat dan zelf minder hormonen aanmaken. Wanneer de toediening ineens stopt, treedt een reboundeffect op, waarbij er ineens te weinig hormonen in het lichaam aanwezig zijn. Dit veroorzaakt koorts, malaise, spier- en gewrichtspijn. Langdurig gebruik van corticosteroïden moet daarom altijd langzaam afgebouwd worden.

3.6.7 Cytostatica

Cytostatica worden gebruikt bij de behandeling van kanker. Dit wordt ook wel een chemokuur genoemd. Een chemokuur kan los worden gegeven, maar ook voor of na een bestraling of operatie. Een chemokuur kan worden gegeven in de vorm van pillen of een infuus. Als de cytostatica via een infuus worden toegediend, moet de zorgvrager in het ziekenhuis verblijven tijdens de kuur en soms ook nog enkele dagen hierna. Dit is afhankelijk van de kuur en van de conditie van de zorgvrager. Er zijn vele bijwerkingen die bij een chemokuur verwacht kunnen worden. De precieze bijwerkingen zijn per middel verschillend. Een belangrijke bijwerking van veel middelen is het verlies van witte bloedcellen, waardoor een zorgvrager vatbaar wordt voor infecties. Een simpele verkoudheid kan dan levensgevaarlijk worden.

3.6.8 Diuretica

Diuretica kunnen worden voorgeschreven bij een hoge bloeddruk of een verminderde functie van het hart. Ze worden ook wel plaspillen genoemd. Overtollig vocht wordt via de urine uitgescheiden, waardoor het circulerend volume kleiner wordt en de bloeddruk afneemt. Het hart wordt hierdoor minder belast. Er bestaan veel verschillende soorten diuretica, elke soort heeft een iets andere werking op de nieren. Bij sommige diuretica moet specifiek worden gelet op kaliumverlies via de urine.

3.6.9 Hormonen

Hormonen zijn lichaamseigen chemische stoffen die verschillende functies hebben in het lichaam. Ze worden via klieren uitgescheiden en verplaatsen zich veelal via de bloedbaan naar het orgaan of weefsel van bestemming. Hormonen kunnen processen in het lichaam aan- of uitzetten en werken als een signaalstof tussen de verschillende onderdelen van het lichaam. Hormonen kunnen om uiteenlopende redenen worden voorgeschreven. De bekendste is misschien wel 'de pil' die vrouwen gebruiken als anticonceptie.

3.6.10 Laxantia

Laxantia zijn laxeermiddelen en worden gebruikt bij obstipatie. Laxantia kunnen oraal of rectaal worden toegediend. Een rectale toediening van laxantia wordt ook wel een klysma genoemd. Er bestaan verschillende soorten laxantia, waaronder osmotisch werkende laxantia en volumevergrotende middelen. Ook een combinatie van deze twee soorten is mogelijk. Bij een osmotische werking wordt vocht vastgehouden in de darm, waardoor de ontlasting dunner wordt. De ontlasting beweegt dan gemakkelijker door de darm heen naar buiten. Volumevergrotende middelen zijn vaak gedroogde korrels die in de darm vocht opnemen en zich vermengen met de darminhoud. Hierdoor krijgt de ontlasting meer volume, waardoor de darmen de ontlasting makkelijker naar buiten kunnen krijgen.

3.6.11 Maagmiddelen

Maagmiddelen is een verzamelnaam voor medicijnen die tegen maagklachten werken en middelen die de maag beschermen. Als er sprake is van maagklachten, wordt niet direct een medicijn voorgeschreven. In eerste instantie zal worden besproken of verandering van het dieet misschien kan helpen. Pijnklachten in de bovenbuik, zuurbranden of het opgeven van voedsel kunnen een teken zijn van maagklachten.

Vaak wordt een maagmiddel ook voorschreven om de maag te beschermen als de zorgvrager veel medicijnen gebruikt, bijvoorbeeld bij het langdurig gebruik van pijnstillers.

3.6.12 Antihypertensiva

Antihypertensiva zijn middelen die de bloeddruk omlaagbrengen. Er zijn verschillende groepen medicijnen die kunnen worden gebruikt om de bloeddruk te verlagen. Voorbeelden van bloeddrukverlagende middelen zijn ACE-remmers, diuretica en calciumantagonisten. De keuze voor een bepaald

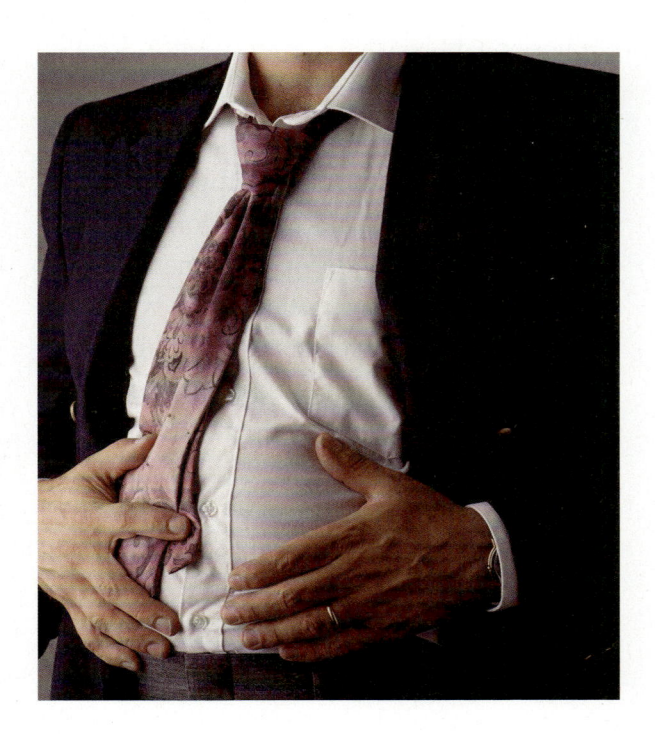

Afbeelding 3.3 Laxantia worden gebruikt bij obstipatie.
Foto: Ene. Shutterstock (Pearson Asset Library).

bloeddrukverlagend medicijn is afhankelijk van specifieke kenmerken van de zorgvrager en de combinatie met andere medicijnen.

3.6.13 Middelen tegen diarree

Middelen tegen diarree zijn vaak ook bij de drogist te krijgen. Acute diarree hoeft niet per se behandeld te worden met medicijnen. Als door de diarree een vochttekort ontstaat, kan dit aangevuld worden met ORS (een speciale rehydratievloeistof). Natuurlijk is diarree wel erg lastig, en veel mensen willen er daarom ook gauw vanaf. Soms wordt ervoor gekozen om met een diarreeremmer te starten. Een diarreeremmer zorgt ervoor dat de darmen rustiger en minder gaan bewegen. De ontlasting blijft dan langer in de darm.

3.6.14 Middelen tegen overgevoeligheidsreacties

Overgevoeligheidsreacties of allergieën komen veel voor. Een overgevoeligheidsreactie is een overdreven reactie van het afweersysteem. Hierdoor kan het lichaam sterk reageren op bepaalde stoffen (antigenen). Veelvoorkomende allergieën zijn huisstofmijtallergie, pollenallergie (hooikoorts), voedselallergie (bijvoorbeeld voor pinda's) en allergie voor bepaalde dieren. Ook medicijnen kunnen een afweerreactie veroorzaken. Het is belangrijk om zo'n reactie bij de apotheek te melden.

Als iemand een allergie heeft, zijn er veel medicijnen die gebruikt kunnen worden. Veel hiervan zijn gewoon bij de drogist te koop, zoals antihistaminica. Als de afweerreactie erg hevig is, kan de arts ervoor kiezen om prednison voor te schrijven. Dit is een corticosteroïde die de allergische reactie onderdrukt. Bij een levensbedreigende allergische reactie, bijvoorbeeld na het eten van pinda's, kan ook een epipen gebruikt worden. Dit is een injectiepen met adrenaline. De huisarts kan hier uitleg over geven.

3.6.15 Middelen om bloedarmoede te behandelen

Bloedarmoede of anemie kan verschillende oorzaken hebben en de behandeling is dan ook niet altijd hetzelfde. Een bloedtest zal moeten uitwijzen van welke soort anemie er sprake is. Er kan een tekort aan rode bloedcellen zijn, of deze kunnen minder goed werken. Dit kan vermoeidheidsklachten geven. De meest voorkomende variant is ijzergebreksanemie, wat ontstaat door ijzertekort. Andere oorzaken zijn bijvoorbeeld een tekort aan vitamine B12 of foliumzuur, een chronische aandoening, infecties/ontstekingen of een erfelijke afwijking van de bloedcellen (sikkelcelziekte).

Als er sprake is van een ijzertekort, kan dit komen door bloedverlies, bijvoorbeeld door een operatie of bevalling. Ook heftige menstruaties kunnen een ijzertekort veroorzaken. Vegetariërs krijgen minder ijzer binnen via hun voeding. Als dit niet met andere voedingsmiddelen wordt opgevangen, kan er bloedarmoede ontstaan. Een ijzergebreksanemie hoeft niet altijd met medicijnen behandeld te worden. Dieetadvies kan al uitkomst bieden. Een tekort aan foliumzuur of vitamine B12 kan met medicijnen worden aangevuld. Bij ernstige bloedarmoede kan een bloedtransfusie nodig zijn. Dit komt echter alleen voor in uitzonderlijke gevallen. Meestal gaat het om mensen die al erg ziek zijn of een zware operatie hebben gehad.

3.6.16 Inhalatiemedicatie

Bij astma en COPD wordt gebruikgemaakt van luchtwegverwijders en ontstekingsremmers. De medicijnen worden toegediend via een 'puffer' of inhalator, waardoor de medicijnen direct naar de longen gaan. De medicijnen houden de symptomen onder controle, maar genezen de onderliggende aandoening niet. Een voorbeeld van een luchtwegverwijder is salbutamol. Soms is voor COPD een stootkuur prednison of een antibioticakuur nodig om een onderliggende luchtweginfectie te bestrijden.

3.6.17 Anti-aritmica

Anti-aritmica worden gebruikt wanneer er sprake is van hartritmestoornissen, zoals atriumfibrilleren. Overdosering van anti-aritmica kan leiden tot remming van de hartspier en een gestopte hartslag. Ook zaken als een delier, convulsies of coma kunnen voorkomen, zonder dat er eerst afwijkingen aan het hart te zien zijn. De dood is niet uitgesloten bij een overdosis. Bij een overdosering is het daarom belangrijk direct een arts te raadplegen.

3.6.18 Parkinsonmiddelen

L-dopa, ofwel levodopa, is een van de belangrijkste medicijnen bij de ziekte van Parkinson. Levodopa is een pre-vorm (voorloper) van dopamine, die in de hersenen wordt omgezet in dopamine. Het wordt gegeven in een pre-vorm, omdat het middel dan de bloed-hersenbarrière kan passeren. De dopamineconcentratie in de hersenen neemt toe en vermindert op deze wijze de klachten. De behandeling van parkinson is mede afhankelijk van de kenmerken van de zorgvrager en het ziektebeeld. In het beginstadium of

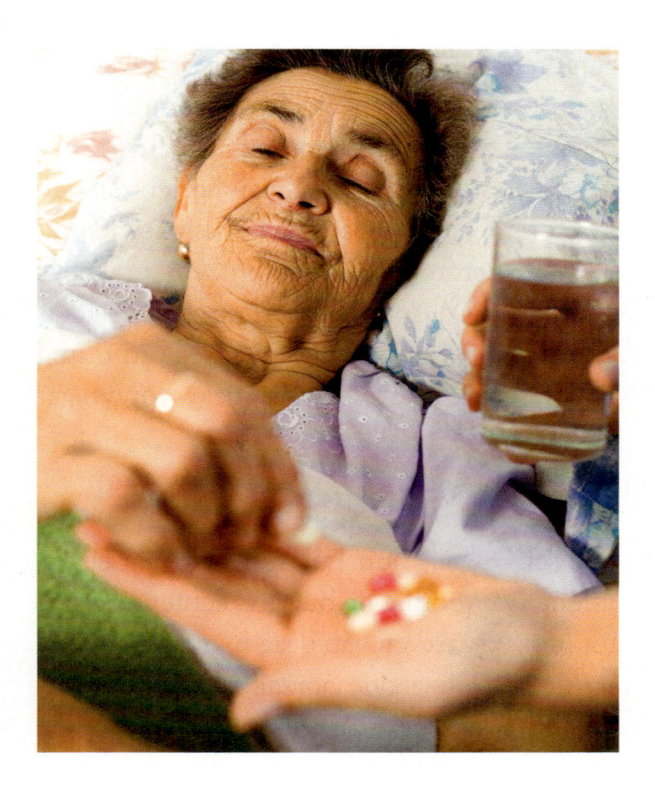

Afbeelding 3.4 Levodopa wordt gegeven bij de ziekte van Parkinson.
Foto: Lighthunter. Shutterstock (Pearson Asset Library).

bij een mild verloop wordt niet direct gestart met levodopa vanwege de bijwerkingen. De belangrijkste bijwerkingen waarmee rekening moet worden gehouden zijn onwillekeurige bewegingen, niet kunnen bewegen (akinesie), stijfheid en spiertrekkingen.

3.6.19 Psychofarmaca

Psychofarmaca zijn werkzaam tegen verschillende psychische aandoeningen. Ze worden meestal door de psychiater voorgeschreven, maar enkele kunnen ook door de huisarts worden verstrekt.

De meest voorgeschreven psychofarmaca zijn antidepressiva. Deze werken in op de concentratie serotonine en dopamine in de hersenen. Ze kunnen de heropname van deze stoffen remmen, maar ze kunnen zich ook aan de receptoren van deze stoffen binden. De werking komt op hetzelfde neer: de serotonine- en/of dopaminereceptoren worden meer gestimuleerd. Dit heeft het stijgen van het niveau van serotonine en/of dopamine in de hersenen tot gevolg. Hierdoor verminderen de depressieve gevoelens. De optimale dosering is bij iedereen anders, daarom kan het enige tijd duren voordat deze voor een specifieke zorgvrager gevonden is.

3.6.20 Slaapmiddelen

Mensen vragen hun huisarts vaak om slaapmiddelen. Voordat de huisarts echter overgaat tot het verstrekken van deze medicijnen moet hij de onderliggende oorzaken onderzoeken. Hij kan eventueel ook leefstijladviezen geven die de slaap zouden kunnen bevorderen. Zo is het belangrijk om er een goede slaaphygiëne – bijvoorbeeld handen wassen, tandenpoetsen, make-up verwijderen en gezicht wassen – op na te houden en in bed geen apparaten als telefoons en tablets te gebruiken.

Als er sprake is van een langdurig slaaptekort en andere oplossingen niet helpen, kan slaapmedicatie uitkomst bieden. Het bekendste middel is melatonine. Dit is een lichaamseigen hormoon dat wordt geproduceerd door een klier in de hersenen (de pijnappelklier). Melatonine is betrokken bij de regulering van het dag-nachtritme. Als het donker wordt, neemt de afgifte van melatonine in de hersenen toe tot rond een uur of drie 's nachts. Hierna neemt de productie weer af. Melatonine kan worden voorgeschreven als medicijn. Het dient dan één tot twee uur voor het slapen ingenomen te worden.

Slaapmiddelen worden bij voorkeur slechts voor een korte periode voorgeschreven. Ze zijn namelijk verslavend en de werking ervan neemt bij langdurig gebruik af. Als een zorgvrager langdurig slaapmiddelen gebruikt en er dan plotseling mee stopt, kunnen er ontwenningsverschijnselen optreden.

SAMENVATTING

Medicijnen hebben vaak een fabrieksnaam en een stofnaam. Op etiketten en bijsluiters vind je informatie over het medicijn. Op een etiket staat bijvoorbeeld iets over hoe en wanneer je het medicijn moet innemen, in welke hoeveelheid (dosis) en in welke vorm (toedieningsvorm). Een bijsluiter bevat informatie over wanneer het medicijn niet mag worden gegeven (contra-indicatie), onder welke omstandigheden het niet goed werkt enzovoort. Sommige medicijnen hebben bijwerkingen. Bijwerkingen kunnen fysieke klachten zijn (zoals een allergische reactie of maag- en darmklachten). Een medicijn kan ook de rijvaardigheid van de zorgvrager beïnvloeden. Ook gewenning – een medicijn werkt eerst goed maar na verloop van tijd niet meer – kan een bijwerking vormen.

De reden om medicijnen voor te schrijven is per zorgvrager verschillend: pijn verlichten (symptoombestrijding), een ziekte genezen (causale werking), een ziekte voorkomen (profylactische werking), diagnostiek en medicijnonderzoek.

Toedieningswegen zijn de verschillende routes waarlangs medicijnen kunnen worden gegeven. Een toedieningsweg (via de mond) is dus iets anders dan een toedieningsvorm (poedervorm). Er bestaan twee hoofdgroepen van toedieningswegen: medicijnen die buiten het maag-darmkanaal om worden toegediend (parenterale toediening) en medicijnen die via het maag-darmkanaal worden toegediend (enterale toediening).

Medicijnen kunnen worden ingedeeld in verschillende groepen op basis van hun algemene werking. Voorbeelden van deze medicijngroepen zijn: analgetica (pijnstillers), antibiotica, maagmiddelen en slaapmiddelen.

Placebo
Profylaxe
Psychofarmaca
Pulmonale toediening
Rectale toediening
Symptoombestrijding
Systemische toediening
Toedieningswegen

BEGRIPPEN

Aanvalsmedicatie
Absorptie
Analgetica
Antibiotica
Anticoagulantia
Antidiabetica
Antihypertensiva
Anti-aritmica
Anti-epileptica
Corticosteroïden
Curatieve medicijnen
Cytostatica
Dermale toediening
Diuretica
Distributie
Enterale toediening
Excretie
Hormonen
Indicatie
Interactie
Laxantia
Lokale toediening
Metabolisme
Onderhoudsmedicatie
Orale toediening
Parenterale toediening

4

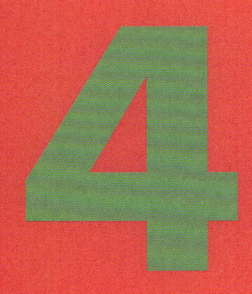

TOEDIENEN VAN MEDICIJNEN

Toedienen van medicijnen | 4

LEERDOELEN

- Je weet welke materialen je moet gebruiken en welke stappen je moet zetten bij het toedienen van medicijnen.
- Je weet wat een geneesmiddeldistributiesysteem (GDS) is.
- Je kent het stappenplan GDS.
- Je kent de verschillende toedieningsvormen van medicijnen.
- Je kent de stappen van het onder de tong (sublinguaal) toedienen van medicijnen.
- Je kent de stappen voor het toedienen van medicijnen in de wangzak.
- Je kent de stappen voor toedieningsvormen van medicijnen voor de neus, zoals neusdruppels, neusspray en neuszalf.
- Je kent de stappen voor toedieningsvormen van medicijnen voor het oor, zoals oordruppels.
- Je kent de stappen voor toedieningsvormen van medicijnen voor het oog, zoals oogdruppels en oogzalf.
- Je kent de stappen voor toedieningsvormen van medicijnen voor de luchtwegen, zoals droogpoederinhalator, dosisaerosol en verneveling.
- Je kent de stappen voor toedieningsvormen van medicijnen voor de huid, zoals crème, zalf en transdermale pleisters.
- Je kent de stappen voor toedieningsvormen van medicijnen die rectaal of vaginaal worden ingebracht.
- Je weet in welke situaties je medicijnen niet op de gebruikelijke manier kan toedienen, en welke aandachtspunten en oplossingen daarbij horen.

Het toedienen van medicijnen hangt sterk af van de toedieningsweg, de toedieningsvorm, het soort medicijn en de situatie waarin de medicijnen worden toegediend – bijvoorbeeld thuis of in het ziekenhuis.

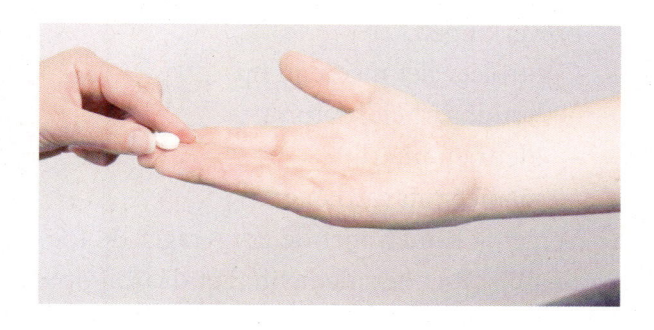

Afbeelding 4.1 Controleer alle gegevens vóórdat je het medicijn aanreikt.

4.1 Stappenplan toedienen van medicijnen

Stappenplan voor het toedienen van medicijnen

Voor het toedienen van medicijnen moet je de volgende materialen klaarzetten:

- de toedienlijst;
- vloeistof of voeding voor inname;
- een prullenbak;
- alle medicijnen.

Voorafgaand aan de toediening regel je ook de dubbele controle van de medicijnen.

1. Maak je handen goed schoon. Bij zichtbaar vuil met zeep en water, anders met handalcohol.

2 Zet alle materialen klaar, zodat je er makkelijk bij kunt.
3 Controleer de naam en geboortedatum van de zorgvrager.
4 Controleer of de zorgvrager op de hoogte is van het medicijn, de toediening en de bijwerkingen.
5 Controleer het medicijn op:
   – houdbaarheidsdatum;
   – kleur en uiterlijk;
   – manier van toedienen.
6 Vergelijk samen met de zorgvrager de toedienlijst met het medicijn. Let daarbij op:
   – soort;
   – dosis;
   – tijdstip van toedienen.
7 Maak het medicijn gereed voor toediening.

Wanneer het medicijn in zijn geheel wordt toegediend:

i Open de verpakking en neem het medicijn eruit.

Wanneer het medicijn moet worden opgelost (lees recept/bijsluiter/etiket):

i Open de verpakking en neem het medicijn eruit.
ii Verwijder zo nodig het aparte omhulsel van een los medicijn uit de verpakking.
iii Doe het medicijn in een glas met de juiste vloeistof (bijvoorbeeld water).
iv Roer met een lepel wanneer het medicijn niet voldoende oplost.

Wanneer een medicijn wordt fijngemalen (alleen na overleg met arts/apotheker):

i Open de verpakking en neem het medicijn eruit.
ii Plaats het medicijn in een kommetje.
iii Maak het medicijn fijn door er met de lepel of de vijzel op te drukken.
Maak hierbij een draaiende beweging.
iv Pak een lepel en breng het fijngemalen medicijn vanuit het kommetje op de lepel.
v Maak de vijzel en het kommetje grondig schoon.

Wanneer een fijngemalen medicijn moet worden opgelost:

i Doorloop de stappen van het fijnmalen van medicijnen.
ii Doe het fijngemalen medicijn in een glas met de juiste vloeistof.

8 Laat de zorgvrager zitten.
9 Laat de zorgvrager het juiste medicijn in de juiste vorm innemen.
10 Controleer tijdens het innemen of de zorgvrager niet kauwt op de medicijnen wanneer dit niet is toegestaan.
11 Ga na of de zorgvrager het medicijn volledig heeft ingenomen.
12 Doorloop stap 4 t/m 11 opnieuw wanneer bij deze inname meerdere medicijnen moeten worden toegediend.
13 Ruim alles op.
14 Was of desinfecteer je handen.
15 Teken de toedienlijst af. Noteer:
   – het tijdstip van toedienen;
   – het soort medicijn;
   – de concentratie;
   – de hoeveelheid;
   – de manier van toedienen.

Toedienen van medicijnen 4

4.2 Werken met een geneesmiddeldistributiesysteem

Zorgvragers krijgen steeds vaker hun medicijnen aangeleverd in een **geneesmiddeldistributiesysteem (GDS)**, omdat de kans op fouten hierdoor minder groot is. In een GDS zijn de verschillende medicijnen die een zorgvrager op een bepaald tijdstip moet innemen bij elkaar verpakt.

4.2.1 GDS

Meestal bevat een medicijnverpakking van een apotheek één soort medicijn. Een voorbeeld hiervan is een verpakking paracetamol met veertig tabletten. Wanneer een zorgvrager meerdere medicijnen gebruikt, heeft hij dus te maken met verschillende losse verpakkingen. Dit kan lastig zijn, vooral als hij verschillende medicijnen op hetzelfde tijdstip moet innemen. Om dit probleem tegen te gaan, bestaan er geneesmiddeldistributiesystemen. Er zijn verschillende soorten GDS, zoals:

- Medicijn op rol: de voorgeschreven medicijnen zijn per zorgvrager per toedieningstijdstip in een doorzichtig zakje verpakt. In de praktijk wordt dit ook wel een Baxterzakje genoemd.
- Medicijndoos of tray: dit is een GDS voor een week, met per dag een apart hokje.

Als een zorgvrager een geneesmiddeldistributiesystemen krijgt aangeraden, let er dan op dat:

- de zorgvrager de vakjes goed kan zien;
- de zorgvrager de dag en tijd goed kan lezen;
- de zorgvrager het geneesmiddeldistributiesysteem zelf kan openen;
- de zorgvrager de medicijnen goed uit de verpakking kan halen.

4.2.2 Wel of niet geschikt?

Een GDS is niet voor alle zorgvragers geschikt. Bij sommige apotheken kunnen bijvoorbeeld alleen hele tabletten worden verpakt. Daarnaast kunnen sowieso alleen tabletten en capsules worden verpakt. Als een zorgvrager bijvoorbeeld ook drankjes, inhalatiemedicatie of injecties heeft, is een GDS minder geschikt. Verder is het niet handig om de medicijnen in een GDS te verpakken als de medicijnen van de zorgvrager vaak veranderen. De medicijnen worden bij een GDS namelijk meteen voor een langere periode uitgezet. Bepaalde soorten medicijnen mogen niet worden verpakt. Dit geldt bijvoorbeeld voor cytostatica.

4.2.3 Stappenplan werken met een GDS

> **Stappenplan voor het uitzetten van medicijnen in een GDS**
>
> Voor het uitzetten van medicijnen in een GDS moet je de volgende materialen klaarzetten:
>
> - de toedienlijst;
> - het GDS;
> - alle medicijnen;
> - eventueel handschoenen.
>
> 1 Maak je handen goed schoon. Bij zichtbaar vuil met zeep en water, anders met handalcohol.

4 Toedienen van medicijnen

2. Zet alle materialen klaar, zodat je er makkelijk bij kunt.
3. Controleer of er wijzigingen hebben plaatsgevonden in het medicatiebeleid.
4. Controleer de naam en geboortedatum van de zorgvrager.
5. Controleer het medicijn op:
   - houdbaarheidsdatum;
   - kleur en uiterlijk;
   - manier van toedienen.
6. Vergelijk de toedienlijst met het medicijn. Let daarbij op:
   - soort;
   - dosis;
   - tijdstip van toedienen.
7. Leg de uit te zetten medicijnen aan één zijde.
8. Open de verpakking en haal het medicijn eruit. Probeer blisterverpakkingen intact te houden.
9. Leg de juiste hoeveelheid van het medicijn in de juiste vakjes.
10. Controleer of het medicijn in de juiste vakjes is gelegd.
11. Leg de medicijnen die al zijn uitgezet aan je andere zijde, apart van de nog uit te zetten medicijnen.
12. Herhaal bovenstaande stappen voor alle medicijnen op de toedienlijst.
13. Wanneer alle medicijnen zijn uitgezet, controleer dan met behulp van de toedienlijst of alle vakjes de juiste hoeveelheid medicijnen bevatten.
14. Ruim alles op.
15. Was of desinfecteer je handen.
16. Teken de toedienlijst af.

Het toedienen van medicijnen uit een GDS is vergelijkbaar met het toedienen van losse medicijnen (zie paragraaf 4.1). Er hoeft echter geen dubbele controle plaats te vinden.

4.2.4 Verantwoordelijkheden bij het werken met een GDS

De apotheek is verantwoordelijk voor het vullen van het GDS. Trays en Baxterzakjes worden door een automatisch systeem gevuld. Weekdozen worden handmatig gevuld en zijn dus gevoeliger voor fouten. Als zorgverlener is het jouw verantwoordelijkheid om de inhoud van een GDS te controleren voor je de medicijnen aan de zorgvrager geeft. De medicijnen hoeven vervolgens niet dubbel gecontroleerd te worden. De eerste controle is immers gedaan door de apotheek. Je hoeft als zorgprofessional zelf alleen één keer te controleren:

1. of het juiste aantal tabletten in het zakje zit;
2. of de informatie op de zakjes overeenkomt met de informatie op de toedienlijst.

Bij het signaleren van medicijnen die niet kloppen

Als je signaleert dat de inhoud van het GDS niet klopt, neem je contact op met de apotheker. De apotheek is verantwoordelijk voor het herstellen van de fout en geeft je duidelijke instructies over hoe je het beste kunt handelen. Volg deze instructies op.

Bij veranderingen in medicijnen

De apotheek is ook verantwoordelijk voor het aanpassen van de inhoud van het GDS als de voorgeschreven medicijnen worden gewijzigd. Medicijnen worden alleen gewijzigd door de apotheker als hiervoor een voorschrift is van de arts. Het wijzigen van medicijnen verhoogt het risico op fouten. Daarom is het van belang dat de arts met de apotheker afstemt of de wijziging kan wachten tot de volgende uitgifte.

4.3 Toedieningsvormen

Medicijnen bestaan in verschillende vormen. Sommige medicijnen kunnen alleen worden toegediend via het infuus, andere medicijnen bestaan in de vorm van een tablet, een zetpil enzovoort. Welke **toedieningsvorm** wordt gekozen, hangt af van de werking, de toedieningsweg en de voorkeur en mogelijkheden van de patiënt. We bespreken in deze paragraaf de verschillende toedieningsvormen: tablet, capsule en dragee, poeder en strooipoeder, drankje, suspensie en emulsie, crème, zalf en pasta, zetpil, inhalatie/verneveling, vloeistof en poeder voor injectie, druppels en sprays voor ogen, oren en neus, en pleisters.

4.3.1 Tablet, capsule, dragee

Een **tablet** is niets anders dan een samengeperst poeder. Een tablet kan meerdere ingrediënten bevatten, maar bevat in ieder geval de werkzame stof van het medicijn. Een tablet wordt ingenomen via de mond en lost meestal op in de maag. Sommige tabletten worden vooraf opgelost in water.

Een **dragee** is een tablet met daaromheen een of meer dunne lagen. Deze lagen voorkomen een vieze smaak en zorgen ervoor dat de werking van de ingrediënten van de tablet intact blijft. Bovendien kan bij het innemen van een dragee de afgifte van de werkzame stof over een langere periode worden verspreid. Vanwege de functie van deze lagen moeten dragees volledig ingenomen worden, zonder erop te kauwen of ze te vermalen.

Capsules zijn vergelijkbaar met dragees. Ze bestaan uit een omhulsel met daarin het medicijn. Capsules mag je in overleg echter wel openmaken. Overleg bij de wens om capsules te openen altijd met de arts of apotheker.

4.3.2 Poeders/strooipoeders

Je kunt een medicijn ook rechtstreeks als poeder aan de zorgvrager geven. Voor de samenstelling van een poeder worden een aantal geneesmiddelen gemengd. Voor de bereiding van kleine hoeveelheden medicatiepoeder wordt er een hulpstof (bijvoorbeeld melksuiker) toegevoegd. Op deze manier ontstaat er een grotere hoeveelheid poeder, die makkelijker te verdelen is. Een nadeel van medicijnen toedienen als poeder, is dat poeder zich verdeelt over een groot oppervlak in de mond. Om dit te voorkomen én om de smaak wat te verbeteren, kan de poeder worden toegediend in combinatie met wat siroop.

Strooipoeders bestaan voor het grootste gedeelte uit talk en worden aangebracht op de huid. Strooipoeders zijn in staat vocht op te nemen.

4.3.3 Drankjes, suspensies en emulsies

Drankjes zijn per definitie vloeibaar. Bij het gebruik van vloeistoffen die een medicijn bevatten, moet je altijd goed naar de houdbaarheidsdatum kijken. Bovendien moeten de drankjes in een donkere omgeving opgeslagen worden.

Een **suspensie** is een vloeistof die vaste deeltjes bevat. Als de vloeistof stilstaat, zakken de vaste deeltjes naar de bodem, of zweven ze juist naar het oppervlak. Bij het gebruik van suspensies moet je voor het aanreiken van het medicijn de fles daarom goed schudden. Door de fles te schudden verdelen de vaste deeltjes zich weer over de gehele fles. De verhouding vaste deeltjes en vloeistof blijft hierdoor gelijk.

Emulsies zijn samenvoegingen van vloeistoffen die samen geen oplossing kunnen vormen. Door het gebruik van bepaalde hulpstoffen wordt het wel mogelijk om deze vloeistoffen samen te voegen. Je hoeft emulsies voor gebruik niet te schudden. Je mag emulsies niet verwarmen of invriezen.

4.3.4 Crèmes, zalven en pasta's

Zalven, crèmes en pasta's breng je op de huid aan en hebben vooral een lokale werking. Dat betekent dat ze vooral effect hebben op de plaats waar je ze aanbrengt. Slechts een klein gedeelte van het medicijn komt via de huid in het bloed terecht. Hierdoor hebben zalven, crèmes en pasta's nauwelijks bijwerkingen.

Bij zalven en pasta's bevindt de werkzame stof zich in een dikke olie. Dit maakt zalven en pasta's vet. Het voordeel hiervan is dat het medicijn makkelijker wordt opgenomen door de huid. Het nadeel hiervan is dat zalven en pasta's na het aanbrengen beter zichtbaar zijn dan crèmes.

Bij crèmes is de werkzame stof opgelost in water. Het voordeel hiervan is dat crèmes na het aanbrengen minder goed zichtbaar zijn dan zalven en pasta's. Het nadeel hiervan is dat de werkzame stof in crèmes moeilijker wordt opgenomen door de huid. Om deze reden moet je crèmes goed in de huid wrijven.

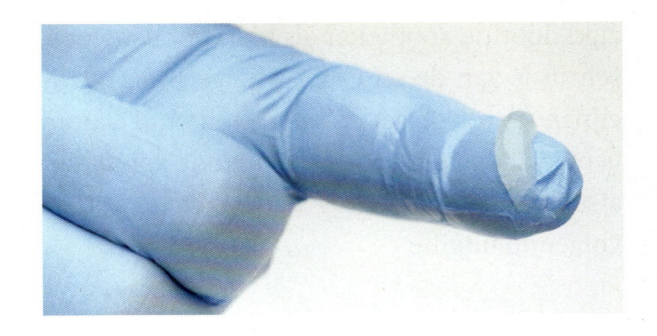

Afbeelding 4.2   Zalf heeft een vettige substantie.
Foto: Matt Valentine. Shutterstock (Pearson Asset Library).

4.3.5 Zetpil

Zetpillen zijn medicijnen die via de anus worden ingebracht en op deze manier in de darm terechtkomen. Het medicijn werkt in de darm of wordt daar opgenomen in het bloed.

4.3.6 Inhalatie/verneveling

Bij de behandeling van astma of COPD is het belangrijk dat de medicijnen in de longen terechtkomen. Daarom worden deze medicijnen als inhalatiemedicijnen gegeven. Zo is er minder medicijn nodig voor hetzelfde effect, zijn er minder bijwerkingen en werkt het soms sneller dan bij een tablet het geval zou zijn. Het nadeel hiervan is dat veel zorgvragers niet op de goede manier inhaleren, waardoor de medicijnen niet goed terechtkomen. Ook krijgen zorgvragers nog weleens last van een droge mond van deze medicijnen. Het is belangrijk om zorgvragers goed te begeleiden bij het gebruik van inhalatiemedicijnen en ze te instrueren hoe ze moeten inhaleren. Er zijn veel verschillende **inhalatoren**, die allemaal iets anders gebruikt moeten worden. Als zorgverlener moet je goed onderscheid kunnen maken tussen de verschillende inhalatoren.

Een **dosisaerosol** is een soort spuitbusje gevuld met medicijnen dat in een inhalator kan worden geklikt. Met een druk op de aerosol komt het medicijn vrij. Een voorzetkamer kan het inhaleren van medicijnen makkelijker en beter laten verlopen. Een voorzetkamer is een plastic of aluminium holle buis die op de inhalator geklikt kan worden. De holte wordt de kamer genoemd. Met een druk op de aerosol komt het medicijn in de kamer terecht. De zorgvrager inhaleert het medicijn terwijl hij rustig in- en uitademt. Het medicijn komt zo vaak beter in de longen terecht dan bij gebruik van een dosisaerosol zonder voorzetkamer.

Een **vernevelaar** zet het inhalatiemedicijn om in nevel of mist die nog effectiever de longen bereikt door het medicijn in heel kleine druppeltjes te verdelen. In het ziekenhuis wordt de vernevelaar altijd op een lucht- of zuurstofbron aangesloten, maar in een verpleeghuis of in de thuissituatie maken vernevelaars gebruik van omgevingslucht.

4.3.7 Vloeistof en poeder voor injectie

Het toedienen van medicijnen via een injectie kan op verschillende manieren: subcutaan (onder de huid), intramusculair (in een spier) en intraveneus (in een ader). Voor injectie is het nodig dat het geneesmiddel vloeibaar is. Vloeistoffen kunnen direct worden geïnjecteerd. Poeders moeten eerst opgelost worden in een vloeistof. Bij een injectie komt het medicijn uiteindelijk in het bloed terecht en heeft de werkzame stof effect op de plaats van de aandoening.

4.3.8 Druppels en sprays voor ogen, oren en neus

Medicijnen voor de ogen en oren worden meestal toegediend in de vorm van druppels. Medicijnen voor de neus worden meestal toegediend in de vorm van een spray. Deze medicijnen hebben een lokaal effect en erg weinig systemische bijwerkingen.

4.3.9 Geneesmiddelenpleisters

Je kunt medicijnen ook in de vorm van een pleister toedienen. Het voordeel hiervan is dat een pleister enige tijd kan blijven zitten. De afgifte van het medicijn wordt hierdoor gelijkmatig over de tijd verspreid. Het medicijn wordt via de pleister afgegeven en vervolgens in het bloed opgenomen. Het is dus geen lokale therapie zoals een zalf, pasta of crème. Op een **transdermale pleister** kun je weergeven wanneer deze geplakt is. Het is belangrijk daarop te letten zodat de pleister niet te lang blijft zitten.

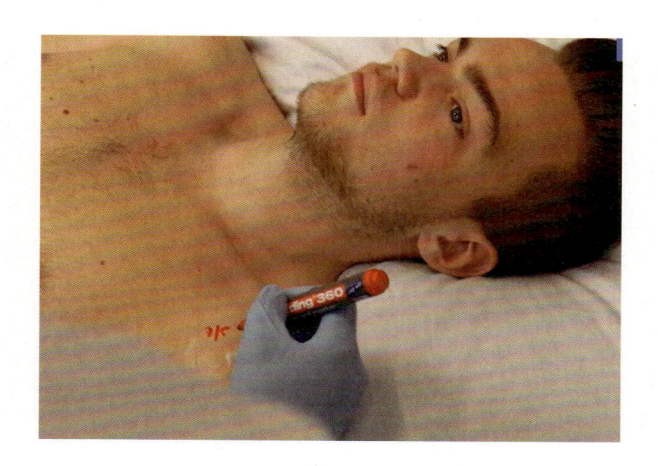

Afbeelding 4.3   *Transdermale pleister.*

4.4 Specifieke toedieningswijzen

De meeste medijnen worden via de mond, de huid, de longen of de anus ingebracht. Er zijn echter ook een aantal specifieke toedienings-

4 Toedienen van medicijnen

wijzen. Die bespreken we in de volgende paragrafen.

4.4.1 Onder de tong (sublinguaal)

Aan de onderkant van de tong loopt een aantal grote bloedvaten waardoor medicijnen snel opgenomen worden.

Stappenplan voor het sublinguaal toedienen van medicijnen

Voor het **sublinguaal toedienen** van medicijnen moet je de volgende materialen klaarzetten:

- de toedienlijst;
- het medicijn;
- een prullenbak.

Voorafgaand aan de toediening regel je ook de dubbele controle van de medicijnen.

1. Maak je handen goed schoon. Bij zichtbaar vuil met zeep en water, anders met handalcohol.
2. Zet alle materialen klaar, zodat je er makkelijk bij kunt.
3. Controleer de naam en geboortedatum van de zorgvrager.
4. Controleer of de zorgvrager op de hoogte is van het medicijn, de toediening en de bijwerkingen.
5. Controleer het medicijn op:
   - houdbaarheidsdatum;
   - kleur en uiterlijk;
   - manier van toedienen.
6. Vergelijk samen met de zorgvrager de toedienlijst met het medicijn. Let daarbij op:
   - soort;
   - dosis;
   - tijdstip van toedienen.
7. Bereid het medicijn voor, zodat het toegediend kan worden.
   Bij een spray:
   a Maak de verpakking open.
   b Spray bij een nieuwe fles eerst twee keer in de lucht.
8. Leg de zorgvrager uit dat hij het geneesmiddel niet moet doorslikken. Ook moet hij wachten met eten, drinken en roken tot het medicijn helemaal opgenomen is.
9. Laat de zorgvrager zitten.
10. Laat de zorgvrager de tablet of de spray vastpakken, of neem de tablet of spray zelf in de hand.
11. Laat de zorgvrager het puntje van de tong tegen het gehemelte houden.
    Bij een spray: Laat de zorgvrager diep inademen.
12. Laat de zorgvrager het medicijn onder de tong aanbrengen of breng het zelf aan onder de tong van de zorgvrager.
    a *Tablet:* Leg het medicijn onder de tong.
    b *Spray: Spray het medicijn één of twee keer onder de tong of tegen de onderkant van de tong (kijk in het voorschrift hoe vaak gesprayd moet worden). Houd de sprayfles hierbij rechtop, zo dicht tegen de mond als mogelijk.*
13. Laat de zorgvrager de mond direct dichtdoen.
    Bij een spray: De zorgvrager mag nu uitademen.
14. Zeg de zorgvrager dat het medicijn niet doorgeslikt of ingeademd mag worden.
15. Ruim alles op.
16. Was of desinfecteer je handen.

Toedienen van medicijnen 4

17 Teken de toedienlijst af. Noteer:
- het tijdstip van toedienen;
- het soort medicijn;
- de concentratie;
- de hoeveelheid;
- de manier van toedienen;
- de eventuele bijzonderheden.

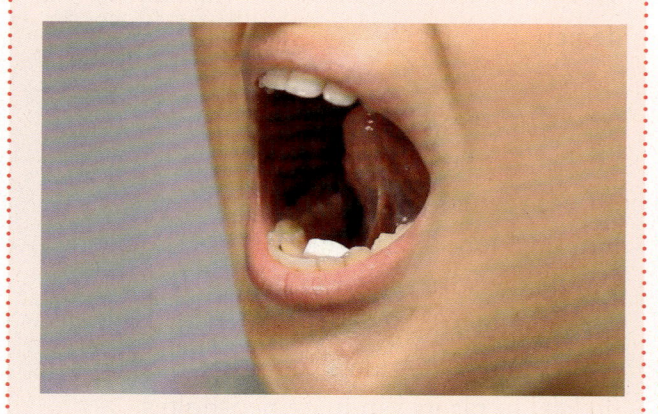

Afbeelding 4.4 *Toediening onder de tong.*

4.4.2 Wangzak

Er zijn verschillende mogelijkheden voor het toedienen van medicijnen via de wangzak. Bespreek met de arts hoe de medicijnen via de wangzak bij deze specifieke zorgvrager toegediend moeten worden als dit niet duidelijk op de toedienlijst beschreven is. Mogelijkheden zijn:

- Via de binnenzijde van de onderlip. Je druppelt het benodigde aantal druppels op een lepel en dient de druppels met de lepel toe aan de binnenkant van de onderlip. Je wrijft het medicijn in de onderlip.
- Je spuit het medicijn met een spuitje in de wangzak.
- Via de mond, met een lepel. Je druppelt het benodigde aantal druppels op een le-

pel en mengt dit met water, thee of vruchtensap.

Druppel nooit met het flesje de druppels direct in de mond. Het dopje kan van het flesje afgaan. Ook is het dan moeilijk om te controleren of je het juiste aantal druppels hebt gegeven.

Stappenplan voor het toedienen van medicijnen via de wangzak

Voor het toedienen van medicijnen in de wangzak moet je de volgende materialen klaarzetten:

- de toedienlijst;
- het medicijn;
- 1 ml-spuit;
- een gaasje;
- handschoenen;
- eventueel een wattenstaafje/tongspatel;
- een prullenbak.

Voorafgaand aan de toediening regel je ook de dubbele controle van de medicijnen.

1. Maak je handen goed schoon. Bij zichtbaar vuil met zeep en water, anders met handalcohol.
2. Zet alle materialen klaar, zodat je er makkelijk bij kunt.
3. Controleer de naam en geboortedatum van de zorgvrager.
4. Controleer of de zorgvrager op de hoogte is van het medicijn, de toediening en de bijwerkingen.
5. Controleer het medicijn op:
   - houdbaarheidsdatum;

4 Toedienen van medicijnen

– kleur en uiterlijk;
– manier van toedienen.
6 Vergelijk samen met de zorgvrager de toedienlijst met het medicijn. Let daarbij op:
– soort;
– dosis;
– tijdstip van toedienen.
7 Trek de handschoenen aan.
8 Maak de verpakking van de spuit open, maar laat de spuit in de geopende verpakking liggen. Maak de verpakking van het medicijn open.
9 Maak het medicijn gereed voor toediening.
10 Houd de flacon met het medicijn ondersteboven.
11 Zet de spuit tegen de opening van het flesje.
12 Zuig met de spuit de voorgeschreven hoeveelheid medicijn op uit het flesje.
13 Ontlucht de spuit en controleer of de juiste hoeveelheid medicijn is opgezogen. Zuig indien nodig meer medicijn op of verwijder het teveel aan medicijn uit de spuit.
14 Leg de spuit terug in de verpakking.
15 Laat de zorgvrager de mond openen.
16 Maak de wangzak droog met behulp van het gaasje. Gebruik hiervoor eventueel een wattenstaafje of spatel omwikkeld met een gaasje. Zorg dat de zorgvrager niet kan bijten.
17 Steek de spuit in de mond van de zorgvrager en spuit het medicijn in de wangzak.
18 Trek de handschoenen uit.
19 Was of desinfecteer je handen.
20 Ruim alles op.
21 Teken de toedienlijst af. Noteer:
– het tijdstip van toedienen;
– het soort medicijn;
– de concentratie;
– de hoeveelheid;
– de manier van toedienen;
– de eventuele bijzonderheden.

4.4.3 Toedieningen voor de neus

Er bestaan neusdruppels, neuszalf en neusspray voor het toedienen van medicijnen via de neus.

Neusdruppels

Bij het toedienen van neusdruppels moet je op een aantal zaken letten. Allereerst is de houding van de zorgvrager bij het toedienen van de neusdruppels van belang. De zorgvrager moet het hoofd zo ver mogelijk naar achteren kantelen. Anders loopt het medicijn in de keel in plaats van in de neusholtes.

Verder kan de zorgvrager na het toedienen van de neusdruppels last hebben van een vieze smaak, kortademigheid of hoesten. Je moet op deze bijwerkingen letten en inschatten in hoeverre de zorgvrager er last van heeft. Bovendien moet je bij het toedienen van de neusdruppels alert zijn op de houdbaarheidsdatum. Een flesje neusdruppels mag namelijk maar één maand worden gebruikt. Daarom moet je de openingsdatum op elk nieuw geopend flesje schrijven. Een flesje neusdruppels moet worden weggegooid als niet duidelijk is hoelang het flesje al wordt gebruikt.

Het flesje mag niet in contact komen met de huid of de binnenkant van de neus. Zo voorkom je dat er bacteriën op het flesje terechtkomen. Soms gebruiken zorgvragers gelijktijdig verschillende neusdruppels. De volgorde van toediening staat op het recept. Tussen de toediening van verschillende neusdruppels moet 3-5 minuten gewacht worden.

Toedienen van medicijnen 4

Stappenplan voor het toedienen van neusdruppels

Voor het toedienen van neusdruppels moet je de volgende materialen klaarzetten:

- de toedienlijst;
- het medicijn;
- een zakdoek;
- een prullenbak.

Voorafgaand aan de toediening regel je ook de dubbele controle van de medicijnen.

1. Maak je handen goed schoon. Bij zichtbaar vuil met zeep en water, anders met handalcohol.
2. Zet alle materialen klaar, zodat je er makkelijk bij kunt.
3. Controleer de naam en geboortedatum van de zorgvrager.
4. Controleer of de zorgvrager op de hoogte is van het medicijn, de toediening en de bijwerkingen.
5. Controleer het medicijn op:
   - houdbaarheidsdatum;
   - kleur en uiterlijk;
   - manier van toedienen.
6. Vergelijk samen met de zorgvrager de toedienlijst met het medicijn. Let daarbij op:
   - soort;
   - dosis;
   - tijdstip van toedienen.
7. Laat de zorgvrager de neus snuiten of ophalen.
8. Laat de zorgvrager het hoofd naar achteren kantelen.
9. Breng de neusdruppels op de volgende manier in een neusgat:
   a. Neem de pipet van het flesje.
   b. Zuig met de pipet enkele neusdruppels op uit het flesje.
   c. Breng de pipet horizontaal boven het juiste neusgat.
   d. Zorg ervoor dat de neusdruppels vanuit de pipet langs de buitenzijde van de neusvleugel in het neusgat terechtkomen.
   e. Draai de pipet weer op het flesje.
10. Herhaal stap 7 t/m 9 voor de toediening van neusdruppels in het andere neusgat.
11. Laat de zorgvrager het hoofd goed voorover buigen om de neusdruppels een paar seconden in te laten werken.
12. Ruim alles op.
13. Was of desinfecteer je handen.
14. Heb je een nieuw flesje geopend, schrijf dan de datum van openen op het etiket.
15. Teken de toedienlijst af. Noteer:
    - het tijdstip van toedienen;
    - het soort medicijn;
    - de concentratie;
    - de hoeveelheid;
    - de manier van toedienen.

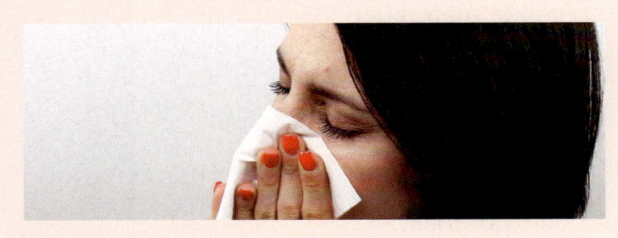

Afbeelding 4.5 Voordat je de neusdruppels toedient, vraag je de zorgvrager de neus te snuiten.

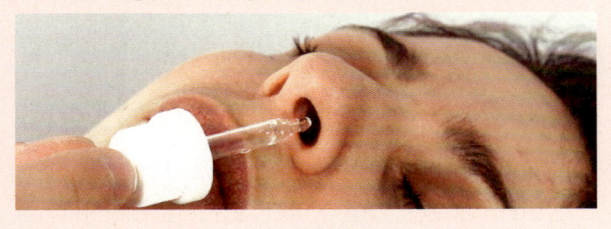

Afbeelding 4.6 Zorg ervoor dat de neusdruppels vanuit de pipet langs de buitenzijde van de neusvleugel in het neusgat terechtkomen.

4 Toedienen van medicijnen

Neuszalf

Een neuszalf bevat meestal een antibioticum en wordt voorgeschreven bij bacteriële infecties. Een antibioticum moet altijd gebruikt worden zoals aangegeven op het recept van de arts. Ook als de klachten over zijn, moet het recept worden aangehouden. Bacteriën kunnen namelijk nog aanwezig zijn terwijl de klachten al weg zijn. Neuszalf is beperkt houdbaar. Bij het openen van een nieuwe tube moet je de openingsdatum op het etiket schrijven. De tube mag niet in contact komen met de huid of de binnenkant van de neus van de zorgvrager. Hierdoor kunnen namelijk bacteriën op de tube terechtkomen. Soms gebruiken zorgvragers gelijktijdig verschillende neuszalven. De volgorde van toediening staat op het recept.

Stappenplan voor het toedienen van neuszalf

Voor het toedienen van neuszalf moet je de volgende materialen klaarzetten:

- de toedienlijst;
- het medicijn;
- twee wattenstaafjes;
- een zakdoek;
- een prullenbak.

Voorafgaand aan de toediening regel je ook de dubbele controle van de medicijnen.

1. Maak je handen goed schoon. Bij zichtbaar vuil met zeep en water, anders met handalcohol.
2. Zet alle materialen klaar, zodat je er makkelijk bij kunt.
3. Controleer de naam en geboortedatum van de zorgvrager.
4. Controleer of de zorgvrager op de hoogte is van het medicijn, de toediening en de bijwerkingen.
5. Controleer het medicijn op:
   - houdbaarheidsdatum;
   - kleur en uiterlijk;
   - manier van toedienen.
6. Vergelijk samen met de zorgvrager de toedienlijst met het medicijn. Let daarbij op:
   - soort;
   - dosis;
   - tijdstip van toedienen.
7. Laat de zorgvrager de neus snuiten en het hoofd naar achteren kantelen.
8. Neem de tube met neuszalf en breng een streepje zalf van ongeveer 1 cm aan op een wattenstaafje.
9. Breng de neuszalf nu met het wattenstaafje aan in het neusgat.
10. Herhaal stap 8 en 9 voor het toedienen van de neuszalf in het andere neusgat. Gebruik hierbij een nieuw wattenstaafje.
11. Knijp de neus bij de neusvleugels dicht. Masseer de neusvleugels, zodat de neuszalf zich goed kan verspreiden.
12. Verwijder zo nodig zalf die niet in het neusgat is terechtgekomen met een tissue.
13. Ruim alles op.
14. Was of desinfecteer je handen.
15. Teken de toedienlijst af. Noteer:
    - het tijdstip van toedienen;
    - het soort medicijn;
    - de concentratie;
    - de hoeveelheid;
    - de manier van toedienen;
    - de eventuele bijzonderheden.

Toedienen van medicijnen 4

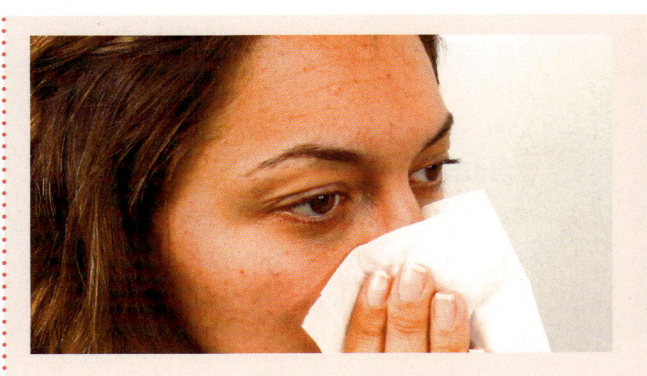

Afbeelding 4.7 Vraag de zorgvrager de neus te snuiten (stap 7).

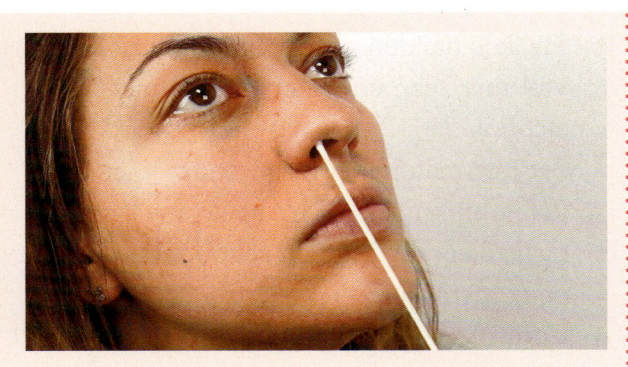

Afbeelding 4.9 Breng de neuszalf nu met het wattenstaafje aan in het neusgat (stap 9).

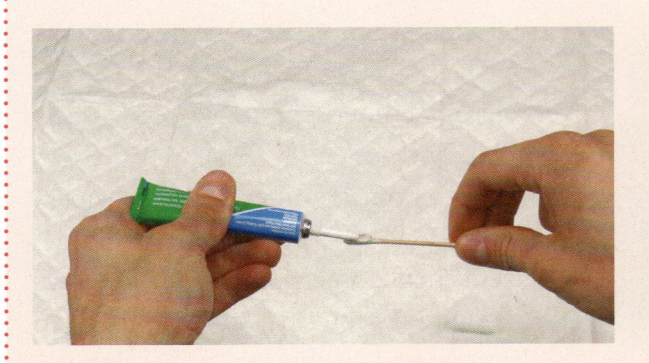

Afbeelding 4.8 Neem de tube met neuszalf en breng een streepje zalf van ongeveer 1 cm aan op een wattenstaafje (stap 8).

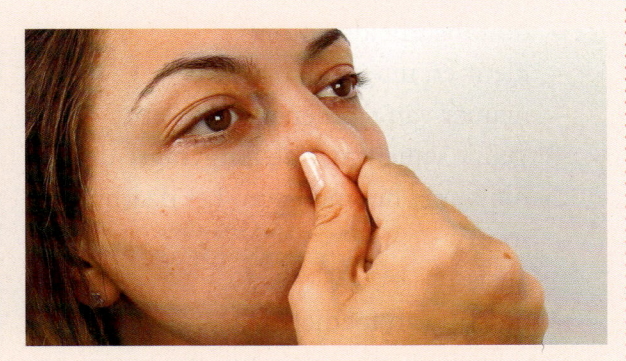

Afbeelding 4.10 Knijp de neus bij de neusvleugels dicht. Masseer de neusvleugels, zodat de neuszalf zich goed kan verspreiden (stap 11).

Neusspray

Voor het toedienen van neusspray moet je een aantal keer in de lucht sprayen. Zo komen de deeltjes op de juiste manier vrij uit het flesje. De zorgvrager zit met het hoofd voorovergebogen. Bij het openen van een nieuw flesje moet je de openingsdatum op het etiket schrijven. De neusspray moet worden weggegooid wanneer de openingsdatum niet bekend is of wanneer het flesje langer dan drie maanden geleden geopend is.

Stappenplan voor het toedienen van neusspray

Voor het toedienen van neusspray moet je de volgende materialen klaarzetten:

- de toedienlijst;
- het medicijn;
- een zakdoek;
- een prullenbak.

Voorafgaand aan de toediening regel je ook de dubbele controle op de medicijnen.

4 Toedienen van medicijnen

1. Maak je handen goed schoon. Bij zichtbaar vuil met zeep en water, anders met handalcohol.
2. Zet alle materialen klaar, zodat je er makkelijk bij kunt.
3. Controleer de naam en geboortedatum van de zorgvrager.
4. Controleer of de zorgvrager op de hoogte is van het medicijn, de toediening en de bijwerkingen.
5. Controleer het medicijn op:
   - houdbaarheidsdatum;
   - kleur en uiterlijk;
   - manier van toedienen.
6. Vergelijk samen met de zorgvrager de toedienlijst met het medicijn. Let daarbij op:
   - soort;
   - dosis;
   - tijdstip van toedienen.
7. Laat de zorgvrager de neus snuiten of ophalen.
8. Schud de neusspray altijd voor gebruik.
9. Haal de dop van de neusspray. Plaats indien nodig een doseerpomp op de flacon.
10. Neem de neusspray nu op de volgende wijze in de hand: houd de duim aan de onderkant van de neusspray en houd het bovenstuk tussen wijs- en middelvinger vast. Bij de toediening is het spraygedeelte naar boven gericht.
11. Spray bij het eerste gebruik van de neusspray een paar keer in de lucht. Houd de neusspray hierbij rechtop.
12. Er is een verschil in het toedienen van neusspray met en zonder doseerpompje. Vervolg bij een neusspray zonder doseerpompje (meest gebruikt):
    - Laat de zorgvrager het hoofd vooroverbuigen. Het is handig om een bedlegerige zorgvrager op de bedrand te laten zitten.
    - Laat de zorgvrager één neusgat goed dichtdrukken.
    - Breng het spraygedeelte van de neusspray in het andere neusgat.
    - Spray het medicijn in dit neusgat. Laat de zorgvrager tijdens de toediening goed doorademen. De bedoeling is dat het medicijn wordt opgesnoven.
    - Maak het deel dat in de neus is gebracht schoon met een tissue. Doe de dop weer op het flesje.

    Vervolg bij een neusspray met een doseerpompje:
    - Haal het dopje van het flesje met neusspray.
    - Neem het doseerpompje uit de verpakking en breng het pompje met een draaiende beweging aan op het flesje.
    - Laat de zorgvrager één neusgat dichtdrukken. Breng het spraygedeelte van de neusspray in het andere neusgat.
    - Spray het medicijn in dit neusgat. Laat de zorgvrager tijdens de toediening goed doorademen. De bedoeling is dat het medicijn wordt opgesnoven.
    - Het doseerpompje kan op de neusspray blijven zitten. Doe na gebruik het beschermkapje op het spraygedeelte.
13. Herhaal stap 12 indien nodig voor de toediening van het medicijn in het andere neusgat.
14. Ruim alles op.
15. Was of desinfecteer je handen.
16. Heb je een nieuw flesje geopend, schrijf dan de datum van openen op het etiket.
17. Teken de toedienlijst af. Noteer:
    - het tijdstip van toedienen;

- het soort medicijn;
- de concentratie;
- de hoeveelheid;
- de manier van toedienen;
- de eventuele bijzonderheden.

4.4.4 Toediening voor het oor

Oordruppels worden in de gehoorgang gebracht met behulp van een pipet. Voor het toedienen moet je eerst de bijsluiter goed bestuderen. Het is het makkelijkst als de zorgvrager zit of ligt tijdens het druppelen. Het kan zijn dat er sprake is van ontstekingsvuil in het oor. Dit kun je voorzichtig weghalen met een wattenstaafje, maar alleen op voorschrift van de arts. Je moet de oordruppels toedienen op lichaamstemperatuur; ze kunnen eventueel opgewarmd worden met de handen of in handwarm water. Tijdens het druppelen van de gehoorgang is het van belang dat het uiteinde van de pipet zichtbaar blijft, want op die manier voorkom je beschadiging van het trommelvlies. Moet je meerdere soorten oordruppels toedienen, hanteer dan de volgorde die in het voorschrift staat. Oordruppels zijn beperkt houdbaar na opening, dus vermeld op het flesje de datum waarop je het voor het eerst hebt opengemaakt. Raadpleeg de arts als de zorgvrager duizelig wordt of als er bloed, vocht of pus uit het oor komt.

Stappenplan voor het toedienen van oordruppels

Voor het toedienen van oordruppels moet je de volgende materialen klaarzetten:

- de toedienlijst;
- het medicijn;
- een zakdoek;
- eventueel een wattenstaafje.

Voorafgaand aan de toediening regel je ook de dubbele controle op de medicijnen.

1 Maak je handen goed schoon. Bij zichtbaar vuil met zeep en water, anders met handalcohol.
2 Zet alle materialen klaar, zodat je er makkelijk bij kunt.
3 Controleer de naam en geboortedatum van de zorgvrager.
4 Controleer of de zorgvrager op de hoogte is van het medicijn, de toediening en de bijwerkingen.
5 Controleer het medicijn op:
 - houdbaarheidsdatum;
 - kleur en uiterlijk;
 - manier van toedienen.
6 Vergelijk samen met de zorgvrager de toedienlijst met het medicijn. Let daarbij op:
 - soort;
 - dosis;
 - tijdstip van toedienen.
7 Laat de zorgvrager liggen of zitten met het hoofd iets opzij gebogen.
8 Maak eventueel de buitenzijde van het oor schoon met een wattenstaafje. Hierbij moet het watje zichtbaar blijven.
9 Gebruik de pipet om de vloeistof op te zuigen.
10 Neem de pipet in één hand.
11 Zorg er met de andere hand voor dat de gehoorgang zichtbaar wordt. Dit doe je door de oorschelp voorzichtig iets naar achteren en omhoog te trekken.

4 Toedienen van medicijnen

12 Druppel de oordruppels met behulp van de pipet in het oor. Zorg er hierbij voor dat het uiteinde van de pipet zichtbaar blijft.
13 Laat de oorschelp weer los.
14 Laat de zorgvrager tien minuten zitten of liggen in dezelfde houding.
15 Wissel gedurende deze tien minuten enkele malen druk uit op het oorklepje en trek af en toe aan de oorschelp.
16 Maak de oorschelp zo nodig droog met een zakdoek.
17 Als de oordruppels zijn voorgeschreven voor beide oren, herhaal dan de stappen 7-16 bij het andere oor.
18 Ruim alles op.
19 Was of desinfecteer je handen.
20 Heb je een nieuw flesje geopend, schrijf dan de datum van openen op het etiket.
21 Teken de toedienlijst af. Noteer:
   – het tijdstip van toedienen;
   – het soort medicijn;
   – de concentratie;
   – de hoeveelheid;
   – de manier van toedienen;
   – de eventuele bijzonderheden.

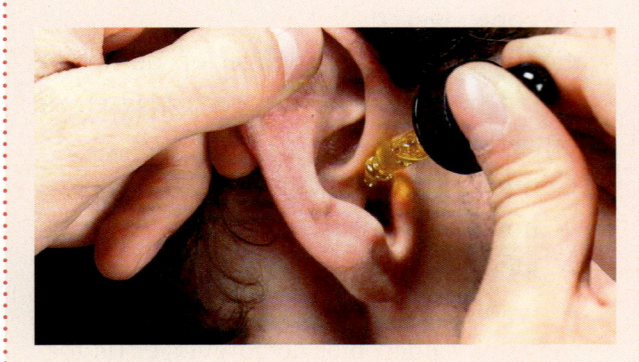

Afbeelding 4.11 Trek de oorschelp iets naar achteren en omhoog (stap 11).

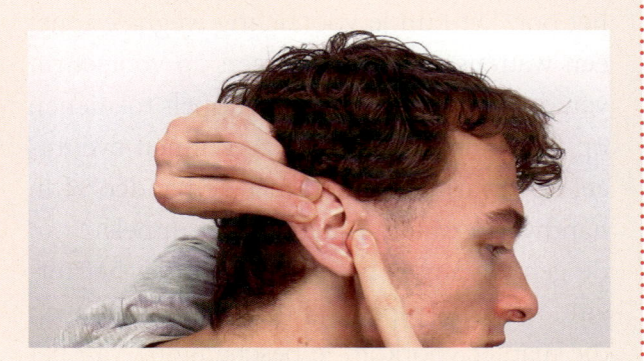

Afbeelding 4.12 Druk af en toe op het oorklepje en trek af en toe aan de oorschelp tijdens de tien minuten na het inbrengen (stap 15).

4.4.5 Toedieningen voor het oog

Er bestaan oogdruppels en oogzalf voor het toedienen van medicijnen via het oog.

Oogdruppels

Oogdruppels zitten in een druppelflesje. Je druppelt per keer één druppel in het onderste ooglid. Het druppelflesje is steriel en mag maar voor één zorgvrager gebruikt worden. Het is belangrijk dat het flesje de huid, het slijmvlies en de oogharen niet aanraakt. Ook moet je het flesje bij het druppelen ver genoeg van het oog houden. Zo voorkom je dat de druppels een verbinding maken tussen het flesje en het oog. Er ontstaat dan een soort 'vochtzuiltje' waarlangs bacteriën in het flesje kunnen komen. Het flesje is in deze gevallen niet meer steriel en moet weggegooid worden. Controleer altijd het etiket van het flesje. Als je de verkeerde oogdruppels geeft, kan dit ernstige gevolgen hebben voor een zorgvrager. Oogdruppels zijn maar kort houdbaar. Bij een nieuw flesje moet je de datum van opening gelijk noteren. Het flesje mag dan één maand gebruikt worden. Het flesje moet afgesloten bewaard worden. Als een flesje geen datum heeft of open bewaard is, moet het weggegooid worden.

Bij sommige oogdruppels kan de zorgvrager kort last hebben van jeuk, roodheid of een benauwd gevoel.

Tijdens het toedienen mag de zorgvrager geen contactlenzen dragen. De lenzen kunnen door de medicijnen troebel worden. Ook kan het gebeuren dat het medicijn door de lenzen niet goed in het oog kan komen. Na het druppelen kunnen harde lenzen gelijk weer in. Zachte lenzen mogen na dertig minuten weer in.

Als een zorgvrager oogdruppels en oogzalf krijgt, moet je eerst de oogdruppels geven. Na vijf minuten kun je dan de oogzalf aanbrengen. Als een zorgvrager verschillende soorten oogdruppels heeft, moet je de volgorde aanhouden die de arts voorschrijft. Wacht tussen de verschillende soorten druppels telkens vijf minuten. Zo kan het medicijn zich over het oog verdelen.

Stappenplan voor het toedienen van oogdruppels

Voor het toedienen van oogdruppels moet je de volgende materialen klaarzetten:

- de toedienlijst;
- het medicijn;
- een handdoek;
- twee gaasjes of zakdoekjes.

Voorafgaand aan de toediening regel je ook de dubbele controle op de medicijnen.

1. Maak je handen goed schoon. Bij zichtbaar vuil met zeep en water, anders met handalcohol.
2. Zet alle materialen klaar, zodat je er makkelijk bij kunt.
3. Controleer de naam en geboortedatum van de zorgvrager.
4. Controleer of de zorgvrager op de hoogte is van het medicijn, de toediening en de bijwerkingen.
5. Controleer het medicijn op:
   - houdbaarheidsdatum;
   - kleur en uiterlijk;
   - manier van toedienen.
6. Vergelijk samen met de zorgvrager de toedienlijst met het medicijn. Let daarbij op:
   - soort;
   - dosis;
   - tijdstip van toedienen.
7. Controleer of je allebei de ogen moet druppelen.
8. Laat de zorgvrager eventuele contactlenzen uitdoen.
9. Controleer of het ooglid schoon is. Maak het oog schoon wanneer dat niet zo is. Gebruik een nat gaasje (met kraanwater) en veeg van buiten naar binnen. Maak vervolgens je handen goed schoon.
10. Verwijder de dop van het flesje. Leg de dop op een gaasje of zakdoek.
11. Laat de zorgvrager zitten en ga achter de zorgvrager staan. Laat de zorgvrager het hoofd naar achteren buigen en naar boven kijken. Het hoofd van de zorgvrager kan tegen je buik rusten.
12. Houd het oogdruppelflesje vast zoals je een pen vastpakt.
13. Steun met je hand op het voorhoofd, de neusbrug of de slaap van de zorgvrager en

houd het flesje boven het oog (raak het oog, de oogleden en de wimpers niet aan).
14 Vraag de zorgvrager een gootje te maken door het onderooglid met de wijsvinger naar onderen te trekken. Mocht dit niet lukken, dan kun je dit zelf doen met de duim van je andere hand.
15 Laat het voorgeschreven aantal druppels in het gootje vallen door in het flesje te knijpen.
16 De zorgvrager kan weer recht gaan zitten.
17 Laat de zorgvrager het oog rustig sluiten (niet knijpen). Vraag de zorgvrager de traanbuis minimaal één minuut dicht te drukken. Dit kan hij doen door zacht net onder het kleine, harde bobbeltje in de binnenhoek van het oog (aan de kant van de neus) te drukken.
18 Als er te veel vloeistof is: verwijder de vloeistof van buiten naar binnen in één beweging met een papieren zakdoekje of een gaasje.
19 Als je ook het andere oog moet druppelen, herhaal je stappen 8 t/m 18 voor het andere oog.
20 Als er meerdere soorten oogdruppels voorgeschreven zijn: wacht vijf minuten. Herhaal daarna stappen 8 t/m 18 met de andere oogdruppels.
21 Ruim alles op.
22 Was of desinfecteer je handen.
23 Heb je een nieuw flesje geopend, schrijf dan de datum van openen op het etiket.
24 Teken de toedienlijst af. Noteer:
 – het tijdstip van toedienen;
 – het soort medicijn;
 – de concentratie;
 – de hoeveelheid;
 – de manier van toedienen;
 – de eventuele bijzonderheden.

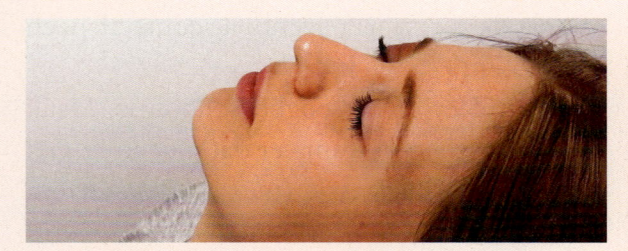

Afbeelding 4.13 Vraag de zorgvrager het hoofd naar achteren te buigen en naar boven te kijken (stap 11).

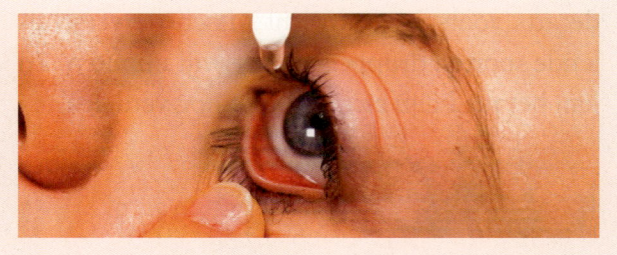

Afbeelding 4.15 Trek het onderste ooglid naar beneden zodat er een gootje ontstaat. Druppel hierin het voorgeschreven aantal druppels (stap 14).

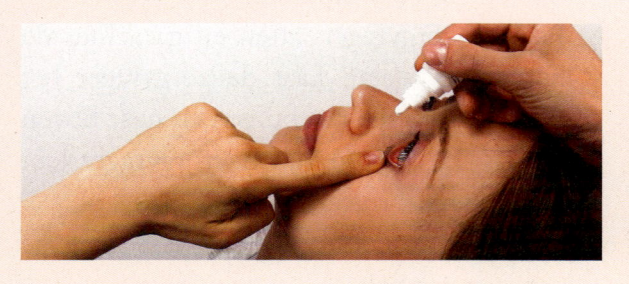

Afbeelding 4.14 Houd het oogdruppelflesje vast zoals je een pen vastpakt (stap 12).

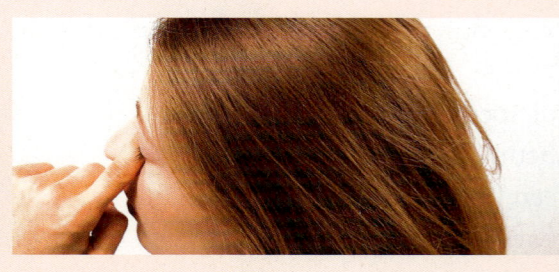

Afbeelding 4.16 Vraag de zorgvrager de ogen te sluiten en de traanbuis zachtjes dicht te drukken (stap 17).

Oogzalf

Oogzalf zit in een kleine tube. Er wordt een slangetje zalf in het onderste ooglid aangebracht. De lichaamswarmte maakt de zalf zacht, waardoor het medicijn over het oog verspreid wordt. Net als bij de druppelflesjes mag de punt van de tube het oog, de huid of de wimpers niet aanraken. Raakt de tube toch iets aan, dan moet je hem weggooien. Oogzalf is beperkt houdbaar. Daarom moet je na het openen van de tube de openingsdatum op het etiket schrijven. Controleer de datum vóór het toedienen van de oogzalf. De tube oogzalf mag maar bij één zorgvrager worden gebruikt. Soms gebruikt een zorgvrager gelijktijdig verschillende soorten oogzalf. De volgorde van toedienen staat op het recept. Het kan ook voorkomen dat een zorgvrager gelijktijdig oogdruppels en oogzalven gebruikt. Dan breng je eerst de oogdruppels aan. Als je verschillende soorten oogmedicijnen toedient, moet je vijf minuten wachten tussen de toedieningen. Tijdens deze vijf minuten kan het medicijn in het oog worden opgenomen.

Stappenplan voor het toedienen van oogzalf

Voor het toedienen van oogzalf moet je de volgende materialen klaarzetten:

- de toedienlijst;
- het medicijn;
- twee gaasjes of zakdoekjes.

Voorafgaand aan de toediening regel je ook de dubbele controle op de medicijnen.

1. Maak je handen goed schoon. Bij zichtbaar vuil met zeep en water, anders met handalcohol.
2. Zet alle materialen klaar, zodat je er makkelijk bij kunt.
3. Controleer de naam en geboortedatum van de zorgvrager.
4. Controleer of de zorgvrager op de hoogte is van het medicijn, de toediening en de bijwerkingen.
5. Controleer het medicijn op:
   - houdbaarheidsdatum;
   - kleur en uiterlijk;
   - manier van toedienen.
6. Vergelijk samen met de zorgvrager de toedienlijst met het medicijn. Let daarbij op:
   - soort;
   - dosis;
   - tijdstip van toedienen.
7. Controleer of je allebei de ogen moet zalven.
8. Laat de zorgvrager eventuele contactlenzen uitdoen.
9. Controleer of het ooglid schoon is. Maak het oog schoon als dat niet zo is. Gebruik een nat gaasje (met kraanwater) en veeg van buiten naar binnen. Maak vervolgens je handen goed schoon.
10. Open de tube. Leg de dop op een gaasje of zakdoek.
11. Ga achter de zorgvrager staan.
12. Laat de zorgvrager de juiste houding aannemen. Vraag de zorgvrager het hoofd een beetje naar achteren te kantelen en omhoog te kijken. Laat het hoofd van de zorgvrager tegen je buik rusten.
13. Houd de tube vast zoals je een pen vastpakt.

4 Toedienen van medicijnen

14 Steun op een ontspannen manier met de hand waarmee je de tube vasthoudt op het voorhoofd van de zorgvrager.
15 Houd de tube schuin boven het oog. Wijs met de punt richting het onderste ooglid.
16 Trek met de wijsvinger van je andere hand het ooglid iets naar beneden. Of laat de zorgvrager dit doen. Hierdoor ontstaat er een 'gootje' aan de onderzijde van het oog.
17 Breng de zalf nu in een reepje van 0,5 tot 1 cm van buiten naar binnen aan in dit gootje. Voorkom dat de tube in aanraking komt met het oog van de zorgvrager.
18 Laat het ooglid en voorhoofd van de zorgvrager los. De zorgvrager mag het hoofd nu terugbuigen.
19 Laat de zorgvrager de ogen rustig sluiten. De zorgvrager mag niet met de ogen knijpen.
20 Verwijder zalf die aan de buitenzijde van het oog is terechtgekomen met een tissue.
21 Herhaal zo nodig stappen 8 t/m 20 voor het andere oog.
22 Ruim alles op.
23 Was of desinfecteer je handen.
24 Teken de toedienlijst af. Schrijf op:
  – het tijdstip van toedienen;
  – het soort medicijn;
  – de concentratie;
  – de hoeveelheid;
  – de manier van toedienen;
  – de eventuele bijzonderheden.

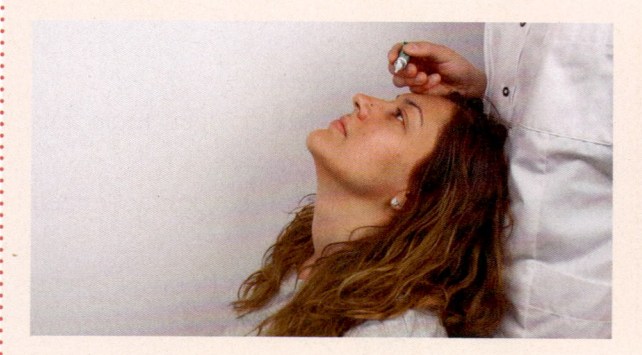

Afbeelding 4.17 Vraag de zorgvrager het hoofd een beetje naar achteren te kantelen en omhoog te kijken. Steun op een ontspannen manier met de hand waarmee je de tube vasthoudt op het voorhoofd van de zorgvrager (stap 14).

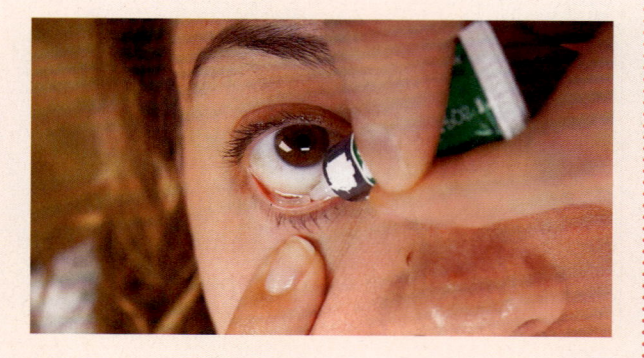

Afbeelding 4.18 Breng de zalf van buiten naar binnen aan in het 'gootje' (stap 17).

4.4.6 Toedieningsvormen voor de luchtwegen

Er bestaan verschillende manieren voor het toedienen van medicijnen via de luchtwegen. Afhankelijk van de kracht van inademen en de hand- en ademhalingscoördinatie van de zorgvrager wordt bepaald welke wijze van inhaleren het beste bij de zorgvrager past.

Droogpoederinhalator

Er bestaan verschillende soorten droogpoederinhalatoren, bijvoorbeeld een turbuhaler, diskus of een cyclohaler. Bij inhalatie via een droogpoederinhalator moet de zorgvrager krachtig kunnen inhaleren.

Stappenplan voor het inhaleren met een poederinhalator

Voor het inhaleren met een poederinhalator moet je de volgende materialen klaarzetten:

- instructies voor gebruik van de inhalator;
- de toedienlijst;
- het medicijn;
- inhalatiecapsule(s);
- een glas water.

Voorafgaand aan de toediening regel je ook de dubbele controle op de medicijnen.

1. Maak je handen goed schoon. Bij zichtbaar vuil met zeep en water, anders met handalcohol.
2. Zet alle materialen klaar, zodat je er makkelijk bij kunt.
3. Controleer de naam en geboortedatum van de zorgvrager.
4. Controleer of de zorgvrager op de hoogte is van het medicijn, de toediening en de bijwerkingen.
5. Controleer het medicijn op:
   - houdbaarheidsdatum;
   - kleur en uiterlijk;
   - manier van toedienen.
6. Vergelijk samen met de zorgvrager de toedienlijst met het medicijn. Let daarbij op:
   - soort;
   - dosis;
   - tijdstip van toedienen.
7. Geef de zorgvrager instructies over de juiste wijze van inhalatie.
8. Controleer of de mond van de zorgvrager leeg is. Bij een droge mond kan de zorgvrager zo nodig een slok water nemen.
9. Verwijder een eventuele beschermkap en maak de poederinhalator volgens de instructies klaar voor gebruik.
10. Laat de zorgvrager rechtop zitten of staan met het hoofd iets naar achteren gebogen.
11. Laat de zorgvrager langzaam volledig uitademen.
12. Houd de inhalator horizontaal en breng deze richting de mond van de zorgvrager. Laat de zorgvrager het mondstuk tussen de tanden nemen en de lippen om het mondstuk sluiten.
13. Laat de zorgvrager zo diep mogelijk en gelijkmatig inhaleren. De inhalatiecapsule zou hoorbaar moeten trillen.
14. Neem de inhalator uit de mond en laat de zorgvrager gedurende tien seconden de adem inhouden. Het medicijn kan nu in de longen worden opgenomen.
15. Laat de zorgvrager na tien seconden rustig door de neus uitademen.
16. Afhankelijk van de voorgeschreven inhalator: herhaal stap 11 t/m 15 of sluit de inhalator.
17. Laat de zorgvrager de mond en keel spoelen met een glas water. Met de eerste slok spoelen en daarna uitspugen, de tweede slok mag worden doorgeslikt. Als dit niet mogelijk is, laat de zorgvrager dan iets eten of drinken.
18. Verwijder zo nodig de losse inhalatiecapsule.
19. Reinig het mondstuk met een droge zakdoek. Spoel het mondstuk nooit af!
20. Plaats de beschermkap terug op de poederinhalator.
21. Ruim alles op.
22. Was of desinfecteer je handen.
23. Teken de toedienlijst af. Schrijf op:

4 Toedienen van medicijnen

- het tijdstip van toedienen;
- het soort medicijn;
- de concentratie;
- de hoeveelheid;
- de manier van toedienen;
- de eventuele bijzonderheden.

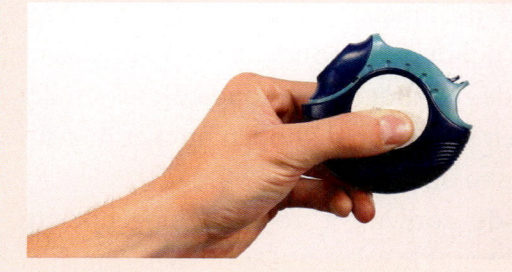

Afbeelding 4.19 *Een diskusinhalator is een droogpoederinhalator.*

Dosisaerosol

Bij gebruik van een dosisaerosol moet de zorgvrager een goede hand- en ademhalingscoördinatie hebben. De zorgvrager moet namelijk inademen op het moment dat hij de aerosol indrukt. Als de zorgvrager dit niet doet, komen de medicijnen alleen in de mond terecht en is de werking minder goed.

Stappenplan voor het inhaleren met een dosisaerosol

Voor het inhaleren met een dosisaerosol moet je de volgende materialen klaarzetten:

- de toedienlijst;
- het medicijn;
- een zakdoek;
- een glas water.

Voorafgaand aan de toediening regel je ook de dubbele controle op de medicijnen.

1. Maak je handen goed schoon. Bij zichtbaar vuil met zeep en water, anders met handalcohol.
2. Zet alle materialen klaar, zodat je er makkelijk bij kunt.
3. Controleer de naam en geboortedatum van de zorgvrager.
4. Controleer of de zorgvrager op de hoogte is van het medicijn, de toediening en de bijwerkingen.
5. Controleer het medicijn op:
   - houdbaarheidsdatum;
   - kleur en uiterlijk;
   - manier van toedienen.
6. Vergelijk samen met de zorgvrager de toedienlijst met het medicijn. Let daarbij op:
   - soort;
   - dosis;
   - tijdstip van toedienen.
7. Controleer of de mond van de zorgvrager leeg is. Bij een droge mond kan de zorgvrager zo nodig een slok water nemen.
8. Schud de dosisaerosol voor gebruik om te voorkomen dat alleen drijfgas wordt geïnhaleerd.
9. Verwijder de beschermkap van het mondstuk.
10. Controleer of de spuitbus nieuw is. Schud een nieuwe spuitbus eerst en spuit twee doses weg. Een spuitbus die langer dan één week niet is gebruikt, moet ook eerst geschud worden. Daarna moet 1 dosis worden weggespoten.
11. Houd de dosisaerosol verticaal met het mondstuk naar beneden.
12. Laat de zorgvrager rechtop zitten of staan

Toedienen van medicijnen   4

met het hoofd iets naar achteren gebogen.
13 Laat de zorgvrager volledig uitademen.
14 Breng de dosisaerosol richting de mond van de zorgvrager. Laat de zorgvrager het mondstuk tussen de tanden nemen en de lippen om het mondstuk sluiten.
15 Laat de zorgvrager langzaam inademen. Druk tegelijkertijd eenmaal het spuitbusje in de dosisaerosol in. Laat de zorgvrager zo lang en zo diep mogelijk inademen.
16 Verwijder de dosisaerosol uit de mond van de zorgvrager.
17 Laat de zorgvrager de adem gedurende 10 seconden inhouden, zodat de medicijnen kunnen worden opgenomen. Laat de zorgvrager vervolgens rustig uitademen.
18 Indien op de toedienlijst meerdere inhalaties zijn voorgeschreven: schud opnieuw en herhaal stap 11 t/m 17.
19 Laat de zorgvrager de mond en keel spoelen met een glas water. Met de eerste slok spoelen en daarna uitspugen, de tweede slok mag worden doorgeslikt. Als dit niet mogelijk is, laat de zorgvrager dan iets eten of drinken.
20 Verwijder zo nodig de losse inhalatiecapsule.
21 Reinig het mondstuk met een droge zakdoek. Spoel het mondstuk nooit af!
22 Plaats de beschermkap terug op het mondstuk.
23 Ruim alles op.
24 Was of desinfecteer je handen.
25 Teken de toedienlijst af. Schrijf op:
 – het tijdstip van toedienen;
 – het soort medicijn;
 – de concentratie;
 – de hoeveelheid;
 – de manier van toedienen;
 – de eventuele bijzonderheden.

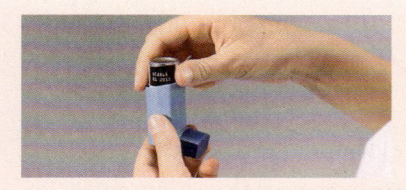

Afbeelding 4.20 Houd de dosisaerosol verticaal met het mondstuk naar beneden (stap 11).

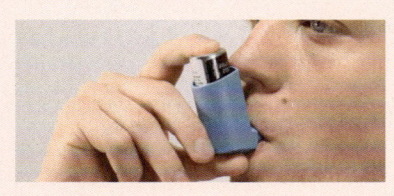

Afbeelding 4.21 Laat de zorgvrager het mondstuk tussen de tanden nemen en de lippen om het mondstuk sluiten (stap 14).

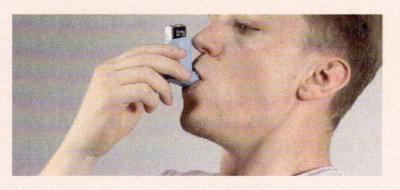

Afbeelding 4.22 Laat de zorgvrager langzaam inademen (stap 15).

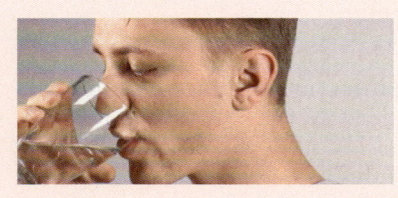

Afbeelding 4.23 Laat de zorgvrager de mond spoelen, hij mag de eerste slok niet doorslikken (stap 19).

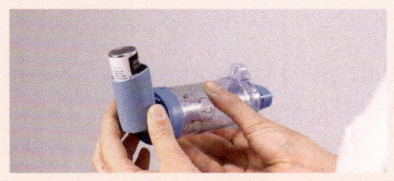

Afbeelding 4.24 Indien de inhalatie met een voorzetkamer genomen moet worden, plaats de inhalator op de voorzetkamer.

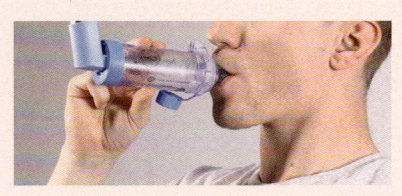

Afbeelding 4.25 Laat de zorgvrager rustig in- en uitademen door de voorzetkamer.

Stappenplan voor het vernevelen met een vernevelapparaat

Voor het vernevelen met een vernevelapparaat moet je de volgende materialen klaarzetten:

- de toedienlijst;
- een vernevelapparaat;
- instructies voor gebruik van het vernevelapparaat;
- het medicijn;
- eventueel NaCl 0,9%;
- een vernevelset;
- eventueel een extra verbindingsslang;
- een spuit;
- een opzuignaald;
- een naaldencontainer;
- een glas water;
- een sticker;
- washand en handdoek;
- een prullenbak;
- eventueel desinfectiemiddel en gaasjes (als de inhalatiemedicatie in een plastic flacon of glazen ampul zit).

Voorafgaand aan de toediening regel je ook de dubbele controle op de medicijnen.

1. Maak je handen goed schoon. Bij zichtbaar vuil met zeep en water, anders met handalcohol.
2. Zet alle materialen klaar, zodat je er makkelijk bij kunt.
3. Controleer de naam en geboortedatum van de zorgvrager.
4. Controleer of de zorgvrager op de hoogte is van het medicijn, de toediening en de bijwerkingen.
5. Controleer het medicijn op:
   - houdbaarheidsdatum;
   - kleur en uiterlijk;
   - manier van toedienen.
6. Vergelijk samen met de zorgvrager de toedienlijst met het medicijn. Let daarbij op:
   - soort;
   - dosis;
   - tijdstip van toedienen.
7. Volg de gebruiksinstructies voor het klaarmaken van het vernevelapparaat en de vernevelset.
8. Bevestig de opzuignaald op de spuit.
9. Maak de medicijnen klaar voor gebruik.
10. Zuig de voorgeschreven hoeveelheid medicijnen volgens de toedienlijst op met de spuit.
11. Voeg zo nodig oplosvloeistof (NaCl 0,9%) toe.
12. Deponeer de gebruikte opzuignaald in de naaldencontainer.
13. Schrijf 'vernevelvloeistof' op de sticker en plak deze op de spuit.
14. Haal de dop van de medicijnbeker. Spuit de voorgeschreven hoeveelheid medicijnen en eventuele oplosvloeistof in de beker en draai vervolgens de dop er weer op.
15. Breng de vloeistof in de medicijnbeker op kamertemperatuur door je handen om de beker te houden.
16. Plaats het mondstuk op de medicijnbeker of sluit het mond-neusmasker aan.
17. Sluit de vernevelslang aan op de medicijnbeker. Gebruik eventueel een extra verbindingsslang.
18. Laat de zorgvrager rechtop zitten.
19. Geef de medicijnbeker met het mondstuk of mond-neusmasker rechtop aan de zorgvrager.
20. Zet het vernevelapparaat aan. Controleer

of er nevel uit het mondstuk/mond-neusmasker komt.
21 Laat de zorgvrager het mondstuk tussen de tanden nemen en de lippen om het mondstuk sluiten of breng het mond-neusmasker aan.
22 Laat de zorgvrager rustig in- en uitademen door de mond gedurende de afgesproken tijd of tot de vernevelvloeistof op is (10-15 minuten).
23 Verwijder het mondstuk/mond-neusmasker.
24 Zet het vernevelapparaat uit.
25 Laat de zorgvrager de mond en keel spoelen met een glas water. Met de eerste slok spoelen en daarna uitspugen, de tweede slok mag worden doorgeslikt. Als dit niet mogelijk is, laat de zorgvrager dan iets eten of drinken.
26 Bij het gebruik van een mond-neusmasker: laat de zorgvrager de huid rondom mond en neus schoonmaken met water.
27 Spoel de vernevelset na elke verneveling met lauw water. Gebruik zo nodig een sopje van water en afwasmiddel om eventuele medicatieresten te verwijderen. Spoel af met lauw water en droog af met een tissue. In het ziekenhuis: desinfecteer na elke verneveling met 70% alcohol en laat drogen. Buiten het ziekenhuis: desinfecteer dagelijks met 70% alcohol en laat drogen.
28 Ruim alles op.
29 Was of desinfecteer je handen.
30 Teken de toedienlijst af. Schrijf op:
   – het tijdstip van toedienen;
   – de soort medicijn;
   – de concentratie;
   – de hoeveelheid;
   – de manier van toedienen;
   – de eventuele bijzonderheden.

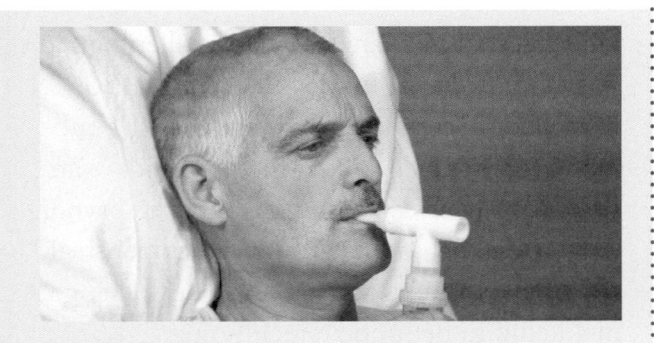

Afbeelding 4.26   De zorgvrager neemt het mondstuk van de vernevelaar tussen tanden en lippen en zet de compressor aan (stap 21).

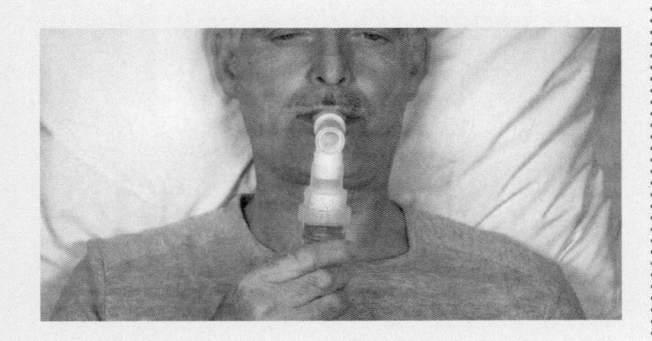

Afbeelding 4.27   De zorgvrager ademt 10 à 15 minuten rustig in en uit, totdat de vernevelkamer leeg is (stap 22).

4.4.7 Toedieningsvormen via de huid

Je kunt medicijnen niet alleen via de huid toedienen door een zalf of crème. Dit kan ook met behulp van speciale pleisters. Dat noemen we transdermale pleisters Denk bijvoorbeeld aan nicotinepleisters.

Zalf of crème

Vanwege de beperkte houdbaarheid van zalf na het openen van de verpakking moet je de openingsdatum op het etiket schrijven. De datum controleer je bij het toedienen van de zalf. Je zorgt ervoor dat de huid waarop de zalf wordt aangebracht goed schoon is. Ver-

4 Toedienen van medicijnen

wijder resten zalf van de vorige toediening. Zo voorkom je dat de huid geïrriteerd raakt.

De zalf zit in een tube of in een potje. De tube mag geen contact maken met de huid. Wanneer de zalf in een potje zit, moet je ervoor zorgen dat het potje niet te lang openstaat. Bacteriën kunnen namelijk via de lucht gemakkelijk in het potje terechtkomen.

Bij het aanbrengen van zalf draag je handschoenen.

Je moet alert zijn op het optreden van allergische reacties bij de zorgvrager. In dat geval moet je de arts waarschuwen.

Stappenplan voor het aanbrengen van huidzalf

Voor het aanbrengen van huidzalf moet je de volgende materialen klaarzetten:

- de toedienlijst;
- handschoenen;
- het medicijn;
- bij huidzalf in een pot: spatel;
- gaasje;
- eventueel zoete olie en gaasjes om oude zalfresten te verwijderen;
- eventueel verbandmiddel;
- een prullenbak.

Voorafgaand aan de toediening regel je ook de dubbele controle op de medicijnen.

1. Maak je handen goed schoon. Bij zichtbaar vuil met zeep en water, anders met handalcohol.
2. Zet alle materialen klaar, zodat je er makkelijk bij kunt.
3. Controleer de naam en geboortedatum van de zorgvrager.
4. Controleer of de zorgvrager op de hoogte is van het medicijn, de toediening en de bijwerkingen.
5. Controleer het medicijn op:
   - houdbaarheidsdatum;
   - kleur en uiterlijk;
   - manier van toedienen.
6. Vergelijk samen met de zorgvrager de toedienlijst met het medicijn. Let daarbij op:
   - soort;
   - dosis;
   - tijdstip van toedienen.
7. Positioneer de zorgvrager op zo'n manier dat je goed bij de aanbrengplaats op de huid kunt. Vraag zo nodig het stuk huid te ontbloten.
8. Trek handschoenen aan.
9. Verwijder een eventueel oud verband en gooi dit direct in de prullenbak.
10. Reinig zo nodig de huid en verwijder oude zalfresten met de gaasjes en zoete olie.
11. Breng de zalf nu op de volgende manier aan:
    - Bij gebruik van een tube: breng de zalf op de handschoen of op een gaasje. Bij zalf uit een potje: breng de zalf met een spatel op de handschoen of op een gaasje.
    - Smeer de zalf vervolgens met de hand of met het gaasje uit over de aanbrengplaats.
12. Leg zo nodig een nieuw verband aan.
13. Help de zorgvrager de kleding weer te fatsoeneren en help de zorgvrager in een comfortabele houding.
14. Ruim alles op.
15. Was of desinfecteer je handen.
16. Teken de toedienlijst af. Noteer:

- het tijdstip van toedienen;
- het soort medicijn;
- de concentratie;
- de hoeveelheid;
- de manier van toedienen;
- de eventuele bijzonderheden.

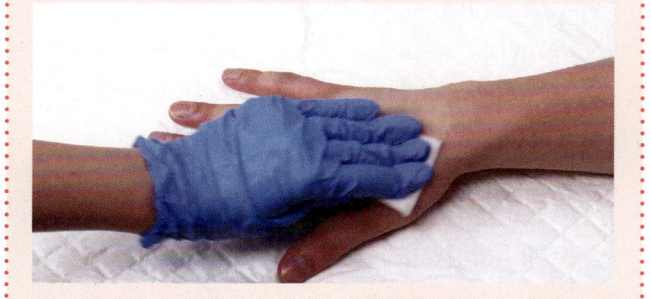

Afbeelding 4.28 Reinig zo nodig de huid en verwijder oude zalfresten met de gaasjes en zoete olie (stap 10).

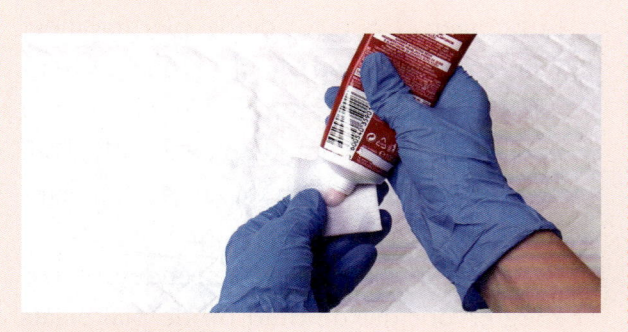

Afbeelding 4.29 Bij gebruik van een tube: breng de zalf op de handschoen of op een gaasje (stap 11).

Transdermale pleister

Volg de gebruiksaanwijzingen op het recept, het etiket en de bijsluiter op. Let op dat de pleisters op de juiste tijden worden verwisseld. Controleer altijd de houdbaarheidsdatum op de verpakking en noteer de datum en het tijdstip van het plakken van een pleister. Let er bovendien op dat de pleister niet kapot of beschadigd is.

Breng de pleister op een vast tijdstip aan op een van de geschikte plaatsen: op de borst direct onder het sleutelbeen, op de bovenarmen, de overgangsplaats van rug naar bil of de bovenbenen. Om klachten van huidirritatie en uitslag te voorkomen, plak je de pleister bij elke verwisseling op een andere plaats.

De afgifte van het medicijn in de pleister kan worden beïnvloed door extreme hitte en door het doorknippen van de pleister. De pleisters mogen om deze reden niet worden blootgesteld aan extreme hitte, bijvoorbeeld in een sauna of in de felle zon. Daarnaast mag je de pleister niet doorknippen. Daardoor wordt het medicijn namelijk niet meer regelmatig afgegeven, maar komt er in korte tijd veel van het medicijn vrij.

Voor het aanbrengen van de pleister moet je de huid schoonmaken op de plaats waar je de pleister gaat plakken. Je controleert of de huid droog is en of de huid op de plakplaats geïrriteerd of verwond is. Knip zo nodig haartjes weg bij de plakplaats. Let op: niet scheren, want dit zorgt voor beschadiging van de huid. Soms laat de pleister los voordat er volgens het plakschema een nieuwe pleister moet worden geplakt. Je verwisselt dan de losgelaten pleister. De volgende pleister plak je vervolgens weer op het vaste tijdstip volgens het plakschema.

Bij het aanbrengen van pleisters is het onhandig om handschoenen te dragen. Bij het verwijderen van pleisters moet je wel handschoenen aan.

Was je handen na het verwijderen van een fentanylpleister niet met zeep. Bij het verwijderen van de pleister bestaat namelijk de kans dat je (ondanks je voorzichtigheid) in aanraking komt met het fentanyl op de pleister. Fentanyl is een sterke pijnstiller (zoiets

4 Toedienen van medicijnen

als morfine). Zeep bevordert de opname van fentanyl. Na het verwijderen van een fentanylpleister spoel je je handen dus goed af met water.

Stappenplan voor het aanbrengen van een transdermale pleister

Voor het aanbrengen van een transdermale pleister moet je de volgende materialen klaarzetten:

- de toedienlijst;
- handschoenen;
- de pleister;
- washand, water en handdoek;
- eventueel een schaartje;
- een prullenbak;
- container voor klein chemisch afval (KCA).

Voorafgaand aan de toediening regel je ook de dubbele controle op de medicijnen.

Pas op: Gebruik dit stappenplan niet voor Exelon-pleisters of Neupro-pleisters. Gebruik voor deze pleisters het stappenplan in de bijsluiter van het medicijn.

Let op of er sprake is van huiduitslag of een allergische reactie.

1. Maak je handen goed schoon. Bij zichtbaar vuil met zeep en water, anders met handalcohol.
2. Zet alle materialen klaar, zodat je er makkelijk bij kunt.
3. Controleer de naam en geboortedatum van de zorgvrager.
4. Controleer of de zorgvrager op de hoogte is van het medicijn, de toediening en de bijwerkingen.
5. Controleer het medicijn op:
   - houdbaarheidsdatum;
   - kleur en uiterlijk;
   - manier van toedienen.
6. Vergelijk samen met de zorgvrager de toedienlijst met het medicijn. Let daarbij op:
   - soort;
   - dosis;
   - tijdstip van toedienen.
7. Trek handschoenen aan.
8. Verwijder de oude pleister. Pak de pleister bij de rand vast en trek de pleister voorzichtig los van de huid. Vouw de pleister dubbel door de plakranden op elkaar te brengen. De verwijderde pleister moet worden beschouwd als klein chemisch afval. Je moet de pleister daarom weggooien in een container voor klein chemisch afval.
9. Trek de handschoenen uit en maak je handen schoon met water.
10. Bepaal de plaats voor de volgende pleister.
11. Zorg ervoor dat de huid op de plakplaats goed schoon is. Was zo nodig met water. Droog de huid goed af.
12. Knip eventueel aanwezige haren op de plakplaats weg. Niet scheren.
13. Open de verpakking van de pleister.
14. Verwijder de beschermlaag van de pleister en gooi deze weg.
    Wanneer je een fentanylpleister aanbrengt:
    - Houd de pleister vast op zo'n manier dat je het opschrift kunt lezen.
    - Pak met de duim en wijsvinger van één hand de beschermlaag in een hoek van de pleister op. Pak met de andere hand voorzichtig een klein deel van de pleister vast.

– Trek de beschermlaag los van de pleister.

Wanneer je een nitroglycerinepleister aanbrengt:
- Houd de pleister zo vast dat je de achterkant van de pleister kunt zien.
- Buig de pleister naar achteren langs de gegolfde of gekleurde lijn.
- Trek de beschermlaag los van de pleister.

15 Breng de pleister aan op de huid van de zorgvrager.
16 Zorg dat de pleister goed blijft zitten. Druk de pleister minimaal een halve minuut aan. Controleer of de randen goed aan de huid plakken. Bij zorgvragers die erg transpireren is het soms nodig om extra folie over de pleister te plakken, zodat hij beter blijft zitten.
17 Was je handen met water. Bij fentanyl mag je geen zeep gebruiken, want zeep bevordert de opname van fentanyl.
18 Ruim alles op.
19 Desinfecteer je handen.
20 Teken de toedienlijst af. Noteer:
   – het tijdstip van toedienen;
   – het soort medicijn;
   – de concentratie;
   – de hoeveelheid;
   – de manier van toedienen;
   – de eventuele bijzonderheden.
21 Zorg ervoor dat de container met klein chemisch afval op een juiste manier wordt geleegd. Dit kan bij de apotheker of bij een inzamelpunt van de gemeente.

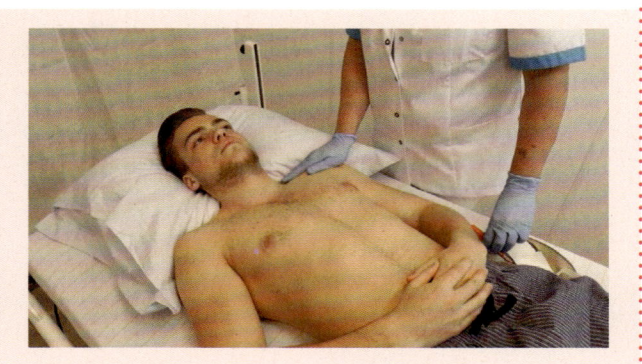

Afbeelding 4.30 Druk de pleister minimaal een halve minuut goed aan.

Poeder

Strooipoeders worden voorgeschreven voor de behandeling van wonden en huidproblemen. Bij het aanbrengen moet de huid vochtig zijn. Het medicijn in de poeder wordt direct in de huid opgenomen.

4.4.8 Rectale en vaginale toedieningsvormen

Bij kleine kinderen of als een zorgvrager misselijk is, worden er regelmatig medicijnen voorgeschreven die rectaal gegeven moeten worden. Vaginale medicijnen worden bijna uitsluitend voorgeschreven bij een vaginale schimmelinfectie.

Rectaal

Je kunt het medicijn het best inbrengen als de zorgvrager op de linkerzij ligt met de knieën opgetrokken. Mocht dit niet gaan, dan kan de zorgvrager op de rug liggen met de knieën opgetrokken. Diep inademen door de neus en uitademen door de mond helpt de zorgvrager om te ontspannen. Laat de zorgvrager de bekkenbodemspieren aanspannen om het medicijn binnen te houden. Dit kan door de anus

4 Toedienen van medicijnen

samen te knijpen alsof geprobeerd wordt een wind tegen te houden.

Een medicijn tegen verstopping (obstipatie) moet twintig minuten binnengehouden worden, zodat het kan inwerken.

Stappenplan voor het rectaal toedienen van medicijnen

Voor het rectaal toedienen van medicijnen moet je de volgende materialen klaarzetten:

- de toedienlijst;
- handschoenen;
- het medicijn;
- natte washand of gaasje;
- een prullenbak.

Voorafgaand aan de toediening regel je ook de dubbele controle van de medicijnen.

1. Maak je handen goed schoon. Bij zichtbaar vuil met zeep en water, anders met handalcohol.
2. Zet alle materialen klaar, zodat je er makkelijk bij kunt.
3. Controleer de naam en geboortedatum van de zorgvrager.
4. Controleer of de zorgvrager op de hoogte is van het medicijn, de toediening en de bijwerkingen.
5. Controleer het medicijn op:
   - houdbaarheidsdatum;
   - kleur en uiterlijk;
   - manier van toedienen.
6. Vergelijk samen met de zorgvrager de toedienlijst met het medicijn. Let daarbij op:
   - soort;
   - dosis;
   - tijdstip van toedienen.
7. Laat de zorgvrager de onderkleding uittrekken. Vraag de zorgvrager op de linkerzij te gaan liggen en de knieën op te trekken. Wanneer dat niet lukt, kan de zorgvrager op de rug liggen met opgetrokken knieën.
8. Doe de handschoenen aan.
9. Reinig zo nodig de anus met een nat washandje of gaasje.
10. Haal het medicijn uit de verpakking en houd het in één hand.
11. Gebruik je andere hand om de rechterbil omhoog te duwen, zodat je de anus kunt zien.
12. Dien het medicijn toe in de anus tot voorbij de kringspier. Controleer in de bijsluiter hoe het medicijn ingebracht moet worden.
13. Laat de zorgvrager gedurende vijf-tien minuten liggen.
14. Controleer of het medicijn nog op zijn plek zit.
15. Doe de handschoenen uit.
16. Was of desinfecteer je handen.
17. Ruim alles op.
18. Teken de toedienlijst af. Noteer:
    - het tijdstip van toedienen;
    - het soort medicijn;
    - de concentratie;
    - de hoeveelheid;
    - de manier van toedienen;
    - de eventuele bijzonderheden.

Toedienen van medicijnen 4

Vaginaal

Medicijnen voor de vagina kunnen het best 's avonds voor het slapengaan toegediend worden. Na het toedienen van het medicijn moet de zorgvrager tien minuten blijven liggen en niet persen. Zo kan het medicijn zo goed mogelijk inwerken. Tabletten voor de vagina moeten in de koelkast bewaard worden. Wanneer een tube met crème voor de vagina geopend wordt, moet je de datum van die dag op het etiket schrijven.

Stappenplan voor het vaginaal toedienen van medicijnen

Voor het vaginaal toedienen van medicijnen moet je de volgende materialen klaarzetten:

- de toedienlijst;
- handschoenen;
- het medicijn;
- een inbrenghuls of applicator;
- een onderlegger;
- een natte washand of een gaasje;
- een prullenbak.

Voorafgaand aan de toediening regel je ook de dubbele controle van de medicijnen.

1 Maak je handen goed schoon. Bij zichtbaar vuil met zeep en water, anders met handalcohol.
2 Zet alle materialen klaar, zodat je er makkelijk bij kunt.
3 Controleer de naam en geboortedatum van de zorgvrager.
4 Controleer of de zorgvrager op de hoogte is van het medicijn, de toediening en de bijwerkingen.
5 Controleer het medicijn op:
 - houdbaarheidsdatum;
 - kleur en uiterlijk;
 - manier van toedienen.
6 Vergelijk samen met de zorgvrager de toedienlijst met het medicijn. Let daarbij op:
 - soort;
 - dosis;
 - tijdstip van toedienen.
7 Laat de zorgvrager de onderkleding uittrekken. Vraag de zorgvrager in de gynaecologische houding te gaan liggen: de voeten plat op het bed, de knieën opgetrokken en naar buiten gebogen.
8 Plaats een onderlegger onder de billen van de zorgvrager.
9 Doe de handschoenen aan.
10 Maak zo nodig de genitaliën schoon met een natte washand of gaasje.
11 *Bij het toedienen van een ovule (vaginale tablet).*
 - Neem de ovule uit de verpakking.
 - Doe de ovule in de inbrenghuls. Houd de inbrenghuls met je ene hand vast.
 - Gebruik je andere hand om de schaamlippen te spreiden.
 - Voer de inbrenghuls in de vagina in.
 - Duw het medicijn met de inbrenghuls in de vagina.
 - Haal de inbrenghuls uit de vagina.
 Bij het toedienen van een crème.
 - Maak de tube open. Gebruik de andere kant van de dop om de tube met het prikpuntje open te prikken.
 - Draai de applicator aan de tube.
 - Vul de applicator met crème tot aan de markering.
 - Draai de applicator van de tube af en

sluit de tube.
- Gebruik je ene hand om de schaamlippen te spreiden
- Voer met je andere hand de applicator in de vagina, zo diep als mogelijk.
- Duw de zuiger van de applicator langzaam helemaal in.
- Haal de applicator uit de vagina.

12 Laat de zorgvrager tien minuten liggen en vraag de zorgvrager niet te persen.
13 Controleer of het medicijn op zijn plek blijft.
14 Help de zorgvrager de kleding te fatsoeneren en help de zorgvrager in een comfortabele houding.
15 Trek de handschoenen uit.
16 Was of desinfecteer je handen.
17 Ruim alles op.
18 Teken de toedienlijst af. Noteer:
- het tijdstip van toedienen;
- het soort medicijn;
- de concentratie;
- de hoeveelheid;
- de manier van toedienen;
- de eventuele bijzonderheden.

4.5 Specifieke zorgsituaties

In sommige gevallen kun je medicijnen niet op de gebruikelijke manier toedienen. Het is belangrijk om dan na te gaan wat mogelijk is in die specifieke situatie en welke aandachtspunten daarbij horen.

4.5.1 Slikproblemen

Soms is het voor zorgvragers niet mogelijk medicijnen in de vorm van tabletten via de mond in te nemen. Bij de meeste zorgvragers is een slikprobleem hier de oorzaak van. Slikproblemen worden regelmatig gezien bij ouderen en bij zorgvragers in de gehandicaptenzorg. Om deze reden worden medicijnen bij deze groep zorgvragers vaak vermalen voordat ze worden toegediend. Uit onderzoek is gebleken dat in verpleeghuizen 40% van de tabletten vermalen wordt. In veel van de gevallen wordt dit niet overlegd met de arts, terwijl niet alle medicijnen zomaar vermalen mogen worden. Dit kan namelijk gevaarlijk zijn en gevolgen hebben voor de zorgvrager. Het is de taak van de zorgverlener om aan te geven dat een zorgvrager slikproblemen heeft. De arts en de apotheker moeten de risico's in kaart brengen en met een oplossing komen. De oplossing is afhankelijk van het medicijn en de zorgvrager. Er kan worden gekozen voor een vergelijkbaar medicijn dat op een andere manier wordt toegediend. Ook kan de arts of apotheker opdracht geven het medicijn te vermalen. Dit gebeurt pas als geen andere alternatieven mogelijk zijn. Het wordt op het recept vermeld wanneer een medicijn kan worden fijngemalen. Dit moet ook op de toedienlijst worden vermeld.

Het vermalen van medicijnen heeft verschillende risico's:

- Door het vermalen van tabletten kunnen de medicijnen anders werken.
- Medicijnen kunnen worden verwisseld, omdat ze niet meer herkenbaar zijn.
- Het beschermende effect van het omhulsel van een tablet verdwijnt, waardoor inname minder veilig is.
- Voedingsmiddelen kunnen de werking van medicijnen veranderen. Fijngehakte medi-

cijnen worden vaak met de voeding gegeven. Van tevoren moet dus met de apotheker overlegd worden welke voedingsmiddelen hier geschikt voor zijn.
- Materialen waarmee de medicijnen fijngemalen worden, kunnen onvoldoende schoon zijn.
- De hulpverlener die de medicijnen vermaalt, kan gevaar lopen door bijvoorbeeld huidcontact.
- De smaak van voeding kan veranderen.

Wanneer een zorgvrager verschillende medicijnen gebruikt die vermalen moeten worden, moet met de apotheker besproken worden of deze medicijnen tegelijkertijd vermalen kunnen worden. Het is van belang dat alle hulpverleners van de zorgvrager op de hoogte zijn van de afspraken over het toedienen van de medicijnen en dat ze deze afspraken nakomen. Als de zorgvrager meerdere medicijnen gebruikt, moet duidelijk op het recept vermeld staan welke medicijnen vermalen mogen worden. Daarnaast is het belangrijk dat de materialen waarmee de medicijnen worden fijngemaakt goed schoon zijn.

4.5.2 Weigeren

Op het moment dat een zorgvrager weigert om zijn medicijnen in te nemen, moet je dat altijd serieus nemen. Dit geldt ook als de zorgvrager een verstandelijke beperking heeft. Een arts zal moeten vaststellen of de medicijnen die gegeven worden noodzakelijk zijn. Hierbij worden de volgende vragen gesteld:

- Wat zijn de gevolgen voor de zorgvrager als de medicijnen niet worden ingenomen?
- Kunnen de medicijnen op een andere manier worden toegediend? Zo ja, accepteert de zorgvrager dit alternatief?
- Is het een probleem als de klachten van de zorgvrager langer aanhouden?
- Ontstaan blijvende ernstige gevolgen wanneer de zorgvrager zijn medicijnen niet inneemt?
- Zijn er mogelijke alternatieven?

Een belangrijke vraag op het moment dat een zorgvrager zijn medicijnen weigert, is of de persoon wilsbekwaam is of niet. Indien een zorgvrager wilsonbekwaam wordt bevonden, dan beslist de arts over de medische behandeling. Hierbij moet de arts wel rekening houden met de mening van een wettelijke vertegenwoordiger van de zorgvrager (zie ook paragraaf 1.2.5).

4.5.3 Misselijk/braken

Misselijkheid en braken kunnen een probleem vormen bij het toedienen van medicijnen. Als een zorgvrager braakt na medicijnentoediening moet je de arts altijd waarschuwen. Afhankelijk van de hoeveelheid tijd die is verstreken, kan het nodig zijn om opnieuw medicijnen toe te dienen om te zorgen voor voldoende werking van het middel.

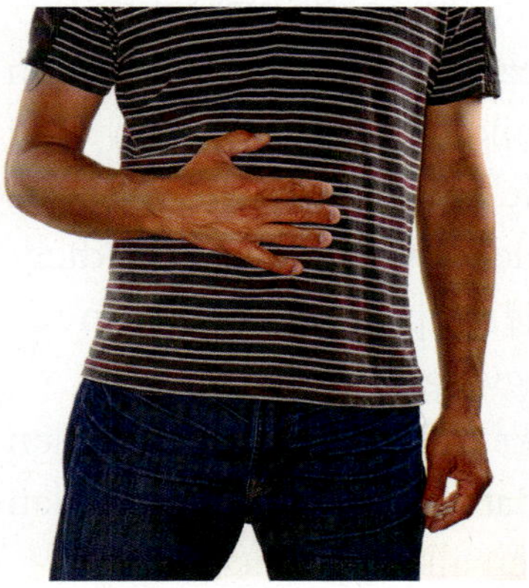

Afbeelding 4.31
Misselijkheid kan een probleem vormen bij het toedienen van medicijnen.
Foto: Beth Swanson. Shutterstock (Pearson Asset Library).

4.5.4 Zelfzorgmedicijnen

Zelfzorgmedicijnen zijn medicijnen die verkrijgbaar zijn zonder recept. Geneesmiddelen zijn door het College ter Beoordeling van Geneesmiddelen onderverdeeld in drie categorieën, namelijk: algemeen verkrijgbare middelen (AV-middelen, deze zijn overal verkrijgbaar), UAD-middelen (uitsluitend verkrijgbaar bij apotheken en drogisten) en UA-middelen (uitsluitend verkrijgbaar bij apotheken). Onder AV-middelen vallen bijvoorbeeld pijnstillers, diarreeremmers en bepaalde middelen tegen obstipatie. Het is van belang dat de arts en apotheker ook op de hoogte zijn van het gebruik van deze medicijnen, in verband met mogelijke interacties.

Ook kruiden en homeopathische middelen kunnen interacties geven met geneesmiddelen. Sint-janskruid is bijvoorbeeld een zelfzorgmiddel dat veel wordt gebruikt voor stemmingsstoornissen. Sint-janskruid versnelt het metabolisme in de lever. Onder andere anti-epileptica en digoxine werken minder goed als ze gelijktijdig met sint-janskruid worden gebruikt.

Zorgverleners mogen alleen medicijnen uitgeven en toedienen die voorgeschreven zijn door een arts. Als zorgverlener draag je geen verantwoordelijkheid voor medicijnen die de cliënt zelf heeft gekocht en die niet op de toedienlijst staan; deze zelfzorgmedicijnen zijn de verantwoordelijkheid van de zorgvrager zelf. Je adviseert de zorgvrager wel bij de arts en apotheek te melden welke zelfzorgmedicijnen hij gebruikt. Je rapporteert dit ook in het dossier van de zorgvrager.

Als een zorgvrager zelf gekochte middelen wil gebruiken en dat niet zelfstandig kan, dan mag je die middelen alléén toedienen als:

- deze zijn voorgeschreven of goedgekeurd door een arts én
- door de apotheek op de toedienlijst zijn opgenomen.

4.5.5 Combinatie van voedingsmiddelen

Tussen geneesmiddelen en voeding kunnen verschillende interacties optreden. Een aantal geneesmiddelen, bijvoorbeeld levodopa (voor de ziekte van Parkinson) en ijzerpreparaten, moeten worden ingenomen op een lege maag. De combinatie met voeding kan de werking van deze geneesmiddelen verkleinen.

Grapefruitsap kan de absorptie van een groot aantal middelen vergroten. Hierdoor komt meer geneesmiddel in het bloed terecht, waardoor de werking toeneemt. Grapefruitsap heeft een langdurig effect en kan zelfs een dag na inname nog effect hebben.

Voor een groot aantal geneesmiddelen geldt dat ze eerst moeten worden omgezet in de lever voor ze kunnen worden uitgescheiden. Roken, alcohol en kruiden kunnen van invloed zijn op de snelheid waarmee medicijnen in de lever worden omgezet.

4.5.6 Polyfarmacie

Wanneer een zorgvrager vijf of meer geneesmiddelen per dag uit verschillende therapeutische groepen chronisch gebruikt, spreekt men van polyfarmacie. Hierbij worden dermatologische zalven en crèmes niet meegerekend. Ook tijdelijke medicijnen (zoals een antibioticakuur) tellen niet mee. Polyfarmacie komt voor bij een groeiend aantal zorgvragers, met name bij ouderen. Bij 30-45% van de mensen ouder dan 65 jaar is sprake van polyfarmacie.

Polyfarmacie kan leiden tot ernstige bijwerkingen en ongewenste interacties tussen medicijnen, vaak met ziekenhuisopname tot gevolg. Bij zorgvragers waarbij sprake is van polyfarmacie is het advies om een Periodieke Medicatie Beoordeling (PMB) in te voeren. Bij een PMB beoordelen de arts, apotheker en zorgverlener het medicijngebruik van de zorgvrager en kijken ze welke alternatieven mogelijk zijn. De arts bespreekt de voorgestelde veranderingen met de zorgvrager. Als de zorgvrager hiermee akkoord gaat, worden de veranderingen doorgevoerd. Drie maanden na de aanpassingen wordt er weer geëvalueerd.

4.5.7 'Zo nodig'-medicijnen

Op de toedienlijst kan bij een bepaald medicijn 'zo nodig' staan. Dit houdt in dat de zorgvrager dit medicijn niet standaard krijgt, maar alleen krijgt wanneer een bepaald symptoom optreedt. Voorbeelden hiervan zijn pijnstillers, slaapmedicatie en laxantia. Een ander voorbeeld is een epipen, waar adrenaline in zit.

Jij speelt als zorgverlener een rol bij het inschatten of 'zo nodig'-medicijnen moeten worden toegediend of niet. Als je de 'zo nodig'-medicijnen toedient, teken je dit af op de toedienlijst. Sommige instellingen werken met aparte 'zo nodig'-lijsten, waarop ook geschreven moet worden waarom het 'zo nodig'-medicijn gegeven is. Door met aparte lijsten te werken, is sneller inzichtelijk hoe vaak en waarom een 'zo nodig'-medicijn gegeven wordt. Deze gegevens kunnen belangrijk zijn bij bijvoorbeeld een PMB of artsenvisite.

SAMENVATTING

Er zijn verschillende toedieningsvormen van medicijnen. De belangrijkste toedieningsvormen zijn: pillen en dragees, poeders, drankjes, zetpillen en crèmes. In een geneesmiddeldistributiesysteem (GDS) zijn de verschillende medicijnen voor een zorgvrager samengevoegd per tijdstip waarop de medicijnen moeten worden gegeven. In dit hoofdstuk vind je een stappenplan voor het werken met een GDS. Een apotheek is verantwoordelijk voor het GDS.

Je kunt medicijnen op verschillende manieren toedienen:

- onder de tong (sublinguaal);
- in de wangzak;
- via de neus;
- via het oor;
- via het oog;
- via de luchtwegen;
- op de huid;
- rectaal of vaginaal.

In dit hoofdstuk vind je terug welke medicijnen je op welke manieren kunt toedienen. Hoe je deze medicijnen moet toedienen, staat beschreven in stappenplannen. Zo weet je precies welke materialen je nodig hebt en hoe je de medicijnen moet toedienen.

Soms kun je medicijnen niet op de gebruikelijke manier toedienen, omdat de zorgvrager bijvoorbeeld slikproblemen heeft of omdat hij medicijnen weigert. Je moet dan in overleg met de arts of apotheker bezien welke andere oplossingen er zijn.

4 Toedienen van medicijnen

BEGRIPPEN

Capsule
Dosisaerosol
Dragee
Emulsie
Geneesmiddeldistributiesysteem (GDS)
Inhalator
Polyfarmacie
Sublinguaal toedienen
Suspensie
Tablet
Toedieningsvorm
Transdermale pleisters
Vernevelaar
Zelfzorgmedicijnen
Zetpil

Deel II

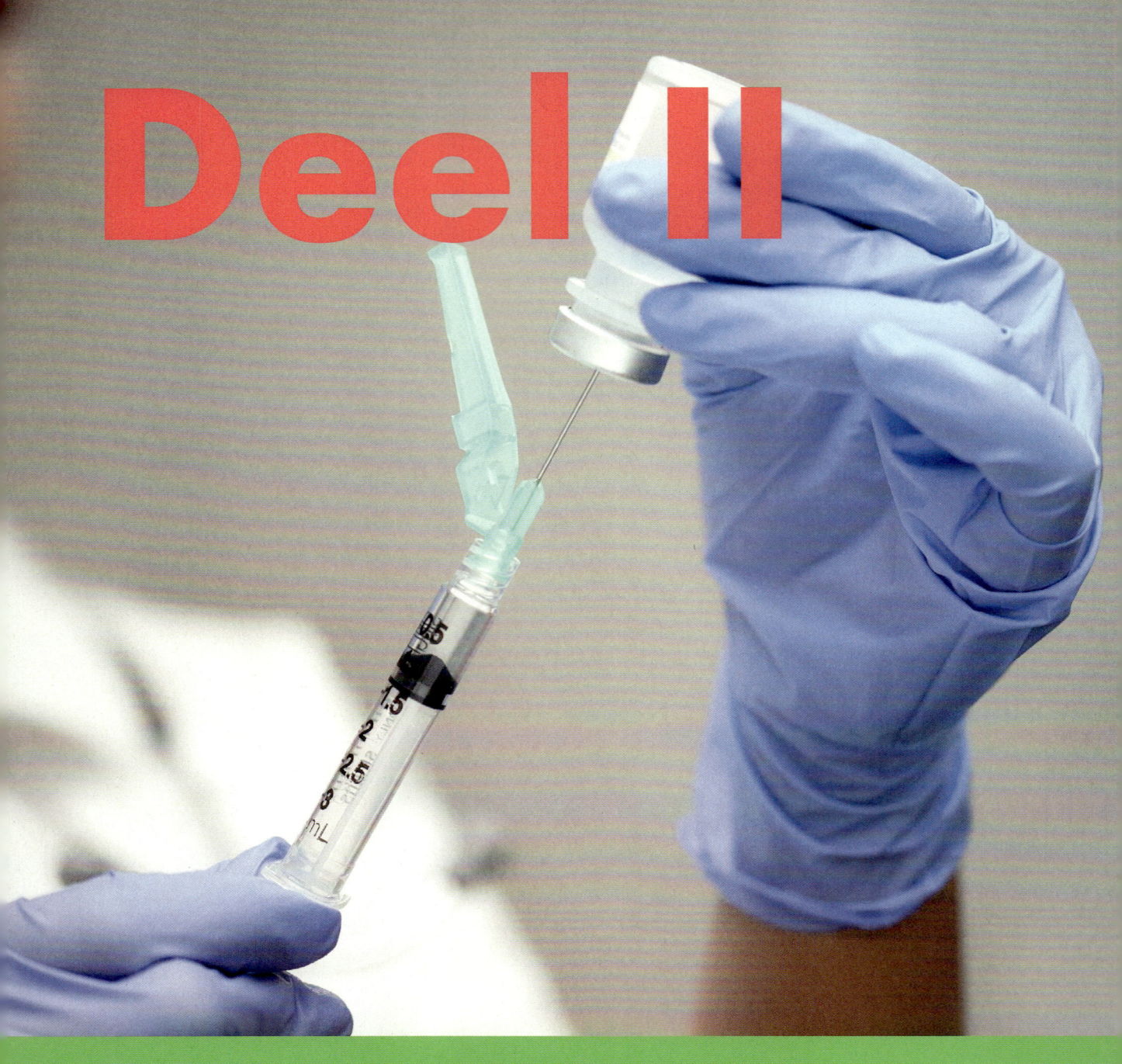

INJECTIES

5
INJECTEREN

5 Injecteren

LEERDOELEN

- Je weet welke naalden en welke spuiten er zijn en voor welk doel ze gebruikt worden.
- Je weet wat een subcutane injectie is, kent de benodigde materialen en weet hoe je de injectieplaats moet bepalen.
- Je kent de stappen om een subcutane injectie toe te dienen met de loodrechttechniek en de huidplooitechniek.
- Je weet welke materialen er nodig zijn om insuline toe te dienen en weet hoe je de injectieplaats moet bepalen.
- Je kent de stappen om insuline toe te dienen.
- Je weet wat een intramusculaire injectie is, kent de benodigde materialen en weet hoe je de injectieplaats moet bepalen.
- Je kent de stappen om een intramusculaire injectie toe te dienen met de rangeertechniek en de depotwisselingstechniek.
- Je weet wat een intraveneuze injectie is, kent de benodigde materialen en weet hoe je de injectieplaats moet bepalen.
- Je kent de stappen om een intraveneuze injectie toe te dienen.

Injecteren is het toedienen van een vloeibaar geneesmiddel via een holle naald met hieraan een spuit. Je kunt injecties toedienen in verschillende soorten weefsels, bijvoorbeeld in een spier (intramusculair), in de huid (intracutaan), in het onderhuidse vetweefsel (subcutaan) of direct in het bloedvat (intraveneus).

5.1 Controle

Het toedienen van medicijnen via injectie is een voorbehouden handeling. Dat betekent dat de injectie alleen mag worden gegeven door een bekwame en bevoegde zorgverlener in opdracht van een arts.

Als je een medicijn toedient via een injectie, geeft dit snel resultaat. Dit betekent ook dat er bij fouten meestal grotere problemen ontstaan. Om deze reden moet er altijd een dubbele controle worden uitgevoerd als je medicijnen geeft via een injectie.

De apotheker levert de medicijnen zo veel mogelijk in opgeloste vorm aan. Op het etiket moeten de naam en de geboortedatum van de zorgvrager staan. Als je het medicijn toedient, moet je deze gegevens controleren. Deze gegevens moeten ook tijdens de dubbele controle worden meegenomen. De dubbele controle wordt op een van de volgende manieren uitgevoerd:

- Een collega controleert ter plekke de naam en geboortedatum van de zorgvrager en de wijze van toediening, verdunning, oplossing, dosering en houdbaarheid van het geneesmiddel. In het geval van een oplossing moet deze nogmaals berekend worden.
- Je belt een collega om de naam en geboortedatum van de zorgvrager en de wijze van toediening, verdunning, oplossing, dosering en houdbaarheid van het geneesmiddel te controleren.
- Je stuurt een foto van het medicijn naar een collega om de naam en geboortedatum van de zorgvrager en de wijze van toediening, verdunning, oplossing, dosering en

5 Injecteren

houdbaarheid van het geneesmiddel te controleren.

5.1.1 Materiaal
Bij het injecteren gebruik je materiaal om de medicijnen klaar te maken (om ze op te lossen en/of te verdunnen) en om ze toe te dienen.

Naalden
Bij het toedienen van injecties en het opzuigen van injectievloeistoffen gebruik je wegwerpnaalden. Deze naalden zijn gemaakt van roestvrij staal. Er bestaan naalden in verschillende lengtes en diktes. Welke naald je moet gebruiken, is afhankelijk van de toepassing en de soort injectievloeistof.
Je maakt de injectienaald via een stukje gekleurd kunststof aan de spuit vast. Dit kunststof tussenstukje wordt een **luerlock conus** genoemd. Het is speciaal ontworpen om lekken tussen de spuit en de naald te voorkomen. De kleur van de conus geeft de diameter van de naald aan. Hierover zijn internationaal afspraken gemaakt. De kleur zegt niets over de lengte van de naald. In de meeste ziekenhuizen is van een bepaalde kleur conus maar één lengte beschikbaar. Dit voorkomt verwarring.

- Voor intramusculaire injecties bij volwassenen gebruik je iets dikkere en langere naalden, bijvoorbeeld van 0,8 x 38-40 mm (diameter x lengte). Dit zijn groene naalden.
- Grijze naalden (0,4 x 5-12 mm) gebruik je voor loodrechte subcutane injecties bij volwassenen. Bij de huidplooitechniek gebruik je vaak naalden van 0,4 x 19-32 mm.
- Crèmekleurige naalden (1,10 x 50 mm) gebruik je vooral voor het optrekken van medicijnen. Deze naalden zijn lang en breed, waardoor ze bij de bodem van een ampul kunnen komen.

De diameter van de naald kan ook worden uitgedrukt in **Gauge (G)**. Hoe groter de diameter, hoe kleiner het aantal Gauge.
Veiligheidsnaalden zijn naalden met een beschermingsmechanisme. Deze naalden hebben bijvoorbeeld een beschermkapje. Dat kun je na gebruik over de naald heen klappen. Zo verklein je het risico om jezelf te prikken. Welke veiligheidsnaald je gebruikt, hangt af van de situatie.

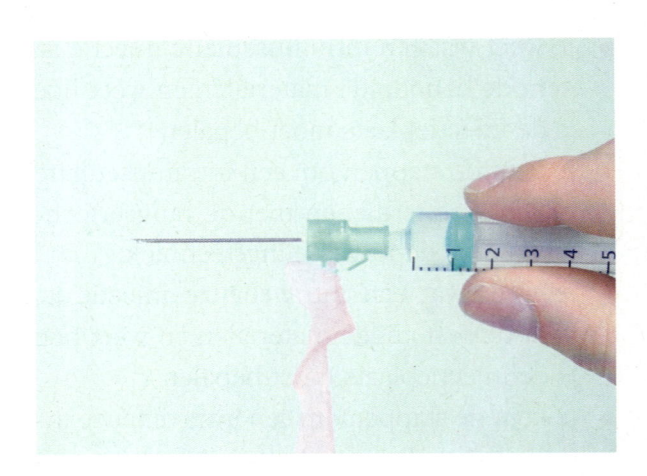

Afbeelding 5.1 Voorbeeld van een naald met een beschermkapje.

Spuiten
Er bestaan verschillende typen spuiten. Voor injecteren gebruik je over het algemeen wegwerpspuiten voor eenmalig gebruik. Er zijn verschillende maten. Veelgebruikte maten zijn 1 ml, 2 ml, 5 ml, 10 ml, 20 ml, 30 ml, 35 ml, 50 ml en 60 ml.
Kant-en-klare spuiten zijn spuiten die worden geleverd met de juiste hoeveelheid medicijnen al in de spuit. In deze spuiten zit altijd

een luchtbel. Je hoeft deze spuiten niet te ontluchten voor je ze gebruikt.

Naaldencontainer
Na gebruik moet je losse naalden altijd in een **naaldencontainer** (of naaldenbox/naaldenbeker) weggooien. Naaldencontainers zijn gemaakt van hard plastic. Je moet ze goed afsluiten en op een veilige plaats opbergen. Op de naaldencontainer staat altijd een lijn. Je mag de container nooit vullen tot boven de lijn. Als je dat wel doet, kan de volgende die een naald weg wil gooien zich prikken. Je moet naaldencontainers dus op tijd vervangen of legen.

5.1.2 Prikaccidenten
Bij een **prikaccident** kom je als zorgverlener in contact met bloed of andere lichaamsvloeistoffen van een zorgvrager. Dit kan gebeuren doordat je je per ongeluk prikt aan een gebruikte naald. Je loopt daardoor risico op besmetting met ernstige ziekten, zoals hepatitis B, hepatitis C of hiv/aids. De kans op besmetting is afhankelijk van verschillende factoren: de hoeveelheid bloed of lichaamsvloeistof die in het lichaam terecht is gekomen, of er virusdeeltjes in zitten en of je beschermd bent tegen de ziekte. Je kunt beschermd zijn door vaccinatie of doordat je de ziekte al een keer hebt doorgemaakt. Bij iedere organisatie of instelling gelden protocollen voor hoe je moet handelen bij een prikaccident.

5.2 Subcutane injectie

Een **subcutane injectie** geef je in het onderhuids vetweefsel, de subcutis. De subcutis bevindt zich onder de huid en bestaat uit losmazig bindweefsel. De meerderheid van deze bindweefselcellen ontwikkelt zich tot vetcellen. Na een subcutane injectie wordt het geneesmiddel voornamelijk opgenomen door de bloedvaatjes in het vetweefsel. Voorbeelden van geneesmiddelen die subcutaan worden gegeven zijn heparine en insuline.

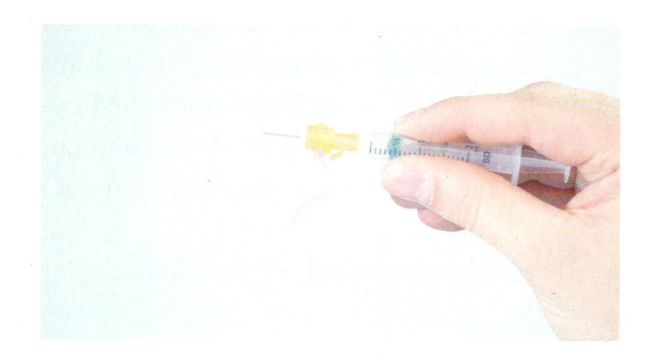

Afbeelding 5.2   Een subcutane naald is een kort naaldje.

Er zijn geen specifieke contra-indicaties voor het toedienen van een subcutane injectie.

5.2.1 Specifieke aandachtspunten
Na het subcutaan injecteren van insuline of bloedverdunners mag niet worden gemasseerd. Het masseren beïnvloedt de insulineopname en vergroot het risico op hematomen. Voor het toedienen van een subcutane injectie moet je de juiste injectieplaats bepalen, aangezien de plaats de opnamesnelheid van medicijnen kan beïnvloeden. Daarnaast is de opname van de medicijnen afhankelijk van de injectietechniek, de spierpompwerking, temperatuursveranderingen, roken en spuitdefecten.
Bij veelvuldige injecties moet de injectie minimaal 1 cm van de vorige injectieplaats verwij-

derd zijn. Op deze manier voorkom je huidbeschadigingen.

5.2.2 Mogelijke complicaties
Mogelijke complicaties bij een subcutane injectie zijn:

- Abcesvorming.
- Weefselnecrose: dit kan het gevolg zijn van een slechte opname van een geneesmiddel of een verkeerde toedieningswijze. Je kunt weefselnecrose voorkomen door medicijnen op te lossen volgens de richtlijnen. Daarnaast is het van belang dat je een goede injectieplaats kiest.
- Allergische reactie op het geneesmiddel.

5.2.3 Benodigdheden

Keuze naald
De keuze van de naald wordt bepaald door de injecteertechniek die gebruikt gaat worden en door de dikte van het onderhuidse bindweefsel. Bij de huidplooitechniek is er een langere naald nodig dan bij de loodrechttechniek. De volgende naalden kunnen worden gebruikt:

- voor loodrechte subcutane injecties: 5-12 mm;
- voor injecties met de huidplooitechniek: 19-32 mm;
- voor subcutane injecties bij kinderen (met de huidplooitechniek): 5, 6, 8, 10 of 12 mm.

Voor zorgvragers met diabetes die één keer of meerdere keren per dag insuline spuiten wordt de lengte van de naald vaak bepaald door de diabetesverpleegkundige.
Als een zorgvrager veel aankomt of juist veel gewicht verliest, is het belangrijk om de lengte van de naald aan te passen.

Overige benodigdheden
- de toedienlijst;
- medicijnen;
- spuit;
- opzuignaald;
- watjes;
- desinfectans;
- pleister;
- naaldencontainer.

5.2.4 Injectieplaats bepalen
Niet elk stuk van de huid is geschikt voor een subcutane injectie. De dikte van de vetlaag varieert namelijk sterk op verschillende locaties van het lichaam.
Voor het toedienen van een geneesmiddel en het waarborgen van een goede resorptie (opname) is het van belang dat er voldoende subcutaan vetweefsel is op de injectieplaats. Voorkeurslocaties voor het geven van een subcutane injectie zijn:

- de vetkussentjes aan de buitenzijde van de bovenarm;
- het vet aan de buitenkant van het bovenbeen;
- het vet op de buik, rondom de navel;
- de billen.

Op deze plaatsen is normaal gesproken voldoende subcutaan vetweefsel aanwezig. Daarnaast zijn deze locaties goed toegankelijk en is er weinig tot geen risico op het beschadigen van omliggende structuren.

Injecteren 5

Bij het bepalen van de injectieplaats bekijk je de insteekplaats goed. Je prikt niet in:

- gebied met oedeem/trombose;
- verlamde ledematen;
- ledematen met infuus of shunt;
- te opereren of geopereerd gebied;
- ontstoken gebied;
- wondjes of eczeem;
- het gebied rond een stoma;
- de buurt van grote bloedvaten;
- bestraald gebied.

5.2.5 Stappenplan

Loodrechttechniek

De **loodrechttechniek** is de meest gebruikte techniek voor subcutane injecties. Deze techniek heeft de voorkeur omdat ze het eenvoudigst is. Afhankelijk van de dikte van de huid kies je een naaldlengte. Bij zorgvragers met een dunne onderhuidse vetlaag kun je het beste de **huidplooitechniek** toepassen.

Stappenplan voor subcutaan injecteren met behulp van de loodrechttechniek

Voorafgaand aan de toediening regel je ook de dubbele controle van de medicijnen.

1. Maak je handen goed schoon. Bij zichtbaar vuil met zeep en water, anders met handalcohol.
2. Zet alle materialen klaar, zodat je er makkelijk bij kunt.
3. Controleer de naam en geboortedatum van de zorgvrager.
4. Controleer of de zorgvrager op de hoogte is van het medicijn, de toediening en de bijwerkingen.
5. Controleer het medicijn op:
   - houdbaarheidsdatum;
   - kleur en uiterlijk;
   - manier van toedienen.
6. Vergelijk samen met de zorgvrager de toedienlijst met het medicijn. Let daarbij op:
   - soort;
   - dosis;
   - tijdstip van toedienen.
7. Laat de zorgvrager eventuele kleding over de injectieplaats verwijderen. Vraag de zorgvrager zich te ontspannen.
8. Controleer of de huid op de gekozen plaats schoon en droog is.
9. Pak de spuit op en verwijder de naaldhuls.
10. Span de huid met duim en wijsvinger.
11. Breng de naald loodrecht aan in het onderhuidse weefsel op minstens 1 cm afstand van de vorige injectieplaats.
12. Houd de spuit en naald op hun plek met je niet-injecterende hand om onverwachte bewegingen te voorkomen.
13. Spuit de vloeistof langzaam en gelijkmatig in.
14. Trek de naald in een vloeiende beweging terug en klik het naaldkapje over de injectienaald of trek de naaldhuls over de naald. Houd een gaasje gereed voor een eventuele bloeddruppel. Masseer de huid niet!
15. Verwijder de naald van de spuit en gooi de naald in een naaldencontainer.
16. Ruim alles op.
17. Was of desinfecteer je handen.
18. Teken de toedienlijst af. Noteer:
    - het tijdstip van toedienen;
    - het soort medicijn;
    - de concentratie;

5 Injecteren

- de hoeveelheid;
- de manier van toedienen;
- de eventuele bijzonderheden.

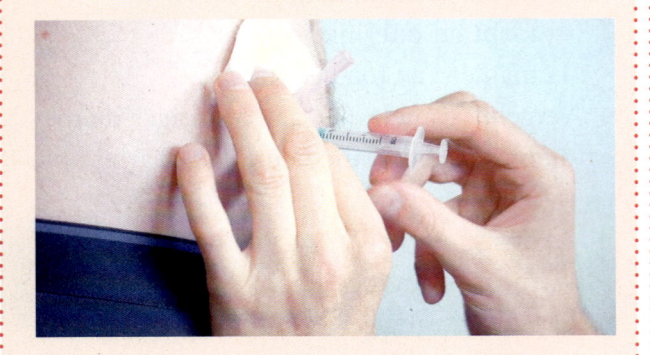

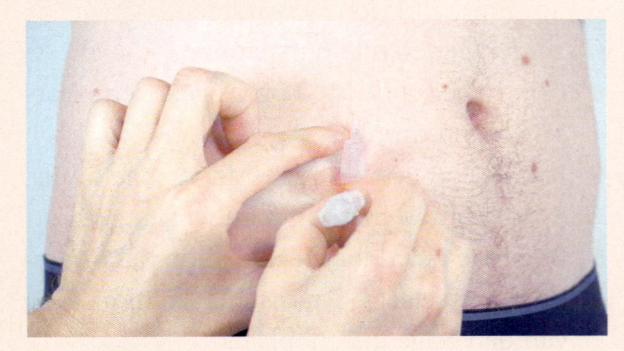

Afbeelding 5.3 Subcutaan injecteren: de loodrechttechniek.

Huidplooitechniek

Stappenplan voor subcutaan injecteren met behulp van de huidplooitechniek

Voorafgaand aan de toediening regel je ook de dubbele controle van de medicijnen.

1. Maak je handen goed schoon. Bij zichtbaar vuil met zeep en water, anders met handalcohol.
2. Zet alle materialen klaar, zodat je er makkelijk bij kunt.
3. Controleer de naam en geboortedatum van de zorgvrager.
4. Controleer of de zorgvrager op de hoogte is van het medicijn, de toediening en de bijwerkingen.
5. Controleer het medicijn op:
   - houdbaarheidsdatum;
   - kleur en uiterlijk;
   - manier van toedienen.
6. Vergelijk samen met de zorgvrager de toedienlijst met het medicijn. Let daarbij op:
   - soort;
   - dosis;
   - tijdstip van toedienen.
7. Laat de zorgvrager eventuele kleding over de injectieplaats verwijderen. Vraag de zorgvrager zich te ontspannen.
8. Controleer of de huid op de gekozen plaats schoon en droog is.
9. Pak de spuit op en verwijder de naaldhuls.
10. Pak met je andere, niet-injecterende hand, een brede huidplooi op.
11. Breng de naald onder een hoek van 45-60 graden halverwege tussen het hoogste en laagste punt in de huidplooi, op minstens 1 cm afstand van de vorige injectieplaats.
12. Laat de huidplooi los.
13. Houd de spuit en naald op hun plek met je niet-injecterende hand om onverwachte bewegingen te voorkomen.
14. Spuit de vloeistof langzaam en gelijkmatig in.
15. Trek de naald in een vloeiende beweging terug en klik het naaldkapje over de injectienaald of trek de naaldhuls over de naald. Houd een gaasje gereed voor een eventuele bloeddruppel. Masseer de huid niet!
16. Verwijder de naald van de spuit en gooi de naald in een naaldencontainer.

17 Ruim alles op.
18 Was of desinfecteer je handen.
19 Teken de toedienlijst af. Noteer:
- het tijdstip van toedienen;
- het soort medicijn;
- de concentratie;
- de hoeveelheid;
- de manier van toedienen;
- de eventuele bijzonderheden.

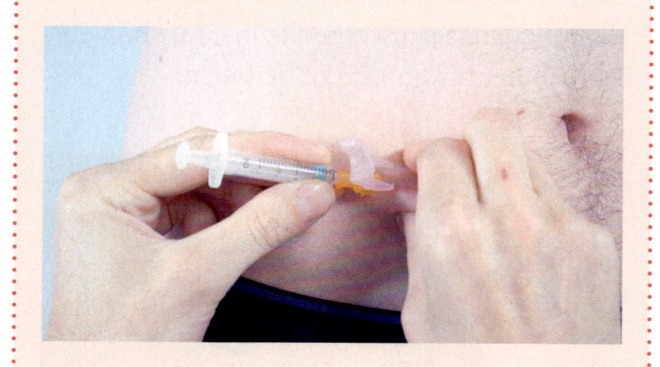

Afbeelding 5.4 *Subcutaan injecteren: de huidplooitechniek.*

meerdere insulinepennen gebruikt, moet goed onderscheid kunnen worden gemaakt tussen deze pennen. Voorgevulde FlexPennen moeten worden weggegooid als ze leeg zijn. Insulinepennen die in gebruik zijn, bewaar je op kamertemperatuur met de doseerknop op 0 en een beschermdop. De voorraad insulinepennen bewaar je in de verpakking in de koelkast.

Voor elke injectie gebruik je een nieuwe naald. Gebruik geschikte naalden voor de betreffende insulinepen. De naaldlengte is afhankelijk van de dikte van de huid.

Voor injecteren moet je de insulinepen met troebele insuline minstens 10 keer zwenken. De substantie moet uiteindelijk egaal wit ogen. Je dient insuline bij voorkeur op kamertemperatuur toe om ongemak te voorkomen. Een grote dosis (meer dan 50 IE) splits je bij voorkeur op in twee injecties. Een grote dosis geeft namelijk meer kans op pijn en lekkage, en vertraagt de opname.

5.3 Insuline toedienen

5.3.1 Indicaties

Indicaties voor een behandeling met insuline zijn diabetes mellitus type 1 en 2. Bij diabetes type 1 produceert het lichaam geen insuline. Bij zorgvragers met diabetes type 2 kan een behandeling met insuline nodig zijn als tabletten en het aanpassen van de leefstijl voor onvoldoende verbetering zorgen.

5.3.2 Specifieke aandachtspunten

Een insulinepen is voor individueel gebruik. Het soort en de sterkte van de insuline moeten te achterhalen zijn. Als een zorgvrager

5.3.3 Mogelijke complicaties

- Toedienen van te veel of te weinig insuline, waardoor een hypoglycemie of een hyperglycemie ontstaat. Waarschuw in dit geval altijd de arts.
- Zie ook paragraaf 5.2.2.

5.3.4 Benodigdheden

- de toedienlijst;
- insulinepen;
- pennaald;
- een gaasje;
- een naaldenbeker;
- een afvalbak.

5 Injecteren

Insulinepen

Voor het toedienen van insuline gebruik je een **insulinepen** met pennaald. De insulinepen bevat een patroon met insuline. Op de pen zit een afleesvenster en een doseerknop. Je kunt de pen voor meerdere injecties gebruiken. Er zijn verschillende soorten pennen: voorgevulde pennen en navulbare pennen. Voorgevulde pennen gooi je in het geheel weg als het patroon leeg is. Patronen in navulbare pennen kunnen vervangen worden.

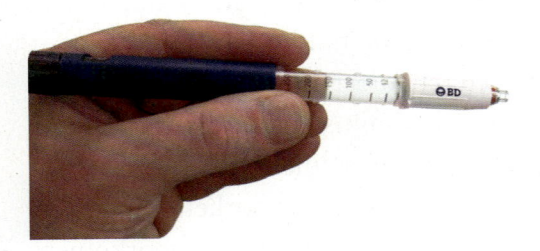

Afbeelding 5.5 Insulinepen.

Keuze naalden

Pennaalden zijn er in verschillende lengtes en diktes. Voor allemaal geldt dat de naald afgeschermd is met een doorzichtig kapje. Als je de naald in de huid brengt, schuift het kapje de pen in. Bij het verwijderen van de naald uit de huid, schuift het kapje terug over de naald. Op deze manier is een prikaccident niet mogelijk. Je kunt een pennaald niet vaker dan één keer gebruiken. Een pennaald kan op elke insulinepen worden gebruikt en heeft een lengte van maximaal 5 mm. De lengte van de naald is afhankelijk van de gekozen injectietechniek. Een korte naald heeft de voorkeur, omdat die niet door een huidplooi heen kan steken.

5.3.5 Injectieplaats bepalen

Het gebied waar je de insuline inspuit, is van belang voor de opnamesnelheid. Zo wordt insuline na injectie in de buik twee keer sneller opgenomen dan wanneer je het in het bovenbeen injecteert. Voor de beste werking injecteer je subcutaan in onbeschadigde huid. De volgende drie gebieden zijn het geschiktst voor een injectie met insuline: 2 cm naast en onder de navel, aan de buitenkant van het bovenbeen een handbreedte boven de knie en het bovenste buitenste deel van de billen. Snelwerkende insuline moet je toedienen in de buik; langzaamwerkende insuline bij voorkeur in het bovenbeen of de billen.

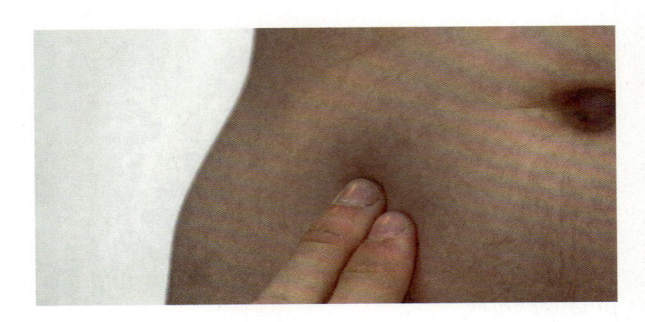

Afbeelding 5.6 De injectieplaats wordt bepaald. Snelwerkende insuline moet je inspuiten in de buik, langzaam werkende insuline bij voorkeur in het bovenbeen of de bil.

5.3.6 Stappenplan

Stappenplan voor het toedienen van insuline met een insulinepen

Voorafgaand aan de toediening regel je ook de dubbele controle van de medicijnen.

1. Maak je handen goed schoon. Bij zichtbaar vuil met zeep en water, anders met handalcohol.
2. Zet alle materialen klaar, zodat je er makkelijk bij kunt.

3. Haal de beschermdop van de insulinepen.
4. Controleer de vervaldatum, kleur/substantie en toedieningswijze.
5. Controleer de naam en geboortedatum van de zorgvrager.
6. Controleer of de zorgvrager op de hoogte is van het medicijn, de toediening en de bijwerkingen.
7. Kijk samen met de zorgvrager of de insulinepen overeenkomt met de toedienlijst. Controleer soort, hoeveelheid en het tijdstip van toediening.
8. Ga na of er voldoende insuline in de pen zit. Gebruik hierbij de schaalverdeling op de patroonhouder. Pak zo nodig een nieuwe FlexPen.
9. Zwenk troebele middellangwerkende of langwerkende insuline minstens tien keer voor gebruik. Schudden is niet de bedoeling!
10. Draai de pennaald op de insulinepen terwijl de naaldverpakking er nog omheen zit. Eenmaal op de insulinepen, mag de verpakking eraf.
11. Spuit 2 IE uit de insulinepen ter ontluchting. Kijk of de pen goed werkt. Spuit/schud de resterende insuline op een gaasje.
12. Laat de zorgvrager de huid ter plaatse ontbloten. Vraag de zorgvrager zich te ontspannen. Kijk of de huid op de gekozen plaats schoon en droog is.
13. Pak de insulinepen vast met je injecterende hand.
14. Steek de naald loodrecht in het onderhuidse weefsel op minstens 1 cm afstand van de vorige injectieplaats.
15. Houd de insulinepen met je andere hand op zijn plaats om onverwachte bewegingen op te vangen.
16. Druk de knop van de insulinepen in met de duim van je injecterende hand. Blijf de knop ingedrukt houden gedurende minstens 10 seconden en laat alle insuline goed de huid in stromen.
17. Controleer of de doseerknop op 0 staat.
18. Verwijder de naald uit de huid. Aan de zijkant van het beschermkapje verschijnt een rode indicator die over de naald heen schuift. Houd een gaasje bij de hand om eventuele bloeddruppels op te vangen. Masseer de huid niet!
19. Haal de naald van de insulinepen (gebruik bij een gewone naald hiervoor de naaldverwijderaar) en gooi deze in de naaldenbeker.
20. Plaats de beschermdop terug op de insulinepen. Indien de insulinepen leeg is, kan deze in de afvalbak worden gegooid.
21. Ruim alles op.
22. Was of desinfecteer je handen.
23. Teken de toedienlijst af. Noteer:
    - het tijdstip van toedienen;
    - het aantal eenheden;
    - de plaats van toediening;
    - de eventuele bijzonderheden.

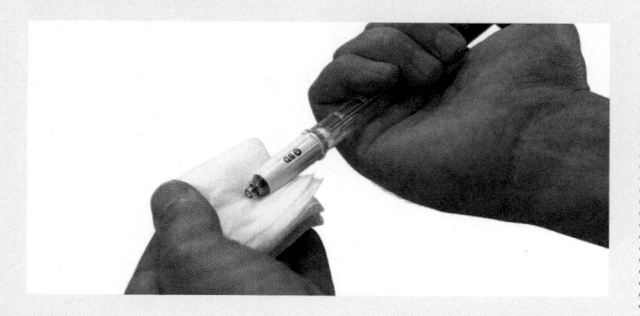

Afbeelding 5.7 Spuit 2 IE insuline uit de insulinepen ter ontluchting (stap 11).

5 Injecteren

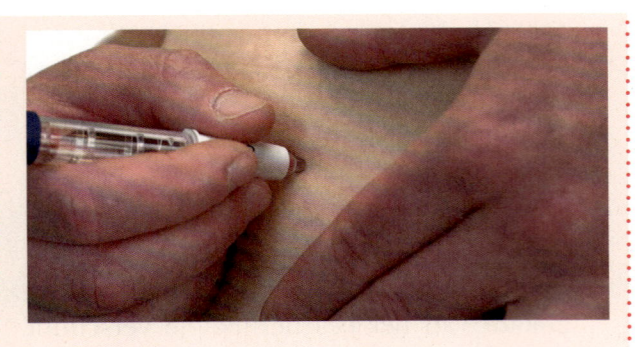

Afbeelding 5.8 Steek de naald loodrecht in de huid (stap 14).

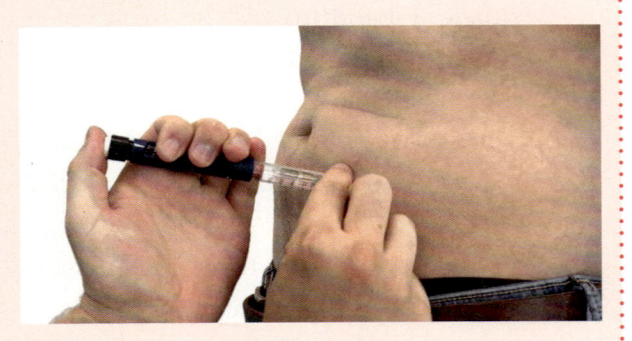

Afbeelding 5.9 Druk op de knop van de insulinepen en houd deze minimaal 10 seconden ingedrukt (stap 16).

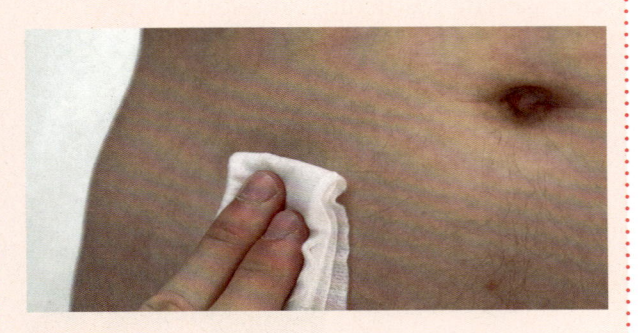

Afbeelding 5.10 Houd een gaasje bij de hand om eventuele bloeddruppels op te vangen. Masseer de huid niet (stap 18).

5.4 Intramusculair injecteren

Bij een **intramusculaire injectie** dien je een geneesmiddel toe in het spierweefsel. Het geneesmiddel wordt vervolgens in het bloed opgenomen via kleine bloedvaatjes in de spier. De opname in het bloed verloopt sneller dan bij een subcutane injectie.

5.4.1 Specifieke aandachtspunten

Houd de injectiespuit altijd vast alsof het een pen is. Zo voorkom je dat je de zuiger van de gevulde injectiespuit per ongeluk aanraakt. Je kunt de injectienaald inbrengen tot het einde van de naald. De injectienaald moet de spier bereiken.

Bij injecties in de bilspier moet de zuiger van de injectiespuit na het injecteren teruggetrokken (geaspireerd) worden om te controleren of de naald niet in een bloedvat zit. Je moet de zuiger van de injectiespuit hiervoor dus een stukje terugtrekken.

Je moet de medicijnen langzaam injecteren (ongeveer 10 ml/sec).

5.4.2 Mogelijke complicaties

Mogelijke complicaties bij een intramusculaire injectie zijn:

- Hematoomvorming.
- Aanprikken van een bloedvat. Verwijder in dat geval de naald en maak een nieuwe injectie klaar. Dien deze vervolgens toe op een andere plaats.
- Aanprikken van de grote beenzenuw (*nervus ischiadicus*).

5.4.3 Benodigdheden

Keuze naald

Bij het uitkiezen van de naaldlengte moet je rekening houden met de dikte van de bindweefsellaag onder de huid. Voor volwassenen gebruik je naalden van 25 mm (23G) of 38 mm (21G).

Bij het vaccineren van kinderen (vooral kinderen van 4 tot 9 jaar) gaat de voorkeur uit naar naalden met een diameter van 0,5 of 0,6 mm en een lengte van 24 of 25 mm. De onderhuidse vetlaag bij jonge kinderen wordt vaak te dun ingeschat.

ZORGVRAGER	NAALDLENGTE BIJ LOODRECHTE INJECTIE
vrouw met gewicht < 60 kg	16 mm
vrouw met gewicht 60-90 kg	25 mm
vrouw met gewicht > 90 kg	38 mm
man met gewicht 60-118 kg	25 mm

Overige benodigdheden
- toedienlijst;
- medicijnen/vaccinatie;
- gaasje;
- pleister;
- naaldencontainer.

5.4.4 Injectieplaats bepalen

Intramusculaire injecties moet je toedienen in een spier met voldoende spiermassa (en een goede doorbloeding). Ook de hoeveelheid te injecteren vloeistof is van belang. Mogelijkheden zijn:

- de bovenarmspier (*musculus deltoideus*): max. 2 ml;
- de bilspier (*musculus gluteus maximus*): buikzijde max. 3 ml, rugzijde max. 4 ml;
- de bovenbeenspier (*musculus rectus femoris*): max. 5 ml.

Vaccinaties worden vaak toegediend in de deltaspier (*musculus deltoideus*) ter hoogte van de schouder. Deze kun je door de typische vorm makkelijk herkennen. Als je in deze spier injecteert, moet de zorgvrager zitten. De arm moet hierbij afhangen en worden ontspannen.

De bovenarm gebruik je het meest voor het toedienen van vaccinaties (kleine hoeveelheden injectievloeistof). Een andere mogelijke locatie voor het toedienen van intramusculaire injecties is de buitenzijde van de bilspier (*musculus gluteus maximus*). In een dergelijke grote spier wordt de injectievloeistof beter opgenomen dan in een kleinere spier.

De keuze voor een toedieningsplaats is afhankelijk van de hoeveelheid te injecteren vloeistof. In een grote spier mag een grotere hoeveelheid vloeistof in één keer worden toegediend dan in een kleinere spier. Daarnaast is de hoeveelheid toe te dienen vloeistof afhankelijk van het type injectievloeistof. Voor olieachtige stoffen, antibiotica en zure of basische stoffen gelden andere regels. Volg de adviezen in de bijsluiter op of raadpleeg de apotheker.

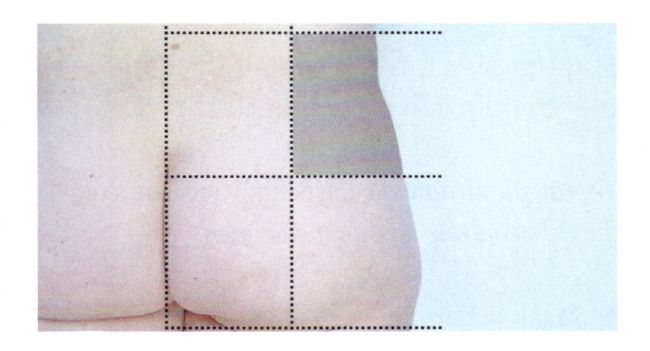

Afbeelding 5.11 Mogelijke locatie voor intramusculaire injecties. Rugzijde bilspier (*musculus gluteus maximus*) buitenste bovenste kwadrant.

Bij het bepalen van de injectieplaats bekijk je de insteekplaats goed. Je prikt niet in:

- gebied met oedeem/trombose;
- verlamde ledematen;
- ledematen met infuus of shunt;
- te opereren of geopereerd gebied;
- ontstoken gebied;
- wondjes of eczeem;
- het gebied rond een stoma;
- de buurt van grote bloedvaten;
- bestraald gebied.

5.4.5 Stappenplan

Rangeertechniek

De **rangeertechniek** wordt ook wel de zigzagtechniek genoemd. Deze techniek gebruik je om irritatie door de ingespoten medicijnen te voorkomen. Je gebruikt deze techniek bij etsende, maar ook bij stroperige vloeistoffen. Stroperige vloeistoffen kunnen terugvloeien. Dit terugvloeien kan pijn aan of beschadiging van het subcutane weefsel veroorzaken. Dit kun je voorkomen met de rangeertechniek.

Stappenplan intramusculair injecteren met behulp van de rangeertechniek

Voorafgaand aan de toediening regel je ook de dubbele controle van de medicijnen.

1. Maak je handen goed schoon. Bij zichtbaar vuil met zeep en water, anders met handalcohol.
2. Zet alle materialen klaar, zodat je er makkelijk bij kunt.
3. Controleer het medicijn op de vervaldatum, kleur/substantie en toedieningswijze.
4. Controleer de naam en geboortedatum van de zorgvrager.
5. Controleer of de zorgvrager op de hoogte is van het medicijn, de toediening en de bijwerkingen.
6. Kijk samen met de zorgvrager of de medicijnen overeenkomen met de toedienlijst. Controleer soort, hoeveelheid en het tijdstip van toedienen.
7. Laat de zorgvrager de huid ter plaatse ontbloten. Vraag de zorgvrager zich te ontspannen.
8. Controleer of de huid op de gekozen plaats schoon en droog is.
9. Pak de spuit op en verwijder de naaldhuls.
10. Trek de huid 2-3 cm zijwaarts met de ring- en middelvinger van je niet-injecterende hand.
11. Breng de naald met een snelle, gelijkmatige beweging loodrecht in de spier op minstens 1 cm afstand van de vorige injectieplaats. Breng de naald in zo dicht mogelijk bij de middelvinger van je niet-injecterende hand.
12. Houd de naad op zijn plek met de duim en wijsvinger van je niet-injecterende hand.
13. Trek met je injecterende hand de zuiger iets terug om te controleren of je geen bloedvat hebt geraakt.
14. Injecteer de vloeistof langzaam en gelijkmatig.
15. Laat de naald gedurende 10 seconden in de spier zitten. Verwijder vervolgens de naald en klik het naaldkapje over de naald. Leg een gaasje klaar voor een eventuele bloeddruppel. Masseer de huid niet!
16. Laat de huid los.

Injecteren 5

17 Verwijder de naald van de spuit en gooi de naald in de naaldencontainer.
18 Ruim alles op.
19 Was of desinfecteer je handen.
20 Teken de toedienlijst af. Noteer:
– het tijdstip van toedienen;
– het soort medicijnen;
– de concentratie;
– de hoeveelheid;
– de wijze van toedienen;
– de eventuele bijzonderheden.

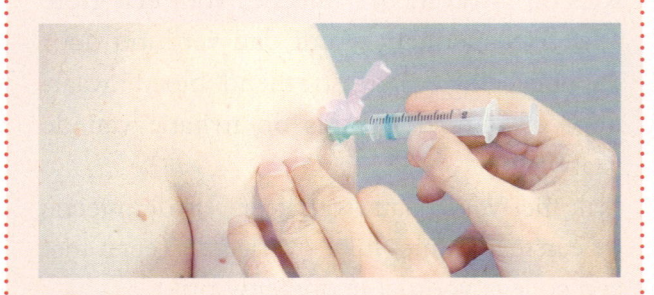

Afbeelding 5.12   Trek de huid met de ring- en middelvinger 2 à 3 cm zijwaarts (stap 10).

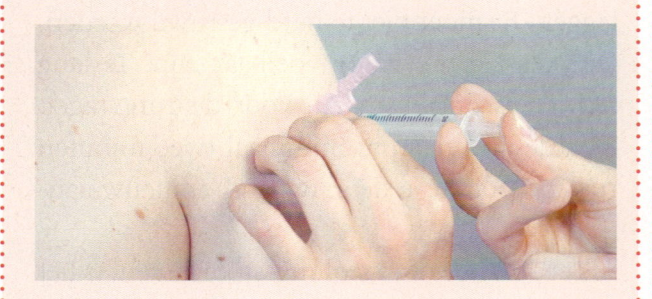

Afbeelding 5.13   Injecteer de vloeistof langzaam en gelijkmatig (stap 14).

Stretchtechniek

De **stretchtechniek** wordt ook wel de loodrechttechniek genoemd. De naald wordt hierbij loodrecht in de huid gezet. Dit is vergelijkbaar met een subcutane loodrechte injectie.

Stappenplan intramusculair injecteren met behulp van de stretchtechniek

Voorafgaand aan de toediening regel je ook de dubbele controle van de medicijnen.

1 Maak je handen goed schoon. Bij zichtbaar vuil met zeep en water, anders met handalcohol.
2 Zet alle materialen klaar, zodat je er makkelijk bij kunt.
3 Controleer het medicijn op vervaldatum, kleur/substantie en toedieningswijze.
4 Controleer de naam en geboortedatum van de zorgvrager.
5 Controleer of de zorgvrager op de hoogte is van het medicijn, de toediening en de bijwerkingen.
6 Kijk samen met de zorgvrager of de medicijnen overeenkomen met de toedienlijst. Controleer soort, hoeveelheid en tijdstip van toedienen.
7 Laat de zorgvrager de huid ter plaatse ontbloten. Vraag de zorgvrager zich te ontspannen.
8 Controleer of de huid op de gekozen plaats schoon en droog is.
9 Pak de spuit op en verwijder de naaldhuls.
10 Trek de huid strak met de duim en wijsvinger van je niet-injecterende hand.
11 Breng de naald met een snelle, gelijkmatige beweging loodrecht in de spier op minstens 1 cm afstand van de vorige injectieplaats.
12 Laat de huid los.
13 Houd de naad op zijn plek met je niet-injecterende hand.
14 Trek met je injecterende hand de zuiger iets terug om te controleren of je geen bloedvat hebt geraakt.

15 Injecteer de vloeistof langzaam en gelijkmatig.
16 Verwijder de naald en klik het naaldkapje over de naald. Leg een gaasje klaar voor een eventuele bloeddruppel. Masseer de huid niet!
17 Verwijder de naald van de spuit en gooi de naald in de naaldencontainer.
18 Ruim alles op.
19 Was of desinfecteer je handen.
20 Teken de toedienlijst af. Noteer:
   – het tijdstip van toedienen;
   – het soort medicijnen;
   – de concentratie;
   – de hoeveelheid;
   – de wijze van toedienen;
   – de eventuele bijzonderheden.

Depotwisselingstechniek

Bij een **depotinjectie** verdeel je de hoeveelheid van een injectie over twee injecties op twee verschillende plaatsen. Dit kun je bijvoorbeeld doen als de hoeveelheid in te spuiten vloeistof erg groot is. Voor deze techniek bestaat (nog) geen Vilans-protocol, maar we beschrijven hier kort hoe je deze techniek moet uitvoeren.

Breng de naald loodrecht in de huid in, maar spuit slechts de helft van de injectievloeistof in. Trek de naald tot halverwege terug. Draai de naald vervolgens in een hoek van 60 graden in de huid. Je kunt de naald vervolgens opnieuw dieper in de huid brengen en de resterende vloeistof toedienen.

5.5 Intraveneus injecteren

Bij een **intraveneuze injectie** spuit je het medicijn direct in de bloedbaan. Deze toedieningsvorm zorgt voor een directe opname van het medicijn in het bloed. Deze toedieningsvorm kun je gebruiken als het noodzakelijk is dat de medicijnen zo snel mogelijk hun werk doen.

5.5.1 Specifieke aandachtspunten

Kies bij intraveneuze injecties voor een grote ader. Het medicijn wordt dan verdund door de hoeveelheid langsstromend bloed, waardoor er minder kans is op irritatie van de vaatwand.

Prik niet vaker dan twee keer. Als de injectie de eerste keer niet lukt, overleg dan eerst met een collega voordat je opnieuw prikt.

De stuwband moet je minimaal een handbreedte boven de aan te prikken plaats aanleggen. Er moet niet te hard gestuwd worden. De polsslag moet nog voelbaar zijn. Te lang stuwen is onaangenaam voor de zorgvrager. Laat de arm daarom minimaal twee minuten rusten voordat je de stuwband opnieuw aantrekt.

Als er sprake is van stollingsstoornissen, is het van belang de injectieplaats in ieder geval vijf minuten af te drukken. Soms is het nodig een drukverband aan te leggen.

5.5.2 Mogelijke complicaties

Mogelijke complicaties bij een intraveneuze injectie zijn:

- De ader is niet zichtbaar of voelbaar genoeg om te prikken. Laat de zorgvrager een vuist maken, de arm afhangen of klop

met de wijs- en middelvinger stevig op de gekozen plaats. De aderen worden hierdoor beter zichtbaar en kunnen vervolgens makkelijker aangeprikt worden.
- De ader voelt hard aan. Prik deze ader niet en zoek een andere geschikte ader.
- De ader rolt weg. Dit kun je oplossen door de huid strak te trekken. De ader blijft dan beter gefixeerd.
- De spuit stroomt vol met helderrood bloed. In dat geval heb je waarschijnlijk een slagader aangeprikt. Verwijder de naald en druk de injectieplaats af. Leg een drukverband aan op deze plek en overleg met de arts.
- Er ontstaat een zwelling. De naald is waarschijnlijk door de ader heen gegaan. Maak de stuwband los en verwijder de naald voorzichtig.
- Je prikt naast de ader. Voel met je vrije hand hoe de naald ligt ten opzichte van de ader. Verander de ligging of prik nog een keer met een nieuwe naald. Het is niet de bedoeling dat je de naald van links naar rechts en van rechts naar links beweegt. Dit kan onder de huid zorgen voor schade.
- Er ontstaat pijn, zwelling en eventueel verkleuring. Waarschijnlijk heb je het medicijn naast de ader toegediend. Stop direct met injecteren en verwijder de injectienaald. Waarschuw de arts.

5.5.3 Benodigdheden

Keuze naald

Voor intraveneuze injecties gebruik je een naald met een dikte van 0,8 of 0,9 mm en een lengte van 38, 40 of 50 mm.

Overige benodigdheden
- toedienlijst;
- medicijnen;
- chloorhexidine alcohol/desinfectans;
- gaasjes, waarvan één steriel;
- spuit (steriel);
- opzuignaald (steriel);
- injectienaald (steriel);
- latex handschoenen;
- een stuwband;
- een brede hypoallergene pleister;
- eventueel: materiaal om een drukverband mee aan te leggen;
- een afvalbak;
- een naaldencontainer.

5.5.4 Injectieplaats bepalen

Meestal dien je intraveneuze injecties in de onderarm toe. Het middel wordt dan in de zogenoemde elleboogader toegediend. Dit is de middelste ader aan de binnenkant van de elleboogplooi.

Je kunt intraveneuze injecties ook via een bloedvat in de hand toedienen. Het nadeel van deze plek is dat de bloedvaten daar beweeglijker zijn. Hierdoor kan het lastig zijn om een dergelijk vat aan te prikken. In het algemeen geldt de regel: hoe groter de ader, hoe beter. Het voordeel van een grote ader

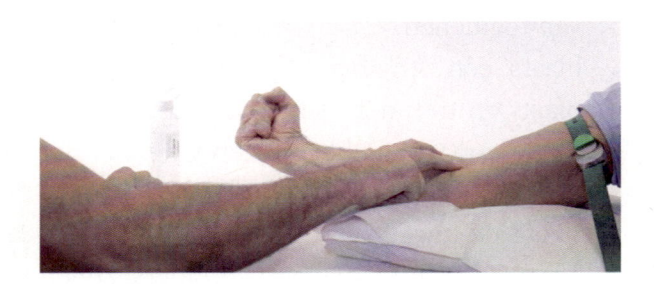

Afbeelding 5.14   Bepaal de injectieplaats. Meestal kies je voor de elleboogader.

is dat je deze makkelijker aan kunt prikken. Daarnaast wordt het medicijn door de grote hoeveelheid langsstromend bloed ook snel verdund. Dit zorgt voor minder irritatie van het bloedvat.

5.5.5 Stappenplan

Stappenplan voor het toedienen van intraveneuze injecties

Voorafgaand aan de toediening regel je ook de dubbele controle van de medicijnen.

1 Maak je handen goed schoon. Bij zichtbaar vuil met zeep en water, anders met handalcohol.
2 Zet alle materialen klaar, zodat je er makkelijk bij kunt.
3 Controleer het medicijn op vervaldatum, kleur/substantie en toedieningswijze.
4 Controleer de naam en geboortedatum van de zorgvrager.
5 Controleer of de zorgvrager op de hoogte is van het medicijn, de toediening en de bijwerkingen.
6 Kijk samen met de zorgvrager of de medicijnen overeenkomen met de toedienlijst. Controleer soort, hoeveelheid en tijdstip van toedienen.
7 Plaats een stuwband boven de injectieplaats en trek deze strak aan. Zorg ervoor dat je nog wel makkelijk een vinger onder de band kunt doen.
8 Vraag de zorgvrager zijn arm te strekken en een vuist te maken. De aders zullen hierdoor beter zichtbaar zijn en omhoogkomen.
9 Bepaal vervolgens de injectieplaats.
10 Desinfecteer de huid met een gaasje gedrenkt in alcohol en laat de huid drogen.
11 Verwijder de naaldhuls van de spuit.
12 Plaats de duim van je linkerhand 5 cm onder de injectieplaats en trek hiermee de huid strak. Plaats de naald onder een hoek van 30 graden met de schuine kant naar boven. Prik de naald 4-6 mm in het vat. Laat vervolgens de huid los.
13 Controleer of de naald in het bloedvat zit door kort te aspireren.
14 Maak de stuwband los en spuit de injectievloeistof in.
15 Leg een droog steriel gaasje dubbelgevouwen op de injectieplaats. Druk de insteekplaats nog niet af.
16 Haal vervolgens de naald eruit en druk het vat af.
17 Doe een pleister over het gaasje en vraag de zorgvrager om het vat nog een paar minuten af te drukken.
18 Ruim alles op.
19 Was of desinfecteer je handen.
20 Teken de toedienlijst af. Noteer:
– het tijdstip van toedienen;
– het aantal eenheden;
– de plaats van toediening;
– de eventuele bijzonderheden.

Injecteren 5

SAMENVATTING

Het toedienen van medicijnen via injectie is een voorbehouden handeling. Dat betekent dat de injectie alleen mag worden gegeven door een bekwame en bevoegde zorgverlener in opdracht van een arts. Er zijn verschillende soorten naalden en spuiten. Er bestaan naalden in verschillende lengtes en diktes. Welke naald je moet gebruiken, is afhankelijk van de toepassing en de soort injectievloeistof.

De diameter van de naald kan ook worden uitgedrukt in Gauge (G). Hoe groter de diameter, hoe kleiner het aantal Gauge. Er zijn verschillende maten spuiten. Veelgebruikte maten zijn 1 ml, 2 ml, 5 ml, 10 ml, 20 ml, 30 ml, 35 ml, 50 ml en 60 ml.

Er zijn verschillende soorten injecties:

- De subcutane injectie geef je in het onderhuids vetweefsel, de subcutis. Na een subcutane injectie wordt het geneesmiddel voornamelijk opgenomen door de bloedvaatjes in het vetweefsel. De injectie geef je met de loodrechttechniek of de huidplooitechniek. Voorbeelden van geneesmiddelen die subcutaan worden gegeven, zijn heparine en insuline.
- De intramusculaire injectie dien je toe in het spierweefsel. Het geneesmiddel wordt vervolgens in het bloed opgenomen via kleine bloedvaatjes in de spier. De opname in het bloed verloopt sneller dan bij een subcutane injectie. De injectie geef je met de rangeertechniek of met de stretchtechniek.
- Bij een intraveneuze injectie spuit je het medicijn direct in de bloedbaan. Zo wordt het medicijn direct in het bloed opgenomen. Deze toedieningsvorm kun je gebruiken als het noodzakelijk is dat de medicijnen zo snel mogelijk hun werk doen. Voor het toedienen van insuline gebruik je een insulinepen met pennaald. De insulinepen bevat een patroon met insuline. Het gebied waarin je de insuline spuit, is van belang voor de opnamesnelheid. Zo wordt insuline na injectie in de buik twee keer sneller opgenomen dan wanneer je deze in het bovenbeen injecteert.

BEGRIPPEN

Depotinjectie
Gauge
Huidplooitechniek
Insulinepen
Intramusculaire injectie
Intraveneuze injectie
Loodrechttechniek
Luerlock conus
Naaldencontainer
Prikaccident
Rangeertechniek
Stretchtechniek
Subcutane injectie
Veiligheidsnaald

Deel III

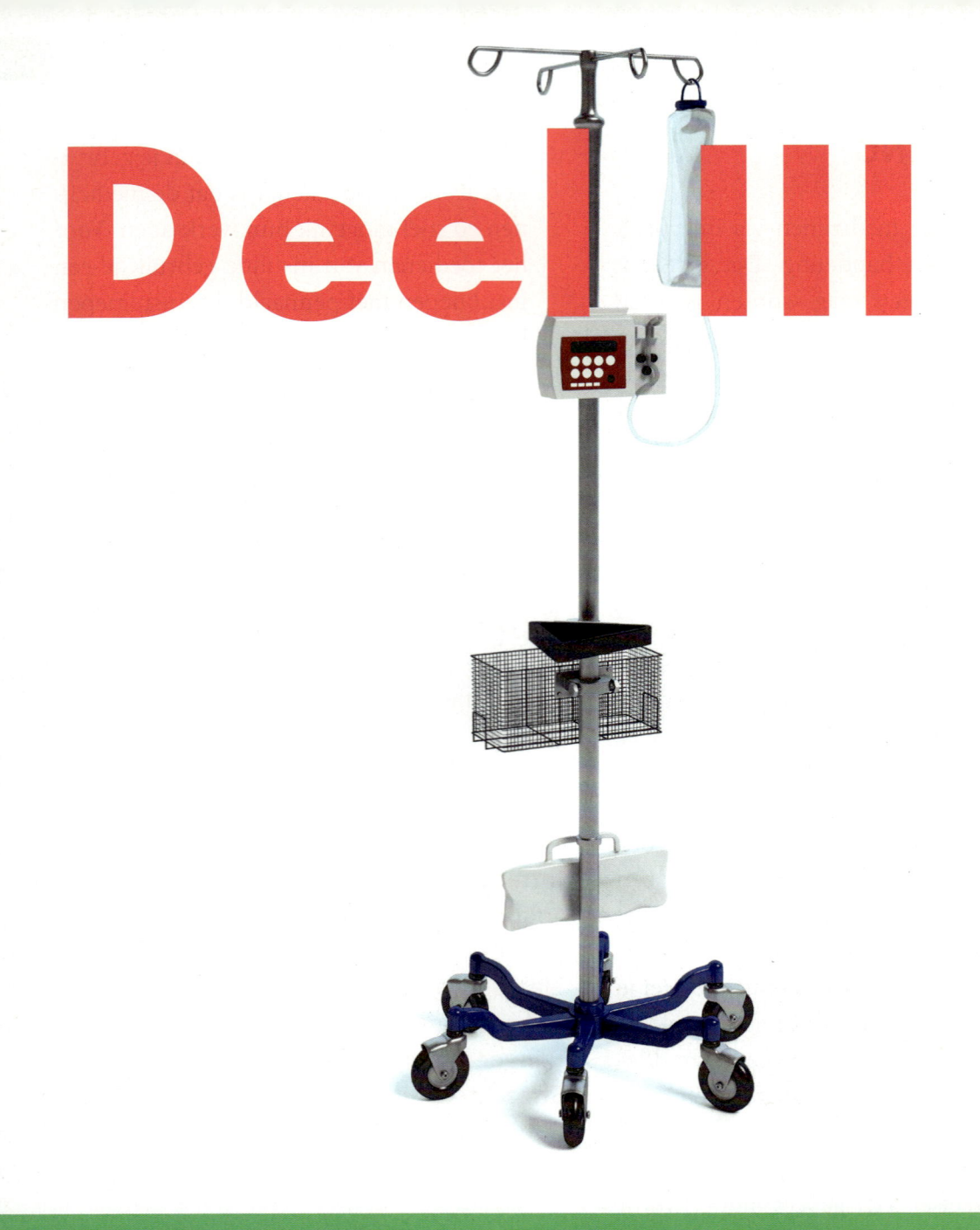

© Abramsdesign. 123rf.com (Pearson Asset Library).

INFUSIES

6 INFUSIE

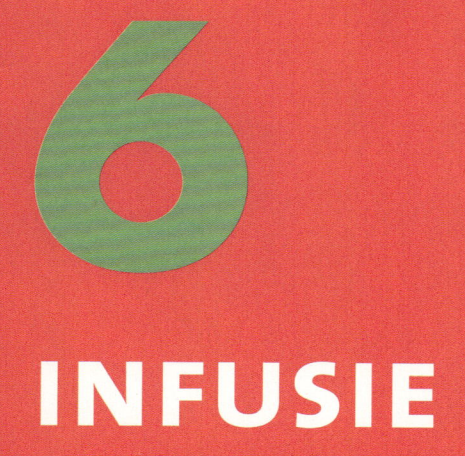

Infusie 6

LEERDOELEN

- Je kunt de stappen benoemen van het inbrengen van een perifeer infuus en de aandachtspunten hierbij.
- Je kunt de stappen benoemen van het inbrengen van een subcutaan infuus en de aandachtspunten hierbij.
- Je kunt het verschil uitleggen tussen een perifeer infuus en een subcutaan infuus.
- Je weet op welke drie manieren infuusvloeistoffen kunnen worden ingedeeld.
- Je kunt de stappen benoemen van het verzorgen van een perifeer infuus en de aandachtspunten hierbij.
- Je kunt de stappen benoemen van het verzorgen van een subcutaan infuus en de aandachtspunten hierbij.

In dit hoofdstuk besteden we aandacht aan het toedienen van vloeistoffen, medicijnen en bloed via een infuus. Er zijn verschillende vormen van infusie. De meest voorkomende is een perifeer infuus. Dit bespreken we eerst. Hierna leggen we uit hoe je een subcutaan infuus inbrengt. Voor beide vormen beschrijven we hoe je medicijnen kunt toedienen via het infuus.

6.1 Soorten infusie

Met een infuus kun je via de bloedbaan vloeistoffen toedienen aan het lichaam. Bijvoorbeeld fysiologisch zout (NaCl 0,9%), glucose, medicijnen of bloedcellen. Er zijn verschillende manieren waarop infusie kan plaatsvinden:

- **subcutaan**, ofwel onder de huid;
- **intraveneus**, ofwel via een ader;
- **spinaal/epiduraal**, ofwel in de ruimte waar het ruggenmergvloeistof zit of rondom het ruggenmergvlies (zie hoofdstuk 7).

Bij intraveneuze infusie dien je vocht, medicijnen of bloed toe via een ader (vene). Afhankelijk van de plek waar de vloeistof in een ader komt, spreek je van een:

- **perifeer infuus**: via een perifere ader (ver van het hart), meestal in de onderarm of op de handrug;
- **centraal infuus**: via een ader in de hals of onder het sleutelbeen.

Als men het heeft over een infuus, bedoelt men vaak een perifeer infuus. In dit hoofdstuk zullen we alleen het perifeer infuus behandelen.

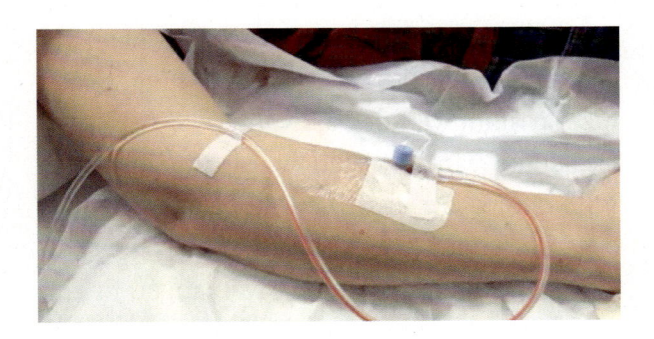

Afbeelding 6.1 Perifeer infuus.

6.1.1 Materialen

Bij het inbrengen van de infuuscanule (buisje) in de hand/arm en het toedieningssysteem dat je aansluit op het perifere infuus heb je verschillende materialen nodig.

Infuusnaalden

Voor intraveneuze infusie kun je verschillende soorten infuusnaalden gebruiken: flexibele kunststofcanules, vleugelnaalden of Midline-katheters.

Flexibele kunststofcanules gebruik je voor continue perifere infusie. De canule bevat een holle metalen naald, waarvan de punt een klein stukje uit de canule steekt. Met deze naald kun je het vat aanprikken, waarna je de canule voorzichtig in de ader kunt schuiven. Vervolgens verwijder je de metalen naald. Aan de kunststofcanule zit een luerlock-aansluiting. Er zijn verschillende soorten kunststofcanules verkrijgbaar: met of zonder bijspuitpunt, veiligheidsmechanisme en/of vleugels voor fixatie.

Infuusnaalden zijn verkrijgbaar in verschillende lengtes en diktes. De kleur van de naald geeft informatie over de diameter van de canule uitgedrukt in Gauge (G). Internationaal zijn hier afspraken over gemaakt, zodat een bepaalde kleur altijd correspondeert met dezelfde diameter. Een hogere Gauge betekent een dunnere naald. Een grotere diameter geeft meer irritatie van de vaatwand.

De lengte van de naald wordt uitgedrukt in millimeters. De kleur van de naald zegt niets over de lengte van de naald. Vaak zijn naalden met een grote diameter wat langer. Er zijn per diameter echter verschillende lengtes beschikbaar.

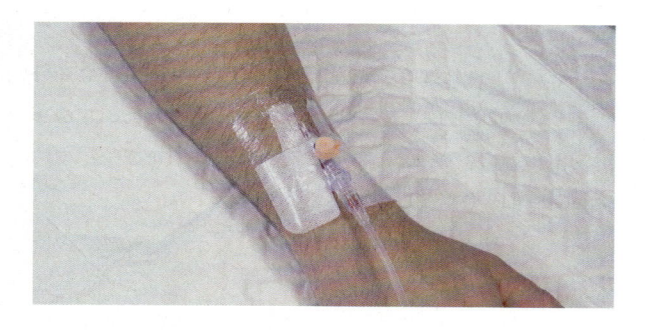

Afbeelding 6.2 Ingebrachte flexibele kunststofcanule.

Een **vleugelnaald** (zie afbeelding 6.15) gebruik je voor kortdurende perifere infusie (enkele uren). De vleugelnaald bestaat uit een roestvrijstalen naald met een siliconenlaag. De naald heeft een zeer scherpe punt, een dunne wand en aan twee zijden vleugels die je kunt gebruiken bij het inbrengen en fixeren van de naald. Aan de naald zit een slang van 30 cm met aan het einde een luerlock-aansluiting. Vleugelnaalden zijn verkrijgbaar met of zonder veiligheidsmechanisme.

Midline-katheters gebruik je voor centrale intraveneuze infusie. De katheter is gemaakt van kunststof en kan over een holle naald in de okselader worden geschoven. De katheter gaat over in een of meerdere infuusslangen. De overgang wordt de naaf of hub genoemd. Deze fixeer je met een speciale pleister. Bij de overgang van het inwendige naar het uitwendige deel van de katheter zitten kunststof vleugels om de katheter te kunnen fixeren. Midline-katheters zijn in verschillende lengtes en diktes verkrijgbaar.

Toedieningssystemen

Als de canule in het bloedvat ligt, zijn er veel mogelijkheden om vloeistoffen en medicijnen toe te dienen. De simpelste methode bestaat uit een **infuuszak** met daarin de benodigde stof, die met een **infuusslang** is verbonden aan de canule in het bloedvat van de zorgvrager. Aan deze infuusslang zitten vaak een **druppelkamer** en een **rolregelklem**.

Bij deze simpele methode is het belangrijk dat de infuuszak hoger dan de canule hangt, zodat de vloeistof met behulp van zwaartekracht in het bloedvat stroomt.

Tegenwoordig wordt ook vaak gebruikgemaakt van een **infuuspomp**. Dit is een elek-

Infusie 6

trisch apparaatje dat precies reguleert hoeveel vloeistof er in het bloedvat loopt. De infuuspomp zit aan de infuusslang vast, tussen de infuuszak en de canule in.

In sommige gevallen kun je alleen een infuuspomp met een **medicatiecassette** gebruiken. In de medicatiecassette zit het medicijn dat de zorgvrager nodig heeft, opgelost in vloeistof. De medicatiecassette sluit je aan op de infuuspomp en maak je via de infuusslang aan de canule vast. Je gebruikt dan dus geen infuuszak.

De infuuszak, infuusslang, en eventuele infuuspomp tezamen heten een infuustoedieningssysteem. Soms kan er via een extra lijn vloeistof toegevoegd worden. Dit noemen we een **bijspuitpunt**.

Pompen
In plaats van een infuuszak met medicijnen kun je ook een medicatiecassette in combinatie met een infuuspomp gebruiken. Deze methode wordt veel gebruikt bij zorgvragers die thuis worden verzorgd.

We maken onderscheid tussen draagbare en niet-draagbare infuuspompen. Draagbare infuuspompen bestaan in de volgende vormen:

- Pomp: hierbij zit infuusvloeistof in een medicatiecassette;
- Spuitpomp: hierin kan een spuit met medicijnen worden geplaatst;
- Elastomeer infuussysteem: wegwerpsysteem waarbij vloeistof in een continue snelheid wordt toegediend (deze snelheid is niet te variëren).

ONDERDEEL	FUNCTIE
Infuuszak	Bevat de vloeistoffen en/of medicijnen die de zorgvrager nodig heeft.
Infuusslang	Verbinding tussen infuuszak en canule.
Bijspuitpunt	Deel van de infuusslang waarin je via een extra lijn vloeistof kunt toedienen.
Druppelkamer	Deel van de infuusslang dat wat breder is. Aan de hand van de druppels kun je hier zien hoe snel de vloeistof in het bloedvat loopt.
Rolregelklem	Klem die aan de infuusslang vastzit. Door de klem omhoog te draaien, zet je hem open. De vloeistof in de infuuszak loopt dan sneller in het bloedvat van de zorgvrager. Door de klem naar beneden te draaien, wordt de infuusslang dichtgeklemd en loopt er geen vloeistof meer in het bloedvat.

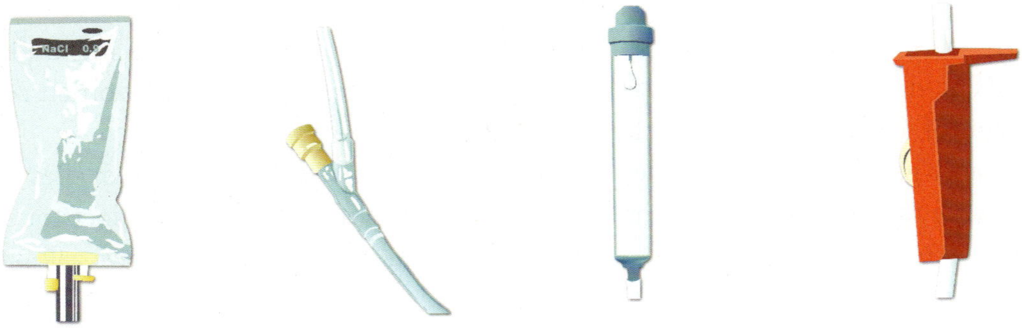

Afbeelding 6.3 *Onderdelen van het infuussysteem: infuuszak, infuusslang met bijspuitpunt, druppelkamer en rolregelklem.*

Niet-draagbare infuuspompen bevestig je aan een infuusstandaard voor de infuusbehandeling van zorgvragers die bedlegerig zijn.

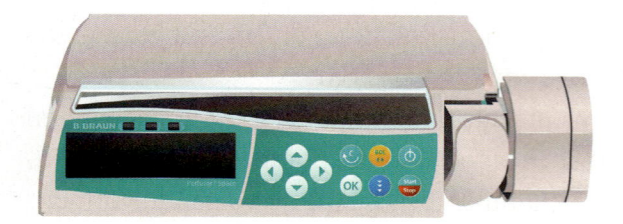

Afbeelding 6.4   Niet-draagbare infuuspomp.

6.1.2 Infuusvloeistoffen

Infuusvloeistof is de vloeistof die je via het infuus aan een zorgvrager toedient. Die vloeistof kan zijn opgeslagen in infuuszakken, flessen, medicatiecassettes of spuiten, afhankelijk van het type vloeistof.

Infuusvloeistoffen zijn er in verschillende soorten. Ze worden ingedeeld op basis van:

- osmolariteit;
- pH-waarde;
- oplossing/samenstelling.

Osmolariteit

Osmolariteit is de concentratie van alle opgeloste stoffen in de vloeistof. De osmolariteit bepaalt of een vloeistof isotoon, hypertoon of hypotoon is:

- Isotoon betekent dat de osmolariteit van de infuusvloeistof en het lichaamsvocht van de zorgvrager gelijk zijn. Voorbeelden van veelgebruikte isotone infuusvloeistoffen zijn NaCl 0,9% en glucose 5%.
- Hypertoon betekent dat de infuusvloeistof een hogere osmolariteit heeft dan het lichaamsvocht.
- Hypotoon betekent dat de infuusvloeistof een lagere osmolariteit heeft dan het lichaamsvocht.

pH-waarde

De pH-waarde zegt iets over de zuurgraad van een vloeistof. Een vloeistof met pH-waarde 7 noem je pH-neutraal. Een vloeistof met een lagere pH-waarde is zuur, een vloeistof met een hogere waarde is alkalisch/basisch. Bloed heeft een pH-waarde van 7,35-7,45. Het is dodelijk wanneer de pH-waarde van het bloed onder de 7 of boven de 7,8 komt.

Controle van de vloeistof

Voordat je een infuusvloeistof toedient, is het van belang te controleren of:

- de naam en geboortedatum van de zorgvrager kloppen;
- de infuusvloeistof en medicijnen verenigbaar zijn (zie bijsluiter);
- de dosering van de medicijnen klopt;
- toedieningswijze, -tijdstip en -snelheid kloppen;
- de houdbaarheidsdatum van de vloeistof niet overschreden is;
- de vloeistof een afwijkende kleur heeft, deeltjes bevat of troebel is (in dat geval niet aansluiten);
- de vloeistof op kamertemperatuur is (laat de vloeistof geleidelijk warm worden zonder deze te verwarmen);
- de afsluitdop van de infuuszak of -fles nog intact is (zo niet, dan kan de vloeistof onsteriel zijn en moet je een nieuwe zak pakken).

6.2 Perifeer infuus

De arts bepaalt of bij een zorgvrager wordt gestart met een infuus. Wat voor infuus dit is, hangt af van de vloeistof(fen) die de zorgvrager moet ontvangen en van de toestand van de zorgvrager.

Het inbrengen van een perifeer infuus is een voorbehouden handeling en mag dus alleen in opdracht van de arts uitgevoerd worden door een bekwame en bevoegde zorgverlener.

6.2.1 Indicaties

Indicaties voor een perifeer infuus zijn:

- aandoeningen waarbij vloeistofverlies optreedt;
- aandoeningen waarbij elektrolytenverlies optreedt;
- toediening van bloedproducten;
- toediening van geneesmiddelen;
- toediening van vloeistof rondom en tijdens operaties;
- verstoord zuur-base-evenwicht;
- toediening van parenterale voeding.

6.2.2 Materiaal

Als bij een zorgvrager gestart wordt met een perifeer infuus, moet je een infuuscanule in een ader inbrengen met behulp van een naald. Hierop wordt een infuustoedieningssysteem aangesloten met een neutrale vloeistof, waardoor ook medicijnen en andere vloeistoffen toegediend kunnen worden.

Naald

De keuze van de naaldlengte en -dikte hangt af van een aantal factoren. Voor dikkere vloeistoffen moet je een dikkere naald gebruiken. Ook voor het snel toedienen van veel vocht moet je een dikkere naald gebruiken. Als op de spoedeisende hulp een zorgvrager snel veel vocht toegediend moet krijgen, moet je dus een naald met een grote diameter gebruiken. Tot slot speelt het type zorgvrager een rol in de keuze voor een naald. Voor kinderen en ouderen gebruik je over het algemeen dunnere naalden, omdat zij dunnere vaten hebben en een kwetsbare vaatwand.

De standaardmaten voor een infuus zijn 22G (blauw) voor kinderen en 20G (roze) voor volwassenen.

Toedieningssysteem

Op de infuuscanule sluit je een infuustoedieningssysteem aan met een neutrale vloeistof (vaak NaCl 0,9%). Omdat het belangrijk is dat er geen lucht het bloedvat van de zorgvrager binnenkomt, moet je het infuustoedieningssysteem zo vullen dat er geen luchtbellen in aanwezig zijn.

6.2.3 Stappenplan vullen infuustoedieningssysteem

> **Stappenplan voor het vullen van een infuustoedieningssysteem**
>
> Voorafgaand aan het vullen van een infuustoedieningssysteem moet je de volgende materialen klaarzetten:
>
> - handalcohol;
> - een infuusslang met spike;
> - een infuuszak/infuusvloeistof;
> - een steriel afsluitdopje;
> - een opvangbakje;

6 Infusie

- een infuusstandaard;
- een toedienlijst;
- een afvalbak.

Voorafgaand aan de toediening regel je ook de dubbele controle van de infuusvloeistof.

1. Maak je handen goed schoon. Bij zichtbaar vuil met zeep en water, anders met handalcohol.
2. Zet alle materialen klaar, zodat je er makkelijk bij kunt.
3. Maak de verpakking van de infuusslang open. Gebruik de open verpakking als steriel veld.
4. Controleer de naam en geboortedatum van de zorgvrager.
5. Controleer of de zorgvrager op de hoogte is van het medicijn, de toediening en de bijwerkingen.
6. Controleer de infuusvloeistof op:
   - houdbaarheidsdatum;
   - kleur en uiterlijk;
   - manier van toedienen.
7. Vergelijk samen met de zorgvrager de toedienlijst met het medicijn. Let daarbij op:
   - soort;
   - dosis;
   - tijdstip van toedienen.
8. Hang de infuuszak aan de standaard en verwijder het afsluitdopje van het aanprikpunt.
9. Vul het eerste gedeelte van de slang door de bovenste klem te openen en de onderste klem te sluiten. Sluit vervolgens de beluchter van de spike en verwijder de beschermhuls. Steek nu de spike van de infuusslang met een draaiende beweging in de zak. Houd de druppelkamer ondersteboven. Zorg dat de druppelkamer onder het vloeistofniveau van de infuuszak blijft. Zet de rolregelklem open. Vul de druppelkamer met vloeistof tot halverwege of tot boven het filter. Laat de druppelkamer weer rechtop hangen.
10. Plaats het afsluitdopje op het uiteinde van de infuusslang. Raak hierbij het aansluitpunt niet aan.
11. Vul het onderste gedeelte van de slang door de rolregelklem te openen. Vang de vloeistof op in het opvangbakje. Controleer de slang op luchtbellen en ontlucht zo nodig door verder te vullen met vloeistof. Sluit de rolregelklem.
12. Hang de infuusslang aan de standaard.
13. Ruim alles op.
14. Was of desinfecteer je handen.
15. Teken de toedienlijst af. Noteer:
    - de handeling;
    - het type infuusvloeistof;
    - de dosering;
    - de eventuele bijzonderheden.

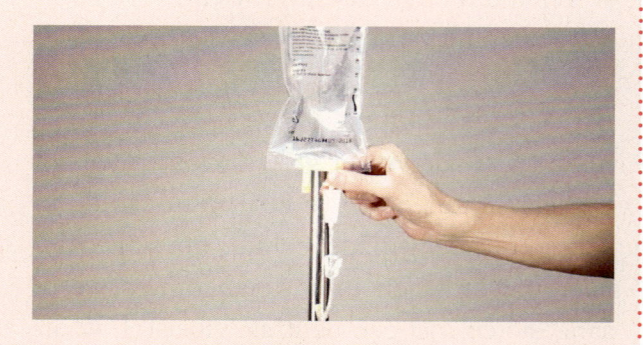

Afbeelding 6.5-1 Toedieningssysteem vullen (stap 9). Zorg dat de infuuszak en de infuusslang aangesloten zijn.

Infusie | **6**

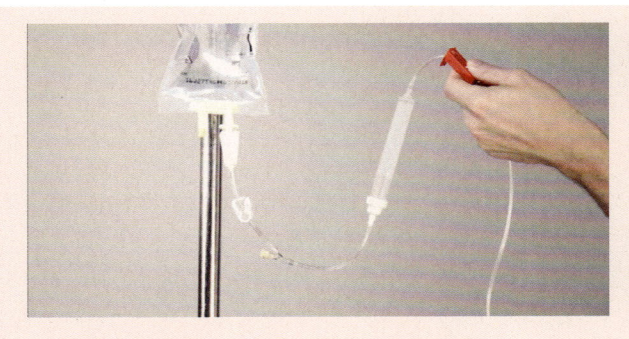

Afbeelding 6.5-2 Houd de druppelkamer ondersteboven maar onder de infuuszak. Houd de bovenste rolregelklem open en de onderste dicht. Wacht totdat de druppelkamer tot de markering gevuld is met vloeistof (stap 9).

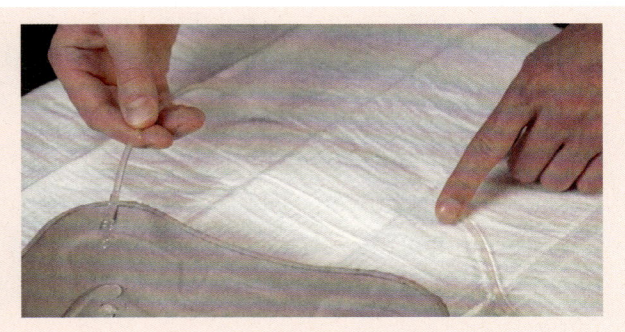

Afbeelding 6.5-5 Sluit de onderste rolregelklem. Draai het afsluitdopje op het uiteinde van het infuustoedieningssysteem. Let erop dat het uiteinde van de slang steriel blijft. Het infuustoedieningssysteem is nu klaar voor gebruik.

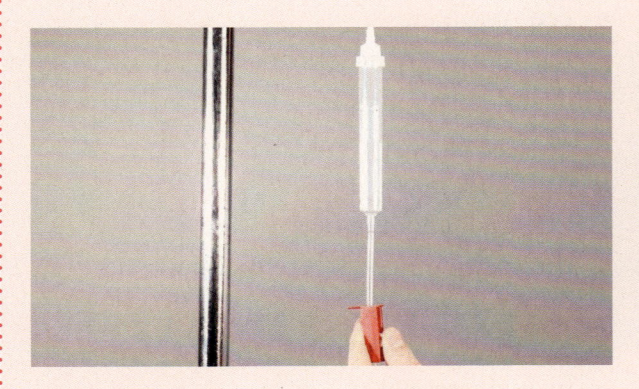

Afbeelding 6.5-3 Hang de druppelkamer weer recht (stap 9).

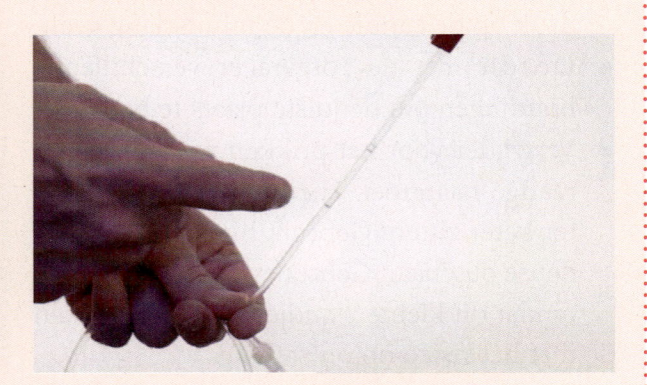

Afbeelding 6.6 Controleer het infuustoedieningssysteem op luchtbellen en ontlucht dit zo nodig (stap 11).

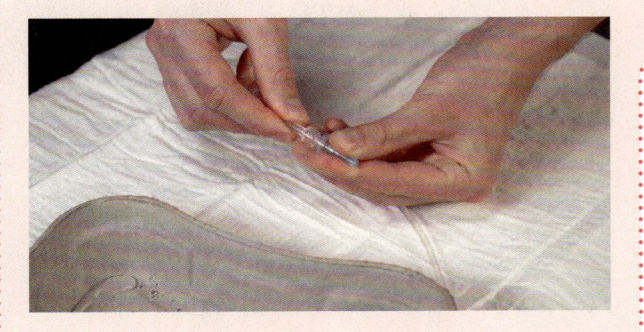

Afbeelding 6.5-4 Open de onderste rolregelklem om de rest van de infuusslang met vloeistof te vullen. Gebruik een bakje om de vloeistof op te vangen (stap 11).

6.2.4 Bepalen plaats perifeer infuus

Er zijn meerdere locaties waar je een perifeer infuus kunt aanleggen. De Werkgroep Infectie Preventie (WIP) heeft hiervoor een voorkeursvolgorde opgesteld:

- onderarm;
- pols/handrug;
- onderbeen.

Het is belangrijk om bij de eerste poging zo laag mogelijk op de onderarm te prikken. Een

113

tweede poging kan dan eventueel meer richting het bovenlichaam worden geprikt. De elleboogplooi dien je te vermijden in verband met een verhoogde kans op beschadiging van slagaders of zenuwen. Het halsgebied dien je te vermijden in verband met het risico op bloedingen, zenuwletsel en trombosevorming.

Aandachtspunten bij het bepalen van de plaats:

- Prik de canule op een plaats die minimale druk op de canule en de infuusslang geeft.
- Probeer met de zorgvrager verschillende houdingen om de juiste plaats te bepalen.
- Verwijder voor het prikken zo nodig overmatige haargroei. Hierdoor blijft de pleister beter zitten. Gebruik hiervoor een tondeuse of schaar. Gebruik geen scheermesje, omdat dit kleine wondjes kan veroorzaken met het risico op ontsteking.

Je mag geen perifeer infuus inbrengen op plaatsen met:

- lokale verwondingen;
- lokale infecties;
- slechte perifere circulatie;
- shunt;
- (symptomen van) veneuze trombose;
- parese (verlamming) en dystrofie;
- borstamputatie met okselklierverwijdering;
- flebitis (ontsteking van ader(en)).

Mogelijk kun je wel een perifeer infuus in de andere arm inbrengen, als daar bovengenoemde verschijnselen niet aanwezig zijn.

6.2.5 Stappenplan inbrengen perifeer infuus

Stappenplan voor het inbrengen van een perifeer infuus

Voor het inbrengen van een perifeer infuus moet je de volgende materialen klaarzetten:

- een onderlegger;
- een stuwband;
- niet-steriele handschoenen;
- desinfectievloeistof;
- steriele gaasjes;
- een infuusnaald;
- een naaldencontainer;
- een toedieningssysteem met neutrale infuusvloeistof;
- een infuusstandaard;
- fixatiemateriaal.

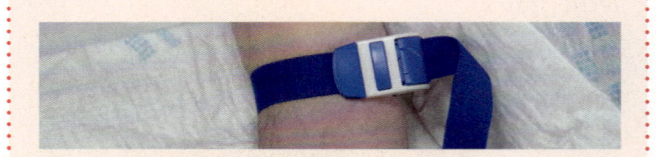

Afbeelding 6.7 Stuwband.

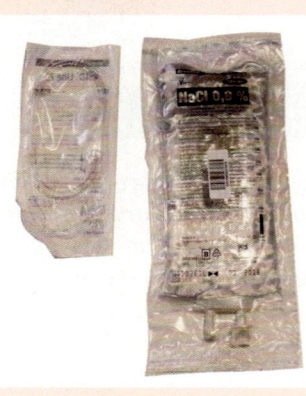

Afbeelding 6.8 Infuusvloeistof met toedieningssysteem.

Infusie 6

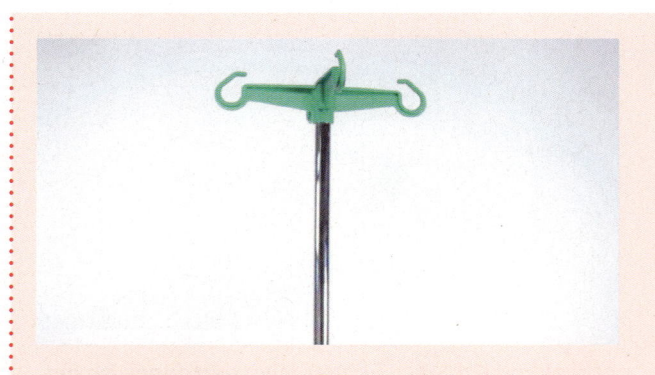

Afbeelding 6.9 Infuusstandaard.

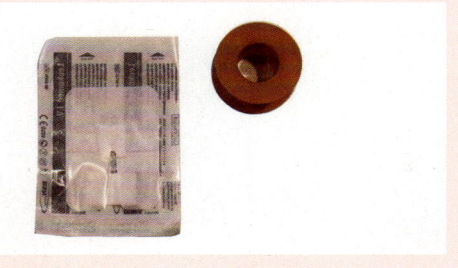

Afbeelding 6.10 Fixatiemateriaal.

1 Maak je handen goed schoon. Bij zichtbaar vuil met zeep en water, anders met handalcohol.
2 Zet alle materialen klaar, zodat je er makkelijk bij kunt.
3 Controleer de naam en geboortedatum van de zorgvrager.
4 Overgiet de gaasjes met desinfectievloeistof.
5 Doe de handschoenen aan.
6 Desinfecteer de hals van een ampul NaCl 0,9% en laat drogen. Breek de ampul open. Plaats een opzuignaald op een spuit. Verwijder de beschermhuls van de naald. Zuig de NaCl op met de opzuignaald. Ontlucht de spuit en gooi de opzuignaald in de naaldencontainer. Leg de spuit in de geopende verpakking.
7 Laat de zorgvrager zitten of op de rug liggen.
8 Ontbloot de onderarmen van de zorgvrager en probeer een geschikte vene (ader) te vinden voor het aanleggen van het infuus. Overleg eventueel ook met de zorgvrager welke plek de voorkeur verdient.
9 Leg de onderlegger klaar onder de arm van de zorgvrager.
10 Breng de stuwband enkele centimeters boven de injectieplaats aan. Laat de zorgvrager een vuist maken.
11 Palpeer (bevoel) het aan te prikken bloedvat.
12 Desinfecteer de huid en wacht tot de huid droog is (ten minste 30 seconden).
13 Neem de infuuscanule in je prikhand. Gebruik de duim van je andere hand om de huid strak te trekken ongeveer 5 cm onder de injectieplaats. Breng de infuusnaald in onder een hoek van 15-30 graden. Breng de punt van de naald helemaal in de vene. Dit is het geval als de naald zich 1 cm onder de huid bevindt. Controleer of er bloed verschijnt in het reservoir van de canule. Trek de naald iets terug en schuif met je andere hand de canule volledig in het bloedvat.
14 Maak de stuwband los. De zorgvrager mag zich nu ontspannen.
15 Verwijder de naald en gooi deze direct in de naaldencontainer.
16 Druk het bloedvat af achter de ingebrachte canule.
17 Fixeer de vleugels van het infuus met twee pleisters.
18 Controleer of de canule goed ligt en doorgankelijk is door wat bloed op te zuigen. Neem de spuit met NaCl en koppel deze aan de infuuscanule. Haal de klem van de canule en trek de zuiger van de spuit iets

terug om te controleren of er bloed terugstroomt. Spuit vervolgens NaCl in. Klem de canule weer af en verwijder de spuit.
19 Sluit de canule af met een afsluitdopje.
20 Fixeer de canule met een transparante infuuspleister.
21 Ruim alles op.
22 Trek de niet-steriele handschoenen uit.
23 Was of desinfecteer je handen.
24 Teken de toedienlijst af. Noteer:
    – de datum en het tijdstip waarop het infuus is ingebracht;
    – de punctieplaats;
    – de soort vloeistof en druppelsnelheid;
    – de observaties bij de zorgvrager;
    – de paraaf.

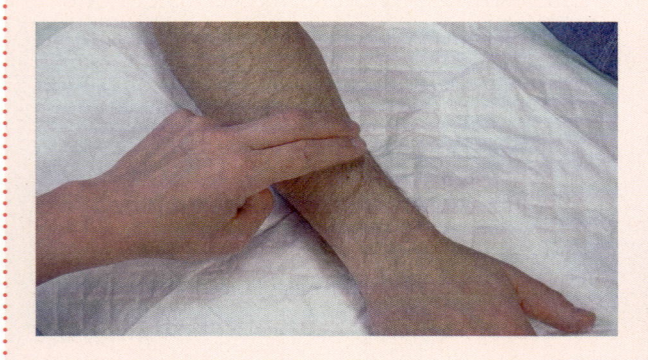

Afbeelding 6.11-1 Ontbloot de onderarmen en probeer een geschikte vene te vinden voor het infuus (stap 8).

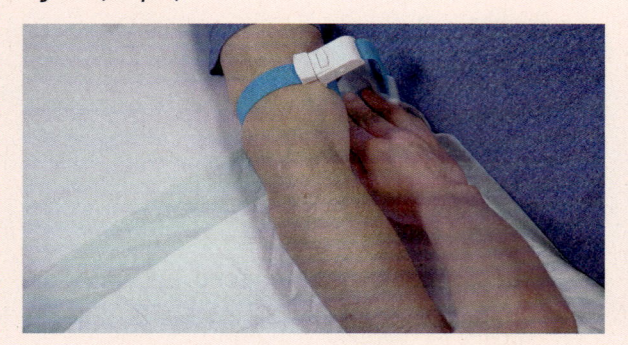

Afbeelding 6.11-2 Breng de stuwband enkele centimeters proximaal van de injectieplaats aan (stap 10).

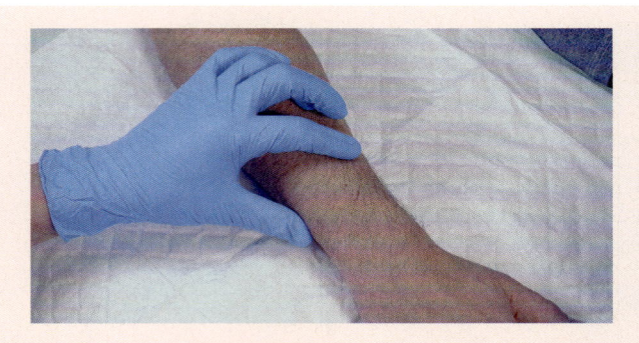

Afbeelding 6.11-3 Tik met je vingertoppen op het bloedvat (stap 11).

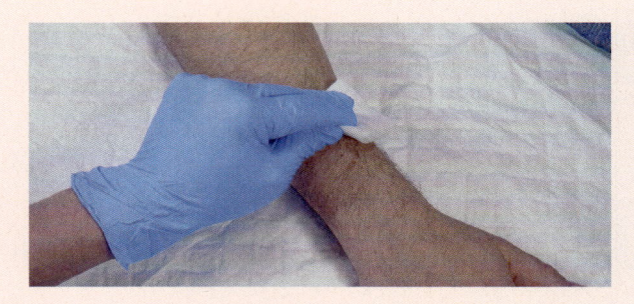

Afbeelding 6.11-4 Desinfecteer de huid en wacht tot deze droog is (minimaal 30 seconden) (stap 12).

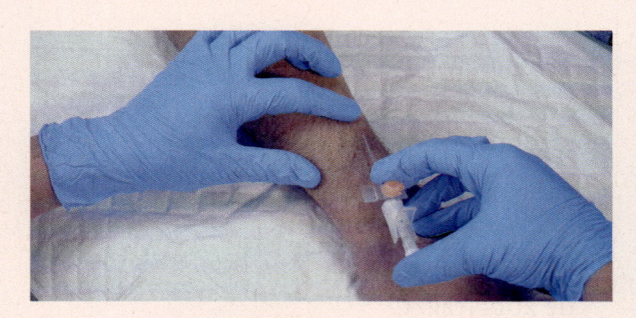

Afbeelding 6.11-5 Breng de infuusnaald in onder een hoek van ongeveer 30 graden (stap 13).

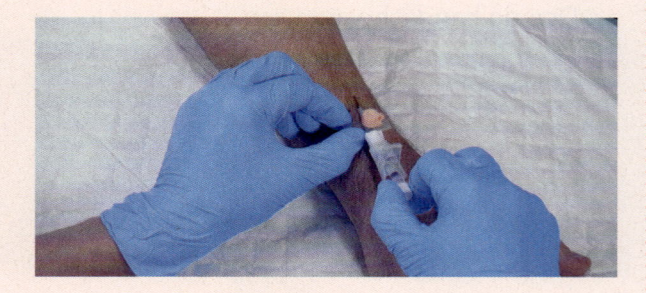

Afbeelding 6.11-6 Trek de naald iets terug en schuif met je andere hand de canule volledig in het bloedvat (stap 13).

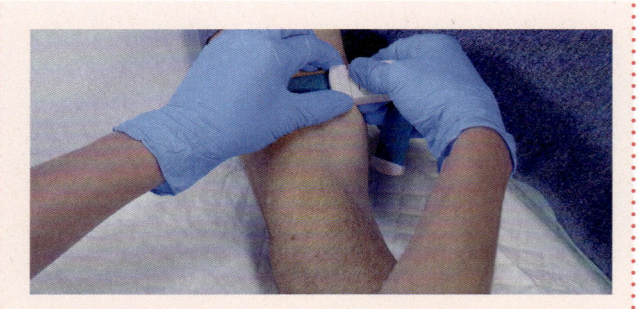

Afbeelding 6.11-7 Maak de stuwband los (stap 14).

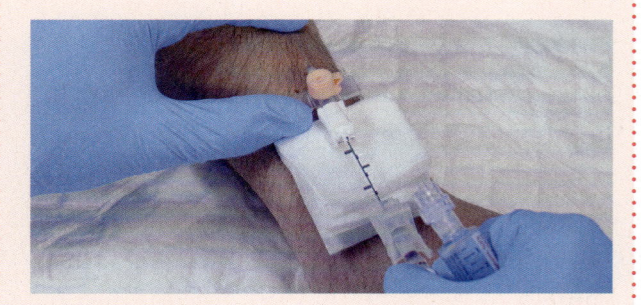

Afbeelding 6.11-8 Druk het bloedvat proximaal van de ingebrachte canule af (stap 16).

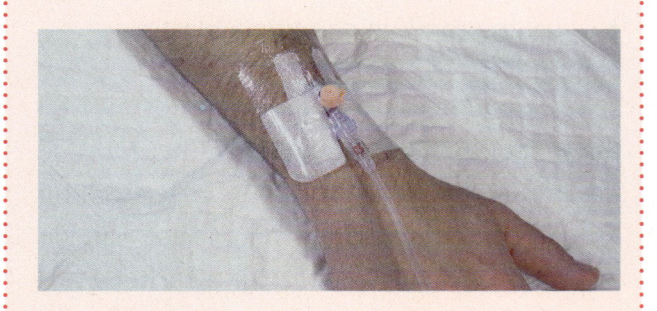

Afbeelding 6.11-9 Koppel de infuusslang steriel aan de ingebrachte canule (stap 18).

6.2.6 Aandachtspunten bij inbrengen van een perifeer infuus

Infecties veroorzaken veel complicaties. Raak daarom nooit de aansluitpunten van het infuustoedieningssysteem aan, maar zorg dat de uiteinden en de spike steriel blijven. Controleer de insteekopening dagelijks op tekenen van flebitis. Als er geen indicatie meer bestaat voor het infuus, verwijder de canule dan direct.

Als je bloed, bloedproducten, lipiden of TPV (totale parenterale voeding) over het infuus geeft, moet je het toedieningssysteem elke 24 uur vervangen. Toedieningssystemen voor alle andere vloeistoffen worden elke 96 uur vervangen.

Voor het toedienen van cytostatica en bloedproducten zijn speciale infuussystemen nodig. Gebruik een infuustoedieningssysteem dat past bij het gebruikte merk en type infuuspomp. Gebruik een infuustoedieningssysteem met bijspuitpunt als het nodig is om via de infuuscanule medicijnen bij te spuiten. Zorg dat de onderkant van de druppelkamer zich minimaal 15 cm boven de pomp bevindt (of 30 cm bij toedieningssnelheden boven de 500 ml/uur).

6.2.7 Mogelijke complicaties

Bij het inbrengen van het infuus en het toedienen van infuusvloeistoffen kunnen verschillende complicaties optreden, waaronder hematoomvorming, flebitis, trombose, subcutaan lopen, kortademigheid en koude rillingen/temperatuurverhoging.

Hematoomvorming

Er kan een bloeding of zwelling ontstaan als er bij het inbrengen van het infuus een bloedvat is doorgeprikt of als de zorgvrager bijvoorbeeld antistollingsmedicijnen gebruikt.

Flebitis

Bij **flebitis** is er sprake van een lokale ontsteking van een ader. Je kunt het risico op een plaatselijke infectie verminderen door volgens de hygiënevoorschriften te werken. Toch kan ook dan een infectie ontstaan. Bevindingen die passen bij een lokale infectie zijn:

- roodheid;
- zwelling;
- pijn;
- warmte;
- functieverlies.

Bij flebitis moet je het infuus direct verwijderen en is overleg met de arts nodig over de voortzetting van de behandeling.

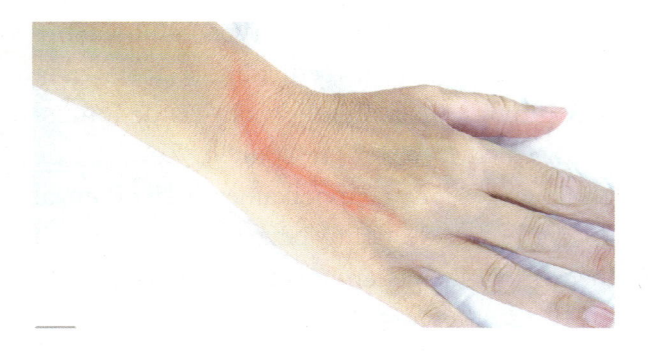

Afbeelding 6.12 *Flebitis na een perifeer infuus.*

Trombose

Na het inbrengen van een infuus bestaat er een verhoogd risico op trombosevorming in de aangeprikte ader. Bevindingen die passen bij **trombose** zijn:

- roodheid van de oppervlakkig gelegen aders;
- zwelling;
- lokale warmte;
- drukgevoeligheid;
- pijn.

Het is van belang om de juiste maatregelen te treffen bij deze bevindingen, omdat een veneuze trombose het risico met zich meebrengt op een embolie. Bij verdenking van trombose moet je het infuus verwijderen en de insteekplaats goed afdrukken.

Subcutaan lopen

Bij een perifeer infuus moet je subcutane infusie altijd zien te voorkomen, vooral omdat bepaalde infusievloeistoffen irritatie van het subcutane weefsel kunnen veroorzaken. Bevindingen die passen bij subcutane infusie zijn:

- infuus loopt niet door;
- zwelling rondom de punctieplaats;
- pijn.

Bij subcutaan lopen van het infuus moet je het infuus verwijderen. Bij een forse zwelling kun je een drukverband ter plaatse van de zwelling aanbrengen. Mogelijk kan in de andere arm een nieuw infuus worden geplaatst.

Kortademigheid

Door langdurige infusie of door het te snel laten inlopen van de infuusvloeistof kan kortademigheid optreden, doordat er vochtuittreding in de longen optreedt. Mocht dit gebeuren, plaats de zorgvrager dan in zittende houding, verminder de inloopsnelheid en waarschuw de arts.

Koude rillingen/temperatuurverhoging

Als de zorgvrager snel na het aansluiten van het

infuus koude rillingen of temperatuurverhoging krijgt, kan dit een reactie zijn op de infusie. Je moet dan direct een arts waarschuwen.

6.2.8 Andere problemen bij het inbrengen/aansluiten van het infuus

Tabel 6.1 Problemen en oplossingen bij infuusbehandeling

DRUPPELKAMER

PROBLEEM	OORZAAK/GEVOLG	OPLOSSING
Overvulling	Oorzaak: • Verkeerd ontlucht • Fout bij wisseling van zak • Gevolg: druppelsnelheid onzichtbaar	Lucht bijspuiten via bovenste bijspuitpunt NB Niet wanneer er medicijnen in de infuusslang zitten!
	Oorzaak: • Verkeerd ontlucht • Fout bij wisseling van zak Gevolg: • Leegloop infuus • Lucht in de slang	Knijpen in druppelkamer
Schuimvorming in onderste helft druppelkamer	Oorzaak: reactie van de vloeistof Gevolg: lucht in de slang	Infuusslang afklemmen en nieuwe infuusslang aanbrengen
Troebele inhoud	Oorzaak: reactie vloeistof	Infuusslang afklemmen en vervangen; evt. nieuwe vloeistof gebruiken

INFUUSSLANG

PROBLEEM	OORZAAK/GEVOLG	OPLOSSING
Luchtbellen	Oorzaak: lucht in slang	• Luchtbellen tikken tot boven vloeistofspiegel • Infuusslang vernieuwen • Slang rond pen winden

ONTLUCHTINGSSLANG

PROBLEEM	OORZAAK/GEVOLG	OPLOSSING
Knik in slang	Oorzaak: foute fixatieslang Gevolg: onvoldoende luchttoevoer	• Slang vernieuwen • Knik in slang opheffen • Luchtbellen tikken tot boven vloeistofspiegel
Wattenfilter vochtig	Oorzaak: aanraken met natte handen Gevolg: geen ontluchting	Ontluchtingsslang vernieuwen

TOEDIENING

PROBLEEM	OORZAAK/GEVOLG	OPLOSSING
Onjuiste toediening	Oorzaak: onvolledige notitie van soort, hoeveelheid, snelheid Gevolg: onjuiste toediening	• Noteren • Overleggen met collega/arts

DOORLOPEN INFUUS

PROBLEEM	OORZAAK/GEVOLG	OPLOSSING
Langzaam/stilstaand	• Vene dichtgedrukt • Arm gestuwd door mouw	• Arm doorbewegen • Spalk losser doen • Kleding weghalen
	Canule verstopt	Overleg met arts
	Driewegkraan is dicht	Kraan opendraaien
	Druk vloeistofkolom is te laag	Infuusstandaard verhogen
	Druppelregelaar dicht	Regelaar openen
	Knik in buitenste deel	• Knik weghalen • Buitenste deel fixeren
	Luchtbellen in infuusslang	Luchtbellen tikken tot boven vloeistofspiegel Infuusslang vernieuwen Slang rond pen winden
	Naald verstopt	Flushen/doorspoelen
	Knik in ontluchtingsslang	Knik opheffen
	Subcutaan lopend infuus	• Infuus afklemmen • Overleg met arts • Infuus verwijderen • Nieuwe naald plaatsen
	Stolsel in druppelkamer	• Infuus afklemmen • Overleg met arts • Infuus verwijderen • Nieuw toedieningssysteem klaar hangen
	Infuusslang afgeklemd	Afklemming verhelpen
	Infuusslang bijna leeg	• Infuus afklemmen • Infuusslang vernieuwen
Lege infuusslang	Infuuszak leeg	• Infuus afklemmen • Infuusslang vernieuwen
	Inwendig reservoir of canule verstopt	Overleg met arts
Lekkage tussen infuuszak en naalden	Naald ontluchtingsslang niet goed geplaatst	Vernieuwen ontluchtingsslang
Lekkage tussen canule en infuusslang	Aansluitconus is los	• Infuus afklemmen • Infuusslang vernieuwen
Lekkage luchtslang	Wattenfilter in luchtslang vochtig	Ontluchtingsslang vernieuwen
Loopt te snel	Aansluitconus van canule gesloten	• Infuus afklemmen • Infuusslang vernieuwen
	Druppelregelaar te ver geopend	Druppelregelaar aanpassen

6.2.9 Verzorgen van een perifeer infuus

Vervang transparante infuuspleisters eens in de 5 dagen of indien nodig eerder. Niet-transparante infuuspleisters moeten dagelijks vervangen worden om de insteekopening te kunnen inspecteren.

Houd de huid rond de insteekopening droog. Verpak de infuusnaald goed als een zorgvrager wil douchen. Mocht na het douchen blijken dat de infuuspleister toch nat is geworden, vervang deze dan.

Inspectie insteekopening

Probeer infecties en/of dislocaties vroegtijdig op te sporen door eens per 24 uur de insteekopening te controleren op de volgende punten:

- ligging van de katheter/naald;
- bloedingen;
- lokale zwelling;
- roodheid/hardheid;
- vochtafscheiding;
- lokale warmte;
- pijn.

6.2.10 Infuusslang vervangen

Om infecties te voorkomen moet je de infuusslang eenmaal per 3-4 dagen vervangen. De infuuspleister moet je ten minste eenmaal per 5 dagen vervangen. Soms is eerder verwisselen noodzakelijk. Controleer hiervoor de pleister en de huid rondom de insteekplaats.

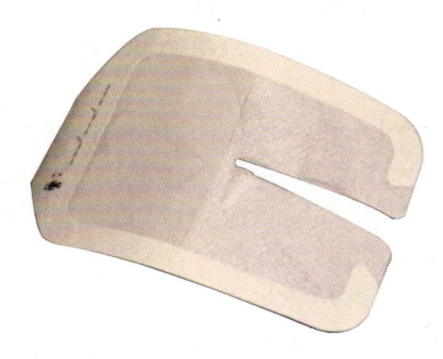

Afbeelding 6.13   Infuuspleister.

Stappenplan voor het vervangen van een infuusslang en -pleister

Voor het vervangen van de infuusslang en pleister moet je de volgende materialen klaarzetten:

- gaasjes;
- alcohol 70%;
- handschoenen;
- een infuuszak;
- een infuusslang;
- een afsluitdopje;
- een onderlegger;
- een naaldencontainer;
- een prullenbak.

Voorafgaand aan de toediening regel je ook de dubbele controle van de medicijnen.

1. Maak je handen goed schoon. Bij zichtbaar vuil met zeep en water, anders met handalcohol.
2. Zet alle materialen klaar, zodat je er makkelijk bij kunt.
3. Controleer de naam en geboortedatum van de zorgvrager.
4. Controleer of de zorgvrager op de hoogte is van het medicijn, de toediening en de bijwerkingen.
5. Controleer het medicijn op:
   - houdbaarheidsdatum;
   - kleur en uiterlijk;
   - manier van toedienen.
6. Vergelijk samen met de zorgvrager de toedienlijst met het medicijn. Let daarbij op:
   - soort;
   - dosis;
   - tijdstip van toedienen.

6 Infusie

7 Overgiet de gaasjes met desinfectievloeistof.
8 Bereid het infuustoedieningssysteem voor zoals eerder beschreven; volg de aanwijzingen op om de infuuszak op het infuustoedieningssysteem aan te sluiten en te ontluchten. Zorg dat het uiteinde steriel blijft.
9 Vraag de zorgvrager te gaan zitten of liggen.
10 Leg een onderlegger onder het lichaamsdeel waar de canule in zit.
11 Sluit de rolregelklemmen van de huidige infuusslang. Klem de Midline-katheter af.
12 Trek niet-steriele handschoenen aan en ontkoppel de huidige infuusslang van de canule. Sluit direct daarna de nieuwe infuusslang op de canule aan. Zorg dat de uiteinden steriel blijven.
13 Fixeer de infuuscanule eventueel met een nieuwe pleister. Zorg ervoor dat de insteekopening zo goed mogelijk zichtbaar is. Knip de spike van de oude infuusslang af en doe deze in de naaldencontainer.
14 Noteer:
 – de eigenschappen van de infuusvloeistof (soort, concentratie, hoeveelheid, restvloeistof in de oude infuuszak);
 – het toedieningstijdstip;
 – de ingestelde toedieningssnelheid;
 – de eventuele bijzonderheden.

Infuuszak vervangen

Als je andere medicijnen moet toedienen of de infuuszak bijna leeg is, moet je een nieuwe infuuszak aansluiten.

Stappenplan voor het vervangen van een infuuszak

Voorafgaand aan de toediening regel je ook de dubbele controle van de medicijnen.

1 Maak je handen goed schoon. Bij zichtbaar vuil met zeep en water, anders met handalcohol.
2 Zet alle materialen klaar, zodat je er makkelijk bij kunt.
3 Controleer de naam en geboortedatum van de zorgvrager.
4 Controleer of de zorgvrager op de hoogte is van het medicijn, de toediening en de bijwerkingen.
5 Controleer het medicijn op:
 – houdbaarheidsdatum;
 – kleur en uiterlijk;
 – manier van toedienen.
6 Vergelijk samen met de zorgvrager de toedienlijst met het medicijn. Let daarbij op:
 – soort;
 – dosis;
 – tijdstip van toedienen.
7 Bevestig de nieuwe infuuszak aan de infuusstandaard.
8 Verwijder het afsluitdopje van het aanprikpunt van de infuuszak en desinfecteer het aanprikpunt met gazen en desinfectiemiddel.
9 Zet de rolregelklem op de infuusslang dicht en verwijder de spike van de slang uit de oude infuuszak. Prik vervolgens direct de nieuwe infuuszak aan.
10 Open de rolregelklem op de nieuwe infuusslang.
11 Controleer de huid en de pleister rondom de insteekplaats. Let erop dat de pleister

Infusie 6

niet heeft losgelaten en niet vies is geworden. Controleer de huid op irritatie.

12 Noteer:
- de eigenschappen van de infuusvloeistof (soort, concentratie, hoeveelheid, restvloeistof in de oude infuuszak);
- het toedieningstijdstip;
- de ingestelde toedieningssnelheid;
- de eventuele bijzonderheden.

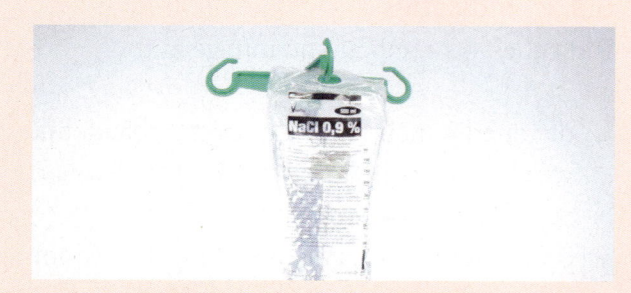

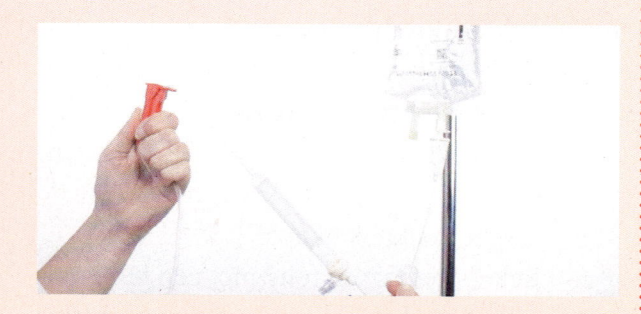

Afbeelding 6.14-4 Open de rolregelklem op de nieuwe infuusslang (stap 10).

Afbeelding 6.14-1 Bevestig de nieuwe infuuszak aan de infuusstandaard (stap 7).

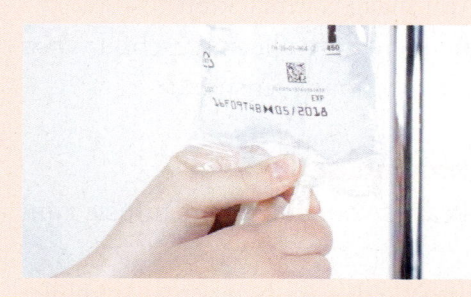

Afbeelding 6.14-2 Verwijder het afsluitdopje van het aanprikpunt van de infuuszak en desinfecteer het aanprikpunt (stap 8).

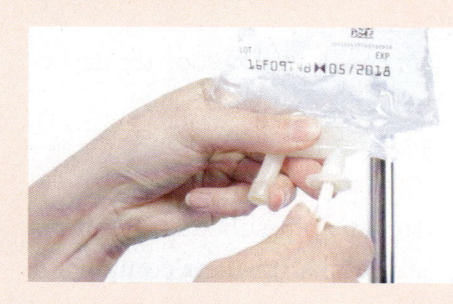

Afbeelding 6.14-3 Zet de rolregelklem op de infuusslang dicht en verwijder de spike van de slang uit de oude infuuszak. Prik er vervolgens direct een nieuwe infuuszak aan (stap 9).

6.2.11 Perifeer infuus verwijderen

Stappenplan voor het verwijderen van een perifeer infuus

Voor het verwijderen van een perifeer infuus moet je de volgende materialen klaarzetten:

- steriele gaasjes;
- handschoenen;
- een pleister;
- een onderlegger;
- een naaldencontainer;
- een prullenbak.

1 Maak je handen goed schoon. Bij zichtbaar vuil met zeep en water, anders met handalcohol.
2 Zet alle materialen klaar, zodat je er makkelijk bij kunt.
3 Leg twee stukken pleister van ongeveer 10 cm klaar.
4 Laat de zorgvrager zitten of op de rug liggen.
5 Stop de toediening door de rolregelklem van de infuusslang te sluiten.

6 Infusie

6. Doe de handschoenen aan.
7. Verwijder het fixatiemateriaal door middel van de stretchmethode:
   - Maak een hoekje van de folie voorzichtig los.
   - Til dit hoekje iets op.
   - Rek ('stretch') de folie met één hand parallel aan de huid uit. Gebruik je andere hand om de huid strak te trekken, zodat de huid niet beschadigt.
   - Zodra de kleeflaag loskomt van de huid kun je de folie voorzichtig verwijderen.
   - Houd twee dubbelgevouwen steriele gazen tegen de insteekplaats en verwijder met je andere hand de canule, samen met het fixatiemateriaal.
8. Druk de insteekplaats af tot het bloeden stopt.
9. Plak de canule met het fixatiemateriaal op de onderlegger.
10. Verbind de insteekplaats met de gaasjes en een pleister.
11. Laat de zorgvrager de insteekplaats nog enkele minuten afdrukken.
12. Controleer of de kathetertip (het uiteinde van een katheter) intact is.
13. Knip de spike van de infuusslang af en doe deze in de naaldencontainer. Gooi de rest van de gebruikte spullen weg, behalve de infuuspomp.
14. Trek de handschoenen uit.
15. Was of desinfecteer je handen.
16. Noteer:
    - de restvloeistof;
    - de handeling;
    - de eventuele bijzonderheden.

6.3 Subcutaan infuus

Bij subcutane infusie dien je medicijnen en vocht toe in het onderhuidse bindweefsel. Vanuit het onderhuidse bindweefsel wordt het opgenomen in het bloed en door het lichaam verspreid. Dit kan intermitterend (met pauzes) of continu gebeuren.

6.3.1 Indicaties

Indicaties voor subcutane infusie zijn:

- de medicijnen moeten zeer geleidelijk worden toegediend en dit lukt niet oraal, rectaal of transdermaal;
- orale medicijnen zijn niet mogelijk (door slikproblemen of bewusteloosheid);
- orale medicijnen worden niet goed opgenomen (bij maag-darmziekten);
- de medicijnen zijn alleen geschikt voor subcutane toediening (insuline).

6.3.2 Contra-indicaties

Contra-indicaties voor subcutane infusie zijn:

- beschikbaarheid van beter toegankelijke routes voor medicijnentoediening;
- de medicijnen zijn ongeschikt voor subcutane infusie;
- de zorgvrager is allergisch voor de desbetreffende medicijnen.

6.3.3 Mogelijke complicaties

Complicaties treden bij subcutane infuusbehandeling nauwelijks op. Een complicatie die kan optreden is irritatie rondom de insteekplaats. Oorzaken van deze irritatie zijn:

Infusie 6

- ontsteking;
- de infuuscanule ligt te oppervlakkig of juist te diep;
- de canule knikt af door tractie of beknelling;
- toediening van te veel vocht;
- toediening van een te hoge concentratie medicijn.

Irritatie rondom de insteekplaats uit zich in:

- roodheid/pijn;
- oedeem;
- infiltraten (harde plekken in de huid).

Aanpak:

- Meestal moet je het infuus verwijderen als deze verschijnselen optreden.
- Overleg met de arts bij het vermoeden van een te hoog volume of een te hoge concentratie.

6.3.4 Materiaal

Je kunt subcutane infusie met behulp van een vleugelnaald of kunststofcanule uitvoeren.

Vleugelnaald

De vleugelnaald wordt ook wel vlindernaald genoemd. De naald heeft twee flexibele vleugels die het plaatsen en vastmaken vergemakkelijken. De naald varieert in dikte van 19 tot 26 Gauge en heeft een standaardlengte van 19 mm. Verder is de naald voorzien van een flexibele verlengslang met een luerlock-aansluiting. Dit biedt de mogelijkheid om een infuussysteem of spuit erop aan te sluiten.

Kunststofcanule

Kunststofcanules zijn buigzaam. Net als bij perifere infusen bevat de canule een opvoernaald die je verwijdert na het inbrengen. In tegenstelling tot perifere infuuscanules hebben subcutane canules geen inspuitdopje aan de bovenkant en zijn ze korter.

De keuze voor de naald hangt af van de toedieningswijze:

- Gebruik een kunststofcanule als de behandeling meerdere dagen duurt (dit is comfortabeler voor de zorgvrager).
- Gebruik bij continue toediening een kunststofcanule.
- Gebruik bij intermitterende toediening of een kortdurende behandeling (enkele uren) een vleugelnaald met verlengslangetje of een kunststofcanule.

Insuflon

Een **Insuflon** is een mini-infuuscanule. Deze breng je net als een kunststofcanule in met behulp van een opvoernaald. Na het inbrengen van de Insuflon fixeer je die aan de huid met een pleister. De Insuflon heeft een rubberen afsluitdopje. Door dit dopje kun je met een dunne naald medicijnen toedienen. Deze techniek gebruik je voornamelijk bij het inspuiten van insuline.

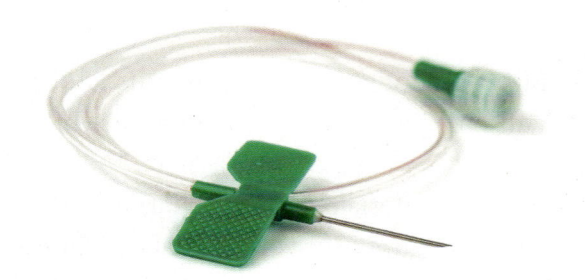

Afbeelding 6.15   Vleugelnaald.

6 Infusie

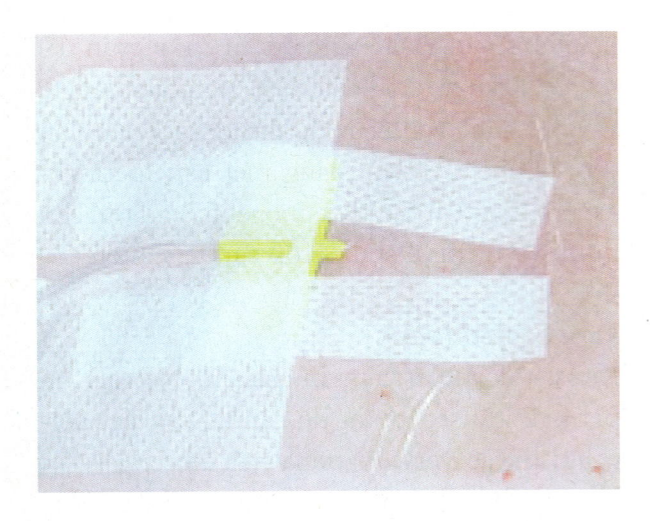

Afbeelding 6.16 *Een Insuflon gefixeerd met een pleister.*

Kant-en-klare infusieset
Ten slotte zijn er ook nog kant-en-klare infusiesets. Deze gebruik je ook vaak voor het toedienen van insuline.

Overige benodigdheden
- toedienlijst;
- niet-steriele handschoenen;
- desinfectievloeistof;
- steriele gaasjes;
- infuuspleister;
- fixatiemateriaal;
- naaldencontainer;
- afvalbakje;
- infuuszak en infuusslang;
- infuusstandaard.

Voor het ontluchten van de verlengslang van de vleugelnaald:

- spuit;
- opzuignaald;
- ampul NaCl 0,9%.

6.3.5 Plaats bepalen
Plaatsen waar je een subcutaan infuus kunt plaatsen, zijn:

- in het bovenbeen (aan de voor- of zijkant); in de buik (minimaal 2 cm verwijderd van de navel);
- in de bovenarm (overal, behalve aan de binnenkant);
- in het gebied tussen sleutelbeen en borst of onder de borst (dit gebied blijft bij terminale zorgvragers goed doorbloed);
- in het gebied tussen de schouderbladen (bij onrustige zorgvragers die hun infuus er anders uit plukken).

Probeer gebieden die de mobiliteit van de zorgvrager beperken te vermijden, zoals de onderarm, het onderbeen en de hand.

6.3.6 Inbrengen subcutaan infuus
Het inbrengen van een subcutaan infuus is een voorbehouden handeling en mag dus alleen in opdracht van de arts uitgevoerd worden door een bekwame en bevoegde zorgverlener.

Stappenplan voor het inbrengen van een subcutaan infuus

Voorafgaand aan de toediening regel je ook de dubbele controle van de medicijnen.

1. Maak je handen goed schoon. Bij zichtbaar vuil met zeep en water, anders met handalcohol.
2. Zet alle materialen klaar, zodat je er makkelijk bij kunt. Zorg ervoor dat het infuussysteem gereed is en ontlucht de infuus-

slang. Zorg dat het uiteinde van de infuusslang steriel blijft.
3. Controleer de naam en geboortedatum van de zorgvrager.
4. Controleer de infuusvloeistof (en het medicijn) op:
   - houdbaarheidsdatum;
   - kleur en uiterlijk;
   - manier van toedienen.
5. Vergelijk samen met de zorgvrager de toedienlijst met het medicijn. Let daarbij op:
   - soort;
   - dosis;
   - tijdstip van toedienen.
6. Ontlucht de vleugelnaald met verlengslang. Doorloop hiervoor achtereenvolgens de volgende stappen:
   - Breek de ampul NaCL 0,9% met een gaasje open.
   - Plaats de opzuignaald op de spuit en verwijder de beschermhuls.
   - Zuig de NaCL 0,9% op in de spuit.
   - Ontlucht de spuit.
   - Verwijder de opzuignaald van de spuit en gooi hem direct in de naaldencontainer.
   - Plaats de spuit op de verlengslang van de vleugelnaald.
   - Spuit de NaCL 0,9% in de slang totdat er enkele druppels uit de vleugelnaald komen.
   - Controleer de slang op luchtbellen.
   - Verwijder de spuit.
   - Sluit de verbindingsslang af met het afsluitdopje.
7. Trek de niet-steriele handschoenen aan.
8. Plaats de vleugelnaald. Doorloop achtereenvolgens de volgende stappen:
   - Desinfecteer de huid en wacht tot de huid droog is (ten minste 30 seconden).
   - Verwijder de beschermhuls van de vleugelnaald met verlengslang.
   - Pak met je niet-injecterende hand een brede huidplooi op.
   - Breng met je andere hand de vleugelnaald halverwege de huidplooi onder een hoek van 30-45 graden in.
   - Laat de huidplooi los.
9. Fixeer de vleugelnaald met een infuuspleister.
10. Sluit het infuussysteem of de spuit aan.
    - Verwijder het afsluitdopje van de verlengslang van de vleugelnaald.
    - Fixeer het aansluitpunt van de verlengslang van de vleugelnaald met je ene hand.
    - Koppel het infuussysteem of de spuit aan de verlengslang.
    - Bij een infuussysteem: open de rolregelklem en kijk of de infuusvloeistof goed doorloopt.
    - Bij een spuit: spuit de medicijnen rustig in en koppel de spuit daarna af.
11. Trek de niet-steriele handschoenen uit.
12. Stel de toedieningssnelheid van het infuus in.
13. Was of desinfecteer je handen.
14. Ruim alles op.
15. Noteer:
    - de datum en het tijdstip;
    - de punctieplaats;
    - de soort vloeistof en druppelsnelheid;
    - de observaties bij de zorgvrager.
16. Onderteken de notities met een paraaf.

6 Infusie

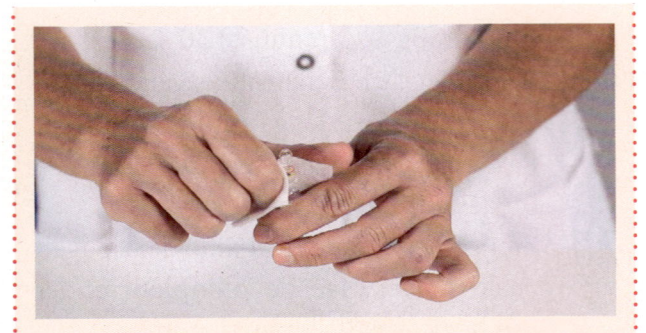

Afbeelding 6.17 Voorbereiden vleugelnaald. Breek de ampul NaCl 0,9% met een gaasje open (stap 6).

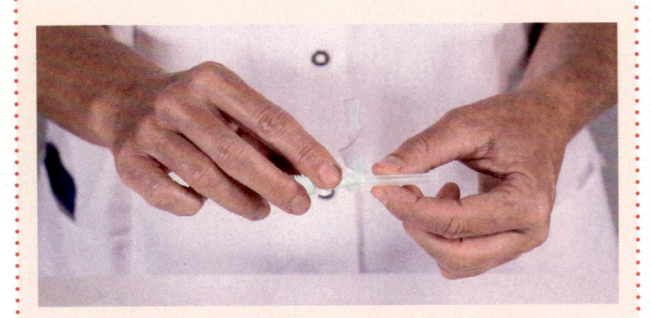

Afbeelding 6.18 Plaats de opzuignaald op de spuit (stap 6).

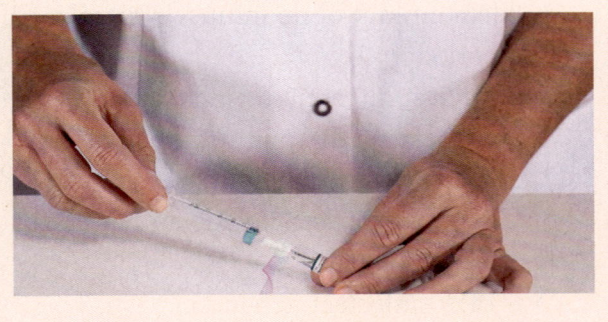

Afbeelding 6.19 Zuig de NaCl 0,9% op in de spuit en ontlucht de spuit (stap 6).

- Verwijder de beschermhuls van de kunststofcanule.
- Pak met je niet-injecterende hand een brede huidplooi op.
- Breng met je andere hand de kunststofcanule halverwege de huidplooi onder een hoek van 30-45 graden in.
- Laat de huidplooi los.

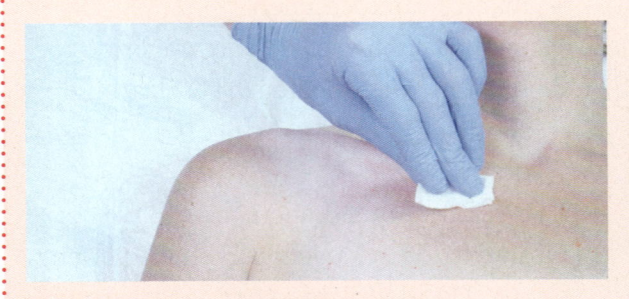

Afbeelding 6.20 Desinfecteer de huid.

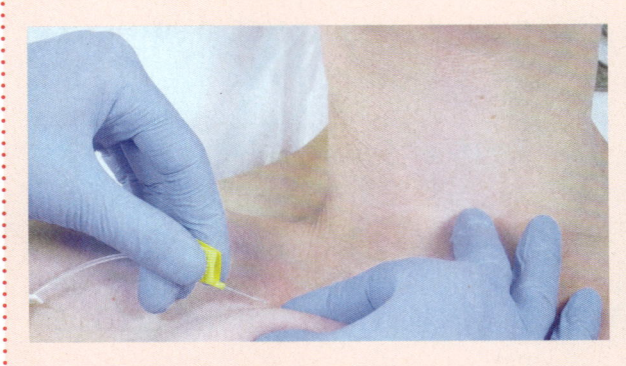

Afbeelding 6.21 Breng de kunststofcanule halverwege de huidplooi onder een hoek van 30-45 graden in.

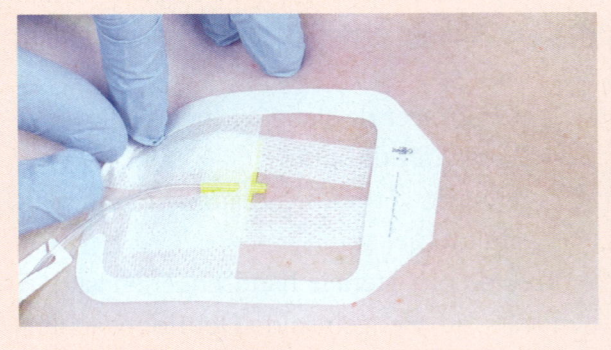

Afbeelding 6.22 Bevestig de naald met een infuuspleister.

Plaatsen van een kunststofcanule

Doorloop achtereenvolgens de volgende stappen:

- Desinfecteer de huid en wacht tot de huid droog is (ten minste 30 seconden).

Infusie 6

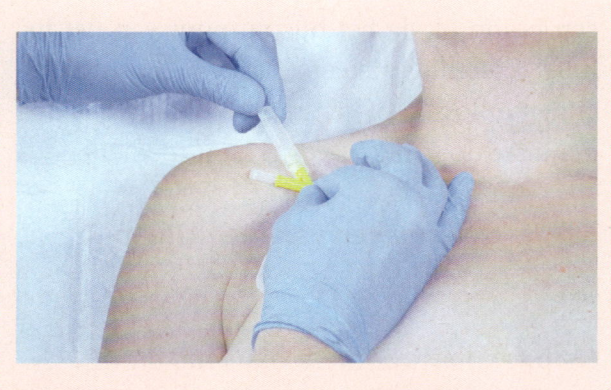

Afbeelding 6.23   Koppel het infuussysteem aan.

6.3.7 Subcutaan infuus verzorgen

Controleer de insteekplaats dagelijks op verschijnselen van roodheid, pijn, oedeem en harde plekken. Deze kunnen ontstaan door irritatie van de huid.

Oorzaken:

- ontsteking;
- de infuuscanule ligt te oppervlakkig of juist te diep;
- de canule knikt af door tractie of beknelling;
- toediening van te veel vocht;
- toediening van een te hoge concentratie medicijn.

Aanpak:

- Meestal moet je het infuus verwijderen als deze verschijnselen optreden.

Overleg met de arts bij het vermoeden van een te hoog volume of een te hoge concentratie van het medicijn.
Je kunt het ontstaan van plaatselijke infecties proberen te voorkomen door volgens de hygiënevoorschriften te werken. Toch kunnen ze dan ook voorkomen.
Bevindingen die passen bij een lokale infectie zijn:

- roodheid;
- zwelling;
- pijn;
- warmte;
- functieverlies.

Aanpak:

- Verwijder het infuus.
- Overleg met de arts over de voortzetting van de behandeling.

6.3.8 Subcutaan infuus verwijderen

Stappenplan voor het verwijderen van een subcutaan infuus

1. Maak je handen goed schoon. Bij zichtbaar vuil met zeep en water, anders met handalcohol.
2. Zet alle materialen klaar, zodat je er makkelijk bij kunt.
3. Laat de zorgvrager zitten of op de rug liggen.
4. Stop de toediening door de rolregelklem van de infuusslang te sluiten. Stop zo nodig de pomp volgens de gebruiksaanwijzing.
5. Trek niet-steriele handschoenen aan.
6. Verwijder de infuuspleister met de stretchmethode.
   – Maak een hoekje van de folie voorzichtig los.
   – Til dit hoekje iets op.

- Rek ('stretch') de folie met één hand parallel aan de huid uit. Gebruik je andere hand om de huid strak te trekken, zodat de huid niet beschadigt.
- Zodra de kleeflaag loskomt van de huid kun je de folie voorzichtig verwijderen.
- Houd twee dubbelgevouwen steriele gazen tegen de insteekplaats en verwijder met je andere hand de canule, samen met het fixatiemateriaal.

7 Houd twee dubbelgevouwen gaasjes in de buurt van de insteekplaats.
8 Gebruik je andere hand om de vleugelnaald of canule te verwijderen.
9 Gooi de vleugelnaald weg in de naaldencontainer. Een canule is niet scherp, dus die hoeft niet in de naaldencontainer te worden gedaan.
10 Ruim alles op.
11 Trek de handschoenen uit.
12 Was of desinfecteer je handen.
13 Noteer:
- de handeling;
- de eventuele bijzonderheden.

6.4 Medicijnen toedienen via het infuus

In hoofdstuk 3 zijn verschillende toedieningswijzen van medicijnen aan de orde gekomen. Medicijnentoediening via een perifeer of subcutaan infuus is ook een toedieningswijze die veel voorkomt. Het is van belang om hierbij de regels rond medicatieveiligheid in acht te nemen.

Bij een perifeer infuus kun je de medicijnen toedienen via de infuuszak, via een spuit in een pomp of via het bijspuitpunt van het infuustoedieningssysteem. Vaak moet je medicijnen oplossen of verdunnen voordat je ze in de juiste dosering of vorm kunt toedienen.

6.4.1 Klaarmaken van medicijnen

Stappenplan voor het klaarmaken van medicijnen

Doorloop de volgende stappen om medicijnen gereed te maken voor toediening via het infuus:

1 Zorg dat de medicatieopdracht juist wordt gelezen en geïnterpreteerd. Daarbij moeten de volgende zaken worden gecontroleerd:
- bereidingswijze van het geneesmiddel;
- hoeveelheid;
- toedieningsweg;
- houdbaarheidsdatum na bereiding van het geneesmiddel.

Indien van toepassing controleer je het oplosmiddel en/of het verdunningsmiddel. Hiervoor kun je als hulpmiddel het Handboek Parenteralia gebruiken.

2 Na het controleren van de medicatieopdracht moet je de opdracht omzetten in een toedienetiket. Dat wordt bij voorkeur geprint. De volgende informatie moet op het etiket vermeld worden:
- datum en tijd;
- naam van het medicijn;
- dosering;
- plaats voor 2 parafen;
- indien van toepassing: naam en hoeveelheid verdunnings- of oplosmiddel. Probeer afkortingen te vermijden om

misinterpretaties te voorkomen.
3. Bereken de juiste hoeveelheid en de sterkte van het toe te dienen medicijn en controleer dit.
4. Zorg voor een opgeruimd en overzichtelijk werkblad en desinfecteer dit met alcohol 70%. Droog het werkblad niet af, maar laat het aan de lucht drogen.
   - Zorg voor schone werkkleding en zo nodig handschoenen.
   - Draag geen sieraden.
   - Desinfecteer je handen met handalcohol.
5. Leg de volgende materialen klaar:
   - ampul of flacon met het geneesmiddel;
   - spuit – kies het volume van de spuit op basis van de medicatieopdracht;
   - connectorstukken;
   - gaasjes;
   - toedienetiket;
   - naalden en naaldencontainer;
   - handschoenen;
   - desinfectans alcohol 70%;
   - Handboek Parenteralia of de bijsluiter van het medicijn.
6. Maak het geneesmiddel klaar en zet je paraaf. Let op de volgende aspecten:
   - Werk de bereiding, het etiketteren en paraferen van het geneesmiddel in één keer af. Vermijd tussentijdse afleiding.
   - Zorg bij elke bereiding voor een schoon werkblad.
   - Desinfecteer de injectieflacons en de hals van ampullen met 70 ml alcohol.
   - Volg de aanwijzingen uit het Handboek Parenteralia en de bijsluiter zorgvuldig op.

Let op: Parenteralia op de verpleegafdeling mogen maximaal 8 uur van tevoren worden klaargemaakt.

7. Het is noodzakelijk dat een tweede persoon (een collega) de bereide medicijnen controleert. Deze tweede persoon controleert:
   - de medicatieopdracht;
   - het geneesmiddel (bewaar dus de gebruikte ampullen of flacons);
   - de sterkte van het medicijn;
   - de houdbaarheid/vervaldatum medicijn;
   - de berekening;
   - indien van toepassing: het oplosmiddel of de hoeveelheid verdunningsmiddel, en de bereidingswijze.

Vervolgens kan de tweede persoon eveneens het toedienetiket paraferen. Als hij een fout ontdekt, wordt het bereide product direct vernietigd.

6.4.2 Toedienen van medicijnen via het infuus

Stappenplan voor het toedienen van medicijnen via een infuus

Doorloop de volgende stappen om de medicijnen toe te dienen via het infuus:

1. Controleer of er sprake is van het correcte geneesmiddel, de juiste toedieningswijze en het juiste tijdstip van toediening.
2. Controleer het infuus en waarborg dat het infuus goed loopt. Bereken zo nodig ook de toediensnelheid en de pompstand en stel deze in.
3. Leg de medicijnen klaar binnen handbereik en controleer of er twee parafen staan op het toedienetiket.
4. Identificeer de zorgvrager en bereid de

zorgvrager voor. Als dit niet mondeling lukt, controleer dan het identiteitsbandje of maak, indien mogelijk, gebruik van barcodescanning. Vraag de zorgvrager of het nut en doel van de medicijnen duidelijk zijn en informeer of er nog vragen zijn.

5 Laat jezelf controleren door een tweede persoon volgens de richtlijnen van de eigen instelling. De tweede persoon controleert de juistheid van de medicatieopdracht, het geneesmiddel, de dosering, toedieningsweg, toediensnelheid (en pompstand), zorgvrager en het tijdstip.

6 Maak je handen goed schoon. Bij zichtbaar vuil met zeep en water, anders met handalcohol.

7 Toediening via een driewegkraan:
   - Sluit de toegangsopening op de driewegkraan.
   - Desinfecteer het dopje of verwijder het dopje en desinfecteer de toegang van de driewegkraan met 70% alcohol.
   - Laat het desinfectiemiddel aan de lucht drogen.
   - Zet de spuit op de toegang van de driewegkraan.
   - Open de driewegkraan en zorg voor een verbinding tussen de spuit en de vene.
   - Aspireer bloed ter controle van de veneuze toegang.

Bij spuiten:
De meeste infuussystemen hebben een zogenaamd Y-systeem. Hierdoor is het mogelijk om medicijnen direct bij te spuiten. Het medicijn komt dan in een verdunde vorm terecht in de bloedbaan.
   - Desinfecteer het bijspuitpunt met 70% alcohol.
   - Laat het desinfectiemiddel aan de lucht drogen.
   - Steek de naald met daaraan de injectiespuit door het rubberen deel van het bijspuitpunt.
   - Injecteer het medicijn (controleer of het middel langzaam of snel moet worden ingespoten).
   - Verwijder de naald.

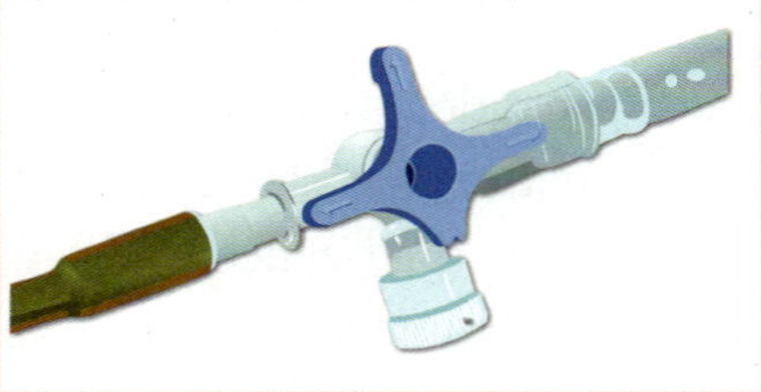

Afbeelding 6.24 Driewegkraan.

6.4.3 Mogelijke complicaties

Complicaties die tijdens het toedienen van medicijnen kunnen optreden:

- allergische reactie;
- de druppelkamer bevat te veel vloeistof.

Aanpak bij een allergische reactie:

- stop het infuus;
- waarschuw de arts.

Aanpak bij te veel vloeistof in druppelkamer:

- zorg dat de klem tussen de infuuszak en bijspuitpunt dicht is;
- spuit lucht bij via het bovenste bijspuitpunt.

De spike mag nooit uit de infuuszak verwijderd worden en weer teruggestopt worden.

SAMENVATTING

Met een infuus kun je via de bloedbaan vloeistoffen toedienen aan het lichaam. Bijvoorbeeld fysiologisch zout (NaCl 0,9%), glucose, medicijnen of bloedcellen. Er zijn verschillende manieren waarop infusie plaats kan vinden:

- subcutaan (onder de huid);
- intraveneus (via een ader).

Voor een intraveneuze infusie kun je verschillende soorten infuusnaalden gebruiken: flexibele kunststofcanules, vleugelnaalden of Midline-katheters. Infuusnaalden zijn verkrijgbaar in verschillende lengtes en diktes. De kleur van de naald geeft informatie over de diameter van de canule uitgedrukt in Gauge (G). Een grotere diameter geeft meer irritatie van de vaatwand.

Er zijn veel mogelijkheden om vloeistoffen en medicijnen toe te dienen via een infuus. De simpelste methode bestaat uit een infuuszak met de daarin benodigde stof, die met een infuusslang is verbonden aan de canule in het bloedvat van de zorgvrager. Aan deze infuusslang zit vaak een druppelkamer en een rolkegelklem. De infuuszak, infuusslang en eventuele infuuspomp tezamen heten een infuustoedieningssysteem.

Infuusvloeistof is de vloeistof die je via het infuus aan een zorgvrager toedient. Die vloeistof kan zijn opgeslagen in infuuszakken, flessen, medicatiecassettes of spuiten, afhankelijk van het type vloeistof.

De vloeistof wordt ingedeeld op basis van:

- osmolariteit (concentratie van de opgeloste stoffen);
- pH-waarde (zuurgraad);
- oplossing/samenstelling.

De arts bepaalt of bij een zorgvrager wordt gestart met een infuus. Indicaties voor een infusie zijn bijvoorbeeld aandoeningen waarbij vloeistofverlies optreedt, toediening van geneesmiddelen en toediening van vloeistof rond en tijdens operaties.

Wat voor infuus dit is, hangt af van de vloeistof(fen) die de zorgvrager moet ontvangen, de snelheid waarmee de vloeistoffen moeten worden ingebracht en de toestand van de zorgvrager.

Complicaties bij het toedienen via een infuus zijn bijvoorbeeld infecties, aderontsteking (flebitis) en trombose.

Controleer de insteekplaats dagelijks op verschijnselen van roodheid, pijn, oedeem en harde plekken. Deze kunnen ontstaan door irritatie van de huid. Daarnaast zul je regelmatig een infuuspleister, infuusslang of infuuszak moeten vervangen.

BEGRIPPEN

Bijspuitpunt
Centraal infuus
Druppelkamer
Driewegkraan
Flebitis
Flexibele kunststofcanule
Infuuspomp
Infuusslang
Infuuszak
Insuflon
Intraveneus infuus
Medicatiecassette

6 Infusie

Midline-katheter
Osmolariteit
Perifeer infuus
Rolregelklem
Spinaal/epiduraal infuus
Subcutaan infuus
Trombose
Vleugelnaald

7
BIJZONDERE INFUSEN

Bijzondere infusen 7

LEERDOELEN

- Je kunt de stappen benoemen van het inbrengen van een centraal veneuze katheter (CVC), de (contra-)indicaties hiervoor en de aandachtspunten en complicaties hierbij.
- Je kent de specifieke richtlijnen voor het verzorgen van een centraal veneuze katheter.
- Je kunt de stappen benoemen van het inbrengen van een perifeer ingebrachte centraal katheter (PICC), de (contra-)indicaties hiervoor en de aandachtspunten en complicaties hierbij.
- Je kunt het verschil uitleggen tussen de peel away-canuletechniek en de aangepaste Seldingertechniek.
- Je kent de stappen van het verzorgen en het verwijderen van een PICC.
- Je kunt de stappen benoemen van het inbrengen, verzorgen en verwijderen van een Port-a-cath, de (contra-)indicaties hiervoor en de aandachtspunten en complicaties hierbij.
- Je kunt de stappen benoemen van het inbrengen, verzorgen en verwijderen van een epidurale infusie, de (contra-)indicaties hiervoor en de aandachtspunten en complicaties hierbij.

Naast het perifere en het subcutane infuus bestaan er enkele bijzondere vormen van infusie. In dit hoofdstuk bespreken we de centraal veneuze katheter, de PICC, de Port-a-cath en epidurale infusie. De arts bepaalt of deze vormen van infusie nodig zijn bij de zorgvrager.

7.1 Centraal veneuze katheter

Een **centraal veneuze katheter** (soms ook een centraal veneuze lijn genoemd) is een flexibele, steriele slang (katheter) die wordt ingebracht in de bovenste of onderste holle ader (*vena cava superior* of *vena cava inferior*). De punt van de katheter bevindt zich idealiter net boven de rechterboezem van het hart. De meest gebruikte punctieplaatsen zijn de sleutelbeenader (*vena subclavia*) en de halsader (*vena jugularis*).

Het plaatsen van een centraal veneuze katheter is risicovoller dan het plaatsen van een perifeer infuus. Voor het plaatsen van de centraal veneuze katheter moet worden nagegaan of de indicatie gegrond is. Dit moet iedere dag opnieuw bekeken worden. Alleen artsen en specialistisch verpleegkundigen mogen een centraal veneuze katheter inbrengen en aanprikken.

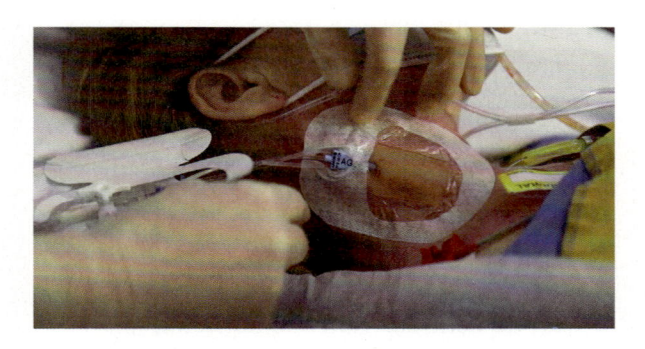

Afbeelding 7.1   Centraal veneuze katheter.

7.1.1 Indicaties

Een centraal veneuze katheter wordt vooral gebruikt in kritieke en moeilijk beheersbare situaties. Het gaat dan vaak om oncologische, chirurgische en intensive care-zorgvragers. De katheter kan in de volgende gevallen worden gebruikt:

- voor het toedienen van medicijnen die mogelijk de vaatwand zouden kunnen beschadigen;
- voor langdurige medicatietoediening;
- wanneer er contra-indicaties zijn voor een perifeer infuus;
- wanneer de zorgvrager slechte perifere vaten heeft;
- voor het gelijktijdig toedienen van vloeistoffen en/of medicijnen die niet gemengd mogen worden;
- voor het monitoren van de centraal veneuze druk (CVD);
- voor vochttoediening;
- voor het toedienen van parenterale voeding.

7.1.2 Contra-indicaties

Contra-indicaties voor het inbrengen van een centraal veneuze katheter zijn:

- pijn;
- shunt (alleen in overleg met de arts);
- afwijkingen aan arm of huid;
- anatomische vaatafwijkingen (hierdoor is er een verhoogd risico op foutieve punctie);
- okselkliertoilet (verwijderde lymfeklieren);
- een allergische reactie op de materialen van de centraal veneuze katheter.

7.1.3 Mogelijke complicaties

Mogelijke complicaties bij het aanprikken van de halsader zijn:

- hematoom;
- pneumothorax (klaplong);
- ernstige bloeding door vaatperforatie;
- hemothorax (bloed in de pleurale ruimte);
- luchtembolie;
- rechtszijdig: aanprikken halsslagader (*arteria carotis communis*);
- linkszijdig: beschadiging grote borstbuis (*ductus thoracicus*).

Lijnsepsis

Een sepsis is een gegeneraliseerde ontstekingsreactie veroorzaakt door een infectie. Er mag gesproken worden over een sepsis bij twee of meer van de volgende symptomen in combinatie met de verdenking op een infectie:

- temperatuur > 38,3 of < 36 °C;
- hartfrequentie > 90 slagen per minuut (tachycardie);
- ademfrequentie > 20 keer per minuut (tachypnoe);
- leukocyten > 12 of < 4 x109/L.

Een **lijnsepsis** ontstaat als bacteriën in de bloedbaan terechtkomen vanuit de centraal veneuze katheter. Bacteriën kunnen het lichaam van de zorgvrager bereiken via de binnen- of buitenkant van de infuuskatheter of via de toediening van besmette vloeistoffen. Veelvoorkomende verwekkers van lijnsepsis zijn:

- *Staphylococcus epidermis*: hecht zich aan kunststof.
- *Staphylococcus aureus:* zeer resistent tegen fysische en chemische invloeden.
- *Candida Albicans:* schimmelinfectie, komt vooral voor bij een verzwakt immuunsysteem.

Alle lokale ontstekingen kunnen leiden tot een sepsis. De insteekopening hoeft er niet ontstoken uit te zien, maar dit kan wel. Een lijnsepsis moet dus niet verward worden met een plaatselijke ontsteking van de insteekopening.

Behandeling
Als je een lijnsepsis vroeg herkent en behandelt, zal de zorgvrager over het algemeen snel opknappen. De behandeling start echter vaak (te) laat doordat het erg lastig kan zijn om lijnsepsis te herkennen. Multi-orgaanfalen kan dan optreden. Dit kan leiden tot een IC-opname.

Preventie
Vanuit het VMS Veiligheidsprogramma worden zes interventies aanbevolen om lijnsepsis te voorkomen.

1 kiezen voor de optimale katheterplaats;
2 desinfectie van de huid;
3 handhygiëne;
4 maximale voorzorgsmaatregelen bij inbrengen;
5 dagelijkse controle op juistheid van de indicatie;
6 dagelijkse controle van de insteekopening op ontstekingsverschijnselen.

Andere aandachtspunten

- Vervang de infuussystemen bij voorkeur elke 96 uur (met uitzondering van infusen met lipidehoudende oplossingen: die moeten vaker vervangen worden).
- Gebruik zo veel mogelijk verpakkingen met een eenmalige dosis.
- Verzorg regelmatige scholing over het inbrengen en verzorgen van veneuze katheters.
- Beperk het openen van het systeem tot een minimum.

Verstopping en verplaatsing
In sommige gevallen kan een katheter verstopt raken of zich spontaan verplaatsen. Bij het spontaan verplaatsen van de katheter kan pijn in de nek, arm of tussen de schouderbladen ontstaan bij het inlopen van de vloeistof. Als de katheter zich door de verplaatsing buiten het bloedvat bevindt, moet je hem verwijderen.

Om verstopping te voorkomen moet je de katheter volgens voorschrift flushen en afsluiten. Verder moet je knikken in de katheter voorkomen door deze goed te fixeren. In zeldzame gevallen kan de katheter tussen het sleutelbeen en de eerste rib bekneld raken. Men spreekt dan van het pinch off-syndroom. De katheter moet dan verwijderd worden.

Bloeding bij losraken van infuusslang
Het kan gebeuren dat de infuusslang losschiet, waardoor bloedverlies optreedt. Zorg altijd dat het infuus goed gefixeerd is en controleer regelmatig de aansluitingen van het toedieningssysteem naar de katheter.

Luchtembolie
Zorg dat de venen (aders) niet direct in aanraking komen met de buitenlucht. Als er sprake is van een directe verbinding tussen katheter en buitenlucht, kan door het drukverschil tussen de grote ader en de buitenlucht lucht het bloed instromen. Dit kan een **luchtembolie** veroorzaken, waardoor de bloedsomloop wordt verstoord. Vanzelfsprekend moet het aangesloten systeem daarom ontlucht zijn.

Trombose

Centraal veneuze katheters kunnen trombosevorming veroorzaken. Meestal verloopt trombose zonder klinische verschijnselen. Naar schatting geeft slechts 1 op de 25-50 trombosegevallen klinische symptomen, zoals een verminderde katheterfunctie.

Maatregelen bij het vermoeden van trombose

- Overleg met arts.
- Verwissel de katheter.
- Overweeg trombolyse.

Tromboflebitis

Door intraveneuze prikkeling kunnen venen gaan ontsteken. Dit gaat gepaard met de kans op trombosevorming. Mogelijke symptomen hierbij zijn:

- roodheid in het verloop van de vene;
- pijn;
- pus;
- lokale warmte.

Pneumothorax

Door infusie kan de longtop worden aangeprikt. Dit kan leiden tot een klaplong (pneumothorax). Mogelijke symptomen hierbij zijn:

- kortademigheid;
- pijn op de borstkas.

7.1.4 Plaats bepalen

Een centraal veneuze katheter kan via meerdere routes worden ingebracht. Elke route heeft specifieke voor- en nadelen.

Sleutelbeenader (vena subclavia)

Via de sleutelbeenader (*vena subclavia*) wordt de katheter in de bovenste holle ader geschoven. Infusie via de sleutelbeenader heeft het laagste infectierisico en is daarmee de eerste keus om lijnsepsis te voorkomen.
Voordelen van het gebruik van de sleutelbeenader:

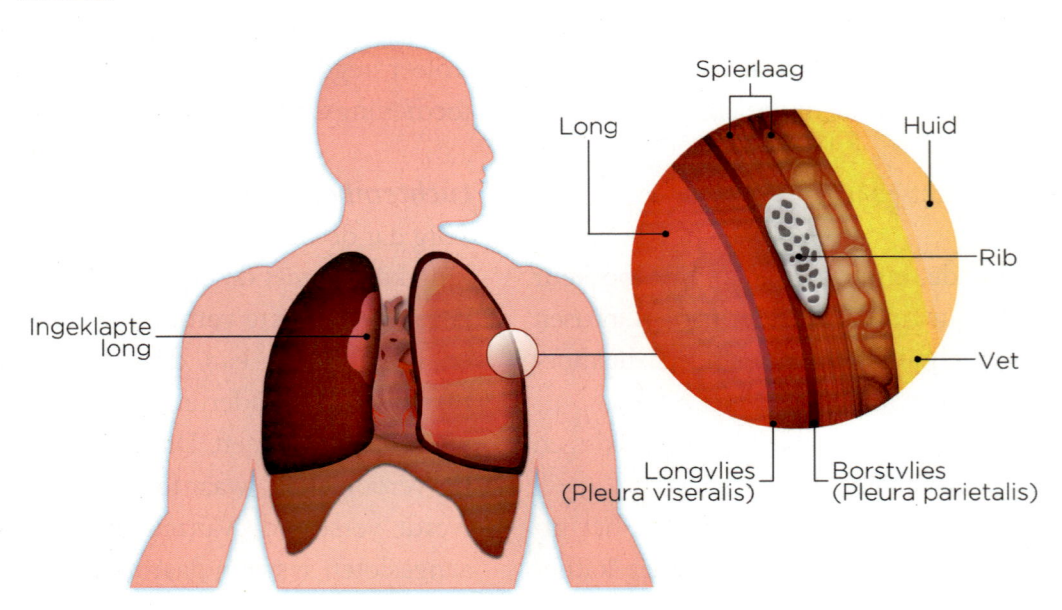

Afbeelding 7.2   Klaplong.

- duidelijke anatomische oriëntatiepunten;
- laagste infectierisico.

Nadelen van het gebruik van de sleutelbeenader:

- risico op pneumothorax;
- bloedingen zijn moeilijk te controleren, compressie van buitenaf is niet mogelijk.

Na het inbrengen moet met een ECG gecontroleerd worden of de katheter juist geplaatst is. Wegens het risico op een pneumothorax moet een röntgenfoto van de thorax (X-thorax) worden gemaakt.

Ondersleutelbeenader (vena jugularis interna)

De ondersleutelbeenader (*vena jugularis interna*) heeft als groot voordeel dat de ader groot is en oppervlakkig ligt. Daarnaast wordt de vene gefixeerd door omringende spieren. Bij voorkeur wordt de rechterzijde van de hals aangeprikt, want de vene is aan deze kant makkelijk te vinden en heeft hier de grootste diameter. Via deze ader kan de katheter in de holle ader (*vena cava superior*) worden geschoven. Bij deze methode is er iets meer risico op infectie dan via de *vena subclavia*, maar minder dan via de *vena femoralis*.

Voordelen van het gebruik van de ondersleutelbeenader:

- duidelijke anatomische oriëntatiepunten en echografisch makkelijk benaderbaar;
- minimaal risico op pneumothorax.

Nadelen van het gebruik van de ondersleutelbeenader:

- rechterzijde hals: risico op punctie van de *arterie carotis communis*;
- linkerzijde hals: risico op beschadiging van de *ductus thoracicus*.

Na het inbrengen moet met een ECG gecontroleerd worden of de katheter juist geplaatst is. Wegens het risico op een pneumothorax moet ook een X-thorax worden gemaakt.

Hoe wordt de katheter ingebracht?

Een centraal veneuze katheter wordt door een arts onder lokale verdoving ingebracht. De arts voelt handmatig waar de ader loopt; eventueel kan daarnaast een echo worden gemaakt. Vervolgens brengt hij een stalen canule in de ader, waarover een voerdraad kan worden opgeschoven. De canule kan na het plaatsen van de voerdraad worden verwijderd. Vervolgens maakt de arts het toegangskanaal wat wijder met een dilatator en brengt hij over de voerdraad een katheter in de ader. Tot slot verwijdert hij de voerdraad en fixeert hij de katheter met een hechting en een transparante folie. Een centraal veneuze katheter heeft vaak meerdere lumina (holle buizen).

7.1.5 Verzorgen van een centraal veneuze katheter

Er zijn algemene en specifieke richtlijnen met betrekking tot het verzorgen van een centraal veneuze katheter. Een strenge aseptische werkwijze is vereist en je moet voor elke handeling handhygiëne toepassen.

Inspectie insteekopening

Probeer infecties en/of dislocaties vroegtijdig op te sporen door eens per 24 uur de insteekopening te controleren op de volgende punten:

- ligging van de katheter/naald (veneus poortsysteem);
- bloedingen;
- lokale zwelling;
- roodheid/hardheid;
- vochtafscheiding;
- lokale warmte;
- pijn.

Inspectie
Inspecteer dagelijks op bovenstaande punten, door de transparante infuuspleisters heen. Controleer tevens de hechting. Deze hoort intact te zijn. Bij een getunnelde centraal veneuze katheter mag de hechting in overleg met de arts verwijderd worden.

Desinfecteer de huid
Als je de infuuspleister vervangt, moet je de huid en alle onderdelen onder de infuuspleister desinfecteren. Gebruik hiervoor 0,5% chloorhexidine in alcohol 70%.

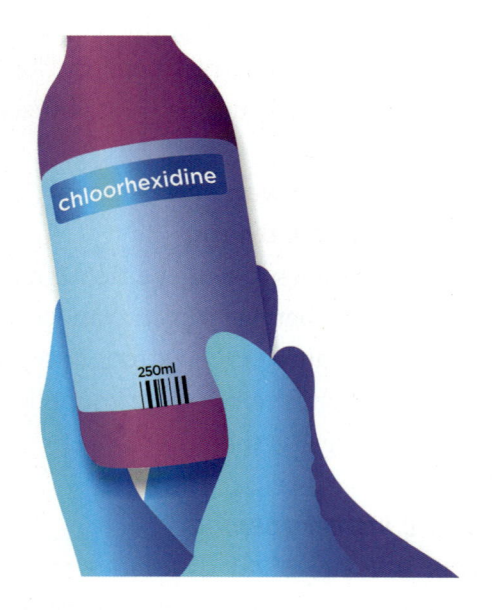

Afbeelding 7.3   Desinfecteer de huid met 0,5% chloorhexidine in alcohol 70%.

Verzorging insteekplaats
Raak bij de verzorging van de insteekplaats de aansluitpunten van de materialen niet aan. Zorg ervoor dat je altijd steriele materialen gebruikt bij de verzorging en dat de steriele materialen niet in aanraking komen met niet-steriele materialen.

Afplakken insteekplaats
Plak de insteekplaats af met transparante infuuspleisters. Als je het infuussysteem vervangt, moet je ook de infuuspleister vervangen. Vervang de pleister ook bij zichtbare verontreiniging of als de pleister vijf dagen op de insteekplaats heeft gezeten.

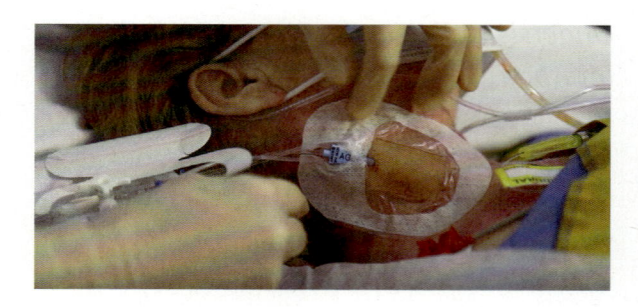

Afbeelding 7.4   Transparante infuuspleister.

Spoelen (flushen)
Wanneer katheters niet in gebruik zijn, moet je ze doorspoelen met spoel- en slotoplossing om verstopping te voorkomen:
Het doorspoelen wordt **flushen** genoemd.
Het afsluiten met een slotoplossing wordt 'afsluiten' of 'locken' genoemd.
Er bestaan meerdere indicaties voor het flushen van een katheter:

- na iedere handeling waarbij bloed toegediend of afgenomen is;
- ter controle van de doorstroom van de katheter, canule en/of een poortsysteem;

- na het toedienen van medicijnen of tussen verschillende medicatiegiften door;
- het doorspoelen van een eerder geplaatst heparine (bloedverdunners)- of taurolidineslot (infectiepreventief middel).

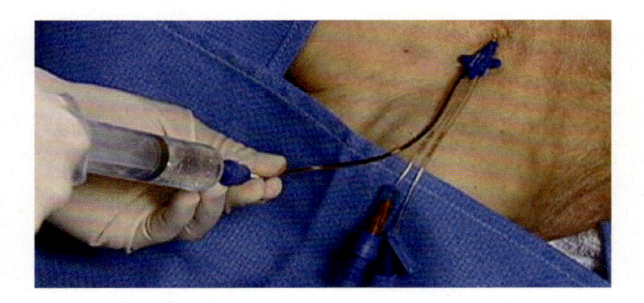

Afbeelding 7.5   *Flushen centraal veneuze katheter.*

7.1.6 Verwijderen

Het wordt aanbevolen om een toedieningssysteem, inclusief een eventuele driewegkraan, iedere drie tot vier dagen te vervangen. Als het systeem afgekoppeld is geweest, mag je het niet opnieuw aankoppelen. Als bloed(producten) of vetachtige stoffen zijn toegediend, moet het systeem na toediening direct afgekoppeld worden of iedere 24 uur worden vervangen.

Indicaties voor het verwijderen van de centraal veneuze katheter zijn:

- infectie van de insteekopening;
- verdenking op lijnsepsis;
- dislocatie van de centraal veneuze katheter;
- mechanische beschadiging;
- blokkade van het lumen;
- geen indicatie meer voor aanwezigheid centraal veneuze katheter;
- maximale termijn is bereikt.

Risico's bij het verwijderen van de centraal veneuze katheter

Bij het verwijderen van een centraal veneuze katheter kunnen de volgende complicaties optreden: luchtembolie, nabloeding, achterblijven van een deel van de katheter, weerstand bij het verwijderen.

Luchtembolie

Er mag absoluut geen open verbinding bestaan tussen het bloedvat en de omgevingslucht. Zorg dat je de zorgvrager altijd in een horizontale rugligging positioneert tijdens het verwijderen van de centrale veneuze katheter. Je vermindert de kans op een luchtembolie als je de katheter verwijdert tijdens de uitademing.

Nabloeding

Om nabloeden te voorkomen moet je de insteekplaats na het verwijderen van de katheter ongeveer 10 minuten afdrukken. Als het nabloeden niet stopt, moet je de arts waarschuwen.

Achterblijven van een deel van de katheter

In sommige gevallen blijft een stuk katheter achter in het lichaam. Dit kan bijvoorbeeld voorkomen bij het pinch off-syndroom. Daarbij raakt de katheter beklemd tussen de eerste rib en het sleutelbeen. Dit gedeelte moet operatief verwijderd worden.

Weerstand bij het verwijderen

Soms voel je weerstand bij het verwijderen van de katheter. Dit kan worden veroorzaakt door een zogenaamd vaatspasme: een samentrekking van de vaatwand. Wacht dan 15 minuten voor je een volgende poging onderneemt. Wat hierbij kan helpen zijn:

7 Bijzondere infusen

- een rustige omgeving;
- warmte (bijvoorbeeld met warme doeken).

Mochten deze hulpmiddelen niet het gewenste resultaat opleveren, dan moet je de arts raadplegen.

7.2 Perifeer ingebrachte centraal katheter (PICC)

Een **PICC (perifeer ingebrachte centraal katheter)** is een lang, dun slangetje. Er zijn verschillende voorwaarden waaraan een katheter moet voldoen om onder de term PICC te vallen:

- De katheter moet worden ingebracht in de oppervlakkige bloedvaten.
- Het uiteinde moet eindigen in de:
  - bovenste holle ader (*vena cava superior*);
  - onderste holle ader (*vena cava inferior*);
  - rechterboezem (atrium).

Bij kinderen mag de katheter in de *vena saphena* (grote huidader in de dij) ingebracht worden. Het einde bevindt zich dan in de onderste holle ader, boven het niveau van het middenrif.

Onder andere in de verplegingszorg, de thuiszorg en de acute zorg wordt gebruikgemaakt van de PICC. De PICC is een goed alternatief voor andere soorten veneuze katheters als de zorgvrager die niet verdraagt. Bij PICC's is er een relatief laag risico op complicaties. Een PICC maakt gebruik van de hoge bloedstroomsnelheid van het lichaam. Deze is in de bovenste holle ader bijvoorbeeld gemiddeld 2 liter per minuut. Hierdoor worden medicijnen die je via de PICC toedient snel verdeeld over het langsstromende bloed. Dit heeft twee voordelen. Het zorgt ervoor dat de medicijnen minder in contact komen met de aderwand en dus minder beschadigingen kunnen aanrichten. Ook worden ze hierdoor sneller door het lichaam opgenomen.

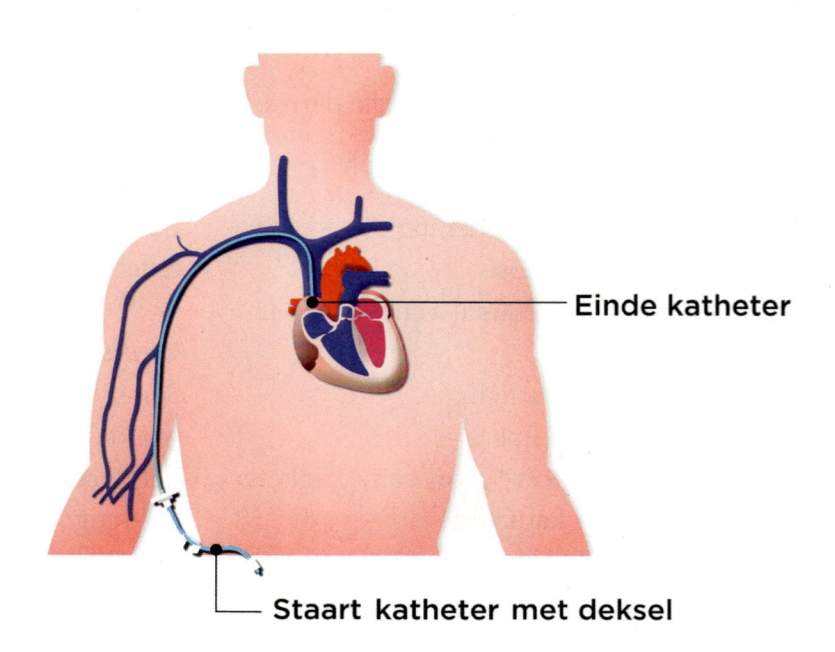

Afbeelding 7.6 Perifeer ingebrachte centraal katheter (PICC).

7.2.1 Indicaties

Een PICC wordt gebruikt:

- om voedingsstoffen in het lichaam te krijgen;
- om medicijnen toe te dienen aan het lichaam;
- voor bloedafname.

Alle medicijnen kunnen via een PICC worden toegediend, ongeacht de pH-waarde of osmolariteit. De medicijnen moeten alleen wel opgelost zijn. Een PICC is vaak de eerste keuze als er een centraal veneuze katheter nodig is. Dit komt omdat er bij een PICC minder vaak ontstekingen zijn dan bij katheters in de sleutelbeenader of halsader. Bovendien is er bij het inbrengen van een PICC geen risico op een pneumothorax, en bij de eerdergenoemde katheters wel.

7.2.2 Contra-indicaties

Contra-indicaties voor een PICC zijn:

- het ontbreken van perifere toegang tot de aderen;
- veneuze trombose;
- een zorgvrager in het eindstadium van een nierziekte (zijn aderen moeten dan gespaard worden, zodat daar in de toekomst geprikt kan worden voor dialyse).

7.2.3 Hoe wordt de katheter ingebracht?

Een PICC-lijn wordt ingebracht door een arts. Dit kan op de afdeling radiologie of op de afdeling waar de zorgvrager ligt opgenomen. Het inbrengen van de PICC is een steriele procedure onder plaatselijke verdoving. De arts draagt steriele handschoenen, een mondkapje, steriele kleding en een haarkapje. De zorgvrager wordt afgedekt met steriele doeken om bacteriën in het steriele veld te voorkomen. De katheter kan op verschillende manieren worden ingebracht.

De peel away-canuletechniek
Met de **peel away-canuletechniek** krijgt de arts toegang tot de ader door de canule en het stilet (de naald) in een voelbare ader te prikken. De arts prikt de aderen (dicht) bij de elleboog aan. Deze techniek lijkt sterk op het aanbrengen van een intraveneuze canule. De arts verwijdert het stilet en brengt de katheter door de canule het lichaam in. Daarna trekt hij de canule terug en haalt hij die van de katheter af. Bij deze techniek is de kans op ontsteking van de ader groter dan bij de aangepaste Seldingertechniek.

De aangepaste Seldingertechniek
Bij de **aangepaste Seldingertechniek** prikt de arts de huid aan met een naald, waardoor een geleidingsdraad het lichaam in wordt geschoven. De arts maakt vlak naast de insteekopening een snee, zodat hij toegang krijgt tot dezelfde ader. Via deze snee brengt hij een instrument in om de opening in de ader wijder te maken. Zo creëert hij ruimte voor de katheterslang. Hij schuift de katheterslang het lichaam in en verwijdert dan de geleidingsdraad en de dilatator.

Een zorgvrager ervaart vaak pijn en zwelling op de plek waar de naald door de huid gegaan is. Dit is normaal in de eerste twee of drie weken nadat de PICC ingebracht is. De zorgvrager moet elke dag om dezelfde tijd zijn eigen temperatuur opmeten en die opschrijven. Neem contact op met de arts als de zorgvrager koorts ontwikkelt. Verder zijn er een aantal voorschriften in deze weken. Wijs de zorgvrager hier duidelijk op:

- Hij mag niets optillen met de arm waarin de PICC is ingebracht.
- De eerste twee weken mag hij geen inspanning leveren met de arm waarin de PICC is ingebracht.
- De eerste paar dagen na het inbrengen van de PICC mag hij niet douchen of in bad gaan. Aangezien dit verschilt per katheter, moet de arts dit duidelijk vermelden.
- Als douchen of in bad gaan wel toegestaan is, moet de zorgvrager ervoor zorgen dat de katheter veilig en stevig vastzit. De plaats waar de PICC is ingebracht moet droog blijven. Zorg ervoor dat de zorgvrager nooit met de katheter onder water gaat als hij in bad zit.

7.2.4 Verzorgen van een PICC

Na het inbrengen wordt de uitwendige lengte van de PICC gemeten en wordt de insteekplaats afgedekt met een steriel gaasje, dat vervolgens wordt afgedekt met een transparante folie. Doordat de folie transparant is, kun je direct zien of en hoeveel de PICC bloedt. In principe houdt het lekken van bloed binnen 24 uur op. Dan worden de folie en het gaasje verwijderd en wordt een nieuwe laag transparante folie aangebracht. Mocht het bloeden nog niet gestopt zijn, dan moet opnieuw gaas aangebracht worden.

Je moet de transparante folie zonder Biopatch (en eventueel het steriele gaas) elke 48 uur vervangen. Een **Biopatch** is een speciale pleister die een antibacterieel middel bevat om de insteekplaats schoon te houden en te beschermen tegen bacteriën van buitenaf. Er zit een inkeping in de pleister die precies om de insteekplaats past. Hierdoor kun je de volledige sticker op de huid plakken. De pleister beschermt de insteekplaats ook tegen water van buitenaf. Als de zorgvrager onder de douche of in bad gaat, moeten de pleister en de PICC wel goed afgeschermd worden. Als de plakkende laag loslaat, kunnen bacteriën namelijk alsnog bij de insteekplaats.

Je moet de antibacteriële pleister regelmatig verschonen. Dit doe je vaak tegelijkertijd met het doorspoelen van de PICC. Er zijn verschillende PICC's en verschillende antibacteriële pleisters. De fabrikant levert vaak een gebruiksaanwijzing met indicaties voor het verzorgen en doorspoelen van de PICC en antibacteriële pleister. Hier moet je goed naar kijken. Daarnaast hebben verschillende zorginstellingen verschillende richtlijnen.

Tabel 7.1   Onderhoud PICC.

Onderhoud als de PICC-lijn niet wordt gebruikt	Frequentie
Doorspuiten PICC-lijn met 10 cc NaCL 0,9%	1x per week
Vervangen van afsluitdopje	1x per week
Vervangen transparante folie	1x per week (aangeraden)
Verzorgen insteekopening	1x per week
Vervangen afsluitende pleister (Biopatch)	1x per week tot 1x per 3 weken

Na toediening van medicijnen moet je de PICC-lijn doorspuiten met 10 cc NaCl 0,9%. Na toediening van contrastvloeistof, bloedproducten of parenterale voeding of na een bloedafname moet je de PICC-lijn doorspuiten met 20 cc NaCl 0,9% of heparine. Gebruik voor het doorspoelen van de PICC een spuit die ten minste 10 cc vloeistof kan bevatten. Bij kleinere spuiten kan de kracht waarmee je de vloeistof inspuit de katheter beschadigen. De insteekopening van de PICC heeft verschillende standen. De 'infusion'-stand gebruik je als medicijnen worden toegediend. De 'aspiration'-stand gebruik je als een bloedafname plaatsvindt. Op andere momenten is de insteekopening afgesloten door een afsluitdopje.

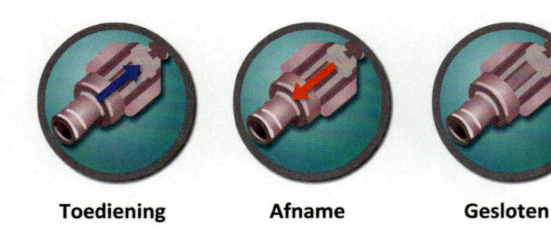

Afbeelding 7.7 Standen van de PICC.

7.2.5 Stappenplan verzorging

Stappenplan voor het verzorgen van een PICC

Voor het verzorgen van een PICC moet je de volgende materialen klaarzetten:

- desinfectiemiddel;
- gaasjes;
- een fixatiepleister;
- handalcohol;
- eventueel een CHG-pleister;
- een transparante infuuspleister;
- eventueel huidbeschermingsfilm;
- een onderlegger;
- niet-steriele handschoenen;
- een prullenbak.

1 Maak je handen goed schoon. Bij zichtbaar vuil met zeep en water, anders met handalcohol.
2 Zet alle materialen klaar, zodat je er makkelijk bij kunt.
3 Controleer de naam en geboortedatum van de zorgvrager.
4 Giet alcohol over de gaasjes.
5 Laat de zorgvrager zitten of op de rug liggen.
6 Plaats de onderlegger onder de arm waarin de PICC zich bevindt.
7 Doe niet-steriele handschoenen aan.
8 Verwijder de infuuspleister met de stretchmethode:
   – Maak een hoekje van de folie voorzichtig los.
   – Til dit hoekje iets op.
   – Rek ('stretch') de folie met één hand parallel aan de huid uit. Gebruik je andere hand om de huid strak te trekken, zodat de huid niet beschadigt.
   – Zodra de kleeflaag loskomt van de huid kun je de folie voorzichtig verwijderen.
   – Houd twee dubbelgevouwen steriele gazen tegen de insteekplaats en verwijder met je andere hand de canule, samen met het fixatiemateriaal.
9 Leg een opengevouwen alcoholgaasje rondom de infuuskatheter op de insteekplaats. Zorg dat je de katheter niet aanraakt met de handschoenen! Gebruik een alcoholgaasje als je de katheter moet vastpakken.
10 Verwijder de CHG-pleister indien aanwezig.
11 Verwijder de fixatiepleister door de klem-

metjes van de vleugels van de naaf af te halen. Maak de naaf los en verwijder de fixatiepleister van de huid.
12 Doe de handschoenen uit.
13 Was of desinfecteer je handen.
14 Controleer of de uitwendige lengte van de PICC gelijk is aan de lengte na het inbrengen.
15 Inspecteer de insteekopening op tekenen van ontsteking: roodheid, zwelling, pus, warmte, pijn.
16 Trek schone niet-steriele handschoenen aan.
17 Pak de katheter op met het omliggende alcoholgaasje. Reinig met een nieuw alcoholgaasje de katheter tot aan de naaf en laat drogen.
18 Reinig de insteekplaats met een alcoholgaasje door spiraalvormige bewegingen van binnen naar buiten te maken.
19 Plak eventueel een CHG-pleister over de insteekopening. Raak de insteekopening en de katheter niet aan! Reinig de huid met een alcoholgaasje en laat drogen.
20 Reinig de naaf met een nieuw alcoholgaasje.
21 Plak een fixatiepleister onder de naaf zodat de pijlen in de richting van de insteekopening wijzen. Plaats de klemmetjes van de fixatiepleister over de vleugels van de naaf. Verwijder de bescherming van de plaklaag en druk de pleister vast.
22 Reinig met een alcoholgaasje elk lumen met klemmetje van de naaf tot het aansluitpunt voor de infuusslang.
23 Plak een transparante infuuspleister over de fixatiepleister.
24 Ruim alles op.
25 Doe de handschoenen uit.
26 Was of desinfecteer je handen.
27 Noteer:
   – de handeling;
   – de eventuele bijzonderheden.

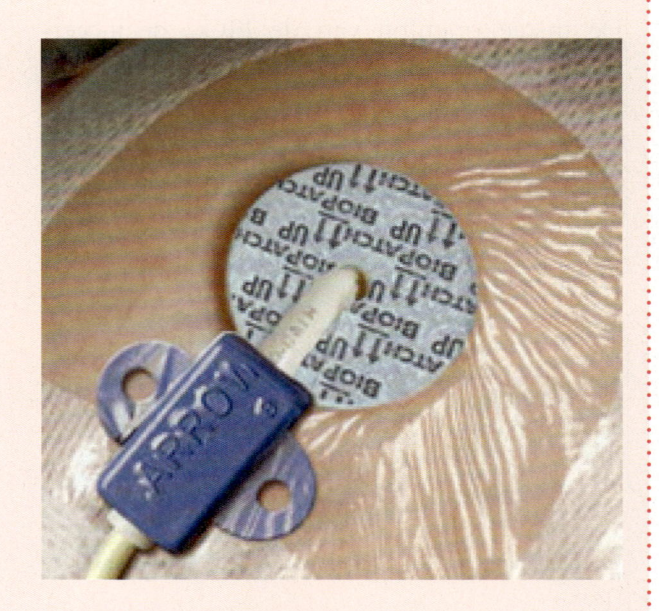

Afbeelding 7.8 Biopatch met transparante folie.

7.2.6 Verwijderen

De PICC mag nooit door de zorgvrager zelf verwijderd worden, ook niet als deze uit zichzelf loslaat. Alleen daarvoor opgeleide artsen en verpleegkundig specialisten mogen een PICC verwijderen. Zij hebben de kennis om eventuele complicaties te overzien en te kunnen behandelen.

Het verwijderen van de katheter moet altijd rustig gebeuren, door er verschillende malen kort aan te trekken. Belangrijk is dat er geen directe druk wordt uitgeoefend op de insteekplaats. Bij het verwijderen van de PICC ontstaat een opening in de huid. Het is daarom van belang dat alles onder steriele omstandigheden gebeurt. De arts of verpleegkundige moet steriele handschoenen dragen en het werkgebied moet afgedekt zijn met steriele doeken. Tijdens het verwijderen van de PICC moet de arm altijd onder het niveau van het hart blijven. Als de katheterslang uit het lichaam gehaald is, moet de slang opgemeten worden. De katheter moet dezelfde lengte hebben als toen deze werd ingebracht. Als dit niet het geval is, is de PICC gebroken en is een resterend stukje katheterslang in het lichaam achtergebleven. Na verwijdering moet de huid worden schoongemaakt, omdat deze vaak plakkerig is van de steriele pleister. Vervolgens moet de insteekplaats met een steriel gaasje worden afgedekt om bacteriën buiten te houden. Dit gaasje moet na 24 uur vervangen worden als de insteekplaats dan nog steeds bloedt. Als het bloeden gestopt is, kan de zorgvrager zelf het gaasje verwijderen.

Bij het verwijderen van de PICC geeft deze soms niet mee. De PICC zit dan 'vast' in de ader. Dit wordt meestal veroorzaak door een spasme (samentrekking) van de ader en lost na een tijdje vanzelf op. Het helpt in dit geval niet om aan de PICC te blijven trekken. Trekken zal het aderspasme juist verergeren. Ook kan de katheter breken, wat kan leiden tot een levensbedreigende katheterembolie. Als de PICC vastzit, ontsmet dan de insteekplaats en de rest van het gebied met alcohol. Breng een steriel gaasje aan en laat de PICC verder met rust. Eén of twee dagen later kan opnieuw worden geprobeerd de katheter te verwijderen.

7.2.7 Mogelijke complicaties

Bij het plaatsen van een PICC wordt een kleine opening gemaakt in het lichaam. Daardoor is er een kans dat een ontsteking ontstaat of dat het lichaam probeert de PICC eruit te werken. De zorgvrager moet goed geïnformeerd worden over wanneer hij contact moet zoeken met de arts. Dit moet in ieder geval gebeuren als de zorgvrager:

- rillingen of koorts krijgt na plaatsing van de katheter;
- last heeft van duizeligheid;
- bloedingen heeft op de insteekplaats;
- een rode huid heeft bij de insteekplaats;
- een gezwollen huid heeft bij de insteekplaats;
- moeite heeft met ademhalen;
- pijn of een zwelling heeft in de nek, het gezicht, de borst of in de arm met de katheter.

Er kunnen ook problemen zijn met de katheter zelf. Hieronder vallen onder andere:

- een geblokkeerde katheter;
- een katheter die niet meer (goed) door te spoelen is;
- een katheter die uit het lichaam gewerkt dreigt te worden;
- een lekkende of beschadigde katheter;
- een opengesneden katheter.

Ook in deze gevallen moet de zorgvrager contact zoeken met de arts.

7.3 Veneus poortsysteem

Een **veneus poortsysteem** biedt een onderhuidse, duurzame toegang tot het centrale veneuze vaatstelsel. Het poortsysteem bestaat

uit een zogenaamde injectiekamer waaraan een katheter is bevestigd. Deze kamer wordt onder de huid ingebracht en vastgemaakt aan het spierweefsel. De katheter mondt uit in een grote ader. Het dikke siliconenmembraan van de injectiekamer kan door de huid heen worden aangeprikt met een poortsysteemnaald. Doorgaans wordt een poortsysteem ingebracht in het onderhuidse bindweefsel van de borststreek.
Voorbeelden van veneuze poortsystemen zijn:

- Port-a-cath-systeem (PAC);
- volledig Implanteerbaar toedieningssysteem (VIT);
- totaal implanteerbaar toedieningssysteem (TIT).

Het poortsysteem wordt door de huid heen aangeprikt met behulp van een stompe naald met **mandrijn** (trocar) of een **Huberpointnaald**. Een mandrijn is een metalen draad die in een elastische katheter wordt gestoken De Huberpointnaald heeft een verbindingsslang met een klemmetje en een luerlock-aansluiting. De toediening kan direct plaatsvinden via de poortsysteemnaald of via een aangesloten infuusslang en infuuspomp. Hierbij moet je de 'no touch-techniek' gebruiken en een naald van hetzelfde merk als het poortsysteem (deze is perfect afgestemd op het systeem). Het aanprikken van een poortsysteem mag alleen gedaan worden door zeer ervaren verpleegkundigen.

7.3.1 Indicaties

Indicaties voor een veneus poortsysteem zijn:

- totale parenterale voeding voor langere termijn;
- intraveneuze infuusbehandeling voor langere periode;
- veelvuldige herhaalde bloedafname of benodigde infusie (chemotherapie).

Het gebruik van een veneus poortsysteem biedt bepaalde voordelen boven andere systemen:

- Een poortsysteem kan jaren blijven zitten.
- Een poortsysteem is geschikt om verschillende systemen op aan te sluiten (verschillende infuusslangen en pompen).
- Er kan bloed door worden afgenomen; dit kan met of zonder vacuümsysteem. Om verkeerde bloeduitslagen te vermijden moet de eerste 10 ml (het eerste buisje) bloed weggegooid worden.
- Met bepaalde systemen kan ook contrastvloeistof worden toegediend (Port-a-cath CT).
- Het aanbrengen van een poortsysteem is een relatief eenvoudige ingreep.

7.3.2 Hoe wordt een Port-a-cath ingebracht?

Een **Port-a-cath** is een veelgebruikt veneus poortsysteem. Deze wordt ingebracht door een chirurg op de operatiekamer. Dit gebeurt onder plaatselijke verdoving. Het reservoir van de Port-a-cath wordt via een sneetje in de huid op de borst geplaatst en vastgehecht. De chirurg brengt de katheter vervolgens via een lange naald in een groot bloedvat en sluit deze aan op het reservoir.

Bijzondere infusen | **7**

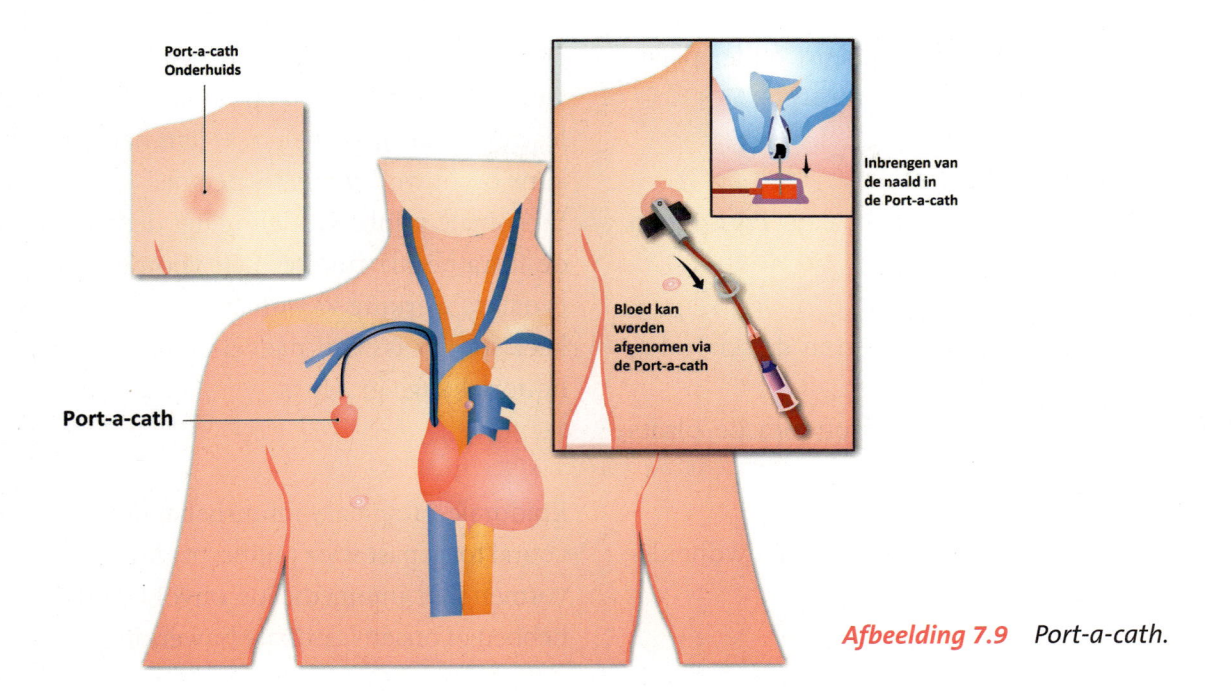

Afbeelding 7.9   Port-a-cath.

7.3.3   Stappenplan verzorging

Na het plaatsen van een Port-a-cath wordt een steriel gaasje op de wond geplaatst. Dit gaasje mag er een dag na de plaatsing vanaf gehaald worden.

Meestal wordt bij het plaatsen gebruikgemaakt van oplosbare hechtingen. De knoopjes aan het uiteinde van de wond moeten na twee weken doorgeknipt worden.

Als het systeem niet aangeprikt is, kan de zorgvrager gewoon douchen. Het wordt aangeraden om bij langdurig baden en/of zwemmen de poort te beschermen met behulp van een transparante pleister.

Om het systeem goed doorgankelijk te houden, moet bij een aangeprikt poortsysteem een minimale stroomsnelheid van 1 ml/uur worden gehanteerd. In sommige gevallen mag de flow zelfs nul zijn, mits de procedure goed uitgevoerd is. Je kunt bloed opzuigen om te controleren of de naald goed geplaatst is. Als dit niet lukt, kun je NaCl 0,9% inspuiten om de plaatsing van de poortsysteemnaald te controleren. Wanneer je wel kunt inspuiten, maar het opzuigen van bloed niet lukt, dan moet je:

- de ligging van de naald controleren;
- de zorgvrager in een wat meer liggende houding laten zitten als hij rechtop zat;
- de zorgvrager vragen zijn hoofd te draaien;
- de zorgvrager vragen de positie van zijn armen aan te passen;
- de zorgvrager vragen te zuchten.

Als dit allemaal geen effect heeft, moet je de arts waarschuwen. Na gebruik moet je het poortsysteem flushen en afsluiten met Heparine of NaCl. Het systeem moet minstens één keer per vier weken geflusht worden.

7.3.4   Verwijderen

De Port-a-cath wordt verwijderd als deze niet meer actief gebruikt wordt of als er een kans is op infectie. Verwijderen gebeurt onder plaatselijke verdoving door de chirurg.

Mogelijke complicaties
Mogelijke problemen met een Port-a-cath zijn:

- ongemak, zwelling of pijn in de schouder, nek, hals of arm;
- pijn of roodheid op of rondom de plaats van de poort;
- koorts;
- kortademigheid en/of benauwdheidsklachten.

Bij al deze mogelijk problemen wordt in overleg met de arts bepaald wat de vervolgstappen zijn.

7.4 Epidurale of spinale infusie

Een **epidurale** of **spinale infuusbehandeling** vindt plaats via een katheter die is geplaatst in de zogeheten spinale ruimte. De spinale ruimte is de ruimte rond het ruggenmerg. We maken onderscheid tussen de epidurale en de intrathecale ruimte. De epidurale ruimte ligt buiten het harde buitenste ruggenmergvlies (*dura mater*). De intrathecale ruimte ligt binnen de *dura mater*. Deze ruimte bevat *liquor* (hersenvocht/ruggenmergvocht).

Bij epidurale pijnbehandeling ligt de katheter in de epidurale ruimte. De pijnstilling heeft alleen effect in het segment waar de katheter is gelokaliseerd. Een voordeel van deze techniek is dat er geen liquorlekkage kan ontstaan en dat bij deze techniek een katheter kan worden achtergelaten waarop een pijnpomp kan worden aangesloten. Een nadeel is dat de effectiviteit na enige weken af kan nemen en de kans op bijwerkingen toeneemt.

Bij spinale pijnbehandeling ligt de katheter in de intrathecale ruimte. Een voordeel hiervan is dat de werking van opiaten hier vijf tot tien keer sterker is. Een nadeel is dat de kans op liquorlekkage groter is.

7.4.1 Indicaties

Epidurale of spinale infuusbehandeling wordt vooral toegepast voor pijnbestrijding als andere vormen van pijnmedicatie onvoldoende effect hebben of onaanvaardbare bijwerkingen geven.

7.4.2 Contra-indicaties

Contra-indicaties voor epidurale en spinale anesthesie zijn:

- hoge druk in het centraal zenuwstelsel;
- infectie in het centraal zenuwstelsel;
- wervelmetastase met doorgroei epiduraal;
- stollingsstoornissen;
- uitgebreide infectie rond de insteeklocatie.

7.4.3 Hoe wordt een epiduraal infuus ingebracht?

Een anesthesist plaatst de katheter met behulp van een holle naald in de epidurale of intrathecale ruimte. De exacte plaats is afhankelijk van de locatie van de pijn. De ingreep vindt steriel plaats.

We maken onderscheid tussen een ongetunnelde katheter en een subcutaan getunnelde katheter.

- Ongetunnelde katheters worden vanuit de insteekplaats afgeplakt en met een koppel-

Bijzondere infusen 7

stuk en bacteriefilter direct op de infuusslang aangesloten. Dit vergroot het risico op verplaatsing van de katheter en ook het risico op infectie. Dit gebeurt dan ook alleen in acute situaties.
- Subcutaan getunnelde katheters worden op twee manieren toegepast:
  - Een katheter die vanaf de insteek aan de rugzijde zo'n 20 cm subcutaan loopt en vervolgens uit de huid komt. De katheter wordt met koppelstuk en bacteriefilter op de infuusslang aangesloten.
  - Een katheter die vanuit de insteek aan de rugzijde geheel onderhuids loopt en wordt aangesloten op een poortsysteem dat is verbonden met het infuussysteem. Dit wordt ook wel een spinaalpoortsysteem genoemd.

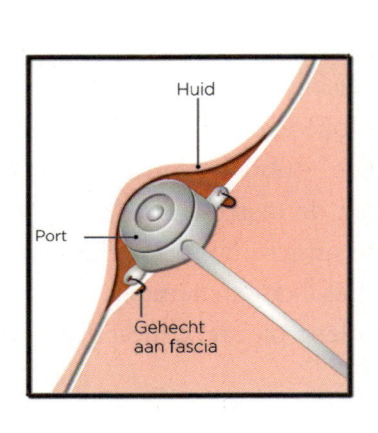

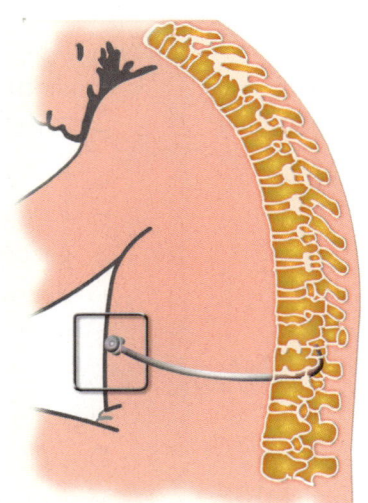

a Geïmplanteerde epidurale toediening via subcutane poort

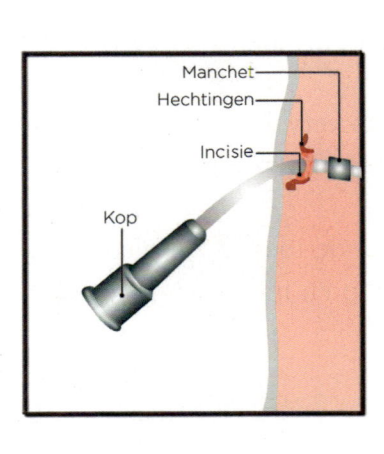

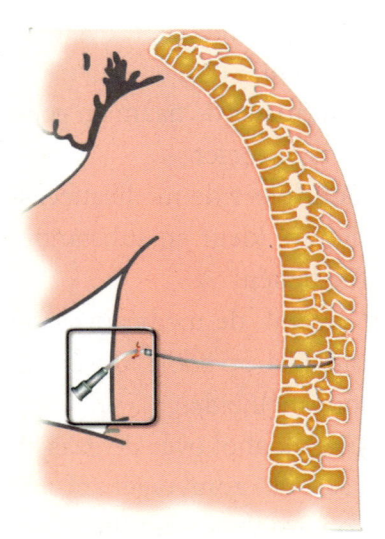

b Geïmplanteerde ruggenprik met behulp van percutane silastic-katheter (DuPen-katheter)

Afbeelding 7.10   *Subcutaan getunnelde katheter.*

153

7 Bijzondere infusen

7.4.4 Stappenplan verzorging epiduraal katheter

Stappenplan voor het verzorgen van een epiduraal katheter

Voor het verzorgen van een epiduraal katheter moet je de volgende materialen klaarzetten:

- een gevulde medicatiecassette;
- een steriele bacteriefilter;
- een steriele infuusslang;
- desinfectiemiddel;
- gaasjes;
- handalcohol;
- een infuuspleister;
- een onderlegger;
- niet-steriele handschoenen;
- een prullenbak.

1 Maak je handen goed schoon. Bij zichtbaar vuil met zeep en water, anders met handalcohol.
2 Zet alle materialen klaar, zodat je er makkelijk bij kunt.
3 Controleer de naam en geboortedatum van de zorgvrager.
4 Controleer de medicatiecassette op vervaldatum, kleur en substantie en manier van toedienen.
5 Vergelijk de medicatiecassette met de toedienlijst op soort, dosering, tijdstip en inloopsnelheid.
6 Giet alcohol over de gaasjes.
7 Laat de zorgvrager plaatsnemen in een comfortabele houding waarbij de huid rondom de insteekopening zichtbaar is.
8 Plaats de onderlegger ter hoogte van de katheter.
9 Doe niet-steriele handschoenen aan.
10 Verwijder de infuuspleister met de stretchmethode.
 - Maak een hoekje van de folie voorzichtig los.
 - Til dit hoekje iets op.
 - Rek ('stretch') de folie met één hand parallel aan de huid uit. Gebruik je andere hand om de huid strak te trekken, zodat de huid niet beschadigt.
 - Zodra de kleeflaag loskomt van de huid kun je de folie voorzichtig verwijderen.
 - Houd twee dubbelgevouwen steriele gazen tegen de insteekplaats en verwijder met je andere hand de canule, samen met het fixatiemateriaal.
11 Verwijder andere pleisters indien aanwezig.
12 Doe de handschoenen uit.
13 Was of desinfecteer je handen.
14 Trek schone niet-steriele handschoenen aan.
15 Leg een opengevouwen alcoholgaasje rondom de katheter ter hoogte van de insteekopening. Raak de katheter niet aan met de handschoenen! Gebruik eventueel een alcoholgaasje om de katheter mee op te pakken.
16 Pak de katheter op met het omliggende alcoholgaasje. Reinig met een nieuw alcoholgaasje de katheter tot en met het koppelstukje. Laat drogen.
17 Blijf het koppelstukje vasthouden met het tweede alcoholgaasje. Verwijder het gaasje dat om de katheter ligt en gooi het weg.
18 Reinig de insteekplaats met een nieuw alcoholgaasje door spiraalvormige bewegin-

gen van binnen naar buiten te maken. Laat drogen. Leg het alcoholgaasje waarmee je het koppelstuk vasthield onder het koppelstuk.
19 Plak een transparante infuuspleister over de insteekopening. De katheter kan eventueel in een lus worden gelegd.
20 Doe de handschoenen uit.
21 Was of desinfecteer je handen.
22 Klem de cassetteslang van de nieuwe medicatiecassette af.
23 Stop de pomp volgens de gebruiksaanwijzing.
24 Klem de infuusslang af.
25 Verwijder de lege medicatiecassette volgens de gebruiksaanwijzing.
26 Pak het koppelstuk op met het alcoholgaasje en reinig het koppelstuk en de bacteriefilter met een nieuw gaasje. Laat het alcoholgaasje onder het koppelstuk liggen en laat drogen.
27 Stel de pomp in op de juiste snelheid.
28 Stop de nieuwe gevulde medicatiecassette in de pomp.
29 Bevestig de nieuwe bacteriefilter aan de nieuwe infuusslang.
30 Verwijder het afsluitdopje van de nieuwe cassetteslang en bevestig de nieuwe infuusslang aan de cassetteslang. Ontlucht de slangen volgens de gebruiksaanwijzingen. Hef de afklemming op en start de toediening. Stop de toediening als er vloeistof uit de bacteriefilter druppelt.
31 Klem de infuusslang af.
32 Maak de pleister van de bacteriefilter los van de huid.
33 Pak het koppelstuk op met het alcoholgaasje en draai de oude bacteriefilter los. Leg de oude infuusslang en de oude bacteriefilter weg.
34 Desinfecteer het aansluitpunt van het koppelstuk en draai de nieuwe bacteriefilter op het koppelstuk.
35 Hef de afklemming op.
36 Start de toediening volgens de gebruiksaanwijzing.
37 Fixeer de bacteriefilter op de huid met een pleister.
38 Ruim alles op.
39 Doe de handschoenen uit.
40 Was of desinfecteer je handen.
41 Noteer:
 – de handeling;
 – het tijdstip;
 – het soort;
 – de concentratie;
 – de hoeveelheid;
 – de toediensnelheid;
 – de eventuele bijzonderheden.

Stappenplan voor het verzorgen van een spinaal poortsysteem

Voor het verzorgen van een spinaal poortsysteem moet je de volgende materialen klaarzetten:

- een gevulde medicatiecassette;
- een steriele infuusslang;
- een steriele poortsysteemnaald;
- een steriel afsluitdopje en een steriele driewegkraan;
- desinfectiemiddel;
- gaasjes;
- handalcohol;
- een infuuspleister;

7 Bijzondere infusen

- een pleister;
- een veiligheidsspeld;
- niet-steriele handschoenen;
- een prullenbak.

1. Maak je handen goed schoon. Bij zichtbaar vuil met zeep en water, anders met handalcohol.
2. Zet alle materialen klaar, zodat je er makkelijk bij kunt.
3. Giet alcohol over de gaasjes.
4. Controleer de naam en geboortedatum van de zorgvrager.
5. Controleer de medicatiecassette op vervaldatum, kleur en substantie en manier van toedienen.
6. Vergelijk de medicatiecassette met de toedienlijst op soort, dosering, tijdstip en inloopsnelheid.
7. Laat de zorgvrager plaatsnemen in een comfortabele houding waarbij de huid rondom de insteekopening zichtbaar is.
8. Stop de pomp volgens de gebruiksaanwijzing.
9. Klem de poortsysteemnaald en de infuusslang af.
10. Verwijder het fixatiemateriaal van de poortsysteemnaald met de stretchmethode.
    - Maak een hoekje van de folie voorzichtig los.
    - Til dit hoekje iets op.
    - Rek ('stretch') de folie met één hand parallel aan de huid uit. Gebruik je andere hand om de huid strak te trekken, zodat de huid niet beschadigt.
    - Zodra de kleeflaag loskomt van de huid kun je de folie voorzichtig verwijderen.
    - Houd twee dubbelgevouwen steriele gazen tegen de insteekplaats en verwijder met je andere hand de canule, samen met het fixatiemateriaal.
11. Koppel de poortsysteemnaald af van de infuusslang.
12. Doe niet-steriele handschoenen aan.
13. Houd de injectiekamer vast met één hand. Verwijder de poortsysteemnaald met je andere hand en gooi de naald direct in de naaldencontainer.
14. Reinig de huid boven de injectiekamer met alcoholgaasjes door spiraalvormige bewegingen van binnen naar buiten te maken. Laat drogen.
15. Verwijder de medicatiecassette en de infuusslang uit de pomp.
16. Doe de handschoenen uit.
17. Was of desinfecteer je handen.
18. Maak de nieuwe medicatiecassette, pomp en infuusslang gereed voor toediening.
19. Zorg dat het einde van de infuusslang steriel blijft door het op een alcoholgaasje te leggen of aan de infuusstandaard te hangen.
20. Koppel de poortsysteemnaald aan het afsluitdopje, het driewegkraantje en de infuusslang.
21. Ontlucht de slangen volgens de gebruiksaanwijzing. Laat de naaldhuls om de naald zitten.
22. Trek nieuwe niet-steriele handschoenen aan.
23. Pak de poortsysteemnaald op met je prikhand en verwijder de beschermhuls van de naald.
24. Houd de injectiekamer vast met duim en wijsvinger en prik de injectiekamer aan door de poortsysteemnaald in te brengen tot je de bodem van de injectiekamer raakt.
25. Hef de afklemming van de poortsysteem-

naald op door de driewegkraan en het klemmetje te openen. Start de toediening volgens de gebruiksaanwijzing.
26 Plak een infuuspleister over de insteekopening. Leg het slangetje van de poortsysteemnaald in een S-vorm om spanning te voorkomen.
27 Doe de handschoenen uit.
28 Fixeer de infuusslang met de pleister en veiligheidsspeld aan de kleding van de zorgvrager.
29 Ruim alles op.
30 Was of desinfecteer je handen.
31 Noteer:
 - de handeling;
 - het tijdstip;
 - de soort;
 - de concentratie;
 - de hoeveelheid;
 - de toediensnelheid;
 - de eventuele bijzonderheden.

7.4.5 Verwijderen

In deze paragraaf beschrijven we het stappenplan voor het verwijderen van de poortsysteemnaald. Het poortsysteem zelf blijft achter in het lichaam. Verzorging daarvan is niet nodig.

Stappenplan voor het verwijderen van de poortsysteemnaald

Voor het verwijderen van een poortsysteemnaald moet je de volgende materialen klaarzetten:

- handschoenen;
- gaasjes;
- desinfectiemiddel;
- een pleister;
- eventueel een infuuspleister;
- een prullenbak.

1 Maak je handen goed schoon. Bij zichtbaar vuil met zeep en water, anders met handalcohol.
2 Zet alle materialen klaar, zodat je er makkelijk bij kunt.
3 Overgiet de gaasjes met desinfectiemiddel.
4 Laat de zorgvrager in een comfortabele houding op bed liggen waarbij de huid rondom de insteekplaats goed bereikbaar is.
5 Stop de toediening van medicijnen.
6 Klem de poortsysteemnaald en de infuusslang af.
7 Verwijder het oude fixatiemateriaal van de poortsysteemnaald met de stretchmethode:
 - Maak een hoekje van de folie voorzichtig los.
 - Til dit hoekje iets op.
 - Rek ('stretch') de folie met één hand parallel aan de huid uit. Gebruik je andere hand om de huid strak te trekken, zodat de huid niet beschadigt.
 - Zodra de kleeflaag loskomt van de huid kun je de folie voorzichtig verwijderen.
 - Houd twee dubbelgevouwen steriele gazen tegen de insteekplaats en verwijder met je andere hand de canule, samen met het fixatiemateriaal.
8 Maak de poortsysteemnaald los van de infuusslang.
9 Trek niet-steriele handschoenen aan.
10 Houd met je ene hand de injectiekamer vast en verwijder met je andere hand de poortsysteemnaald.

7 Bijzondere infusen

11. Verwijder indien nodig de poortsysteemnaald van de verbindingsslang. Werp de naald in de naaldencontainer.
12. Desinfecteer de huid met alcoholgaasjes door spiraalvormige bewegingen te maken van binnen naar buiten.
13. Doe de handschoenen uit.
14. Plak de huid af met een pleister als dat nodig is.
15. Ruim alles op.
16. Was of desinfecteer je handen.
17. Noteer:
    – de handeling;
    – de eventuele bijzonderheden.

7.4.6 Mogelijke complicaties

Bij het optreden van een van de complicaties in tabel 7.2 is het noodzakelijk om contact op te nemen met de behandelend arts.

Tabel 7.2 Complicaties bij epidurale infusie.

COMPLICATIE	SYMPTOMEN
Bijwerkingen medicijnen	Urineretentie, ademhalingsdepressie, sufheid, krachtsverlies, bloeddrukdaling bij opstaan, duizeligheid, jeuk, misselijkheid, stemmingsverandering
• Dislocatie katheter • Knik in katheter • Lekkage bij aansluitpunt • Kapotte pomp	Snel verergerende pijn, onthoudingsverschijnselen van pijnmedicatie (malaise, misselijkheid/braken, diarree/buikkrampen, trillen, zweten
Decubitus	Pijn, roodheid, ontvelde huid, ontstoken wondje, necrose
Liquorlekkage	Bonzende hoofdpijn die weggaat bij platliggen
Infectie	Pus/vocht, roodheid, zwelling rond insteekopening, wondjes
Epiduraal abces	Snel verergerende pijn, bandgevoel, neurologische uitval, toename pijn bij toedienen medicijnen
Meningitis	Hoofdpijn, koorts, bewustzijnsverandering, nekstijfheid
Verplaatsing van kathetertip van epiduraal naar intrathecaal	Sufheid, motorische blokkade, ademdepressie

SAMENVATTING

Naast het perifere en subcutane infuus bestaat er een aantal bijzondere vormen van infusie. De arts bepaalt of deze vormen van infusie nodig zijn bij de zorgvrager.
Een centraal veneuze katheter is een flexibele, steriele slang (katheter) die wordt ingebracht in de bovenste of onderste holle ader. Alleen artsen en specialistisch verpleegkundigen mogen deze katheter inbrengen en aanprikken. Een centraal veneuze katheter wordt vooral gebruikt in kritieke en moeilijk beheersbare situaties. Het gaat dan vaak om oncologische, chirurgische en intensive care-zorgvragers. Complicaties bij een centraal veneuze katheter zijn onder meer lijnsepsis, trombose, een klaplong en luchtembolie.
Een PICC (perifeer ingebrachte centraal katheter) is een lang, dun slangetje dat wordt ingebracht in de oppervlakkige bloedvaten. Het uiteinde moet eindigen in de:

- bovenste holle ader (*vena cava superior*);
- onderste holle ader (*vena cava inferior*);
- rechterboezem (atrium).

De PICC is een goed alternatief voor andere soorten veneuze katheters als de zorgvrager die niet verdraagt. Bij de PICC is er een relatief laag risico op complicaties. Complicaties die kunnen voorkomen zijn onder meer rillingen of duizeligheid en bloedingen bij de insteekplaats. Een PICC-lijn wordt ingebracht door een arts. Het inbrengen van de PICC is een steriele procedure onder plaatselijke verdoving.
Een Port-a-cath is een veneus poortsysteem dat een onderhuidse, duurzame toegang biedt tot het centraal veneuze vaatstelsel. Meestal wordt een poortsysteem ingebracht in het onderhuidse bindweefsel van de borststreek. Het wordt gebruikt als infuusbehandelingen voor een langere periode nodig zijn. Mogelijke complicaties zijn onder meer koorts, zwelling in schouder, nek of arm, pijn of roodheid rond de plaats van de poort.
Epidurale of spinale infuusbehandeling vindt plaats via een katheter die is geplaatst in de zogeheten spinale ruimte (de ruimte rond het ruggenmerg). Epidurale of spinale infuusbehandeling wordt vooral toegepast voor pijnbestrijding als andere vormen van pijnmedicatie onvoldoende effect hebben of onaanvaardbare bijwerkingen geven.
Voor het verzorgen van de verschillende infusies zijn er stappenplannen.

BEGRIPPEN

Aangepaste Seldingertechniek
Biopatch
Centraal veneuze katheter
Epidurale katheter
Flebitis
Flushen
Huberpointnaald
Lijnsepsis
Luchtembolie
Mandrijn
Peel away-canuletechniek
Perifeer ingebrachte centraal katheter (PICC)
Port-a-cath
Veneus poortsysteem

8

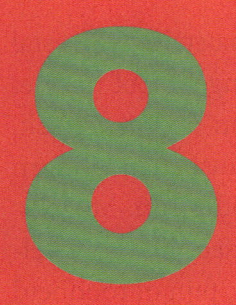

TOTALE PARENTERALE VOEDING EN BLOEDTRANSFUSIE

Totale parenterale voeding en bloedtransfusie 8

LEERDOELEN

- Je weet wat totale parenterale voeding (TPV) is.
- Je kunt de stappen van en de complicaties bij het toedienen van TPV benoemen.
- Je kent de samenstelling van bloed en de betekenis van bloedgroepen voor bloedtransfusie.
- Je kunt de indicaties voor bloedtransfusie uitleggen.
- Je kunt de stappen van het toedienen van bloedtransfusies benoemen.
- Je weet welke transfusiereacties er zijn en wanneer ze kunnen optreden.

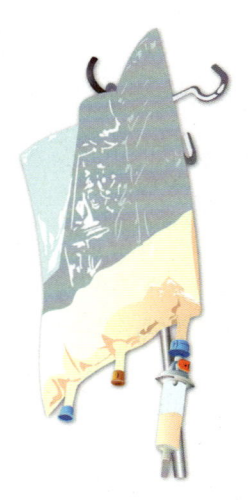

Afbeelding 8.1 *Totale parenterale voeding (TPV).*

De (resterende) capaciteit van de dunne darm van de zorgvrager bepaalt de samenstelling, hoeveelheid en frequentie van de TPV. Je dient TPV altijd toe in opdracht van de arts en in overleg met de diëtiste.

8.1 Totale parenterale voeding (TPV)

Naast infusievloeistoffen en medicijnen kun je ook voeding via infusie aan de zorgvrager toedienen.
Totale parenterale voeding (TPV) is voeding die rechtstreeks via een centraal infuus in de bloedbaan wordt gebracht en daarmee het maag-darmkanaal omzeilt. Dit wordt gedaan als een zorgvrager niet in staat is voedsel via het maag-darmkanaal te verwerken.
Er bestaat onderscheid tussen kortdurende en langdurige TPV. Kortdurende TPV (meestal korter dan drie maanden) wordt toegediend om een periode te overbruggen waarin een zorgvrager niet kan eten via de normale weg. Langdurige TPV wordt gegeven voor een periode langer dan drie maanden. Langdurige TPV wordt gegeven aan zorgvragers waarbij de dunne darm onvoldoende in staat is voedingsstoffen op te nemen.

8.1.1 Stappenplan toedienen parenterale voeding

Stappenplan voor het toedienen van TPV

Voor het toedienen van TPV moet je de volgende materialen klaarzetten:

- handschoenen;
- een zak TPV;
- gaasjes;
- een steriel gaasje;
- een infuusslang;
- desinfectiemiddel;
- een ampul NaCl 0,9%;
- een steriele spuit;
- een infuusstandaard of draagsysteem;
- een opvangbakje;

8 Totale parenterale voeding en bloedtransfusie

- een naaldencontainer;
- een prullenbak.

Voorafgaand regel je ook de dubbele controle van de TPV.

1. Maak je handen goed schoon. Bij zichtbaar vuil met zeep en water, anders met handalcohol.
2. Zet alle materialen klaar, zodat je er makkelijk bij kunt.
3. Controleer de gegevens van de zorgvrager en vergelijk de TPV met de toedienlijst. Controleer:
   - naam en geboortedatum;
   - vervaldatum;
   - kleur en substantie;
   - toedieningswijze;
   - soort;
   - dosering;
   - toedieningstijdstip.
4. Maak de TPV klaar voor gebruik:
   - Til het bovenste ophanggedeelte op om de oplossing naar beneden te laten zakken.
   - Rol het bovenste gedeelte stevig op zodat de lasnaden geopend zijn.
   - Meng de zak goed door hem minstens drie keer ondersteboven te keren.
   - Voeg zo nodig toevoegingen toe.
5. Hang de TPV-zak aan de infuusstandaard.
6. Open de bovenste klem en sluit de onderste klem van de infuusslang.
7. Sluit de beluchter van de spike. Verwijder de beschermhuls en sluit de spike van de slang met een draaiende beweging aan op de TPV-zak.
8. Vul en ontlucht de infuusslang door de druppelkamer ondersteboven onder het vloeistofniveau van de TPV-zak te houden. Zet de rolregelklem open. De druppelkamer vult zich nu langzaam met vloeistof. Sluit de rolregelklem als de druppelkamer gevuld is tot het merkteken of tot boven het filter. Laat de druppelkamer vervolgens rechtop hangen.
9. Open de onderste rolregelklem om de onderste infuusslang vol te laten lopen met TPV. Vang de TPV op in een opvangbakje.
10. Controleer of er nog luchtbellen in de infuusslang zitten. Zo ja: ontlucht de infuusslang.
11. Sluit de onderste rolregelklem.
12. Hang het uiteinde van de infuusslang aan de infuusstandaard of leg het uiteinde op een alcoholgaasje. Let erop dat het uiteinde steriel blijft.
13. Bevestig de infuusslang aan de TPV-pomp.
14. Maak een spuit met NaCl 0,9% klaar en ontlucht de spuit.
15. Laat de zorgvrager op de rug liggen of een halfzittende houding aannemen. Verzoek de zorgvrager om niet te praten tijdens het aansluiten.
16. Sluit het driewegkraantje aan op de poortsysteemnaald. Desinfecteer het afsluitdopje en laat het drogen. Leg vervolgens een steriel gaasje onder het afsluitdopje.
17. Controleer of het poortsysteem goed ligt en doorgankelijk is door bloed op te zuigen en te flushen met 10 ml NaCl 0,9%. Hef hiervoor de afklemming van de poortsysteemnaald tijdelijk op.
18. Koppel de infuusslang aan het driewegkraantje. Raak de aansluitpunten hierbij niet aan!
19. Open de rolregelklem, hef de afklemming op en start de toediening van de pomp.

8 Totale parenterale voeding en bloedtransfusie

20 Was of desinfecteer je handen.
21 Noteer:
– de handeling;
– de eventuele bijzonderheden.

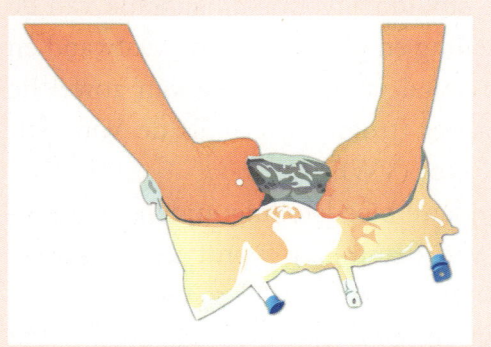

Afbeelding 8.2-1 Rol het bovenste gedeelte stevig op, zodat de lasnaden geopend zijn (stap 4).

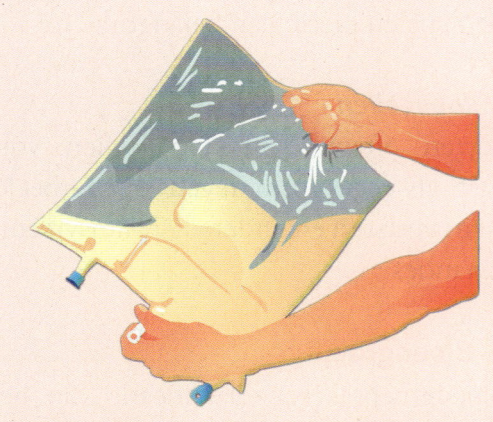

Afbeelding 8.2-2 Meng de zak goed door deze minstens drie keer ondersteboven te keren (stap 4).

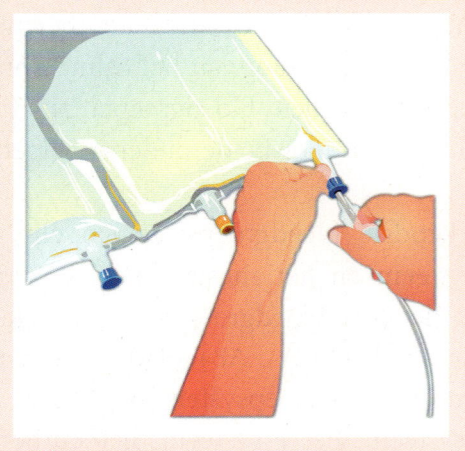

Afbeelding 8.2-3 Sluit de TPV-zak op de infuusslang aan (stap 5).

8.1.2 Complicaties

Bij het toedienen van TPV kunnen enkele complicaties optreden.

Tabel 8.1 Complicaties bij TPV.

COMPLICATIES	HANDELSWIJZE
Lekkage tussen katheter en infuussysteem	Katheter afklemmen en verbinding aandraaien
Katheter schuift naar buiten	Neem contact op met de arts (hierbij wordt de cuff zichtbaar) NB Niet de katheter terugschuiven
Lucht in katheter/verbindingsslang	Meteen afklemmen Waarschuw de arts
Vloeistof loopt niet door	Contoleer of de pomp aanstaat en of het infuussysteem geopend is Als dat zo is, waarschuw dan een arts. Bij een poortsysteem: druk de naald dieper in de injectiekamer of breng een nieuwe naald in

8.2 Toediening van bloed en bloedproducten

Naast infusievloeistoffen, medicijnen en TPV kun je via het infuus ook een bloedtransfusie geven of overige bloedproducten toedienen.

8.2.1 Samenstelling van bloed

Om een bloedtransfusie veilig uit te voeren, moet je kennis hebben over de samenstelling van bloed. Direct na de afname van bloed ziet een bloedmonster er gelijkmatig rood uit. Bloed bestaat echter uit verschillende onderdelen: bloedplasma, bloedplaatjes en bloedcellen.

Bloedplasma

Bloedplasma bestaat uit:

- 91% water;
- 9% opgeloste stoffen, zoals:
  - elektrolyten: natrium, kalium, chloor, calcium;
  - eiwitten: stollingseiwitten, antistoffen, enzymen;
  - overige stoffen: vetten (cholesterol), stofwisselingsproducten (ureum), glucose enzovoort.

Rode bloedcellen

Rode bloedcellen (erytrocyten) bevatten voornamelijk hemoglobine. Hemoglobine is een zuurstofbindend eiwit. Zonder hemoglobine is er niet voldoende zuurstofvoorziening in de organen en weefsels. Hemoglobine zit altijd in erytrocyten en circuleert dus niet vrij in het bloedplasma. De longen vormen een zuurstofrijke omgeving. Hier bindt zuurstof zich aan hemoglobine. In de organen en weefsels heerst relatieve zuurstofarmoede. Hier wordt het zuurstof afgestaan. Hemoglobine bindt zich vervolgens aan koolstofdioxide en draagt zo bij aan de afvoer van koolstofdixide via de longen.

Bloedplaatjes

Bloedplaatjes (trombocyten) spelen een belangrijke rol bij de stolling van het bloed. Daarnaast dragen trombocyten ook bij aan de secundaire stolling. Secundaire stolling is een proces waaraan vele stollingsfactoren een bijdrage leveren. Trombocyten zijn eigenlijk geen cellen: het zijn stukjes cel die zijn afgesnoerd van megakaryocyten (grote cellen).

Ter toelichting
De primaire bloedstolling: tijdens de eerste fase van de stolling trekt het bloedvat samen en wordt een klein korstje aangemaakt. De primaire stolling is vooral afhankelijk van de samenstelling en werking van de vaatwand en van het aantal en de werking van zowel de bloedplaatjes (trombocyten) als de Von Willebrandfactor (VWF).
De secundaire bloedstolling: tijdens de tweede fase van de stolling wordt de werkelijke korst aangemaakt die heel stevig moet zijn. Het zorgt ervoor dat de bloeding goed wordt gestelpt. De secundaire stolling is afhankelijk van allerlei stollingsfactoren. Factor VIII (8) en IX (9) spelen hierin een belangrijke rol.

Witte bloedcellen

Lymfocyten, oftewel witte bloedcellen, vormen het afweersysteem tegen bijvoorbeeld bacteriën, virussen en andere lichaamsvreemde substanties.

8.2.2 Bloedgroepen

Een bloedgroep is een classificatie van het bloed. De bloedgroep wordt bepaald door de aanwezigheid van bepaalde moleculen, ook wel antigenen genoemd. Antigenen bevinden zich aan de buitenkant van het celmembraan van rode bloedcellen. Bloedgroepen zijn erfelijk en worden door beide ouders overgedragen.
De bekendste bloedgroepsystemen zijn het AB0-systeem en het rhesus-systeem. Samen maken deze de bloedgroep zoals ze bekend zijn, bijvoorbeeld A-, AB+ of 0. Er zijn nog veel meer bloedgroepsystemen – zoals het MNS-systeem, het P-systeem, het Lutheran-systeem en het Kell-systeem – en daarmee

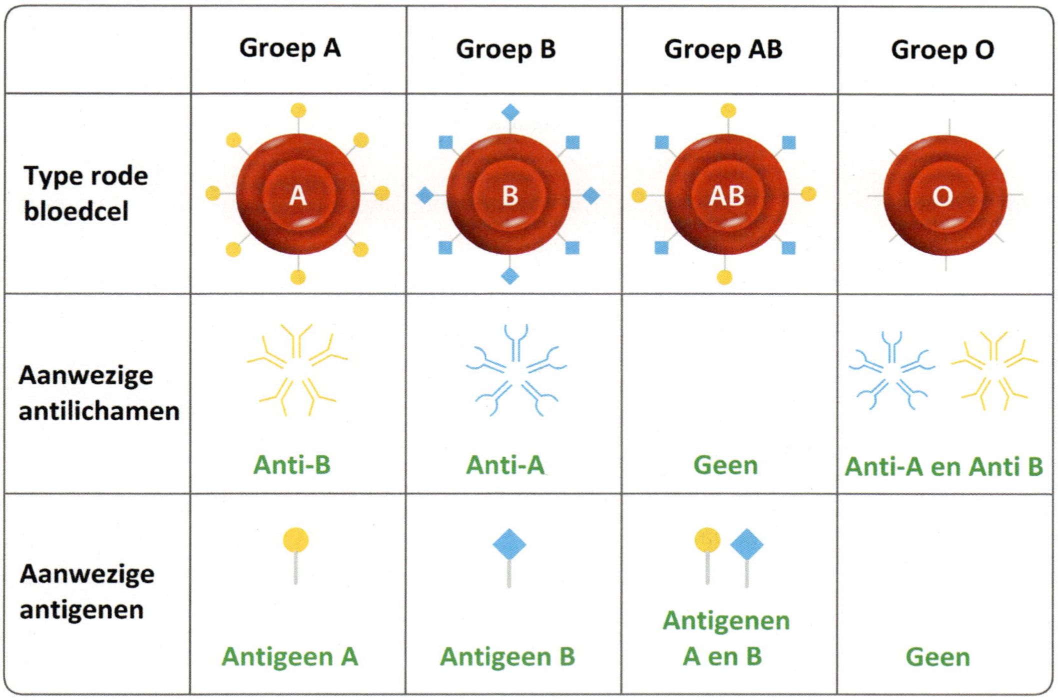

Totale parenterale voeding en bloedtransfusie | 8

	Groep A	Groep B	Groep AB	Groep O
Type rode bloedcel	A	B	AB	O
Aanwezige antilichamen	Anti-B	Anti-A	Geen	Anti-A en Anti B
Aanwezige antigenen	Antigeen A	Antigeen B	Antigenen A en B	Geen

Afbeelding 8.3   Bloedgroepen uit het ABO-systeem en hun antigenen.

bloedgroepen, maar deze zijn minder relevant. In totaal zijn er meer dan dertig bloedgroepsystemen die door de International Society of Blood Transfusion worden erkend.

8.2.3   Bloeddonatie

Bloedproducten worden verkregen met behulp van vrijwillige donaties door bloeddonoren.
In Nederland mogen mannen maximaal vijf keer per jaar bloed geven, vrouwen maximaal drie keer per jaar. Het geven van alleen plasma mag 23 keer per jaar, met een minimale periode van twee weken tussen donaties.
In Nederland wordt er 650 ml plasma of 500 ml bloed afgenomen per donatie. Uit een bloeddonatie van ongeveer 500 ml kunnen de volgende producten worden bereid:

- 1 eenheid erytrocytenconcentraat;
- 1 eenheid plasma;
- 1/5 eenheid trombocytenconcentraat.

Om de verspreiding van bloed-overdraagbare ziekten te voorkomen wordt donorbloed in Nederland altijd getest op:

- hepatitis B;
- hepatitis C;
- hiv type 1 en 2;
- HTLV type 1 en 2 (Human T-cell Lymphotropic Virus);
- syfilis.

Ook worden bloeddonoren op basis van hun voorgeschiedenis onder andere gescreend op mogelijk contact met:

- malaria;
- de ziekte van Creutzfeldt-Jacob.

8.2.4 Indicaties

Indicaties voor een transfusie van rode bloedcellen zijn:

- acute bloedingen;
- chronische bloedingen;
- verhoogde afbraak van erytrocyten (rode bloedcellen) (bijvoorbeeld door sikkelcelanemie, bij chemotherapie).

Indicaties voor een transfusie van plasma zijn onder meer bloedingen (of te verwachten groot bloedverlies) in samenhang met aangetoonde stollingsfactordeficiënties.
Een indicatie voor een transfusie van bloedplaatjes is een verlaagd aantal bloedplaatjes door:

- bloedverlies;
- een gestoorde aanmaak (bijvoorbeeld bij leukemie of door bestraling);
- een vergrote milt;
- afbraak (door een mechanische beschadiging, trombocytenantistoffen of andere oorzaken);
- verdunning van het bloed door toediening van infuusvloeistoffen zoals NaCl, erytrocytenconcentraat of plasma.

8.2.5 Contra-indicaties

Er zijn geen harde contra-indicaties voor een transfusie van rode bloedcellen.
Contra-indicaties voor een transfusie van bloedplaatjes zijn onder meer:

- auto-immuunziektes als idiopathische trombocytopene purpura (ITP);
- trombotische trombocytopene purpura (TTP), waarbij klontering van bloedplaatjes (trombocyten) de kleine bloedvaten afsluit.

8.2.6 Voorbereiding bloedtransfusie

Voordat tot transfusie kan worden overgegaan, worden de volgende onderzoeken ingezet:

- bloedgroepbepaling van de zorgvrager (AB0/Rh D);
- screening op ongebruikelijke antistoffen;
- selecteren donorbloed;
- kruisproef (om te checken of klontering van het bloed optreedt) met:
  - plasma van de zorgvrager;
  - erytrocyten van de donor.

De resultaten van de kruisproef zijn maximaal 72 uur geldig.

Erytrocytenconcentraat

Voor de bereiding van één erytrocytenconcentraat is 500 ml volbloed nodig. Dit volbloed wordt gecentrifugeerd en verdeeld in drie delen:

- plasma;
- buffercoat met leukocyten, lymfocyten en trombocyten;
- erytrocytenconcentraat.

Uit 500 ml volbloed komt een erytrocytenconcentraat van ongeveer 200 ml. Om het concentraat te bewaren, wordt het gemengd met een bewaarvloeistof die onder meer glucose bevat. Het erytrocytenconcentraat is ongeveer 35 dagen houdbaar bij een temperatuur van 2 tot 6 °C.
Voor het transport van erytrocytenconcentraten binnen het ziekenhuis geldt een aantal regels:

- De vervoersduur moet zo kort mogelijk zijn.

Totale parenterale voeding en bloedtransfusie 8

- Erytrocytenconcentraten mogen nooit in de zon of op de verwarming liggen.

Als het concentraat niet gebruikt is op de afdeling, moet het terug naar het transfusielaboratorium. Als het concentraat opgewarmd is, wordt het direct vernietigd. Dat gebeurt in het transfusielaboratorium.

Transfusie van het erytrocytenconcentraat

Je dient een erytrocytenconcentraat bij voorkeur toe via een perifeer infuus.

- Gebruik (indien mogelijk) een canule van 18-16 G.
- Gebruik altijd een toedieningssysteem met een filter van 170 micron.
- Gebruik alleen een toedieningssysteem dat gevuld is met NaCl 0,9%.
- Via het transfusie-infuus mogen geen medicijnen worden toegediend.

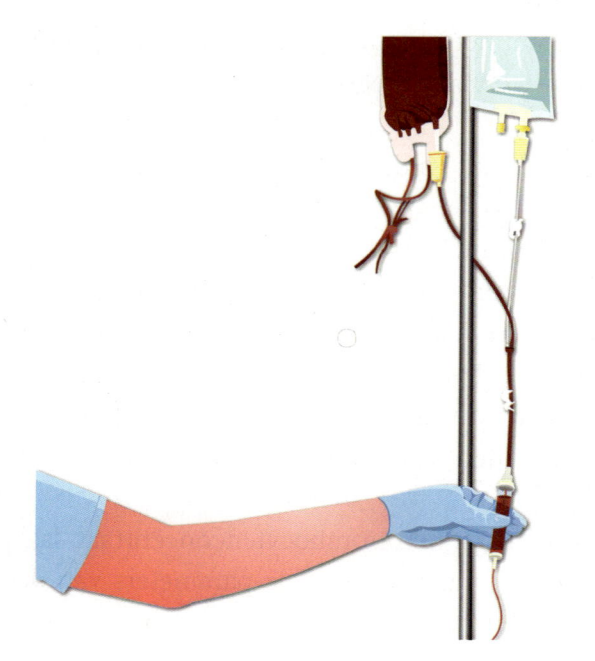

Afbeelding 8.4 Transfusie van het erytrocytenconcentraat via een perifeer infuus.

Voordat je het erytrocytenconcentraat laat inlopen, moet je de vitale parameters van de zorgvrager meten:

- hartslag;
- ademhalingsfrequentie;
- bloeddruk;
- temperatuur.

Observeer de zorgvrager nauwkeurig gedurende de eerste tien minuten van de transfusie.

De transfusieduur

Gedurende de eerste tien minuten geef je niet meer dan 20 ml van het bloedproduct. Als er geen transfusiereactie optreedt, kun je de rest van de transfusie uitvoeren volgens de door de arts voorgeschreven snelheid. Bij een volwassene is de toedieningstijd van erytrocytenconcentraat meestal tussen de 1-6 uur. Spoel de infuuslijn altijd na met NaCl 0,9%. Bewaar na toediening gebruikte transfusiezakken tot 24 uur na het toedienen vanwege de kans op een late transfusiereactie.

Plasma

Een eenheid vers (bevroren) plasma heeft na bereiding de volgende kenmerken:

- bevat vrijwel geen celbestanddelen meer;
- is na afname zo snel mogelijk ingevroren;
- bevat alle eiwitbestanddelen van het bloed.

Voor het bewaren van vers bevroren plasma gelden diverse voorwaarden. Allereerst moet het plasma bewaard worden in een bevroren toestand bij -30 °C. De bewaartermijn is dan twee jaar. Het verse plasma moet gecontroleerd worden ingevroren en ontdooid. Het ontdooi-

8 Totale parenterale voeding en bloedtransfusie

en vindt plaats bij een temperatuur van 30 tot 37 °C. Daarbij blijft minimaal 70% van de stollingsactiviteit van het plasma bewaard.

De transportduur van vers bevroren plasma moet worden geminimaliseerd. Vers bevroren plasma wordt ook nooit bewaard op verpleegafdelingen. Daarnaast mag vers bevroren plasma niet opnieuw worden ingevroren nadat het eenmaal is ontdooid. Als het plasma niet gebruikt is, gaat het retour naar het transfusielaboratorium.

Transfusie van het plasma

Je dient vers plasma bij voorkeur toe via een perifeer infuus, binnen twee uur na het ontdooien.

- Gebruik (indien mogelijk) een canule van 18-16 G.
- Gebruik altijd een toedieningssysteem met een filter van 170 micron.
- Gebruik alleen een toedieningssysteem dat gevuld is met NaCl 0,9%.
- Via het transfusie-infuus mogen geen medicijnen worden toegediend.

Voordat je het plasma laat inlopen, moet je de vitale parameters van de zorgvrager meten. Observeer de zorgvrager nauwkeurig gedurende de eerste vijf tot tien minuten van de transfusie. De standaardtijd voor de infusie van één zak plasma is 30 minuten.

Trombocytenconcentraat

Voor de bereiding van een trombocytenconcentraat worden trombocyten uit vijf donoreenheden met dezelfde bloedgroep gebruikt. Aan deze trombocyten wordt plasma van dezelfde bloedgroep toegevoegd. Trombocyten bevinden zich dus in plasma van de 'eigen' AB0- en Rh D-bloedgroep.

Het trombocytenconcentraat kan worden bewaard in een temperatuurbeveiligde klimaatkast (20-24 °C). Het concentraat heeft een beperkte houdbaarheid. Onder gecontroleerde omstandigheden kunnen de trombocyten in plasma tot zeven dagen na afname worden bewaard. De trombocyten moeten voortdurend in beweging worden gehouden en mogen alleen bewaard worden in het transfusielaboratorium. Realiseer je dat een trombocytenconcentraat een duur product is. Wanneer transfusie van trombocyten noodzakelijk is, moet dit nauwkeurig worden gepland. Het transport kan plaatsvinden vanuit het transfusielaboratorium als het concentraat direct daarna wordt toegediend. Het transport vindt plaats bij kamertemperatuur.

Transfusie van het trombocytenconcentraat

Je dient het trombocytenconcentraat bij voorkeur toe via een perifeer infuus.

- Gebruik (indien mogelijk) een canule van 18-16 G.
- Gebruik altijd een nieuw toedieningssysteem met een filter van 170 micron.
- Gebruik alleen een toedieningssysteem dat gevuld is met NaCl 0,9%.
- Via het transfusie-infuus mogen geen medicijnen worden toegediend.

Voordat je het trombocytenconcentraat laat inlopen, moet je de vitale parameters van de zorgvrager meten:

- de hartslag;

- de ademhalingsfrequentie;
- de bloeddruk;
- de temperatuur.

Observeer de zorgvrager nauwkeurig gedurende de eerste vijf tot tien minuten van de transfusie.

De transfusieduur
Het trombocytenconcentraat dient binnen 15-30 minuten in te lopen. Er wordt bij voorkeur geen volumegestuurde pomp gebruikt. Daarnaast is het van belang om de druppelkamer voldoende te vullen (tot boven het filter) om beschadigingen van trombocyten door het filter te voorkomen.

8.2.7 Controles tijdens bloedtransfusie

Transfusiereacties
Transfusiereacties kunnen voorkomen bij de transfusie van erytrocyten, trombocyten en plasma. Het is daarom van belang om de eerste vijf tot tien minuten bij de zorgvrager te blijven en hem nauwkeurig te observeren. Tijdens de gehele inlooptijd is het verstandig om regelmatig bij de zorgvrager te gaan kijken. Daarnaast wordt het aanbevolen om de transfusie langzaam in te laten lopen. De meest voorkomende oorzaak van een acute transfusiereactie is een administratieve fout op de verpleegafdeling of in het transfusielaboratorium. Naast acute transfusiereacties onderscheiden we uitgestelde transfusiereacties, allergische transfusiereacties en graft-versus-host-ziekte.

Acuut type
Een acute transfusiereactie wordt veroorzaakt door een mismatch tussen de bloedgroep van de zorgvrager en die van de donor (administratieve fouten). De reactie treedt op tijdens de transfusie of binnen 24 uur na de transfusie. Symptomen zijn onder andere:

- koude rillingen, hoge koorts;
- onrust;
- pijn op borst en/of in de rug;
- hartritmestoornissen;
- acute nierinsufficiëntie.

Uitgesteld type
Een uitgestelde transfusiereactie kan optreden enige dagen na de transfusie, maar ook zelfs weken na de transfusie nog. Dit is het gevolg van de aanmaak van antistoffen tegen de antigenen op de rode bloedcellen. Symptomen zijn:

- geelzucht (icterus);
- rode urine;
- dalend Hb.

Allergische transfusiereactie
Na transfusie kan een allergische reactie optreden. Deze reactie treedt soms acuut op, maar meestal ontstaan symptomen na enkele uren. Mogelijke symptomen zijn:

- jeuk, urticaria;
- zwelling van de (omgeving van de) stembanden (glottisoedeem);
- verkramping van de spieren rond de luchtpijp (bronchospasmen);
- diarree;
- acute, zeer ernstige allergische reactie (bijvoorbeeld anafylactische shock).

8 Totale parenterale voeding en bloedtransfusie

Graft-versus-host-ziekte (GvHD)

Acht tot 28 dagen na een transfusie kan **graft-versus-host-ziekte** (GvHD) ontstaan. Deze aandoening ontstaat als de afweercellen van de donor de weefsels van de zorgvrager als vreemd herkennen. Daardoor vallen deze afweercellen het weefsel van de zorgvrager aan. Het is dus een soort omgekeerde afstotingsziekte. Symptomen zijn:

- koorts;
- huidafwijkingen;
- leverenzymstoornissen;
- diarree;
- tekort aan witte en rode bloedcellen (pancytopenie).

Stappenplan voor het toedienen van bloed(producten) via een perifeer infuus

Voor het toedienen van bloed(producten) via een perifeer infuus moet je de volgende materialen klaarzetten:

- een infuuszak NaCl 0,9% 500ml;
- een transfusieformulier;
- een bloedproduct;
- een infuusslang geschikt voor bloedtransfusie (170-200µ-filter);
- desinfectans;
- niet-steriele handschoenen;
- een infuusstandaard (evt. infuuspomp);
- gaasjes;
- een opvangbakje;
- een bloeddrukmeter;
- een thermometer;
- een polsteller;
- een naaldencontainer;
- een afvalbak.

Zorg voorafgaand voor een dubbele controle: bloedproduct, toedieningssnelheid.

1 Maak je handen goed schoon. Bij zichtbaar vuil met zeep en water, anders met handalcohol.
2 Zet alle materialen klaar, zodat je er makkelijk bij kunt.
3 Laat een dubbele controle uitvoeren, controleer het bloedproduct met het transfusieformulier en de opdracht van de arts.
4 Controleer het bloedproduct op:
   - naam en geboortedatum zorgvrager;
   - bloedgroep;
   - kruisproef (deze moet negatief zijn);
   - conditie van de zak, verkleuring, vertroebeling of stolsels;
   - gegevens van de zorgvrager (naam, geboortedatum, identificatienummer);
   - productnummer bloedproduct;
   - vervaldatum bloedproduct.
5 Vergelijk het bloedproduct met de opdracht van de arts:
   - product;
   - hoeveelheid;
   - toedieningssnelheid.
6 Maak een toedieningssysteem met NaCl 0,9% klaar en ontlucht de infuusslang.
   - Hang de infuuszak met NaCl 0,9% aan de infuusstandaard.
   - Verwijder de afsluitnippel van de infuuszak NaCl 0,9% en desinfecteer het aanprikpunt met desinfectans.
   - Zet de beluchter van de spike van de infuusslang dicht.
   - Verwijder het beschermkapje van de spike en steek de spike in de insteekopening van de infuuszak. Houd hierbij met één hand de druppelkamer bijna

helemaal ondersteboven, onder het vloeistofniveau van de infuuszak.
- Draai de rolklem open en vul de druppelkamer, sluit de rolklem als de druppelkamer zich heeft gevuld tot het merkteken of tot boven het filter. Keer de druppelkamer nu in zijn normale positie.
- Open de rolklep en laat de infuusslang verder vollopen, laat vloeistof weglopen in een opvangbankje.
- Controleer of er geen luchtbellen meer in de infuusslang zitten, ontlucht zo nodig.
- Sluit de rolklem.

7 Sluit de infuusslang als dat nodig is aan op de infuuspomp en maak de infuuspomp klaar voor gebruik. Lees hiervoor de instructie van de pomp.

8 Controleer of de zorgvrager een juiste perifeer geplaatste canule heeft; het advies (instellingsafhankelijk) is om minimaal een roze 20G of groene 18G canule te gebruiken. Controleer of de canule nog goed doorgankelijk is door de canule door te spuiten met 20 ml NaCl 0,9% en kijk of er geen tekenen van ontsteking zijn. Plaats indien nodig een nieuwe canule.

9 Sluit de infuusslang aan op de canule.
- Open de rolklem een beetje.
- Koppel de infuusslang heel langzaam lopend aan op de canule.
- Laat de NaCl 0,9% langzaam inlopen voor een paar minuten.
- Koppel het bloedproduct aan de infuusslang.
- Verwijder de afsluitnippel van het bloedproduct en desinfecteer het aanprikpunt.
- Desinfecteer het bijspuitpunt van de infuusslang.
- Zet de beluchter van de spike van de zijlijn dicht en sluit de zijlijn af.
- Verwijder het beschermkapje van de spike en steek de spike van de zijlijn in het aanprikpunt van het bloedproduct.
- Hang het bloedproduct op de infuusstandaard naast de infuuszak NaCl 0,9%.
- Laat de zijlijn vollopen met het bloed door de afklemming van de zijlijn op te heffen.
- Klem de zijlijn zodra deze gevuld is, laat niets van het bloedproduct weglopen.

10 Desinfecteer het bijsluitpunt van de infuusslang en steek hier de naald van de zijlijn in.

11 Voer de controles uit op bloeddruk, pols en temperatuur.
Klem de slang boven de druppelkamer van de infuusslang naar de NaCl 0,9 % af en hef de afklemming van de zijlijn naar het bloedproduct op.

12 Stel de juiste snelheid in, de eerste 10 minuten niet meer dan 20 ml. Daarna op de door de arts voorgeschreven toediensnelheid.

13 Noteer tijdstip van de start van de transfusie.

14 Klem als het bloedproduct is ingelopen de zijlijn naar het bloedproduct af boven de druppelkamer.

15 Noteer het tijdstip van beëindigen van de transfusie.

16 Zet de infuusslang naar de NaCl 0,9% open, spoel minimaal met 50 ml na.

17 Herhaal indien er meerdere bloedproducten toegediend moeten worden stap 9 t/m 16.

18 Was of desinfecteer je handen.

8 Totale parenterale voeding en bloedtransfusie

> 19 Ruim alles op.
> 20 Noteer:
> – de hoeveelheid toegediende bloedproducten;
> – de bloeddruk;
> – de temperatuur en pols;
> – de eventuele bijzonderheden.

Aanpak bij transfusiereacties
Als een transfusiereactie optreedt, dan worden de volgende stappen aanbevolen:

- Stop de infusie, laat de infuuscanule zitten en laat langzaam neutrale vloeistof inlopen.
- Controleer temperatuur, hartslag, bloeddruk en ademhaling van de zorgvrager en maak een notitie in het dossier (vermeld ook eventuele andere observaties).
- Waarschuw de arts.
- Bij een milde reactie mag de transfusie op aanwijzing van de arts verdergaan.

Als de transfusie wordt gestopt, koppel dan af en sluit een nieuw infuussysteem aan met NaCl 0,9%.
Nadat de zorg voor de zorgvrager is gewaarborgd, onderneem je de volgende stappen:

- Waarschuw het transfusielaboratorium en neem in overleg met het transfusielab bloed af voor de analyse van transfusiereactieparameters.
- Kweek zo nodig het infuussysteem, de naald en de insteekopening.
- Breng alle gebruikte materialen (bloedzak, systeem en eventueel de naald) zo snel mogelijk naar het transfusielaboratorium. Identificeer en dateer alle betrokken voorwerpen en verpak deze zodanig dat geen besmetting mogelijk is.
- Noteer alle bevindingen volgens de procedure van de instelling.

Afronden bloedtransfusie
Nadat de transfusie heeft plaatsgevonden, moet je de volgende stappen doorlopen:

- Deponeer het toedieningssysteem en de bloedzakken zo snel mogelijk in de container voor niet-specifiek (ziekenhuis)afval. Let op: Verwijder eerst al het scherpe materiaal (spikes en naalden).
- Verwerk alle vereiste gegevens, observaties en controles in het dossier van de zorgvrager en teken het af met een paraaf.
- Wees altijd alert op het optreden van mogelijk late transfusiereacties.

SAMENVATTING

Als een zorgvrager niet in staat is voeding via het maag-darmkanaal te verwerken kan totale parenterale voeding (TPV) rechtstreeks via een centraal infuus in de bloedbaan worden toegediend. De (resterende) capaciteit van de dunne darm van de zorgvrager bepaalt de samenstelling, hoeveelheid en frequentie van de TPV. Je dient TPV altijd toe in opdracht van de arts en in overleg met de diëtist. Mogelijke complicaties bij het toedienen van TPV kunnen zijn: lekkage tussen katheter en infuussysteem, de katheter kan naar buiten schuiven en er kan lucht in de katheter/slang komen.
Je kunt via het infuus ook een bloedtransfusie geven of overige bloedproducten toedienen. Bloedproducten die bij een transfusie betrok-

ken kunnen zijn, zijn onder meer erytrocytenconcentraat en plasma.

Indicaties voor een transfusie van plasma zijn onder meer bloedingen (of te verwachten groot bloedverlies) in samenhang met aangetoonde stollingsfactordeficiënties.

Een indicatie voor een transfusie van bloedplaatjes is bijvoorbeeld een verlaagd aantal bloedplaatjes door bloedverlies, een gestoorde aanmaak (bijvoorbeeld bij leukemie of door bestraling) of afbraak (door bijvoorbeeld een mechanische beschadiging).

Bij het toedienen van bloed en/of bloedproducten is het van belang alert te zijn op mogelijke transfusiereacties. Een daarvan is de graft-versus-host-reactie. Deze ontstaat als de afweercellen van de donor de weefsels van de zorgvrager als vreemd herkennen.

BEGRIPPEN

Graft-versus-host-ziekte (GvHD)
Totale parenterale voeding (TPV)

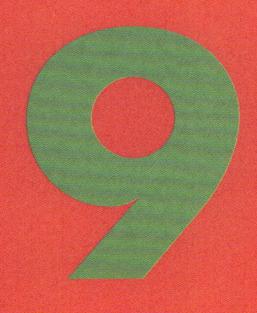

9
SONDEVOEDING TOEDIENEN

Sondevoeding toedienen | 9

LEERDOELEN

- Je weet wat sondevoeding is en kent de (contra-)indicaties om sondevoeding toe te dienen.
- Je kunt de mogelijke complicaties na het toedienen van sondevoeding benoemen.
- Je weet welke vier soorten sondes er zijn en kunt de verschillen hiertussen benoemen.
- Je kent de drie verschillende manieren van het toedienen van sondevoeding en kunt de verschillen hiertussen benoemen.
- Je kunt de stappen van het toedienen van sondevoeding via een spuit en met een pomp benoemen.
- Je kunt de stappen benoemen van het toedienen van medicijnen via een sonde.

9.1 Anatomie

Onder normale omstandigheden volgt voeding de volgende route: mondholte, keelholte, strottenhoofd, slokdarm, maag. Lucht verplaatst zich via de volgende route: neusholte en/of mondholte, keelholte, strottenhoofd, luchtpijp, longen. In deze paragraaf bespreken we verschillende onderdelen die voeding en lucht op hun route tegenkomen.

Neusholte

De neusholte is een diepe met lucht gevulde ruimte die loopt van boven het harde gehemelte tot achter de oogkassen. De achterzijde van deze holte staat in verbinding met de keelholte. Het neustussenschot verdeelt de neus in twee helften met aan de buitenzijde

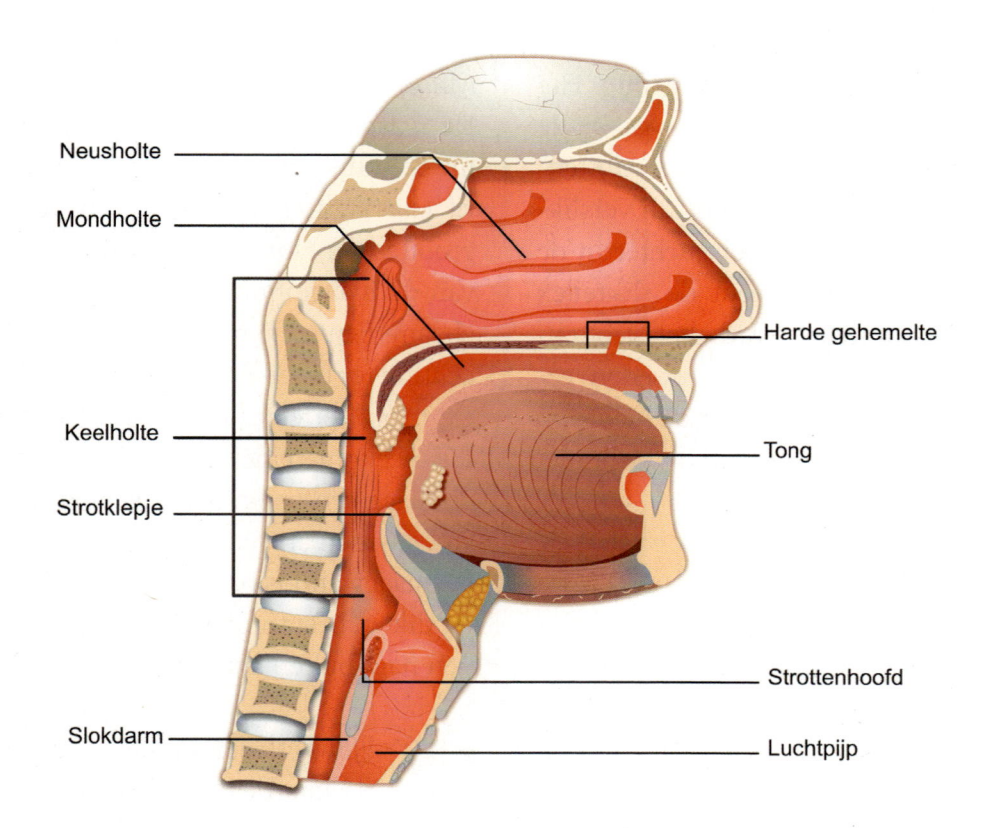

Afbeelding 9.1 Overzicht van de anatomie van het hoofd-halsgebied.

175

de neusschelpen. De neus heeft een belangrijke functie bij het verwarmen, bevochtigen en reinigen van ingeademde lucht. De neusholte is een geschikte toegangsweg voor het inbrengen van een neusmaagsonde.

Keelholte

De keelholte sluit aan op de mondholte. De bovenkant van de keelholte staat in open verbinding met de neusholte en de onderkant van de keelholte staat in verbinding met het strottenhoofd. Lucht en voedsel kunnen beide de keelholte passeren. Lucht gaat via de neus of mond en de keelholte richting de luchtpijp. Voedsel gaat via de mond en de keelholte richting de slokdarm.

Strottenhoofd

Het strottenhoofd ligt ter hoogte van de derde of vierde nekwervel en vormt de verbinding tussen de keelholte en de luchtpijp. Het strottenhoofd speelt een belangrijke rol bij de stemvorming. Daarnaast speelt het strottenhoofd een rol bij het voorkomen van verslikking. Wanneer voedsel of vocht achter in de mondholte terechtkomt, treedt de slikreflex op. Tijdens de slikreflex wordt het strottenklepje door de tongbasis naar beneden geduwd, waardoor de toegang naar de luchtpijp wordt afgesloten. Zo kan voedsel of vocht niet in de longen terechtkomen.

Slokdarm

De slokdarm verbindt de keelholte met de ingang van de maag. De slokdarm is een transportbuis met een lengte van ongeveer 25-30 cm en een gemiddelde diameter van 2 cm. In de wand van de slokdarm bevinden zich twee spierlagen. Deze spierlagen maken transport van voedsel naar de maag mogelijk door afwisselend samen te knijpen en weer te ontspannen. Het proces van samenknijpen en weer ontspannen wordt ook wel peristaltiek genoemd. Deze peristaltische bewegingen verplaatsen het voedsel naar de maag.

De slokdarm heeft een afsluitklep aan de bovenkant en een afsluitklep aan de onderkant. De onderste afsluitklep markeert de overgang van de slokdarm naar de maag. Deze klep opent zich kort tijdens een slikbeweging en sluit vervolgens weer stevig af, zodat voedsel in de maag blijft en niet omhoogkomt.

Door de aanwezigheid van een neusmaagsonde kan de afsluitklep zijn normale functie niet uitoefenen. De slang verhindert namelijk het sluiten van de klep. Het gevolg hiervan is het optreden van reflux en een verhoogd risico op aspiratie.

Maag

De maag is een peervormige zak linksboven in de buikholte, vlak onder het middenrif (diafragma). De maag kan verschillende groottes en vormen aannemen, afhankelijk van de maaginhoud en de positie van het lichaam. Een volle maag kan een lengte van 30 centimeter bereiken en een inhoud van 3 liter. De maag verteert voedsel en doodt bacteriën die meekomen met het voedsel. Ook wordt in de maag een begin gemaakt met de vertering van eiwitten en vetten.

De maagwand is ongeveer een halve centimeter dik en bestaat uit meerdere lagen. Van binnen naar buiten zijn dit:

- *De slijmvlieslaag*: in deze laag bevinden zich de kliertjes die maagsap produceren. De slijmvlieslaag biedt ook bescherming

tegen het maagzuur. Maagsap is zo zuur dat cellen kapotgaan als ze er zonder bescherming mee in aanraking komen.
- *De bindweefsellaag*: in het bindweefsel bevinden zich onder andere bloedvaten die de maag van zuurstof en voedingsstoffen voorzien. De cellen van de maag hebben zelf ook voedingsstoffen en zuurstof nodig om het voedsel te kunnen verwerken. Ook lopen er zenuwen door de bindweefsellaag. De hersenen geven prikkels aan deze zenuwen. De zenuwen reageren hierop en zetten de maag aan tot actie (bijvoorbeeld tot het produceren van maagsap).
- *De spierlaag*: de maag is erg gespierd. Hierdoor kan de maag het voedsel goed fijn kneden en voortbewegen richting de darmen. Voedsel wordt kleiner gemaakt en vermengd met het maagsap.

9.2 Sondevoeding

Sondevoeding is vloeibare voeding die via een speciale katheter (sonde) in de maag of darm wordt toegediend. Sondevoeding kan de gehele dagelijkse voeding aanvullen of vervangen. De voeding kan dus alle voedingsstoffen bevatten die dagelijks nodig zijn, of slechts een deel hiervan.

9.2.1 Indicaties voor sondevoeding

Sondevoeding wordt overwogen bij zorgvragers die niet (volledig) kunnen, mogen of willen eten. Het type sondevoeding dat voorgeschreven wordt, is afhankelijk van de reden waarvoor met sondevoeding wordt gestart. Bij veel vochtverlies wordt bijvoorbeeld eerder gekozen voor eiwitverrijkte sondevoeding.

Het is van belang om als zorgverlener voedingsproblemen bij zorgvragers te signaleren. De volgende signalen kunnen wijzen op voedingsproblemen:

- De zorgvrager heeft een BMI < 20.
- De zorgvrager heeft een onbedoeld gewichtsverlies in de laatste 3-6 maanden van meer dan 5% van het totaalgewicht.
- De zorgvrager heeft (vrijwel) niets gegeten gedurende 5 dagen.
- De verwachting bestaat dat zorgvrager niets gaat eten gedurende 5 dagen.

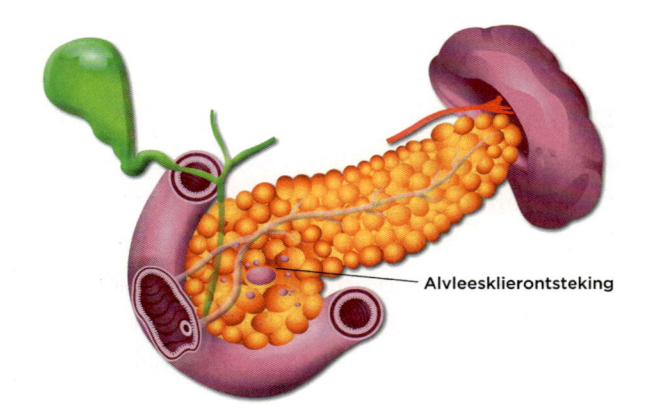

Afbeelding 9.2   Een ontsteking van de alvleesklier is een contra-indicatie voor het geven van sondevoeding.

9.2.2   Contra-indicaties

Contra-indicaties voor het geven van sondevoeding via een neusmaagsonde zijn:

- een afsluiting in het maag-darmkanaal die niet binnen 7 dagen opgeheven kan worden;
- een acute alvleesklierontsteking en veel pijnklachten;
- de dunne darm heeft een verminderd vermogen om voedingsstoffen op te nemen,

zoals na bestraling, bij een ernstige infectie of bij het 'short bowel-syndroom' (een dunne darm van minder dan 50 cm);
- grote bloedingen in het maag-darmkanaal;
- de darmen 'liggen stil' (ileus).

Als een zorgvrager geen voeding via een neusmaagsonde mag krijgen, kan hij via de bloedvaten parenterale voeding krijgen.

9.2.3 Mogelijke complicaties

Mogelijke complicaties bij het toedienen van sondevoeding zijn diarree, een verstopte sonde, obstipatie, reflux, aspiratie, misselijkheid en braken.

Diarree

Als de zorgvrager diarree krijgt, is het van belang om de hygiëne, de temperatuur en de houdbaarheidsdatum van de sondevoeding te controleren. De houdbaarheidsdatum staat op de verpakking. Overweeg bij ernstige diarree om de toedieningssnelheid en hoeveelheid sondevoeding te verlagen.

Een verstopte sonde

Je kunt een verstopping van de sonde verhelpen door de sonde met lauwwarm water door te spuiten. Zorg ervoor dat je hierbij niet te veel druk uitoefent op de slang. Het is ook mogelijk om een verstopping te verhelpen door de sonde voorzichtig tussen duim en wijsvinger in de lengte van de sonde te rollen. Als dit allebei niet helpt, moet de sonde verwijderd worden en moet er een nieuwe geplaatst worden.

Obstipatie (verstopping)

Bij **obstipatie** is het erg belangrijk dat de zorgvrager voldoende blijft drinken. Zorg ervoor dat de zorgvrager minimaal twee liter vocht per dag binnenkrijgt. Stimuleer de zorgvrager zo veel mogelijk om in beweging te blijven. Voldoende lichaamsbeweging heeft een positief effect op de darmperistaltiek en kan obstipatie verhelpen. Er bestaan ook medicijnen die obstipatie als bijwerking hebben. Indien van toepassing kan in overleg met de arts de dosis van deze middelen worden aangepast.

Reflux

Bij **reflux** stroomt maagzuur uit te maag terug de slokdarm in; dit wordt ook wel 'brandend maagzuur' genoemd. De mate van reflux hangt samen met de dikte van de sonde: hoe dikker de sonde, des te meer reflux zal ontstaan. Als er bij een zorgvrager reflux optreedt, kan het zinvol zijn om de zorgvrager meer rechtop te laten zitten. Als de zorgvrager is ingesteld op bolustoediening, kan het zinvol zijn om over te gaan op continue of intermitterende toediening (zie paragraaf 9.2.4). Daarnaast moet 'post-pylorisch voeden' overwogen worden. Pylorus is een ander woord voor maagsfincter, dit is een kringspiertje aan de onderkant van de maag. Bij post-pylorische voeding wordt de voedingssonde voorbij deze sfincter geplaatst. De voeding komt dan dus direct in de darmen terecht.

Aspiratie

Aspiratie houdt in dat maaginhoud in de longen terechtkomt. Hierbij kan een longontsteking ontstaan. Breng de zorgvrager in een halfzittende houding om aspiratie te voorkomen.

Misselijkheid en braken

Breng de zorgvrager in een halfzittende houding. Ga over op een continue of intermitterende toediening indien de zorgvrager is ingesteld op bolustoediening (zie paragraaf 9.2.4) en overweeg de toedieningssnelheid en hoeveelheid van de sondevoeding aan te passen. Eventueel kun je ook een anti-emeticum geven (een medicijn tegen misselijkheid en braken).

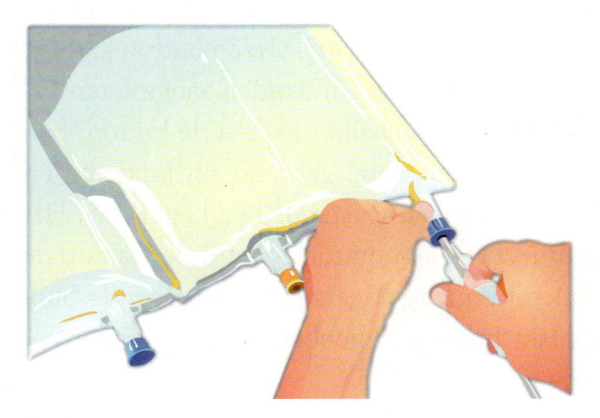

Afbeelding 9.3 Sondevoeding klaar om toegediend te worden.

9.2.4 Materialen

Verschillende soorten voeding

Sondevoeding kan vloeibaar (kant-en-klaar) of als poeder worden aangeleverd. Kant-en-klare sondevoeding in vloeibare vorm is de meest gebruikte vorm van sondevoeding. Deze sondevoeding is verpakt in flessen of pakjes. Omdat deze sondevoeding onder gecontroleerde omstandigheden wordt bereid, heeft deze vorm de voorkeur.

Sondevoeding in poedervorm moet nog worden aangelengd met water. Hier moet je steriel water voor gebruiken (laat kraanwater eerst koken en vervolgens afkoelen tot kamertemperatuur).

Los van de structuur van de sondevoeding (vloeibaar of in poedervorm) kunnen we onderscheid maken tussen polymere sondevoeding en monomere sondevoeding. **Polymere sondevoeding** bevat eiwitten, vetten en koolhydraten in de vorm van intacte grote moleculen. Hierbij is het van belang dat het maag-darmstelsel van de zorgvrager goed werkt, omdat de vertering nog moet plaatsvinden. **Monomere sondevoeding** bevat volledig opneembare kleine voedingsdeeltjes. Eiwitten, vetten en koolhydraten zijn al verteerd tot kleine moleculen in de voeding. Deze voeding wordt gegeven aan zorgvragers met een minder goed functionerend maag-darmstelsel, omdat er geen vertering meer hoeft plaats te vinden.

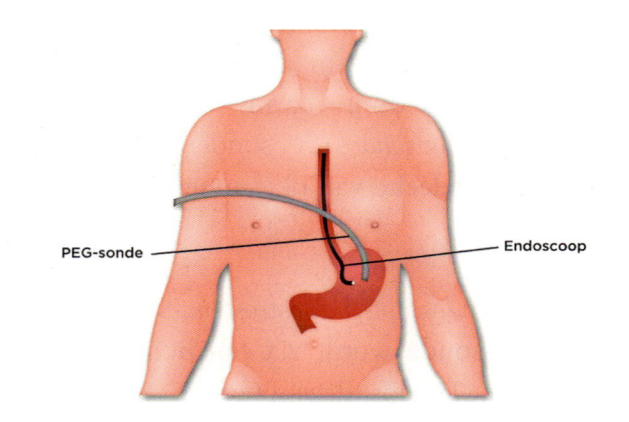

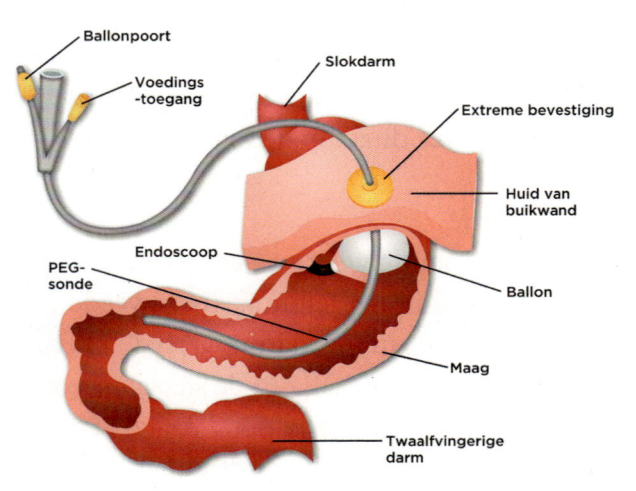

Afbeelding 9.4 De ligging van een PEG-sonde.

9 Sondevoeding toedienen

Verschillende soorten sondes
Er bestaan verschillende soorten sondes. We bespreken hier de neussonde, de PEG-sonde, de PEG-J-sonde en de button. In hoofdstuk 10 bespreken we de neusmaagsonde uitgebreider. In hoofdstuk 11 komen de PEG-sonde, de PEG-J-sonde en de button uitgebreider aan bod.

Neussonde
Een **neussonde** wordt, zoals de naam al suggereert, via de neus ingebracht. Er zijn drie soorten neussondes:

- *neusmaagsonde*: de sonde ligt in de maag;
- *neus-duodenumsonde*: de sonde ligt in de twaalfvingerige darm (*duodenum*), dit is het begin van de dunne darm;
- *neus-jejunumsonde*: de sonde ligt in het tweede gedeelte van de dunne darm (*jejunum*).

Percutane endoscopische gastrostomiesonde
Een **PEG-sonde** wordt via een buikoperatie aangelegd. Tijdens deze operatie maakt de arts een gaatje in de buikwand en in de maag. Door de openingen in de buikwand en maag kan een sonde worden aangelegd. De sondevoeding wordt direct in de maag afgegeven.

PEG-J-sonde
Een **PEG-J-sonde** wordt via een operatie door de buikwand in het jejunum (het tweede gedeelte van de dunne darm) gelegd. Hierbij maakt de arts een gaatje in de maag en voert hij de sonde vervolgens door naar het jejunum. De sondevoeding wordt in het jejunum afgegeven.

Button
Bij een zorgvrager die voor langere tijd sondevoeding moet gebruiken kan de PEG-sonde drie maanden na plaatsing vervangen worden door een button (hier is geen operatie voor nodig). Een *button* is een kort buisje met een ballonnetje. Het ballonnetje zit in de maag en wordt gevuld met water. Aan de buitenkant van de buik zit een rond plaatje. Op de button kan het sondevoedingssysteem worden aangesloten. Dit plaatje en de ballon fixeren de button. Een button wordt vooral gebruikt bij kinderen en mensen met een verstandelijke beperking. Het voordeel van een button is dat deze vlak op de buik zit en zorgvragers geen slang op de buik geplakt hoeven te hebben als geen sondevoeding gegeven wordt.
Er bestaan buttons in verschillende maten. De arts die de button plaatst meet welke lengte button nodig is.
De keuze van de toedieningsweg hangt onder andere af van de volgende factoren:

- soort sondevoeding;
- conditie van de maag;
- gebruiksduur sondevoeding:
- korter dan 2-3 weken: neusmaagsonde;
- langer dan 2-3 weken: neus-duodenumsonde, neus-jejunumsonde of PEG-sonde.

Pompen
Je kunt sondevoeding op verschillende manieren toedienen, namelijk continu, intermitterend of per bolus:

- **Continue toediening**: De zorgvrager wordt ononderbroken, 24 uur per dag, druppelsgewijs gevoed. Hiervoor gebruik je een voedingspomp. Bij een duodenum-

Sondevoeding toedienen | **9**

sonde of jejunumsonde wordt standaard gebruikgemaakt van continue toediening. Het duodenum en het jejunum kunnen voeding niet tijdelijk opslaan. Daarom kun je hierin niet in één keer een grote hoeveelheid sondevoeding spuiten. Je kiest dan dus voor een geleidelijke toediening verspreid over de dag. De maag kan voeding wel tijdelijk opslaan. Bij een neusmaagsonde hoeft dus niet per se continue toediening te worden toegepast.

- **Intermitterende voeding**: De zorgvrager wordt gedurende een bepaald deel van de dag continu gevoed. Dit kan gedurende de ochtend, middag, avond of nacht zijn. Intermitterende voeding kun je net als continue voeding geven via een voedingspomp (neusmaagsonde).
- **Toediening per bolus**: De zorgvrager krijgt de voeding in porties toegediend via een spuit. Hierbij dien je dus wel in één keer een grotere hoeveelheid voeding toe (neusmaagsonde).

Het voordeel van een pomp ten opzichte van een spuit is dat de voeding zeer geleidelijk wordt toegediend. Het lichaam hoeft daardoor maar kleine hoeveelheden voeding tegelijkertijd te verwerken. Er zijn verschillende soorten pompen. Merknamen van veelgebruikte pompen zijn Kangaroo en Flocare.

9.2.5 Overige materialen

We schreven hiervoor al dat je sondevoeding kunt toedienen via een pomp of spuit. Er bestaat echter nog een derde manier: het zwaartekrachtsysteem (zie afbeelding 9.5). Het zwaartekrachtsysteem bestaat uit meerdere onderdelen, waaronder een druppelkamer en een rolregelklem. Met een wieltje in de rolregelklem kun je de inloopsnelheid van de voeding bepalen.

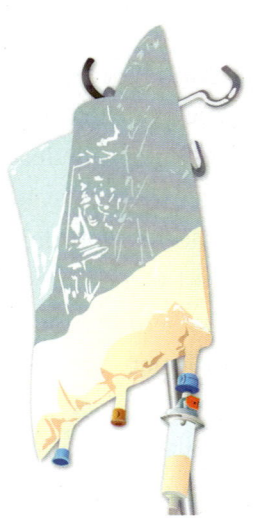

Afbeelding 9.5 Door een zak met sondevoeding hoog op te hangen loopt de voeding met hulp van de zwaartekracht in de patiënt.

9.3 Stappenplan toedienen sondevoeding

Stappenplan voor het toedienen van sondevoeding met de zwaartekrachtmethode

1. Maak je handen goed schoon. Bij zichtbaar vuil met zeep en water, anders met handalcohol.
2. Zet voorafgaand aan de procedure de volgende materialen klaar:
   - een beker met lauwwarm water;
   - een spuit met een inhoud van 20 ml;
   - sondevoeding;
   - een zwaartekrachtsysteem;
   - een handdoek of onderlegger.

9 Sondevoeding toedienen

3 Spoel de sonde door met 20 ml water.
4 Zorg dat de sondevoeding op kamertemperatuur is voor je deze toedient.
5 Sluit de verpakking van de sondevoeding aan op het zwaartekrachtsysteem.
6 Hang de verpakking van de sondevoeding boven het hoofd van de zorgvrager.
7 Laat de sondevoeding door het zwaartekrachtsysteem lopen door de rolregelklem te openen.
8 Sluit de rolregelklem weer als het zwaartekrachtsysteem volledig gevuld is met sondevoeding.
9 Sluit de sonde aan op het zwaartekrachtsysteem.
10 Tel gedurende één minuut het aantal druppels dat je in de druppelkamer ziet vallen. 20 druppels staan gelijk aan 1 ml sondevoeding.
11 Spoel de sonde nadat alle sondevoeding is doorgelopen na met water.

Stappenplan voor het toedienen van sondevoeding met een spuit

Voor het toedienen van sondevoeding met een spuit via bijvoorbeeld een neusmaagsonde moet je de volgende materialen klaarzetten:

- de toedienlijst;
- sondevoeding op kamertemperatuur;
- een spuit van 50 ml;
- een maatbeker;
- een glas water;
- gaasjes;
- een onderlegger;
- een prullenbak.

1 Maak je handen goed schoon. Bij zichtbaar vuil met zeep en water, anders met handalcohol.
2 Zet alle materialen klaar, zodat je er makkelijk bij kunt.
3 Controleer de gegevens van de zorgvrager en de sondevoeding:
  - naam en geboortedatum;
  - vervaldatum;
  - temperatuur;
  - soort;
  - dosering;
  - toedieningstijdstip.
4 Laat de zorgvrager een zittende of halfzittende houding aannemen. Leg een onderlegger over de kleding van de zorgvrager.
5 Reinig de mond en neus van de zorgvrager met een in water gedrenkt gaasje en droog goed af.
6 Schud de sondevoeding voor je de verpakking opent.
7 Bepaal met behulp van de maatbeker de juiste hoeveelheid sondevoeding.
8 Controleer de positie van de sonde door te kijken of de fixatiepleister nog goed fixeert. Kijk of de markering ten opzichte van de neus niet is verschoven. Inspecteer tot slot of de sonde goed in de keel ligt en niet is opgekruld. Bij twijfel over de ligging: gebruik een pH-indicator (zie paragraaf 10.4.3) of overleg met de arts.
9 Maak de sonde zo nodig los van kleding.
10 Verwijder het afsluitdopje van de sonde.
11 Klem de sonde af met een kocher of door de sonde te knikken.
12 Plaats een 50 ml-spuit zonder zuiger op de sonde.
13 Giet 20-30 ml water in de spuit. Hef de afklemming op door de kocher te verwijde-

Sondevoeding toedienen 9

ren of de knik los te laten. Het water loopt nu in.

14 Giet de sondevoeding langzaam en gelijkmatig in. Probeer lucht in de sonde zo veel mogelijk te voorkomen. De toediensnelheid kan worden aangepast door de hoogte van de spuit te veranderen of door de zuiger van de spuit te gebruiken.
15 Klem de sonde opnieuw af met een knik of kocher als alle voeding is ingelopen.
16 Giet 20-30 ml water in de spuit en hef de afklemming weer op. Klem de sonde af na het inlopen en verwijder de spuit.
17 Reinig het afsluitdopje, sluit het dopje aan op de sonde en hef de afklemming op.
18 Controleer de fixatiepleister en bevestig de sonde eventueel weer aan de kleding van de zorgvrager.
19 Ruim alles op.
20 Was of desinfecteer je handen.
21 Noteer:
 – de handeling;
 – het tijdstip;
 – de soort;
 – de hoeveelheid;
 – de eventuele bijzonderheden.

Stappenplan voor het toedienen van sondevoeding met een pomp

Voor het toedienen van sondevoeding met een pomp via bijvoorbeeld een neusmaagsonde moet je de volgende materialen klaarzetten:

- de toedienlijst;
- sondevoeding op kamertemperatuur;
- een voedingspomp;
- een voedingsslang;
- een infuusstandaard;
- een opvangbakje;
- een spuit van 50 ml;
- een glas water;
- gaasjes;
- een onderlegger;
- een prullenbak.

1 Maak je handen goed schoon. Bij zichtbaar vuil met zeep en water, anders met handalcohol.
2 Zet alle materialen klaar, zodat je er makkelijk bij kunt.
3 Controleer de keurmerken van de pomp.
4 Controleer de gegevens van de zorgvrager en de sondevoeding:
 – naam en geboortedatum;
 – vervaldatum;
 – temperatuur;
 – soort;
 – dosering;
 – toedieningstijdstip.
5 Laat de zorgvrager een zittende of halfzittende houding aannemen. Leg een onderlegger over de kleding van de zorgvrager.
6 Reinig de mond en neus van de zorgvrager met een in water gedrenkt gaasje en droog goed af.
7 Schud de sondevoeding voor je de verpakking opent.
8 Sluit de rolregelklem als deze aanwezig is.
9 Sluit de fles of het pak sondevoeding aan op de voedingsslang door de spike door de dop of het afsluitfolie te steken. Hang de fles of het pak aan de infuusstandaard.
10 Maak de pomp klaar volgens de gebruiksaanwijzing en sluit de voedingsslang aan op de pomp.

9 Sondevoeding toedienen

11 Vul de slang met sondevoeding volgens de gebruiksaanwijzing van de pomp of handmatig.
12 Controleer de positie van de sonde door te kijken of de fixatiepleister nog goed fixeert. Kijk of de markering ten opzichte van de neus niet is verschoven. Inspecteer tot slot of de sonde goed in de keel ligt en niet is opgekruld. Bij twijfel over de ligging: gebruik een pH-indicator (zie paragraaf 10.4.3) of overleg met de arts.
13 Klem de sonde af met een kocher of door de sonde te knikken.
14 Verwijder het afsluitdopje en spuit de sonde door met water.
15 Sluit de voedingsslang aan op de sonde.
16 Hef de afklemming van de sonde op door de kocher te verwijderen of de knik los te laten.
17 Start nu de toediening volgens de gebruiksaanwijzing van de pomp.
18 Bij niet-continue toediening: Klem de sonde af met een kocher na toediening. Sluit de klem van de voedingsslang en ontkoppel de slang. Spuit de sonde door met water. Sluit de sonde af met een afsluitdopje. Verwijder de kocher en verwijder de voedingsslang uit de pomp. Zet de pomp uit. Reinig de materialen die worden hergebruikt (binnen 8 uur).
19 Controleer de fixatiepleister en bevestig de sonde eventueel aan de kleding van de zorgvrager.
20 Ruim alles op.
21 Was of desinfecteer je handen.
22 Noteer:
   – de handeling;
   – het tijdstip;
   – de soort;
   – de hoeveelheid;
   – de eventuele bijzonderheden.

9.4 Toedienen van medicijnen via de sonde

Als een zorgvrager kan slikken, heeft het oraal toedienen van medicijnen de voorkeur. Als slikken niet (goed) mogelijk is, overleg dan altijd met de arts en apotheker voordat je medicijnen toedient via de sonde. Houd bij het toedienen van medicijnen via de sonde algemene veiligheidsregels en eventuele dubbele controle in acht.

Stappenplan voor het toedienen van medicijnen via een neusmaagsonde/PEG-sonde/button

Voor het toedienen van medicijnen via een neusmaagsonde moet je de volgende materialen klaarzetten:

- de toedienlijst;
- het medicijn;
- niet-steriele handschoenen;
- een spuit van 50 ml;
- een glas water;
- een kocher;
- een onderlegger;
- een prullenbak.

Voorafgaand aan de toedoening regel je ook de dubbele controle van de medicijnen.

1 Maak je handen goed schoon. Bij zichtbaar vuil met zeep en water, anders met handalcohol.
2 Zet alle materialen klaar, zodat je er makkelijk bij kunt.
3 Controleer of er afspraken zijn gemaakt

met de apotheker of arts. Dien medicijnen alleen toe via de sonde volgens de afspraken!

4 Controleer de gegevens van de zorgvrager en de sondevoeding:
   - naam en geboortedatum;
   - vervaldatum;
   - toedienwijze;
   - soort;
   - dosering;
   - toedieningstijdstip (moet de voeding eerst gestopt zijn voor het medicijn kan worden toegediend?).

5 Laat de zorgvrager een zittende of halfzittende houding aannemen. Leg een onderlegger over de kleding van de zorgvrager.

6 Stop de toediening van sondevoeding bij continue voeding.

7 Controleer de positie van de sonde door te kijken of de fixatiepleister nog goed fixeert. Kijk of de markering ten opzichte van de neus niet is verschoven. Inspecteer tot slot of de sonde goed in de keel ligt en niet is opgekruld. Bij twijfel over de ligging: gebruik een pH-indicator (zie paragraaf 10.4.3) of overleg met de arts.

8 Reinig de mond en neus van de zorgvrager met een in water gedrenkt gaasje en droog goed af.

9 Doe niet-steriele handschoenen aan.

10 Vul een spuit met 20-30 ml water.

11 Klem de sonde af met een kocher of door de sonde te knikken.

12 Sluit, indien aanwezig, de rolregelklem van het toediensysteem.

13 Verwijder het toediensysteem of afsluitdopje en spoel de sonde door met 20-30 ml water. Hef hiervoor de afklemming op door de kocher of knik te verwijderen. Klem na het inspuiten de sonde weer af met de kocher of een knik.

14 Maak een spuit met het medicijn gereed voor toediening. Een vloeibaar medicijn kun je opzuigen met de spuit. Medicijnen in tabletvorm kun je in de spuit oplossen door de zuiger te verwijderen en het medicijn in de spuit te plaatsen. Plaats vervolgens de zuiger terug en trek 20-30 ml water op. Plaats een afsluitdopje op de opening van de spuit en zwenk de spuit totdat de tablet uit elkaar valt.

15 Plaats de spuit met medicijnen op de sonde.

16 Hef de afklemming van de sonde op door de kocher te verwijderen of de knik los te laten.

17 Spuit de medicijnen langzaam in. Zwenk zo nodig de spuit enkele malen.

18 Klem de sonde weer af met een kocher of knik en verwijder de spuit.

19 Controleer of alle medicijnresten uit de spuit zijn. Zo nodig kun je opnieuw 20-30 ml water opzuigen, de spuit zwenken en vervolgens de medicijnresten toedienen.

20 Bij het toedienen van meerdere medicijnen: herhaal stap 13 t/m 18 en spoel de sonde tussen de medicijnen door met 5 ml water.

21 Vul de spuit nadat je alle medicijnen hebt toegediend met 20-30 ml water. Plaats de spuit op de sonde, hef de afklemming op en spuit het water langzaam in. Klem de sonde opnieuw af.

22 Sluit de sonde af met het afsluitdopje of sluit het toediensysteem weer aan en open de rolregelklem.

23 Hef de afklemming op.

24 Controleer de fixatiepleister en bevestig

9 Sondevoeding toedienen

> de sonde eventueel aan de kleding van de zorgvrager.
> 25 Ruim alles op.
> 26 Doe de handschoenen uit.
> 27 Was of desinfecteer je handen.
> 28 Teken de toedienlijst af en noteer de eventuele bijzonderheden.

SAMENVATTING

Sondevoeding is vloeibare voeding die via een speciale katheter (sonde) in de maag of darm wordt toegediend. Sondevoeding kan de gehele dagelijkse voeding aanvullen of vervangen. Sondevoeding wordt overwogen bij zorgvragers die niet (volledig) kunnen, mogen of willen eten. Sondevoeding dien je toe via een neusmaagsonde, PEG-sonde, PEG-J-sonde of button.

De neussonde wordt via de neus ingebracht. Er zijn drie soorten neussondes: de neusmaagsonde (sonde ligt in de maag), de neus-duodenumsonde (in de twaalfvingerige darm (duodenum)) en de neus-jejunumsonde (in het tweede gedeelte van de dunne darm (jejunum)). Een PEG-sonde of PEG-J wordt via een buikoperatie aangelegd. Een button is een kort buisje met een ballonnetje. Het ballonnetje zit in de maag en wordt gevuld met water. Bij de PEG-sonde en de button wordt de sondevoeding direct in de maag afgegeven, bij de PEG-J sonde in de dunne darm. De keuze van de toedieningsweg hangt onder andere af van de soort sondevoeding, de conditie van de maag, de gebruiksduur van de sondevoeding (korter dan twee-drie weken: neusmaagsonde, langer dan twee-drie weken: neus-duodenumsonde, neus-jejunumsonde of PEG-sonde).

Ook medicijnen kun je toedienen via een sonde. Dit doe je – na overleg met een arts – als de zorgvrager niet goed kan slikken.
Sondevoeding dien je toe volgens een stappenplan.

BEGRIPPEN

Aspiratie
Button
Continue toediening
Intermitterende voeding
Monomere sondevoeding
Obstipatie
PEG-sonde
PEG-J-sonde
Polymere sondevoeding
Reflux
Sondevoeding
Toediening per bolus

10
NEUSMAAGSONDE

Neusmaagsonde 10

LEERDOELEN

- Je kunt de (contra-)indicaties voor het inbrengen van een neusmaagsonde benoemen en de mogelijke complicaties hierbij.
- Je weet dat er verschillende soorten neusmaagsondes zijn en kunt aangeven van welke materialen ze gemaakt zijn.
- Je kunt de stappen van het inbrengen van een neusmaagsonde benoemen en de aandachtspunten hierbij.
- Je kunt de stappen benoemen van het verzorgen van een neusmaagsonde en de aandachtspunten hierbij.

Een **neusmaagsonde** wordt in de neus ingebracht en komt via de keelholte, het strottenhoofd en de slokdarm uiteindelijk terecht in de maag. Het handmatig inbrengen van een neusmaagsonde is een voorbehouden handeling en mag dus alleen in opdracht van een arts door een bekwame en bevoegde zorgverlener worden uitgevoerd.

Een neusmaagsonde kan worden overwogen bij zorgvragers die niet (volledig) kunnen, mogen of willen eten. Een slikprobleem is een van belangrijkste indicaties voor het inbrengen van een neusmaagsonde. Mogelijke oorzaken van slikproblemen zijn:

- *Ouderdom*: De spieren van de mond, keel en tong verzwakken naarmate men ouder wordt. Bij sommige ouderen sluit het strottenklepje niet goed meer, waardoor ze zich kunnen verslikken. Er komt dan voedsel in de longen terecht (aspiratie). Bij gezonde mensen treedt na verslikking vrijwel direct een hoestreflex op, waardoor voedsel opgehoest wordt. Veel ouderen hebben echter minder goed functionerende reflexen. Tot slot speelt bij sommige ouderen een kunstgebit een rol.
- *Beschadigde zenuwen*: Wanneer de zenuwen die verantwoordelijk zijn voor de slikreflex beschadigd zijn, kan dit voor slikproblemen zorgen. Voorbeelden van ziekten die de zenuwen aantasten zijn parkinson en multiple sclerose (MS).
- *Dementie*: Zorgvragers met dementie kunnen vergeten dat ze voedsel in de mond hebben.
- *Kanker*: Een tumor in de hals kan leiden tot een vernauwing van de slokdarm en/of keelholte, waardoor er slikproblemen kunnen ontstaan.
- *Medicijnen*: Sommige medicijnen hebben als bijwerking sufheid of een droge mond. Beide bijwerkingen kunnen leiden tot slikproblemen.

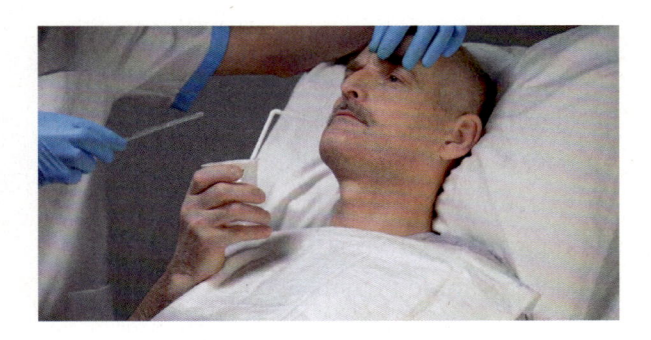

Afbeelding 10.1 Inbrengen van een neusmaagsonde.

10.1 Contra-indicaties

Contra-indicaties voor het inbrengen van een neusmaagsonde zijn:

- na operaties van de slokdarm en/of maag;

- na operaties in het hoofd-halsgebied;
- bij ernstige vernauwingen (bijvoorbeeld als gevolg van een tumor) in de neus, keel, slokdarm of maag;
- bij slokdarmbloedinkjes;
- na een trauma aan het gezicht.

10.2 Mogelijke complicaties

Mogelijke complicaties bij het inbrengen van een neusmaagsonde zijn:

- beschadiging van het maagslijmvlies;
- reflux;
- aspiratiepneumonie;
- vagale prikkeling;
- ontstekingen;
- decubitus in de neusvleugel.

Beschadiging van het maagslijmvlies
Door het aanprikken van de maagwand met de tip van de sonde kan het maagslijmvlies beschadigd raken. Ook bij het te krachtig opzuigen van de maaginhoud (maaghevelen) kunnen bijvoorbeeld bloedingen ontstaan. Ga daarom altijd voorzichtig te werk bij het opvoeren van de neusmaagsonde en duw niet door bij weerstand. Ga bij het opzuigen van de maaginhoud altijd voorzichtig te werk en stop als je weerstand voelt.
Raadpleeg direct een arts als er bij de zorgvrager sprake is van bloedbraken, bloeddrukdaling, zwarte ontlasting of bewustzijnsdaling.

Reflux
Reflux is een veelvoorkomend probleem na het plaatsen van een neusmaagsonde. Reflux ontstaat doordat de onderste klep van de slokdarm niet volledig meer kan sluiten. Reflux kan leiden tot een pijnlijk, branderig gevoel achter het borstbeen. Zorgvragers met reflux kunnen een longontsteking ontwikkelen door aspiratie; dit is een erg gevaarlijke complicatie. Om refluxklachten te voorkomen is het zinvol om de hoofdsteun van het bed 30-45 graden omhoog te zetten. Dit is vooral belangrijk tijdens het toedienen van sondevoeding. In sommige gevallen zal de arts medicijnen voorschrijven bij refluxklachten, bijvoorbeeld maagzuurremmers.

Aspiratiepneumonie
Een aspiratiepneumonie is een gevreesde en potentieel levensbedreigende complicatie bij zorgvragers met een neusmaagsonde. Er ontstaat een longontsteking doordat maagsap via de slokdarm in de luchtpijp komt. In bepaalde gevallen kan het maagsap rechtstreeks de longen inlopen. Gestoorde slik- en hoestreflexen zorgen ervoor dat de zorgvrager zijn eigen luchtweg niet meer kan beschermen. Houd er rekening mee dat zorgvragers met een verlaagd bewustzijn een grotere kans hebben op aspiratie. Aspiratie van sondevoeding en/of maagsap zorgt voor een zware longontsteking met symptomen als benauwdheid, hoesten, koorts en bewustzijnsdaling.

Vagale prikkeling
Tijdens het inbrengen van de neusmaagsonde kan vagale prikkeling optreden. Deze complicatie komt gelukkig maar weinig voor. In het gebied van de keelholte lopen aftakkingen van een grote hersenzenuw (*nervus vagus*). Door prikkeling van deze zenuwtakjes kan er bij de zorgvrager een hartritmestoornis

ontstaan. Een hartritmestoornis kun je tijdig herkennen door de vitale parameters (onder andere de hartfrequentie) goed in de gaten te houden. Zorgvragers kunnen zelf klagen over duizeligheid, flauwvalneigingen en/of kortademigheid. Raadpleeg altijd direct een arts als je vermoedt dat de zorgvrager een hartritmestoornis heeft ontwikkeld.

Ontstekingen
De aanwezigheid van een sonde kan leiden tot ontstekingen in het keel-neus-oorgebied. Vaak speelt een gebrek aan hygiëne tijdens het inbrengen of verzorgen van de sonde hierbij een rol. Volg daarom altijd de aanbevolen hygiënemaatregelen op en ga rustig te werk. Zo voorkom je beschadiging en/of irritatie van dit gebied zo veel mogelijk.

Decubitus in de neusvleugel
Het is belangrijk om ervoor te zorgen dat de sonde geen druk uitoefent op de neusvleugel. Het slijmvlies van de neus is erg gevoelig en door te veel druk kan er een wondje ontstaan. Een wond die ontstaat door te veel druk wordt ook wel decubitus genoemd. Het risico op decubitus in de neus is groter bij het gebruik van dikke of stugge neusmaagsondes. Symptomen van decubitus zijn onder andere pijn, roodheid en warmte. Het voorkomen van decubitus is belangrijk. Controleer dagelijks of de sonde druk uitoefent op de neus en verplaats de sonde telkens een beetje. Controleer ook of de sonde vrij kan meebewegen bij slikbewegingen. Bij veel irritatie van het neusgat kun je overwegen de sonde in het andere neusgat in te brengen. Gebruik bij voorkeur sondes van polyurethaan (pur) of siliconen.

10.3 Materialen

10.3.1 Neusmaagsonde
Neusmaagsondes zijn flexibele slangen met aan de neuszijde een aansluiting voor een toedieningssysteem: een spuit of trechter. Aan de uitstroomzijde zijn meerdere uitstroomopeningen. Op de sonde zitten markeringen waardoor het gemakkelijk is om de sonde in te brengen. Vaak hebben sondes een voerdraad, waardoor het opvoeren van de sonde makkelijker gaat.
Sondes kunnen gemaakt zijn van verschillende materialen, waaronder pvc, pur, siliconen en sump-tube.

- *Polyvinylchloride (pvc):*
  – Stug materiaal, wordt week gehouden door een weekmaker.
  – Geschikt voor kortdurend of eenmalig gebruik. Verblijfsduur: maximaal zeven dagen. Na zeven dagen is de weekmaker uitgewerkt; het materiaal wordt dan weer stug. Het maagslijmvlies kan hierdoor beschadigen.
  – Pvc wordt vaak gebruikt voor maaghevelen of het toedienen van darmvloeistof.

- *Polyurethaan (pur):*
  – Soepel, glad, sterk materiaal.
  – Geschikt voor langer gebruik.
  – Dit type sonde dient om de zes weken te worden verwisseld om drukplekken te voorkomen.
  – Geschikt voor het toedienen van voeding, vocht en medicijnen.
  – Dunne wand, grote openingen aan de uitstroomzijde.

10 Neusmaagsonde

- *Siliconen:*
  - Soepel, zacht, zwak materiaal.
  - Geschikt voor langer gebruik.
  - Dit type sonde dient om de zes weken te worden verwisseld om drukplekken te voorkomen.
  - Geschikt voor het toedienen van voeding, vocht en medicijnen.
  - Meest comfortabele, maar ook meest kostbare sonde.
  - Dikke wand, kleine opening.

- *Sump-tube:*
  - Dubbellumensonde met een grote en een kleine opening:
    - De grote opening wordt gebruikt voor het actief afzuigen van de maaginhoud;
    - De kleine opening wordt gebruikt voor het aanzuigen van lucht.
  - Dit type sonde is geschikt voor maagdrainage (afvoeren van maaginhoud) en maagspoelen.

10.3.2 Lengte neusmaagsonde

Voor de meeste volwassenen geldt dat de sonde tussen de 45 en 65 cm lang moet zijn. Voor het berekenen van de juiste lengte van de sonde wordt de NEX+10-methode gebruikt:

1. Meet de lengte vanaf het puntje van de neus (*nose:* N) via de oorlel (*earlob:* E) naar het uiteinde van het borstbeen (*xiphoid:* X)
2. Tel 10 cm op bij het resultaat van stap 1. Dit is de benodigde lengte voor de sonde.

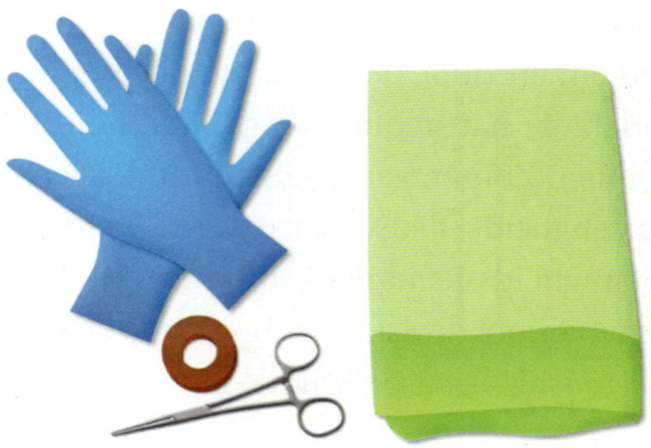

Afbeelding 10.2 Materialen die gebruikt worden bij het plaatsen van een neusmaagsonde.

10.3.3 Overige materialen

- niet-steriele handschoenen;
- glijmiddel (de afspraken over het gebruik van glijmiddel verschillen per instelling);
- een beker met water en rietje;
- een onderlegger (om de kleding van de patiënt te beschermen);
- een kartonnen bekken (om eventueel in te spugen);
- tissues (waarin de zorgvrager zijn neus kan snuiten om de neusgaten vrij te maken);
- een wegwerpspuit van 50 ml (om aspiraat mee op te zuigen);
- pH-strips (om de zuurgraad van het aspiraat te meten);
- materiaal om de sonde op aan te sluiten;
- materialen voor bevestiging van de neusmaagsonde:
  - een neuspleister;
  - een pleisterrol;
  - een veiligheidsspeld.

Neusmaagsonde

10.4 Stappenplan inbrengen neusmaagsonde

De zorgvrager kan het inbrengen van een neusmaagsonde als belastend ervaren. Het is belangrijk om een rustige omgeving te creëren. Het uitvoeren van deze handeling vraagt om rust en geduld. Bij een onrustige zorgvrager kun je in overleg met de arts overwegen om rustgevende medicijnen te geven voordat de sonde wordt ingebracht. Wees bij ouderen extra alert, omdat het voor sommige ouderen lastig is om aanwijzingen te begrijpen en op te volgen. Ga ook na of de zorgvrager bekend is met in- of uitwendige vergroeiingen in de keelholte, slokdarm, maag en omliggende organen. Indien dit het geval is, overleg dan eerst met de arts voor je de sonde gaat inbrengen.

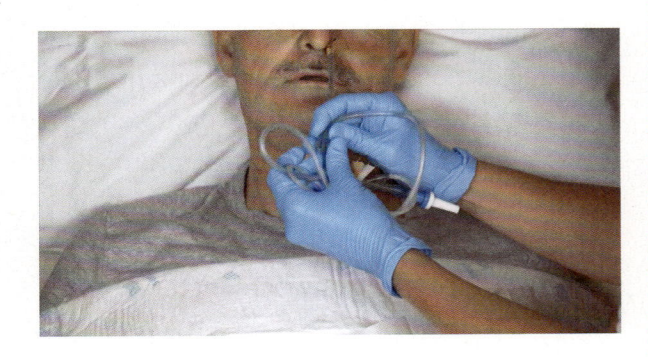

Afbeelding 10.3 Inbrengen van een neusmaagsonde.

Stappenplan voor het inbrengen van een neusmaagsonde

Voor het inbrengen van een neusmaagsonde moet je de volgende materialen klaarzetten:

- de toedienlijst;
- een steriele maagsonde met afsluitdopje;
- een zakdoek;
- een stuk pleister;
- een kom water;
- niet-steriele handschoenen;
- een spuit van 50 ml;
- een pH-indicator;
- een fixatiepleister;
- een schaar;
- een glas water;
- een onderlegger;
- een meetlint;
- een prullenbak.

1. Maak je handen goed schoon. Bij zichtbaar vuil met zeep en water, anders met handalcohol.
2. Zet alle materialen klaar, zodat je er makkelijk bij kunt.
3. Hang twee stukken pleister van ongeveer 5 cm klaar.
4. Laat de zorgvrager een halfzittende houding aannemen (hoofdsteun op 30-45 graden). Spreek een signaal af voor als de zorgvrager het inbrengen wil stoppen.
5. Open de verpakking van de sonde en bepaal en markeer de juiste lengte met behulp van de NEX+10-methode (zie paragraaf 10.3.2).
6. Bevochtig de sonde met kraanwater om het inbrengen te vergemakkelijken. Bevochtigen kan onder de kraan of door de sonde in een kom met water te dompelen. Controleer vervolgens of de voerdraad gemakkelijk kan worden opgeschoven.
7. Leg een onderlegger op de borst van de zorgvrager.
8. Trek niet-steriele handschoenen aan.
9. Laat de zorgvrager zo nodig de neus snuiten.

10. Laat de zorgvrager het hoofd rechtop houden of iets naar voren buigen.
11. Schuif de sonde over de neusbodem tot deze de keelholte bereikt. Vaak hebben sondes een voerdraad of een verzwaarde tip om het inbrengen makkelijker te maken.
12. Laat de zorgvrager het hoofd naar voren buigen zodra de sonde in de keelholte ligt. Op deze manier sluit het strottenklepje de luchtpijp af.
13. Voer de sonde langzaam verder op. Vraag de zorgvrager, indien mogelijk, om te slikken (eventueel met behulp van een slokje water). Tijdens het slikken wordt de luchtpijp afgesloten door het strottenklepje.
14. Schuif de sonde tijdens het slikken verder op tot de vastgestelde lengte wordt bereikt. Controleer tussendoor of de sonde niet opkrult in de mond-keelholte.
15. Bevestig de sonde tijdelijk aan de neus met een stukje pleister.
16. Verwijder de voerdraad of het afsluitdopje.
17. Controleer de positie van de neusmaagsonde door maagsap op te zuigen en te controleren met een pH-indicator (zie paragraaf 10.4.3).
18. Spuit de sonde door met een spuit met 20 ml lauwwarm water.
19. Sluit de sonde af met het afsluitdopje.
20. Bij een sonde zonder maatverdeling: zet met watervaste stift een markeringsteken.
21. Reinig de neus en fixeer de sonde met een fixatiepleister.
22. Controleer of de sonde goed vast blijft zitten bij slikken en draaien van het hoofd.
23. Leg de sonde achter het oor en bevestig de sonde eventueel aan de kleding van de zorgvrager.
24. Ruim alles op.
25. Doe de handschoenen uit.
26. Was of desinfecteer je handen.
27. Noteer:
    – de reden voor de plaatsing van de neusmaagsonde;
    – de datum en het tijdstip van inbrengen;
    – het type sonde;
    – de ingebrachte lengte;
    – de eventuele bijzonderheden tijdens het inbrengen;
    – de pH-waarde en het aspect van het aspiraat (kleur, bestanddelen);
    – de eventuele bijzonderheden.

10.4.1 Controleren van de positie van de neusmaagsonde

De positie van de sonde wordt altijd direct na plaatsing gecontroleerd door een pH-meting en eventueel een röntgenfoto. Daarnaast controleer je de positie van de sonde ook nog elke keer voor deze gebruikt wordt door een korte visuele inspectie. In sommige protocollen staat dat je kunt luisteren met een stethoscoop om de positie van de maagsonde te bepalen. Dit is echter *geen* betrouwbare methode!

10.4.2 Meting pH en beoordeling aspiraat

Met behulp van een pH-meting kun je onderscheid maken tussen vocht uit de longen, vocht uit de pleuraholte, vocht uit de darm en vocht uit de maag. Een pH-meting doe je altijd na plaatsing van de sonde. Daarnaast kun je ook een pH-meting doen als er aanwijzingen zijn voor een mogelijke verplaatsing van de sonde, bijvoorbeeld:

- Het markeringspunt van de sonde is verschoven.
- Klinische verschijnselen zoals:
  - kortademigheid;
  - hoesten;
  - pijn;
  - ernstig ongemak;
  - blauw zien;
  - zweten;
  - angstig gevoel;
  - veel braken.

Je moet extra voorzichtig zijn bij zorgvragers die zelf geen klachten aan kunnen geven. Tekenen van verschuiving van de sonde zijn niet altijd goed zichtbaar bij de zorgvrager. Overleg bij twijfel daarom altijd met de behandelend arts.

10.4.3 Optrekken van aspiraat

Stappenplan voor het optrekken van een aspiraat

1. Spuit 5-10 ml lucht met een spuit van 50 ml door de sonde. Zo maak je de sonde vrij van eventueel eerder toegediende voeding, water of medicijnen. Daarnaast zal door het spuiten van lucht de sonde vrij van de maagwand komen te liggen.
2. Trek enkele druppeltjes aspiraat op; 0,5-1 ml maagsap is voldoende om de pH-waarde te meten.
3. Inspecteer het aspiraat.
4. Beoordeel het aspiraat met behulp van tabel 10.1.
5. Bepaal de pH-waarde.
6. Gebruik een pH-strip met in ieder geval waarden tussen 2 en 9 met stapjes van 0.5 punt.
7. Hang de pH-indicator gedurende 1-30 seconden in het maagsap tot de strip verkleurt en lees de strip af volgens de gebruiksaanwijzing.

Tabel 10.1 **Het beoordelen van aspiraat.**

HERKOMST	ASPIRAAT
Maag	Helder of troebel, half-verteerde voeding met 'krullend' aspect, kleurloos, wit (melkachtig) of gebroken wit, lichtbruin, grasgroen, bloederig of donkerbruin (bloed/maagsap)
Darm	Heldergeel, donkergroen of kleurloos
Luchtwegen	Dik-vloeibaar, spuug bevattend, gebroken wit
Holte tussen de longen en borstholte (pleuraholte)	Lichtgeel, eventueel met bloed gemengd

8. Beoordeel de uitslag van de pH-meting:
   - pH ≤ 5.5: de sonde ligt zeer waarschijnlijk in de maag.
   - pH > 5.5: het is nog onduidelijk waar de sonde ligt (maag, slokdarm, dunne darm of luchtwegen). Start nog niet met het toedienen van vocht, voeding en/of medicijnen en herhaal de pH-meting na 30-60 minuten. Als de pH bij een herhaalde meting opnieuw >5.5 is, vraag dan de arts om advies. De arts zal beslissen om de sonde te verwijderen en een nieuwe in te brengen of om een röntgenfoto te laten maken. Dit is afhankelijk van de situatie.
   - pH > 5.5 bij een maaghevel (een maag-

hevel is een speciale neusmaagsonde waarbij de maagsappen worden afgevoerd): ongeveer tien minuten wachten na het inbrengen van de sonde, daarna moet je de meting herhalen. Als de waarde >5,5 blijft dan overleg je met een arts.

10.4.4 Visuele inspectie

Wanneer de neusmaagsonde na plaatsen goed zit, is het voldoende om bij volgende toedieningen alleen te kijken of de sonde niet is verplaatst (visuele inspectie). Na een vervolghandeling, zoals het aanhangen van nieuwe voeding of medicatietoediening, moet je het volgende controleren:

- het markeringspunt van de sonde;
- de pleister (hierdoor blijft de sonde goed op zijn plek zitten);
- indien mogelijk de mond-keelholte (kijk of de sonde zichtbaar is in de keel en niet opgekruld in de mond-keelholte ligt).

10.4.5 Aansluiten materialen

Nadat je de neusmaagsonde hebt vastgezet en je de positie van de sonde hebt gecontroleerd, kun je de sonde in gebruik nemen. Je kunt nu voeding en/of medicijnen op de sonde aansluiten. Daarnaast kun je de sonde gebruiken voor het afvoeren van overtollige maaginhoud (maaghevelen) of het spoelen van de maag en/of slokdarm.

10.5 Stappenplan verzorgen neusmaagsonde

Bij zorgvragers die een neusmaagsonde hebben, moet je de neus regelmatig verzorgen. Globaal doe je hierbij het volgende:

- verwijder de pleister op de neus;
- inspecteer de neus;
- maak de neus schoon;
- bevestig de sonde aan de neus met een schone pleister (op een andere plek!);
- bevestig de sonde eventueel opnieuw aan de kleding.

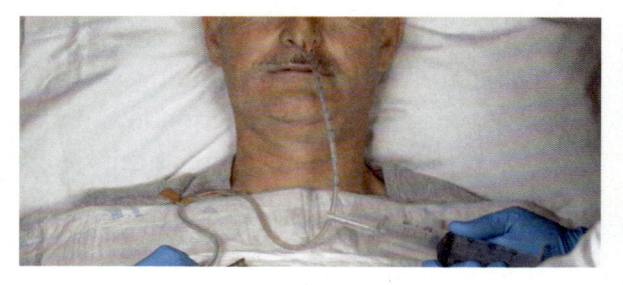

Afbeelding 10.4 Verzorgen van een neusmaagsonde.

10.5.1 Aandachtspunten

Bij zorgvragers met een neusmaagsonde moet je de neus minstens één keer per dag verzorgen. Om irritatie van de neus te voorkomen kun je overwegen om een hypoallergene pleister te gebruiken. Als de zorgvrager al huidproblemen heeft op de plek van de pleister, kun je een hydrocolloïdplak, duoderm of Tegaderm op de wang plakken. Daarnaast kun je het middel Cavilon gebruiken om de huid te beschermen. Het is erg belangrijk om te voorkomen dat de sonde verschuift of uit de neus glijdt, omdat er anders een nieuwe sonde geplaatst moet worden. Plak de pleister daarom altijd zodanig dat er geen spanning op komt te staan als de zorgvrager beweegt.

Neusmaagsonde

Stappenplan voor het verzorgen van een neusmaagsonde

Voor het verzorgen van een neusmaagsonde moet je de volgende materialen klaarzetten:

- een kom water;
- een washandje en een handdoek;
- een fixatiepleister;
- een schaar;
- niet-steriele handschoenen;
- een prullenbak.

1. Maak je handen goed schoon. Bij zichtbaar vuil met zeep en water, anders met handalcohol.
2. Zet alle materialen klaar, zodat je er makkelijk bij kunt.
3. Hang de fixatiepleister klaar.
4. Laat de zorgvrager een halfzittende houding aannemen (hoofdsteun op 30-45 graden).
5. Leg een onderlegger op de borst van de zorgvrager.
6. Trek de niet-steriele handschoenen aan.
7. Laat de zorgvrager het hoofd iets naar achteren buigen.
8. Markeer de sonde om zeker te weten dat hij niet verschuift tijdens de verzorging.
9. Verwijder de fixatiepleister.
10. Inspecteer de neus. Kijk of er geen huidbeschadigingen of drukplekken zijn.
11. Reinig de neus met een washand en maak goed droog. Verwijder plakresten van de pleister met handalcohol.
12. Bevestig de sonde aan de neus met een fixatiepleister.
13. Controleer of de sonde goed blijft zitten bij slikken en draaien.
14. Leg de sonde achter het oor en bevestig de sonde eventueel aan de kleding van de zorgvrager.
15. Ruim alles op.
16. Doe de niet-steriele handschoenen uit.
17. Was of desinfecteer je handen.
18. Noteer:
    – de handeling;
    – de eventuele bijzonderheden.

SAMENVATTING

Een neusmaagsonde wordt in de neus ingebracht en komt via de keelholte, het strottenhoofd en de slokdarm uiteindelijk terecht in de maag. Het handmatig inbrengen van een neusmaagsonde is een voorbehouden handeling en mag dus alleen in opdracht van een arts en door een bekwame en bevoegde zorgverlener worden uitgevoerd. Een neusmaagsonde kan worden overwogen bij zorgvragers die niet (volledig) kunnen, mogen of willen eten. Een slikprobleem is een van de belangrijkste indicaties voor het inbrengen van een neusmaagsonde. Mogelijke complicaties bij het inbrengen een neusmaagsonde zijn onder meer beschadiging van het maagslijmvlies, reflux, ontstekingen en decubitus in de neusvleugel.

Sondes kunnen gemaakt zijn van verschillende materialen, waaronder pvc, pur, siliconen en sump-tube. De positie van de sonde wordt altijd direct na plaatsing gecontroleerd door een pH-meting en eventueel een röntgenfoto. Wanneer de neusmaagsonde na plaatsen goed zit, is het voldoende om bij volgende toedie-

10 Neusmaagsonde

ningen alleen te kijken of de sonde niet is verplaatst (visuele inspectie). Nadat je de neusmaagsonde hebt vastgezet en je de positie van de sonde hebt gecontroleerd, kun je de sonde in gebruik nemen.

Bij zorgvragers met een neusmaagsonde moet je de neus minstens één keer per dag verzorgen. Om irritatie van de neus te voorkomen kun je een hypoallergene pleister gebruiken.

BEGRIP

Neusmaagsonde

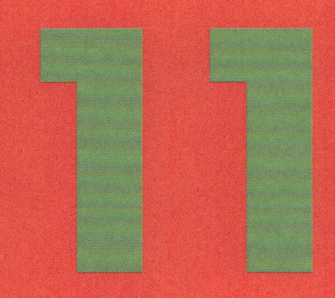

11
PEG-SONDE, PEG-J-SONDE EN BUTTON

PEG-sonde, PEG-J-sonde en button   11

LEERDOELEN

- Je weet wat een PEG-sonde, een PEG-J-sonde en een button zijn en kunt de verschillen tussen deze sondes benoemen.
- Je kunt de (contra-)indicaties voor het plaatsen van een PEG-sonde en een PEG-J-sonde benoemen en de complicaties hierbij.
- Je kunt de stappen van het verzorgen van een PEG-sonde benoemen en de mogelijke problemen hierbij, gedurende de eerste zeven tot tien dagen en daarna.
- Je kunt de stappen van het verzorgen van een PEG-J-sonde benoemen en de mogelijke problemen hierbij, gedurende de eerste zeven tot tien dagen en daarna.

11.1 De verschillende sondes

Een sonde via de buikhuid wordt chirurgisch of via een kijkoperatie geplaatst door een chirurg.

11.1.1 PEG

PEG staat voor percutane endoscopische gastrostomie:

- *Percutaan*: door de huid;
- *Endoscopisch*: met behulp van een soepele bestuurbare slang met een camera de binnenkant van het spijsverteringskanaal onderzoeken;
- *Gastrostomie*: uitmonding (*stoma*) in de maag (*gaster*).

Je kunt op twee manieren via een PEG medicijnen of voeding toedienen:

- via een sonde (PEG-sonde);
- via een button.

11.1.2 PEG-sonde

In de maag en op de buik houden twee schijfjes de sonde op zijn plaats. Voor de maag is dit de interne (inwendige) schijf en voor de buik is dit de externe (uitwendige) schijf. Er wordt een voedingsconnector aangesloten op het deel van de PEG-sonde dat uit de buik steekt. Op deze connector kun je een toedieningssysteem aansluiten. PEG-sondes zijn gemaakt van polyurethaan (pur) of siliconen. De lengte varieert meestal van 25 tot 35 cm, maar langer kan ook. De dikte varieert van 9 tot 24 Ch (Ch = Charièrre, 1 Ch = 1/3 mm). Het deel van de PEG-sonde dat in de maag zit heeft een of meerdere uitstroomopeningen.

11.1.3 Button

Een button kan pas worden geplaatst als de opening in de buikwand goed is geheeld en zich een **fistel** heeft gevormd (een tunneltje door de buikwand). Dit duurt meestal drie tot zes weken na plaatsing van een PEG-sonde. Een button is gemaakt van siliconen en heeft dezelfde lengte en diameter als de fistel. Aan de maagzijde heeft de button één uitstroomopening met een antirefluxklep. Deze klep voorkomt dat maaginhoud terugstroomt in de button.

Er zijn verschillende buttonmerken. MIC-KEY is een veelgebruikte button. Aan de buitenkant van deze button zie je alleen een knoopje, waardoor deze onder kleding niet zichtbaar is. Doordat er geen voedingsslang aan gekoppeld is, heeft de zorgvrager meer bewegingsvrijheid. Voor het toedienen van voeding of medicijnen kun je een verlengslang aankoppelen. De MIC-KEY wordt in een maagstoma geplaatst met glijmiddel op waterbasis. Oliehoudend glijmiddel kan de katheter namelijk aantasten. De button blijft op zijn plaats met behulp van een fixatieballon.

11.1.4 PEG-J-sonde

PEG-J staat voor percutane endoscopische gastrostomie met jejunumextensie en wordt ook wel een transgastrische voedingskatheter genoemd. Bij een PEG-J-sonde wordt er een gewone PEG geplaatst. Hier wordt een sonde doorheen geleid naar het jejunum (de nuchtere darm). De nuchtere darm is het middelste deel van de dunne darm. Een PEG-J-sonde wordt gebruikt als het toedienen van voeding en medicijnen via de maag niet mogelijk is. De PEG-J-sonde wordt op zijn plaats gehouden met een interne ballon en een vaste externe tube (de PEG-J-gastrotube) of met een verwisselbare externe tube (de PEG-J-button). De lengte van de binnensonde varieert van 67 tot 120 cm en de dikte varieert van 8,5 tot 12 Ch. De dikte van de buitensonde varieert van 15 tot 20 Ch.
Er bestaan enkel- en dubbellumen-PEG-J-sondes:

- Enkellumensondes hebben één kanaal, dat eindigt in het jejunum. Hier vindt toediening plaats.
- Dubellumensondes hebben twee kanalen. Eén uitgang eindigt in het jejunum en één uitgang eindigt in de maag. Via het kanaal in de maag kan de maag worden geheveld, terwijl er ook gevoed wordt in het jejunum. Er is bij dit type sonde minder kans op verstoppingen.

11.2 Indicaties PEG-sonde en PEG-J-sonde

Indicaties voor een PEG-sonde of PEG-J-sonde zijn:

- langere tijd sondevoeding (meer dan 4-6 weken);
- de neusmaagsonde levert problemen op, bijvoorbeeld omdat:
  - de zorgvrager de neusmaagsonde er steeds uit trekt;
  - de zorgvrager steeds maagsap in de luchtpijp (*trachea*) krijgt (aspiratie).
- dit is een betere behandeling voor de onderliggende aandoening.

Voordelen van het geven van sondevoeding via de buikhuid ten opzichte van via de neus zijn:

- minder kans op verschuiving;
- minder kans op aspiratie;
- geen neus- of keelirritatie;
- de sonde is onzichtbaar voor de omgeving;
- de sonde heeft een grotere opening, waardoor dikkere voeding mogelijk is, het voeden sneller gaat en je beter medicijnen kunt toedienen.

11.3 Contra-indicaties

Contra-indicaties voor een PEG-sonde of PEG-J-sonde zijn:

- stollingsstoornissen;
- hartritmestoornissen;
- vochtophoping in de buikwand;

- lokale wondinfectie;
- een maagaandoening/eerdere maagoperatie.

11.4 Plaatsen van een PEG-sonde en PEG-J-sonde door een arts

Een PEG of PEG-J wordt door een arts poliklinisch geplaatst onder lokale verdoving. De zorgvrager moet minimaal 24 uur voor de ingreep nuchter zijn. Verder krijgt de zorgvrager vaak voor de ingreep een antibioticakuur. Hiermee hoopt men te voorkomen dat bacteriën in de mondholte een infectie veroorzaken. De arts kan de sonde via de volgende twee technieken inbrengen:

- De PULL-techniek (trektechniek): deze techniek wordt meestal toegepast. De arts brengt via de mond een endoscoop in en leidt die naar de maag. De endoscoop bevat aan het uiteinde een lampje. Door met de endoscoop tegen de maagwand te drukken, is dit lampje door de huid heen zichtbaar. Zo weet de arts waar hij de snede in de buikwand moet maken.
- De PUSH-techniek (duwtechniek): hierbij wordt de sonde via de buikwand in de maag opgevoerd. Om het verplaatsen van de maag te voorkomen worden een drietal ankertjes aangebracht die de maag fixeren aan de buikwand. De PUSH-techniek wordt niet veel toegepast.

Mogelijke complicaties bij het plaatsen van een PEG-sonde of PEG-J-sonde zijn:

- doorprikken van de darmwand (darmruptuur);
- darmen kunnen tijdelijk niet functioneren (ileus);
- bloeding van de insteekplaats;
- luchtopstapeling onder de huid;
- allergische reactie op de antibiotica;
- wondinfectie;
- pijn.

11.5 Stappenplan verzorging van een PEG-sonde

11.5.1 Eerste dag

De eerste uren na plaatsing mag de zorgvrager niet eten of drinken. De keel is dan nog verdoofd, dus de zorgvrager kan zich makkelijk verslikken. Na controle door de arts of verpleegkundige kan zes uur na plaatsing worden gestart met sondevoeding.

11.5.2 Verzorging eerste zeven-tien dagen

Stappenplan voor het verzorgen van een PEG-sonde gedurende de eerste zeven tot tien dagen

De zorgvrager mag de eerste week niet douchen.
Voor het verzorgen van een PEG-sonde de eerste dagen na plaatsing moet je de volgende materialen klaarzetten:

- een kom water;
- een washandje en een handdoek;
- gaasjes;

11 PEG-sonde, PEG-J-sonde en button

- desinfectiemiddel;
- een drainkompres;
- niet-steriele handschoenen;
- een watervaste stift;
- een prullenbak.

1. Maak je handen goed schoon. Bij zichtbaar vuil met zeep en water, anders met handalcohol.
2. Zet alle materialen klaar, zodat je er makkelijk bij kunt.
3. Verwijder kleding van de zorgvrager, zodat je goed bij de PEG-sonde kunt.
4. Maak de verpakking van het drainkompres open.
5. Doe niet-steriele handschoenen aan.
6. Verwijder het verbandmateriaal en gooi dit samen met de handschoenen in de prullenbak.
7. Inspecteer de huid rondom de PEG-sonde. Kijk of er tekenen zijn van irritatie, infectie of drukplekken.
8. Als de externe fixatiedisk verschoven mag worden: zet een markering, haal de PEG-sonde uit de borging en schuif de externe fixatiedisk 5 cm omhoog tot de veiligheidsklem.
9. Reinig de huid rondom de sonde van binnen naar buiten met water of met desinfectans. Reinig ook de onder- en bovenkant van de externe fixatiedisk. Maak de huid goed droog met een handdoek of laat de huid drogen na gebruik van desinfectans.
10. Leg het drainkompres met de aluminium zijde rond de PEG-sonde.
11. Als de externe fixatiedisk verschoven mag worden: draai de PEG-sonde een kwartslag alvorens de externe fixatiedisk terug te plaatsen op de gemarkeerde plaats en de PEG-sonde in de borging te plaatsen.
12. Help de zorgvrager bij het fatsoeneren van de kleding.
13. Ruim alles op.
14. Was of desinfecteer je handen.
15. Noteer:
    - de handeling;
    - de eventuele bijzonderheden.

11.5.3 Verzorging na zeven tot tien dagen
Een versleten PEG-sonde wordt vervangen door een nieuwe sonde met fixatieballon of button; een PEG-sonde met interne fixatiedisk moet altijd endoscopisch worden ingebracht. Als een PEG-sonde of button niet wordt gebruikt, moet deze minimaal vier keer per dag worden doorgespoten.

11.5.4 Verzorging button
- Je kunt de huid rondom de button reinigen met kraanwater en zeep.
- Gebruik geen desinfecterende zalf als dit niet nodig is. Zalf vergroot de kans op infecties, doordat ze de huid week maakt.

11.5.5 Spoelen
Spoel de sonde dagelijks minimaal vier keer door met lauwwarm water. Dit is nodig om dichtslibben te voorkomen. Gebruik 20-30 ml water per keer. Doe dit in ieder geval 's avonds voor het slapengaan en 's ochtends na het wakker worden. Spoel de sonde ook voor én na toediening van sondevoeding of medicijnen. Spoel ook tussen het geven van twee verschillende medicijnen door.

11.5.6 Reinigen

Je kunt de huid rondom de insteekplaats reinigen met lauwwarm water. Maak de huid bij de insteekplaats alleen schoon met desinfectans als de huid vies is.

11.5.7 Drogen

Zorg er altijd voor dat de huid goed droog is na het reinigen.

11.5.8 Draaien

- Draai de sonde dagelijks om de lengteas (360 graden).
- Dompelen: bij dompelen wordt het fixatieschijfje van de huid afgeschoven en wordt de PEG-sonde op en neer bewogen in het fistelkanaal. Dompel de sonde eenmaal per week 3-4 cm naar binnen en dan weer terug naar buiten.

11.5.9 Mondhygiëne

De zorgvrager maakt minder speeksel aan als hij nauwelijks eet. Daardoor kan hij een pijnlijke, droge mond met een vieze smaak krijgen. Zorg daarom voor een goede mondhygiëne:

- Poets de tanden of protheses minimaal twee keer per dag.
- Reinig de mondholte (tanden, tandvlees, wangen, gehemelte en tong) iedere drie uur met een gaasje gedrenkt in water of NaCl 0,9%.
- Spoel de mond regelmatig met water. Bescherm de lippen en de omringende huid met een vettige crème of lippenbalsem.
- Bij een extreem droge mond kan 'kunstspeeksel' worden gebruikt.

11.6 Voorkomende problemen met een PEG-sonde

De volgende problemen kunnen zich voordoen na het aanleggen van een PEG-sonde:

- ontsteking of irritatie van de huid rondom de insteekplaats;
- infectie van de wond (door bacteriën);
- lekkage van maagsap via de fistel;
- groei van wild vlees (dit kan bloedingen van de fistel veroorzaken);
- verstopping van de sonde;
- eruit vallen van de sonde;
- drukplekken (dit kan voorkomen als het externe fixatieplaatje te strak zit).

Waarschuw een arts als een van deze problemen zich voordoet.

11.7 Verzorgen van een PEG-J-sonde

11.7.1 Eerste dag

- Geef de eerste zes uur geen water of voeding via de PEG-J-sonde.
- Na zes uur kun je starten met 20 ml lauw kraanwater.

11.7.2 Eerste zeven tot tien dagen

- Dien voeding toe via een voedingspomp.
- Dien medicijnen indien mogelijk oraal toe.
- Verzorg de fistel tweemaal per dag.
- Verschuif het fixatieplaatje in de eerste zeven dagen niet.
- Reinig de huid met natte gaasjes en/of wat-

11 PEG-sonde, PEG-J-sonde en button

tenstaafjes. Werk van binnen naar buiten.
- Droog de huid goed.

11.7.3 Verzorging na zeven tot tien dagen

- Noteer in het dossier op welke lengte van de sonde het fixatieplaatje zit en op welke lengte de sonde de fistel verlaat. Lees deze lengtes af van de centimeterverdeling op de katheter.
- Laat minimaal 2 mm ruimte tussen de buikwand en het fixatieplaatje.
- Dompel de sonde dagelijks.
- Let op: je mag een PEG-J-sonde nooit draaien.
- Spuit de PEG-J-sonde regelmatig door met tweemaal 10 ml kraanwater om verstoppingen te voorkomen.

11.8 Voorkomende problemen met een PEG-J-sonde

Bij PEG-J-sondes komen dezelfde problemen voor als bij PEG-sondes. Zie paragraaf 11.6 voor voorkomende problemen met een PEG-sonde.

SAMENVATTING

Een PEG-sonde of PEG-J-sonde wordt geplaatst als een zorgvrager langere tijd sondevoeding moet krijgen (meer dan 4-6 weken) of als een neusmaagsonde problemen oplevert, bijvoorbeeld wanneer de zorgvrager de neusmaagsonde er steeds uit trekt.
Voordelen van het geven van sondevoeding via de buikhuid ten opzichte van via de neus zijn:

- minder kans op verschuiving;
- minder kans op aspiratie;
- geen neus- of keelirritatie;
- de sonde is onzichtbaar voor de omgeving;
- de sonde heeft een grotere opening, waardoor dikkere voeding mogelijk is, het voeden sneller gaat en je beter medicijnen kunt toedienen.

Je kunt op twee manieren via een PEG medicijnen of voeding toedienen: via een sonde of via een button. Een PEG-J-sonde wordt gebruikt als voeding en toedienen van medicijnen via de maag niet mogelijk is.
Na het plaatsen van een PEG- of PEG-J sonde mag de zorgvrager de eerste uren niet eten of drinken. De keel is dan nog verdoofd, dus de zorgvrager kan zich makkelijk verslikken. Ook mag hij de eerste week niet douchen. Om dichtslibben te voorkomen moet je de sonde dagelijks minimaal vier keer doorspoelen met lauwwarm water.
Na het aanleggen van een PEG-sonde kunnen zich de volgende complicaties voordoen: ontsteking of irritatie van de huid rond de insteekplaats, infectie van de wond (door bacteriën), lekkage van maagsap via de fistel en groei van wild vlees.

BEGRIP

Fistel

12 MAAGSPOELEN

Maagspoelen 12

LEERDOELEN

- Je kunt de (contra-)indicaties voor maagspoelen aangeven en de specifieke aandachtspunten en mogelijke complicaties hierbij.
- Je kunt de stappen van een maagspoeling benoemen.

Door **maagspoelen** kan de maag worden geleegd. Voor het spoelen van de maag is een maagsonde nodig.

12.1 Indicaties

Indicaties voor maagspoelen zijn:

- voorafgaand aan een spoedoperatie waarbij de zorgvrager onder algehele narcose wordt gebracht;
- voorafgaand aan bepaalde diagnostische onderzoeken;
- de zorgvrager heeft een overdosis aan medicijnen, drugs, alcohol of andere chemische middelen ingenomen;
- voedselvergiftiging;
- ernstige overvulling van de maag door onvolledige of geheel afwezige darmperistaltiek.

12.2 Contra-indicaties

Contra-indicaties voor maagspoelen zijn:

- acute bloedingen in de slokdarm of maag;
- hartproblemen, zoals een acuut hartinfarct of ernstige hartritmestoornissen;
- inname van sterke zuren of basen;
- onvoldoende bescherming van de luchtweg, bijvoorbeeld bij een verlaagd bewustzijn (de zorgvrager moet dan eerst worden geïntubeerd).

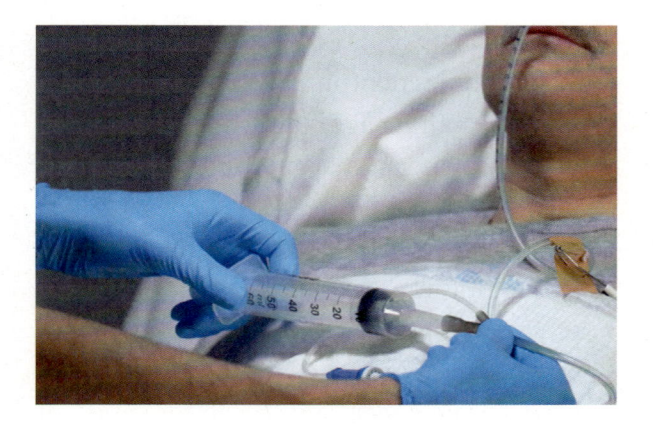

Afbeelding 12.1 Maagsonde waarmee gespoeld kan worden.

12.3 Specifieke aandachtspunten

- Controleer altijd de ligging van de sonde voordat je start met het spoelen van de maag.
- Let goed op de kleur en de hoeveelheid van de maaginhoud.
- Let goed op dat de zorgvrager zich niet verslikt.
- Controleer tijdens de procedure altijd de hartslag, de ademhaling en de bloeddruk van de zorgvrager. Dit is extra belangrijk als je de procedure uitvoert bij een bewusteloze zorgvrager of een zorgvrager met een verminderd bewustzijn.

12 Maagspoelen

12.4 Mogelijke complicaties

Mogelijke complicaties bij maagspoelen zijn:

- acute kortademigheid als de slang in de luchtwegen wordt ingebracht in plaats van in de maag;
- letsel aan de luchtpijp of stembanden;
- aspiratie van maaginhoud;
- doorspoelen van maaginhoud naar de darmen;
- een maag- of slokdarmbloeding door beschadiging van het slijmvlies;
- scheuren (perforeren) van slokdarm of maag;
- bradycardie (zeer lage hartfrequentie) of een hartstilstand.

12.5 Materialen

- een dikke maagsonde;
- een ophangbare irrigator (een doorspoelapparaat) met een inhoud van 2 liter;
- een infuusstandaard;
- twee spoelslangen van minimaal 2 meter lang met een Y-verbinding;
- twee kochers;
- een emmer;
- een maatkan met daarin de voorgeschreven spoelvloeistof;
- een trechter;
- een kom met lauwwarm water;
- een bekkentje;
- een beker water;
- een aantal onderleggers;

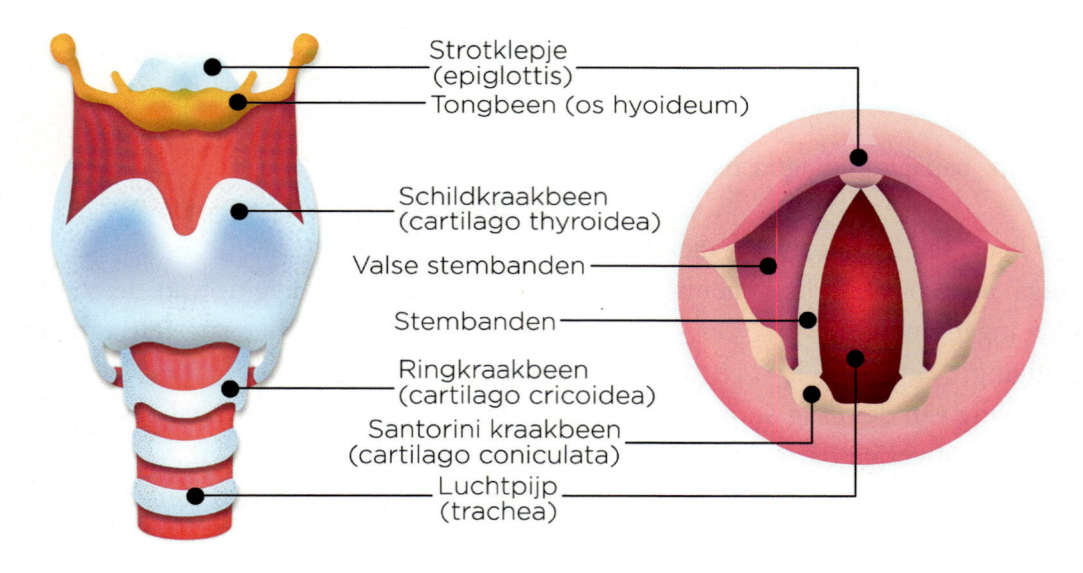

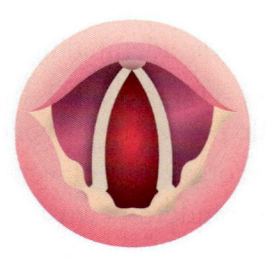

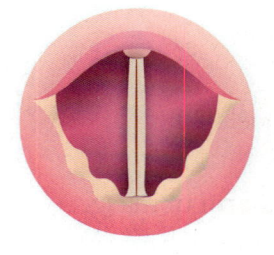

Afbeelding 12.2 Maagspoelen kan schade aan de stembanden veroorzaken.

- een stethoscoop;
- een spuit met een inhoud van 60 ml;
- een pleister;
- niet-steriele handschoenen;
- een prullenbak;
- een schort of overjas.

12.5.1 Sondes

Bij het legen van de maag is het belangrijk om een sonde te nemen met een grote diameter. Aangeraden wordt om een sonde te gebruiken met een diameter tussen de 16 en 18 Ch. Soms is het nodig om de maag actief leeg te zuigen met een vacuümpomp. In dat geval wordt een dubbelloopse maagsonde gebruikt. Een **dubbelloopse maagsonde** heeft twee kanalen, waaronder een luchtkanaal dat voorkomt dat de maagsonde zich vacuüm zuigt aan de maagwand.

12.5.2 Spoelvloeistof

Voor het spoelen van de maag gebruik je spoelvloeistof; dit kan water of een isotone zoutoplossing zijn.

12.6 Stappenplan maagspoelen

Stappenplan voor het spoelen van de maag

1. Maak je handen goed schoon. Bij zichtbaar vuil met zeep en water, anders met handalcohol.
2. Zet alle materialen klaar, zodat je er makkelijk bij kunt.
3. Controleer de naam en geboortedatum van de zorgvrager.
4. Help de zorgvrager in de juiste positie (liggend op de linkerzijde of rechtop zittend).
5. Zet alle materialen klaar, zodat je er makkelijk bij kunt.
6. Haal het kussen van het bed en leg een beschermende onderlegger op het hoofdeinde.
7. Leg een onderlegger over de kleding van de zorgvrager om zijn kleding te beschermen.
8. Geef de zorgvrager een bekkentje om vast te houden.
9. Verbind de twee spoelslangen van 2 meter met elkaar door de Y-verbinding.
10. Hang de irrigator op aan de infuusstandaard en verbind hem met een van de twee spoelslangen.
11. Plaats de emmer onder het bed en zorg dat het uiteinde van de tweede spoelslang in de emmer komt te hangen.
12. Klem beide spoelslangen af met de kochers en vul de irrigator met spoelvloeistof.
13. Trek het schort en de handschoenen aan.
14. Bepaal de benodigde lengte voor de maagsonde via de NEX+10-methode (zie paragraaf 10.3.2) en markeer deze lengte op de sonde met een pleister.
15. Breng de maagsonde in via de mondholte. Laat daarvoor de zorgvrager het hoofd iets naar voren buigen en vraag hem te slikken zodra de maagsonde achter op de tong ligt. Voer de sonde op tot de markering is bereikt.
16. Controleer of de sonde goed zit volgens protocol.
17. Verwijder de kocher aan de inloopzijde en laat wat vloeistof in het Y-stuk lopen. Klem vervolgens de inloopzijde weer af.
18. Verbind het uiteinde van het Y-stuk met de maagsonde.

12 Maagspoelen

19 Haal de klem van de inloopzijde af en laat ongeveer 250 ml vloeistof in de maag lopen. Klem vervolgens de inloopzijde weer af.
20 Verwijder de kocher van de spoelslang naar de emmer en laat de spoelvloeistof uitlopen.
21 Herhaal dit in- en uitlopen tot de uitgelopen vloeistof helder is.
22 Klem beide slangen af en verwijder de maagsonde.
23 Was of desinfecteer je handen.
24 Ruim alles op en geef de zorgvrager een beker water om de mond te spoelen.
25 Noteer de handeling en de eventuele bijzonderheden.

Soms is het nodig om de maag actief leeg te zuigen met een vacuümpomp. In dat geval wordt een dubbelloopse maagsonde gebruikt. Voor het spoelen van de maag gebruik je spoelvloeistof; dit kan water of een isotone zoutoplossing zijn.
Mogelijke complicaties bij maagspoelen zijn onder meer:

- acute kortademigheid als de slang in de luchtwegen wordt ingebracht in plaats van in de maag;
- letsel aan de luchtpijp of stembanden;
- aspiratie van de maaginhoud;
- een maag- of slokdarmbloeding door beschadiging van het slijmvlies;
- scheuren (perforeren) van slokdarm of maag.

SAMENVATTING

Door maagspoelen kan de maag worden geleegd. Voor het spoelen van de maag is een maagsonde nodig. Een maagspoeling vindt bijvoorbeeld plaats:

- voorafgaand aan een spoedoperatie;
- voorafgaand aan bepaalde diagnostische onderzoeken;
- als de zorgvrager een overdosis aan medicijnen, drugs, alcohol of andere chemische middelen heeft ingenomen;
- als er sprake is van voedselvergiftiging;
- als er sprake is van ernstige overvulling van de maag door onvolledige of geheel afwezige darmperistaltiek.

BEGRIPPEN

Dubbelloopse maagsonde
Maagspoelen

Deel IV

UITSCHEIDING

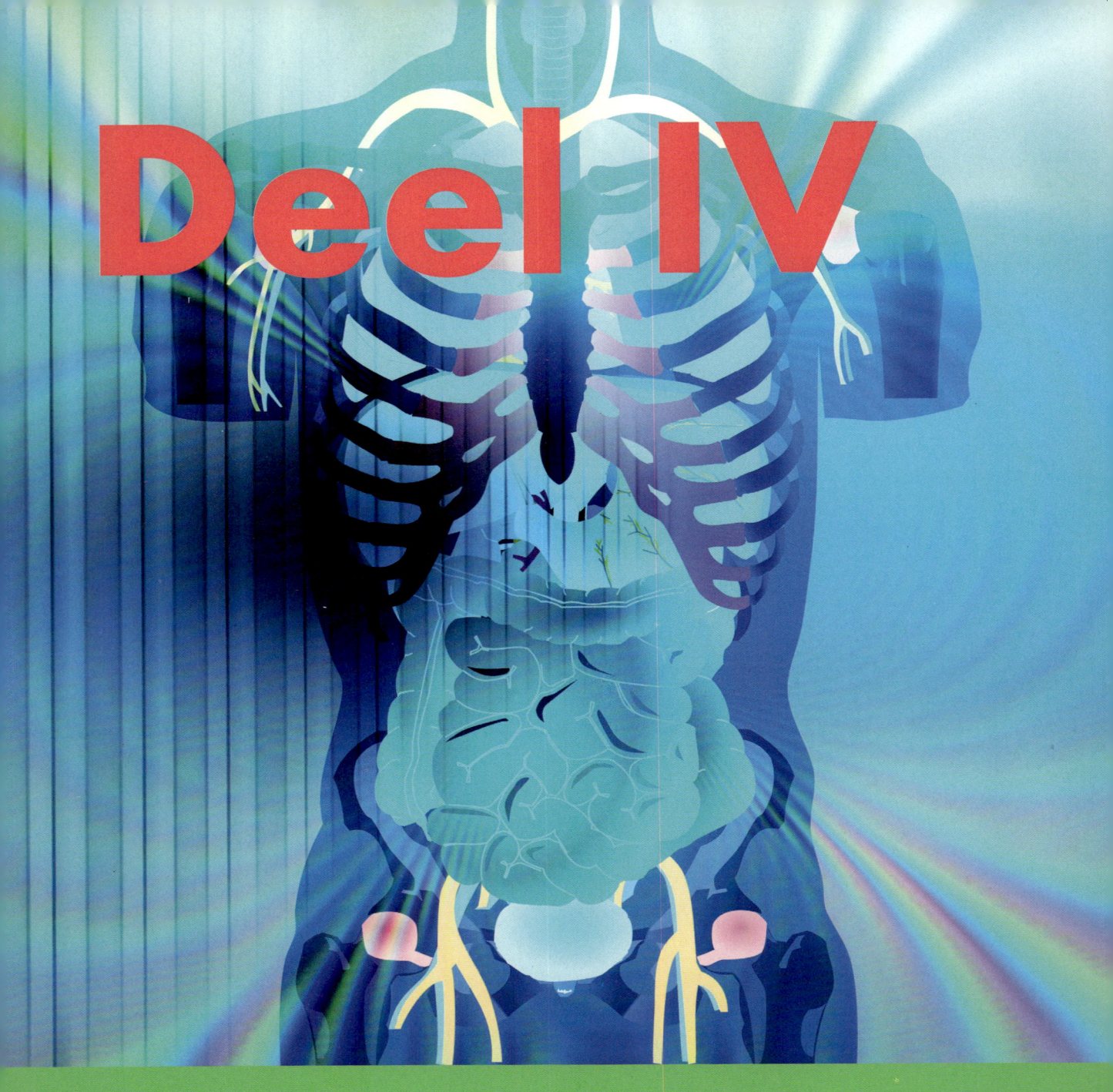

© Rudall30. Shutterstock (Pearson Asset Library).

13 VERZORGEN BLAASKATHETER

Verzorgen blaaskatheter | 13

LEERDOELEN

- Je kunt de (contra-)indicaties voor katheterisatie aangeven en de aandachtspunten en mogelijke complicaties hierbij.
- Je kunt aangeven wat het verschil is tussen enkellumenkatheters, dubbellumenkatheters en tripellumenkatheters.
- Je kunt de (contra-)indicaties voor het aanbrengen van een blaaskatheter bij een man aangeven, de verschillende stappen beschrijven en specifieke aandachtspunten hierbij benoemen.
- Je kunt de (contra-)indicaties voor het aanbrengen van een blaaskatheter bij een vrouw aangeven, de verschillende stappen beschrijven en de specifieke aandachtspunten hierbij benoemen.

In dit hoofdstuk staan de verschillende verpleegtechnische handelingen centraal die je uitvoert als een zorgvrager een katheter heeft. We lichten toe welke verschillende vormen van katheterisatie er bestaan en hoe een katheter moet worden ingebracht bij een mannelijke en bij een vrouwelijke zorgvrager.

13.1 Blaaskatheter

Het urinewegstelsel is een systeem dat urine aanmaakt en afvoert uit het lichaam. Het stelsel bestaat achtereenvolgens uit de nieren, de urineleiders (ureters), de blaas en de urinebuis (urethra). Urine wordt aangemaakt in de nieren en via de urineleiders afgevoerd naar de blaas. De blaas is een hol orgaan en lijkt een beetje op een ballon. De functie van de blaas is het tijdelijk opslaan van urine, totdat deze uit geplast wordt via de urinebuis. Als de blaas maximaal gevuld is met urine, kan deze tot aan de navel reiken. Bij de meeste mensen kan de blaas ongeveer 300-600 milliliter urine opslaan. Een gezond persoon produceert per 24 uur ongeveer 1000-1500 milliliter urine; de precieze hoeveelheid is echter afhankelijk van hoeveel iemand drinkt en van de hoeveelheid vocht die hij of zij met het eten binnenkrijgt. De meeste mensen plassen rond de vijf keer per dag en soms ook een of meerdere keren 's nachts.

De urinebuis loopt vanaf de onderzijde van de blaas naar de buitenzijde van het lichaam. De mannelijke en de vrouwelijke urinebuis verschillen van elkaar in lengte en vorm.

- De vrouwelijke urinebuis is relatief kort en heeft een lengte van 3-5 centimeter. Door deze korte lengte kunnen bacteriën van buitenaf gemakkelijk in de blaas terechtkomen. De urinebuis loopt bij vrouwen vanaf de blaas in een rechte lijn naar beneden en mondt uit tussen de clitoris en de ingang van de vagina.
- De mannelijke urinebuis heeft twee functies: het afvoeren van urine uit de blaas en het vervoeren van sperma. De S-vormige urinebuis is bij mannen veel langer dan bij vrouwen: ongeveer 20-25 centimeter.

Een **blaaskatheter** is een dun, hol slangetje dat in de blaas kan worden gebracht. Urine die zich in de blaas bevindt, kan door de katheter aflopen. Daarnaast kunnen er vloeistoffen en medicijnen via de katheter toegediend worden.

13.2 Indicaties voor een blaaskatheter

Een blaaskatheter kan eenmalig of voor een kortdurende periode worden ingebracht, maar kan ook voor langere tijd in het lichaam blijven (de zogenoemde **verblijfskatheter**). Indicaties voor een eenmalige of kortdurende katheterisatie zijn:

- urineretentie (ophoping van grote hoeveelheden urine in de blaas);
- afnemen van een urinemonster voor onderzoek;
- nauwkeurige bewaking van de urineproductie bij acuut zieke zorgvragers die weinig of niet meer zelf plassen;
- nauwkeurige bewaking van de urineproductie bij zorgvragers die te veel plassen;
- nauwkeurige bewaking van de urineproductie na toediening van bepaalde medicijnen (zoals plasmiddelen of mannitol, een bloeddrukverlager);
- tijdens een operatie aan de urinewegen;
- een eenmalige blaasspoeling (bijvoorbeeld bij stolsels in de blaas);
- het toedienen van medicijnen in de blaas (bijvoorbeeld antibiotica).

13.2.1 Urineretentie

Urineretentie is zowel bij mannen als bij vrouwen de meest voorkomende reden voor een eenmalige katheterisatie. De zorgvrager kan de blaas niet zelf leeg plassen, waardoor zich steeds meer urine verzamelt in de blaas. Daardoor wordt de blaas steeds groter en wordt de blaaswand sterk opgerekt. Dit veroorzaakt pijn en ongemak bij de zorgvrager.

Urineretentie kan veroorzaakt worden door:

- aandoeningen van de zenuwen die signalen van en naar de blaas voeren (zoals multiple sclerose, diabetische neuropathie en een dwarslaesie);
- bepaalde medicijnen die bij blaasspoelingen worden gebruikt;
- een blokkade of vernauwing van de urinebuis, bijvoorbeeld door:
  - een tumor of een zwelling;
  - een vergrote prostaat;
  - littekenweefsel;
  - bloedstolsels;
  - een grote hoeveelheid ontlasting in de endeldarm.

13.2.2 Indicaties voor een verblijfskatheter

Indicaties voor langdurige katheterisatie (verblijfskatheter) zijn:

- urineretentie;
- monitoring van de urineproductie gedurende langere tijd;
- medicijnen die (langdurig) toegediend moeten worden in de blaas (chemotherapie);
- aandoeningen van het zenuwstelsel waarbij de blaas niet geleegd kan worden, zoals verlammingen of een dwarslaesie;
- urine-incontinentie bij een open wond rond de anus of op de stuit, waarbij alternatieven niet effectief zijn;
- hardnekkige incontinentie waarvoor geen andere oplossing kan worden gevonden;
- verzorging van terminale of ernstig zieke zorgvragers.

Verzorgen blaaskatheter 13

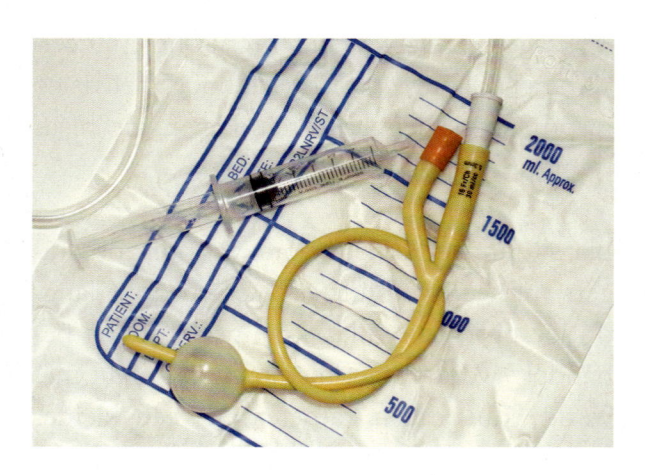

Afbeelding 13.1   Verblijfskatheter.

Voordat een verblijfskatheter wordt geplaatst, moet altijd eerst gezocht worden naar alternatieven. Er moet altijd een duidelijke reden zijn om een verblijfskatheter te plaatsen en zorgverleners moeten elke dag kijken of deze reden nog steeds geldt. Het is namelijk belangrijk dat een zorgvrager niet onnodig lang gekatheteriseerd wordt, vanwege het risico op complicaties (zoals een urineweginfectie). Mogelijke alternatieven voor een verblijfskatheter zijn:

- Een externe condoomkatheter: deze kan worden gebruikt bij mannen zonder urineretentie of een afvloedbelemmering van de blaas.
- Intermitterende katheterisatie: hierbij wordt meerdere keren per dag gekatheteriseerd, zonder dat er een verblijfskatheter achterblijft in de blaas. Dit kan worden gedaan door een zorgverlener, een familielid of door de zorgvrager zelf.
- Incontinentiemateriaal.
- Een suprapubische katheter: dit is een katheter die via de voorste buikwand in de blaas wordt ingebracht.

13.3 Contra-indicaties voor katheterisatie

Contra-indicaties voor katheterisatie zijn:

- een acute ontsteking van de prostaat;
- obstructie of vernauwing van de urinebuis;
- infectie van de urinebuis;
- (verdenking op) letsel aan de urinebuis.

13.4 Specifieke aandachtspunten bij katheterisatie

Het is belangrijk om de zorgvrager van tevoren goed in te lichten en uit te leggen waarom hij wordt gekatheteriseerd. Het inbrengen van een katheter is namelijk een invasieve techniek. Dat wil zeggen dat er een voorwerp in het lichaam van de zorgvrager gebracht wordt. Dit kan ongemak en schaamte veroorzaken. De zorgvrager (of de wettelijk vertegenwoordiger van de zorgvrager) moet toestemming geven voor de handeling.
Vraag vóór de procedure aan de zorgvrager:

- of hij allergieën heeft: bijvoorbeeld een latexallergie, een allergie voor lidocaïne of chloorhexidine;
- of hij eerder operaties aan de urinewegen heeft gehad;
- of hij eerder gekatheteriseerd is en of er toen problemen zijn geweest.

Bij het bepalen van de hoeveel urine die in de blaas achterblijft (urineretentie bepalen) moet de zorgvrager eerst plassen, daarna wordt er pas gekatheteriseerd.

Bij het inbrengen van een katheter is het van belang om steriel te werken. Dit verkleint het risico op een urineweginfectie. Gebruik altijd een steriele verpakking glijmiddel voor eenmalig gebruik. Koppel de katheter na het inbrengen direct aan een steriele opvangzak om een gesloten systeem te creëren.

Wanneer de zorgvrager pijn heeft bij het inbrengen van de katheter, kun je wat extra glijmiddel gebruiken. Als er bloed uit de blaas of de urinebuis komt, moet je de handeling afbreken en de arts inlichten.

Als je bij het inbrengen van een katheter bij een man weerstand voelt ter hoogte van de buitenste sluitspier (sfincter), kun je de trekkracht op de penis verhogen en lichte, constante druk op de katheter uitoefenen. Je kunt ook aan de zorgvrager vragen om licht druk uit te oefenen, alsof hij moet plassen.

Bij het passeren van de prostaat kun je ook een lichte weerstand voelen. Soms helpt het dan om de penis horizontaal te houden.

13.5 Mogelijke complicaties bij katheterisatie

Mogelijke complicaties bij of na een katheterisatie zijn:

- urineweginfecties;
- ontsteking van de bijbal (epididymitis);
- verstopping van de katheter;
- lekkage langs de katheter;
- beschadiging van de urinewegen (iatrogene schade);
- blaaskrampen/blaaspijn;
- bloed bij de urine;
- kanker van de urinewegen (chronische katheterisatie waarbij chronische epitheelbeschadiging optreedt, verhoogt het risico op een plaveiselcelcarcinoom in de blaas en urinewegen).

Blaaskrampen komen vooral voor bij zorgvragers met een verblijfskatheter en door langdurige obstipatie. Blaaskrampen kunnen behandeld worden met medicijnen. Als dit niet werkt, kun je een katheter met een kleiner lumen en kleinere ballon proberen. Blaaspijn kan apart optreden of als ernstige vorm van blaaskrampen met aandranggevoelens. Bij zorgvragers met blaaspijn moet je eerst eventuele obstipatie behandelen, omdat obstipatie de blaaspijn kan verergeren.

13.6 Materiaal

13.6.1 Katheters

Een blaaskatheter is een dun, hol buisje met twee uiteinden. Het ene uiteinde ligt in de blaas en wordt de tip genoemd. Bij sommige katheters bevindt zich net onder de tip een kleine ballon, die het slangetje op zijn plaats houdt. Het andere uiteinde van de katheter bevindt zich buiten het lichaam en kan één of meerdere openingen hebben, waaronder een voor het af laten lopen van de urine.

We maken onderscheid tussen **transurethrale blaaskatheters** en suprapubische katheters. Urethrale katheters worden via de urinebuis (ook wel urethra genoemd) de blaas ingebracht. Een suprapubische katheter wordt via de buikwand de blaas ingebracht. Suprapubische katheters bespreken we in hoofdstuk 14. Katheters zijn verkrijgbaar in vele soorten en maten. Bij het maken van een keuze voor de

Verzorgen blaaskatheter 13

juiste katheter moet je kijken naar:

- het materiaal waarvan de katheter is gemaakt;
- het type katheter;
- het type kathetertip;
- de diameter van de katheter;
- de lengte van de katheter;
- de grootte van de ballon;
- het type opvangsysteem.

Soorten katheters

Er bestaan verschillende soorten transurethrale blaaskatheters. Deze katheters kunnen een enkel kanaal of meerdere kanalen hebben. Hoeveel kanalen je kiest, hangt af van de reden waarom de zorgvrager gekatheteriseerd wordt. Als de blaas gespoeld wordt en er ook urine afgevoerd moet worden, is bijvoorbeeld een katheter met drie kanalen nodig. We bespreken hier enkellumenkatheters, dubbellumenkatheters, tripellumenkatheters en katheters met temperatuursensor.

Enkellumenkatheters

Een **enkellumenkatheter** heeft een enkel kanaal of lumen. Door dit lumen kun je medicijnen of vloeistoffen in de blaas toedienen of kun je urine afvoeren. Enkellumenkatheters hebben geen ballon en zijn verkrijgbaar met en zonder coating.
Je kunt enkellumenkatheters toepassen bij:

- eenmalige katheterisatie of intermitterend katheteriseren;
- het afnemen van een urinemonster uit de blaas;
- het toedienen van medicijnen in de blaas;
- het behandelen van vernauwingen in de urinebuis;
- urodynamisch onderzoek: een onderzoek naar de werking van de blaas, de urinebuis en de bekkenbodemspieren.

Dubbellumenkatheters

Een **dubbellumenkatheter** heeft twee kanalen of lumina en wordt gebruikt als verblijfskatheter. De katheter heeft een kanaal voor de afvoer van urine of het toedienen van stoffen en een apart kanaal voor het vullen en legen van de ballon waarmee de katheter op zijn plek gehouden wordt.
Dubbellumenkatheters worden ook wel Foley-katheters genoemd, naar de ontwikkelaar en uroloog Frederick Foley. De Foley-katheter is momenteel het meest gebruikte type katheter bij aandoeningen van de urinewegen.

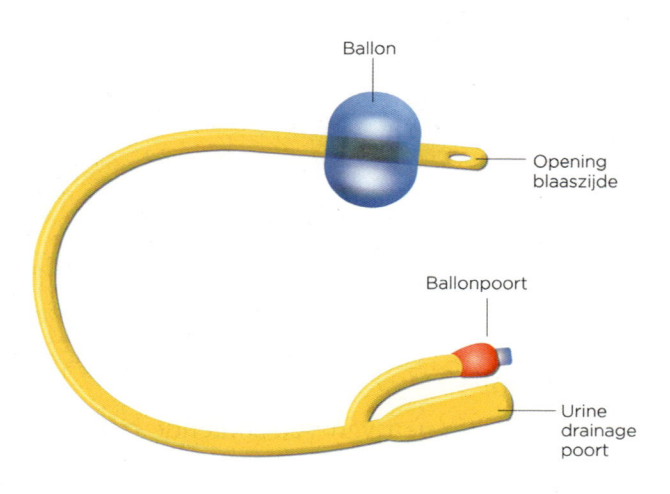

Afbeelding 13.2 *Dubbellumenkatheter (Foley-katheter).*

Tripellumenkatheters

Een **tripellumenkatheter** (driewegkatheter) heeft drie kanalen of lumina, waarvan één dient voor de afvoer van urine, één voor het toedienen van medicijnen of vloeistoffen en één voor het vullen en legen van de ballon. Een tripellumenkatheter maakt het hierdoor mogelijk om gelijktijdig urine te laten aflopen en stoffen in de blaas te brengen. Je kunt tripellumenkatheters toepassen:

- na een operatie aan de urinewegen;
- bij een bloeding van een blaastumor of een vergrote prostaat, waarbij bloedstolsels en/of bezinksel afgevoerd moeten worden.

Katheters met temperatuursensor
Katheters van dit type zijn gemaakt van siliconen en hebben een ingebouwde temperatuursensor. Deze sensor bevindt zich net onder de tip van de katheter en meet de temperatuur in de blaas. De temperatuur in de blaas is een goede weergave van de centrale lichaamstemperatuur.
Katheters met een temperatuursensor kun je toepassen:

- tijdens bepaalde operaties;
- bij sommige zorgvragers die opgenomen zijn op de intensive care.

Materiaal

Katheters kunnen van verschillende materialen gemaakt zijn, waaronder latex, pvc en siliconen. Ook zijn veel katheters bedekt met een extra laagje: een coating.

Latex katheters
Latex is een natuurlijk soort rubber. Katheters van latex kun je toepassen bij een eenmalige of kortdurende katheterisatie. Hoewel latex enkele voordelen heeft, heeft het materiaal ook belangrijke nadelen. Beperk het gebruik ervan daarom zo veel mogelijk.

Voordelen van latex

- hoge flexibiliteit (soepel en gemakkelijk te buigen);
- goedkoop.

Nadelen van latex

- irritatie door wrijving tussen het materiaal en de wand van de urinebuis;
- grote kans op verstopping van de katheter (stoffen in de urine vormen kristallen en korstjes in de katheter);
- veel mensen zijn er overgevoelig/allergisch voor.

Sommige latex katheters zijn bedekt met een extra laagje: een coating. De coating kan bestaan uit PTFE of siliconen. PTFE wordt ook wel teflon genoemd. Teflon wordt onder andere toegepast als antiaanbaklaag in pannen. Een PTFE-coating beschermt de urinebuis tegen het onderliggende latex. Voordelen van een PTFE-coating zijn:

- Het oppervlak is gladder, waardoor kristallen zich minder goed aan de katheter kunnen hechten en er minder snel korstvorming optreedt.
- Doordat de katheter gladder is, treedt er minder wrijving op en raakt de urinebuis minder snel geïrriteerd.

Let op: Ook latex katheters met een PTFE-coating zijn niet geschikt voor zorgvragers met een latexallergie.

Siliconencoating

Bij latex katheters met een siliconencoating is zowel de binnen- als de buitenzijde bedekt met een laagje siliconen. Voor een eenmalige of kortdurende katheterisatie zijn deze katheters eerste keus.

Voordelen van een siliconencoating

- Siliconen gaan net zo lang mee als latex en zijn even flexibel en sterk.
- Een katheter met deze coating is goedkoper dan een katheter die geheel van siliconen gemaakt is.
- De wrijving tussen de urinebuis en de katheter en de kans op korstvorming zijn bij een siliconencoating net zo klein als bij een katheter die voor 100% uit siliconen bestaat.

Nadelen van een siliconencoating

- Na ongeveer tien dagen wordt de coating aangetast door de urine, waardoor de laag kapotgaat. Er kan hierdoor contact optreden tussen het onderliggende latex en de urinebuis. Dit kan gevaarlijk zijn voor zorgvragers met een allergie voor latex (sowieso is een katheter met siliconencoating ongeschikt voor zorgvragers met een latexallergie). Daarnaast heeft een beschadigde coating geen voordelen meer ten opzichte van een katheter zonder coating.

Pvc katheters

Pvc is een bepaald soort kunststof. Katheters die van dit materiaal gemaakt zijn, gebruik je vooral om eenmalig of kortdurend te katheteriseren.

Voordelen van pvc katheters

- Ze zijn goedkoop.
- Het materiaal is doorzichtig, waardoor stolsels en neerslag eenvoudig te zien zijn.
- Ze zijn gemakkelijk in te brengen.
- De doorgang is groot.

Nadelen van pvc katheters

- Het materiaal is relatief stijf.
- Er treedt veel wrijving op tussen het pvc en de urinebuis, wat beschadigingen kan veroorzaken aan de urinebuis.
- Er is een grote kans op vorming van korsten in de katheter.

Katheters van 100% siliconen

Katheters die volledig uit siliconen bestaan, hebben de voorkeur bij een langdurige katheterisatie en mogen maximaal twee maanden blijven zitten. Siliconen geven, in tegenstelling tot latex, geen risico op een allergische reactie.

Voordelen van siliconen katheters

- Het materiaal is flexibel en zacht.
- De doorgang is relatief groot.
- Er treedt nauwelijks irritatie van de urinebuis door wrijving op.
- Er treedt minder vaak korstvorming op.
- Er bestaat geen risico op een allergische reactie.

Nadelen van siliconen katheters

- De katheterballon heeft de neiging om vloeistof te lekken en daarmee te krimpen, waardoor de katheter uit kan glijden.

- Met name bij dit materiaal kunnen er rimpels in de katheter ontstaan bij het leeg laten lopen van de ballon, waardoor de katheter moeilijk te verwijderen wordt en de urinebuis beschadigd kan raken.

Katheters met hydrogelcoating
Deze katheters zijn gemaakt van latex en bedekt met een hydrogelcoating. Een katheter met hydrogelcoating wordt ook wel biocath genoemd. Door de coating ontstaat er minder snel aanslag op de katheter. Er wordt ook gezegd dat bacteriën zich minder goed kunnen hechten aan de coating.

Katheters met zilvercoating
Deze katheters kunnen gemaakt zijn van latex of siliconen en zijn bedekt met een dun laagje zilverdeeltjes gemengd met hydrogel. Zilver doodt bacteriën, waardoor er minder kans is op bacteriën in de urine en op infecties van de urinewegen. De bacteriedodende werking verdwijnt echter binnen een week.

Katheters met nitrofurazinecoating
Nitrofurazine is een stof die gebruikt wordt als antibioticum en bacteriën doodt. In de eerste week van de katheterisatie vermindert deze stof de kans dat er bacteriën in de urine terechtkomen. Het is echter nog onduidelijk of nitrofurazine ook daadwerkelijk infecties van de urinewegen met bijkomende klachten kan voorkomen. Om deze reden wordt het gebruik van katheters met deze coating niet aanbevolen.

13.6.2 Kathetertips

Er zijn verschillende soorten kathetertips. De tip die standaard gebruikt wordt, is recht en heeft een rond uiteinde. In deze tip zitten twee gaatjes of ogen die tegenover elkaar liggen: hierdoor kan urine de katheter instromen en afgevoerd worden. De Nelaton-katheter heeft een standaard tip en wordt voor de meeste katheterisaties gebruikt. De Nelaton-katheter kan bij mannen, vrouwen en kinderen worden gebruikt.

Er zijn ook katheters met een licht gebogen tip, deze katheters worden Tiemann-katheters genoemd. Tiemann-katheters zijn speciaal geschikt voor mannen met prostaathypertrofie of een steile blaashals. Een Tiemann-katheter mag alleen ingebracht worden door een zeer deskundige zorgprofessional, bijvoorbeeld een uroloog of een urologieverpleegkundige.

13.6.3 Diameter

De buitenste diameter of doorsnede van een blaaskatheter wordt uitgedrukt in Charrière (Ch of CH). 1 millimeter staat gelijk aan 3 Charrière (1 mm = Ch 3). De maten van katheters lopen van 6 Ch tot 30 Ch. Elke maat heeft een eigen specifieke kleur, die internationaal is vastgelegd.

Voor welke maat katheter je kiest, hangt af van de reden van katheterisatie en het materiaal dat door de katheter afgevoerd moet worden (bijvoorbeeld urine, bloed of steengruis). De diameter van het lumen is altijd kleiner dan de buitenste diameter; het verschil per materiaal hoeveel kleiner. Katheters die gemaakt zijn van siliconen hebben bijvoorbeeld een relatief groot lumen doordat ze geen coating bevatten. Enkele voorbeelden van veelgebruikte maten zijn:

Bij kinderen:

- Ch 6-10.

Bij volwassenen:

- Ch 10: bij heldere urine, zonder vuil of gruis;
- Ch 12-14: bij heldere urine, zonder bloed, gruis of bezinksel;
- Ch 16: bij enigszins troebele urine, enig bloed in de urine met of zonder stolsels, geen of weinig gruis, geen of weinig bezinksel;
- Ch 18: bij bloed in de urine met middelgrote stolsels, matig tot veel gruis, matig tot veel bezinksel;
- Ch 20-24: bij een grote hoeveelheid bloed in de urine waarbij spoelen noodzakelijk is.

De maat staat aangegeven op het vulkanaal (de opening waardoor je de ballon kunt vullen met vloeistof).

13.6.4 Lengte

Bij mannen gebruik je standaard een katheter met een lengte van 41-45 centimeter. Bij vrouwen wordt standaard gekatheteriseerd met een katheter van 25 centimeter lang. Als een vrouw ernstig overgewicht heeft, kun je een langere katheter nodig hebben. Je mag de standaard katheter voor vrouwen niet bij mannen gebruiken. Bij een te korte katheter bestaat het risico dat de ballon niet in de blaas, maar in de urinebuis opgeblazen wordt. Dit kan ernstig letsel veroorzaken. Bij kinderen wordt meestal een katheter met een lengte van 30 centimeter gebruikt.

13.6.5 Ballongrootte

Blaaskatheters hebben net onder de tip een klein ballonnetje. Door de ballon na het inbrengen van de katheter te vullen met vloeistof, zet deze in de blaas uit. Dit zorgt ervoor dat de katheter niet uit de blaas kan glijden; de opgeblazen ballon past immers niet door de urinebuis.

De ballongrootte staat op het vulkanaal, achter de maat van de katheter. De minimale en maximale hoeveelheid vulling worden weergegeven in milliliter of cc. Dit ziet er bijvoorbeeld als volgt uit: Ch 12 / 10-15 cc. Deze opening heeft dus een grootte van 12 CH en deze ballon mag met maximaal 10-15 cc gevuld worden.

Het is belangrijk dat je niet meer vloeistof in de ballon spuit dan de aangegeven maximale vulling. Bij overvulling wordt de ballon te groot. Dit kan leiden tot:

- afsluiting van de openingen in de kathetertip;
- irritatie van de blaaswand;
- het samentrekken van spieren in de blaaswand.

Als de ballon onvoldoende gevuld is en dus te klein is, kan de katheter uitglijden. Volg de richtlijnen van de fabrikant nauwkeurig op om over- of ondervulling te voorkomen.

13.6.6 Ballonvulling

Voor de vulling van de ballon kun je steriel water gebruiken. Steriel wil zeggen dat iets vrij is van bacteriën, virussen en andere micro-organismen. Bij katheters die gemaakt zijn van 100% siliconen, bevelen fabrikanten in plaats van steriel water soms glycerineoplossing aan. De reden hiervoor is dat steriel water na een tijdje uit de ballon kan gaan lekken. Het is echter niet bewezen dat glycerineoplossing niet lekt.

13.6.7 Gesloten opvangsysteem

Nadat je de katheter op een steriele manier geplaatst hebt, sluit je deze direct aan op een steriele opvangzak. Het is belangrijk dat deze opvangzak steriel en gesloten is, omdat er daardoor minder kans bestaat op een infectie met bacteriën die via de zak en de katheter in de urinewegen terechtkomen. Koppel het opvangsysteem zo min mogelijk los. Loskoppelen vergroot de kans op bacteriële infecties.

13.6.8 Glijmiddelen

Je kunt glijmiddel gebruiken om de urinebuis gladder en wijder te maken. Er bestaan verschillende soorten glijmiddel:

- wateroplosbaar glijmiddel;
- wateroplosbaar glijmiddel met chloorhexidine (een ontsmettingsmiddel);
- wateroplosbaar glijmiddel met lidocaïne (een verdovend middel);
- wateroplosbaar glijmiddel met chloorhexidine en lidocaïne.

Het gebruik van glijmiddel bij het inbrengen van een katheter heeft meerdere voordelen. Ten eerste raakt de urinebuis minder snel beschadigd, doordat er minder wrijving optreedt tussen de urinebuis en de katheter. Ten tweede vermindert een glijmiddel met chloorhexidine de kans op infectie van de urinewegen. Ten slotte zorgt het verdovende effect van lidocaïne ervoor dat de zorgvrager minder pijn ervaart. Katheteriseren kan namelijk pijnlijk zijn.

13.6.9 Overige materialen voor katheterisatie

- een steriele katheter;
- een steriele spuit met glijmiddel;
- een bakje met vier gaasjes of watjes;
- steriel water;
- twee onderleggers;
- een gaasje;
- niet-steriele handschoenen;
- steriele handschoenen;
- een opvangbak of -zak van 1 liter met maatverdeling;
- een afvalbak.

13.7 Stappenplan inbrengen blaaskatheter bij een man

13.7.1 Eenmalige blaaskatheterisatie bij een man

Stappenplan voor het inbrengen van een eenmalige blaaskatheterisatie bij een man

Voor het inbrengen van een blaaskatheter bij een man moet je de volgende materialen klaarzetten:

- een steriele katheter;
- een steriele spuit met glijmiddel;
- gaasjes;
- een stromende kraan of steriel water;
- twee onderleggers;
- een steriel gaasje;
- niet-steriele handschoenen;
- steriele handschoenen;
- een steriele doek;

Verzorgen blaaskatheter 13

- een opvangzak;
- een prullenbak.

Voorafgaand zorg je voor een ruimte met voldoende privacy (bijvoorbeeld door de gordijnen te sluiten).

1. Laat de zorgvrager eerst plassen als het residu moet worden bepaald.
2. Maak je handen goed schoon. Bij zichtbaar vuil met zeep en water, anders met handalcohol.
3. Zet alle materialen klaar, zodat je er makkelijk bij kunt.
4. Maak de gaasjes nat met water uit een stromende kraan of steriel water.
5. Laat de zorgvrager de onderkleding uitdoen en vraag hem plat op de rug te gaan liggen met de benen licht gespreid. Als de zorgvrager niet goed plat kan liggen, kun je hem in een half zittende positie brengen. Leg een absorberende onderlegger onder de billen van de zorgvrager, zodat het bed niet nat wordt. Zet het bed op een goede werkhoogte.
6. Doe de niet-steriele handschoenen aan.
7. Leg een tweede onderlegger over de dijbenen en onder de penis van de zorgvrager. Leg hierop de opvangzak en het bakje met natte gaasjes klaar.
8. Open de verpakking van de spuit met glijmiddel. Laat de spuit in de geopende verpakking liggen.
9. Reinig de penis van de zorgvrager. Vertel hem dat het schoonmaken van de eikel koud en nat aan kan voelen. Voer dan de reiniging volgens onderstaande stappen uit:
   - Trek de voorhuid terug met een gaasje (wanneer de voorhuid aanwezig is).
   - Reinig de rand van de glans van de penis met een uitgeknepen gaasje. Reinig met een nieuw gaasje de glans. Reinig met een derde gaasje de opening van de urinebuis. Je mag hierbij niet op en neer wrijven.
   - Leg een steriel gaasje onder de penis als je die neerlegt.
   - Gooi de gebruikte gaasjes direct in de prullenbak.
10. Breng 10-15 ml glijmiddel uit de steriele spuit aan in de urinebuis. (Als je een katheter gebruikt met een hydrofiele coating of als het glijmiddel al op de katheter in de verpakking zit, is dit niet nodig.) Houd hiervoor de penis met duim en wijsvinger vast onder de glans en breng de conus van de spuit goed in de urinebuis.
11. Druk de urethra een minuut lang voorzichtig dicht met duim en wijsvinger zodat het glijmiddel niet weg kan lopen en kan inwerken (doe dit minimaal vijf minuten voor een verdovend middel). Leg de penis daarna terug op het steriele gaasje.
12. Trek de niet-steriele handschoenen uit.
13. Was of desinfecteer je handen.
14. Vouw de steriele doek open.
15. Open de verpakking van de katheter zodat het aansluitpunt bereikbaar is, maar haal de katheter nog niet uit de verpakking.
16. Haal de opvangzak uit de verpakking en verwijder de afsluitdop. Bevestig de urineopvangzak aan de katheter zonder de katheter onsteriel te maken.
17. Haal de katheter uit de verpakking door aan de slang van de opvangzak te trekken. Raak de katheter hierbij niet aan. Leg het in te brengen deel op het steriele veld.

13 Verzorgen blaaskatheter

18 Doe de steriele handschoenen aan.
19 Neem de katheter op ongeveer 5 cm van de top in je hand.
20 Houd met je andere hand de penis loodrecht omhoog.
21 Breng de katheter met een vloeiende beweging in tot urine uit de katheter druppelt. Als er urine terugkomt, moet je de katheter nog 2 cm verder inbrengen.
22 Als de urinestroom stopt, vraag de zorgvrager dan om op de hand te blazen. Op die manier wordt ook de laatste urine uit de blaas geperst. Daarna kun je de katheter geleidelijk terugtrekken, met 1 cm per stap. Als de urine toch weer begint te lopen, moet je wachten tot dit stopt en kun je daarna verdergaan met het verwijderen van de katheter.
23 Controleer de hoeveelheid urine in de opvangzak en leeg de zak.
24 Gooi de katheter weg in de prullenbak.
25 Maak de penis schoon en droog en schuif de voorhuid weer over de eikel (wanneer de voorhuid aanwezig is).
26 Zorg dat de zorgvrager weer comfortabel ligt.
27 Doe de steriele handschoenen uit.
28 Was of desinfecteer je handen.
29 Ruim alles op.
30 Noteer in het dossier van de zorgvrager:
 – de datum;
 – de tijd;
 – de hoeveelheid urine;
 – de kleur en geur van de urine;
 – de soort katheter;
 – de diameter van de katheter;
 – de lengte van de katheter;
 – eventuele andere bijzonderheden.
31 Onderteken de notities met een paraaf.

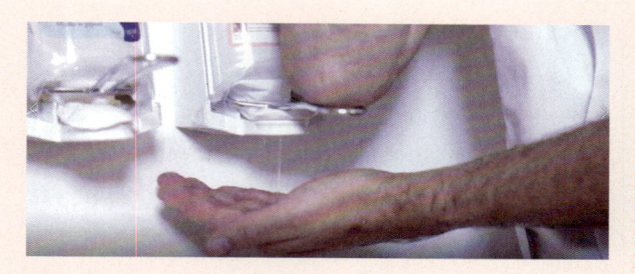

Afbeelding 13.3-1 Het schoonmaken van de handen met handalcohol (stap 2).

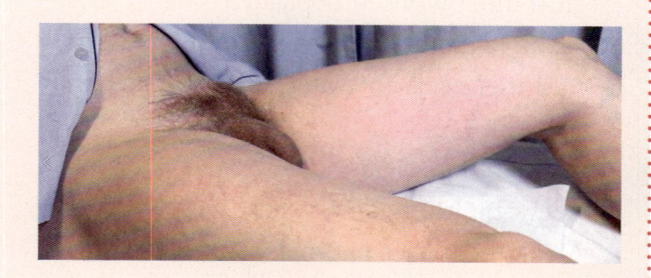

Afbeelding 13.3-2 Vraag de zorgvrager plat op de rug te gaan liggen met de benen licht gespreid (stap 5).

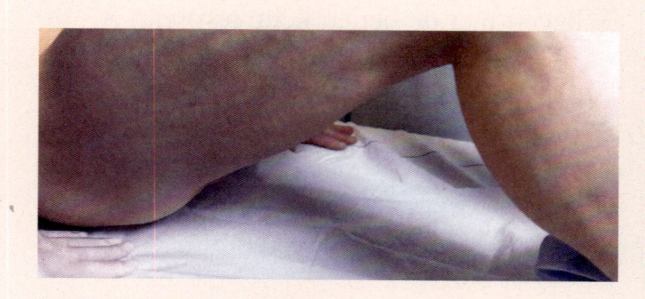

Afbeelding 13.3-3 Leg een absorberende onderlegger onder de billen van de zorgvrager (stap 5).

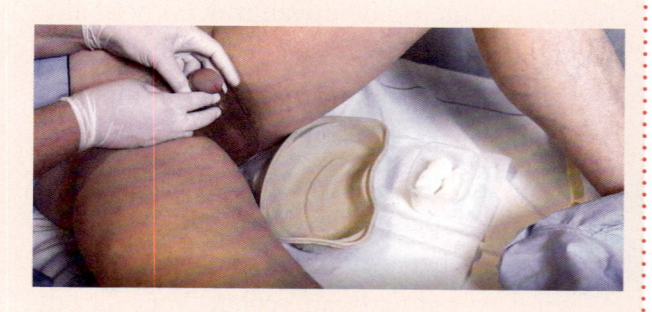

Afbeelding 13.3-4 Trek de voorhuid terug met een gaasje (stap 9).

Verzorgen blaaskatheter 13

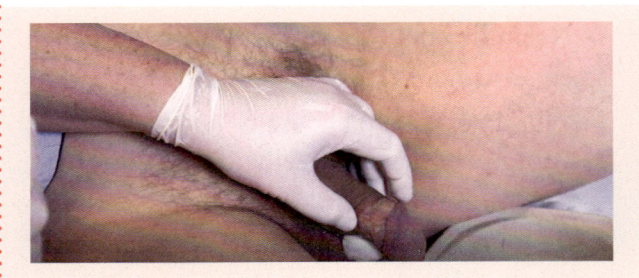

Afbeelding 13.3-5 Leg een gaasje onder de penis (stap 9).

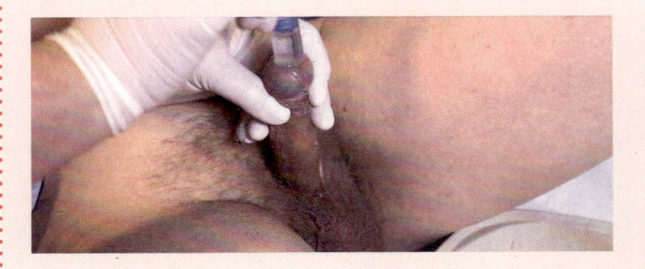

Afbeelding 13.3-6 Breng de steriele spuit met glijmiddel voorzichtig in (stap 10).

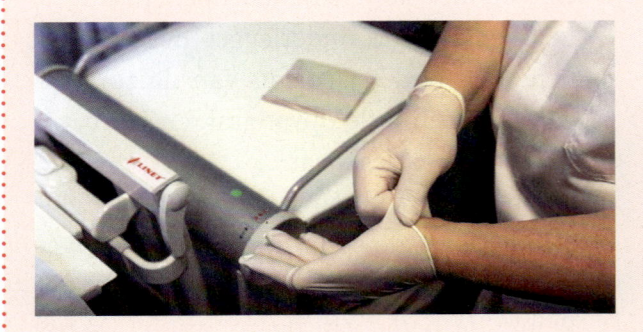

Afbeelding 13.3-7 Trek de niet-steriele handschoenen uit (stap 12).

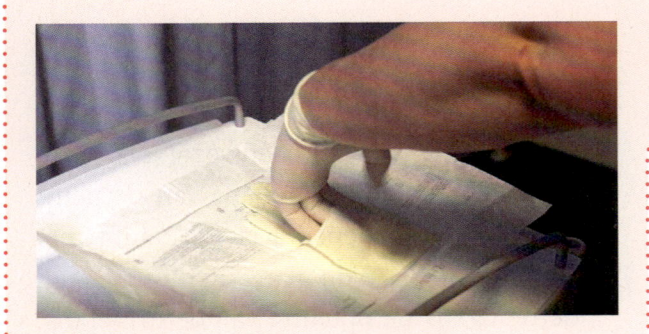

Afbeelding 13.3-8 Trek de steriele handschoenen aan (stap 18).

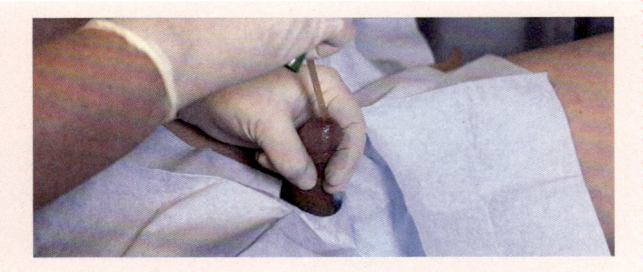

Afbeelding 13.3-9 Houd de penis in loodrechte positie (stap 20).

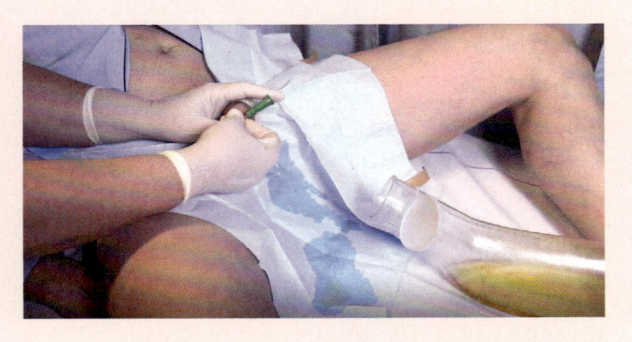

Afbeelding 13.3-10 Wanneer de urinestroom gestopt is, kun je de katheter geleidelijk terugtrekken met 1 cm per stap (stap 22).

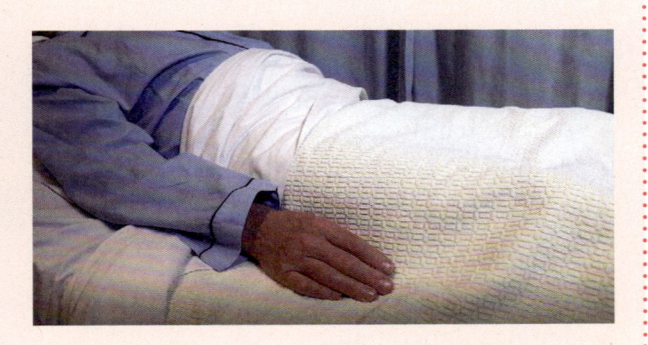

Afbeelding 13.3-11 Zorg dat de zorgvrager weer comfortabel en droog ligt (stap 26).

13 Verzorgen blaaskatheter

13.7.2 Verblijfskatheter inbrengen bij een man

Stappenplan voor het inbrengen van een verblijfskatheter bij een man

Voor het inbrengen van een verblijfskatheter bij een man moet je de volgende materialen klaarzetten:

- een steriele katheter;
- een steriele spuit met glijmiddel;
- een flacon aquadest;
- een spuit en een opzuignaald;
- gaasjes;
- een stromende kraan of steriel water;
- twee onderleggers;
- een steriel gaasje;
- een pleister;
- een steriele doek;
- niet-steriele handschoenen;
- steriele handschoenen;
- desinfectiemiddel;
- wattenstaafjes;
- een ophangrekje;
- een opvangzak;
- een naaldencontainer;
- een prullenbak.

Voorafgaand zorg je voor een ruimte met voldoende privacy (bijvoorbeeld door de gordijnen te sluiten).

1 Maak je handen goed schoon. Bij zichtbaar vuil met zeep en water, anders met handalcohol.
2 Zet alle materialen klaar, zodat je er makkelijk bij kunt.
3 Neem de spuit uit de verpakking en plaats een opzuignaald op de spuit. Draai de dop van de flacon met steriel water. Trek de voorgeschreven hoeveelheid water op. Gooi de naald in de naaldencontainer. Ontlucht de spuit en leg deze terug in de verpakking.
4 Maak de gaasjes nat met water uit een stromende kraan of steriel water.
5 Laat de zorgvrager de onderkleding uitdoen en vraag hem plat op de rug te gaan liggen met de benen licht gespreid. Als de zorgvrager niet goed plat kan liggen, kun je hem in een half zittende positie brengen. Leg een absorberende onderlegger onder de billen van de zorgvrager, zodat het bed niet nat wordt. Zet het bed op een goede werkhoogte.
6 Doe de niet-steriele handschoenen aan.
7 Leg een tweede onderlegger over de dijbenen en onder de penis van de zorgvrager. Leg hierop de opvangzak en het bakje met natte gaasjes klaar.
8 Open de verpakking van de spuit met glijmiddel. Laat de spuit in de geopende verpakking liggen.
9 Reinig de penis van de zorgvrager. Vertel hem dat het schoonmaken van de eikel koud en nat aan kan voelen. Voer dan de reiniging volgens onderstaande stappen uit.
10 Trek de voorhuid terug met een gaasje (wanneer de voorhuid aanwezig is).
11 Reinig de rand van de glans van de penis met een uitgeknepen gaasje. Reinig met een nieuw gaasje de glans. Reinig met een derde gaasje de opening van de urinebuis. Je mag hierbij niet op en neer wrijven.
12 Leg een steriel gaasje onder de penis als je die neerlegt.

13. Gooi de gebruikte gaasjes direct in de prullenbak.
14. Breng 10-15 ml glijmiddel aan in de urinebuis. (Als je een katheter gebruikt met een hydrofiele coating of als het glijmiddel al op de katheter in de verpakking zit, is dit niet nodig.) Houd hiervoor de penis met duim en wijsvinger vast onder de glans en breng de conus van de spuit goed in de urinebuis.
15. Druk de urethra een minuut lang voorzichtig dicht met duim en wijsvinger zodat het glijmiddel niet weg kan lopen en kan inwerken (doe dit minimaal vijf minuten voor een verdovend middel). Leg de penis daarna terug op het steriele gaasje.
16. Trek de niet-steriele handschoenen uit.
17. Was of desinfecteer je handen.
18. Desinfecteer het aansluitpunt van de urineopvangzak met een wattenstaafje of gaasje met alcohol.
19. Positioneer de zak op het werkveld. Zorg ervoor dat het aansluitpunt de omgeving niet raakt.
20. Was of desinfecteer je handen.
21. Vouw de steriele doek open.
22. Open de verpakking van de katheter zodat het aansluitpunt bereikbaar is, maar haal de katheter nog niet uit de verpakking.
23. Bevestig de slang van de urineopvangzak aan de katheter zonder de katheter onsteriel te maken.
24. Verwijder de verpakking van de katheter. Raak de katheter hierbij niet aan. Leg het in te brengen deel op het steriele veld.
25. Was of desinfecteer je handen.
26. Doe de steriele handschoenen aan.
27. Neem de katheter op ongeveer 5 cm van de top in je hand.
28. Houd met je andere hand de penis loodrecht omhoog.
29. Breng de katheter met een vloeiende beweging in tot er urine uit de katheter druppelt. Schuif de katheter verder op tot de vertakking.
30. Als er geen urine afloopt, kun je lichte druk op de blaas uitoefenen.
31. Zet de injectiespuit op het juiste lumen van de katheter en spuit daarna de juiste hoeveelheid aquadest in om de ballon te vullen. Verwijder de spuit van het lumen.
32. Trek de katheter voorzichtig terug, totdat je weerstand voelt. Oefen even een lichte druk uit op de katheter om te controleren of deze niet uit de blaas komt.
33. Maak de penis schoon en droog en schuif de voorhuid weer over de eikel (wanneer de voorhuid aanwezig is).
34. Doe de steriele handschoenen uit.
35. Was of desinfecteer je handen.
36. Zorg ervoor dat de katheter en afvoerslang nergens kunnen knikken. Je kunt de katheter met een pleister aan het bovenbeen vastmaken.
37. Zorg dat de zorgvrager weer comfortabel ligt.
38. Hang de opvangzak altijd beneden het niveau van de blaas; op die manier zorgt de zwaartekracht voor afvoer van urine.
39. Ruim alles op.
40. Noteer in het dossier van de zorgvrager:
    - de datum;
    - de tijd;
    - de hoeveelheid urine;
    - de kleur en geur van de urine;
    - de soort katheter;
    - de diameter;
    - de lengte en andere bevindingen.

13 Verzorgen blaaskatheter

41 Noteer ook de hoeveelheid vloeistof die je in de ballon hebt gespoten en de datum waarop de katheter gewisseld moet worden.
42 Onderteken de notities met een paraaf.

13.7.3 Aandachtspunten bij een verblijfskatheter

Na het inbrengen van een verblijfskatheter moet je de zorgvrager goed in de gaten houden. Let op de volgende punten:

- Als de katheter net is ingebracht, is het belangrijk om de hoeveelheid geproduceerde urine in de gaten te houden. Per 24 uur zou de zorgvrager ongeveer 1500 ml urine moeten verliezen; dit betekent ongeveer 60 ml per uur.
- De zorgvrager kan onrustig of verward worden, bijvoorbeeld als gevolg van een blaasontsteking. Dan kan hij zelf de blaaskatheter uit de blaas trekken.
- De urine moet gecontroleerd worden op slierten, vlokken, gruis of bloed. Als deze aanwezig zijn, kan dit wijzen op een blaasontsteking.
- Bij het legen van de urineopvangzak kun je een penetrante geur opmerken. Dit is ook een aanwijzing voor een blaasontsteking.
- Pijn in de onderbuik kan een teken zijn van een blaasontsteking. Blaaskrampen zijn dit echter niet. Blaaskrampen zijn een reactie op de aanwezigheid van de katheter in de blaas. Je kunt de krampen verminderen door wat minder vloeistof in de ballon te doen. Blaaskrampen kunnen ook ontstaan wanneer de katheter verstopt of afgeknéld is. Waarschuw in die gevallen een arts.
- Verhoging of koorts kan een teken zijn van een blaasontsteking.

13.8 Inbrengen blaaskatheter bij een vrouw

13.8.1 Eenmalige blaaskatheterisatie bij een vrouw

Stappenplan voor het inbrengen van een eenmalige blaaskatheterisatie bij een vrouw

Voor het inbrengen van een blaaskatheter bij een vrouw moet je de volgende materialen klaarzetten:

- een steriele katheter;
- een steriele spuit met glijmiddel;
- gaasjes;
- een stromende kraan of steriel water;
- een onderlegger;
- een steriel gaasje;
- niet-steriele handschoenen;
- steriele handschoenen;
- een steriele doek;
- een opvangzak;
- een prullenbak.

Voorafgaand zorg je voor een ruimte met voldoende privacy (bijvoorbeeld door de gordijnen te sluiten).

1 Laat de zorgvrager eerst plassen als het residu moet worden bepaald.
2 Maak je handen goed schoon. Bij zichtbaar vuil met zeep en water, anders met handalcohol.

3. Zet alle materialen klaar, zodat je er makkelijk bij kunt.
4. Maak de gaasjes nat met water uit een stromende kraan of steriel water.
5. Laat de zorgvrager de onderkleding uitdoen en vraag haar plat op de rug te gaan liggen met de benen licht gespreid. Als de zorgvrager niet goed plat kan liggen, kan zij in een half zittende positie worden gebracht. Leg een absorberende onderlegger onder de billen van de zorgvrager, zodat het bed niet nat wordt. Zet het bed op een goede werkhoogte.
6. Open de verpakking van de spuit met glijmiddel. Laat de spuit in de geopende verpakking liggen.
7. Doe de niet-steriele handschoenen aan.
8. Reinig de labia (schaamlippen) van de zorgvrager. Vertel haar dat het schoonmaken koud en nat aan kan voelen. Voer dan de reiniging uit volgens onderstaande stappen:
   - Reinig de buitenste schaamlippen links en rechts met twee uitgeknepen gaasjes.
   - Spreid de buitenste schaamlippen met je niet-dominante hand. Reinig de binnenste schaamlippen afzonderlijk met twee uitgeknepen gaasjes.
   - Spreid de binnenste schaamlippen. Reinig de opening van de urinebuis met een nieuw uitgeknepen gaasje.
   - Gooi de gebruikte gaasjes direct in de prullenbak.
9. Breng 6 ml glijmiddel aan in de urinebuis. (Als je een katheter gebruikt met een hydrofiele coating of als het glijmiddel al op de katheter in de verpakking zit, is dit niet nodig.)
10. Laat een verdovend middel minimaal vijf minuten inwerken.
11. Plaats een steriel gaasje tussen de binnenste schaamlippen.
12. Trek de niet-steriele handschoenen uit.
13. Was of desinfecteer je handen.
14. Vouw de steriele doek open.
15. Open de verpakking van de katheter zodat het aansluitpunt bereikbaar is, maar haal de katheter nog niet uit de verpakking.
16. Haal de opvangzak uit de verpakking en verwijder de afsluitdop. Bevestig de urineopvangzak aan de katheter zonder de katheter onsteriel te maken.
17. Haal de katheter uit de verpakking door aan de slang van de opvangzak te trekken. Raak de katheter hierbij niet aan. Leg het in te brengen deel op het steriele veld.
18. Doe de steriele handschoenen aan.
19. Neem de katheter op ongeveer 5 cm van de top in je hand.
20. Verwijder met je andere hand het steriele gaasje tussen de binnenste schaamlippen en houd de schaamlippen gespreid.
21. Breng de katheter met een vloeiende beweging in tot er urine uit de katheter druppelt. Als er urine terugkomt, moet je de katheter nog 2 cm verder inbrengen.
22. Als de urinestroom stopt, vraag de zorgvrager dan om op de hand te blazen. Op die manier wordt ook de laatste urine uit de blaas geperst. Daarna kun je de katheter geleidelijk terugtrekken, met 1 cm per stap. Als de urine toch weer begint te lopen, moet je wachten tot dit stopt en kun je daarna verdergaan met het verwijderen van de katheter.
23. Controleer de hoeveelheid urine in de opvangzak en leeg de zak.
24. Gooi de katheter weg in de prullenbak.
25. Maak het genitale gebied schoon en droog.

26 Zorg dat de zorgvrager weer comfortabel ligt.
27 Doe de steriele handschoenen uit.
28 Was of desinfecteer je handen.
29 Ruim alles op.
30 Noteer in het dossier van de zorgvrager:
    – de datum;
    – de tijd;
    – de hoeveelheid urine;
    – de kleur en geur van de urine;
    – de soort katheter;
    – de diameter;
    – de lengte en eventuele andere bijzonderheden.
31 Onderteken de notities met een paraaf.

13.8.2 Verblijfskatheter inbrengen bij een vrouw

Stappenplan voor het inbrengen van een verbijfskatheter bij een vrouw

Voor het inbrengen van een verblijfskatheter bij een vrouw moet je de volgende materialen klaarzetten:

- een steriele katheter;
- een steriele spuit met glijmiddel;
- flacon aquadest;
- een spuit en een opzuignaald;
- gaasjes;
- een stromende kraan of steriel water;
- twee onderleggers;
- een steriel gaasje;
- wattenstaafjes;
- een pleister;
- een steriele doek;
- niet-steriele handschoenen;
- steriele handschoenen;
- desinfectiemiddel;
- een ophangrekje;
- een opvangzak;
- een naaldencontainer;
- een prullenbak.

Voorafgaand zorg je voor een ruimte met voldoende privacy (bijvoorbeeld door de gordijnen te sluiten).

1 Maak je handen goed schoon. Bij zichtbaar vuil met zeep en water, anders met handalcohol.
2 Zet alle materialen klaar, zodat je er makkelijk bij kunt.
3 Neem de spuit uit de verpakking en plaats een opzuignaald op de spuit. Draai de dop van de flacon met steriel water. Trek de voorgeschreven hoeveelheid water op. Gooi de naald in de naaldencontainer. Ontlucht de spuit en leg deze terug in de verpakking.
4 Maak de gaasjes nat met water uit een stromende kraan of steriel water.
5 Laat de zorgvrager de onderkleding uitdoen en vraag haar plat op de rug te gaan liggen met de benen licht gespreid. Als de zorgvrager niet goed plat kan liggen, kan zij in een half zittende positie worden gebracht. Leg een absorberende onderlegger onder de billen van de zorgvrager, zodat het bed niet nat wordt. Zet het bed op een goede werkhoogte.
6 Open de verpakking van de spuit met glijmiddel. Laat de spuit in de geopende verpakking liggen.
7 Doe de niet-steriele handschoenen aan.
8 Reinig de labia (schaamlippen) van de

zorgvrager. Vertel haar dat het schoonmaken koud en nat aan kan voelen. Voer dan de reiniging volgens onderstaande stappen uit:
- Reinig de buitenste schaamlippen links en rechts met twee uitgeknepen gaasjes.
- Spreid de buitenste schaamlippen met je niet-dominante hand. Reinig de binnenste schaamlippen afzonderlijk met twee uitgeknepen gaasjes.
- Spreid de binnenste schaamlippen. Reinig de opening van de urinebuis met een nieuw uitgeknepen gaasje.
- Gooi de gebruikte gaasjes direct in de prullenbak.
- Breng 6 ml glijmiddel aan in de urinebuis. (Als je een katheter gebruikt met een hydrofiele coating of als het glijmiddel al op de katheter in de verpakking zit, is dit niet nodig.)
- Laat een verdovend middel minimaal vijf minuten inwerken.
- Plaats een steriel gaasje tussen de binnenste schaamlippen.

9 Trek de niet-steriele handschoenen uit.
10 Was of desinfecteer je handen.
11 Desinfecteer het aansluitpunt van de urineopvangzak met een wattenstaafje of gaasje met alcohol.
12 Positioneer de zak op het werkveld. Doe dit zo dat het aansluitpunt de omgeving niet raakt.
13 Was of desinfecteer je handen.
14 Vouw de steriele doek open.
15 Open de verpakking van de katheter zodat het aansluitpunt bereikbaar is, maar haal de katheter nog niet uit de verpakking.
16 Bevestig de slang van de urineopvangzak aan de katheter zonder de katheter onsteriel te maken.
17 Verwijder de verpakking van de katheter. Raak de katheter hierbij niet aan. Leg het in te brengen deel op het steriele veld.
18 Was of desinfecteer je handen.
19 Doe de steriele handschoenen aan.
20 Neem de katheter op ongeveer 5 cm van de top in je hand.
21 Verwijder met je andere hand het steriele gaasje tussen de binnenste schaamlippen en houd de schaamlippen gespreid.
22 Breng de katheter met een vloeiende beweging in tot er urine uit de katheter druppelt. Schuif de katheter daarna nog 2 cm verder op.
23 Als er geen urine afloopt, kun je lichte druk op de blaas uitoefenen.
24 Zet de injectiespuit op het juiste lumen van de katheter en spuit daarna de juiste hoeveelheid aquadest in om de ballon te vullen. Verwijder de spuit van het lumen.
25 Trek de katheter voorzichtig terug, totdat je weerstand voelt. Oefen even een lichte druk uit op de katheter om te controleren of deze niet uit de blaas komt.
26 Maak het genitale gebied schoon en droog.
27 Doe de steriele handschoenen uit.
28 Was of desinfecteer je handen.
29 Zorg ervoor dat de katheter en afvoerslang nergens kunnen knikken. Je kunt de katheter met een pleister aan het bovenbeen vastmaken.
30 Zorg dat de zorgvrager weer comfortabel ligt.
31 Hang de opvangzak altijd beneden het niveau van de blaas; op die manier zorgt de zwaartekracht voor afvoer van urine.
32 Ruim alles op.
33 Noteer in het dossier van de zorgvrager:

13 Verzorgen blaaskatheter

- de datum;
- de tijd;
- de hoeveelheid urine;
- de kleur en geur van de urine;
- de soort katheter;
- de diameter;
- de lengte en eventuele andere bijzonderheden.

34 Noteer ook de hoeveelheid vloeistof die je in de ballon hebt gespoten en de datum waarop de katheter gewisseld moet worden. Onderteken de notities met een paraaf.

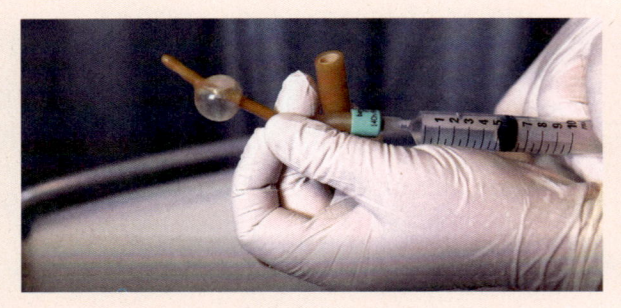

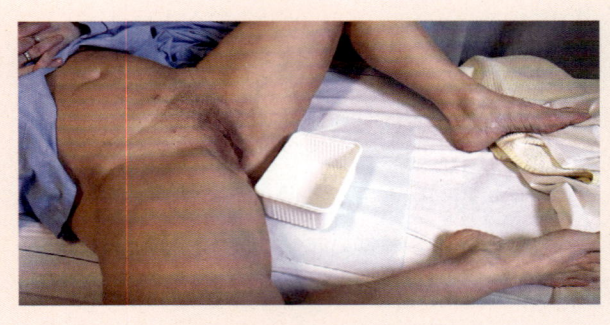

Afbeelding 13.6-1 Laat de zorgvrager met de benen licht gespreid en gebogen liggen (stap 5).

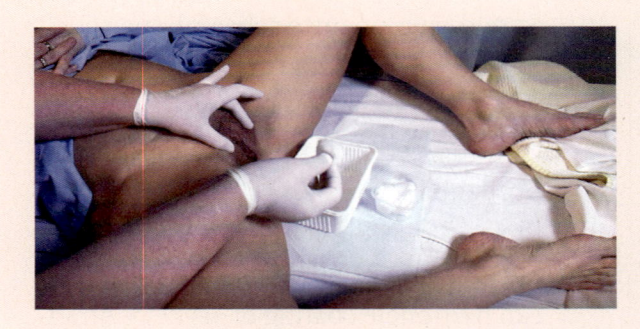

Afbeelding 13.6-2 Reinig de buitenste schaamlippen met uitgeknepen gaasjes (stap 8).

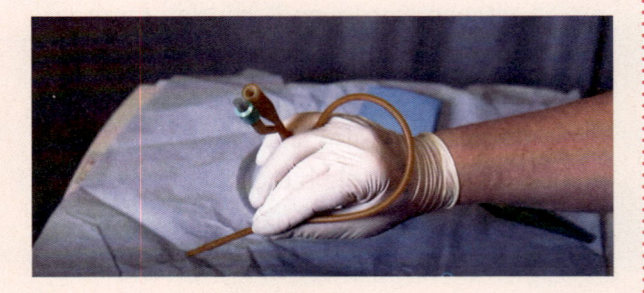

Afbeelding 13.4 Katheter.

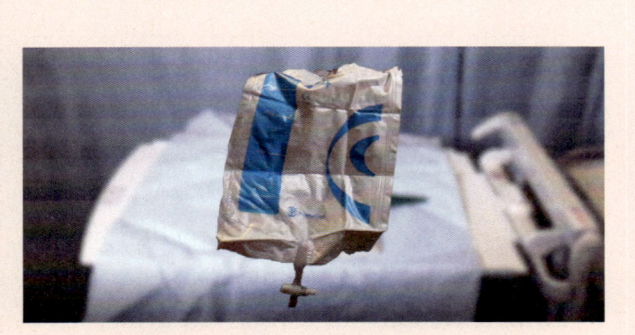

Afbeelding 13.6-3 Neem de katheter in je hand op ongeveer 5 cm van de top (stap 19).

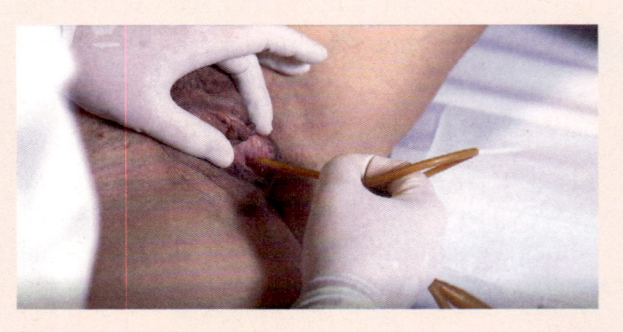

Afbeelding 13.5 Katheteropvangzak.

Afbeelding 13.6-4 Houd de schaamlippen gespreid en breng de katheter in (stap 20/21).

13.9 Verzorgen van een verblijfskatheter

Zorgvragers met een verblijfskatheter dienen dagelijks verzorging te krijgen. Bij de verzorging van verblijfskatheters maken we onderscheid tussen urethrale en suprapubische katheters.

Een urethrale verblijfskatheter verzorg je dagelijks tijdens het wassen van de zorgvrager. Je maakt het gebied rondom de katheter en de geslachtsdelen (let bij de man ook op de eikel) elke dag schoon met water. Ook de katheterslang moet je met water wassen. De urineopvangzak hoef je niet dagelijks te vervangen. Je vervangt de urineopvangzak alleen in het geval van:

- een lekkende opvangzak;
- een volle gesloten eenmalige opvangzak;
- een nare geur;
- neerslag in de urine;
- een verbroken verbinding tussen de katheter en de opvangzak.

Bij zorgvragers met een (verblijfs)katheter wordt standaard een urineproductie van minimaal 1,5 tot 2 liter per 24 uur nagestreefd om een urineweginfectie te voorkomen. In overleg met een arts kan hiervan worden afgeweken, bijvoorbeeld in het geval van een vochtbeperking.

13.9.1 Stappenplan verzorging van een urethrale verblijfskatheter

Stappenplan voor het verzorgen van een urethrale verblijfskatheter

Voor het verzorgen van een verblijfskatheter moet je de volgende materialen klaarzetten:

- niet-steriele handschoenen;
- een kom met water;
- twee washandjes;
- een handdoek;
- een prullenbak.

1. Maak je handen goed schoon. Bij zichtbaar vuil met zeep en water, anders met handalcohol.
2. Zet alle materialen klaar, zodat je er makkelijk bij kunt.
3. Laat de zorgvrager zitten of liggen.
4. Doe de niet-steriele handschoenen aan.
5. Controleer of de katheterslang en verbindingsslang doorgankelijk zijn, of er geen lekkage optreedt en of de slangen niet worden afgeklemd.
6. Inspecteer de urine. Kijk naar de kleur en de aanwezigheid van sediment of stolsels.
7. Controleer de opvangzak op mate van vulling en de geur. Ga na of er geen lekkage optreedt.
8. Controleer de opening van de urinebuis en de genitaliën op roodheid, irritatie en korstvorming.
9. Reinig de opening van de urinebuis en de genitaliën met water. Bij mannen moet je de voorhuid hiervoor terugschuiven (wanneer de voorhuid aanwezig is). Droog ver-

13 Verzorgen blaaskatheter

volgens de genitaliën met de handdoek. Reinig de katheter en de slang van de urineopvangzak met een schoon, nat washandje.
10 Controleer of de katheter nog goed gefixeerd is, of de urineopvangzak onder het niveau van de blaas hangt en of deze de grond niet raakt.
11 Doe de niet-steriele handschoenen uit.
12 Was of desinfecteer je handen.
13 Ruim alles op.
14 Noteer:
 – het tijdstip;
 – de handeling;
 – eventuele bijzonderheden tijdens de procedure.

13.9.2 Aandachtspunten bij het verzorgen van een verblijfskatheter

Bij de verzorging van een katheter moet je op een aantal punten letten: het afvloeien van de urine, de toestand van de zorgvrager, de urineproductie en lichamelijke klachten.

Afvloeien van de urine

Als de katheter bijvoorbeeld niet doorloopt, kan dit komen doordat de katheter of opvangzak ergens afgeklemd is. Dit moet je controleren. Je moet er ook voor zorgen dat de opvangzak voor de urine zich altijd onder het niveau van de katheter bevindt. Hierdoor wordt de urine door de zwaartekracht naar de zak verplaatst.
Als de katheter geblokkeerd wordt door stolsels, kun je proberen de katheter ter hoogte van het stolsel heen en weer te rollen tussen duim en wijsvinger. De katheter begint hierdoor vaak weer te lopen. Het is belangrijk om een arts in te lichten als je stolsels aantreft in de katheter. Een verstopte katheter komt vooral voor bij zorgvragers met een verblijfskatheter en kan veroorzaakt worden door:

- een knik in de katheterslang;
- een katheter die tegen de blaaswand komt;
- een opvangzak die hoger hangt dan de blaas;
- korstvorming;
- neerslag in de katheter;
- obstipatie;
- te weinig intake van vocht bij de zorgvrager.

Als de katheter lekt, is het van belang om te controleren of de zorgvrager blaaskrampen heeft. Ook moet je controleren of de katheterballon nog voldoende gevuld is, om te voorkomen dat deze verschuift. Het kan nodig zijn de ballon bij te vullen of een nieuwe katheter in te brengen.

Toestand zorgvrager

Bij onrustige of verwarde zorgvragers is de kans groter dat ze zelf hun katheter verwijderen. Dit kan gebeuren doordat de zorgvrager onrustig ligt te woelen in bed, waardoor de katheter losschiet, maar ook doordat hij de katheter handmatig uit het lichaam trekt. Als de katheter door de zorgvrager zelf verwijderd is, moet je overleggen met een arts of het inbrengen van een nieuwe katheter gewenst is. Een katheter kan bij deze zorgvragers de onrust juist verhogen en een urineweginfectie veroorzaken, met alle gevolgen van dien.

Urineproductie

Het is bij zorgvragers met verblijfskatheters van belang om de urineproductie goed te mo-

Verzorgen blaaskatheter | 13

nitoren. Per 24 uur wordt uitgegaan van een productie van ongeveer 1,5 tot 2 liter urine. Dit komt neer op ongeveer 60 ml urine per uur. Raadpleeg een arts als de urineproductie van deze normaalwaarde begint af te wijken. Overigens kun je in overleg met de arts ook van tevoren afwijken van deze richtlijn, bijvoorbeeld bij een vochtbeperking.

Een blaasontsteking kan zich uiten door een penetrante geur van de urine of de aanwezigheid van slierten, vlokken, gruis of bloed in de urine. Raadpleeg een arts als je vermoedt dat de zorgvrager een blaasontsteking heeft en hij hier nog niet voor behandeld wordt.

Een verkeerde plaatsing van de katheter of een verkeerd ingebrachte maat katheter kan een beschadiging van het slijmvlies van de plasbuis veroorzaken. Een beschadiging van dit slijmvlies veroorzaakt soms bloedverlies in de urine of pijn bij de zorgvrager, maar dit hoeft niet. Als het slijmvlies is beschadigd, moet je een nieuwe katheter (in de juiste maat) inbrengen bij de zorgvrager.

Lichamelijke klachten

Een zorgvrager kan verschillende lichamelijke klachten hebben bij een verblijfskatheter. Blaaskrampen zijn een veelgehoorde klacht, maar zijn meestal onschuldig. Blaaskrampen zijn namelijk het gevolg van een reactie op een 'vreemd voorwerp' in de blaas en urinewegen. Een katheter is zo'n voorwerp. Het is wel belangrijk om bij blaaskrampen de katheter goed te controleren op lekkage, omdat bij blaaskrampen urine langs de katheter kan lekken.

Als de zorgvrager klaagt over pijn in de onderbuik of koorts, kan dit wijzen op een blaasontsteking. In dit geval kan de zorgverlener zelf een urinetest afnemen voor een blaasontsteking of de behandelend arts waarschuwen. Je moet altijd een arts waarschuwen als de zorgvrager nog niet behandeld wordt voor een urineweginfectie en de verdenking hierop bestaat.

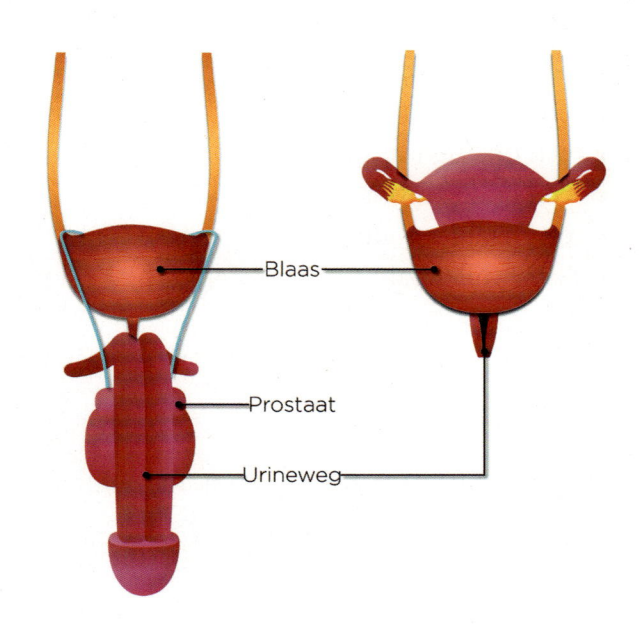

Afbeelding 13.7   *Anatomie van de lage urinewegen.*

13.9.3 Stappenplan controleren van de ballon

Bij een siliconen verblijfskatheter moet iedere drie weken de balloninhoud worden gecontroleerd. Afhankelijk van de concentratie van de urine en de hoeveelheid steriel water die is weggelopen kan het nodig zijn om vaker de ballon te controleren. Je zuigt dan de inhoud van de ballon terug en spuit nieuwe vloeistof in de ballon. Zo voorkom je dat de ballon uit de blaas glijdt. Je mag alleen steriel water in de ballon spuiten. Voor de controle van de balloninhoud wordt een standaard stappenplan aangehouden.

13 Verzorgen blaaskatheter

Stappenplan voor het controleren van de balloninhoud

Voor het controleren van de balloninhoud moet je de volgende materialen klaarzetten:

- een flacon steriel water;
- een steriele spuit van 10 ml;
- een spuit van 10 ml;
- een opzuignaald;
- een onderlegger;
- een naaldencontainer;
- een prullenbak.

Voorafgaand zoek je in het dossier op met hoeveel ml water de ballon gevuld is.

1. Maak je handen goed schoon. Bij zichtbaar vuil met zeep en water, anders met handalcohol.
2. Zet alle materialen klaar, zodat je er makkelijk bij kunt.
3. Haal de steriele spuit uit de verpakking en bevestig de opzuignaald op de conus. Maak de flacon met steriel water open. Zuig 10 ml steriel water op met de spuit. Gooi de opzuignaald weg in de naaldencontainer en leg de gevulde spuit terug in de geopende verpakking.
4. Laat de zorgvrager zitten of liggen. Let er hierbij op dat het aansluitpunt van de katheter goed bereikbaar is. Leg de onderlegger onder het aansluitpunt.
5. Sluit een tweede, lege spuit aan op het juiste lumen van de katheter. Wacht tot de spuit zich vanzelf vult met water. Trek eventueel voorzichtig aan de zuiger.
6. Controleer of de hoeveelheid water in de spuit overeenkomt met de hoeveelheid water die is genoteerd in het dossier.
7. Werp de spuit in de prullenbak.
8. Zet de spuit met steriel water op het juiste lumen. Spuit de voorgeschreven hoeveelheid water in de ballon. Trek de katheter terug tot je weerstand voelt. Verwijder de spuit van het lumen.
9. Controleer of de urineopvangzak onder het niveau van de blaas hangt. Controleer ook of de zak de vloer niet raakt.
10. Ruim alles op.
11. Was of desinfecteer je handen.
12. Noteer:
    - het tijdstip;
    - de hoeveelheid steriel water in de ballon;
    - eventuele bijzonderheden tijdens de procedure.

13.10 Urineopvangzak

Als je de verblijfskatheter hebt ingebracht, sluit je direct een urineopvangzak aan. Dit is een gesloten systeem. Bij een open systeem wordt de opvangzak elke dag losgekoppeld van de katheter.

13.10.1 Soorten urineopvangzakken

Er zijn verschillende soorten urineopvangzakken en bijbehorende onderdelen, die je in verschillende situaties gebruikt:

- Dag- en nachtzak: dagzakken of beenzakken worden meestal gebruikt voor het opvangen van de urine overdag. Deze maak je aan het been van de zorgvrager vast. Nachtzakken of bedzakken worden 's nachts gebruikt, zoals de naam al aangeeft. Er zijn een aantal verschillen tussen dag- en nachtzakken. Een nachtzak is groter dan een dagzak en heeft een standaard nodig om aan te hangen. Daarnaast verschillen de lengtes van de slangen aan beide soorten zakken. Een urineopvangzak voor de nacht heeft meestal een slang van ongeveer 1 meter, terwijl de slang van een urineopvangzak voor overdag korter is en een grote variatie in lengte heeft (tussen de 5 en 65 cm). Voor sportieve zorgvragers bestaan speciale dagzakken om mee te sporten.

- Terugslagklep: een terugslagklep is bedoeld om te voorkomen dat de urine terug de blaas in stroomt als de zak hoger dan de blaas hangt. Elke urineopvangzak moet een terugslagklep hebben, wat voor opvangzak het ook is.
- Met of zonder aftapkraan: aan de onderkant van de urineopvangzak kan zich een aftapkraan bevinden. Hiermee kan de opvangzak geleegd worden zonder dat het gesloten systeem open wordt gemaakt. Dit kan handig zijn voor zorgvragers in de thuissituatie. De aftapkraan moet wel met één hand bediend kunnen worden. Ook mag de kraan niet lekken.
- Met aanprikpunt: de urineopvangzak moet een aanprikpunt hebben, zo dicht mogelijk bij de aansluiting van de katheter. Het is belangrijk dat het systeem gesloten blijft. Je kunt het aanprikpunt gebruiken om urine af te nemen voor onderzoek. Vrijwel alle opvangzakken hebben een aanprikpunt.
- Met of zonder non-woven achterkant: een non-woven achterkant vangt het zweet van de zorgvrager op. Dit kan huidirritatie voorkomen. Een nadeel is echter dat zo'n achterkant ook vocht opneemt tijdens het douchen en dan nat blijft. Na vijf tot zeven dagen is de non-woven achterkant vies. De opvangzak moet dan vervangen worden.
- Met maatverdeling: elke urineopvangzak moet een duidelijke maatverdeling hebben. Meestal is deze maatverdeling echter niet heel precies. Voor een exacte meting moet je daarom een urineopvangzak met urinemeter gebruiken.

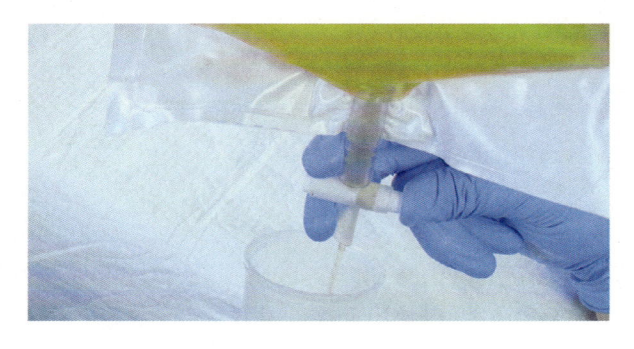

Afbeelding 13.8   Een aftapkraantje aan een urineopvangzak moet je met één hand kunnen bedienen.

Elke urineopvangzak heeft dus idealiter in ieder geval een terugslagklep, een aanprikpunt en een maatverdeling. Afhankelijk van de wensen en behoeften van de zorgvrager kan een opvangzak ook nog een aftapkraan en/of non-woven achterkant hebben.

Bij een zorgvrager die voor korte tijd een katheter krijgt, kies je vaak voor een goedkope urineopvangzak. Bij een lange katheterduur kijk je welke urineopvangzak het meest geschikt is voor de zorgvrager. Bij mobiele zorgvragers gebruik je vaak een dagzak. Bij zorgvragers die alleen op bed liggen kun je ook een nachtzak gebruiken. Soms verzorgt de zorgvrager of zijn partner de urineopvangzak zelf. In dat geval moet je erop letten dat

13 Verzorgen blaaskatheter

de specifieke urineopvangzak goed door de zorgvrager gebruikt kan worden.

13.10.2 Stappenplan verwisselen beenzak/dagzak

Stappenplan voor het verwisselen van een beenzak/dagzak

Voor het verwisselen van een beenzak of dagzak moet je de volgende materialen klaarzetten:

- niet-steriele handschoenen;
- een urineopvangzak;
- desinfectiemiddel;
- een kocher;
- wattenstaafjes of gaasjes;
- eventueel een opvangbak voor urine;
- een onderlegger;
- een prullenbak.

1. Maak je handen goed schoon. Bij zichtbaar vuil met zeep en water, anders met handalcohol.
2. Zet alle materialen klaar, zodat je er makkelijk bij kunt.
3. Ga na of het aftapkraantje van de nieuwe urineopvangzak gesloten is.
4. Leg een onderlegger over de kleding en het beddengoed van de zorgvrager.
5. Doe de niet-steriele handschoenen aan.
6. Plaats de opvangbak onder het aftapkraantje van de huidige urineopvangzak. Open het kraantje en laat de zak leeglopen. Sluit het kraantje.
7. Plaats een kocher op de katheter voor het ballonvulkanaal.
8. Koppel de urineopvangzak los van de katheter. Blijf het uiteinde van de katheter vasthouden. Leg de slang van de opvangzak op de onderlegger.
9. Doordrenk drie wattenstaafjes of gaasjes met alcohol. Desinfecteer met het eerste wattenstaafje/gaasje de binnenkant van de katheter. Desinfecteer de buitenkant van de katheter met een tweede wattenstaafje/gaasje.
10. Reinig de buitenkant van het aansluitpunt met een derde wattenstaafje/gaasje.
11. Sluit de nieuwe urineopvangzak aan op de katheter.
12. Hef de afklemming met de kocher op.
13. Hang de urineopvangzak aan het ophangrekje.
14. Controleer of de urineopvangzak onder het niveau van de blaas hangt. Controleer ook of de zak de vloer niet raakt.
15. Gooi de oude urineopvangzak weg volgens de regels/protocollen van de instelling.
16. Bepaal de hoeveelheid urine in de opvangbak.
17. Doe de niet-steriele handschoenen uit.
18. Was of desinfecteer je handen.
19. Ruim alles op.
20. Noteer:
    - het tijdstip;
    - de handeling;
    - de hoeveelheid urine in de zak/opvangbak;
    - bevindingen tijdens de procedure.

Verzorgen blaaskatheter 13

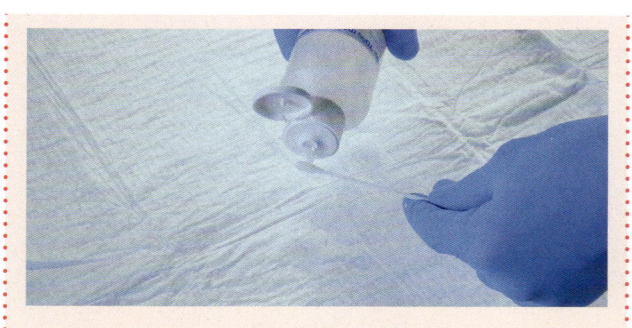

Afbeelding 13.9-1 Doordrenk de wattenstaafjes of gaasjes met alcohol (stap 9).

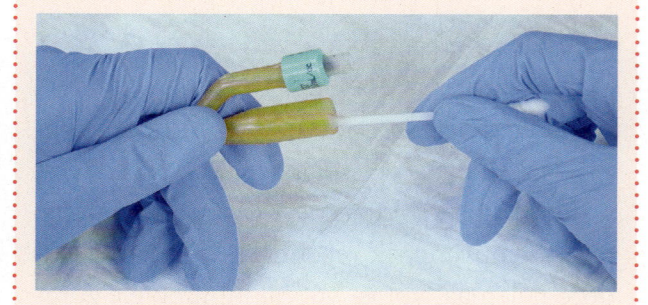

Afbeelding 13.9-2 Maak de binnenkant van de katheter schoon met een wattenstaafje of gaasje (stap 9).

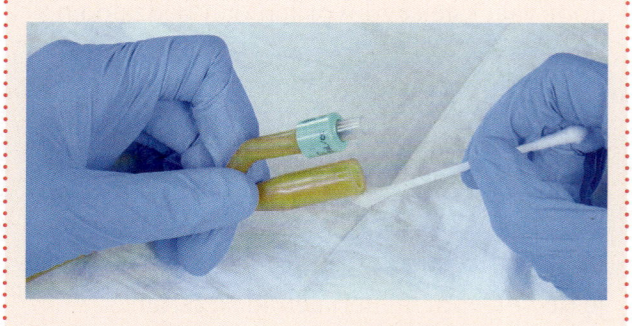

Afbeelding 13.9-3 Maak de buitenkant van het aansluitpunt schoon (stap 10).

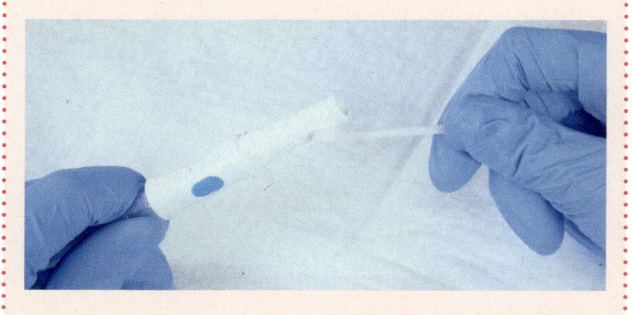

Afbeelding 13.9-4 Sluit de nieuwe urieopvangzak aan op de katheter (stap 11).

13.10.3 Stappenplan aansluiten nachtzak op beenzak

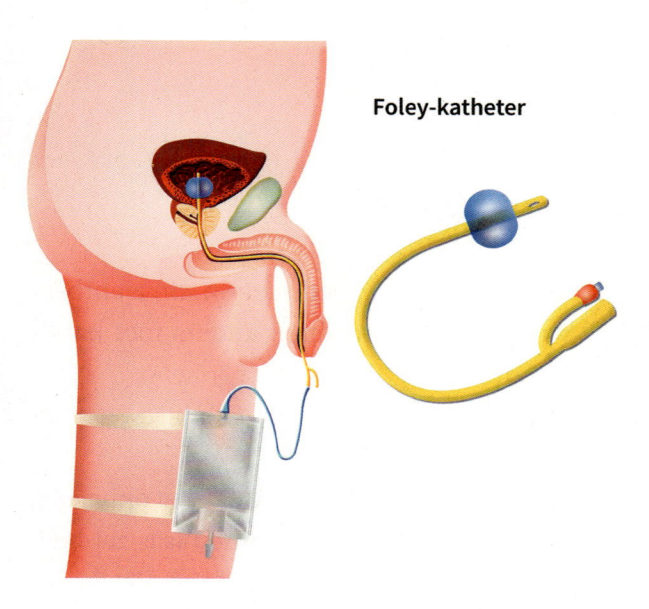

Afbeelding 13.10 Beenzak bij een mannelijke zorgvrager.

Je kunt een urineopvangzak 's nachts doorkoppelen aan een andere opvangzak om het volume dat opgevangen kan worden te vergroten. Nachtzakken en beenzakken kunnen allebei doorgekoppeld worden. Door een opvangzak door te koppelen voorkom je dat de verbinding tussen katheter en opvangzak verbroken wordt tijdens het legen. Dit verkleint de kans op infecties.

Stappenplan voor het doorkoppelen van een urineopvangzak

Voor het doorkoppelen van een urineopvangzak moet je de volgende materialen klaarzetten:

13 Verzorgen blaaskatheter

- niet-steriele handschoenen;
- een nachtzak;
- gaasjes;
- een onderlegger;
- een schaar;
- een koppelstukje;
- NaCl 0,9%;
- een prullenbak.

1. Maak je handen goed schoon. Bij zichtbaar vuil met zeep en water, anders met handalcohol.
2. Zet alle materialen klaar, zodat je er makkelijk bij kunt.
3. Zorg ervoor dat de nachtzak na het ophangen niet onder het niveau van de blaas zal hangen. Controleer ook of de slang niet knikt. Bekijk of de slang ingekort moet worden.
4. Als je de slang in moet korten: knip met een gedesinfecteerde schaar de slang op de juiste lengte af en plaats een koppelstukje.
5. Leg een onderlegger over de kleding/het beddengoed van de zorgvrager.
6. Doe de niet-steriele handschoenen aan.
7. Reinig het aftapkraantje van de urineopvangzak met een alcoholgaasje.
8. Haal het dopje van de slang van de nieuwe nachtzak of het koppelstukje.
9. Reinig het aansluitpunt van de urineopvangzak met een alcoholgaasje.
10. Bevestig de nachtzak aan het aftapkraantje van de dagzak. Je hoeft de dagzak daarvoor niet te legen.
11. Hang de nachtzak aan het ophangrekje.
12. Controleer of de urineopvangzak onder het niveau van de blaas hangt. Controleer ook of de zak de vloer niet raakt.
13. Open het aftapkraantje van de dagzak en controleer of de urine de nachtzak bereikt.
14. Trek de handschoenen uit.
15. Was of desinfecteer je handen.
16. Ruim alles op.
17. Noteer:
    - het tijdstip;
    - de handeling;
    - de hoeveelheid urine in de opvangzak;
    - bevindingen tijdens de procedure.

13.10.4 Stappenplan legen urineopvangzak

Zoals we al zeiden hoef je een urineopvangzak niet elke dag te vervangen. Vervang de zak wel bij lekkage of neerslag. Daarnaast moet je de urineopvangzak regelmatig legen, voordat deze helemaal vol is. Vooral bij mobiele zorgvragers moet je ervoor zorgen dat het gewicht van de opvangzak geen belemmering vormt bij het bewegen. Beenzakken moeten hierdoor vaker geleegd worden dan bedzakken.

Stappenplan voor het legen van een urineopvangzak

Voor het legen van een urineopvangzak moet je de volgende materialen klaarzetten:

- een opvangbak;
- niet-steriele handschoenen;
- gaasjes;
- desinfectiemiddel;
- een prullenbak.

1. Maak je handen goed schoon. Bij zichtbaar vuil met zeep en water, anders met handalcohol.

Verzorgen blaaskatheter 13

2. Zet alle materialen klaar, zodat je er makkelijk bij kunt.
3. Laat de zorgvrager zitten of liggen.
4. Doe de niet-steriele handschoenen aan.
5. Controleer of de katheterslang en verbindingsslang doorgankelijk zijn, of er geen lekkage optreedt en of de slangen niet worden afgeklemd.
6. Inspecteer de urine. Kijk naar de kleur en de aanwezigheid van sediment of stolsels.
7. Controleer de opvangzak op hoeveelheid urine en geur. Ga na of er geen lekkage optreedt. Plaats de opvangbak onder het aftapkraantje van de urineopvangzak en open het kraantje. De zak loopt nu leeg in de opvangbak.
8. Sluit het aftapkraantje.
9. Desinfecteer het aftapkraantje met een gaasje doordrenkt in alcohol.
10. Controleer of de urineopvangzak onder het niveau van de blaas hangt. Controleer ook of de zak de vloer niet raakt.
11. Bepaal de hoeveelheid urine in de opvangbak. Leeg daarna de opvangbak, maak hem schoon en desinfecteer hem.
12. Doe de handschoenen uit.
13. Ruim alles op.
14. Was of desinfecteer je handen.
15. Noteer:
    - het tijdstip;
    - de handeling;
    - de hoeveelheid urine in de zak/opvangbak;
    - bevindingen tijdens de procedure.

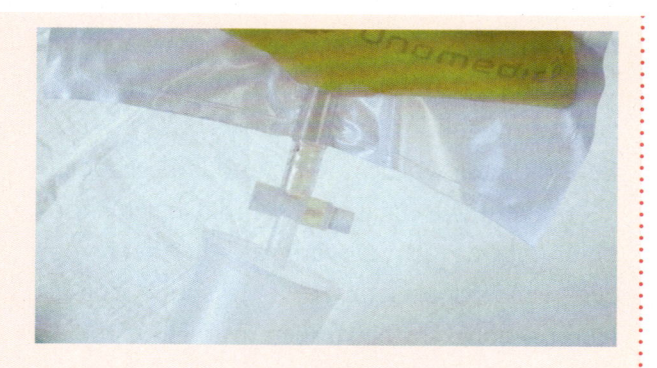

Afbeelding 13.11 De opvangbak (hier een urinaal) plaats je onder het aftapkraantje (stap 7).

13.11 Spoelen van de katheter

Je spoelt een katheter om ervoor te zorgen dat er geen aanslag of verkalking aan de binnenkant van de katheter kan ontstaan en om weefselvorming in de katheter te voorkomen of te verwijderen. Verkalking, aanslag en weefselvorming kunnen leiden tot een verstopte katheter.

Om verkalking en aanslag in de katheter te voorkomen, kun je de katheter spoelen met een zure spoelvloeistof. Dit lost de aanslag op en houdt de katheter open. Het spoelen van de blaas met spoelvloeistof kan irriterend zijn voor de blaas. Daarom is het beter om twee keer achter elkaar te spoelen met kleinere hoeveelheden spoelvloeistof dan om één keer te spoelen met een grote hoeveelheid spoelvloeistof. Twee keer spoelen is ook effectiever: bij de eerste spoeling worden de kristallen verzadigd, bij de tweede keer worden ze opgelost en uitgespoeld.

Om weefselvorming te voorkomen spoel je met NaCl 0,9%. Deze reiniging gebeurt passief: door middel van de zwaartekracht. De

13 Verzorgen blaaskatheter

NaCl wordt ingebracht en kan daarna direct weer terugstromen. Hierdoor wordt de blaas zo min mogelijk geprikkeld.
Een katheter wordt nooit standaard gespoeld als preventieve maatregel, omdat het loskoppelen van de urineopvangzak elke keer voor een risico op infectie zorgt. Je spoelt dus alleen op voorschrift van een arts. Het spoelen van de katheter wordt gedaan bij zorgvragers die snel een verstopte katheter hebben. Je maakt afspraken met de arts over de soort en hoeveelheid spoelvloeistof, hoe vaak je gaat spoelen en hoe lang je gaat spoelen.

13.12 Stappenplan verwijderen van een verblijfskatheter

Een katheter kan niet te lang in de blaas blijven zitten. Hoe vaak je een katheter moet verwisselen, hangt af van het materiaal van de katheter. Ook de conditie van de zorgvrager speelt hierbij een rol. Een katheter kan maximaal twaalf weken blijven zitten. Een arts geeft opdracht tot het verwisselen van de katheter. Bij langdurig kathetergebruik moet je bij verwisseling altijd op de conditie van de katheter letten. Je kunt de katheter openknippen om te kijken of er sprake is van verkalking, korstvorming of weefselvorming.
Als de katheter verstopt raakt, moet je hem altijd verwisselen. Bij de volgende katheter moeten extra maatregelen genomen worden om te voorkomen dat de katheter weer verstopt raakt. Je kunt de katheter bijvoorbeeld spoelen. Bij een antibioticabehandeling voor een blaasontsteking moet je de katheter ook altijd verwijderen. Dit moet binnen 24 uur na de start van de antibiotica. De antibiotica kan de bacterie namelijk niet uit de katheter krijgen, waardoor de katheter opnieuw een infectie kan veroorzaken.

Stappenplan voor het verwijderen van een verblijfskatheter

Voor het verwijderen van een verblijfskatheter moet je de volgende materialen klaarzetten:

- een kom met water;
- een washandje en een handdoek;
- een spuit van 10-20 ml;
- NaCl 0,9%;
- niet-steriele handschoenen;
- een opvangbak;
- een onderlegger;
- een prullenbak.

Voorafgaand zorg je voor een ruimte met voldoende privacy (bijvoorbeeld door de gordijnen te sluiten) en controleer je in het dossier met hoeveel vloeistof de ballon van de katheter gevuld is.

1. Maak je handen goed schoon. Bij zichtbaar vuil met zeep en water, anders met handalcohol.
2. Zet alle materialen klaar, zodat je er makkelijk bij kunt.
3. Doe de niet-steriele handschoenen aan.
4. Positioneer de opvangbak onder het aftapkraantje van de urineopvangzak.
5. Zet het aftapkraantje van de urineopvangzak open, waardoor de urineopvangzak leegloopt in de opvangbak. Sluit na het leeglopen het kraantje.
6. Laat de zorgvrager de onderkleding uittrekken en vraag hem op de rug te gaan

liggen met de benen licht gespreid. Laat vrouwen de knieën optrekken.

7 Leg een onderligger onder de billen en dijen van de zorgvrager. Leg bij mannen ook een onderlegger over de dijbenen onder de penis.
8 Plaats de conus van de lege spuit op het juiste lumen. Laat de spuit zich vanzelf vullen.
9 Ga na of de opgezogen hoeveelheid vloeistof overeenkomt met de genoteerde vloeistof in het dossier.
10 Oefen voorzichtig enige trekkracht uit op de katheter om te controleren of de katheter loszit.
11 Vraag de zorgvrager om uit te ademen en verwijder de katheter in een langzame, vloeiende beweging tijdens de uitademing.
12 Als je weerstand voelt tijdens het verwijderen, spuit dan 1-2 ml NaCl 0,9% in de ballon zodat plooien verdwijnen.
13 Controleer de katheter op verkalking, kostvorming en weefselvorming door de katheter open te knippen.
14 Leg een knoop in de slang van de urineopvangzak en gooi de katheter weg volgens de geldende regels in de instelling.
15 Laat de zorgvrager het onderlichaam wassen met de washand en drogen met de handdoek. Help hem zo nodig hierbij.
16 Vertel de zorgvrager voldoende te drinken en te letten op de hoeveelheid urine.
17 Ruim alles op.
18 Doe de handschoenen uit.
19 Was of desinfecteer je handen.
20 Noteer:
 – de datum en tijd;
 – de handeling;
 – de hoeveelheid urine;
 – bevindingen tijdens de procedure.

13.13 Aanleren zelfkatheterisatie

In verband met het risico op urineweginfecties kan een zorgvrager beter meerdere malen per dag worden gekatheteriseerd, dan dat hij een verblijfskatheter krijgt. Door een zorgvrager te leren zichzelf te katheteriseren kan hij een zo zelfstandig mogelijk leven leiden. Bij zelfkatheterisatie hoeft de zorgvrager niet steriel te werken; er wordt een 'schone' techniek gebruikt. De zorgvrager hoeft geen handschoenen aan. Hij moet de handen wel goed wassen van tevoren. Een schoon werkveld maak je door een onderlegger of een schone doek neer te leggen. Je kunt als zorgverlener niet-steriele handschoenen aantrekken om de zorgvrager te helpen als dat nodig is.

Het is belangrijk om de zorgvrager stapsgewijze aanwijzingen te geven.

Stappenplan voor het uitvoeren van een zelfkatheterisatie

Voor zelfkatheterisatie moet je de volgende materialen klaarzetten:

- een schone handdoek;
- zeep;
- een steriele katheter;
- eventueel een steriele spuit met glijmiddel;
- een washand;
- een wasbak met water uit een flink stromende kraan;
- eventueel een urineopvangzak of een opvangbak;
- eventueel een klem of knijper;

13 Verzorgen blaaskatheter

- niet-steriele handschoenen voor de zorgverlener;
- een afvalbak.

1. Als het nodig is om de hoeveelheid urine die in de blaas achterblijft te meten, laat de zorgvrager dan eerst plassen. Anders hoeft dit niet.
2. Laat de zorgvrager de handen wassen met water en zeep.
3. Zet alle materialen klaar, zodat jullie er makkelijk bij kunnen.
4. Maak bij een katheter zonder coating de verpakking open zonder de katheter aan te raken.
   Bereid een katheter met coating als volgt voor:
   - Open de verpakking aan de bovenkant.
   - Zet de kraan flink open.
   - Laat wat water in de verpakking lopen en laat dit 30 seconden inwerken.
   - Hang de verpakking op aan de op de verpakking aangebrachte plakzegel. Zorg dat de opening niets raakt, zodat de katheter steriel blijft.
5. Verwijder de verpakking van de urineopvangzak en bevestig de slang aan de katheter zonder het in te brengen deel van de katheter aan te raken.
6. Maak de verpakking van de spuit met glijmiddel open en laat de spuit in de geopende verpakking liggen.
7. Trek de niet-steriele handschoenen aan.
8. Man: De zorgvrager kan zelf de eikel schoonmaken.
   - Laat de zorgvrager de washand natmaken met water uit een flink stromende kraan.
   - De zorgvrager houdt met één hand de penis vast en schuift de voorhuid terug (wanneer de voorhuid aanwezig is).
   - Met de andere hand maakt de zorgvrager de urinebuis schoon. De zorgvrager moet hiervoor de washand vanaf de opening van de urinebuis naar buiten strijken. Voor elke nieuwe streek moet de zorgvrager een schoon stuk van de washand gebruiken. Op deze manier kan de zorgvrager de hele eikel schoonmaken.

   Vrouw: De zorgvrager kan zelf de schaamlippen schoonmaken.
   - Laat de zorgvrager de washand natmaken met water uit een flink stromende kraan.
   - De zorgvrager spreidt met één hand de grote schaamlippen.
   - Met de andere hand maakt de zorgvrager de kleine schaamlippen en de opening van de urinebuis schoon. De zorgvrager moet hierbij van boven naar beneden vegen (van voor naar achteren). Voor elke nieuwe streek moet de zorgvrager een schoon stuk van de washand gebruiken.
9. Spuit het glijmiddel in de urinebuis.
10. Zelfkatheterisatie kan zittend, staand of liggend gedaan worden. De zorgvrager moet proberen erachter te komen wat hij het makkelijkst vindt.
    - Laat de zorgvrager met één hand de katheter uit de verpakking halen. Het in te brengen deel van de katheter moet hierbij steriel blijven.
    - De zorgvrager kan de katheter het beste ongeveer 5 cm van de top vasthouden, waarbij de rest als een lus in de katheteriserende hand hangt.
    - Man: De zorgvrager houdt de penis omhoog met één hand.

Verzorgen blaaskatheter

- Vrouw: De zorgvrager spreidt de schaamlippen met één hand.
- Laat de zorgvrager de katheterpunt met een vloeiende beweging inbrengen.
- Laat de zorgvrager de katheter opschuiven tot er urine verschijnt. Zorg ervoor dat het uiteinde van de katheter in de wc of in een opvangbak hangt óf dat de katheter is aangesloten op een opvangzak.
- Laat de blaas helemaal leeglopen en let hierbij op de reactie van de zorgvrager. Als de zorgvrager zich niet goed voelt, moet de katheter (tijdelijk) worden afgeklemd totdat hij zich weer beter voelt. Je kunt de zorgvrager ook met de voeten omhoog leggen. Licht de arts in over het onwel worden van de zorgvrager.

Aandachtspunten:
- Als de zorgvrager pijn heeft tijdens het inbrengen, kan (extra) glijmiddel worden gebruikt.
- Als de zorgvrager weerstand voelt bij de sluitspier van de blaas, moet hij even wachten tot de sluitspier zich ontspant. Met de katheter kan een lichte druk op de sluitspier worden uitgeoefend. De zorgvrager kan zuchten om het doorschuiven van de katheter makkelijker te maken.
- Bij een abnormale weerstand of bij een bloeding uit de blaas of de urinebuis moet de arts ingelicht worden en moet de handeling beëindigd worden.

11 Als er geen urine meer uit de blaas komt, kan de katheter verwijderd worden. Vraag de zorgvrager om op de hand te blazen. Op die manier wordt ook de laatste urine uit de blaas geperst. Daarna kan hij de katheter geleidelijk terugtrekken, met 1 cm per stap. Als de urine weer begint te lopen, moet hij wachten tot dit stopt en kan hij daarna verdergaan met het verwijderen van de katheter. Bepaal de hoeveelheid urine in de opvangzak en werp de katheter en opvangzak in de prullenbak. Mocht de zorgvrager in een instelling wonen, volg dan de geldende regels in de instelling voor het afvoeren van de materialen.

12 De zorgvrager kan het genitale gebied nu afdrogen. Mannen kunnen de voorhuid over de eikel schuiven (wanneer de voorhuid aanwezig is).

13 Ruim alles op.

14 Was of desinfecteer je handen.

15 Noteer in het dossier van de zorgvrager:
- de datum;
- de tijd;
- de hoeveelheid urine;
- de kleur en geur van de urine;
- de soort katheter;
- de diameter;
- de lengte en eventuele andere bijzonderheden.

16 Onderteken de notities met een paraaf.

SAMENVATTING

Een katheter is een dun, hol buisje met twee uiteinden. Het ene uiteinde ligt in de blaas en wordt de tip genoemd. Een blaaskatheter kan eenmalig of voor een kortdurende periode worden ingebracht, maar kan ook voor langere tijd in het lichaam blijven (dit noemen we een verblijfskatheter).

13 Verzorgen blaaskatheter

Indicaties voor een eenmalige of kortdurende katheterisatie zijn onder meer:

- urineretentie (ophoping van grote hoeveelheden urine in de blaas);
- afnemen van urinemonster voor onderzoek;
- nauwkeurige bewaking van de urineproductie bij acuut zieke zorgvragers die weinig of te veel plassen;
- nauwkeurige bewaking van de urineproductie na toediening van bepaalde medicijnen.

Katheters zijn verkrijgbaar in vele soorten en maten. Bij het maken van een keuze voor de juiste katheter moet je kijken naar het materiaal waarvan de katheter is gemaakt, het type katheter(tip), de diameter en de lengte van de katheter, de grootte van de ballon en het type opvangsysteem.

Een enkellumenkatheter heeft een enkel kanaal, geen ballon en is verkrijgbaar met en zonder coating. Een dubbellumenkatheter heeft twee kanalen of lumina en wordt gebruikt als verblijfskatheter. Een tripellumenkatheter heeft drie kanalen of lumina, waarvan één dient voor de afvoer van urine, één voor het toedienen van medicijnen of vloeistoffen en één voor het vullen en legen van de ballon. Katheters worden gemaakt van onder meer latex, siliconen en pvc. Daarnaast kunnen ze een coating hebben.

Het inbrengen van een blaaskatheter bij een man of een vrouw doe je volgens een stappenplan. Het is daarbij van belang om steriel te werken. Dit verkleint het risico op een urineweginfectie.

Wanneer de zorgvrager pijn heeft bij het inbrengen van de katheter, kun je wat extra glijmiddel gebruiken. Als er bloed uit de blaas of de urinebuis komt, moet je de handeling afbreken en de arts inlichten.

Ook het verzorgen en het verwijderen van een verblijfskatheter vindt plaats volgens vastgestelde stappen. Bij de verzorging van een katheter moet je letten op het goed afvloeien van de urine. De katheter of opvangzak kan bijvoorbeeld ergens afgeklemd zijn of geblokkeerd zijn door stolsels.

Als de katheter lekt, is het van belang om te controleren of de zorgvrager blaaskrampen heeft. Ook moet je controleren of de katheterballon nog voldoende gevuld is, om te voorkomen dat deze verschuift. Het kan nodig zijn de ballon bij te vullen of een nieuwe katheter in te brengen.

Een verblijfskatheter vergroot het risico op urineweginfecties. Je kunt een zorgvrager ook leren om zelf een tijdelijke katheter aan te brengen. Hij hoeft daarbij niet steriel te werken, je kunt hem een 'schone' techniek aanleren.

BEGRIPPEN

Blaaskatheter
Dubbellumenkatheter
Enkellumenkatheter
Transurethrale blaaskatheter
Tripellumenkatheter
Urineretentie
Verblijfskatheter

14

SUPRAPUBISCHE KATHETER

Suprapubische katheter 14

LEERDOELEN

- Je kunt aangeven wat de voordelen van een suprapubische katheter zijn ten opzichte van een katheter via de urinebuis.
- Je kunt de (contra-)indicaties voor het plaatsen van een suprapubische katheter benoemen en de mogelijke complicaties hierbij.
- Je kunt de verschillende stappen benoemen van het verzorgen van een suprapubische katheter gedurende de eerste vijf dagen na plaatsing en daarna.
- Je kunt de verschillende stappen benoemen van het verwisselen van een suprapubische katheter.
- Je kunt de verschillende stappen benoemen van het verwijderen van een suprapubische katheter.

Een **suprapubische katheter** is een katheter die niet via de urinebuis, maar via de buikwand in de blaas gebracht wordt. Suprapubisch betekent letterlijk 'boven het schaambeen'. Het slangetje van de katheter loopt door een kleine opening in de buikwand boven het schaambeen naar de blaas. Een suprapubische katheter kan gebruikt worden als verblijfskatheter.

Een suprapubische katheter heeft de volgende voordelen ten opzichte van een katheter via de urinebuis:

- Er treedt geen irritatie of beschadiging op van de urinebuis.
- Blaaskrampen en blaasstenen komen minder vaak voor.
- De kans op blaasontstekingen en andere infecties van de urinewegen is kleiner.
- De katheter is minder hinderlijk tijdens geslachtsgemeenschap.
- De overstap naar weer zelfstandig plassen is makkelijker.

14.1 Indicaties voor een suprapubische katheter

Indicaties voor een suprapubische katheter zijn:

- urineretentie door een prostaatvergroting (het inbrengen van een urethrale katheter is niet mogelijk);
- langdurig bestaande indicatie voor katheterisatie (een transurethrale katheter kan na lange tijd leiden tot irritatie van de urinebuis);
- recidiverende urineweginfecties;
- definitieve katheterisatie.

14.2 Contra-indicaties

Contra-indicaties voor een suprapubische katheter zijn:

- overgewicht;
- blaaskanker of een tumor die de blaas wegduwt;
- problemen met bloedstolling;
- huidletsels boven het schaambeen;
- een opgevulde of verschrompelde blaas.

14.3 Plaatsing suprapubische katheter

Het plaatsen van een suprapubische katheter is een kleine chirurgische ingreep die onder plaatselijke verdoving wordt uitgevoerd door een arts. Meestal is dit een uroloog. De zorgvrager hoeft niet nuchter te zijn als de katheter geplaatst wordt. Het gebruik van bloedverdunners moet wel een paar dagen voor de behandeling gestaakt worden. De plaats waar de katheter door de huid heen gaat, wordt vooraf geschoren.

Tijdens de procedure wordt de blaas eerst gevuld en kijkt de arts vervolgens met een echoapparaat waar de katheter exact geplaatst moet worden. De arts verdooft de locatie en maakt een sneetje in de huid. Hij duwt een dikke naald door de buikwand in de blaas. Dit moment kan vervelend zijn voor de zorgvrager, aangezien de druk van de naald een gevoel van aandrang veroorzaakt. De arts brengt de katheter daarna via een holle buis in de blaas. Hij vult de ballon van de katheter en trekt hem tegen de blaaswand aan. Op dit moment is het gevoel van aandrang voorbij. Daarna bevestigt de arts de opvangzak aan de katheter en legt hij met een gaasje een drukverband aan om de katheter. Dit drukverband mag er de volgende ochtend af. Na een tijdje vormt zich een fistel rondom de katheter. Een fistel is een een onnatuurlijke verbinding van een lichaamsopening met de huid.

14.3.1 Mogelijke complicaties

Mogelijke complicaties bij het plaatsen van een suprapubische katheter zijn:

- infecties;
- bloedverlies uit de blaas;
- uitvallen van de katheter;
- beschadiging van een bloedvat;
- beschadiging van een darmlis.

Waarschuw in deze gevallen altijd een arts.

14.4 Stappenplan verzorgen van een suprapubische katheter

14.4.1 Eerste vijf dagen

De eerste vijf dagen na de ingreep is de opening in de buikwand nog een kwetsbaar wondje. Het is daarom belangrijk dat de opening bedekt is door een splitgaas. Je moet dit gaasje ten minste één keer per dag vervangen. Als het zichtbaar vuil is, moet je het gaasje ook vervangen.

Stappenplan voor het verzorgen van een suprapubische katheter gedurende de eerste vijf dagen

Voor het verzorgen van een suprapubische katheter moet je de volgende materialen klaarzetten:

- niet-steriele handschoenen;
- handalcohol;
- washand en handdoek;
- water en zeep;
- steriele gaasjes of steriele wattenbollen;
- prullenbak;
- fixatiemateriaal.

Suprapubische katheter 14

1. Maak je handen goed schoon. Bij zichtbaar vuil met zeep en water, anders met handalcohol.
2. Zet alle materialen klaar op een steriel veld, zodat je er makkelijk bij kunt.
3. Vraag de zorgvrager een liggende positie aan te nemen.
4. Trek niet-steriele handschoenen aan.
5. Verwijder het fixatiemateriaal en het gaas en gooi alles in de prullenbak.
6. Controleer:
   - De huid: kijk rondom de fistelopening of de huid rood of geïrriteerd is en of er sprake is van pusvorming.
   - De katheter: trek voorzichtig aan de katheter om te controleren of deze goed vastzit.
6a. Bij een schone fistelopening: Dep de huid schoon met een washand en water met zeep. Werk hierbij altijd van binnen naar buiten. Zorg dat er geen water langs de katheter het lichaam in loopt. Dep vervolgens de huid droog met een schone handdoek.
6b. Bij een geïrriteerde of vochtige fistelopening: Overgiet de gaasjes of wattenbollen met kraanwater. Reinig hiermee de fistelopening van binnen naar buiten. Let op: Veeg/strijk slechts één keer per gaasje of wattenbolletje! Dit voorkomt besmetting van de fistelopening. Gooi het gebruikte gaasje of wattenbolletje na een streek direct weg.
7. Fixeer de katheter opnieuw op de buik met het fixatiemateriaal. Fixeer de opvangzak op het dijbeen.
8. Trek de niet-steriele handschoenen uit.
9. Ruim alles op.
10. Was of desinfecteer je handen.
11. Noteer:
    - het tijdstip;
    - de handeling;
    - bevindingen tijdens de procedure.

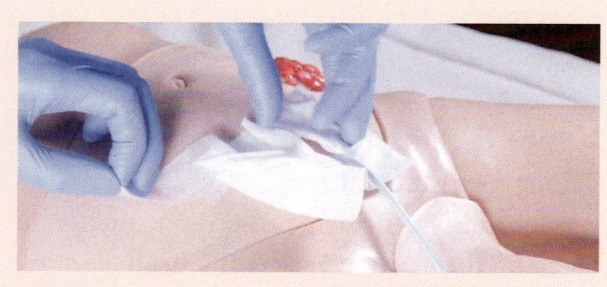

Afbeelding 14.1 Verwijder het fixatiemateriaal en het gaasje (stap 5).

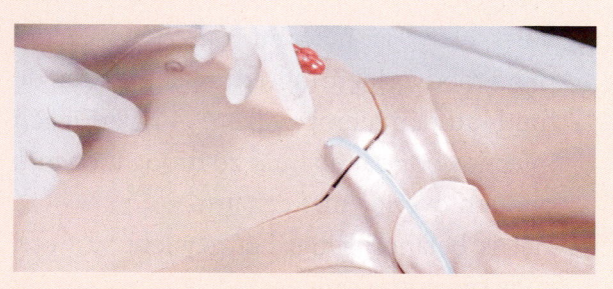

Afbeelding 14.2 Bekijk de huid rondom de fistelopening en let daarbij in het bijzonder op roodheid en pus (stap 6).

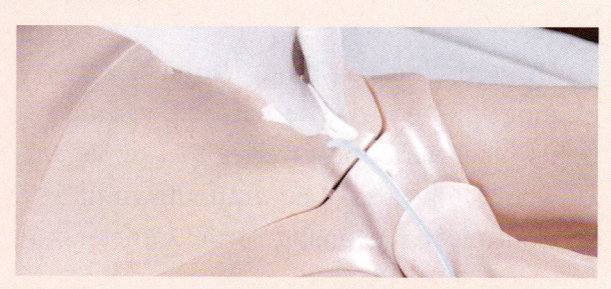

Afbeelding 14.3 Reinig de geïrriteerde fistelopening met een gaasje (stap 6b).

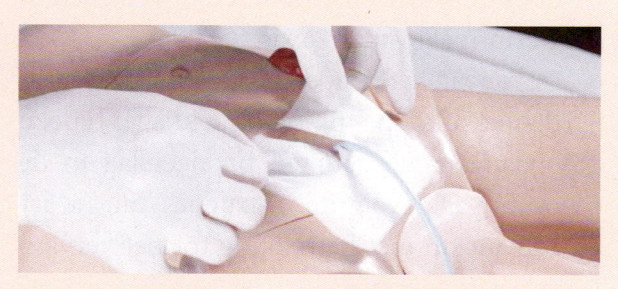

Afbeelding 14.4 Fixeer de katheter opnieuw op de buik met het fixatiemateriaal (stap 7).

14 Suprapubische katheter

14.4.2 Na vijf dagen

Stappenplan voor het verzorgen van een suprapubische katheter na de eerste vijf dagen

- Was de huid rondom de opening iedere dag met water en zeep.
- Gebruik in principe geen ontsmettende zalf. Alleen als een arts dit heeft voorgeschreven, kun je deze zalf op de wond aanbrengen.
- Wees alert op tekenen van een infectie: pijn, roodverkleuring en zwelling van de huid kunnen hierop wijzen. Zorg er bij een infectie voor dat de huid zo droog mogelijk blijft en overleg met een arts.
- Het is belangrijk dat het gewicht van een volle opvangzak niet aan de katheter en de opening trekt; de huid kan hierdoor beschadigd raken, gaan ontsteken of afsterven.
- Het ronddraaien van de katheter zorgt er mogelijk voor dat de vorming van de fistel beter verloopt. Overleg met de verantwoordelijke arts of hij dit nodig vindt.
- Controleer regelmatig of de katheter nog vastzit in de blaas.
- Controleer geregeld of de urine nog goed door de katheter stroomt en of deze helder en normaal van kleur is.
- De opvangzak moet je vervangen na tijdelijke afkoppeling en bij lekkage, bij een onaangename geur en bij neerslag in de opvangzak. Volg de instructies van de fabrikant op met betrekking tot het vervangen van de zak.

Voor het verzorgen van een suprapubische verblijfskatheter moet je de volgende materialen klaarzetten:

- niet-steriele handschoenen;
- een washandje, handdoek en een waskom met water (bij een schone fistelopening);
- een bakje, steriele gaasjes (bij een vochtige, geïrriteerde fistelopening);
- fixatiemateriaal;
- kraanwater;
- een prullenbak.

1 Maak je handen goed schoon. Bij zichtbaar vuil met zeep en water, anders met handalcohol.
2 Zet alle materialen klaar op een steriel veld, zodat je er makkelijk bij kunt.
3 Laat de zorgvrager liggen in het bed of op de onderzoeksbank.
4 Trek de niet-steriele handschoenen aan.
5 Verwijder het aanwezige fixatiemateriaal en werp dit in de afvalbak. Bekijk de huid rondom de fistelopening en let daarbij in het bijzonder op roodheid en pus. Trek zachtjes aan de katheter om te controleren of deze goed vastzit in de blaas.

Reiniging van een schone fistelopening:
– Maak een washand nat met water en zeep.
– Maak de huid rond de opening schoon door voorzichtig te deppen:
  • Werk van binnen naar buiten.
  • Zorg dat er geen water langs de katheter het lichaam in loopt.
– Gebruik de handdoek om de huid droog te deppen.

Suprapubische katheter | **14**

Reiniging van een vochtige of geïrriteerde fistelopening:
- Houd het bakje met daarin de niet-steriele gazen onder de stromende kraan.
- Neem een gaasje en maak de opening schoon door een vegende beweging te maken:
  - Veeg met ieder gaasje slechts één keer over de huid, van boven naar beneden.
  - Werk van binnen naar buiten.
- Werp de gebruikte gaasjes in de afvalbak.

6 Bevestig de katheter en de opvangzak op de buik en het dijbeen:
- Leg de katheter in een boogje op de buik.
- Plak over dit boogje een stukje tape om de katheter op de buik vast te maken.
- Breng het overige deel van het slangetje met een lichte boog naar het dijbeen.
- Bevestig de katheter en de opvangzak met tape op het dijbeen.
- Controleer of er geen spanning op de katheter staat en of er bij beweging geen knik in komt.

7 Trek de handschoenen uit.
8 Ruim alles op.
9 Was of desinfecteer je handen.
10 Maak een notitie van de handeling en vermeld de eventuele bijzonderheden.

14.5 Verwisselen suprapubische katheter

Totdat de vorming van de fistel voltooid is, verwisselt een arts de suprapubische katheter. Deze fase duurt ongeveer zes weken. De katheter moet verwisseld worden binnen de periode die de fabrikant voorschrijft (meestal twaalf weken). Vaak vindt een wissel na vier tot zes weken plaats. Ook als er problemen zijn met de katheter moet de katheter verwisseld worden. Denk hierbij bijvoorbeeld aan een verstopte of beschadigde katheter, maar ook aan een huidinfectie rondom de katheter.

14.5.1 Specifieke aandachtspunten

- De katheter moet worden vervangen binnen de periode die de fabrikant voorschrijft (maximaal twaalf weken).
- Het verwisselen van de katheter moet relatief snel gebeuren, want binnen één tot zes uur groeit de fistel dicht.
- Controleer in het zorgdossier hoeveel vloeistof er bij het vullen in de ballon is gespoten. Het is belangrijk om te weten dat het huidige volume hiervan kan afwijken, doordat sommige ballonnetjes wat vloeistof kunnen lekken (dit is vooral bij siliconen katheters het geval).
- Zet voor het verwijderen een streepje op het slangetje waar het uit de opening komt. Zo kun je later nagaan hoe diep de katheter was ingebracht.
- De opvangzak kan voor of na het verwijderen van de katheter geleegd worden.

14 Suprapubische katheter

14.5.2 Mogelijke complicaties

Mogelijke complicaties bij het verwisselen van een suprapubische katheter zijn:

- De zorgvrager heeft pijn tijdens het inbrengen: spuit wat extra glijmiddel in de fistelopening en laat dit drie tot vijf minuten inwerken. Het kan nuttig zijn om glijmiddel met lidocaïne te gebruiken, omdat deze stof een verdovende werking heeft.
- Je verwijdert minder ballonvloeistof dan het ingespoten volume: als de katheter bij licht trekken los blijkt te zitten, kan deze normaal verwijderd worden.
- Je voelt een abnormale weerstand tijdens het inbrengen: stop met de katheterisatie en neem contact op met de verantwoordelijke arts.
- De fistelopening begint te bloeden: ga niet verder met katheteriseren en neem contact op met de arts.
- Het lukt niet om de ballon te vullen: schakel de hulp in van de arts. Mogelijk is de katheter niet in de blaas, maar in de buikholte terechtgekomen.
- Er komt na het inbrengen geen urine uit de katheter: druk voorzichtig op de buik, net boven het schaambeen, om de urinestroom op gang te brengen.
- De zorgvrager krijgt blaaskrampen na het plaatsen van de katheter: dit is een teken dat de ballon te vol zit en dus te groot is. De blaaswand trekt hierdoor samen, wat pijnlijke krampen veroorzaakt. Laat een beetje vloeistof uit de ballon lopen, zodat deze wat krimpt.

14.6 Stappenplan verwisselen suprapubische katheter

Stappenplan voor het verwisselen van een suprapubische katheter

Voor het verwisselen van een suprapubische verblijfskatheter moet je de volgende materialen klaarzetten:

- steriele handschoenen;
- niet-steriele handschoenen;
- een steriele verblijfskatheter;
- twee steriele spuiten van 10 ml;
- een steriele spuit met glijmiddel op voorschrift;
- een steriele opzuignaald;
- een naaldencontainer;
- 10 ml steriel water;
- kraanwater;
- een bakje met zes niet-steriele gaasjes;
- twee steriele gaasjes;
- NaCl 0,9%;
- een onderlegger en eventueel een steriele doek;
- een opvangbak;
- een opvangzak;
- een kocher;
- een markeerstift;
- tape of ander materiaal om de katheter en de zak mee te bevestigen;
- een afvalbak.

1 Maak je handen goed schoon. Bij zichtbaar vuil met zeep en water, anders met handalcohol.
2 Zet alle materialen klaar, zodat je er makkelijk bij kunt.

Suprapubische katheter

3. Gebruik een steriele spuit om 10 ml steriel water op te zuigen:
   - Neem de steriele spuit uit de verpakking en bevestig hierop de steriele opzuignaald.
   - Open het flesje met steriel water.
   - Zuig hieruit 10 ml water op.
   - Gooi de gebruikte naald in de naaldencontainer.
   - Leg de volle spuit terug in de verpakking.
4. Open de verpakking van de steriele spuit met glijmiddel. Laat de spuit nog wel in het plastic zitten.
5. Maak de gaasjes nat onder een flink stromende kraan.
6. Laat de zorgvrager op de rug liggen in het bed of op de onderzoeksbank. Zorg ervoor dat de onderbuik geheel ontbloot is. Plaats een onderlegger onder of naast de zorgvrager.
7. Gebruik de kocher om de katheter vóór het vulkanaal van de katheterballon af te klemmen.
8. Trek de niet-steriele handschoenen aan.
9. Desinfecteer het aansluitpunt van de urineopvangzak met een alcoholgaasje.
10. Vouw de steriele doek open.
11. Maak de buitenste verpakking van de katheter open en houd deze in je niet-dominante hand. Open het uiteinde van de binnenste verpakking. Laat de katheter in de verpakking, maar zorg dat het aansluitpunt bereikbaar is.
12. Sluit de slang van de urineopvangzak aan op de katheter.
13. Verwijder de verpakkingen van de katheter. Leg het in te brengen deel van de katheter op het steriele veld.
14. Verwijder de tape waarmee de katheter op de buik bevestigd is.
15. Controleer de opening in de buik op roodheid en andere tekenen van irritatie. Ga na of de katheter goed ligt en onder de juiste hoek is ingebracht.
16. Gebruik de lege steriele spuit om de ballon leeg te laten lopen:
    - Breng de spuit in de opening van het vulkanaal van de ballon.
    - Laat vloeistof uit de ballon vanzelf de spuit in lopen. Zuig niet.
    - Controleer in het dossier of het volume overeenkomt met het ingespoten volume.
    - Werp de gebruikte spuit in de afvalbak.
17. Trek zachtjes aan de katheter om na te gaan of hij loszit.
18. Verwijder de katheter en controleer deze:
    - Laat de zorgvrager rustig in- en uitademen.
    - Trek het slangetje tijdens een uitademing met een draaiende beweging recht omhoog.
    - Controleer de lengte van het deel dat zich in het lichaam bevond aan de hand van de markering.
    - Ga na of er korstjes of aanslag aanwezig zijn.
    - Gooi de katheter met de lege opvangzak in de afvalbak.
19. Reinig de insteekopening en de omliggende huid met uitgeknepen natte gaasjes. Reinig van binnen naar buiten en veeg met ieder gaasje slechts eenmaal over de huid. Droog de huid met een gaasje. Gooi de gebruikte gaasjes direct in de prullenbak.
20. Desinfecteer de omliggende huid met een alcoholgaasje.

14 Suprapubische katheter

21 Neem de spuit met glijmiddel uit de reeds geopende verpakking en breng hiermee 5-10 ml glijmiddel in de fistelopening.
- Laat de gel drie tot vijf minuten inwerken.
- Dek de opening tijdens het inwerken af met een steriel gaasje.

22 Doe de niet-steriele handschoenen uit en gooi ze in de prullenbak.

23 Was of desinfecteer je handen.

24 Doe de steriele handschoenen aan.

25 Plaats de nieuwe katheter in de blaas:
- Haal de katheter met je dominante hand uit de geopende verpakking.
- Pak het slangetje met je andere hand zo'n 5 cm onder de tip vast en houd het overige deel in een lus vast in de dominante hand.
- Schuif de katheter verticaal door de fistelopening naar binnen, maximaal 3 cm verder dan de oude katheter.
- Controleer of er urine door het slangetje begint te stromen.
- Schuif de katheter nog zo'n 5 cm verder de blaas in.

26 Vul de ballon met steriel water en houd daarbij de voorgeschreven hoeveelheid aan:
- Plaats de eerder gevulde steriele spuit op het vulkanaal van de ballon.
- Druk de spuit leeg in het kanaal.
- Verwijder de spuit.

27 Trek de katheter voorzichtig een beetje terug, totdat je weerstand voelt.

28 Bevestig de katheter en de opvangzak op de buik en het dijbeen:
- Leg de katheter in een boogje op de buik.
- Plak over dit boogje een stukje tape om de katheter op de buik vast te maken.
- Breng het overige deel van het slangetje met een lichte boog naar het dijbeen.
- Bevestig de katheter en de opvangzak met tape op het dijbeen.
- Controleer of er geen spanning op de katheter staat en of er bij beweging geen knik in komt.

29 Maak de urineopvangzak vast aan het been van de zorgvrager of hang de zak aan een ophangrekje.

30 Zorg dat de zak onder het niveau van de blaas hangt en de grond niet raakt.

31 Ruim alles op.

32 Doe de handschoenen uit.

33 Was of desinfecteer je handen.

34 Maak een notitie van de handeling en vermeld:
- het tijdstip;
- het soort katheter;
- het aantal Charrière;
- het volume steriel water in de ballon;
- de eventuele bijzonderheden.

14.7 Verwijderen suprapubische katheter

Als een suprapubische katheter voor korte termijn geplaatst is (bijvoorbeeld bij een acute blaasretentie of bij tijdelijke immobiliteit), dan kun je deze verwijderen zodra de oorspronkelijke indicatie is komen te vervallen. Ook bij recidiverende problemen met de katheter moet deze worden vervangen.

Het definitief verwijderen van een suprapubische katheter gaat grotendeels op dezelfde manier als het verwijderen van de katheter om hem te verwisselen.

Suprapubische katheter 14

14.7.1 Aandachtspunten

- Controleer in het zorgdossier hoeveel vloeistof bij het vullen in de ballon is gespoten. Het is belangrijk om te weten dat het huidige volume hiervan kan afwijken, doordat sommige ballonnetjes wat vloeistof kunnen lekken (dit is vooral bij siliconen katheters het geval).
- De opvangzak kan voor of na het verwijderen van de katheter geleegd worden.
- Het is belangrijk de huid rond de fistelopening nauwkeurig te bekijken en te letten op ontstekingsverschijnselen als roodheid, zwelling en pus.
- De fistel groeit normaal gesproken binnen één tot zes uur dicht. Indien dit niet gebeurt en het wondje openblijft, moet je het behandelen als een rode of gele wond (zie de richtlijn 'Wondverzorging' in hoofdstuk 24).
- Ga na of de zorgvrager de eerste 8-24 uur na het verwijderen van de katheter voldoende zelfstandig plast. Dit is het geval als de urineproductie ten minste 1,5-2 liter per dag is.
- Voor een goede urineproductie en om infecties aan het urinewegstelsel te voorkomen, is het noodzakelijk dat de zorgvrager zo'n 2-3 liter per dag drinkt.

14.7.2 Mogelijke complicaties

Mogelijke complicaties bij het verwijderen van een suprapubische katheter zijn:

- Je verwijdert minder ballonvloeistof dan het ingespoten volume: als de katheter bij licht trekken los blijkt te zitten, kan deze normaal verwijderd worden.
- De ballon is goed leeg, maar de katheter blijft vastzitten. Dit kan gebeuren doordat er steenaanslag op de ballon of kathetertip is ontstaan. Door gel langs de katheter in de fistelopening te spuiten kan de katheter weer losser komen te zitten. Door vervolgens de katheter rond te draaien en iets verder de blaas in te duwen, weet je dit zeker. Probeer of de katheter nu met licht trekken wel verwijderd kan worden. Als het verwijderen van de katheter nog niet lukt, overleg dan met een arts.

14.8 Stappenplan verwijderen suprapubische katheter

Stappenplan voor het verwijderen van een suprapubische verblijfskatheter

Voor het verwijderen van een suprapubische verblijfskatheter moet je de volgende materialen klaarzetten:

- niet-steriele handschoenen;
- een steriele spuit van 10 ml;
- gaasjes;
- kraanwater;
- steriel absorberend verband;
- fixatiemateriaal;
- een schaar;
- een opvangbak;
- een onderlegger;
- een afvalbak.

1 Maak je handen goed schoon. Bij zichtbaar vuil met zeep en water, anders met handalcohol.

14 Suprapubische katheter

2. Zet alle materialen klaar, zodat je er makkelijk bij kunt.
3. Maak de gaasjes nat onder een flink stromende kraan.
4. Laat de zorgvrager op de rug liggen in het bed of op de onderzoeksbank. Zorg ervoor dat de onderbuik geheel ontbloot is. Plaats een onderlegger onder of naast de zorgvrager.
5. Trek de niet-steriele handschoenen aan.
6. Giet de opvangzak leeg in de opvangbak.
   - Houd de zak met het ventiel boven de opvangbak.
   - Draai het ventiel open.
   - Laat de urine uit de zak lopen. Zorg ervoor dat er geen urine naast de opvangbak terechtkomt.
   - Draai het ventiel weer dicht.
7. Maak het fixatiemateriaal los van de buik.
8. Gebruik de lege steriele spuit om de ballon leeg te laten lopen:
   - Breng de spuit in de opening van het vulkanaal van de ballon.
   - Laat vloeistof uit de ballon vanzelf de spuit in lopen. Zuig niet.
   - Controleer in het dossier of het volume overeenkomt met het ingespoten volume.
   - Werp de gebruikte spuit in de afvalbak.
9. Trek zachtjes aan de katheter om na te gaan of hij loszit.
10. Verwijder de katheter en controleer deze:
    - Laat de zorgvrager rustig in- en uitademen.
    - Trek het slangetje tijdens een uitademing met een draaiende beweging recht omhoog.
    - Ga na of er korstjes of aanslag aanwezig zijn.
    - Gooi de katheter met de lege opvangzak in de afvalbak.
11. Maak de fistelopening en de omliggende huid schoon en droog met de gaasjes:
    - Neem een nat gaasje uit het bakje en knijp dit uit.
    - Veeg met ieder gaasje slechts één keer over de huid.
    - Werk van binnen naar buiten.
    - Deponeer de vieze gaasjes in de afvalbak.
12. Dek de fistelopening af met het steriele gaasje en plak dat vast met een stukje tape.
13. Geef de zorgvrager het advies zo veel mogelijk te zitten of te lopen en liggen te vermijden.
14. Controleer de hoeveelheid urine in de opvangbak.
15. Leeg de bak en reinig en ontsmet hem vervolgens.
16. Trek de handschoenen uit.
17. Ruim alles op.
18. Was of desinfecteer je handen.
19. Maak een notitie van de handeling en vermeld:
    - het tijdstip;
    - het volume urine;
    - de eventuele bijzonderheden.

SAMENVATTING

Een suprapubische katheter wordt via de buikwand in de blaas gebracht. Het slangetje loopt door een kleine opening in de buikwand boven het schaambeen naar de blaas. Een suprapubische katheter kan gebruikt worden als verblijfskatheter. Door een suprapubische katheter bestaat er minder kans op beschadiging of irritatie van de urinebuis. Ook (blaas)ontstekingen komen minder voor. Indicaties voor een dergelijke katheter zijn bijvoorbeeld een chronische blaasontsteking en urineretentie door prostaatvergroting.

Het plaatsen van een suprapubische katheter is een kleine chirurgische ingreep die wordt uitgevoerd door een arts. Na de operatie is de opening in de buikwand nog een kwetsbaar wondje. Het is daarom belangrijk dat dit bedekt is door een splitgaas en dat je dit gaas regelmatig vervangt. Totdat de vorming van de fistel voltooid is, verwisselt een arts de suprapubische katheter. Deze fase duurt ongeveer zes weken. Daarna kun jij als zorgverlener deze handeling uitvoeren. Doe dit volgens het vastgestelde stappenplan.

Ook het verwijderen van de suprapubische katheter doe je volgens een vastgesteld stappenplan. Let daarbij op de huid rond de fistelopening (ontstekingsverschijnselen als roodheid, zwelling en pus). De fistel groeit normaal gesproken binnen één tot zes uur dicht. Indien dit niet gebeurt moet je dit behandelen als een rode of gele wond.

BEGRIP

Suprapubische katheter

15

NEFROSTOMIE-KATHETER

15 Nefrostomiekatheter

LEERDOELEN

- Je kunt de (contra-)indicaties voor het plaatsen van een nefrostomiekatheter benoemen en de aandachtspunten en mogelijke complicaties hierbij.
- Je kent de stappen van het verzorgen van een nefrostomiekatheter en je kunt de (contra-)indicaties, aandachtspunten en mogelijke complicaties benoemen.
- Je kent de stappen van het verwisselen van een opvangzak van een nefrostomiekatheter en je kunt de (contra-)indicaties, aandachtspunten en mogelijke complicaties benoemen.
- Je kent de stappen van het spoelen van een nefrostomiedrain en je kunt de (contra-)indicaties, aandachtspunten en mogelijke complicaties benoemen.

Een **nefrostomiekatheter** loopt via de huid naar de nier en zorgt voor de afvoer van urine uit het nierbekken. Normaal gesproken stroomt urine vanuit het nierbekken via de urineleiders naar de blaas, maar bij sommige zorgvragers is deze afvoer (deels) geblokkeerd. Het aanleggen van een nefrostomiekatheter kan dan zinvol zijn. Dit is een kleine chirurgische ingreep die alleen door een arts mag worden uitgevoerd. Een nefrostomiekatheter is geschikt voor langdurend en kortdurend gebruik.

15.1 Indicaties nefrostomiekatheter

Een nefrostomiekatheter is een mogelijke oplossing als urine uit de nier niet of onvoldoende naar de blaas kan stromen. Dit kan veroorzaakt worden door:

- stenen in de nier of de urineleider;
- een vernauwde urineleider (strictuur of stenose);
- een tumor in de urineleider, de blaas of de prostaat;
- een abnormale verbinding tussen de urinebuis en het perineum (urinaire fistels);
- vochtcollecties rondom de nier (abces of urinoom).

Een belemmering van de afvoer van urine zorgt ervoor dat zich steeds meer urine ophoopt in de nier en de druk hierin toeneemt: dit wordt **nierstuwing** genoemd.
Soms is een operatie nodig om de blokkade op te heffen. In de periode voor de operatie kan een nefrostomiekatheter geplaatst worden om de gestuwde nier of urineleider te ontlasten.

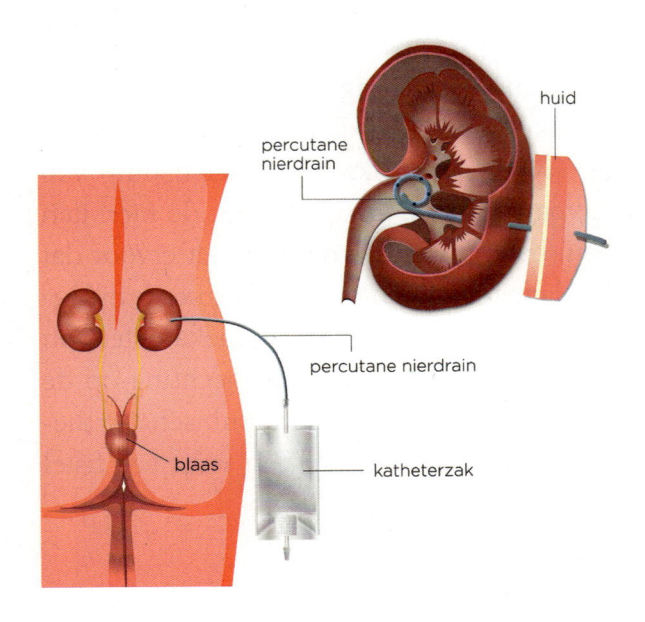

Afbeelding 15.1 Nefrostomiekatheter.

15.2 Contra-indicaties

Contra-indicaties voor het plaatsen van een nefrostomiekatheter zijn:

- gestoorde bloedstolling;
- afwijkende anatomie (bijvoorbeeld door eerdere operaties);
- terminale zorgvrager.

15.3 Plaatsing nefrostomiekatheter

Een arts plaatst een nefrostomiekatheter onder steriele omstandigheden. Nadat de huid plaatselijk verdoofd is, prikt de arts met een holle naald in de nier. Om de juiste plek te bepalen, brengt hij met een echo- of röntgenapparaat de precieze ligging van het orgaan en de positie van de naald in beeld. Hij schuift een voerdraad door de holle naald, waarna hij de naald verwijdert. Vervolgens maakt hij de opening in de buik wat wijder, afhankelijk van de diameter van de katheter. Hij brengt de katheter met behulp van de voerdraad via de opening in de nier. Een klein ballonnetje aan de tip zorgt ervoor dat het slangetje niet uit het nierbekken kan glijden. De arts zet de nefrostomiekatheter aan de buitenzijde vast met een hechting op de huid. Net als bij een suprapubische katheter vormt het lichaam na een tijdje een fistel rondom het slangetje.

15.3.1 Mogelijke complicaties

Mogelijke complicaties bij een nefrostomiekatheter zijn:

- Een nabloeding: deze kan optreden door het oprekken van de opening bij het plaatsen van de katheter. In de meeste gevallen stopt het bloeden binnen korte tijd spontaan. Neem contact op met een arts als de opening in de buikwand blijft bloeden.
- Een infectie: de fistelopening en het nierbekken zijn gevoelig voor infecties door bacteriën die via de katheter binnen kunnen dringen. Een geïnfecteerde opening is rood, pijnlijk en bevat soms pus. Er kan ook sprake zijn van koorts. Zorgvragers met een ontsteking van het nierbekken kunnen naast koorts ook koude rillingen en hevige pijn in de flanken of de rug hebben. Waarschuw zo snel mogelijk een arts als je vermoedt dat een zorgvrager een infectie heeft.
- Lekkage: er zal urine langs de katheter lekken als het slangetje niet goed open is. Dit kan komen door een knik in de slang of een verstopt lumen. Vloeistof 'kiest' altijd de weg van de minste weerstand en urine zal hierdoor bij een belemmerde doorgang (hoge weerstand) via een andere weg naar buiten stromen. Controleer of er geen knik in de katheter zit en vraag advies aan een arts als het probleem blijft bestaan.
- Het verschuiven of uitglijden van de katheter: neem contact op met een arts als de katheter verschuift of uitglijdt. Je mag een verschoven katheter niet terugduwen of er verder uit trekken. Maak hem in plaats daarvan stevig op de huid vast. Als de nefrostomiekatheter uitgegleden is, dan zal deze in overleg met de verantwoordelijke arts eventueel opnieuw ingebracht moeten worden.
- De drain raakt verstopt door steengruis of bloedstolsels.

15.4 Verzorgen van een nefrostomiekatheter

- Het is bij de verzorging van de nefrostomiekatheter heel belangrijk om steriel te werken, omdat de katheter rechtstreeks in verbinding staat met de nier. Een infectie van de nier kan ernstige gevolgen hebben.
- De eerste vijf dagen na de ingreep is er nog sprake van een wondje, dat bedekt moet zijn door een steriel splitgaas. Je moet dit gaas minstens één keer per dag vervangen en ook als het zichtbaar vuil is.
- Na deze periode is het voldoende om een schone opening één keer per week te verzorgen. Een rode, geïrriteerde of pussige opening moet je dagelijks verzorgen.
- Controleer de huid rond de opening op drukplekken en wees alert op het bestaan van een infectie: pijn, roodverkleuring en zwelling van de huid kunnen hierop wijzen.
- Soms kan er rond de opening wild vlees gaan groeien; dit kan gaan bloeden of pijn veroorzaken. Stip hinderlijk wild vlees aan met een zilvernitraatstift.
- Een droge, schone opening kun je met alleen water wassen.
- Gebruik in principe geen ontsmettende zalf; je kunt deze zalf alleen aanbrengen op de wond als een arts dit heeft voorgeschreven.
- Het kan handig zijn om een kant-en-klaar systeem te gebruiken voor het afdekken van de opening, zoals de Drain-Fix-fixatiepleister. Deze pleister absorbeert vocht en kan tot ongeveer een week blijven zitten. Een groot voordeel van de Drain-Fix-fixatiepleister is dat de zorgvrager ermee kan douchen.
- Zorg er bij het verwisselen van de pleister voor dat de katheter niet verschuift.

15.4.1 Mogelijke complicaties bij het verzorgen

Mogelijke complicaties bij het verzorgen van de nefrostomiekatheter zijn:

- een allergische reactie op stoffen in de fixatiepleister;
- uitglijden van de katheter door een losgelaten hechting of een leeggelopen ballon;
- te weinig urineafvoer;
- urinelekkage door de opening in de buik;
- een infectie.

15.5 Stappenplan verzorgen nefrostomiekatheter

Stappenplan voor het verzorgen van een nefrostomiekatheter

Voor het verzorgen van een nefrostomiekatheter moet je de volgende materialen klaarzetten:

- niet-steriele handschoenen;
- fixatiemateriaal;
- een pleister;
- gaasjes;
- een kom met water, een handdoek;
- een afvalbak.

1 Maak je handen goed schoon. Bij zichtbaar vuil met zeep en water, anders met handalcohol.
2 Zet alle materialen klaar, zodat je er makkelijk bij kunt.

15 Nefrostomiekatheter

3 Laat de zorgvrager in het bed of op de onderzoeksbank de gewenste houding (een voor de zorgvrager prettige houding, vaak half zittend) aannemen en zorg ervoor dat de opening en de omliggende huid niet worden bedekt door kleding.

4 Controleer of de katheter goed vastzit door er zachtjes aan te trekken. Als dit niet het geval is, gebruik dan Leukopor fixatiemateriaal om het slangetje goed vast te plakken.

5 Trek de niet-steriele handschoenen aan.

6 Verwijder het aanwezige gaas of de aanwezige pleister.

7 Reinig de opening:
   - Maak de gaasjes nat met water.
   - Maak de opening en de omliggende huid schoon door voorzichtig met een uitgeknepen gaasje van binnen naar buiten te deppen. Er mag hierbij geen water langs de katheter het lichaam in lopen.
   - Dep de huid droog met de handdoek.

8 Bekijk de opening en de omliggende huid nauwkeurig en let daarbij op de aanwezigheid van:
   - zwelling;
   - roodheid;
   - pijn;
   - pus, bloed of vocht;
   - wild vlees;
   - drukplekken van de katheter.

9 Doe de handschoenen uit.

10 Was of desinfecteer je handen.

11 Dek de opening af met de fixatiepleister:
   - Verwijder het papiertje (de plakstrip) van de klevende onderkant van de pleister.
   - Leg de gespleten zijde van de pleister om de katheter heen.
   - Plak de pleister goed vast op de huid.
   - Verwijder de plakstrip van het blauwe gedeelte van de pleister.
   - Leg de katheter door het geultje dat zich in dit gedeelte bevindt.
   - Verwijder de plakstrip van het flapje van de pleister.
   - Plak het flapje over de katheter en het blauwe gedeelte van de pleister.

12 Verwijder eventueel de Leukopor.

13 Ruim alles op.

14 Was of desinfecteer je handen.

15 Maak een notitie van de handeling en vermeld het tijdstip en de eventuele bijzonderheden.

15.6 Stappenplan verwisselen opvangzak nefrostomiekatheter

Een nefrostomiekatheter kan gebruikt worden voor langdurige katheterisatie, maar moet wel regelmatig vervangen worden. Dit geldt ook voor de opvangzak. Omdat een arts de katheter moet vervangen, bespreken we hier alleen het verwisselen van de opvangzak.

15.6.1 Aandachtspunten

- Na tijdelijke afkoppeling, bij lekkage en bij een onaangename geur en neerslag in de opvangzak, moet je deze vervangen. Volg de instructies van de fabrikant op met betrekking tot het vervangen van de zak.

Nefrostomiekatheter 15

- Een kocher kan de nefrostomiekatheter beschadigen. Daarom mag je geen kocher gebruiken om deze katheter af te klemmen (je kunt deze katheter niet afklemmen).
- De opvangzak en de slang van de zak moeten lager hangen dan de nier.
- Voor de nacht kun je een speciale nachtzak aansluiten op de afvoeropening van de opvangzak; hierdoor kan meer urine opgeslagen worden.
- Om nierstuwing te voorkomen is het zeer belangrijk dat de urine ongehinderd door de katheter af kan lopen.

Stappenplan voor het verwisselen van de opvangzak van een nefrostomiekatheter

Voor het verwisselen van de urineopvangzak bij een nefrostomiedrain moet je de volgende materialen klaarzetten:

- niet-steriele handschoenen;
- een urineopvangzak;
- een opvangbak;
- een nachtzak;
- gaasjes/wattenstaafjes;
- desinfectiemiddel;
- een onderlegger;
- een afvalbak.

1. Maak je handen goed schoon. Bij zichtbaar vuil met zeep en water, anders met handalcohol.
2. Zet alle materialen klaar, zodat je er makkelijk bij kunt.
3. Trek zachtjes aan de katheter om te controleren of deze goed vastzit.
4. Controleer eventueel of het afvoerkraantje van de nieuwe opvangzak dicht is.
5. Leg een onderlegger op het bed.
6. Maak drie gaasjes nat met alcohol 70%.
7. Verwijder het dopje van de nieuwe opvangzak en ontsmet het aansluitpunt met een van deze gaasjes; bij een steriele opvangzak is dit niet nodig. Laat het aansluitpunt drogen aan de lucht en let erop dat je het niet meer aanraakt en dat het niet in contact komt met andere voorwerpen.
8. Plaats het bakje onder het uiteinde van de katheter dat aangesloten is op de slang van de opvangzak.
9. Trek de niet-steriele handschoenen aan.
10. Koppel de opvangzak los van de katheter.
11. Werp de gebruikte zak in de afvalbak.
12. Ontsmet het aansluitpunt van de katheter met de gaasjes met alcohol 70%:
    - Ontsmet eerst de binnenkant en vervolgens de buitenkant met een nieuw gaasje.
    - Laat het aansluitpunt aan de lucht drogen.
13. Bevestig de nieuwe opvangzak aan de katheter door het uiteinde van de katheter stevig in het aansluitpunt van de zak te drukken.
14. Sluit eventueel de nachtzak aan op de afvoeropening van de opvangzak.
15. Bevestig de opvangzak met tape op het dijbeen. Controleer of er geen spanning op de katheter staat en of er bij beweging geen knik in komt.
16. Doe de handschoenen uit.
17. Ruim alles op.
18. Was of desinfecteer je handen.
19. Maak een notitie van de handeling en vermeld het tijdstip en de eventuele bijzonderheden.

15.7 Spoelen nefrostomiekatheter

Om verstopping van de nefrostomiekatheter te voorkomen, kun je hem spoelen met fysiologische zoutoplossing (NaCl 0,9%).

15.7.1 Indicaties
Je hoeft de nefrostomiedrain niet te spoelen zolang er urine geproduceerd wordt. Zodra er geen urine meer geproduceerd wordt, moet je nagaan of de drain verstopt is, of bijvoorbeeld ergens geknikt is. Door de drain te spoelen kun je controleren of de drain verstopt is. Is dit het geval, dan moet de drain mogelijk vervangen worden. Verder is het nodig om de drain te spoelen als er bloed bij de urine zit of als de zorgvrager blijvende pijn in zijn flank heeft.

15.7.2 Contra-indicaties
Een nefrostomiedrain die goed doorloopt hoeft niet gespoeld te worden. Spoelen verbetert de urinedoorstroom in dat geval niet en gaat wel gepaard met risico's. Een van deze risico's is het creëren van een te hoge druk in de nier, waardoor de nier beschadigd wordt.

15.7.3 Specifieke aandachtspunten
- Bepaal in overleg met een arts wanneer en met hoeveel NaCl 0,9% je gaat spoelen. Het is erg belangrijk om niet te veel NaCl 0,9% te gebruiken, omdat dan bij het inspuiten van de vloeistof de druk in de nier hoger wordt en het orgaan beschadigd kan raken.
- Er kan tussen de katheter en de opvangzak een speciaal driewegkraantje voor het spoelen aanwezig zijn.
- Bij het spoelen van de nefrostomiekatheter moet je steriel werken, omdat de katheter rechtstreeks in verbinding staat met de nier. Een infectie van de nier kan ernstige gevolgen hebben.
- De ampul NaCl 0,9% moet je op lichaamstemperatuur brengen door hem in je gesloten hand te houden.
- Je mag geen kocher gebruiken om de nefrostomiekatheter af te klemmen, omdat een kocher de katheter kan beschadigen.

15.7.4 Mogelijke complicaties
Mogelijke complicaties bij het spoelen van een nefrostomiekatheter zijn:

- Je voelt een abnormale weerstand tijdens het inspuiten van de fysiologische zoutoplossing: de katheter is waarschijnlijk verstopt.
- De katheter verschuift.
- De ingespoten NaCl 0,9% kan niet teruggezogen worden: mogelijk is alle vloeistof opgenomen door de nier. Stop met zuigen en spuit geen extra vloeistof in. Sluit de nieuwe opvangzak aan.

Neem bij het optreden van complicaties contact op met de behandelend arts.

15.8 Stappenplan spoelen nefrostomiekatheter

Stappenplan voor het spoelen van een nefrostomiekatheter

Voor het spoelen van een nefrostomiekatheter moet je de volgende materialen klaarzetten:

- niet-steriele handschoenen;
- een onderlegger;
- een steriel gaasje;
- gaasjes;
- desinfectiemiddel;
- een ampul NaCl 0,9%;
- een steriele spuit van 10 ml;
- een steriele opzuignaald;
- een naaldencontainer;
- een prullenbak.
  Voor het spoelen zonder kraantje:
- eventueel een steriel tussenstukje;
- een nieuwe opvangzak.

1. Maak je handen goed schoon. Bij zichtbaar vuil met zeep en water, anders met handalcohol.
2. Zet alle materialen klaar, zodat je er makkelijk bij kunt.
3. Laat de zorgvrager in het bed of op de onderzoeksbank de gewenste houding (half zittend) aannemen en zorg ervoor dat de opening en de omliggende huid niet bedekt worden door kleding.
4. Controleer of de katheter goed vastzit door er zachtjes aan te trekken.
5. Plaats de onderlegger naast de zorgvrager en onder de katheterslang op het bed of de onderzoeksbank.
6. Open de verpakking van de steriele spuit. Laat de spuit in de geopende verpakking liggen.
7. Vul de steriele spuit met het voorgeschreven volume NaCl 0,9%:
   - Draai de ampul met NaCl 0,9% open.
   - Bevestig de steriele opzuignaald op de spuit.
   - Zuig de voorgeschreven hoeveelheid NaCl 0,9% op.
   - Deponeer de opzuignaald in de naaldencontainer.
   - Bevestig eventueel het steriele tussenstukje op de spuit.
8. Tik zachtjes op de spuit en druk deze vervolgens voorzichtig een klein stukje in om luchtbellen eruit te laten.
9. Leg de spuit terug in de geopende verpakking.
10. Maak de drie niet-steriele gaasjes nat met alcohol 70%.
11. Doe de niet-steriele handschoenen aan.
12. *Spoelen zonder driewegkraantje:*
    - Koppel de opvangzak af.
    - Zet de spuit met of zonder tussenstukje op de slang van de katheter.
    - Druk de spuit langzaam leeg in de katheter. Verwijder hem daarna nog niet.
    - Zuig de vloeistof weer terug in de spuit.
    - Verwijder de spuit van de katheter.

    Spoelen met driewegkraantje:
    - Sluit het driewegkraantje door het in de richting van de zorgvrager te draaien.
    - Verwijder het afsluitdopje van het kraantje en leg dit dopje op een gaasje met alcohol.
    - Ontsmet het kraantje met de gaasjes met alcohol:
      • Ontsmet eerst de binnenkant en

15 Nefrostomiekatheter

   vervolgens de buitenkant met een nieuw gaasje.
   - Laat het kraantje aan de lucht drogen.
  – Zet de spuit op het driewegkraantje.
  – Open het kraantje door het in de richting van de zorgvrager te draaien.
  – Druk de spuit langzaam leeg in de katheter. Verwijder hem daarna nog niet.
  – Zuig de vloeistof weer terug in de spuit.
  – Draai het kraantje open in de richting van de opvangzak.
  – Verwijder de spuit van het kraantje.
13 *Bij een katheter zonder driewegkraantje:*
  – Ontsmet het aansluitpunt van de katheter met de gaasjes met alcohol:
    - Ontsmet eerst de binnenkant en vervolgens de buitenkant met een nieuw gaasje.
    - Laat het aansluitpunt een minuut lang aan de lucht drogen.
  – Verwijder het dopje van de nieuwe opvangzak en ontsmet het aansluitpunt met een gaasje gedrenkt in alcohol; bij een steriele opvangzak is dit niet nodig.
    - Laat het aansluitpunt drogen aan de lucht.
  – Bevestig de nieuwe opvangzak aan de katheter.
  Bij een katheter met driewegkraantje:
  – Ontsmet het afsluitdopje van het driewegkraantje met een gaasje met alcohol en laat het aan de lucht drogen.
  – Sluit het kraantje af met het dopje; raak het dopje niet met de handen aan.
14 Observeer de kleur en het volume van de vloeistof; het is mogelijk dat een deel is opgenomen door de nier en dat er hierdoor minder vloeistof terugkomt dan is ingespoten.

15 Doe de handschoenen uit.
16 Was of desinfecteer je handen.
17 Ruim alles op.
18 Maak een aantekening van de handeling en vermeld het tijdstip, de hoeveelheid ingespoten vloeistof, het volume teruggezogen vloeistof en de eventuele bijzonderheden.

15.9 Verwijderen nefrostomiedrain

Als de indicatie voor de nefrostomiedrain niet langer bestaat, kan de arts besluiten de drain te verwijderen. Een arts kan een nefrostomiedrain poliklinisch verwijderen. Hij maakt de hechting los, haalt de vloeistof uit de ballon en verwijdert de drain voorzichtig.

15.9.1 Specifieke aandachtspunten
Na het verwijderen van de katheter duurt het ongeveer één tot zes weken voordat de opening in de buikwand zich sluit. Soms geneest de fistel echter niet goed en blijft die open. Een open fistel moet verzorgd worden als een rode of gele wond (zie hoofdstuk 24).

15.9.2 Mogelijke complicaties
Mogelijke complicaties bij het verwijderen van een nefrostomiedrain zijn:
- Ontsteking van de wond: controleer of de wond rood, warm, gezwollen of pijnlijk is. De zorgvrager moet de wondverzorging de eerste 24 uur laten zitten en mag de eerste week na de operatie niet in bad of gaan zwemmen.
- Lekkage, gedurende maximaal 24 uur. De urine kan opgevangen worden met een opvangzakje.

Nefrostomiekatheter   15

SAMENVATTING

Een nefrostomiekatheter is een mogelijke oplossing als urine uit de nier niet of onvoldoende naar de blaas kan stromen. Dit kan onder andere veroorzaakt worden door stenen in de nier of de urineleider of een vernauwde urineleider. Het plaatsen van een nefrostomiekatheter is een kleine chirurgische ingreep die wordt uitgevoerd door een arts. Een nefrostomiekatheter is geschikt voor langdurend en kortdurend gebruik. De katheter staat rechtstreeks in verbinding met de nier. Daarom is het bij de verzorging van de nefrostomiekatheter heel belangrijk om steriel te werken.

Mogelijke complicaties bij een nefrostomiekatheter zijn bijvoorbeeld nabloedingen, infecties aan fistelopening en het nierbekken, lekkage, verstopping van de drain.

Er zijn stappenplannen voor het verzorgen van de nefrostomiekatheter, voor het verwisselen van de opvangzak en voor het spoelen van de nefrostomiekatheter.

BEGRIPPEN

Nefrostomiekatheter
Nierstuwing

16
BLAASSPOELEN

Blaasspoelen 16

LEERDOELEN

- Je kent de (contra-)indicaties voor blaasspoelen, de aandachtspunten en de mogelijke complicaties hierbij.
- Je kent de vier meest gebruikte blaasspoelsystemen.
- Je kunt de stappen benoemen van blaasspoelen met een spoelzakje, met een blaasspuit, met een uro-tainer twin bag en met een harmonicaflacon.
- Je kunt de stappen benoemen van blaasspoelen met een continu systeem (blaasirrigatie).
- Je kent de aandachtspunten bij blaasspoeling met chemotherapie.

Bij een **blaasspoeling** worden medicijnen via een katheter in de blaas gebracht. Het kan een vorm zijn van chemotherapie of immunotherapie. Blaasspoeling met chemotherapie wordt meestal in het ziekenhuis uitgevoerd. Onder bepaalde voorwaarden kan het ook thuis, maar de eerste behandeling vindt altijd in het ziekenhuis plaats.

In de dagelijkse praktijk worden blaasspoeling en blaasirrigatie door elkaar gebruikt. Deze termen betekenen echter niet precies hetzelfde. Met blaasspoeling bedoelen wij dat de blaas (eenmalig) gespoeld wordt met steriele vloeistof. Met **blaasirrigatie** bedoelen wij dat de blaas continu gespoeld wordt in een gesloten systeem.

16.1 Indicaties blaasspoelen

Indicaties voor blaasspoelen zijn:

- blaaskanker (een blaasspoeling kan dan gedaan worden om het afweersysteem van het lichaam te stimuleren of om de kanker te behandelen met chemotherapie);
- een geïnfecteerde/verstopte verblijfskatheter;
- blaaspijn (er kan dan worden gespoeld met een vloeistof die de slijmvlieslaag van de blaas herstelt);
- terugkerende urineweginfecties;
- bloedstolsels/bezinksels in de blaas.

Indicaties voor blaasirrigatie zijn:

- na een operatie aan de blaas of de prostaat;
- ter voorkoming van verklevingen, infecties of stolsels;
- bepaalde medicamenteuze toedieningen.

16.2 Contra-indicaties

Contra-indicaties voor blaasspoelen zijn:

- aandoeningen van de urinebuis;
- eerdere ingrepen aan de plasbuis of nieren (de verhoogde druk tijdens het spoelen kan hechtingen beschadigen, waardoor lekkage kan ontstaan);
- een verstopte katheter (als de katheter al verstopt zit, moet je een nieuwe katheter inbrengen);
- fysieke ongemakken bij de zorgvrager, zoals hevige blaaskrampen (deze kunnen verergeren door te koude spoelvloeistof);
- overgevoeligheid voor de toedieningsvloeistof.

16 Blaasspoelen

16.3 Specifieke aandachtspunten

De blaas moet voor het spoelen leeg zijn. Als de blaas goed leeg is en blijft tijdens de spoeling, kunnen de medicijnen de hele blaaswand bereiken en hebben zij een beter effect. Het is daarom belangrijk dat de zorgvrager voor en tijdens de spoeling zo min mogelijk drinkt. Wanneer je tijdens het inlopen van de vloeistof weerstand voelt, is de katheter waarschijnlijk verstopt. Breng dan een nieuwe katheter in.
Tijdens het spoelen kunnen blaaskrampen ontstaan. Zorg vooraf dat de spoelvloeistof op lichaamstemperatuur is om deze krampen zo veel mogelijk te voorkomen. Plaats de katheter zo dat er niet te veel druk op staat en dat hij niet te veel kan bewegen. Laat de vloeistof rustig inlopen.
Het is in alle gevallen belangrijk om bij te houden hoeveel vloeistof er afloopt via de katheter. Er moet evenveel vloeistof aflopen als er spoelvloeistof is ingebracht, of iets meer. Als er minder vloeistof afloopt via de katheter dan je hebt ingebracht, kan dit wijzen op een nierbeschadiging of een gescheurde blaaswand. Er is dan vloeistof buiten de blaas of in de nier terechtgekomen. Controleer de urineopvangzak op bloedstolsels en veranderingen in kleur en waarschuw de arts. Waarschuw ook een arts als de zorgvrager een bloeding of acute pijn krijgt.
Een open verbinding met de blaas kan leiden tot urineweginfecties. Zorg ervoor dat de open verbinding zo kort mogelijk duurt om het risico hierop te verkleinen.

16.4 Mogelijke complicaties

Mogelijke complicaties bij blaasspoelen zijn:

- urineweginfecties;
- verstopping (door verplaatste stolsels);
- blaaskrampen (door overprikkeling van de blaaswand door de spoelvloeistof);
- overrekking (door inspuiten van te veel spoelvloeistof);
- bloed bij de urine;
- een branderig gevoel bij het plassen;
- lichte urine-incontinentie;
- het gevoel hebben vaker te moeten plassen;
- een allergische reactie op de spoelvloeistof.

16.5 Materialen

Er zijn verschillende soorten spoelsystemen beschikbaar. Welke soort je kiest, hangt vooral af van de voorkeur van de zorgverlener of zorgvrager en de richtlijnen van de zorginstelling. De meest gebruikte soorten spoelsystemen zijn:

- blaasspoelzakje;
- uro-tainer twin bag;
- blaasspuit;
- harmonicaflacon.

16.5.1 Blaasspoelzakje

Een **blaasspoelzakje** is een zakje gevuld met spoelmiddel. Je koppelt het zakje aan de katheter, waarna de vloeistof in de blaas kan lopen. Als dit niet vanzelf gebeurt, kun je licht in het zakje knijpen. Spoelen met een blaasspoelzakje geeft minder risico op infecties dan bijvoorbeeld spoelen met een blaasspuit. Spoelen met een blaasspoelzakje heeft daarom de voorkeur bij het spoelen van de blaas.

16.5.2 Uro-tainer twin bag

Een **uro-tainer twin bag** werkt eigenlijk op dezelfde manier als een blaasspoelzakje. Bij een uro-tainer twin bag zitten echter twee zakjes spoelvloeistof aan elkaar vast. De toedieningsvolumes zijn daardoor doorgaans iets kleiner dan bij een blaasspoelzakje. Hierdoor is de handeling makkelijker voor de zorgverlener en vriendelijker voor de zorgvrager.

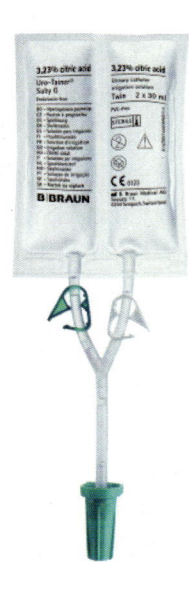

Afbeelding 16.1   Uro-tainer twin bag.

16.5.3 Blaasspuit

Een **blaasspuit** ziet er hetzelfde uit als een normale (injectie)spuit en kun je direct op de katheter aansluiten. Meestal kan hiervoor lichte druk op de spuit uitgeoefend worden. Een blaasspoeling met behulp van een blaasspuit geeft een groter risico op infectie dan met een blaasspoelzakje. Een blaasspuit heeft daarom niet de voorkeur.

16.5.4 Harmonicaflacon

De **harmonicaflacon** is een flesje met harmonicavorm, waardoor het soepel in te drukken is. Zo kun je de katheter eenvoudig en soepel spoelen. Bij gebruik van een spoelvloeistof die niet hoeft in te werken, wordt het risico op weefselschade beperkt. Je kunt verschillende vloeistoffen gebruiken voor het blaasspoelen. Welke je kiest, hangt af van het doel van de spoeling. Je kunt de volgende spoelvloeistoffen gebruiken:

- fysiologisch zout;
- desinfecterende vloeistoffen;
- vloeistoffen waar medicijnen in zijn opgelost.

De overige benodigde materialen zijn afhankelijk van de manier waarop je de blaasspoeling uitvoert. Zie hiervoor het betreffende stappenplan.

16.6 Stappenplan blaasspoelen met een spoelzakje

Tijdens de voorbereiding leg je de spoelzakjes en overige spullen klaar. Controleer de spoelzakjes van tevoren op:

- naam en geboortedatum van de zorgvrager;
- houdbaarheidsdatum;
- kleur en substantie;
- toedieningswijze;
- temperatuur;
- of de klem van het spoelzakje dicht is.

16 Blaasspoelen

Controleer ook altijd of de soort spoelvloeistof, de dosering en het toedieningstijdstip ervan hetzelfde zijn als wat op de toedienlijst staat. Controleer tevens de gegevens van de zorgvrager.

Stappenplan voor het spoelen van de blaas met een spoelzakje

Zet alle materialen klaar, zodat je er makkelijk bij kunt:

- de toedienlijst;
- de voorgeschreven spoelzak(jes) met spoelvloeistof;
- een onderlegger;
- een opvangbak;
- niet-steriele handschoenen (bij passief spoelen heb je twee paar handschoenen nodig);
- een urineopvangzak;
- een desinfectiemiddel (70% alcohol);
- niet-steriele wattenstaafjes/gaasjes;
- een kocher;
- een afvalbak.

1. Maak je handen goed schoon. Bij zichtbaar vuil met zeep en water, anders met handalcohol.
2. Laat de zorgvrager op de rug op bed gaan liggen. Leg de onderlegger onder de katheter. Plaats het opvangbakje daarop, onder het aansluitpunt van de katheter en de urineopvangzak.
3. Trek de niet-steriele handschoenen aan.
4. Sluit het spoelsysteem aan:
   - Klem de katheter af met de kocher.
   - Koppel de urineopvangzak met een draaiende beweging los van de katheter. Je kunt een knoop leggen in de slang van de opvangzak, zodat deze niet lekt. Je mag de opvangzak aan de kant leggen en later legen en weggooien.
   - Sluit het spoelzakje aan op de katheter.
   - Verwijder de kocher van de katheter.
   - Open de klem van het spoelzakje.
   - Houd het spoelzakje boven het niveau van de blaas om ervoor te zorgen dat de spoelvloeistof rustig de blaas in loopt. Als dit niet vanzelf gebeurt, kun je licht in het spoelzakje knijpen. Knijp echter niet te hard, want dat kan blaaskrampen veroorzaken.
5. Bij sommige zorgvragers spoel je actief, bij andere passief. Dit bepaalt de arts.
   - Bij actief spoelen kan de vloeistof direct terug het spoelzakje in stromen. Sluit dan de klem van het spoelzakje en klem de katheter af met de kocher. Koppel het gebruikte spoelzakje los en sluit een nieuw spoelzakje aan. De spoelvloeistof kan direct teruglopen en je kunt weer een nieuw spoelzakje aansluiten. Dit herhaal je totdat de vloeistof helder is.
   - Bij passief spoelen heb je met de arts afgesproken hoe lang de vloeistof in de blaas blijft. Sluit de klem van het spoelzakje gedurende die tijd. Je mag de handschoenen uittrekken en nieuwe handschoenen aantrekken op het moment dat de vloeistof lang genoeg in de blaas heeft gezeten. Open de klem van het spoelzakje en laat de vloeistof terug in het spoelzakje lopen.
6. Koppel nu het spoelzakje los en sluit een (nieuwe, steriele) opvangzak aan op de katheter:

- Sluit de klem van het spoelzakje.
- Klem de katheter af met de kocher.
- Open de verpakking van de gaasjes of wattenstaafjes en overgiet ze met alcohol.
- Koppel het spoelzakje met een draaiende beweging los van de katheter. Gooi het spoelzakje meteen weg.
- Desinfecteer de aansluitpunten van de katheter en urineopvangzak. Laat ze één minuut drogen. Een nieuwe, steriele opvangzak hoef je niet te desinfecteren.
- Sluit de urineopvangzak aan op de katheter.
- Haal de kocher van de katheter af.
- Doe de handschoenen uit.

7 Ruim de gebruikte materialen op en was of desinfecteer je handen.

8 Noteer in het dossier van de zorgvrager:
- het tijdstip;
- de hoeveelheid spoelvloeistof die je gebruikt hebt;
- eventuele andere bijzonderheden.

16.7 Stappenplan blaasspoelen met een blaasspuit

Stappenplan voor het spoelen van de blaas met een blaasspuit

Zet alle materialen klaar, zodat je er makkelijk bij kunt:

- de toedienlijst;
- een steriele spuit van 60 ml (eventueel meerdere spuiten);
- steriele spoelvloeistof op lichaamstemperatuur;
- een steriel bakje;
- een onderlegger;
- een opvangbak (bij meerdere keren spoelen twee opvangbakjes);
- niet-steriele handschoenen (bij passief spoelen heb je twee paar handschoenen nodig);
- een urineopvangzak;
- desinfectiemiddel (70% alcohol);
- niet-steriele wattenstokjes/gaasjes;
- een kocher;
- een afvalbak.

1 Maak je handen goed schoon. Bij zichtbaar vuil met zeep en water, anders met handalcohol.

2 Leg tijdens de voorbereiding de spoelzakjes en overige spullen klaar. Controleer de spoelzakjes van tevoren op:
- de naam en geboortedatum van de zorgvrager;
- de kleur en substantie;
- de toedieningswijze;
- de temperatuur.

Controleer ook altijd of de soort spoelvloeistof, de dosering en het toedieningstijdstip ervan hetzelfde zijn als wat op de toedienlijst staat. Controleer tevens de gegevens van de zorgvrager.

3 Open de verpakking van de spuit. Nu kun je hem vullen:
- Open de fles spoelvloeistof.
- Giet de steriele spoelvloeistof in het steriele bakje. Draai de dop weer op de fles.
- Haal de spuit uit de verpakking. Laat de

verpakking open liggen.
- Zuig de voorgeschreven hoeveelheid spoelvloeistof op met de spuit.
- Leg de spuit terug in de geopende verpakking. Let er hierbij op dat de voorkant van de spuit steriel blijft.

4 Laat de zorgvrager op de rug op bed gaan liggen. Leg de onderlegger onder de katheter. Leg het opvangbakje daarop, onder het aansluitpunt van de katheter en de urineopvangzak.

5 Plaats de spuit:
- Trek de niet-steriele handschoenen aan.
- Klem de katheter af met de kocher.
- Koppel de urineopvangzak met een draaiende beweging los van de katheter. Leg een knoop in de slang van de urineopvangzak. Je kunt de zak later legen en weggooien.
- Plaats de spuit op de katheter.
- Verwijder de kocher nu weer van de katheter.

6 Houd de spuit boven het niveau van de blaas, zodat de vloeistof de katheter in kan lopen. Meestal moet je lichte druk uitoefenen op de spuit. Bij sommige zorgvragers spoel je actief, bij andere passief. Dit bepaalt de arts.
- Bij actief spoelen kan de vloeistof direct terug de spuit in stromen. Dit doe je meestal door de vloeistof op te zuigen met de spuit. Daarna plaats je een nieuwe spuit en spuit je opnieuw vloeistof in. Dit herhaal je totdat de vloeistof helder is.
- Bij passief spoelen heb je met de arts afgesproken hoe lang de vloeistof in de blaas blijft. Klem de katheter vóór het vulkanaal af gedurende die tijd. Je mag de handschoenen uittrekken en nieuwe handschoenen aantrekken op het moment dat de vloeistof lang genoeg in de blaas heeft gezeten. Open de klem om de katheter en laat de vloeistof terug in de spuit lopen. Soms moet je de vloeistof opzuigen met de spuit, zuig hierbij langzaam en rustig.

7 Verwijder de spuit:
- Klem de katheter af met de kocher, vóór het vulkanaal.
- Open de verpakking van de gaasjes of wattenstaafjes. Overgiet de gaasjes of wattenstaafjes met alcohol.
- Koppel de spuit los van de katheter.
- Desinfecteer vervolgens de aansluitpunten van de katheter en de urineopvangzak met de gaasjes of wattenstaafjes. Als je een nieuwe, steriele opvangzak gebruikt, hoef je die niet te desinfecteren. Als je de aansluitpunten gedesinfecteerd hebt, moeten ze één minuut drogen.
- Sluit de urineopvangzak aan op de katheter.
- Verwijder de kocher van de katheter.
- Trek de handschoenen uit.

8 Ruim de materialen op en was of desinfecteer je handen.

9 Noteer in het dossier van de zorgvrager:
- het tijdstip van het spoelen;
- de hoeveelheid spoelvloeistof;
- eventuele andere bijzonderheden.

16.8 Stappenplan blaasspoelen met een uro-tainer twin bag

Stappenplan voor het spoelen van de blaas met een uro-tainer twin bag

Zet alle materialen klaar, zodat je er makkelijk bij kunt:

- spoelvloeistof in twin bag;
- een onderlegger;
- een opvangbak voor urine;
- twee paar niet-steriele handschoenen;
- een urineopvangzak;
- desinfectiemiddel (70% alcohol);
- wattenstaafjes of gaasjes;
- een kocher;
- een afvalbak.

1. Maak je handen goed schoon. Bij zichtbaar vuil met zeep en water, anders met handalcohol.
2. Controleer de spoelzakjes op:
   - naam en geboortedatum van de zorgvrager;
   - houdbaarheidsdatum van de spoelvloeistof;
   - kleur en substantie;
   - toedieningswijze;
   - temperatuur.

   Vergelijk de spoelzakjes na deze controle met de toedieningslijst met betrekking tot de soort spoelvloeistof, de dosering en het toedieningstijdstip. Controleer ook of de klemmen van de spoelzakjes goed dicht zijn.
3. Vraag de zorgvrager om op de rug op bed te gaan liggen. Leg de onderlegger onder de katheter. Open de verpakking van de gaasjes of wattenstaafjes en overgiet ze met alcohol.
4. Trek de niet-steriele handschoenen aan.
5. Sluit de spoelzakjes aan:
   - Klem de katheter af met behulp van de kocher.
   - Koppel de urineopvangzak met een draaiende beweging los van de katheter. Raak hierbij het aansluitpunt van de katheter niet aan.
     - Leg een knoop in de slang van de opvangzak. Je kunt de zak later legen en weggooien.
   - Sluit het spoelzakje aan op de katheter.
6. Nadat je de spoelzakjes hebt aangesloten op de katheter kun je de katheter spoelen. Dit doe je als volgt:
   - Verwijder de kocher van de katheter.
   - Open de groene klem van het spoelzakje.
   - Houd het spoelzakje boven het niveau van de blaas. Laat ongeveer 10-50 ml van de spoelvloeistof de katheter in lopen. Als de vloeistof niet vanzelf inloopt, kun je licht in het spoelzakje knijpen. Gebruik hierbij echter zo min mogelijk kracht, want bij een snelle inloop raakt de blaas geïrriteerd.
   - Sluit de groene klem van het spoelzakje en wacht vijf minuten.
   - Trek de handschoenen uit.
   - Open de groene klem van het spoelzakje en laat de vloeistof terug in het spoelzakje lopen.
   - Sluit de groene klem van het spoelzakje weer.
   - Open vervolgens de witte klem van het spoelzakje.

16 Blaasspoelen

- Houd het spoelzakje opnieuw boven het niveau van de blaas. Laat ongeveer 10-50 ml van de spoelvloeistof de katheter in lopen. Als de vloeistof niet vanzelf inloopt, kun je opnieuw licht in het spoelzakje knijpen.
- Sluit de witte klem van het spoelzakje en laat de spoelvloeistof vijf minuten in de katheter om in te werken.
- Open de witte klem en laat de vloeistof terug in het spoelzakje lopen.
- Sluit de witte klem van het spoelzakje.
- Trek een nieuw paar niet-steriele handschoenen aan.
- Klem de katheter af met de kocher.
- Koppel het spoelzakje met een draaiende beweging los van de katheter. Gooi het spoelzakje weg.

7 Voordat je een urineopvangzak aansluit op de katheter, maak je eerst de aansluitpunten van de katheter en urineopvangzak schoon met gaasjes of wattenstaafjes. Als je een nieuwe, steriele opvangzak gebruikt, hoeft je die niet schoon te maken. Laat de katheter en opvangzak één minuut drogen voordat je ze op elkaar aansluit. Na het drogen sluit je de urineopvangzak aan en verwijder je de kocher van de katheter.
8 Trek de handschoenen uit.
9 Ruim alles op.
10 Was of desinfecteer je handen.
11 Noteer:
   - het tijdstip;
   - de handeling;
   - de hoeveelheid spoelvloeistof;
   - de soort spoelvloeistof;
   - bevindingen tijdens de procedure.

16.9 Stappenplan blaasspoelen met een harmonicaflacon

Stappenplan voor het spoelen van de blaas met een harmonicaflacon

Voor het blaasspoelen met een harmonicaflacon moet je de volgende materialen klaarzetten:

- de toedienlijst;
- harmonicaflacon(s) op lichaamstemperatuur;
- niet-steriele handschoenen;
- een urineopvangzak;
- een opvangbak;
- een kocher;
- desinfectiemiddel;
- wattenstaafjes/gaasjes;
- een onderlegger;
- een prullenbak.

1 Maak je handen goed schoon. Bij zichtbaar vuil met zeep en water, anders met handalcohol.
2 Zet alle materialen klaar, zodat je er makkelijk bij kunt.
3 Controleer de naam en geboortedatum van de zorgvrager.
4 Controleer de spoelvloeistof op houdbaarheidsdatum, kleur en substantie, temperatuur en toedienwijze.
5 Vergelijk de spoelvloeistof met de toedienlijst. Let hierbij op soort, dosis en tijdstip.
6 Laat de zorgvrager de onderkleding uittrekken en op de rug gaan liggen.
7 Leg een onderlegger onder de katheter.

8. Positioneer een opvangbak op de onderlegger, onder het aansluitpunt tussen katheter en opvangzak.
9. Doe de niet-steriele handschoenen aan.
10. Maak de verpakking van de flacon open.
11. Klem de katheter af met een kocher.
12. Koppel de urineopvangzak los van de katheter en leg een knoop in de slag van de urineopvangzak. Je kunt de zak later legen en weggooien.
13. Sluit de harmonicaflacon aan op de katheter.
14. Houd de flacon op de volgende manier vast: houd je wijs- en middelvinger om de hals van de verpakking en je duim op de onderkant. Oefen ongeveer een minuut lang zachtjes druk uit op de blaasbalg in kleine duwtjes. Laat na een minuut los. De vloeistof loopt nu terug. Laat de flacon zitten.
15. Herhaal zo nodig stap 13 en 14 als er meerdere flacons zijn voorgeschreven.
16. Doordrenk de gaasjes/wattenstaafjes met alcohol en desinfecteer het aansluitpunt van de nieuwe urineopvangzak.
17. Klem de katheter af met de kocher.
18. Koppel de flacon af van de katheter.
19. Desinfecteer het aansluitpunt van de katheter met een alcoholgaasje.
20. Sluit de nieuwe urineopvangzak aan op de katheter.
21. Trek de handschoenen uit.
22. Was of desinfecteer je handen.
23. Ruim alles op.
24. Noteer in het dossier van de zorgvrager:
    – het tijdstip;
    – de handeling;
    – de hoeveelheid spoelvloeistof;
    – de soort spoelvloeistof;
    – bevindingen tijdens de procedure.

16.10 Stappenplan blaasspoelen continu systeem (blaasirrigatie)

Voorafgaand controleer je of de zorgvrager een tripellumenkatheter (driewegkatheter) heeft. Zo niet, dan breng je een tripellumenkatheter in.

Stappenplan voor het spoelen van de blaas met een continu systeem

Zet alle materialen klaar, zodat je er makkelijk bij kunt:

- de voorgeschreven spoelvloeistof in een zak;
- een spoelsysteem (dit is een verbindingsslang tussen de zak met spoelvloeistof en de katheter);
- een ophangsysteem en een infuusstandaard;
- een onderlegger;
- niet-steriele handschoenen;
- desinfectiemiddel (70% alcohol);
- gaasjes;
- een urineopvangzak met een groot volume (bijvoorbeeld 5 l);
- een opvangbak;
- een kocher;
- een afvalbak.

1. Maak je handen goed schoon. Bij zichtbaar vuil met zeep en water, anders met handalcohol.
2. Controleer de spoelvloeistof op:
   – soort spoelvloeistof;
   – houdbaarheidsdatum;
   – kleur en substantie;

- toedieningswijze;
- temperatuur.
3. Hang de zak met spoelvloeistof aan de infuusstandaard. De zak moet hoger hangen dan de blaas van de zorgvrager.
4. Sluit het spoelsysteem aan op de zak met spoelvloeistof:
   - Verwijder de afsluiting van het aanprikpunt van de zak spoelvloeistof.
   - Sluit de rolklem van het spoelsysteem.
   - Prik met het spoelsysteem in het aanprikpunt.
   - Vul het spoelsysteem door de rolklem te openen. De vloeistof loopt door het spoelsysteem en wordt opgevangen in het opvangbakje.
   - Sluit de rolklem en controleer of er luchtbellen in het systeem zitten.
   - Verwijder de luchtbellen door de rolklem te openen en langzaam vloeistof uit het systeem te laten lopen.
   - Sluit het spoelsysteem door de rolklem te sluiten. Hang het systeem over de infuusstandaard. Let op: het aansluitpunt voor de katheter moet steriel blijven.
5. De zorgvrager mag nu op de rug op bed gaan liggen. Help hem daar eventueel bij. Leg de onderlegger onder de katheter. Open de verpakking van de gaasjes en overgiet ze met alcohol.
6. Sluit het spoelsysteem aan:
   - Klem de verblijfskatheter af met een kocher.
   - Zo nodig kun je de urineopvangzak vervangen door een nieuwe. Let er hierbij op dat je de urineopvangzak op het uitstroomlumen van de katheter plaatst.
   - Verwijder het dopje of de zak van het instroomlumen van de verblijfskatheter en leg het dopje of de zak aan de kant.
   - Neem de verblijfskatheter in één hand en maak de binnenkant van het instroomlumen schoon met een alcoholgaasje. Dit moet één minuut drogen.
   - Neem het uiteinde van het spoelsysteem in je andere hand en sluit dit aan op het instroomlumen van de katheter.
   - Haal de kocher van de verblijfskatheter af.
   - Regel de inloopsnelheid van de spoelvloeistof met de rolklem. De arts bepaalt met welke snelheid de vloeistof inloopt. Je kunt de slang van de urineopvangzak vervolgens op het been bevestigen. Let erop dat de zorgvrager nog genoeg bewegingsvrijheid heeft.
7. Controleer of de buik hard of soepel aanvoelt en beoordeel de omvang van de buik.
8. Trek de handschoenen uit en ruim de materialen op.
9. Was of desinfecteer je handen.
10. Noteer het tijdstip, de hoeveelheid spoelvloeistof en de eventuele bijzonderheden.

16.11 Blaasspoeling met chemotherapie

Bij chemotherapie gebruik je medicijnen die gevaarlijk kunnen zijn voor mensen die er vaak en langdurig mee in aanraking komen. Het is daarom erg belangrijk om als zorgverlener niet in contact te komen met deze stoffen. Hiervoor moet je beschermende maatregelen treffen:

Blaasspoelen — 16

- Draag niet-steriele handschoenen tijdens alle handelingen bij een zorgvrager die chemotherapie krijgt.
  - Controleer deze handschoenen voor gebruik op verkleuringen, gaatjes en scheuren.
  - Je mag niet met handschoenen aan desinfecteren, omdat dit de handschoenen doorlaatbaar kan maken. Heb je dit per ongeluk toch gedaan, dan moet je nieuwe handschoenen aantrekken.
  - Was je handen voordat je handschoenen aantrekt, maar ook bij het wisselen van handschoenen. Je moet elk halfuur van handschoenen wisselen, omdat de doorlaatbaarheid dan toeneemt.
  - Verwissel de handschoenen na iedere handeling, beschadiging of zichtbare besmetting. Behandel de handschoenen als besmet materiaal.
- Draag een wegwerpschort tijdens elke handeling bij een zorgvrager die chemotherapie krijgt. Het schort moet bescherming bieden aan de voorkant en zijkant van je lichaam en aan je armen. Het schort moet een rugsluiting en lange mouwen met elastische manchetten hebben.
  - Draag het schort zo min mogelijk buiten de ruimte waar de handeling plaatsvindt. Dit is om te voorkomen dat de omgeving besmet wordt.
  - Verwissel het schort bij besmetting meteen. Het schort wordt altijd beschouwd als besmet afval.
  - Was of desinfecteer je handen na gebruik.
- Gebruik wegwerpslofjes bij het douchen van de zorgvrager en als chemotherapie of uitscheidingsproducten zoals urine gemorst zijn.
  - Controleer de slofjes voor gebruik op gaatjes en scheuren.
  - Draag de slofjes alleen in de ruimte waar de handeling plaatsvindt. Dit is om te voorkomen dat de omgeving besmet wordt.
  - Was of desinfecteer je handen na gebruik.
  - Behandel gebruikte slofjes als besmet materiaal.
- Draag een beschermbril als je grote hoeveelheden gemorste vloeistof opruimt. Het is belangrijk dat de beschermbril goed om je gezicht past. Je kunt de bril opnieuw gebruiken, maar dan moet je hem wel eerst afspoelen met koud water en daarna schoonmaken met allesreiniger of afwasmiddel. Droog hem af met een stuk keukenrol of met een theedoek.
- Gebruik een wegwerpmasker als je grote hoeveelheden gemorste vloeistof opruimt en als je besmet materiaal wegbrengt. Het masker moet een P3-filter hebben en goed sluiten over je neus en de mond. Behandel een gebruikt masker als besmet materiaal.

Alle wegwerpmaterialen die in contact zijn geweest met de chemotherapie of resten daarvan, moeten als besmet afval gezien worden. Gooi gebruikte materialen direct in een stevige plastic afvalzak die dicht bij de plaats van de handeling staat. Je kunt wegwerponderleggers gebruiken om gebruikte verbanden, wegwerpopvangmateriaal en andere materialen in te vouwen, voordat je ze in de afvalzak doet. Doe de afvalzak niet te vol en sluit hem goed af. Duw bij het sluiten van de afvalzak de lucht niet uit de zak. Je kunt de afvalzak vervolgens in een gewone huisvuilzak stoppen en die weggooien. Scherp afval kun je verzamelen in een naaldencontainer. Een naaldencontainer kun je inleveren bij de leverancier of bij de apotheek. Spoel niet-wegwerpmateriaal na gebruik eerst om met koud water, en gooi het water daarna weg in het toilet. Daarna kun je het materiaal schoonmaken met allesreiniger of afwasmiddel.

SAMENVATTING

Blaasspoeling houdt in dat er chemotherapie of immunotherapie via een katheter in de blaas wordt toegediend, of dat er andere medicijnen via een katheter in de blaas worden gebracht. Bij chemotherapie gebruik je medicijnen die gevaarlijk kunnen zijn. Het is daarom erg belangrijk om als zorgverlener niet in contact te komen met deze stoffen. Hiervoor moet je beschermende maatregelen nemen.

In de dagelijkse praktijk worden blaasspoeling en blaasirrigatie door elkaar gebruikt. Deze termen betekenen echter niet precies hetzelfde. Met blaasspoeling bedoelen wij dat de blaas (eenmalig) gespoeld wordt met steriele vloeistof. Met blaasirrigatie bedoelen wij dat de blaas continu gespoeld wordt in een gesloten systeem.

Je kunt de blaas op verschillende manieren spoelen:

- met een blaasspoelspoelzakje;
- met een uro-tainer twin bag;
- met een blaasspuit;
- met een harmonicaflacon;
- doorlopend met een spoelzak en afloopzak.

Mogelijke complicaties bij blaasspoelen zijn onder meer urineweginfecties, verstopping (door verplaatste stolsels), blaaskrampen (door overprikkeling van de blaaswand door de spoelvloeistof), overrekking (door inspuiten van te veel spoelvloeistof) en bloed bij de urine.

In verschillende stappenplannen bespreken we de verschillende manieren van blaasspoelen.

BEGRIPPEN

Blaasirrigatie
Blaasspoeling
Blaasspoelzakje
Blaasspuit
Harmonicaflacon
Uro-tainer twin bag

17
STOMAZORG

Stomazorg   17

LEERDOELEN

- Je kent de anatomie en de functie van de darmen.
- Je kent de (contra-)indicaties voor het aanleggen van een stoma en de aandachtspunten en mogelijke complicaties hierbij.
- Je weet dat er verschillende soorten stoma's zijn en kent de verschillen hiertussen.
- Je kent de leefregels op het gebied van voeding en beweging waar een zorgvrager met een stoma zich aan moet houden.
- Je kunt de specifieke aandachtspunten en mogelijke complicaties bij het verzorgen van een stoma benoemen.
- Je kunt de algemene stappen benoemen van het verzorgen van een stoma gedurende de eerste zeven tot tien dagen na de aanleg en daarna.
- Je kunt de stappen benoemen van het verzorgen van een enkelloops en een dubbelloops systeem.
- Je kunt de stappen voor het handmatig irrigeren van een stoma benoemen en de stappen voor het irrigeren van een stoma via een irrigatiepomp.

Een **stoma** is een chirurgisch aangelegde opening die een lichaamsholte verbindt met de buitenwereld. We maken onderscheid tussen urostoma's en darmstoma's. Bij een **urostoma** komt urine door de kunstmatige uitgang naar buiten, bij een **darmstoma** is dit ontlasting. Een stoma heeft geen sluitspier, dus ontlasting en urine kunnen niet worden opgehouden. Om de urine of ontlasting op te vangen is stomamateriaal nodig.

In Nederland krijgen elk jaar tussen de 6000 en 9000 mensen een stoma (dokterdokter.nl). De meeste mensen ervaren dit als een ingrijpende gebeurtenis. Wennen aan een stoma kost tijd. Adequate begeleiding door een stomaverzorger kan helpen bij het accepteren van de stoma.

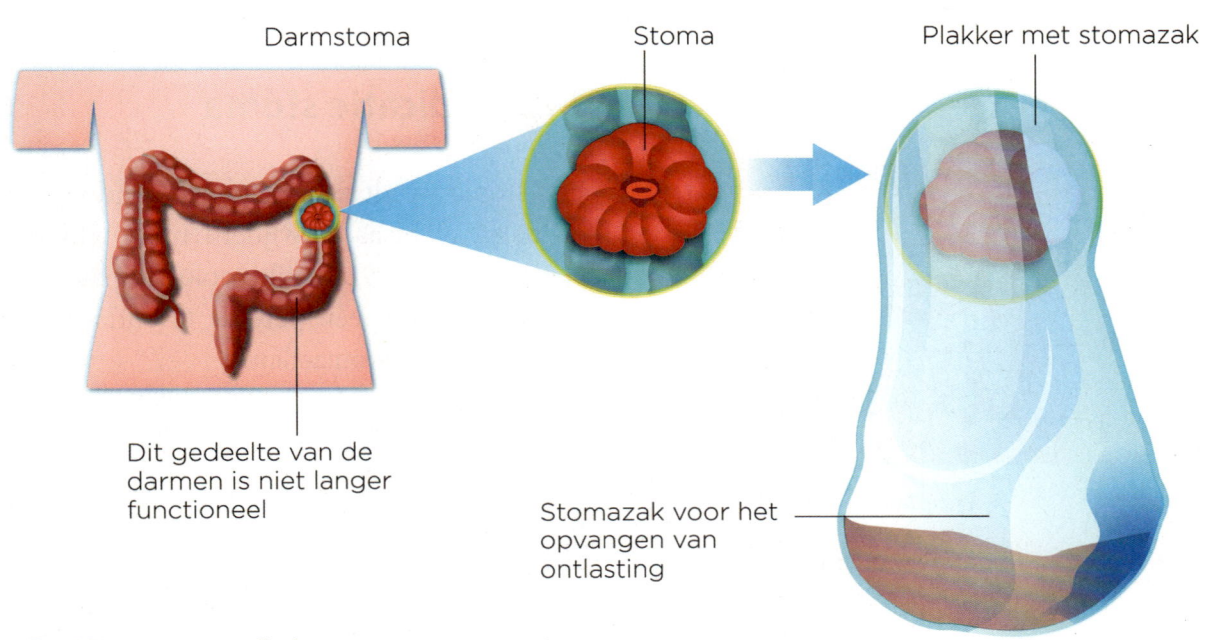

Afbeelding 17.1 *Grafische weergave van een stoma.*

17 Stomazorg

Volgens de Wet BIG is het verzorgen van een stoma geen voorbehouden handeling. Veel zorginstellingen kiezen er echter voor het verzorgen van een stoma aan te merken als 'risicovolle handeling', aangezien er een groot risico is op schade aan de zorgvrager als niet goed geobserveerd wordt en de handeling op een onjuiste manier wordt uitgevoerd.

17.1 Anatomie

De dunne darm bestaat uit de twaalfvingerige darm (*duodenum*), nuchtere darm (*jejunum*) en kronkeldarm (*ileum*). De twaalfvingerige darm ligt in een bocht om de alvleesklier heen. De nuchtere darm en de kronkeldarm gaan zonder duidelijke overgang in elkaar over en liggen gekronkeld in de buikholte. De dunne darm gaat over in de dikke darm. De dikke darm bestaat uit de blinde darm (*caecum*), karteldarm (*colon*) en endeldarm (*rectum*). De dikke darm ligt als een omgekeerde 'U' in de buikholte.

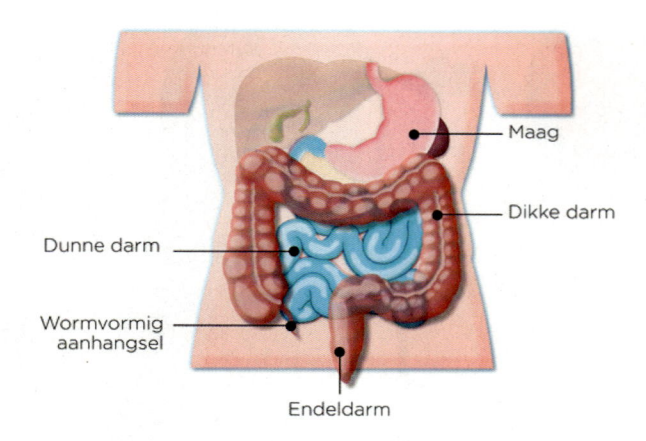

Afbeelding 17.2 Anatomie van de darmen.

17.1.1 Functie darmen

De darmen spelen een belangrijke rol bij de spijsvertering. Voedsel bereikt allereerst de dunne darm. Hier worden de meeste voedingsstoffen uit het verteerde eten opgenomen. Ook worden hier verteringssappen uit de alvleesklier en uit de galblaas toegevoegd om de opname van voedingsstoffen te optimaliseren.

Omdat de dunne darm ongeveer vijf meter lang is, beschikt hij over een grote reservecapaciteit. Als na een operatie een groot deel van de dunne darm verwijderd is, blijkt na enkele maanden de opname van voedingsstoffen weer bijna volledig te zijn. Na de dunne darm komt voedsel in de dikke darm terecht. Hier worden voornamelijk vocht en zouten aan de waterige inhoud onttrokken. Door de aanwezige bacteriën (darmflora) vindt hier ook nog enige vertering plaats. Aangekomen in de endeldarm is de darminhoud inmiddels ingedikt. De onverteerde resten verlaten het lichaam uiteindelijk als ontlasting.

17.2 Indicatie stoma

Een stoma wordt aangelegd als een deel van de darm of blaas verwijderd moet worden. Het kan ook een tijdelijke oplossing zijn om de darmen voor een periode te ontlasten of een obstructie te omzeilen.
Indicaties voor het verwijderen van een stuk darm en het aanleggen van een stoma zijn:

- darmkanker of een verhoogd risico daarop;
- familiaire adenomateuze polyposis (een erfelijke aandoening waarbij veel poliepen in

de dikke darm voorkomen, deze poliepen vergroten de kans op kanker);
- de ziekte van Crohn of colitis ulcerosa (aandoeningen waarbij het darmslijmvlies chronisch ontstoken is);
- neurologische aandoeningen die de prikkelgeleiding verstoren, waardoor klachten van obstipatie of incontinentie ontstaan;
- fistel (een onnatuurlijke verbinding tussen twee lichaamsholten, bijvoorbeeld tussen darm en blaas);
- diverticulitis (ontstoken uitstulpingen aan de buitenkant van de darm, deze uitstulpingen vergroten de kans op een darmwandperforatie);
- obstructie of afsluiting van de darm, waardoor voedselpassage niet meer mogelijk is;
- tijdelijk na het aanleggen van een anastomose (het op elkaar aansluiten van twee darmuiteinden na het verwijderen van een stuk darm);
- het afsterven van darmweefsel (necrose) als gevolg van zuurstoftekort (ischemie) door een verstoorde bloedtoevoer;
- aangeboren afwijkingen: anusatresie (de anus ontbreekt of is niet goed aangelegd), ziekte van Hirschsprung (de darm kan de bewegingen om ontlasting richting anus te stuwen niet goed maken), spina bifida ('open ruggetje', waarbij de werking van de darmen verstoord kan zijn);
- een traumatische beschadiging van de darmen.

Indicaties voor het verwijderen van de blaas en het aanleggen van een urostoma zijn:

- blaaskanker;
- een schrompelblaas;
- een chronische ontsteking van de blaaswand (interstitiële cystitis);
- aangeboren afwijkingen, bijvoorbeeld spina bifida ('open ruggetje', waarbij de werking van de blaas verstoord kan zijn);
- een traumatische beschadiging van de blaas.

17.3 Aanleggen van een darmstoma

Het aanleggen van een darmstoma is een chirurgische ingreep die wordt gedaan door een chirurg op de operatiekamer. Tijdens de operatie is het belangrijk dat de darm leeg is. Om deze reden wordt de zorgvrager de dag voor de operatie opgenomen en krijgt hij laxeermiddelen of een darmspoeling. Bij een spoedoperatie wordt de darm niet van tevoren geleegd.

De operatie zelf vindt plaats onder narcose, waarbij het hele lichaam verdoofd is en de zorgvrager kunstmatig in slaap wordt gehouden. De chirurg haalt een stukje darm door de buikwand naar buiten. Dit stukje wordt omgeslagen van binnen naar buiten en vastgehecht in de huid. Er wordt een doorzichtig zakje op de stoma geplakt. Hierin wordt de ontlasting opgevangen.

De stoma is in het begin vaak rood en gezwollen, de zwelling neemt in de eerste drie maanden langzaam af. De stoma blijft rood.

17.3.1 Plaatsing

De plaats van de stoma is afhankelijk van de indicatie voor de stoma en van eigenschappen van de zorgvrager. De chirurg kijkt bijvoorbeeld naar de vorm van de buik. Zo mogelijk wordt ook rekening gehouden met het soort kleding dat de zorgvrager graag draagt. Verder moet de zorgvrager in staat zijn zelf het stomamateriaal te bevestigen en te zien voor de verzorging.

17.3.2 Mogelijke complicaties bij het aanleggen

Mogelijke complicaties bij het aanleggen van een darmstoma zijn:

- verminderde bloedtoevoer naar de stoma (de opening in de buikwand is te klein, waardoor de stoma niet genoeg bloed krijgt);
- buikwandbreuk (een bult naast de stoma, veroorzaakt door een stuk darm dat naast de stoma door de opening in de buikwand komt);
- een nabloeding;
- een infectie of ontsteking.

Raadpleeg in deze gevallen een arts.
Op lange termijn kan een vernauwing van de stoma optreden, waardoor de ontlasting er niet meer goed doorheen kan.

17.4 Soorten stoma's

Stoma's worden vernoemd naar hun anatomische plaats. Een dunne-darmstoma heet een ileostoma, een dikke-darmstoma wordt ook wel een colostoma genoemd. Een urostoma scheidt urine uit.
Een **ileostoma** is een kunstmatige uitgang van de dunne darm, meestal gemaakt van het laatste stukje van de dunne darm. Als iemand een ileostoma krijgt, is de dikke darm vaak in zijn geheel verwijderd. Hierdoor wordt dus nauwelijks vocht onttrokken aan de darminhoud en is deze erg waterig. Ook verliest de zorgvrager meer zouten, water en voedingsstoffen, omdat de dunne darm niet lang genoeg is om deze stoffen volledig op te nemen. Hoe meer dunne darm er verwijderd is, hoe groter het risico is op uitdroging of zouttekort.

Een **colostoma** is een kunstmatige uitgang van de dikke darm. Bij een colostoma kan de lengte van de darm wisselen. Soms is alleen de endeldarm verwijderd, maar soms ook meer. Als er meer darm verwijderd is, zal de ontlasting dunner zijn dan wanneer alleen de endeldarm verwijderd is. De uitgang van een colostoma ligt doorgaans links onder de navel.

Bij de aanleg van een urostoma wordt de blaas verwijderd of buiten werking gesteld. Meestal wordt gekozen voor een **Bricker-stoma**. De chirurg gebruikt dan een stukje dunne darm van ongeveer 15 centimeter als nieuwe blaas. Aan de ene kant hecht hij de urineleiders aan. Aan de andere kant leidt hij de dunne darm door de buikwand heen. De stoma steekt twee tot drie centimeter uit en vormt als het ware een kraantje. Hier wordt een opvangzakje overheen geplakt. De urine druppelt continu uit de stoma en is lichtgeel. Ook zitten er witte vlokjes in de urine, als gevolg van afscheiding van het stukje dunne darm waarmee de urostoma is aangelegd. Deze stoma ligt meestal rechts op de buik.

Stoma's kunnen verder worden onderverdeeld op basis van de volgende eigenschappen:

1 tijdelijk of definitief;
2 dubbelloops of enkelloops;
3 incontinent of continent.

Stomazorg 17

17.4.1 Tijdelijk of definitief

Veel stoma's worden tijdelijk aangelegd. Ze zijn bijvoorbeeld bedoeld om de darm tijdelijk rust te geven na een operatie. Als de gehele dikke darm, endeldarm of blaas verwijderd moet worden of als de kringspier van de anus niet meer functioneert, is een stoma vaak permanent.

17.4.2 Dubbelloops of enkelloops/ eindstandig stoma

Een tijdelijke stoma wordt doorgaans aangelegd als **dubbelloops stoma**. Hierbij haalt de chirurg een stuk darm door de buikwand naar buiten. Deze darmlis wordt met een snee geopend, waarbij een deel van de darm aan elkaar blijft zitten. Hierdoor ontstaan twee openingen. De chirurg hecht de darm vervolgens zo aan de buikwand dat de twee openingen naast elkaar liggen. De ene opening produceert ontlasting en de andere opening, die naar de endeldarm leidt, produceert slijm. Alleen bij stoma's van de dunne darm wordt het afvoerende darmuiteinde soms onder de huid gehecht. Dan lijkt het aan de buitenkant een **enkelloops stoma**. Soms wordt ook een **split stoma** aangelegd. Hierbij wordt de darmlis wel helemaal doorgeknipt en worden beide uiteinden in de buikwand gehecht. Dit kan eruitzien als twee aparte stoma's.

Een andere naam voor een enkelloops stoma is **eindstandig stoma**. Hierbij wordt de darm doorgeknipt en wordt het uiteinde van de darm door de buikwand heen gehaald en vastgehecht. Voor het afvoerende deel van de darm dat vanuit de endeldarm komt, zijn twee opties: soms wordt het verwijderd, maar het kan ook dicht gehecht worden en achterblijven in de buikholte. Als het achterblijft in de buikholte is het nog mogelijk om later een hersteloperatie uit te voeren. Een eindstandig stoma hoeft dus niet altijd definitief te zijn. Het darmdeel dat aan de endeldarm vastzit, produceert slijm. Dit slijm wordt via de anus uitgescheiden.

Incontinent of continent stoma

Een **incontinent stoma** heeft geen kringspier. Dit betekent dat ontlasting of urine elk moment naar buiten kan komen. Daarom is stomamateriaal nodig om ontlasting of urine op te vangen. Het opvangzakje moet vervangen worden als het vol is.

Een **continent stoma** heeft ook geen kringspier, maar in dit geval is binnen het lichaam een reservoir aangelegd dat op gezette tijden geleegd kan worden. Dit is alleen mogelijk bij een ileostoma of een urostoma.

- Een pouch is een ander woord voor een continent ileostoma. Pouch betekent letterlijk reservoir. Hierbij wordt de ontlasting tijdelijk opgeslagen en komt deze niet automatisch naar buiten. Er zijn twee opties:

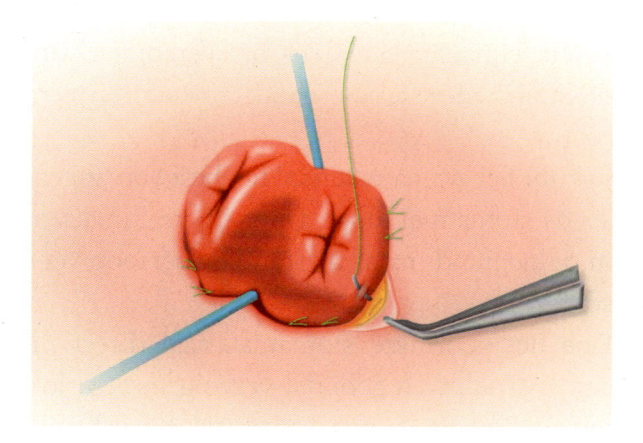

Afbeelding 17.3   Dubbelloops stoma.

- Bij een ileoanale pouch wordt een reservoir gemaakt van de dunne darm, die wordt aangesloten op de anus. Er is dus geen stoma-uitgang in de buikwand. Als de pouch vol is, ontstaat een drukgevoel op de buik. Sommige mensen moeten zichzelf via de anus katheteriseren om ontlasting kwijt te raken, anderen krijgen uiteindelijk een gewone stoelgang. Dit gebeurt zo'n vier tot zes keer per dag. Een voorwaarde voor deze techniek is dat de sluitspier (sfincterfunctie) van de anus intact is. Bij het aanleggen van een ileoanale pouch wordt eerst een ileostoma gemaakt om de pouch te laten helen. Bij een tweede operatie wordt de dunne darm aangesloten op de pouch.
- Bij een Kockpouch ligt het reservoir, gemaakt van dunne darm, onder de buikwand. In de buikwand zit een opening. De pouch kan geleegd worden door middel van een katheter. Dit moet zo'n vier- tot zesmaal per dag gebeuren. De opening wordt afgeplakt met een stomapleister, omdat het darmslijmvlies slijm produceert. Deze techniek wordt nauwelijks meer toegepast.
- Bij een urostoma volgens het Indiana Pouch-principe (zie ook hoofdstuk 18) wordt een reservoir gemaakt van een deel van de darm. Dit reservoir kan regelmatig worden geleegd met een katheter. De stoma wordt afgeplakt met een pleister of gaasje om slijm, geproduceerd door de dunne darm, op te vangen.

17.5 Verzorgen van een stoma

Een stoma moet iedere dag verzorgd en schoongemaakt worden.

- Bij een ileo- en urostoma met een tweedelig opvangsysteem wordt geadviseerd de huidplaat twee- tot driemaal per week te vervangen en het zakje elke dag een- of tweemaal. (Zie ook 17.8.1.)
- Een ileo- en urostoma met een eendelig opvangsysteem moet dagelijks vervangen worden. Daarbij kan het zakje meerdere malen per dag geleegd worden.
- Bij een colostoma wordt het stomazakje niet geleegd, maar weggegooid. Het zakje mag tot vier keer per dag vervangen worden.

17.6 Specifieke aandachtspunten

Het belangrijkste bij het verwisselen van het opvangzakje van een stoma is het voorkomen van lekkage. De stomamaterialen moeten daarom zeer zorgvuldig en met veel aandacht bevestigd worden. Zorg ervoor dat alle benodigde materialen klaarstaan en binnen handbereik zijn. Draag tijdens het verzorgen van de stoma niet-steriele handschoenen en een schort.

Je kunt het stomamateriaal het best vervangen als de stoma niet loopt. Dit is bij veel mensen in de ochtend, maar dit kan per persoon verschillen.

Doe het gebruikte stomamateriaal direct in een afvalzakje en gooi dat vervolgens afgesloten weg in de gewone afvalbak. Bij gebruik van stomazakjes met een afvoer kunnen de zakjes regelmatig worden geleegd en hoef je het stomamateriaal minder vaak te verwisselen. Stomazakjes met afvoer worden vaak bij een ileostoma gebruikt en kunnen in het toilet worden geleegd.

Je moet de huid en de stoma goed reinigen met water. Maak voorzichtig schoon met vochtige gaasjes of doekjes. Het slijmvlies van de stoma is kwetsbaar en goed doorbloed, waardoor het vrij gemakkelijk kan gaan bloeden. Het is geen reden tot ongerustheid als het slijmvlies een beetje bloedt tijdens het schoonmaken. Gebruik geen zeep, olie of vette zalven, omdat die de huid kunnen irriteren en ervoor kunnen zorgen dat het materiaal minder goed blijft plakken.

Wanneer de zorgvrager een stoma heeft met een open stomazakje zonder filter, kan het zakje bij gasvorming 'ontlucht' worden door de sluitclip te openen.

Douchen kan met of zonder stomamateriaal. Bij het douchen zonder stomamateriaal kan er wel ontlasting of urine naar buiten komen. De huid moet goed drooggedept worden voordat het opvangsysteem na het douchen weer wordt bevestigd.

De opening van de stoma kan veranderen in grootte. Bij een nieuw stoma wordt de opening in de eerste maanden nog kleiner. Let erop dat het opvangsysteem goed rondom de stoma past: er mag vrijwel geen huid om de stoma vrij liggen. Zorg dat de opening van de huidplaat op maximaal 1-2 mm afstand van de stoma zit. Dit voorkomt lekkage en voorkomt dat de huid in contact komt met ontlasting of urine. Dat kan namelijk huidirritatie geven. Plak het stomamateriaal ook niet over de stoma, omdat dan het slijmvlies beschadigd kan raken.

Bij een nieuw stoma kan de huid er in het begin rood uitzien. Dit is normaal. De huid moet in het begin nog wennen aan het materiaal. Bij langdurige roodheid van de huid rondom de stoma kan een barrièrecrème gebruikt worden voordat het opvangsysteem aangebracht wordt. Zie ook 17.8.3.

17.7 Mogelijke complicaties

Mogelijke complicaties bij het verzorgen van een stoma zijn:

- Urineweginfecties: Zorgvragers met een urostoma hebben een vergrote kans op urineweginfecties. Zo'n infectie kan de stoma aantasten en moet dus zo snel mogelijk verholpen worden. Voldoende drinken verkleint de kans op urineweginfecties. Ook kunnen stomadragers de zuurgraad van hun urine verhogen, bijvoorbeeld door vitamine C-tabletten te slikken; urineweginfecties komen namelijk minder vaak voor bij zure urine.
- Prolaps: Hierbij puilt het uiteinde van de intacte darm naar buiten door de stoma. Dit stuk darm kan vervolgens opzwellen en er glazig blauw uit gaan zien. Waarschuw in dit geval een arts.
- Stomabreuk: Wanneer een stuk darm door de binnenkant van de buikwand heen breekt, wordt dit een breuk genoemd. Zo'n breuk ziet eruit als een onderhuidse bobbel en wordt groter bij persen. Een breuk kan ontstaan op zwakke plekken in de buikwand. Breuken komen vaker voor bij mensen die ooit een buikoperatie hebben gehad en zie je daarom relatief vaak bij

zorgvragers met een stoma. Een breuk kan de verzorging bemoeilijken; eventueel kan een breukband worden gebruikt. Als een breuk voor veel klachten zorgt, is soms een herstellende operatie nodig.
- Verzonken stoma: Hierbij is het stuk darm dat is aangesloten op de stoma te kort, waardoor de stoma te diep ligt. Dit kan komen door de operatie of doordat de zorgvrager een grotere buik heeft gekregen. Er bestaan hulpmiddelen om een verzonken stoma goed te kunnen verzorgen. Als deze hulpmiddelen niet werken, kan een operatie worden overwogen.
- Stenose: Bij een stenose heeft de stoma de neiging om dicht te groeien. Soms wordt dan geprobeerd de stoma op te rekken, in andere gevallen moet een nieuwe stoma worden aangelegd.
- Fistelvorming: Bij stomadragers kan een fistel ontstaan tussen de stoma zelf en de huid rondom de stoma, waardoor de stoma twee openingen heeft. Een fistel kan goede verzorging van de stoma erg lastig maken. De behandelend arts geeft in dit geval advies.

17.8 Materialen

Het is belangrijk dat een zorgvrager stomamateriaal draagt dat goed bij hem of haar past. Een goed opvangsysteem zit comfortabel, is gemakkelijk te verzorgen en veroorzaakt zo min mogelijk vervelende geuren en geluiden. Het volgende lijstje geeft aan welke zaken van invloed zijn op de keuze voor het juiste stomamateriaal:

- Wat is de voorkeur van de zorgvrager?
- Is er sprake van een verminderde handfunctie, verminderd gezichtsvermogen of een probleem met de zelfzorg? Beoordeel hierbij wat de zorgvrager zelf kan.
- Welk stomamateriaal sluit het beste aan op de huid van de zorgvrager? Beoordeel hierbij of de huid regelmatig is of juist rimpelig of hobbelig.
- Heeft de zorgvrager een kwetsbare of gekwetste huid?
- Waar zit de stoma en hoe groot is de stoma?
- Gebruikt de zorgvrager corticosteroïden of ondergaat hij chemotherapie?

17.8.1 Soorten systemen

Eendelige systemen

Bij een eendelige stoma vormen het stomazakje en de huidplaat één geheel. Een voordeel van een eendelig systeem kan het draagcomfort zijn: eendelige systemen zijn namelijk vaak van dunner en buigzamer materiaal gemaakt dan tweedelige systemen. Hierdoor zit de stoma prettiger en neemt hij relatief weinig ruimte in. Een nadeel is echter dat er bij een eendelig stoma meer kans is op huidirritatie, omdat de huidplaat vaak moet worden verwisseld.

Tweedelige systemen

Bij een tweedelig systeem zijn de huidplaat en het stomazakje twee losse onderdelen. De twee onderdelen bevatten beide een plastic ring, waarmee ze aan elkaar verbonden kunnen worden. Het voordeel van een tweedelig systeem is dat de huidplaat minder vaak verwisseld hoeft te worden dan bij een eendelig systeem.

Stomazorg 17

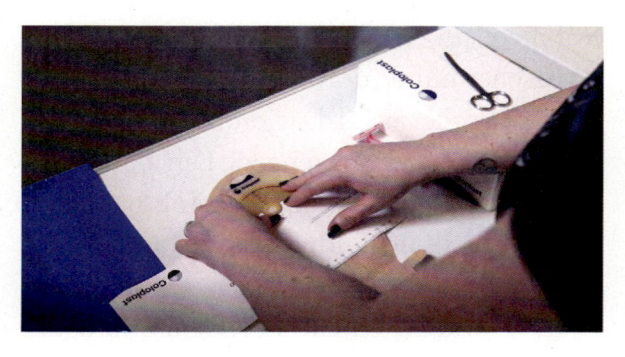

Afbeelding 17.4 Zorg ervoor dat de opening van de huidplaat de juiste maat heeft.

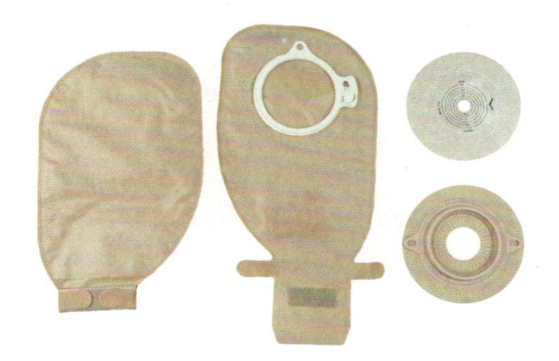

Afbeelding 17.5 Colostomazakjes.

Huidplaat

De huidplaat is het materiaal waarmee het stomazakje aan de huid wordt bevestigd. Huidplaten bestaan in verschillende soorten, vormen en maten. Gewoonlijk is een huidplaat gemaakt van hydrocolloïd. Dit is een stof die de huid beschermt en daarnaast een genezende werking heeft.

17.8.2 Stomazak

Ileostomazakjes

Omdat een ileostoma veel dunne ontlasting produceert, is het handig om hierbij een zakje te gebruiken dat gemakkelijk geleegd kan worden. Daarom wordt aanbevolen om zakjes met een afvoer en een sluitclip te gebruiken. Een andere mogelijkheid is een gesloten systeem (zonder afvoer), maar dat moet zes tot zeven keer per dag worden verwisseld. Het risico op lekkage is even groot bij zakjes met afvoer als bij gesloten systemen. **Ileostomazakjes** bevatten een koolstoffilter. Dit filter gaat een onaangename geur van de stoma tegen. Voor optimale werking moeten zakjes met een koolstoffilter twee tot vier keer per dag worden verwisseld.

Colostomazakjes

In de meeste gevallen is een zakje met afvoer bij zorgvragers met een colostoma niet mogelijk. De ontlasting is namelijk te vast om door de afvoer te kunnen. Bij een colostoma wordt meestal een gesloten systeem gebruikt. **Colostomazakjes** hebben net als ileostomazakjes een koolstoffilter.

Urostomazakjes

Urine stroomt gemakkelijker terug in de stoma dan ontlasting. Bij terugstroom van urine is de kans op urineweginfecties en andere problemen groter. Daarom hebben **urostomazakjes** een terugslagventiel, dat voorkomt dat de urine de verkeerde kant op stroomt. Ook hebben urostomazakjes een kraantje, zodat ze net als ileostomazakjes kunnen worden geleegd op het toilet. Om te voorkomen dat de zorgvrager 's nachts telkens het zakje moet legen, kan het urostomazakje worden aangesloten op een grotere nachtzak.

17.8.3 Stomahulpmiddelen

Stomahulpmiddelen zijn alle materialen die gebruikt worden bij de stomaverzorging naast het opvangsysteem. Stomahulpmiddelen maken het gebruik van een stoma aangenamer.

Ze kunnen worden gebruikt om de huid te ontlasten, maar ook om andere problemen rond de stoma op te lossen. Ze kunnen er bijvoorbeeld voor zorgen dat de stoma minder vaak verwisseld hoeft te worden. Enkele voorbeelden van stomahulpmiddelen bespreken we hier.

Hulpmiddelen die de huid beschermen of ontlasten

De huid rond een stoma is kwetsbaar en kan gemakkelijk beschadigen door het regelmatig verwisselen van de huidplaat en door de inwerking van urine of ontlasting. Hulpmiddelen kunnen een beschermend laagje aanbrengen op de huid of ervoor zorgen dat de stoma beter aansluit.

- Beschermende pasta: dit is een hulpmiddel tegen lekkage van de stoma. Rimpels en oneffenheden van de huid kunnen worden opgevuld met pasta, zodat de huidplaat beter aansluit op de huid. Bij een beschadigde huid gebruik je bij voorkeur een pasta zonder alcohol, omdat het anders pijn kan doen voor de zorgvrager.
- Aandrukring: deze gebruik je bij diepliggende stoma's en zorgt voor een betere aansluiting van de stoma op de huidplaat.
- Beschermend poeder: dit gebruik je op nattende, geïrriteerde of ontstoken plekjes van de huid. Het poeder vormt een beschermend laagje.
- Barrièrecrème: beschermt de huid rondom de stoma tegen de inwerking van ontlasting of urine. De crème verzacht de huid en werkt hydraterend. De crème bevordert ook het herstel van een geïrriteerde huid. Breng de crème heel dun aan en zorg dat hij volledig intrekt.
- Beschermfilm: deze kun je gebruiken om een beschermend laagje op de huid rond de stoma aan te brengen. Een beschermfilm voorkomt dat de huid stuk wordt getrokken als de huidplaat verwijderd wordt. Een beschermfilm zonder alcohol heeft de voorkeur, omdat alcohol de huid uitdroogt.
- Stomagordel: een stomagordel zorgt ervoor dat de stoma beter op zijn plaats blijft. Het is een band die de zorgvrager rond zijn middel kan dragen en kan vastmaken aan de stoma.
- Nachtzakken: dit zijn extra grote opvangzakken die 's nachts gebruikt kunnen worden zodat de zorgvrager niet steeds uit bed hoeft om het stomazakje te legen.

Andere hulpmiddelen

- Irrigatieset: hiermee kan de darm worden gespoeld, zodat er 24-48 uur geen productie van ontlasting is. Een irrigatieset kan alleen gebruikt worden bij een colostoma.
- Stomacap: een stomacap wordt gebruikt voor zorgvragers met een colostoma in de periode nadat zij gespoeld hebben. Na het spoelen zal de darm lange tijd geen ontlasting produceren. Hierdoor hoeft de zorgvrager na het spoelen een tijdje geen stomazakje te dragen: het extra kleine zakje van een stomacap is voldoende. Ook bij een urostoma kan een stomacap worden gebruikt.
- Afsluitende plug: ook dit hulpmiddel kan na spoelen worden gebruikt bij een colostoma. Het is een stomapleister met een soort tampon eraan die in de stoma gaat.

Het sluit de uitgang van de stoma helemaal af.
- Ileogel-tabletten: deze tabletten worden gebruikt om de ontlasting minder vloeibaar te maken. Daarnaast hebben ze een geurneutraliserende werking. De tabletten worden in het stomazakje geleegd. De ontlasting in het zakje krijgt een vastere massa en een minder scherpe geur.

17.9 Stappenplan verzorgen stoma

17.9.1 Eerste zeven tot tien dagen
De eerste twee dagen na plaatsing controleer je de stoma regelmatig. In deze periode krijgt de zorgvrager uitleg over de stoma, de werking en de verzorging ervan. Na enkele dagen neemt de zorgvrager de stomazorg indien mogelijk zelf over.

17.9.2 Na zeven tot tien dagen
De zorgvrager doet de dagelijkse verzorging van de stoma zelf als hij dat kan.
De stoma wordt in de eerste drie maanden na de operatie kleiner. Overtollig vocht trekt uit de stoma weg en het slijmvlies wordt geleidelijk dunner. Tijdens deze periode wordt aangeraden een uitknipbare huidplaat te gebruiken. Deze dient één à twee mm van de stoma af te liggen.

17.9.3 Aandachtspunten
Stomamateriaal moet vaak of minder vaak verwisseld worden. Dit is afhankelijk van het materiaal. Een stomazakje moet niet te vol worden omdat het anders te zwaar wordt voor de bevestiging aan de huid. Verwissel het zakje als het ongeveer voor een derde gevuld is. Stomamateriaal kan vaker verwisseld worden als er veel ontlasting geproduceerd wordt of als het systeem niet meer goed zit. Het belangrijkste is het voorkomen van lekkage.

De huidplaat kan gemiddeld twee dagen blijven zitten. Als de huidplaat nog goed zit, mag deze ook één of twee dagen langer blijven zitten.

Zorg dat je het juiste type stomamateriaal (voor een ileostoma, colostoma of urostoma) gebruikt en lees de gebruiksaanwijzing. Zorg voor schone handen en een schone werkomgeving en gebruik een schort, omdat een stoma ook tijdens de verzorging ontlasting kan produceren. Het is het handigst om voor het verwisselen een moment te kiezen dat de stoma relatief inactief is. 's Nachts eet en drinkt de zorgvrager waarschijnlijk vrijwel niet, waardoor de stoma 's morgens over het algemeen het minste zal produceren. Voor de meeste mensen geldt dus dat 's morgens na het opstaan het beste moment is om het stomamateriaal te verwisselen. Iedereen heeft echter een ander ritme en het is belangrijk dat de zorgvrager leert herkennen op welke momenten er veel of weinig geproduceerd wordt. Het verwisselen van de huidplaat is eenvoudiger als de nieuwe plaat van tevoren vijf minuten opgewarmd is tegen de huid van de zorgvrager. Zorg dat de nieuwe huidplaat goed past: de opening mag maximaal 2 mm groter zijn dan de stoma.

Maak de huid schoon met water en droog hem vervolgens met gaasjes. Gebruik van andere middelen is schadelijk voor de huid. Plakresten lossen vanzelf op door de nieuwe huidplaat en hoef je dus niet te verwijderen. Het is zelfs beter om enkele restjes te laten zitten dan de huid ruw schoon te boenen, omdat dit huidirritatie kan veroorzaken. Verwijder de plakresten alleen als ze vies zijn. Haal eventuele haargroei met een scheermes weg en gebruik daarna eventueel een barrièrecrème. Gebruik geen ontharingscrème. Vermijd het gebruik van vette of alcoholhoudende middelen en gebruik bij de huidverzorging alleen middelen die geschikt zijn voor stoma's. Om de huid te ontlasten, kun je een nieuwe huidplaat het best in een andere richting dan de oude plakken.

17.10 Stappenplan verzorgen eendelig systeem

Stappenplan voor het wisselen van de huidplaat van een eendelig systeem

Voor het wisselen van de huidplaat van een eendelig systeem moet je de volgende materialen klaarzetten:

- niet-steriele handschoenen;
- een schort;
- een huidplaat;
- een stomazakje;
- een handdoek;
- een kom water;
- een opvangsysteem;
- gaasjes;
- een onderlegger;
- een prullenbak.

1. Maak je handen goed schoon. Bij zichtbaar vuil met zeep en water, anders met handalcohol.
2. Zet alle materialen klaar, zodat je er makkelijk bij kunt.
3. Zorg dat de opening van de huidplaat de juiste maat heeft.
4. Laat de nieuwe huidplaat vijf minuten opwarmen tegen de huid van de zorgvrager, zodat hij op kamertemperatuur komt.
5. Trek de niet-steriele handschoenen en het schort aan.
6. Leeg eventueel eerst het gebruikte stomazakje in het toilet. Trek daarna nieuwe handschoenen aan.
7. Laat de zorgvrager een comfortabele houding aannemen.
8. Plaats een onderlegger om de kleding van de zorgvrager te beschermen.
9. Verwijder het gebruikte materiaal: trek de huid strak en duw de huidplaat eraf (niet trekken), terwijl je de huid tegenhoudt met een gaasje.
10. Maak de stoma en de huid eromheen schoon. Verwijder eventuele ontlasting of urine voorzichtig met een vochtig gaasje. Plakresten kunnen blijven zitten.
11. Dek de stoma af met een gaasje om eventuele ontlasting of urine op te vangen.
12. Dep de huid goed droog met een droog gaasje. Gebruik geen andere middelen (zoals een föhn) om de huid te drogen.
13. Controleer de huid op roodheid en irritatie en gebruik een beschermend middel voor de huid als dit nodig is.
14. Verwijder het gaasje van de stoma en breng het nieuwe stomamateriaal aan. Sluit eerst het nieuwe zakje en verwijder de papieren beschermlaag van de huidplaat. Bevestig de plaat van beneden naar boven terwijl je de huid rond de stoma strak trekt, zodat de stoma in het midden van de opening van de huidplaat ligt.

Stomazorg

15. Druk de huidplaat aan terwijl de zorgvrager indien mogelijk tegendruk geeft door de buik bol te maken of de buikspieren aan te spannen.
16. Houd een aantal minuten een warme hand op de huidplaat zodat deze goed hecht. Dit voorkomt lekkages.
17. Controleer vervolgens of het materiaal goed bevestigd is door voorzichtig aan het zakje te trekken.
18. Ruim alles op.
19. Doe de handschoenen en het schort uit.
20. Was of desinfecteer je handen.
21. Noteer de handeling en de eventuele bijzonderheden.

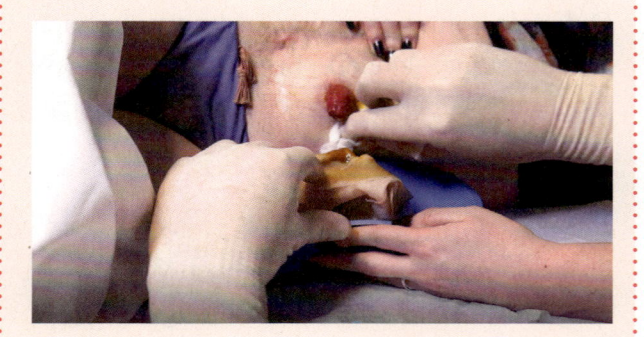

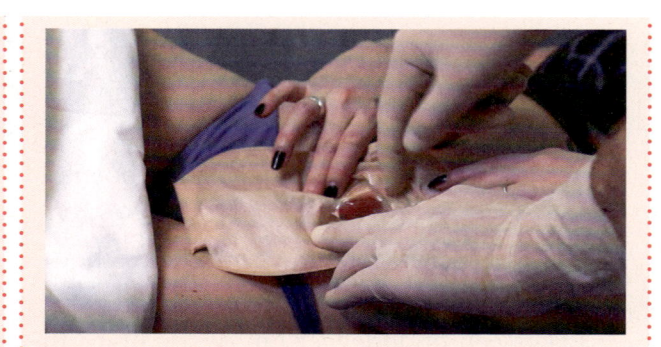

Afbeelding 17.6-3 Breng het nieuwe stomamateriaal aan (stap 14).

Afbeelding 17.6-1 Verwijder het gebruikte materiaal, houd de huid tegen met een gaasje (stap 9).

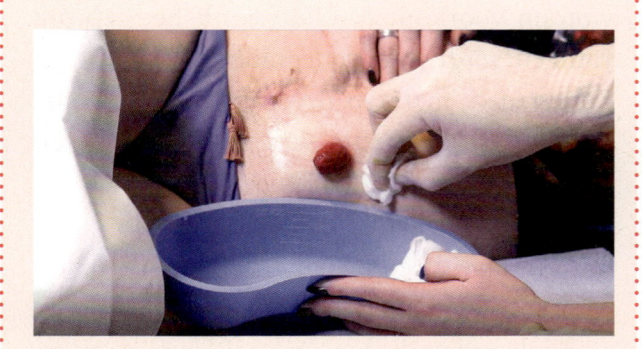

Afbeelding 17.6-2 Maak de stoma en de huid voorzichtig schoon (stap 10).

17.11 Stappenplan verzorgen tweedelig systeem

Stappenplan voor het wisselen van de huidplaat van een tweedelig systeem

Voor het wisselen van de huidplaat van een tweedelig systeem moet je de volgende materialen klaarzetten:

- niet-steriele handschoenen;
- een schort;
- een huidplaat;
- een kom water;
- een stomazakje;
- gaasjes;
- een onderlegger;
- een prullenbak.

1. Maak je handen goed schoon. Bij zichtbaar vuil met zeep en water, anders met handalcohol.
2. Zet alle materialen klaar, zodat je er makkelijk bij kunt.
3. Trek de niet-steriele handschoenen en het schort aan.

4 Leeg zo nodig en mogelijk het oude stomazakje eerst via het afvoerpunt boven het toilet.
5 Trek schone niet-steriele handschoenen aan.
6 Laat de zorgvrager een comfortabele houding aannemen.
7 Plaats een onderlegger om de kleding van de zorgvrager te beschermen.
8 Verwijder het gebruikte zakje.
9 Maak de stoma schoon. Verwijder eventuele ontlasting of urine voorzichtig met een vochtig gaasje. Verwijder achtergebleven slijm met een nieuw vochtig gaasje.
10 Ga na of de huidplaat nog goed vastzit. Zo niet, verwijder dan de huidplaat en breng een nieuwe aan.
11 Bevestig het nieuwe stomazakje: sluit het zakje eerst en bevestig het dan van beneden naar boven. Druk stevig aan terwijl de zorgvrager indien mogelijk tegendruk geeft door de buik bol te maken of de buikspieren aan te spannen.
12 Controleer vervolgens of het materiaal goed bevestigd is door voorzichtig aan het zakje te trekken.
13 Ruim alles op.
14 Doe de handschoenen en het schort uit.
15 Was of desinfecteer je handen.
16 Noteer de handeling en de eventuele bijzonderheden.

17.12 Leefstijl en voeding bij een stoma

De meeste zorgvragers met een stoma kunnen gewoon sporten, zwemmen, douchen enzovoort. Er zijn echter wel wat leefregels waar ze zich aan moeten houden.

17.12.1 Vochtbalans, zout en vitaminen

Zorgvragers met een ileostoma hebben geen dikkedarmfunctie meer. Hierdoor is de opname van water en zouten verstoord. Daarnaast komt een gebrek aan vitamine B12 en ijzer vaak voor bij deze zorgvragers. Het is belangrijk dat ze ruim vocht innemen, ongeveer twee liter per dag. Een zorgvrager met dunne ontlasting heeft extra vocht nodig, omdat hij meer vocht verliest. Eventuele tekorten aan zout, ijzer en vitamine B12 moeten worden aangevuld.

Ook colostoma- en urostomadragers kunnen tekorten ontwikkelen. Bij deze zorgvragers moet voornamelijk de vochtinname in de gaten worden gehouden.

17.12.2 Geuren en gassen

Stomadragers kunnen last hebben van geuren en gassen uit de stoma. Om dit tegen te gaan moet het stomazakje en eventueel het koolstoffilter (bij de ileostoma en colostoma) regelmatig worden verwisseld en moet lekkage worden voorkomen. Ook wordt het gebruik van geurverdrijvers aangeraden.

Zorgvragers met een ileostoma of colostoma kunnen de productie van gas verminderen door te letten op de volgende oorzaken:

- Sommige voeding vergroot het risico op gasproductie: onder andere ui, knoflook, koolsoorten die lang gekookt zijn, paprika, peulvruchten, ei, kauwgom, koolzuurhoudende dranken en bier.
- Overige oorzaken: snel of onregelmatig eten, onvoldoende kauwen, praten tijdens

het eten, drinken door een rietje, roken en een slecht passend kunstgebit.

Bij een urostoma kan een sterk geurende urine klachten veroorzaken. Deze geur hangt samen met bepaalde voedingsmiddelen, maar aangezien ze belangrijke voedingsstoffen bevatten, wordt niet geadviseerd om deze voedingsmiddelen te mijden. Veel drinken is een geschikte manier om de geur te beperken. Hierdoor wordt de urine minder geconcentreerd en zal de geur minder sterk zijn.

17.12.3 Problemen bij stomazorg

De belangrijkste problemen rond stomazorg zijn huidirritatie, tekort aan water en andere voedingsstoffen en verstopping. De tekorten kunnen ontstaan doordat de ingekorte darm minder vocht opneemt. Tekorten en verstopping kunnen worden voorkomen door de voeding aan te passen.

Huidirritatie komt veel voor en kan verschillende oorzaken hebben. Sommige oorzaken kunnen verholpen worden, zoals lekkage, ruw omgaan met de huid of het onvoldoende droogmaken van de huid. Irritatie kan echter ook ontstaan door zweten of door een allergische reactie. Bij zorgvragers met een geïrriteerde huid kun je het best een tweedelig systeem gebruiken, omdat hierbij de huidplaat langer kan blijven zitten. Verder is het goed om de huidplaat steeds in een andere richting op te plakken. Eventueel kan een barrièrecrème of Orahasive-poeder gebruikt worden om de huid rond de stoma te beschermen. Overleg het gebruik van deze middelen altijd met de zorgvrager en de stomaverpleegkundige.

17.12.4 Dunne ontlasting

Bij zorgvragers met een ileostoma is soms een grote hoeveelheid dunne ontlasting een probleem. Het helpt om regelmatig te eten en droge, zetmeel- en vezelrijke voeding te kiezen, zoals aardappelen, rijst en brood. Inname van ORS en extra zout kan ook bijdragen aan het indikken van de ontlasting.

17.13 Irrigeren van een stoma

Je kunt irrigatie (spoelen) toepassen bij zorgvragers met een colostoma. Hierbij breng je water via de stoma in de darm, waardoor die schoongespoeld wordt. Het maakt de dikke darm vrij van ontlasting, zodat gedurende 24 tot 48 uur geen ontlasting geproduceerd wordt door de stoma.
Nadelen zijn dat het drie maanden duurt voordat de darmen gewend zijn. Deze manier van spoelen kan alleen bij zorgvragers met een stoma op de descendens en er moet toestemming zijn van de arts. Voordelen van spoelen zijn minder huidirritatie door gebruik van zakjes en lekkages, tijdelijk minder geluid en luchtjes en meer vrijheid voor de zorgvrager voor activiteiten zoals reizen, sporten enzovoort. Daarnaast is de stoma nauwelijks zichtbaar als hij is schoongespoeld, omdat hij alleen afgedekt hoeft te worden met caps of pleisters.

Je mag alleen spoelen als de behandelend arts van de zorgvrager hier toestemming voor heeft gegeven.

Spoelen duurt ongeveer een uur en kun je het beste 's morgens doen, omdat dan de productie van een colostoma op gang komt. Eventueel kan het ook 's avonds gebeuren, twee tot drie uur na de laatste maaltijd. Probeer een vast tijdstip aan te houden, zodat er een ritme ontstaat. De darm heeft ongeveer drie maanden de tijd nodig om te wennen aan het spoelen. Er mag niet gespoeld worden bij diarree.

17.13.1 Indicaties

Indicaties voor irrigatie van een stoma zijn:

- voorkeur van de zorgvrager;
- obstipatie;
- ter voorbereiding op een operatie of scopie;
- bij huidproblemen als gevolg van lekkage.

17.13.2 Contra-indicaties

Contra-indicaties voor irrigatie van een stoma zijn:

- een ileostoma;
- littekenbreuk naast de stoma (parastomale hernia);
- vernauwing van de stoma;
- prolaps;
- bestraling;
- ziekte van Crohn, colitis ulcerosa;
- diarree;
- ziekte van Hirschsprung;
- lage bloeddruk en/of slechte hartfunctie.

17.13.3 Specifieke aandachtspunten

Irrigatie van de stoma kun je het beste doen op een tijdstip dat het stoma het minst produceert. Bij irrigatie in de avond is het belangrijk dat er minstens twee uur tussen de maaltijd en het spoelen zit om misselijkheid te voorkomen. Spoelen duurt ongeveer één uur.

17.13.4 Mogelijke complicaties

Bij het spoelen kunnen de volgende complicaties optreden:

- De spoelconus stuit op weerstand. Je kunt proberen de conus opnieuw in te brengen.
- De spoelvloeistof loopt niet. Dit kan het gevolg zijn van peristaltische bewegingen van de darm; in dat geval moet je afwachten. Het uiteinde van de conus kan ook verstopt zijn, en de outflow kan worden beperkt door een vervelende richting. Dan kun je proberen de conus iets van richting te veranderen of wat dieper in te brengen.
- Na verwijdering van de conus komt vloeistof onmiddellijk terug. Vaak is er sprake van een hoge spanningsdruk van de buik. Je kunt de conus twintig seconden tegen de stoma drukken, terwijl je wacht of de spanningsdruk afneemt. (Als de spanning niet afneemt, kun je niets anders doen dan de vloeistof terug laten lopen. Het spoelen is dan niet goed verlopen en de kans op tussentijdse ontlasting is dan groot.)
- Na het spoelen komt er toch nog ontlasting. Dit gebeurt als de spoelvloeistof niet voldoende langs de ontlasting in de darm is gegaan of als de zorgvrager te gespannen was tijdens het spoelen.
- Buikkrampen tijdens de spoeling. In deze situatie stop je tijdelijk met de irrigatie en kun je de buik masseren.
- Duizeligheid of misselijkheid. Stop het spoelen tijdelijk.
- Na verwijdering van de conus komt er geen vloeistof of ontlasting terug. Stop met de irrigatie en breng opvangmateriaal aan.

Stomazorg 17

17.13.5 Materialen

Je kunt handmatig spoelen met een spoelzak of automatisch met behulp van een irrigatiepomp. Een irrigatieset bestaat uit een reservoir (een spoelzak of irrigatiepomp), een toevoerslang, een conus en een sleeve. Je vult het reservoir met water. De conus is het kegelvormige uiteinde van de toevoerslang dat je in de stoma steekt. De toevoerslang verbindt het reservoir met de conus. Een sleeve is een soort lange zak. Die wordt ook wel buisfolie genoemd. Deze zak plak je tijdens het spoelen op de stoma in plaats van het stomamateriaal. Een sleeve is aan de boven- en onderkant open. Je kunt de conus via de bovenkant in de stoma steken. Je hangt de onderkant van de sleeve in het toilet of een emmer, omdat hier de output van de stoma uitkomt. Aan de zijkant van de sleeve zit een ronde opening die over de stoma heen komt.

Het voordeel van een irrigatiepomp is dat je hem niet op hoeft te hangen, omdat je met de pomp de waterdruk kunt regelen en zo de inloopsnelheid kunt veranderen. Hierdoor kan de pomp dus gewoon op de grond blijven staan. Bij het handmatig spoelen mag het hoogteverschil tussen de spoelzak en de stoma niet meer zijn dan 50-60 cm, omdat het water anders te snel inloopt. Hang de spoelzak zo op dat de onderkant zich ongeveer op schouderhoogte van de zorgvrager bevindt.

Overige materialen
- niet-steriele handschoenen;
- een schort;
- water op lichaamstemperatuur;
- water of vaseline als glijmiddel;
- nieuw stomamateriaal/stomacap/plug.

17.13.6 Stappenplan irrigatie van een stoma

Stappenplan voor het irrigeren van een stoma

Voordat je begint met irrigatie, zijn een aantal voorbereidingsmaatregelen van belang.

- Je kunt irrigatie het beste uitvoeren op het toilet. De zorgvrager kan dan op het toilet zitten of op een stoel voor het toilet.
- Zorg dat de pomp voor gebruik is opgeladen en dat alle gebruikte onderdelen van hetzelfde merk zijn.
- Het water waarmee je spoelt dient op lichaamstemperatuur te zijn. De pomp geeft met lichtjes aan of de temperatuur van het water goed is, maar verwarmt het water zelf niet. Als het groene lampje brandt, is het water op temperatuur. Voeg zo nodig koud of warm water toe. Als het gele lampje brandt, is het water te koud en als het rode lampje brandt, is het te warm.
- Zorg dat alle benodigdheden binnen handbereik zijn.
- Stimuleer eventueel de stoelgang met lichte massage van de buik.
- Bepaal het verloop van de darm door de stoma te toucheren met een vinger, bij voorkeur de pink. Hierbij steek je de vinger voorzichtig maximaal 4 cm in de stoma om te voelen in welke richting deze loopt. Het is belangrijk dat de nagel van de vinger waarmee je toucheert kortgeknipt is om beschadiging te voorkomen.
- Als glijmiddel kun je water gebruiken.

Handmatig

Voor het handmatig irrigeren van een colostoma moet je de volgende materialen klaarzetten:

- een spoelset;
- een spoelzak;
- een schaar;
- een rolklem;
- spoelvloeistof op lichaamstemperatuur;
- een po;
- een stomazakje voor na het spoelen;
- niet-steriele handschoenen;
- een schort;
- een washandje en een handdoek;
- een prullenbak.

1. Maak je handen goed schoon. Bij zichtbaar vuil met zeep en water, anders met handalcohol.
2. Zet alle materialen klaar, zodat je er makkelijk bij kunt.
3. Maak het spoelsysteem klaar voor gebruik: sluit de toevoerslang met de conus aan op het reservoir, sluit de rolklem van de toevoerslang en vul het reservoir met de voorgeschreven hoeveelheid water (meestal ongeveer 1 liter). Zorg dat het water op lichaamstemperatuur is.
4. Hang de spoelzak zo op dat de onderkant zich ongeveer op schouderhoogte van de zorgvrager bevindt.
5. Trek de niet-steriele handschoenen en het schort aan.
6. Verwijder het gebruikte stomamateriaal.
7. Toucheer het verloop van de darm met een natte pink en trek vervolgens een nieuwe handschoen aan.
8. Bij een draaggordel: bevestig de steunplaat aan de draaggordel en plak de spoelzak op de steunplaat. Doe de draaggordel om bij de zorgvrager.
9. Zonder draaggordel: verwijder de beschermfolie en plak de spoelzak om de stoma heen.
10. Kort de spoelzak zo nodig in met de schaar.
11. Laat de zorgvrager een comfortabele houding aannemen waarin gespoeld kan worden.
12. Hang het uiteinde van de spoelzak in het toilet of in een emmer.
13. Ontlucht de toevoerslang door de rolklem even te openen.
14. Bevochtig de conus met water of glijmiddel en breng deze voorzichtig met een draaiende beweging in de stoma.
15. Open de rolklem en laat de helft van het water (ongeveer een halve liter) inlopen in ongeveer vijftien minuten.
16. Sluit de rolklem en trek de conus uit de stoma. Rol de spoelzak op aan de bovenkant en wacht totdat de darminhoud volledig is afgelopen.
17. Herhaal het spoelen nogmaals na ongeveer tien minuten met de andere helft van het water (ongeveer een halve liter).
18. Wanneer alle darminhoud is afgelopen (ongeveer dertig minuten nadat voor de tweede keer water is ingebracht), kun je de spoelzak verwijderen en weggooien.
19. Maak de huid schoon en controleer de huid op roodheid of andere tekenen van irritatie.
20. Bevestig het nieuwe stomamateriaal.
21. Ruim alles op.
22. Doe de handschoenen en het schort uit.
23. Was of desinfecteer je handen.
24. Noteer:

- de handeling;
- de tijd;
- de hoeveelheid spoelvloeistof;
- de eventuele bijzonderheden.

Met irrigatiepomp

Voor het irrigeren van een colostoma met een irrigatiepomp moet je de volgende materialen klaarzetten:

- een irrigatiepompset;
- een spoelzak;
- een schaar;
- een rolklem;
- spoelvloeistof op lichaamstemperatuur;
- een stomazakje voor na het spoelen;
- niet-steriele handschoenen;
- een schort;
- een washandje en een handdoek;
- een prullenbak.

1. Maak je handen goed schoon. Bij zichtbaar vuil met zeep en water, anders met handalcohol.
2. Zet alle materialen klaar, zodat je er makkelijk bij kunt.
3. Maak de irrigatiepompset klaar voor gebruik: verwijder de oplaadstekker en vul het reservoir met de voorgeschreven hoeveelheid water. Wacht twee minuten tot de vloeistof op lichaamstemperatuur is (het groene lampje gaat branden).
4. Draai het dopje van de slangaansluiting los en draai de transparante kant van de toevoerslang op de pomp. Sluit de conus aan op de witte connector van de toevoerslang.
5. Trek de niet-steriele handschoenen en het schort aan.
6. Verwijder het gebruikte stomamateriaal.
7. Toucheer het verloop van de darm met een natte pink en trek vervolgens een nieuwe handschoen aan.
8. Bij een draaggordel: bevestig de steunplaat aan de draaggordel en plak de spoelzak op de steunplaat. Doe de draaggordel om bij de zorgvrager. Zonder draaggordel: verwijder de beschermfolie en plak de spoelzak om de stoma heen.
9. Kort de spoelzak zo nodig in met de schaar.
10. Laat de zorgvrager een comfortabele houding aannemen waarin gespoeld kan worden.
11. Plaats de pomp in de buurt van de zorgvrager en hang het uiteinde van de spoelzak in het toilet of in een emmer.
12. Zet de pomp kort aan om te ontluchten en zet hem weer uit.
13. Bevochtig de conus met water of glijmiddel en breng deze voorzichtig met een draaiende beweging in de stoma.
14. Zet de pomp aan en laat een halve liter water inlopen in ongeveer tien minuten.
15. Zet de pomp uit, trek de conus uit de stoma en wacht tot de darminhoud volledig is afgelopen. Indien gewenst kan na ongeveer 15 minuten nog een tweede keer worden gespoeld met de rest van het water.
16. Als alle darminhoud is afgelopen (ongeveer dertig minuten nadat voor de tweede keer water is ingebracht), kun je de spoelzak verwijderen en weggooien.
17. Maak de huid schoon en controleer de huid op roodheid of andere tekenen van irritatie.
18. Bevestig het nieuwe stomamateriaal.
19. Laat de rest van het water uit het reservoir lopen en maak het reservoir droog met een doek.

> 20 Sluit de oplaadstekker weer aan op de pomp en steek de stekker in het stopcontact, zodat de pomp weer kan opladen.
> 21 Ruim alles op.
> 22 Doe de handschoenen en het schort uit.
> 23 Was of desinfecteer je handen.
> 24 Noteer handeling, tijd, hoeveelheid spoelvloeistof en de eventuele bijzonderheden.

SAMENVATTING

Een stoma is een chirurgisch aangelegde opening die een lichaamsholte verbindt met de buitenwereld. De ontlasting of urine komt door de kunstmatige uitgang naar buiten. Indicaties om een stoma te plaatsen zijn onder meer darmkanker, de ziekte van Crohn, obstructie of afsluiting van de darm.

Stoma's worden vernoemd naar hun anatomische plaats. Een dunne-darmstoma heet een ileostoma, een dikke-darmstoma wordt ook wel een colostoma genoemd. Een urostoma scheidt urine uit.

Een stoma heeft geen sluitspier, dus ontlasting en urine kunnen niet worden opgehouden. Om urine of ontlasting op te vangen is stomamateriaal zoals een stomazakje nodig.

Je hebt verschillende soorten systemen. Bij een eendelig stoma vormen het stomazakje en de huidplaat één geheel. Bij een tweedelig systeem zijn de huidplaat en het stomazakje twee losse onderdelen.

Het aanleggen van een stoma is een chirurgische ingreep die wordt uitgevoerd door een chirurg op de operatiekamer.

Het belangrijkst bij het verwisselen van het opvangzakje van een stoma is het voorkomen van lekkage. De stomamaterialen moeten daarom zeer zorgvuldig en met veel aandacht bevestigd worden. Een stomazakje moet niet te vol worden omdat het anders te zwaar wordt voor bevestiging aan de huid.

De eerste twee dagen na plaatsing controleer je de stoma regelmatig. In deze periode krijgt de zorgvrager uitleg over de stoma, de werking en de verzorging ervan. Na enkele dagen neemt de zorgvrager de stomazorg indien mogelijk zelf over.

Je kunt een colostoma irrigeren (spoelen). Hierbij breng je water via de stoma in de darm en spoelt de dikke darm schoon. Voordelen van spoelen zijn minder huidirritatie door gebruik van zakjes en lekkages, tijdelijk minder geluid en luchtjes en meer vrijheid voor de zorgvrager voor activiteiten. Het irrigeren van een stoma kan zowel handmatig als met een pomp plaatsvinden. In verschillende stappenplannen bespreken we zowel de handmatige manier van irrigatie als die met een pomp.

BEGRIPPEN

Bricker-stoma
Colostoma
Colostomazakjes
Continent stoma
Darmstoma
Dubbelloops stoma
Enkelloops/eindstandig stoma
Huidplaat
Ileostoma
Ileostomazakjes
Incontinent stoma
Irrigatie
Split stoma

Stomazorg 17

Stoma
Urostoma
Urostomazakjes

18

CONTINENT URINESTOMA

Continent urinestoma 18

LEERDOELEN

- Je kent de verschillende soorten urinestoma's.
- Je kent de verschillende stappen van katheteriseren en spoelen van de Indiana pouch.
- Je kent de verschillende stappen van katheteriseren en spoelen van de Mitrofanoff-stoma.

Een **urinestoma** wordt aangelegd als de urine het lichaam niet meer op de normale manier kan verlaten. Vaak is de blaas weggehaald vanwege blaaskanker of ernstige functiebeperkingen van de blaas. Via een urinestoma kan de urine dan toch naar buiten.

18.1 Soorten urostoma

Er zijn verschillende soorten urinestoma's: de neoblaas, de Mitrofanoff-stoma of Monti-stoma en de Indiana pouch.

18.1.1 Neoblaas

Een **neoblaas** is een opslagplaats voor urine die wordt gemaakt van een stuk darm. Dit stuk darm wordt rechtstreeks op de urinebuis aangesloten, waardoor de zorgvrager via de natuurlijke weg kan plassen. Voor de neoblaas wordt een stuk darm van 40-60 cm gebruikt. Hierop worden de urineleiders en de urinebuis aangesloten. De kringspier om de urinebuis zorgt ervoor dat de zorgvrager de urine kan ophouden. De neoblaas kan niet samentrekken zoals een gewone blaas, daarom moet er druk op de buik worden gezet om de blaas te kunnen legen.

Mitrofanoff-stoma of monti-stoma

Bij een **Mitrofanoff-stoma** of een **Monti-stoma** wordt een verbinding gemaakt tussen de buikwand en de blaas. Deze verbinding wordt gemaakt met een stukje dunne darm (bij een Monti-stoma) of blinde darm (bij een Mitrofanoff-stoma). De verbinding komt boven in de blaas te zitten en wordt bij voorkeur in de navel gehecht. Er is dan vanaf de buitenkant bijna niets te zien. Als de blaas vol zit, wordt de verbindingsbuis dichtgedrukt door de druk in de blaas. Bij het katheteriseren wordt de verbinding geopend en kan de urine naar buiten lopen. Dit type stoma wordt vooral gebruikt bij kinderen met een spina bifida ('open ruggetje'). Deze kinderen hebben geen gevoel in het bekkengebied en hebben hierdoor altijd problemen met plassen. Als een kind in een rolstoel zit, is het moeilijk om een katheter in de plasbuis te brengen. Vanwege de privacy en het gemak kan dan gekozen worden voor een Mitrofanoff-stoma of een Monti-stoma.

Indiana pouch

Bij deze techniek wordt een reservoir gemaakt van het laatste stukje van de dunne darm en het eerste stukje van de dikke darm. Op de overgang van de dunne naar de dikke darm bevindt zich de klep van Bauhini. Deze klep wordt gebruikt om lekkage vanuit het reservoir te voorkomen. De uitgang van de **Indiana pouch** wordt vaak in de navel gehecht omdat deze dan minder opvalt.

18 Continent urinestoma

18.2 Stappenplan katheteriseren en spoelen Indiana pouch

Bij een Indiana pouch heeft de zorgvrager niet het gevoel van een volle blaas. Daarom wordt de zorgvrager ongeveer vier tot zes keer per dag gekatheteriseerd. Als de hoeveelheid urine meer dan 400 ml per keer is of als er lekkage is, wordt de zorgvrager vaker gekatheteriseerd. In het ziekenhuis wordt altijd een nieuwe katheter gebruikt. In de thuissituatie kan dezelfde katheter gedurende 24 uur gebruikt worden, als die bewaard wordt in de oorspronkelijke verpakking of in een schone theedoek.

Stappenplan voor het katheteriseren van een Indiana pouch

Voor het katheteriseren van een Indiana pouch moet je de volgende materialen klaarzetten:

- een steriele katheter;
- water uit een stromende kraan;
- steriele spoelvloeistof (water of NaCl 0.9%) op lichaamstemperatuur;
- een steriel bakje voor de spoelvloeistof;
- een blaasspuit van 60 ml;
- een opvangbakje;
- een maatkan om de spoelvloeistof op te vangen;
- eventueel glijmiddel;
- eventueel een slijmoplossend middel;
- een onderlegger;
- niet-steriele handschoenen;
- steriele handschoenen;
- gaasjes;
- een tissue of een handdoek;
- afdekmateriaal of een stomapleister;
- een afvalbak.

1 Maak je handen goed schoon. Bij zichtbaar vuil met zeep en water, anders met handalcohol.
2 Zet alle materialen klaar, zodat je er makkelijk bij kunt.
3 Controleer de gegevens van de zorgvrager en de toedienlijst.
4 Voordat de zorgvrager gekatheteriseerd kan worden, moet je de katheterset klaarmaken:
   – Open de binnenverpakking van de katheter en breng glijmiddel aan op de katheter bij een niet-gecoate katheter. Let erop dat de katheter steriel blijft! Laat de katheter in de geopende verpakking.
   – Maak een gecoate katheter nat om de coating te activeren. Laat het water minimaal 30 seconden in de verpakking.
   – Open de verpakking van de blaasspuit en leg de spuit terug in de geopende verpakking.
5 Laat de zorgvrager de kleding verwijderen zodat je de stoma kunt zien. Vraag de zorgvrager op de rug in bed te gaan liggen. Leg ter bescherming een onderlegger op het bed.
6 Plaats een opvangbak ter hoogte van het uitstroompunt op de onderlegger of bevestig een opvangzak aan de katheter.
7 Maak de gaasjes nat onder een stromende kraan.
8 Doe de niet-steriele handschoenen aan.
9 Verwijder de afdekpleister van de stoma.
10 Controleer de stoma op tekenen van infectie.

Continent urinestoma 18

11 Maak de stoma en de omliggende huid schoon met vochtige gaasjes.
12 Doe de niet-steriele handschoenen uit en trek de steriele handschoenen aan.
13 Haal de katheter uit de verpakking.
14 Trek de stoma strak met de hand waarmee je niet gaat katheteriseren en breng de katheter in met je andere hand.
15 Laat de urine uit de Indiana pouch in het opvangbakje lopen. Breng de katheter iets verder in als er geen urine afloopt.
16 Als er geen urine meer terugkomt, plaats dan de blaasspuit/het zakje met spoelvloeistof op de katheter en laat de vloeistof in de blaas inlopen.
17 Klem de katheter af.
18 Verwijder de spuit/het zakje.
19 Hef de afklemming op na de voorgeschreven tijd en laat de vloeistof in de maatbeker aflopen. Als de vloeistof niet vanzelf terugloopt, plaats dan een spuit op de katheter en zuig de vloeistof langzaam terug.
20 Klem de katheter af.
21 Ga na of de hoeveelheid teruggelopen spoelvloeistof overeenkomt met de ingelopen hoeveelheid.
22 Herhaal stap 17 t/m 21 tot de teruggelopen vloeistof helder is.
23 Trek de katheter langzaam terug en gooi hem in de prullenbak.
24 Reinig de stoma en de huid rondom met vochtige gaasjes. Maak de huid droog met een tissue of handdoek.
25 Breng nieuw afdekmateriaal aan.
26 Gooi de opvangbak en de maatbeker leeg.
27 Doe de handschoenen uit.
28 Was of desinfecteer je handen.
29 Ruim alles op.
30 Noteer:

– de tijd;
– de handeling;
– het aantal Charrière;
– de hoeveelheid spoelvloeistof;
– de eventuele bijzonderheden.

18.3 Stappenplan katheteriseren en spoelen Mitrofanoff-stoma

Een zorgvrager met een Mitrofanoff-stoma moet ongeveer vier tot zes keer per dag gekatheteriseerd worden. Als de hoeveelheid urine per keer meer dan 400 ml is of als er lekkage van de stoma ontstaat, moet er vaker gekatheteriseerd worden. Ook moet de stoma minimaal drie keer per dag gespoeld worden. Dit wordt gedaan om te zorgen dat er niet te veel slijm in de stoma blijft zitten. De arts bepaalt hoe vaak er gespoeld moet worden.

Stappenplan voor het katheterisen en spoelen van een Mitrofanoff-stoma

Voor het katheteriseren en spoelen van een Mitrofanoff-stoma moet je de volgende materialen klaarzetten:

- een steriele katheter;
- water uit een stromende kraan of steriel water;
- spoelvloeistof op lichaamstemperatuur (eventueel een slijmoplossend middel);
- een steriel bakje voor de spoelvloeistof;
- een blaasspuit van 60 ml;
- een opvangbakje voor de urine;

18 Continent urinestoma

- een maatbeker voor de spoelvloeistof;
- eventueel glijmiddel;
- een onderlegger;
- een kocher;
- een paar niet-steriele handschoenen;
- een paar steriele handschoenen;
- gaasjes;
- een tissue of een handdoek;
- afdekmateriaal of een stomapleister;
- een afvalbak.

1. Maak je handen goed schoon. Bij zichtbaar vuil met zeep en water, anders met handalcohol.
2. Zet alle materialen klaar, zodat je er makkelijk bij kunt.
3. Open de binnenste verpakking van de katheter en breng zo nodig glijmiddel aan op een niet-gecoate katheter. Maak een gecoate katheter nat onder een stromende kraan in de verpakking. Laat de katheter in de verpakking en zorg dat deze steriel blijft.
4. Controleer de gegevens van de zorgvrager en spoelvloeistof op:
   - naam en geboortedatum;
   - houdbaarheidsdatum;
   - temperatuur van de vloeistof;
   - of soort, dosering, hoeveelheid en het toedieningstijdstip hetzelfde zijn als op de toedienlijst.
5. Maak de spoelvloeistof klaar.
   Bij een blaasspuit: schenk de spoelvloeistof in een steriel bakje. Open de verpakking van de spuit en zuig de juiste hoeveelheid spoelvloeistof op. Leg de spuit terug in de geopende verpakking.
   Bij een zakje NaCl 0,9%: controleer de temperatuur van de spoelvloeistof.
6. Laat de zorgvrager de kleding verwijderen zodat je de stoma kunt zien. Vraag de zorgvrager op de rug in bed te gaan liggen. Leg ter bescherming een onderlegger op het bed.
7. Plaats een opvangbak ter hoogte van het uitstroompunt op de onderlegger of bevestig een opvangzak aan de katheter.
8. Maak de gaasjes nat onder een stromende kraan.
9. Doe de niet-steriele handschoenen aan.
10. Verwijder de afdekpleister van de stoma.
11. Controleer de stoma op tekenen van infectie.
12. Reinig de stoma en de omliggende huid met vochtige gaasjes.
13. Doe de handschoenen uit en trek nieuwe steriele handschoenen aan.
14. Haal de katheter uit de verpakking zonder het in te brengen deel onsteriel te maken.
15. Breng eventueel extra glijmiddel aan op de katheter.
16. Neem de katheter op ongeveer 5 cm van de top in je hand. Zet de top van de katheter in de opening en breng de katheter langzaam in tot er urine terugkomt. Laat de urine aflopen in het opvangbakje. Als er geen urine afloopt, moet je de katheter iets verder opvoeren of lichte druk op de blaas uitoefenen.
17. Als er geen urine meer terugkomt, plaats dan de blaasspuit/het zakje met spoelvloeistof op de katheter en laat de vloeistof in de blaas inlopen.
18. Klem de katheter af.
19. Verwijder de spuit/het zakje.
20. Hef de afklemming op na de voorgeschreven tijd en laat de vloeistof in de maatbeker aflopen. Als de vloeistof niet vanzelf terugloopt, plaats dan een spuit op de katheter en zuig de vloeistof langzaam terug.

Continent urinestoma 18

21 Klem de katheter af.
22 Ga na of de hoeveelheid teruggelopen spoelvloeistof overeenkomt met de ingelopen hoeveelheid.
23 Herhaal stap 17 t/m 22 tot de teruggelopen vloeistof helder is.
24 Trek de katheter langzaam terug en gooi hem in de prullenbak.
25 Reinig de stoma en de huid rondom met vochtige gaasjes. Maak de huid droog met een tissue of handdoek.
26 Breng nieuw afdekmateriaal aan.
27 Gooi de opvangbak en de maatbeker leeg.
28 Doe de handschoenen uit.
29 Was of desinfecteer je handen.
30 Ruim alles op.
31 Noteer:
  – de tijd;
  – de handeling;
  – het aantal Charrière;
  – de hoeveelheid spoelvloeistof;
  – de eventuele bijzonderheden.

voorkeur in de navel gehecht.
Bij een Indiana pouch wordt een reservoir gemaakt van het laatste stukje van de dunne darm en het eerste stukje van de dikke darm. Voor het katheteriseren en spoelen van een Mitrofanoff-stoma of een Indiana pouch bestaan stappenplannen.

BEGRIPPEN

Indiana pouch
Mitrofanoff-stoma/Monti-stoma
Neoblaas
Urinestoma

SAMENVATTING

Een urinestoma wordt aangelegd als de urine het lichaam niet meer op de normale manier kan verlaten. Via een urinestoma kan de urine dan toch naar buiten. Er zijn verschillende soorten stoma's. Een neoblaas is een opslagplaats voor urine die wordt gemaakt van een stuk darm. Een zorgvrager kan hiermee gewoon plassen, zodat bij een neoblaas niet gespoeld of gekatheteriseerd hoeft te worden.
Bij een Mitrofanoff-stoma wordt een verbinding gemaakt met een stukje dunne darm tussen de buikwand en de blaas. De verbinding komt boven in de blaas te zitten en wordt bij

19 DARMSPOELEN

Darmspoelen

LEERDOELEN

- Je kent de (contra-)indicaties voor een darmspoeling en de aandachtspunten en mogelijke complicaties hierbij.
- Je kent de stappen van het toedienen van een darmspoeling via een Microlax.
- Je kent de stappen van het toedienen van een darmspoeling via een klysma.
- Je kent de stappen van het toedienen van een darmspoeling via een hoogopgaand klysma.

Soms is het nodig de darmen helemaal of voor een deel leeg te maken. Dit kan door de darmen te spoelen. Bij een **darmspoeling** spoel je de darm door via de anus vloeistof in de endeldarm te laten lopen of spuiten als het om kleine hoeveelheden spoelvloeistof gaat. Dit kan op twee manieren:

- met een conus (klysma);
- met een rectumcanule (hoogopgaand klysma).

Bij het spoelen vul je de dikke darm helemaal. Als reactie hierop gaat de darm knijpbewegingen maken (peristaltiek), waardoor de ontlasting naar buiten wordt gebracht. Je kunt de darm één keer per drie dagen spoelen.
Een darmspoeling brengt enkele nadelen met zich mee. In de darm leven bacteriën (darmflora), die bij de behandeling weggespoeld worden. De darmflora is belangrijk voor de darm en wanneer deze ontbreekt, kunnen klachten ontstaan. Tegen verstopping werkt de behandeling daarnaast maar tijdelijk. De oorzaak van de verstopping wordt namelijk niet behandeld.

19.1 Indicaties darmspoeling

Indicaties voor een darmspoeling zijn:

- ter voorbereiding op een darmoperatie of darmonderzoek;
- bij een ernstige verstopping (ernstige obstipatie);
- om medicijnen toe te kunnen dienen;
- bij ontlastingsincontinentie die niet overgaat;
- bij het lekken van ontlasting na een operatie aan de anus.

19.2 Contra-indicaties

Contra-indicaties voor een darmspoeling zijn:

- een recente operatie aan de dikke darm (rectum of colon);
- darmbloedingen, chronische darmontsteking of diarree;
- fistels;
- hartklachten of trombopenie (te weinig bloedplaatjes voor stolling);
- peritonitis (ontsteking van het buikvlies) of andere acute buikaandoeningen.

19.3 Specifieke aandachtspunten

Eerst breng je glijmiddel (vaseline of olie) aan op de canule of conus. Daardoor kun je die makkelijker inbrengen. Laat de zorgvrager tijdens het inbrengen door de mond ademhalen, zodat de kringspier zich ontspant. Zorg voorafgaand dat de spoelvloeistof op lichaamstemperatuur is.

19 Darmspoelen

De zorgvrager ligt tijdens de darmspoeling op de linkerzij. De dikke darm gaat vanaf de anus namelijk naar links. Als de zorgvrager op de linkerzij ligt, loopt de darm dus naar beneden. Door de zwaartekracht gaat de vloeistof dan makkelijker de darm in. Je kunt de snelheid van inlopen regelen door de vloeistof hoger of lager te houden. Hoe hoger je de spoelvloeistof houdt, hoe sneller die inloopt. Laat de vloeistof niet te snel inlopen, want dan kan de zorgvrager de vloeistof niet binnenhouden.

19.4 Mogelijke complicaties

19.5 Materialen

19.5.1 Microlax

Microlax is de meest gebruikte vorm van een klysma. Het is een kant-en-klaar klysma. In een Microlax-klysma zit 5 ml vloeistof. Het kan één keer gebruikt worden. De vloeistof wordt ingebracht in het laatste stuk van de dikke darm (endeldarm). Het medicijn zorgt ervoor dat de ontlasting zachter wordt. De Microlax werkt meestal na vijf tot twintig minuten. Een Microlax mag gedurende veertien dagen dagelijks gebruikt worden. Daarna moet je met de arts overleggen of je de Microlax nog langer mag toedienen.

Knijp niet in de Microlax totdat deze inge-

Tabel 19.1 Complicaties bij darmspoelingen.

PROBLEEM	WAT TE DOEN
Bij het inbrengen stuit de rectumcanule op weerstand.	Maak een draaiende beweging bij het inbrengen van de rectumcanule. Je kunt de rectumcanule ook een stukje terugtrekken en het nog een keer proberen. Als het hierna niet lukt, moet je een arts waarschuwen.
De zorgvrager heeft last van aambeien.	Laat de zorgvrager zachtjes persen. Hierdoor opent de anus zich.
Bij het inbrengen verliest de zorgvrager bloed.	Stop met de procedure. Raadpleeg de arts.
De zorgvrager krijgt aandrang tijdens het inbrengen.	Vraag de zorgvrager diep te zuchten. Laat de vloeistof minder snel naar binnen lopen.
De zorgvrager krijgt krampen tijdens het inbrengen.	Kijk of er lucht in de canule zit. Zo ja, verwijder de lucht uit de canule. Laat de vloeistof langzamer inlopen of stop het inlopen als dit niet helpt.
Plotseling heftige pijn.	Stop de behandeling. Roep er direct een arts bij. Het kan zijn dat er een gaatje in de darmwand is ontstaan (darmperforatie).
De vloeistof loopt niet door.	Trek de canule een beetje naar buiten of draai deze rond.
De zorgvrager valt bijna flauw.	Stop het inbrengen. Laat de zorgvrager goed zuchten. Zorg dat de ruimte goed geventileerd is. Roep er indien nodig een arts bij.
De vloeistof is na een uur nog niet uitgescheiden.	Roep er een arts bij.

bracht is. Het klysma moet zo lang mogelijk binnengehouden worden. De zorgvrager moet hiervoor de bekkenbodemspieren samentrekken. Deze spieren worden aangespannen als de zorgvrager de anus samenknijpt alsof hij een wind tegenhoudt. Houd de billen een paar minuten tegen elkaar als de zorgvrager niet aanspreekbaar is of bij een klein kind.

Geef kinderen dezelfde dosering als volwassenen. Let op: je mag de canule bij kinderen maar voor de helft inbrengen. Anders kunnen beschadigingen aan het darmvlies ontstaan. Het is normaal dat een beetje vloeistof in de verpakking achterblijft.

Het gebruik van een Microlax kan klachten geven. De anus kan geïrriteerd raken. Na een paar uur is dat weer over. Wanneer een zorgvrager een chronische darmontsteking of kloofjes in de anus heeft, kan hij daarvan door een Microlax-klysma meer last krijgen.

19.5.2 Andere vormen van klysma's

Bij een klyx (**klysma**) rektiole breng je een conus in tot achter de kringspier. Vervolgens spuit je de vloeistof met geringe druk in.

Hoogopgaand klysma

Bij een **hoogopgaand klysma** gebruik je een rectumcanule. Een rectumcanule is een buigzame, holle slang van ongeveer 30 cm lang, die je hoger in de darmen inbrengt om hoger gelegen gedeeltes van de darm schoon te maken. Je brengt de rectumcanule voorzichtig zo diep mogelijk (15 tot 20 cm) in via de anus.

19.6 Stappenplan Microlax

Stappenplan voor het toedienen van een Microlax

Voor het toedienen van een Microlax moet je de volgende materialen klaarzetten:

- de toedienlijst;
- een Microlax;
- wc-papier;
- eventueel een po(stoel);
- niet-steriele handschoenen;
- een washandje of gaasje;
- een onderlegger;
- een prullenbak.

Voorafgaand aan de toediening regel je ook de dubbele controle van de medicijnen.

1. Maak je handen goed schoon. Bij zichtbaar vuil met zeep en water, anders met hand-alcohol.
2. Zet alle materialen klaar, zodat je er makkelijk bij kunt.
3. Controleer de naam en geboortedatum van de zorgvrager.
4. Controleer het medicijn op:
   - houdbaarheidsdatum;
   - kleur en uiterlijk;
   - manier van toedienen.
5. Vergelijk de toedienlijst met het medicijn. Let daarbij op:
   - soort;
   - dosis;
   - tijdstip van toedienen.
6. Laat de zorgvrager de onderkleding uittrekken. Vraag de zorgvrager op de linker-

19 Darmspoelen

zij te gaan liggen en de knieën op te trekken. Als dit niet gaat, kan de zorgvrager met opgetrokken knieën op de rug liggen.

7. Plaats de onderlegger onder de billen van de zorgvrager.
8. Doe de niet-steriele handschoenen aan.
9. Pak de Microlax aan de onderkant vast. Draai de dop er voorzichtig af.
10. Knijp in de Microlax zodat er een druppel uitkomt. Deze druppel werkt als glijmiddel omdat hij de canule vettig maakt. Het inbrengen gaat dan makkelijker.
11. Gebruik je ene hand om de rechterbil omhoog te duwen, zodat de anus te zien is.
12. Breng de canule in. Bij kinderen mag je maar de helft van de canule inbrengen. Op de canule staat een markeringsstreep tot hoever dit is.
13. Laat de zorgvrager ontspannen en rustig ademhalen.
14. Knijp het klysma leeg. Dit kan door hard met duim en wijsvinger in de tube te knijpen.
15. Haal de canule voorzichtig uit de anus. Zorg dat het klysma hierbij dichtgeknepen blijft.
16. Laat de zorgvrager vijf tot tien minuten liggen.
17. Controleer of de vloeistof binnen blijft. Zo nodig kun je de billen een paar minuten tegen elkaar drukken. Zo kun je voorkomen dat de vloeistof naar buiten loopt.
18. Laat de zorgvrager op het toilet of de po(stoel) gaan. Laat de zorgvrager hierbij zitten.
19. Controleer de inhoud van toilet of po. Kijk naar:
    - de hoeveelheid;
    - de kleur;
    - de consistentie (bijvoorbeeld hard, zacht, waterig);
    - abnormale bestanddelen.
20. Help de zorgvrager zo nodig bij het schoonmaken van het onderlichaam.
21. Trek de handschoenen uit.
22. Ruim alles op.
23. Was of desinfecteer je handen.
24. Teken de toedienlijst af. Noteer:
    - het tijdstip van toedienen;
    - het soort medicijn;
    - de concentratie;
    - de hoeveelheid;
    - de manier van toedienen;
    - de eventuele bijzonderheden.

19.7 Stappenplan klysma

Stappenplan voor het toedienen van een klysma

Voor het toedienen van een klysma moet je de volgende materialen klaarzetten:

- de toedienlijst;
- een klysma;
- wc-papier;
- glijmiddel;
- eventueel een po(stoel);
- een onderlegger;
- een washandje of gaasje;
- niet-steriele handschoenen;
- een prullenbak.

Voorafgaand aan de toediening regel je ook de dubbele controle van de medicijnen.

Darmspoelen

1. Maak je handen goed schoon. Bij zichtbaar vuil met zeep en water, anders met handalcohol
2. Zet alle materialen klaar, zodat je er makkelijk bij kunt.
3. Controleer de naam en geboortedatum van de zorgvrager.
4. Controleer het medicijn op:
   - houdbaarheidsdatum;
   - kleur en uiterlijk;
   - manier van toedienen.
5. Vergelijk de toedienlijst met het medicijn, let daarbij op:
   - soort;
   - dosis;
   - tijdstip van toedienen.
6. Laat de zorgvrager de onderkleding uittrekken. Vraag de zorgvrager op de linkerzij te gaan liggen en de knieën op te trekken. Als dit niet gaat, kan de zorgvrager met opgetrokken knieën op de rug liggen.
7. Plaats de onderlegger onder de billen van de zorgvrager.
8. Maak het klysma klaar:
   a Haal het dopje van de canule van het klysma.
   b Doe glijmiddel op de canule.
   c Plaats het klysma op de onderlegger.
9. Doe de niet-steriele handschoenen aan.
10. Haal de lucht uit de canule. Dit kan door in de canule te knijpen totdat de vloeistof bij de opening te zien is.
11. Gebruik je ene hand om de rechterbil omhoog te duwen, zodat de anus te zien is.
12. Breng met je andere hand het klysma in. Knijp het klysma hierbij dicht en breng het zo ver mogelijk in de anus.
13. Laat de zorgvrager ontspannen en rustig ademen.
14. Knijp het klysma in één keer leeg, maar doe dat langzaam.
15. Haal het klysma uit de anus. Zorg dat het klysma hierbij dichtgeknepen blijft.
16. Laat de zorgvrager lekker liggen. Laat de zorgvrager de vloeistof zo lang mogelijk (vijftien tot dertig minuten) binnenhouden.
17. Controleer of de vloeistof binnen blijft. Zo nodig kun je de billen een paar minuten tegen elkaar drukken. Zo kun je voorkomen dat de vloeistof naar buiten loopt.
18. Laat de zorgvrager op het toilet of de po(stoel) gaan. Laat de zorgvrager hierbij zitten.
19. Controleer de inhoud van het toilet of de po. Kijk naar:
    - de hoeveelheid;
    - de kleur;
    - de consistentie (bijvoorbeeld zacht, hard, waterig);
    - abnormale bestanddelen.
20. Help de zorgvrager zo nodig bij het schoonmaken van het onderlichaam.
21. Ruim alles op.
22. Trek de handschoenen uit.
23. Was of desinfecteer je handen.
24. Teken de toedienlijst af. Noteer:
    - het tijdstip van toedienen;
    - het soort medicijn;
    - de concentratie;
    - de hoeveelheid;
    - de manier van toedienen;
    - de eventuele bijzonderheden.

19 Darmspoelen

19.8 Stappenplan hoogopgaand klysma

Stappenplan voor het toedienen van een hoogopgaand klysma

Voor het toedienen van een hoogopgaand klysma moet je de volgende materialen klaarzetten:

- de toedienlijst;
- een spoelvloeistof of klysma;
- een spoelset;
- een rectumcanule;
- wc-papier;
- glijmiddel;
- eventueel een po(stoel);
- niet-steriele handschoenen en een schort;
- een infuusstandaard;
- een opvangbak;
- een onderlegger;
- een washandje of gaasje;
- een prullenbak.

Voorafgaand aan de toediening regel je ook de dubbele controle.

1. Maak je handen goed schoon. Bij zichtbaar vuil met zeep en water, anders met handalcohol.
2. Zet alle materialen klaar, zodat je er makkelijk bij kunt.
3. Controleer naam en geboortedatum van de zorgvrager.
4. Controleer de spoelvloeistof op:
   - houdbaarheidsdatum;
   - temperatuur.
5. Vergelijk de toedienlijst met de spoelvloeistof. Let daarbij op:
   - soort;
   - dosis;
   - tijdstip van toedienen.
6. Bereid het spoelsysteem voor.
   a. Gebruik het verbindingsstuk om de toevoerslang aan de rectumcanule te verbinden.
   b. Sluit de toevoerslang af met de rolklem.
   c. Doe de voorgeschreven vloeistof in het reservoir.
   d. Zorg dat het reservoir ongeveer 50 cm boven de bedrand staat of hangt.
   e. Open de toevoerslang met de rolklem. Verwijder de lucht uit de toevoerslang en de rectumcanule. Doe dit boven het bakje.
   f. Sluit de rolklem weer. Doe de rectumcanule in het bakje.
7. Laat de zorgvrager de onderkleding uittrekken. Vraag de zorgvrager op de linkerzij te gaan liggen en de knieën op te trekken of help hem daarbij.
8. Plaats de onderlegger onder de billen van de zorgvrager.
9. Plaats het bakje met de rectumcanule op de onderlegger.
10. Doe de niet-steriele handschoenen aan en een schort om.
11. Doe glijmiddel op de rectumcanule. Dit hoeft alleen op het stuk dat je gaat inbrengen (twee derde deel).
12. Open de rolklem een stukje.
13. Houd de billen uit elkaar. De anus moet goed zichtbaar zijn.
14. Laat de zorgvrager diep ademhalen door de mond. Breng de rectumcanule in terwijl deze druppelt. Breng twee derde deel van de canule in.

Darmspoelen

15 Open de rolklem helemaal. De vloeistof kan nu inlopen.
16 Sluit de toevoerslang weer af met de rolklem, voordat de spoelvloeistof helemaal op is.
17 Haal de rectumcanule naar buiten. Leg deze in het bakje.
18 Maak de billen schoon met wc-papier.
19 Laat de zorgvrager lekker liggen. Laat de zorgvrager de vloeistof zo lang mogelijk binnenhouden (15 minuten).
20 Haal de rectumcanule van de toevoerslang. Gooi de rectumcanule in de prullenbak.
21 Doe de handschoenen en het schort uit.
22 Let op de zorgvrager. Observeer of de zorgvrager onwel wordt.
23 Laat de zorgvrager op het toilet of de po(stoel) gaan. Laat de zorgvrager hierbij zitten.
24 Controleer de inhoud van het toilet of de po. Kijk naar:
 – de hoeveelheid;
 – de kleur;
 – de consistentie (bijvoorbeeld zacht, hard, waterig);
 – abnormale bestanddelen.
25 Help de zorgvrager zo nodig bij het schoonmaken van het onderlichaam.
26 Ruim alles op.
27 Desinfecteer je handen.
28 Teken de toedienlijst af. Noteer:
 – het tijdstip van toedienen;
 – het soort medicijn;
 – de concentratie;
 – de hoeveelheid;
 – de manier van toedienen;
 – de eventuele bijzonderheden.

SAMENVATTING

Soms is het nodig de darmen helemaal of voor een deel leeg te maken. Dat noemen we een klysma of darmspoeling. Dit gebeurt onder meer ter voorbereiding op een darmoperatie of darmonderzoek, bij een ernstige verstopping (ernstige obstipatie) of om medicijnen toe te kunnen dienen. Je spoelt de darm door via de anus vloeistof in de endeldarm te spuiten. Dit kan op twee manieren:

- met een conus (darmspoelsysteem); hiervoor gebruik je een klysma of een Microlax. Een Microlax is een kant-en-klaar klysma dat je één keer kunt gebruiken;
- met een rectumcanule (hoogopgaand klysma).

Mogelijke complicaties bij een darmspoeling zijn onder meer plotseling heftige pijn (dit kan een darmperforatie zijn), krampen tijdens het inbrengen en bloedverlies.
Er bestaan stappenplannen om een darmspoeling via een Microlax, een klysma of een hoogopgaand klysma toe te dienen.

BEGRIPPEN

Darmspoeling
Hoogopgaand klysma
Klysma
Microlax

Deel V

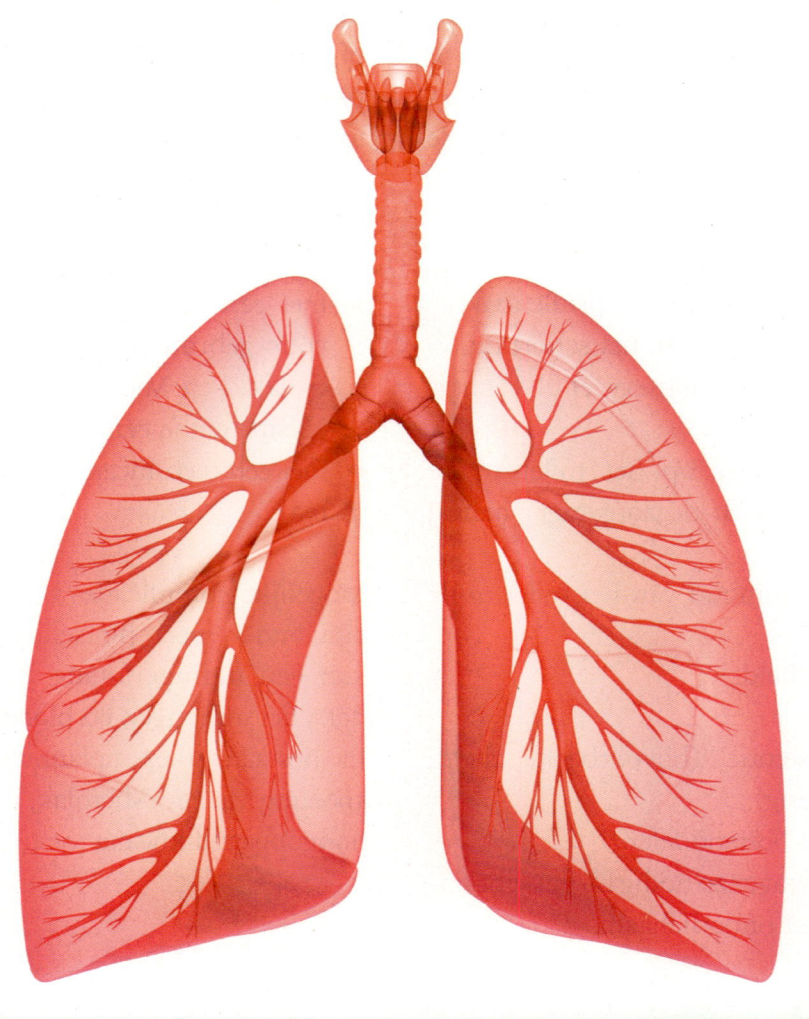

ADEMHALING

20
TOEDIENEN VAN ZUURSTOF

Toedienen van zuurstof 20

LEERDOELEN

- Je kunt berekenen hoelang een zuurstofcilinder gebruikt kan worden.
- Je kunt voor- en nadelen noemen van verschillende manieren van zuurstoftoediening.
- Je kent de (contra-)indicaties voor verschillende manieren van zuurstoftoediening en de aandachtspunten en mogelijke complicaties hierbij.
- Je kunt de stappen benoemen van de verschillende manieren van het toedienen van zuurstof.

In dit hoofdstuk bespreken we enkele verpleegtechnische handelingen die nodig zijn als de zorgvrager niet zelfstandig kan ademhalen of zijn zuurstofniveau niet op peil kan houden.

20.1 Zuurstof

Alle hogere diersoorten (zoals reptielen, vogels, amfibieën en zoogdieren) hebben continu zuurstof nodig om in leven te blijven. Onze lichaamscellen kunnen niet functioneren als er geen zuurstof aanwezig is. Zuurstof is dan ook de belangrijkste energiebron voor het lichaam. Normaal gesproken wordt het lichaam door het inademen van omgevingslucht voorzien van zuurstof. De longblaasjes (alveoli) nemen zuurstof op als we omgevingslucht inademen en filteren. De longblaasjes worden omringd door kluwens van kleine bloedvaatjes (capillairen). De zuurstofmoleculen verplaatsen zich door diffusie naar deze bloedvaatjes. Eenmaal in de bloedvaatjes binden zuurstofmoleculen zich aan hemoglobine (Hb). Hemoglobine bevindt zich in de rode bloedcellen (erythrocyten). De rode bloedcellen verspreiden zich over het lichaam en staan zuurstof af aan diverse lichaamscellen.

De zuurstofvoorziening wordt bepaald door:

- ventilatie: de aanvoer van lucht (de hoeveelheid lucht die wordt ingeademd);
- diffusie: de mogelijkheid tot gasuitwisseling in de longblaasjes;
- perfusie: de doorbloeding van de longen en weefsels.

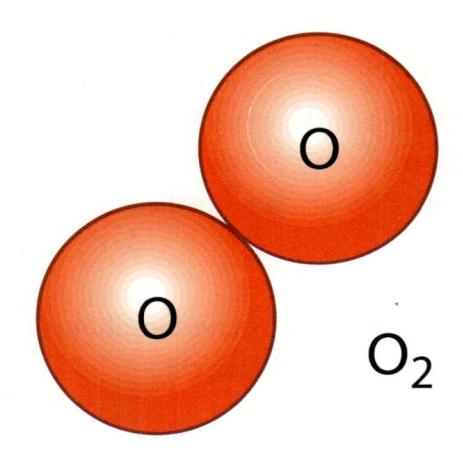

Afbeelding 20.1   Zuurstofmoleculen binden zich aan hemoglobine.
Bron: Oxford Designers & Illustrators Ltd. Pearson Education Ltd. Pearson Asset Library.

20.2 Toedienen van zuurstof

Zuurstof toedienen is een risicovolle handeling. Je mag daarom alleen zuurstof toedienen in opdracht van een arts. Met de voorschrijvend arts maak je afspraken over:

- de tijdsduur van de zuurstoftoediening;
- de hoeveelheid zuurstof per minuut;
- de manier van toedienen.

20.2.1 Indicaties voor het toedienen van zuurstof

Het is mogelijk dat de zorgvrager door onderliggende problemen met de ademhaling of gaswisseling in het lichaam het zuurstofpeil niet op voldoende niveau kan houden.
Mogelijke indicaties voor het toedienen van zuurstof zijn:

- problemen met het hart of de longen;
- bloedarmoede;
- postoperatief of bij tijdelijke sedatie (demping van het bewustzijn);
- ernstig trauma;
- onderkoeling.

20.2.2 Contra-indicaties voor het toedienen van zuurstof

Contra-indicaties voor het toedienen van zuurstof zijn:

- verwondingen in de neus en/of keelholte;
- verwondingen in het aangezicht;
- schedel- en/of hersentrauma;
- een jonge leeftijd (kinderen en zuigelingen);
- vroeggeboorte (in verband met een risico op oogschade).

Daarnaast moet je voorzichtig zijn bij zorgvragers die astma of COPD hebben. Bij deze zorgvragers reageert het lichaam anders op het toedienen van zuurstof. Mensen zonder astma of COPD krijgen een prikkel tot ademhalen als een te hoge concentratie kooldioxide in het bloed gemeten wordt. Bij zorgvragers met astma of COPD ontstaat deze prikkel als er een te laag zuurstofgehalte in het bloed is. Als zuurstof wordt toegediend, stijgt het zuurstofgehalte in het bloed, wat dus kan zorgen voor een demping van de ademhalingsprikkel. Daarom wordt bij zorgvragers met astma of COPD vaak niet meer dan 1,5 liter zuurstof per minuut voorgeschreven. Observeer bij zorgvragers met astma of COPD altijd of de zorgvrager alert blijft reageren. Als de zorgvrager suf wordt, is het altijd noodzakelijk om contact op te nemen met een arts.

20.2.3 Specifieke aandachtspunten

Als je zuurstof toedient aan een zorgvrager, is dat pure zuurstof. Tijdens het inademen wordt deze zuurstof echter vermengd met de buitenlucht. Daardoor bereikt slechts een paar procent meer zuurstof de longen. Hierdoor geeft het toedienen van zuurstof over het algemeen weinig bijwerkingen.
Aandachtspunten bij het toedienen van zuurstof zijn:

- observeer de zorgvrager op tekenen van kortademigheid;
- observeer de slijmvliezen en huid;
- let op tekenen van ineffectieve zuurstoftoediening;
- let erop dat de dosering juist is.

Observeer de zorgvrager op tekenen van kortademigheid

Let op:

- de ademhaling (frequentie, diepte en manier van ademhalen), neusvleugels en het gebruik van hulpademhalingsspieren;
- de aanwezigheid van cyanose;
- tekenen van angst of onrust.

Indien je deze tekenen signaleert, controleer je:

Toedienen van zuurstof 20

- de inhoud van de cilinder/tank;
- plaatsing van de neusbril/het zuurstofmasker/de zuurstofkatheter;
- de voorschriften voor de toediening van zuurstof en eventuele andere medicijnen;
- de instelling van de dosering;
- de doorgankelijkheid van de toevoerslang en mogelijke afknelling;
- de vitale functies van de zorgvrager (pols, ademhalingsfrequentie, saturatie en bloeddruk).

Overleg ook altijd met de verantwoordelijke arts.

Observeer de slijmvliezen en huid

Medische zuurstof kan de slijmvliezen uitdrogen. Uitdroging geeft een verhoogde kans op infecties en/of pijn. Let op de volgende punten om problemen te voorkomen:

- Bevochtig de toegediende zuurstof bij een zuurstofflow > 5 liter/minuut.
- Goede neus- en mondverzorging: laat de zorgvrager dagelijks zijn neus snuiten of maak deze met een wattenstaafje schoon.
- Let op tekenen van irritatie en probeer decubitus te voorkomen door de zuurstofkatheter goed te fixeren en regelmatig van neusgat te wisselen.
- Gebruik bij irritatie eventueel een dunne huidplak (dun hydrocolloïd verband) ter bescherming van de huid, gebruik bij oorirritatie speciale manchetten en bij neusirritatie een vetvrije crème. Let op: gebruik geen crème op vet- of oliebasis vanwege brandgevaar!
- Zorg voor goede huidverzorging en gebruik de neusgaten afwisselend.

Tekenen van ineffectieve zuurstoftoediening

De volgende oorzaken kunnen ervoor zorgen dat zuurstof de longen niet goed bereikt:

- onjuiste plaatsing van bril, masker of katheter;
- door de mond in plaats van door de neus ademhalen;
- verstopping door ingedroogd slijm;
- zwelling van neusslijmvlies.

Raadpleeg in deze gevallen een arts.

Onjuiste dosering

Een onjuiste dosering kan gevaarlijk zijn. In dat geval moet je met de arts overleggen. Aan de hand van een bloedgasanalyse zal de arts opnieuw een dosis vaststellen. De volgende verschijnselen kunnen wijzen op een te hoge of juist te lage dosering:

- hoofdpijn;
- zweten;
- hoge polsfrequentie;
- hoge bloeddruk;
- sufheid;
- speekselvloed;
- bewustzijnsstoornissen.

Let bij zorgvragers met COPD extra op de dosering. De dosering mag niet te hoog zijn, meestal niet hoger dan 2 liter/minuut.

20.2.4 Mogelijke complicaties

Het gebruik van zuurstof heeft zoals gezegd weinig bijwerkingen. Toch kunnen er soms vervelende complicaties optreden. Deze treden voornamelijk op als je voor een langere periode veel zuurstof moet toedienen. Deze complicaties moeten op tijd herkend worden om ernstige gevolgen te vermijden.

Irritatie slijmvlies van de luchtwegen

Bij grote hoeveelheden zuurstof kan het slijmvlies van de luchtwegen geïrriteerd raken, omdat medicinale zuurstof erg droog is. Mogelijke complicaties hierbij zijn:

- neusbloedingen;
- moeilijk te verwijderen ingedroogde slijmdeeltjes in de neus.

Te veel of te weinig zuurstof

Te weinig zuurstof is schadelijk, maar te veel zuurstof ook. Te veel zuurstof kan leiden tot problemen met de ademhaling. Dit komt doordat bij langdurig zuurstofgebruik het longweefsel beschadigd kan raken.

20.3 Materialen

Je kunt op verschillende manieren zuurstof toedienen. Je gebruikt hierbij verschillende materialen. We bespreken hier de materialen die nodig zijn bij een centrale zuurstofvoorziening, zuurstofcilinders en zuurstofconcentrators.

20.3.1 Zuurstof uit de muur

In principe werk je met een **centrale zuurstofvoorziening** in de muur van het ziekenhuis. Op de meeste afdelingen en kamers in het ziekenhuis is een dergelijke voorziening aanwezig. De zuurstof wordt dan via drukleidingen tot aan de muur gebracht. De druk in de toevoerleidingen kan via een speciale regelklep worden aangepast. Vervolgens kun je het zuurstofapparaat aansluiten op de koppeling en de zuurstofflow instellen.

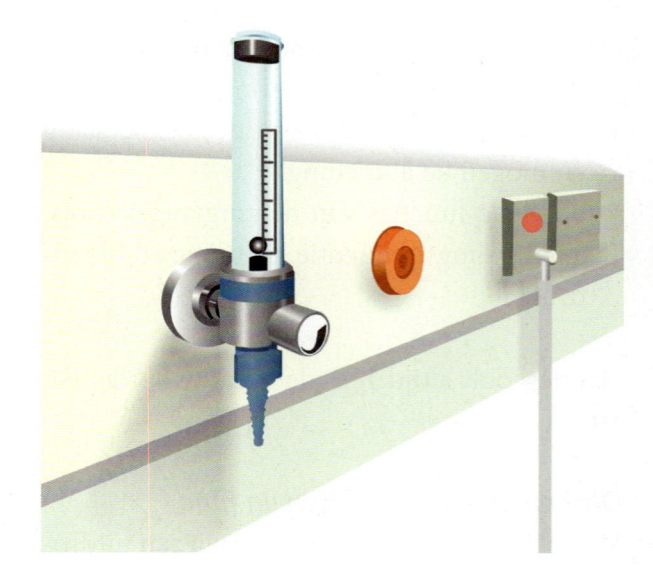

Afbeelding 20.2 *Zuurstoftoevoer uit de muur met flowmeter.*

Op de meeste afdelingen en kamers in het ziekenhuis zijn aparte aansluitingen aanwezig voor perslucht en vacuüm. De koppelingen van deze aansluitingen hebben een verschillende vorm. Zo wordt een verkeerde aansluiting vermeden.
De zuurstoftoevoer in de muur moet een precieze toestroom van zuurstof waarborgen. De apparaten hebben dan ook een mechanische precisieaanduiding: de zuurstofmeter. De zuurstofmeter bevat een klein kogeltje dat drijft op de afgegeven zuurstofstroom. Het midden van het kogeltje geeft de ingestelde zuurstofstroom aan. Een mogelijk probleem is dat het kogeltje vast komt te zitten; dit gebeurt vooral als het apparaat lang niet is gebruikt. Je kunt dit probleem vaak oplossen door even tegen de zuurstofmeter te kloppen of ermee te schudden.

Toedienen van zuurstof

20.3.2 Zuurstofcilinder

Als geen centrale zuurstofvoorziening voorhanden is, kun je draagbare **zuurstofcilinders** gebruiken. In een zuurstofcilinder is zuurstof onder een hoge druk samengeperst. Zuurstofcilinders zijn er in diverse maten, bijvoorbeeld een 20 liter-cilinder onder een druk van 200 bar. De toegestane hoeveelheid samengeperste zuurstof die een zorgvrager thuis mag hebben, varieert van maximaal 104 liter tot maximaal 12 cilinders (conform de lokale brandweerrichtlijnen). Voor het reguleren van de hoge druk in de cilinders is een speciale drukregelaar aanwezig. Dit noemen we een **zuurstofklok**. Zo kun je de druk verminderen tot een werkbaar niveau. Dit ligt vaak tussen de 0,25 en 15 liter per minuut.

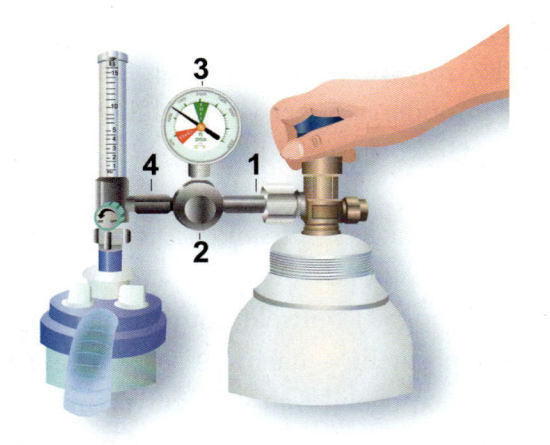

Afbeelding 20.3   Zuurstofklok met een zuurstofcilinder.

De zuurstofklok bestaat uit de volgende onderdelen:

1 een aansluitpunt voor de zuurstofcilinder;
2 een regelknop waarmee het aantal toe te dienen liters zuurstof kan worden ingesteld;
3 een manometer die de druk weergeeft, uitgedrukt in bar;
4 een uitstroompunt voor de zuurstoftoevoerslang of zuurstofbevochtiger.

Pas op: binnen de geneeskunde worden meerdere soorten gas gebruikt. Als je verschillende gascilinders per ongeluk verwisselt, kan dit leiden tot levensgevaarlijke situaties. In Europa geldt de volgende kleurencode voor de diverse soorten gassen:

- zuurstof: wit;
- stikstof: zwart;
- perslucht: zwart-wit;
- lachgas: blauw.

Deze kleuren worden aangegeven op het bovenste deel van de cilinder.

Toepassing zuurstofcilinder

Als je zuurstofcilinders gebruikt, is het verstandig om vooraf te berekenen hoelang de zuurstofvoorraad in de drukcilinder meegaat. In de praktijk zijn de gebruikelijke volumes van zuurstofcilinders:

- grote cilinder: 10 liter;
- kleine cilinder: 2 liter.

De kleine cilinder bevat bij een dosering van één liter per minuut zuurstof voor ongeveer zes uur en weegt ongeveer vijf kilo. Vaak wordt deze cilinder gemonteerd aan een rollator of rolstoel. De grote cilinder bevat bij een dosering van één liter per minuut zuurstof voor ongeveer 33 uur.

Formule

Om te berekenen hoelang een zuurstofcilinder meegaat, moet je drie dingen weten:

20 Toedienen van zuurstof

- Het volume van de gascilinder (in liters): hoeveel liter zuurstof bevat de gascilinder? Dit staat vermeld op de cilinder.
- De hoeveelheid druk (in bar): hoeveel druk staat er (nog) op de cilinder? Dit kun je zien op de manometer.
- De stroomsnelheid: de door de arts voorgeschreven hoeveelheid zuurstof die gegeven moet worden in liters per minuut. Dit staat vermeld op het zuurstofapparaat.

Deze gegevens gebruik je in de volgende formule:

$$\frac{\text{Volume cilinder (liters)} \times \text{Druk (bar)}}{\text{Stroomsnelheid (liters per minuut)}} = \text{aantal minuten}$$

Het resultaat van de formule geeft de zuurstofvoorraad in minuten weer.
Je moet een zuurstofcilinder vervangen als de cilinder een druk van 50 bar of minder aangeeft. Deze restdruk vind je op de manometer.

Specifieke aandachtspunten bij gebruik van een zuurstofcilinder

- Lees altijd van tevoren de handleiding van de leverancier door.
- Zorg voor voldoende zuurstofvoorraad.
- Reinig de zuurstoftoevoerslang als je ziet dat hij vies is.
- Verwissel de zuurstofcilinder bij minder dan tien bar.
- Bij gebruik van vijf liter zuurstof of meer wordt aangeraden een zuurstofbevochtiger te gebruiken.
- Als je bij het opendraaien gesis hoort, controleer dan of de zuurstofklok (drukregelaar) vast genoeg zit.

20.3.3 Zuurstofconcentrator

In de extramurale zorg worden tegenwoordig in principe geen zuurstofcilinders meer gebruikt. Een goed alternatief voor de zuurstofcilinder is de **zuurstofconcentrator**. Dit elektrisch aangedreven apparaat onttrekt zuurstof aan de omgevingslucht. Op de concentrator kunnen zuurstofbrillen of neussondes worden aangesloten. Er bestaan verschillende soorten zuurstofconcentrators:

- Vaste (stationaire) concentrator: een concentrator ter grootte van een nachtkastje. Een cilinder van meestal 10 liter wordt standaard meegeleverd.
- Transportabele (lichte) concentrator: voor gebruik buitenshuis, kan in een rugzak gedragen worden.
- Zelfvulsysteem: een concentrator waarmee de zorgvrager een zuurstofbehandeling kan ondergaan, terwijl tegelijkertijd de cilinder wordt gevuld.

Voordelen van een zuurstofconcentrator

- het apparaat onttrekt zuurstof aan de omgevingslucht – daardoor is een zuurstofafgifte mogelijk van 95% zuivere zuurstof;
- goede toepasbaarheid buiten het ziekenhuis;
- een stroomsnelheid tot 6 liter per minuut.

Nadelen van een zuurstofconcentrator

- continu elektriciteit nodig;
- permanent geluid door het mechanisme van het apparaat;
- de concentrator moet worden bijgevuld met gedestilleerd water.

Toedienen van zuurstof | **20**

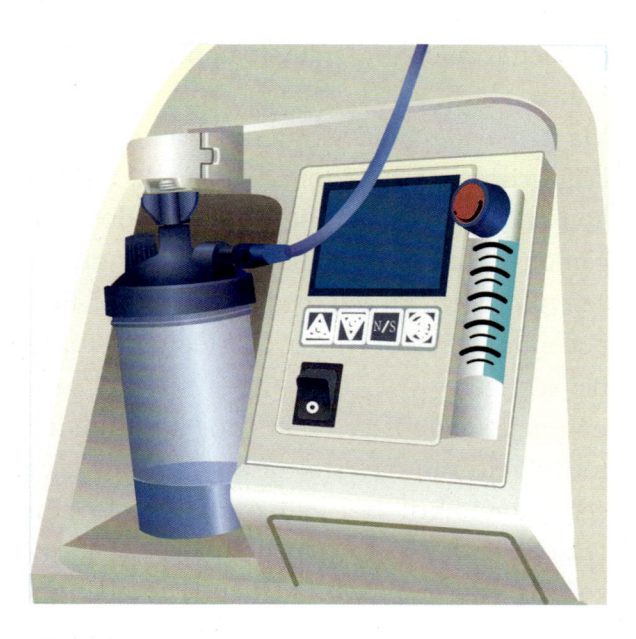

Afbeelding 20.4 Een voorbeeld van een zuurstofconcentrator.

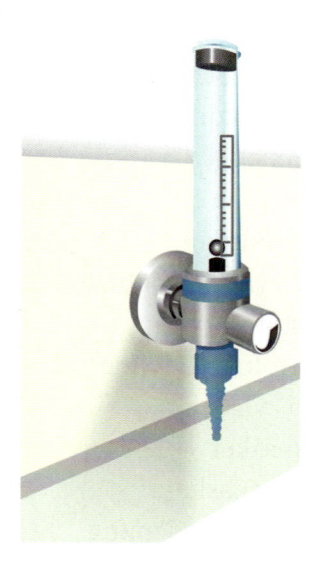

Afbeelding 20.5 Flowmeter.

Aandachtspunten en onderhoud

- Plaats de concentrator in een ruimte die geventileerd wordt, zodat er voldoende verse buitenlucht aangevoerd wordt.
- Gebruik bij 5 liter zuurstof per minuut of meer een zuurstofbevochtiger.
- Reinig het apparaat volgens de gebruiksinstructies van de fabrikant. Haal van tevoren de stekker uit het stopcontact. Neem de buitenzijde af met een vochtige doek, droog af met een droge doek.
- Zorg voor een gevulde reservecilinder voor calamiteiten zoals een stroomstoring of een defect aan de zuurstofconcentrator.
- Plaats de zuurstofconcentrator in een stofvrije omgeving.
- Vervang of reinig de filters volgens de gebruiksinstructies.
- Zorg dat de onderkant van het apparaat vrij staat, zodat ventilatieopeningen vrij blijven.
- Schakel het apparaat uit als het niet gebruikt wordt.

20.3.4 Flowmeter

Met behulp van de **flowmeter** stel je de stroomsnelheid van de zuurstof in. Er zijn verschillende soorten flowmeters. Lees voor gebruik altijd hoe een bepaalde flowmeter precies werkt. Op de meeste flowmeters zit een draaiknop waarmee je de stroomsnelheid regelt. Er gaat dan een balletje of een pion omhoog in de buis die aan de flowmeter vastzit. Op de buis is een schaalverdeling aangegeven. Je leest bij het midden van het balletje de stroomsnelheid af, of bij de bovenkant of stip die op de pion staat. Sommige flowmeters bestaan alleen uit een draaiknop. Dan staat de stroomsnelheid daarop aangegeven.

20.4 Toediensystemen

Je kunt zuurstof toedienen via de neus, mond of luchtpijp. Dit kun je doen op verschillende manieren, namelijk via:

- een neussonde;
- een nasofaryngeale zuurstofkatheter;
- een zuurstofbril;
- een zuurstofmasker (met of zonder reservoir);
- een neusmasker;
- een Venturi-masker;
- endotracheale beademing.

In dit hoofdstuk behandelen we alleen het toedienen van zuurstof met behulp van een neussonde, zuurstofbril en zuurstofmasker. De andere toediensystemen worden alleen gebruikt door verpleegkundigen die een specialistische opleiding gevolgd hebben en die werken op bijvoorbeeld een IC-afdeling.
Bij de keuze voor een bepaalde toedieningswijze moet je steeds beoordelen welke dosis en welke toedieningswijze het effectiefst en comfortabelst zijn voor de zorgvrager.

20.4.1 Neussonde

Bij een inademing worden niet alleen de longen gevuld met zuurstof, maar ook de neus, keel en mond gevuld. Op deze manier ontstaat een natuurlijk zuurstofreservoir. Met een **neussonde** kan het zuurstofgehalte in dit natuurlijke reservoir verhoogd worden. De met extra zuurstof verrijkte lucht uit de sonde wordt aan het begin van de ademhaling mee ingeademd. Zo kan de zuurstofconcentratie in de ingeademde lucht met maximaal 30% worden verhoogd. Met een neussonde kun je dus een relatief hoge zuurstofconcentratie bereiken.

Via een neussonde wordt normaliter alleen laag gedoseerd zuurstof toegediend: 1 tot 5 liter zuurstof per minuut. Bij hogere doseringen ontstaan problemen doordat de slijmvliezen uitdrogen. Bij een toediening vanaf 5 liter per minuut wordt aanbevolen de zuurstof te bevochtigen.

Een neussonde is geschikt voor kortdurende toediening van zuurstof of als de zorgvrager een zuurstofbril niet kan verdragen. Er zijn verschillende soorten neussondes, met en zonder (verschuifbaar) kussentje. Welke gebruikt wordt, is afhankelijk van de voorkeur van de zorgvrager.

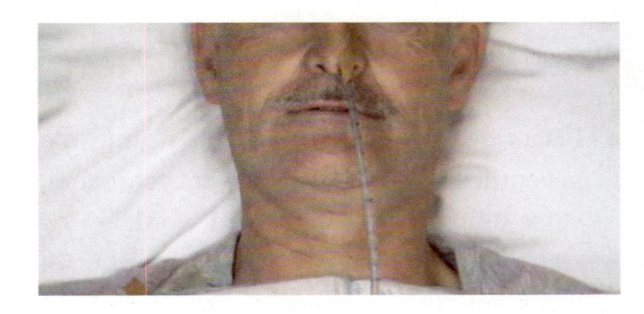

Afbeelding 20.6   *Neussonde voor zuurstof.*

Voordelen

- eenvoudig in gebruik;
- relatief goedkoop.

Nadelen

- zorgvragers vinden het inbrengen van een neussonde vaak onprettig en kunnen dit minder vaak zelf doen;
- snelle uitdroging van de slijmvliezen;
- matige hygiëne.

20.4.2 Zuurstofbril

Een **zuurstofbril**, ook wel neusvorkje genoemd, is een slang van pvc met twee uitsteeksels die je in de neus plaatst. Via deze uitsteeksels wordt de zorgvrager via beide neusgaten van zuurstof voorzien. De zuurstofbril is geschikt voor zuurstoftoediening tot 8 liter per minuut. Een zuurstofbril is geschikt voor het langdurig toedienen van zuurstof omdat zorgvragers deze makkelijk zelf kunnen op- en afzetten.

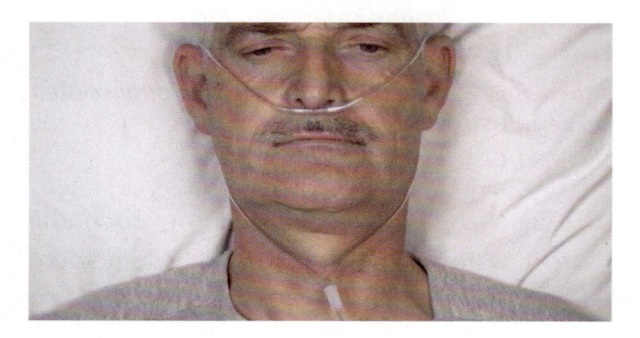

Afbeelding 20.7   Zuurstofbril.

Voordelen

- effectief (zuurstofstroom door beide neusgaten);
- goede fixatie;
- weinig risico op perforaties slijmvlies;
- geschikt voor onrustige zorgvragers.

Nadelen

- laag draagcomfort door druk bij neus en oren;
- problemen bij zorgvragers die reeds een bril dragen.

20.4.3 Zuurstofmasker

Het **zuurstofmasker** bedekt de neus en mond.

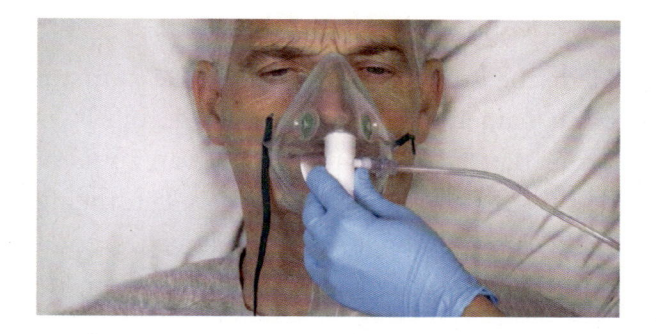

Afbeelding 20.8   Zuurstofmasker.

Het masker zelf vormt een extra zuurstofreservoir en bovendien voorziet hij de neus-keelholte van extra aangevoerde zuurstof. Tijdens de inademing (inspiratie) ademt de zorgvrager zuurstof in uit zijn natuurlijke reservoir (neus-keelholte) en uit het extra zuurstofreservoir in het masker. Daarnaast stroomt er via de slang van het masker continu zuurstof naar binnen tijdens de inspiratie. Bij de uitademing (expiratie) kan lucht zonder enige weerstand door openingen in het masker wegstromen.

Een zuurstofmasker heeft een groter zuurstofreservoir dan een neussonde of zuurstofbril. Daardoor kan een zuurstofmasker het ademvolume beter verrijken met zuurstof. Met een zuurstofmasker kan het zuurstofpercentage in het ademvolume stijgen van 21% naar ongeveer 60%. Een zuurstofmasker is geschikt voor de toediening van 5-10 liter zuurstof per minuut. Om 'rebreathing' (het opnieuw inademen van uitgeademde lucht) te voorkomen, is een minimumflow van 5 liter per minuut nodig.

Een zuurstofmasker wordt vaak gebruikt in situaties waarbij de saturatie laag is en snel handelen nodig is. Het zuurstofmasker wordt bij voorkeur zo kort mogelijk gebruikt omdat het de zorgvrager vaak belemmert bij het spreken.

20.4.4 Bevochtiger

Medische zuurstof is erg droog. De zuurstof bevat namelijk geen vocht. Het gevolg hiervan is dat tijdens de toediening van zuurstof de slijmvliezen kunnen uitdrogen. Uitdroging geeft een verhoogde kans op infecties en/of pijn. Het wordt dan ook aanbevolen om de zuurstof te bevochtigen.

Bij een flow van > 5 liter/min kan zuurstof worden bevochtigd. Bij een lagere flow heeft bevochtiging geen voordelen en is het effect ervan beperkt. Bovendien zijn de kosten van een zuurstofbehandeling met bevochtiging hoger, kan het leiden tot zuurstofverlies en kan het een bron van infectie vormen. Er moet dus een goede reden voor zijn. Als een zuurstofbril gebruikt wordt, is bevochtigen nooit nodig.

Er bestaan verschillende soorten **bevochtigers**. In de praktijk werk je meestal met bevochtigers voor eenmalig gebruik. Zuurstofbevochtigers worden in een met steriel water gevulde wegwerpfles aangeboden. Je bevestigt de fles met een adapter aan de drukregelaar. Het volume varieert van 340-660 ml. Vervang de fles als het steriele water op is. Je moet aangebroken verpakkingen na vijf dagen vervangen in verband met het gevaar op een besmetting met de pseudomonas-bacterie. Je mag dezelfde bevochtiger bij meerdere zorgvragers gebruiken.

Als zuurstoftoediening gedurende langere tijd nodig is, zul je een bevochtiger moeten gebruiken die ook voor verwarming van de lucht zorgt. De zuurstofdeeltjes kunnen namelijk meer vocht opnemen na verwarming. Volg deze stappen om de bevochtiger voor eenmalig gebruik klaar te maken:

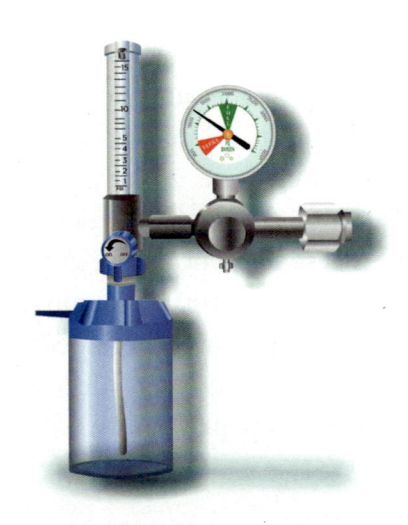

Afbeelding 20.9 Zuurstofbevochtiger aangesloten op de zuurstofklok.

1 Maak je handen goed schoon, zo nodig met water en zeep, anders met handalcohol en open dan de verpakking.
2 Schroef het aansluitstuk op de bevochtiger en controleer of het stevig vastzit.
3 Schroef het aansluitstuk vast aan het zuurstofapparaat.
4 Verwijder de sluiting van de bevochtiger.
5 Breng de verbindingsslang aan.
6 Stel de stroomsnelheid in.
7 Controleer op eventuele lekkages.

20.5 Stappenplan toedienen zuurstof

Stappenplan voor het toedienen van zuurstof

Voor het toedienen van zuurstof moet je de volgende materialen klaarzetten:

- een zuurstofcilinder of een zuurstofconcentrator als geen centrale zuurstofvoorziening aanwezig is;
- een zuurstofbril of een zuurstofmasker;
- een bevochtiger (eventueel);
- een fixatiepleister;
- een schaar;
- een zakdoek;
- een kom met water (alleen nodig bij de zuurstofbril);
- een veiligheidsspeld;
- een prullenbak.

Voorafgaand aan de toediening regel je ook de dubbele controle.

1. Maak je handen goed schoon. Bij zichtbaar vuil met zeep en water, anders met handalcohol.
2. Zet alle materialen klaar, zodat je er makkelijk bij kunt.
3. Controleer de naam en geboortedatum van de zorgvrager.
4. Vergelijk samen met de zorgvrager de opdracht van de arts.
5. Controleer de druk op de zuurstofcilinder.
6. Sluit eventueel een bevochtiger aan.
7. Open de verpakking van de zuurstofbril/het zuurstofmasker en de daarbij behorende zuurstoftoevoerslang.
8. Knip drie stukken pleister van 4 cm af bij het gebruik van een zuurstofbril.
9. Laat de zorgvrager de neus snuiten.
10. Koppel de zuurstofbril of het zuurstofmasker via een toevoerslang aan het zuurstofuitstroompunt.
11. Ga na of de zuurstofstroom op gang komt bij het opendraaien van de flowmeter.
12. Stel de flowmeter in op de voorgeschreven hoeveelheid zuurstof.
13. Bij gebruik van een zuurstofbril: bevochtig het neusstuk met water en plaats het in de neusgaten. Leid beide slangen achter de oren langs naar de borst en trek het ringetje aan. Bij gebruik van een zuurstofmasker: plaats het masker over neus en mond en leg het elastiek rondom het hoofd. Controleer of het masker goed aansluit.
14. Bevestig de zuurstofslang met een pleister en een veiligheidsspeld aan de kleding van de zorgvrager.
15. Ruim alles op.
16. Maak je handen goed schoon. Was of desinfecteer je handen.
17. Teken de toedienlijst af. Noteer:
    - de handeling;
    - de hoeveelheid;
    - datum van openen bevochtiger;
    - de eventuele bijzonderheden.

20.5.1 Aandachtspunten zuurstofbril

- Controleer de stroomsnelheid regelmatig om te kijken of deze juist is ingesteld.
- Controleer regelmatig op decubitus. Bij een te strak zittende zuurstofbril bestaat er een verhoogd risico op drukplekken.
- Let op irritatie en uitdrogen van het neusslijmvlies.
- Vervang in het ziekenhuis en/of bij bevochtiging van de zuurstof de zuurstofbril eenmaal per week. De kans op infectie is groter in een vochtige, warme omgeving met veel ziektekiemen.
- Vervang de zuurstofbril buiten het ziekenhuis ook tijdig. Dit is eenmaal per 3 tot 5 weken, afhankelijk van de leverancier.
- Vervang de zuurstofbril bij hard worden. Dit kan de slijmvliezen beschadigen.
- Vermeld in het dossier van de zorgvrager de ingestelde stroomsnelheid, de wijze van toediening en de duur van toediening.

20.5.2 Aandachtspunten zuurstofmasker

- Controleer of het masker goed aansluit, om zuurstofverlies te voorkomen.
- Controleer de stroomsnelheid.
- Controleer op decubitus.
- Vervang het zuurstofmasker elke zeven dagen.

20.6 Toepassing neussonde

1. Voorzie de zorgvrager van informatie.
2. Bepaal in welk neusgat je de sonde gaat aanbrengen.
3. Reinig de neusholte voor het inbrengen van de sonde: laat de zorgvrager zijn neus snuiten.
4. Bepaal hoe ver je de sonde moet inbrengen door deze overeen te laten komen met de lengte tussen neuspunt en oorlel.
5. Bevochtig het uiteinde van de sonde met water.
6. Breng de sonde met (verschuifbaar) kussentje aan in de neus, met een licht draaiende beweging richting het oor, diep genoeg volgens de eerder opgemeten lengte.
7. Druk niet door bij weerstand in de neus, maar wijzig de richting waarin je de sonde inbrengt een beetje. Als je weerstand blijft voelen, probeer dan het andere neusgat.
8. Breng het kussentje niet meer dan een paar centimeter in de neus.
9. Bevestig de sonde met een (neus)pleister.

20.6.1 Aandachtspunten bij gebruik van een neussonde

- Verwijder het kussentje nooit.
- Het kussentje zorgt ervoor dat de sonde in het neusgat blijft zitten. Zorg er bij plaatsing voor dat je het kussentje van buitenaf kunt zien. Als je het kussentje te diep inbrengt, kan letsel optreden.
- De zuurstofsonde mag niet zichtbaar zijn ter hoogte van de huig van de zorgvrager; dit betekent dat deze te diep doorgeduwd is.
- Controleer de zuurstofflow.
- Verwijder de neussonde onmiddellijk bij klachten.

Toedienen van zuurstof 20

20.7 Gevaren bij zuurstoftoediening

Het toedienen van zuurstof brengt de volgende risico's met zich mee:

- brand;
- explosie;
- bevriezing.

Het is daarom belangrijk dat de huisarts of verpleegkundig specialist de risico's van zuurstofbehandeling met de zorgvrager bespreekt. Ga na of dit ook gebeurd is en evalueer met de zorgvrager de naleving van veiligheidsvoorschriften.
De zuurstofleverancier zorgt voor:

- technische informatie;
- een instructiekaart met aanwijzingen voor de veiligheid en een handleiding met daarin de gegevens van het zuurstofapparaat.

De leverancier is bij technische problemen 24 uur per dag telefonisch bereikbaar.

20.7.1 Maatregelen bij gevaren
Maatregelen die een zorgvrager moet treffen om brandwonden te voorkomen zijn:

- Rook nooit tijdens zuurstofgebruik. Ook anderen in de ruimte mogen niet roken.
- Raak de vulaansluiting niet aan. Vloeibare zuurstof is erg koud (-183 °C). Aanraken kan leiden tot bevriezingsverschijnselen.
- Plaats de zuurstofbron nooit in de buurt van een warmtebron (zoals de zon, open vuur, een fornuis, kachel, haardroger), een ontstekingsbron (zoals microgolven, een stopcontact, tv), of brandbare materialen (zoals gordijnen, vitrages of vloerbedekking).
- Gebruik nooit vet, olie, of alcohol in de buurt van de zuurstofbron, de zuurstofbril/de zuurstofkatheter/ het zuurstofmasker. Zuivere zuurstof kan exploderen en kan bijvoorbeeld ook vetten of watjes met alcohol laten exploderen.
- Gebruik geen verstuivers (parfum, haarspray, deodorant) in de buurt van de zuurstofbron.
- Zorg voor goede ventilatie op de plek waar de zuurstofbron staat, zodat de zuurstofconcentratie in de lucht niet verhoogt.
- Zorg ervoor dat kleding die en beddengoed dat langdurig in contact is met de zuurstof goed gelucht worden.
- Stel de brandweer op de hoogte van het adres en de locatie in huis waar de zuurstofcilinder of de basistank met vloeibare zuurstof zich bevindt.
- Hang een bordje met 'zuurstofopslag' aan de buitendeur van het huis.
- Hang eventueel een bordje met 'niet roken' aan de deur van de ruimte waar zuurstofopslag plaatsvindt.

SAMENVATTING

Zuurstof dien je in opdracht van een arts toe aan zorgvragers die hun zuurstofniveau niet of onvoldoende op peil kunnen houden. Met de voorschrijvend arts maak je afspraken over:

- de tijdsduur van de zuurstoftoediening;
- de hoeveelheid zuurstof per minuut;
- de manier van toedienen.

20 Toedienen van zuurstof

Je moet bij het toedienen van zuurstof onder meer erop letten dat de zorgvrager niet kortademig wordt en dat de slijmvliezen of de huid niet uitdrogen.

Om te berekenen hoelang een zuurstofcilinder gebruikt kan worden, gebruik je de volgende formule:

$$\frac{\text{Volume cilinder (liters)} \times \text{Druk (bar)}}{\text{Stroomsnelheid (liters per minuut)}} = \text{aantal minuten}$$

Je kunt op verschillende manieren zuurstof toedienen: een centrale zuurstofvoorziening, zuurstofcilinders en zuurstofconcentrators. Een zuurstofconcentrator gebruik je vooral in de extramurale zorg. In de intramurale zorg werk je in principe met een centrale zuurstofvoorziening in de muur van de instelling. Als er geen centrale zuurstofvoorziening voorhanden is, kun je draagbare zuurstofcilinders gebruiken. Voor het reguleren van de hoge druk in de cilinders is een speciale drukregelaar (zuurstofklok/manometer) aanwezig.

Je kunt zuurstof toedienen via de neus, mond of luchtpijp. Dit kun je doen op verschillende manieren, namelijk via een neussonde, zuurstofbril of zuurstofmasker. Er bestaan stappenplannen voor het toedienen van zuurstof via deze drie toedieningsmanieren.

Bij het toedienen van grote hoeveelheden zuurstof kan het slijmvlies van de luchtwegen geïrriteerd raken, omdat medicinale zuurstof erg droog is. Daarnaast is er bij het toedienen van zuurstof risico op (brand)wonden, explosie of bevriezing. Er bestaan daarom strikte veiligheidsvoorschriften, zoals niet roken en geen olie of vet gebruiken in de nabijheid van de zuurstofbron.

BEGRIPPEN

Bevochtiger
Centrale zuurstofvoorziening
Flowmeter
Neussonde
Zuurstofbril
Zuurstofcilinder
Zuurstofconcentrator
Zuurstofklok/manometer
Zuurstofmasker

21 UITZUIGEN MOND- EN KEELHOLTE

Uitzuigen mond- en keelholte 21

LEERDOELEN

- Je kent de (contra-)indicaties voor het uitzuigen van de mond- en keelholte van een zorgvrager en de aandachtspunten en mogelijke complicaties hierbij.
- Je kunt de verschillende stappen van het uitzuigen van de mond- en keelholte benoemen.

De luchtwegen produceren slijm om zichzelf te reinigen van onder andere stofdeeltjes en bacteriën. Als er zich te veel slijm ophoopt in de mond- of keelholte, kan een zorgvrager last hebben van benauwdheid en hoesten. Een vrije luchtweg is namelijk noodzakelijk om goed te kunnen ademhalen en voldoende zuurstof in de longen te krijgen. Het uitzuigen van oppervlakkig slijm via de mond of neus is soms nodig om de luchtweg van de zorgvrager vrij te maken. Deze procedure is vaak onprettig voor de zorgvrager. Het is daarom belangrijk dat je voorzichtig te werk gaat.

21.1 Indicaties uitzuigen mond- en keelholte

Als slijm zich verzamelt in de luchtwegen kan het ademen moeizaam gaan. De aanwezigheid van reutelgeluiden (rhonchi) is een teken dat slijm zich ophoopt in de luchtwegen. Als een zorgvrager kortademig is, trekt hij soms zijn borstkas in. Ook kun je dan zien dat hij hulpademhalingsspieren gebruikt. Soms kun je de aanwezigheid van slijm ook voelen door een hand op de borstkas van de zorgvrager te leggen. Je voelt dan een trilling tijdens de ademhaling.

Indicaties voor het uitzuigen van de mond- en keelholte zijn:

- niet in staat zijn om slijm op te hoesten (ernstige verzwakking, een spierziekte, gedaald bewustzijn);
- medische problemen waarbij het ophoesten van slijm grote risico's met zich meebrengt;
- een slechte conditie, waarbij andere oplossingen om de luchtweg vrij te maken een te zware belasting voor de zorgvrager zijn.

21.2 Contra-indicaties uitzuigen mond- en keelholte

Contra-indicaties voor het uitzuigen van de mond- en keelholte zijn:

- stollingsproblemen van het bloed (verhoogd risico op neus- en keelbloedingen);
- spataderen in de slokdarm;
- misselijkheid (grote kans op aspiratie van braaksel);
- spasmen van de luchtwegen;
- een breuk in het gezicht (uitzuigen is dan erg pijnlijk).

21.3 Specifieke aandachtspunten

Om complicaties tijdens het uitzuigen van de mond- en keelholte via de mond of neus te voorkomen gelden de volgende aandachtspunten:

21 Uitzuigen mond- en keelholte

- Om aspiratie te voorkomen verdient uitzuigen via de neus de voorkeur. Zuig niet uit kort nadat de zorgvrager gegeten heeft of sondevoeding gehad heeft. Indien er sprake is van een continue toediening van sondevoeding moet je de sondevoeding tijdelijk stopzetten als je de mond- en keelholte gaat uitzuigen.
- Als er sprake is van erg taai slijm kun je voor het uitzuigen 1 à 2 ml NaCl 0,9% in de keel druppelen. Overleg dit altijd eerst met een arts. Je kunt hiervoor een niet-zuigende uitzuigkatheter of verneveling gebruiken.
- Let tijdens het uitzuigen goed op de reacties van de zorgvrager. Wees alert bij onrust en benauwdheid of bij een forse stijging van het hartritme. Geef de zorgvrager in dat geval even wat tijd om bij te komen.
- Ga aerogene besmetting (via de lucht) tegen door tijdens het uitzuigen niet-steriele handschoenen en een overschort te dragen. Bescherm jezelf verder door een beschermende bril of face-shield en een mond-neusmasker te dragen.
- Zuig niet langer dan 10 tot 15 seconden om schade aan het slijmvlies te voorkomen. Ook kun je glijmiddel gebruiken om het neusslijmvlies te beschermen.
- Hygiëne is erg belangrijk om infecties te voorkomen.
  - Spoel de uitzuigkatheter regelmatig tussentijds met steriel water en gebruik bij elke sessie een nieuwe uitzuigkatheter.
  - Vervang de wegwerpopvangpotten of -zakken als deze vol zijn of in elk geval na 48 uur.
  - Niet-disposable opvangpotten moet je elke 24 uur legen (in het ziekenhuis moeten de niet-disposable opvangpotten in de po-spoeler gedesinfecteerd worden).

21.4 Mogelijke complicaties uitzuigen mond- en keelholte

Mogelijke complicaties bij het uitzuigen van de mond- en keelholte zijn:

- hoesten, benauwdheid of **hypoxie** (een laag zuurstofgehalte in het bloed);
- ritmestoornissen en een trage hartslag (tijdens het uitzuigen worden de luchtwegen geprikkeld, als gevolg daarvan wordt ook de *nervus vagus* (zwervende zenuw) geprikkeld, die invloed heeft op de ademhaling en het hart);
- slijmvliesbloeding;
- aspiratie bij braken.

Om complicaties te voorkomen is het belangrijk de zorgvrager goed in de gaten te houden tijdens de procedure. Controleer de vitale functies regelmatig door op de monitor te kijken of door na het uitzuigen de pols- en bloeddruk te controleren. Geef de zorgvrager de tijd om bij te komen als je veranderingen ziet in de vitale functies. Het is normaal dat de zorgvrager tijdens het uitzuigen iets minder zuurstof opneemt.

Zie je bloed in het sputum, dan bestaat er een kans dat de uitzuigkatheter zich vastzuigt tegen het slijmvlies. Hierdoor treden beschadigingen van het slijmvlies op die kunnen leiden tot bloedingen. Om schade aan het slijmvlies te voorkomen is het aan te raden niet langer

Uitzuigen mond- en keelholte 21

dan 10 à 15 seconden te zuigen. Ook kun je glijmiddel gebruiken om het neusslijmvlies te beschermen. Als het bloeden niet stopt, moet je een arts waarschuwen.

21.5 Uitzuigapparatuur

Bij het uitzuigen van slijm kun je een draagbaar uitzuigsysteem (ambulante pomp) of een aanwezig centraal uitzuigsysteem gebruiken.

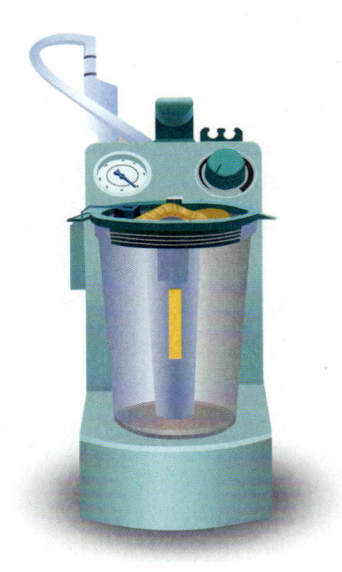

Afbeelding 21.1   Een draagbaar uitzuigsysteem.

Het algemene werkingsprincipe van beide systemen komt overeen. Het systeem bestaat uit:

- een motor voor de zuigkracht;
- een opvangzak/-fles;
- een uitzuigkatheter.

Eén slang verbindt de motor met de opvangzak, een andere slang verbindt de opvangzak met de uitzuigkatheter. Je kunt de zuigkracht instellen met een draaiknop die de motorkracht instelt. Als de zuigkracht is ingesteld, kun je de uitzuigkatheter afsluiten door je vinger of duim op het regelpunt (een gaatje) in de slang te leggen. Dan zuigt de katheter. Als je het regelpunt openlaat, zuigt de katheter niet. Andere dingen die je moet weten over de uitzuigapparatuur zijn:

- De opvangfles bevat een laagje water en kun je daardoor makkelijker schoonmaken.
- De opvangzak is wegwerpbaar en vervang je telkens in zijn geheel. Er bestaan overigens ook wegwerpopvangflessen.
- Je vervangt beide slangen regelmatig, in ieder geval voor gebruik bij een andere zorgvrager.

21.5.1 Overige materialen

- een zuigpomp/uitzuigsysteem;
- een opvangfles/opvangzak om het slijm in op te vangen;
- een onderlegger;
- niet-steriele handschoenen;
- een mond-neusmasker;
- een overschort;
- bescherming voor het gezicht;
- steriele uitzuigkatheters;
- eventueel steriel glijmiddel;
- steriel water of water uit een stromende kraan;
- een washand en een handdoek;
- een afvalbak.

21 Uitzuigen mond- en keelholte

21.6 Stappenplan uitzuigen mond- en keelholte

Afhankelijk van waar zich het meeste slijm heeft opgehoopt, kun je oppervlakkig of diep uitzuigen. Hier gaat het uitsluitend om oppervlakkig uitzuigen, aangezien diep uitzuigen geen verpleegkundige handeling is.

21.6.1 Oppervlakkig uitzuigen via mond of neus

Stappenplan voor het uitzuigen van oppervlakkig slijm via de mond of neus

Voor het uitzuigen van oppervlakkig slijm via mond of neus moet je de volgende materialen klaarzetten:

- een uitzuigsysteem;
- een opvangpot en een verbindingsslang;
- een steriele uitzuigkatheter;
- niet-steriele handschoenen;
- een mond-neusmasker;
- een overschort;
- een beschermende bril of een face-shield;
- steriel water of water uit een stromende kraan;
- een washandje en een handdoek;
- een onderlegger;
- een prullenbak.

1. Maak je handen goed schoon. Bij zichtbaar vuil met zeep en water, anders met handalcohol.
2. Zet alle materialen klaar, zodat je er makkelijk bij kunt.
3. Leg de steriele uitzuigkatheter in geopende verpakking klaar.
4. Pak het uitzuigsysteem en sluit de opvangpot en de slangen volgens de gebruiksinstructies aan.
5. Help de zorgvrager in een halfzittende houding. Je kunt een bewusteloze zorgvrager eventueel in zijligging brengen, zodat zijn tong naar voren valt.
6. Laat de zorgvrager indien mogelijk de neus snuiten.
7. Leg een handdoek of onderlegger over de borst van de zorgvrager.
8. Trek de niet-steriele handschoenen aan en draag tijdens de procedure een overschort. Gebruik altijd een face-shield en een mond-neusmasker om besmetting via de lucht tegen te gaan.
9. Controleer de mond op etensresten en verwijder een eventuele gebitsprothese.
10. Sluit de uitzuigkatheter aan op de verbindingsslang. Laat de katheter hierbij in de geopende verpakking. Zo blijft de katheter steriel en wordt de hygiëne gewaarborgd.
11. Zet het zuigsysteem aan.
12. Controleer de zuigkracht van het systeem door met je vinger het gaatje in de uitzuigkatheter af te sluiten.
13. Als de zuigkracht goed is, kun je de verpakking van de uitzuigkatheter verwijderen.
14. Pak de uitzuigkatheter vast zoals een pen. Laat de zorgvrager de mond openen en breng de katheter *niet-zuigend* (dus met het gaatje in de uitzuigslang open) in tijdens een inademing.
    - Uitzuigen via de neus: schuif de katheter langzaam en nog altijd niet-zuigend in de richting van het oor. Breng de katheter zo ver in als de vooraf gemeten

Uitzuigen mond- en keelholte 21

afstand tussen het neusgat en de ooringang.
- Uitzuigen via de mond: vraag de zorgvrager het hoofd iets naar achteren te kantelen en breng de katheter langzaam en nog altijd niet-zuigend in de keelholte in totdat je weerstand voelt.

15 Sluit met je vinger de opening in de zuigkatheter af, zodat het zuigen gestart kan worden. Je kan de zuigkracht regelen door de opening in zijn geheel of gedeeltelijk af te sluiten.
16 Let tijdens het zuigen op het aspect van het slijm (kleur, hoeveelheid, consistentie). Let op bijmenging van bloed: dit kan wijzen op beschadiging van het slijmvlies. Verlaag dan de zuigkracht door de opening in de zuigkatheter minder ver af te sluiten. Ga daarna door met uitzuigen.
17 Geef de zorgvrager de tijd om even te rusten en controleer de vitale functies.
18 Haal de katheter uit de neus/mond en spoel deze met water of NaCl 0,9% en zet het zuigsysteem uit.
19 Indien nodig herhaal je stap 11 t/m 16.
20 Zodra je klaar bent, zet je het zuigsysteem uit en spoel je de uitzuigkatheter door met NaCl 0,9% of water. Haal de uitzuigkatheter los van de slang en verpak deze in je handschoen door de handschoen over de slang binnenstebuiten te keren.
21 Help de zorgvrager na afloop in een comfortabele houding. Was het gezicht van de zorgvrager met een washand en water. Laat de zorgvrager eventueel de neus snuiten en de mond spoelen. Eventueel kun je de mond verzorgen als de zorgvrager dat zelf niet kan. Als je een gebitsprothese verwijderd hebt, breng deze dan ook weer in.
22 Controleer de hoeveelheid sputum in de opvangpot en kijk naar aspect en consistentie.
23 Vervang de opvangpot als dat nodig is.
24 Trek het schort uit en zet het mond-neusmasker en de beschermende bril of het face-shield af.
25 Ruim alles op.
26 Maak je handen goed schoon. Was of desinfecteer je handen.
27 Bespreek hoe de zorgvrager de procedure ervaren heeft en noteer vervolgens de handeling die uitgevoerd is en de datum in het dossier van de zorgvrager.
28 Noteer ook in het dossier van de zorgvrager:
- het aspect;
- de hoeveelheid en de consistentie van het sputum;
- de eventuele andere bijzonderheden.

SAMENVATTING

Als zich te veel slijm ophoopt in de mond- of keelholte, kan een zorgvrager last hebben van benauwdheid en hoesten. Als een zorgvrager niet in staat is om dit slijm zelf op te hoesten (ernstige verzwakking, laag bewustzijn, spierziekte enzovoort) is het soms nodig om de luchtweg van de zorgvrager vrij te maken en uit te zuigen. Bij het uitzuigen van slijm kun je een draagbaar uitzuigsysteem (een ambulante pomp) of een aanwezig centraal uitzuigsysteem gebruiken. Om aspiratie te voorkomen verdient uitzuigen via de neus de voorkeur.

21 Uitzuigen mond- en keelholte

De zorgvrager ervaart het uitzuigen vaak als onprettig, dus je moet dit met de nodige voorzichtigheid uitvoeren.

BEGRIP

Hypoxie

22
TRACHEOSTOMA

Tracheostoma

LEERDOELEN

- Je kunt de verschillen benoemen tussen een eindstandig stoma en een niet-eindstandig stoma.
- Je kunt drie verschillende soorten canules beschrijven.
- Je kent de (contra-)indicaties voor het verzorgen van een tracheostoma en canule, de aandachtspunten en mogelijke complicaties hierbij.
- Je kunt de verschillende stappen benoemen van het verzorgen van een tracheostoma en canule.
- Je kent de (contra-)indicaties voor het uitzuigen via een tracheacanule, de aandachtspunten en mogelijke complicaties hierbij.
- Je kunt de verschillende stappen benoemen van het uitzuigen via een tracheacanule.

Bij een **tracheostoma** wordt er operatief een opening gemaakt in de hals. Deze opening verbindt de luchtpijp met de buitenwereld. Zorgvragers met een tracheostoma ademen door deze kunstmatige luchtweg, in plaats van door de mond en/of neus.

22.1 Anatomie

De luchtwegen worden onderverdeeld in de bovenste en onderste luchtwegen. De bovenste luchtwegen bestaan uit:

- de neusholte;
- de mondholte;
- de keelholte;
- het strottenhoofd.

De stembanden scheiden de onderste luchtwegen van de bovenste luchtwegen. De onderste luchtwegen bestaan uit:

- de luchtpijp;
- de luchtwegvertakkingen;
- de longblaasjes.

De bovenste luchtwegen

De bovenste luchtwegen vormen de verbinding tussen de buitenwereld en de onderste luchtwegen. Ook zorgen de bovenste luchtwegen voor optimalisatie van de ingeademde lucht door:

- het opwarmen van de ingeademde lucht;
- het bevochtigen van de ingeademde lucht;
- het zuiveren van de ingeademde lucht (afweer tegen vreemde deeltjes zoals stof).

Het optimaliseren van de ingeademde lucht is vooral belangrijk voor de onderste luchtwegen. De onderste luchtwegen worden zo beschermd tegen afkoeling en uitdroging.
Het strottenhoofd is een buisvormige holte die zich tussen de keelholte en de luchtpijp (*trachea*) bevindt. Het strottenhoofd ligt in de hals op het punt waar de luchtpijp (*trachea*) en de slokdarm (*oesofagus*) gescheiden worden. Het strottenhoofd bevat twee belangrijke structuren:

- Het strottenklepje sluit de luchtweg af tijdens het slikken. Zonder het strottenklepje zou voedsel in de longen terechtkomen.
- De stembanden vormen de stem en voorkomen dat voedsel in de longen terechtkomt.

22 Tracheostoma

De onderste luchtwegen

De luchtpijp is een holle buis die vanaf het strottenhoofd naar beneden loopt. Het slijmvlies van de luchtpijp is zeer gevoelig. Bij prikkeling van dit slijmvlies treedt meteen een hoestprikkel op. Dit is van belang, omdat voedsel, vocht of voorwerpen niet in de longen terecht mogen komen. Deze hoestprikkel voorkomt dit.

De luchtpijp splitst zich in twee delen: de hoofdbronchi. De linkerhoofdbronchus voorziet de linkerlong van lucht en de rechterhoofdbronchus voorziet de rechterlong van lucht. De hoofdbronchi splitsen zich weer om de verschillende longkwabben van lucht te voorzien. De rechterlong heeft drie kwabben, de linkerlong twee. Vanaf hier splitsen de vertakkingen zich steeds verder, tot in de kleinste vertakkingen: de bronchioli. Deze bronchioli eindigen in de longblaasjes (alveoli). In de miljoenen longblaasjes wordt zuurstof afgegeven aan het lichaam.

Functies van de onderste luchtwegen zijn:

- transport van lucht (door de luchtpijp en luchtwegvertakkingen);
- gasuitwisseling, zoals de opname van zuurstof (in de longblaasjes).

In de onderste luchtwegen vindt de uitwisseling van zuurstof en kooldioxide plaats tussen lucht en bloed. Dit gebeurt niet in de bovenste luchtwegen. Door bescherming vanuit de bovenste luchtwegen zijn de onderste luchtwegen normaal gesproken zo goed als vrij van bacteriën.

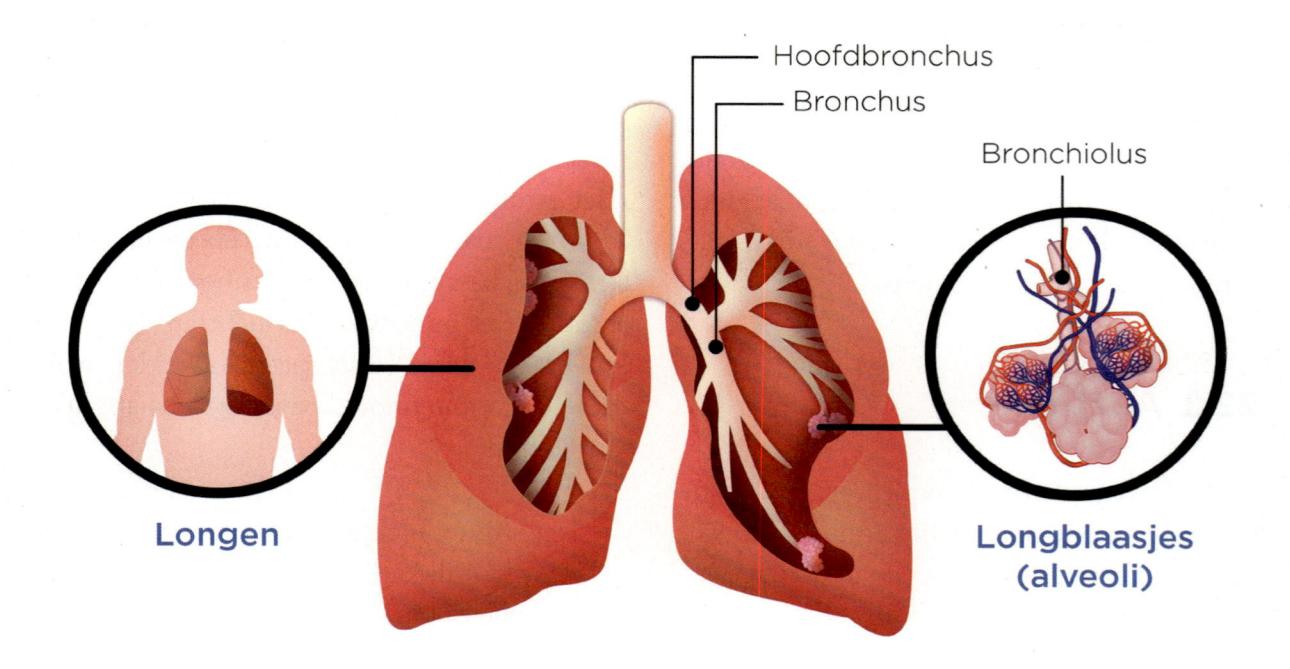

Afbeelding 22.1   De onderste luchtwegen.

22.2 Tracheotomie en tracheostoma

Zorgvragers met een **tracheotomie** of tracheostoma ademen door een kunstmatige luchtweg, in plaats van door de mond en/of neus. We maken hierbij onderscheid tussen een niet-eindstandig stoma en een eindstandig stoma.

- **Niet-eindstandig stoma**: in dit geval wordt alleen een opening gemaakt in de hals naar de luchtpijp. In deze opening wordt een **canule** (buisje) geplaatst die ervoor zorgt dat de opening niet dichtvalt. Deze ingreep wordt regelmatig in een acute situatie uitgevoerd: als de zorgvrager geen adem kan halen door de mond of neus. De normale situatie blijft hierbij intact. De zorgvrager kan hierdoor weer door zijn neus/mond ademen bij afname van het probleem. Als de oorzaak is verholpen, kan het niet-eindstandige stoma worden opgeheven. In sommige gevallen is dit niet mogelijk en zal de tracheotomie langdurig moeten blijven bestaan.
- **Eindstandig stoma**: deze wordt aangelegd als het hele strottenhoofd verwijderd moet worden, bijvoorbeeld bij een tumor rond de stembanden. Hierbij wordt de luchtpijp naar voren gebogen en aan de huid vastgehecht. Een eindstandig stoma is permanent en kan niet worden opgeheven. Bij een eindstandig stoma is de kans veel minder groot dat de opening dichtvalt dan bij een niet-eindstandig stoma. Daardoor hoeft de zorgvrager bij een eindstandig stoma niet altijd een tracheacanule te dragen. Vlak na de operatie moet nog wel een canule worden gedragen om te voorkomen dat de opening krimpt. In sommige gevallen krimpt het stoma na genezing nog door bijvoorbeeld bestralingen of een ontsteking. In dat geval moet de canule regelmatig worden gedragen, bijvoorbeeld in de nacht.

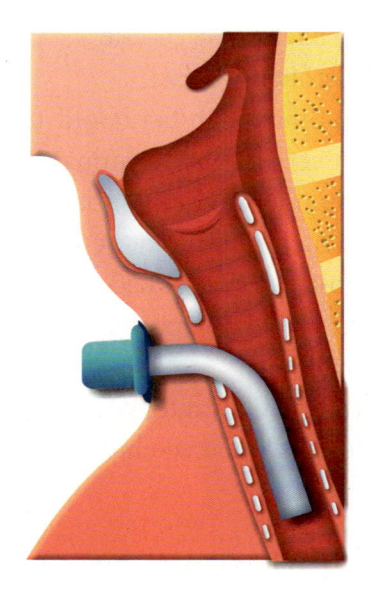

Afbeelding 22.2   Ingebrachte tracheacanule.

De termen tracheotomie en tracheostoma worden in de praktijk vaak door elkaar gebruikt. Sommige richtlijnen gebruiken de term tracheotomie uitsluitend voor een niet-eindstandig stoma en de term tracheostoma voor een eindstandig stoma. Let daarom bij het lezen van een richtlijn goed op of het om een eindstandig stoma of een niet-eindstandig stoma gaat.

22.3 Indicaties voor tracheostoma of tracheotomie

Indicaties voor een tracheotomie/tracheostoma zijn:

- ernstige zwelling van de luchtwegen door:
  - een allergische reactie;
  - ontstoken weefsel;
  - een operatie in het hoofd-halsgebied;
  - een verwonding (trauma).
- verlamming van de stembanden, waardoor die de luchtpijp blokkeren;
- een obstructie (blokkade) door een *corpus alienum* (vreemd voorwerp);
- tumoren;
- ernstige spierzwakte, waardoor langdurige beademing noodzakelijk is.

22.4 Contra-indicaties voor tracheostoma of tracheotomie

Contra-indicaties voor een tracheotomie/tracheostoma zijn:

- anatomische afwijkingen in het halsgebied, waardoor een (niet-)eindstandig stoma geen optie is;
- ernstige afwijkingen in het normale stollingsproces, die leiden tot ongecontroleerde bloedingen;
- een verslapte wand van de luchtpijp, waardoor vernauwingen of het samenvallen van de luchtpijpwand voor kunnen komen;
- infectie van de weke delen van de hals;
- ernstige deformatie van de hals door brandwonden;
- wanneer het uitrekken/buigen van de nek niet mogelijk is; hierdoor kan de luchtpijp niet geopend worden.

Een tracheotomie of tracheostoma kan beter niet uitgevoerd worden bij zorgvragers met:

- ernstige obesitas;
- een korte nek.

22.5 Aanleggen tracheostoma

Een tracheostoma is een permanente oplossing, anders dan een tracheotomie. Het aanleggen van een tracheostoma is een chirurgische ingreep en wordt ook wel een laryngectomie genoemd, omdat het strottenhoofd (*larynx*) en de stembanden hierbij verwijderd worden. Om de ademhaling mogelijk te maken wordt vervolgens een tracheostoma geplaatst. Hiervoor wordt de luchtpijp naar voren gebogen en vervolgens vastgehecht aan de huid van de hals, net boven het borstbeen. Zo ontstaat een opening, de tracheostoma. Omdat een tracheostoma blijvend is, wordt deze dus ook wel een eindstandig stoma genoemd. Na de operatie kan nog een canule geplaatst worden om eventueel krimpen van de stoma te voorkomen. Deze canule is vaak een enkel buisje, omdat het na genezing vaak niet meer nodig is. Bij een tracheotomie blijft er een verbinding bestaan tussen de luchtweg (luchtpijp) en voedselweg (slokdarm), waardoor ademen door neus en mond nog mogelijk is. Dit is niet het geval bij een tracheostoma. Hierbij wordt de verbinding tussen de luchtpijp en de bovenste luchtwegen volledig afgesloten.

Tracheostoma 22

Strottenhoofd   **Plaats van snede**   **Na de operatie**

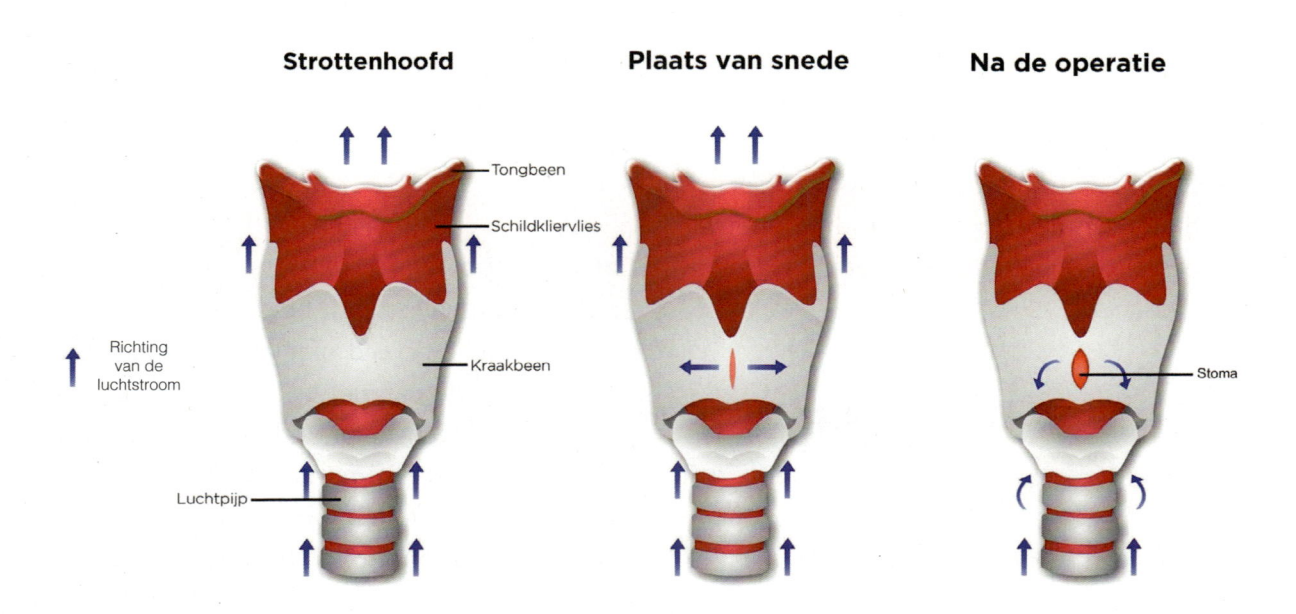

Afbeelding 22.3 Laryngectomie schematisch weergegeven.

22.5.1 Mogelijke complicaties bij het aanleggen

Mogelijke complicaties bij het aanleggen van een tracheostoma zijn:

- nabloedingen;
- infecties;
- verlies van de canule;
- lucht onder de huid.

Een tracheostoma veroorzaakt minder irritatie dan beademing via intubatie (een tube via de mond). Een nadeel van de stoma via de luchtpijp is de verhoogde kans op luchtweginfecties: er wordt immers een directe opening met de buitenwereld gemaakt. Doordat de lucht via deze weg niet verwarmd en bevochtigd wordt, is er een grotere kans dat het slijmvlies in de luchtpijp uitdroogt. Droge, koude lucht kan zorgen voor onnodig veel hoesten.

22.6 Tracheacanules

22.6.1 Onderdelen

Tracheacanules bestaan uit diverse onderdelen:

- Buitencanule: deze canule blijft zitten in de luchtpijp en mag je niet zomaar verwijderen.
- Binnencanule: deze canule past precies in de buitencanule en wordt hierin vastgezet. Je moet de binnencanule regelmatig verwijderen om hem te reinigen.
- Fixatie: meestal een stoffen band voor om de hals/nek, die ervoor zorgt dat de buitencanule goed blijft zitten.
- Aanzetstuk: kan worden gebruikt voor kunstmatige beademing, maar ook voor het spontaan in- en uitademen van lucht.
- Cuff: ballonnetje dat ervoor zorgt dat de

doorgang langs de canule wordt geblokkeerd.
- Voerder: bij de canule wordt een bijpassend inbrengdeel (voerder) geleverd. Deze heeft een stomp uiteinde en past precies in de buitencanule. Door het stompe uiteinde beschadigt het inbrengdeel de trachea minder snel.

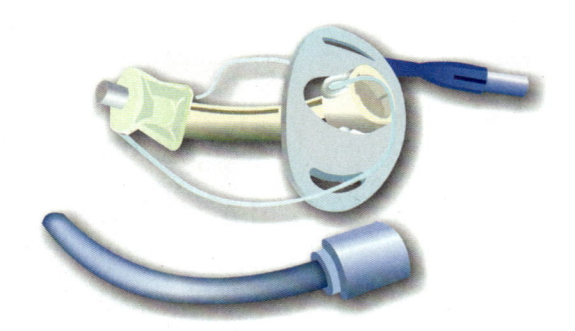

Afbeelding 22.4 *Siliconen buitencanule (boven) en binnencanule (onder).*

22.6.2 Soorten canules

Er bestaan verschillende soorten canules. We bespreken hier de gevensterde canule of spraakcanule en de canule met cuff.

Gevensterde canule of spraakcanule

Sommige canules hebben een **buitencanule** en een **binnencanule** met een venster (opening) in de bocht van de canule. Deze canules kunnen worden gebruikt om te spreken. Door het afsluiten van de opening in de hals zal lucht via de normale weg naar de mond stromen. De zorgvrager kan de opening van de stoma afsluiten door simpelweg zijn vinger op de opening te houden of door een speciaal spreekklepje te gebruiken. Dit klepje opent bij inademing, waardoor de zorgvrager door de canule inademt. Bij uitademing sluit het klepje, waardoor de lucht via de normale weg naar buiten gaat. Als een canule niet gevensterd is, hoeft er geen spreekdopje op de canule geplaatst te worden; in deze situatie kan lucht niet ontsnappen via de stembanden en de mond.

Canule met cuff

Canules kunnen een **cuff** bevatten. Een cuff is een ballonnetje gevuld met lucht dat aan het uiteinde van de canule zit. De cuff zorgt ervoor dat de bovenste en onderste luchtwegen geen directe verbinding meer hebben. Als de cuff is opgeblazen, kan lucht niet langs de canule naar de mondholte stromen. Daarnaast zullen slijm, speeksel, wondvocht en bloed op de cuff blijven liggen, waardoor het niet in de longen terechtkomt. Een canule met cuff wordt in de volgende situaties gebruikt:

- vlak na de operatie, omdat de wond hierdoor beter kan genezen en wondvocht en bloed niet de longen in kunnen zakken;
- bij zorgvragers die zich vaak verslikken, waardoor voedsel in de longen terecht kan komen;
- bij zorgvragers met een directe verbinding tussen de luchtpijp en de slokdarm (fistel);
- bij zorgvragers die beademing in de nacht nodig hebben en bij wie te veel lucht naar de mond gaat in plaats van naar de longen.

Een cuff bestaat naast het ballonnetje uit de volgende onderdelen:

- Ventielaanzet van de cuff: toegang om de cuff op te blazen of leeg te laten lopen.
- Drukballon: ter controle van de tracheale cuff. De vullingsdruk in deze ballon is gelijk aan de druk in de tracheale cuff.

Tracheostoma

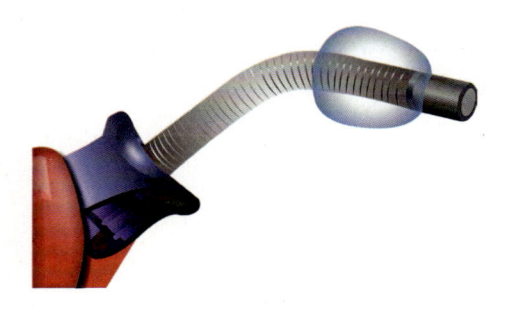

Afbeelding 22.5   Een cuff op de canule.

In het dossier van de zorgvrager staat geschreven hoeveel ml lucht er in de cuff gespoten is. Controleer de hoeveelheid lucht in de cuff iedere keer als je de tracheostoma verzorgt. Plaats hiervoor een 10 ml spuit op het aansluitpunt van de cufflijn, zuig de cuff leeg en controleer hoeveel lucht erin zit. Spuit de in het dossier beschreven aantal ml lucht weer terug in de cuff. Volg bij een zorgvrager met een canule met cuff altijd de specifieke instructies van de arts op. Tracheacanules worden van verschillende materialen gemaakt, zoals metaal en kunststof.

Kunststofcanules

Kunststofcanules zijn gemaakt van pvc, siliconen of een andere kunststof.

Voordelen

- geschikt voor zorgvragers die bestraling nodig hebben;
- het zachte materiaal voorkomt letsel aan de luchtpijp;
- goedkoop.

Nadelen

- geen bacteriostatisch oppervlak (bacteriën kunnen aan de canule blijven zitten en een infectie veroorzaken);
- korsten zijn moeilijker te verwijderen;
- dikkere wand dan zilveren canules, waardoor de doorstroomopening (het lumen) kleiner is.

Metalen canules

Metalen canules zijn vaak gemaakt van zilver, maar kunnen ook van andere metalen worden gemaakt. Zilveren canules zijn gemaakt van puur zilver, waardoor ze weinig allergische reacties veroorzaken. Metalen canules worden vaak ingezet bij mensen die langdurig een tracheacanule nodig hebben.

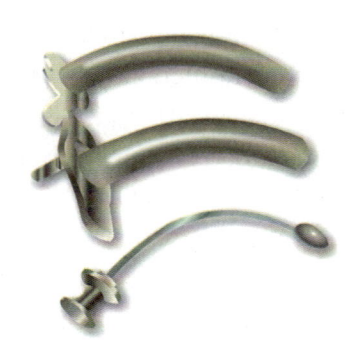

Afbeelding 22.6   Voorbeeld van metalen canules.

Voordelen

- dunne wand waardoor de doorstroomopening (het lumen) groter is dan bij kunststofcanules;
- geschikt voor langdurig gebruik;
- bacteriostatisch;
- eenvoudige reiniging;
- duurzaam (zilveren canules gaan meer dan tien jaar mee).

Nadeel

- geen cuff mogelijk.

22.7 Verzorgen tracheostoma en canule

Wanneer de canule verstopt raakt, ervaart de zorgvrager problemen met de ademhaling. Het is daarom van belang verstopping te voorkomen. Als zorgverlener kun je de canule uitzuigen, de lucht bevochtigen en fysiologisch zout toedienen.

Uitzuigen

Uitzuigen betekent dat je slijm met een uitzuigkatheter (een slangetje) via de tracheacanule uit de luchtwegen wegzuigt. Canules moeten vlak na de operatie regelmatig worden uitgezogen om te voorkomen dat ze verstopt raken. Uitzuigen is daarnaast nodig bij zorgvragers die slijm niet goed kunnen ophoesten. Zie ook paragrafen 22.10 en 22.11.

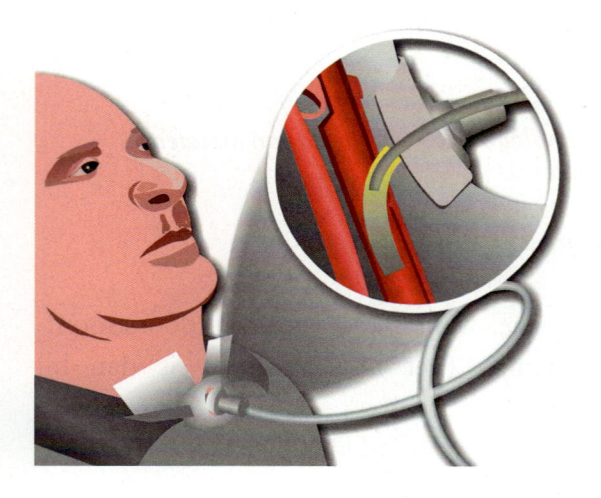

en wordt de neus overgeslagen. Hierdoor is er een grotere kans op:

- longontstekingen;
- uitdroging van de luchtpijp en korstvorming.

Door het bevochtigen van de lucht kan uitdrogen van de luchtpijp en korstvorming (deels) voorkomen worden. Niet bij alle zorgvragers is luchtbevochtiging noodzakelijk. Als is besloten dat een zorgvrager wel luchtbevochtiging nodig heeft, zijn er verschillende opties, zoals een:

- vernevelaar: deze wordt in de woning geplaatst en zorgt voor bevochtiging van de lucht in huis.
- filter (kunstneus): een filter plaats je op de canule en neemt de functie van de neus over. Het zorgt voor bevochtiging, verwarming en filtering van de ingeademde lucht. Je moet het filter dagelijks vervangen.

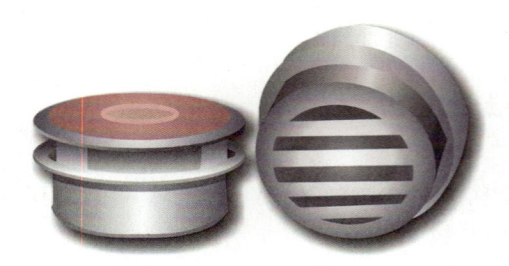

Afbeelding 22.7 Uitzuigen van de tracheostoma.

Afbeelding 22.8 Voorbeeld van een filter (kunstneus).

Bevochtigen van lucht

Normaal gesproken zorgt de neus voor verwarming, bevochtiging en filtering van de ingeademde lucht. Bij een tracheotomie of tracheostoma komt lucht direct de luchtpijp in

Een **kunstneus** kun je onder andere gebruiken voor het bevochtigen van lucht. De kunstneus bevat tevens een aansluitstuk waardoor je zuurstof kunt toedienen. Op deze manier kan er via de tracheacanule zuurstof toegediend worden.

Fysiologisch zout

Als een zorgvrager last heeft van zeer dik slijm of korstvorming, kan druppelen of sprayen met fysiologisch zout (NaCl 0,9%) een oplossing bieden. Je mag hier meerdere keren per dag mee druppelen of sprayen, mits de zorgvrager een goede hoestfunctie heeft en niet wordt beademend. Als je te veel druppelt, kan de zorgvrager last krijgen van grote hoeveelheden dun, helder slijm.

Als na het druppelen of sprayen de ademweg nog vol klinkt, mag je niet direct nog een keer druppelen of sprayen. Wacht ongeveer een kwartier en druppel of spray dan nogmaals. Vaak kunnen zorgvragers het slijm dan zelf ophoesten.

22.7.1 Indicaties verzorging tracheacanule

Naast de standaard verzorging die nodig is bij zorgvragers met een tracheacanule, kunnen bepaalde indicaties erop wijzen dat iets niet helemaal goed zit en dat je het systeem moet controleren. Door de canule regelmatig te verzorgen kun je problemen als hoestbuien, verstopping en infectie voorkomen. Tekenen dat verzorging nodig is, zijn;

- Irritatie van de luchtpijp. Bij irritatie van de luchtpijp kun je druppelen met fysiologisch zout. Ook kun je proberen de luchtvochtigheid in huis te verhogen.
- Er kan een stolsel of speekselplug zijn ontstaan, waardoor de ademhaling niet meer goed verloopt. Dit herken je vaak aan een minder diepe ademhaling of benauwdheid. Reinig in dit geval de binnencanule.
- Als je ziet dat onderdelen van het beademingssysteem vies zijn, moet je die sowieso verwisselen.
- Bij een droge of beschadigde luchtpijp kan bevochtiging vaker nodig zijn.

Direct na de operatie zul je de tracheacanule ieder kwartier moeten uitzuigen. Ook kun je hierbij fysiologisch zout gebruiken om stolsels te verwijderen. Bij bloedingen moet drainage plaatsvinden, zodat het bloed zich niet op kan hopen. De slijmproductie zal afnemen naarmate de canule langer aanwezig is.

22.7.2 Contra-indicaties verzorging tracheacanule

Contra-indicaties voor verzorging zijn:

- Helder en dun slijm kan wijzen op te veel fysiologisch zout, of kan komen door het gebruik van een slijmverdunner. Raadpleeg in dit geval de arts die het middel voorgeschreven heeft.
- Blijvend bloedverlies duidt vaak op een probleem dat met de arts overlegd moet worden.
- Geel/groen slijm kan duiden op een luchtweginfectie. Raadpleeg de arts.
- Ophoesten van etensresten door verslikken: raadpleeg de arts.

22.7.3 Specifieke aandachtspunten

- De huidrand rondom de tracheostoma of canule zal zeker in het begin vaak rood van kleur en gevoelig zijn. Hiervoor kun je zinkzalf gebruiken. Als de roodheid na ongeveer vier weken nog niet verdwenen is, verdwijnt deze waarschijnlijk helemaal niet meer. In dat geval is het aan te raden

om de huid rondom de canule te verzorgen met een vettige substantie, zoals vaseline of sudocrème.
- Er kan wildvleesgroei ontstaan als onderdeel van de littekenvorming. Dit kun je verwijderen met een zilvernitraatstift. Deze stift beschadigt de gezonde huid echter ook, en de huid kan naderhand pijnlijk aanvoelen. Let er dus op dat je hierbij nauwkeurig te werk gaat.

22.7.4 Mogelijke complicaties

Mogelijke complicaties bij een tracheacanule kunnen we onderverdelen in slijmproblemen, hoestklachten, huidproblemen en obstructie of verwijdering van de canule.

Slijmproblemen
- Taai slijm: Sommige zorgvragers met een tracheacanule hebben last van taai slijm. Dit is een probleem, omdat taai slijm moeilijk is op te hoesten. Taai slijm kan verschillende oorzaken hebben, waaronder een droge omgevingslucht, irritatie van de luchtpijp en roken. Het kan helpen als de luchtvochtigheid in de woning wordt verhoogd, zodat de zorgvrager vochtiger lucht inademt. Druppelen met fysiologisch zout kan helpen om het slijm dunner te maken. Dit moet één à twee keer per dag worden gedaan en eventueel vaker. In sommige gevallen kan de arts medicijnen voorschrijven om het slijm dunner te maken.
- Veel helder en dun slijm: Bij zorgvragers die te veel druppelen met fysiologisch zout en bij zorgvragers die slijmverdunnende medicijnen gebruiken kan veel helder en dun slijm ontstaan. In dat geval moet je minder druppelen en stoppen met de slijmverdunnende medicijnen. Dit probleem komt ook voor bij verkoudheden. In dat geval zal het heldere en dunne slijm vanzelf weer verdwijnen.
- Geel/groen slijm: Bij geel of groen slijm kan er sprake zijn van een luchtweginfectie. Raadpleeg in dit geval een arts en druppel zo nodig extra met fysiologisch zout.
- Bloedbijmenging: In opgehoest slijm zie je soms spoortjes bloed. Mogelijke oorzaken hiervan zijn:
  - Uitdroging van de luchtpijp, waardoor korstjes ontstaan. Door hoesten gaan deze korstjes stuk, waardoor de luchtpijp zal bloeden en zich een nieuw korstje vormt.
  - Irritatie van de canule die tegen de luchtpijp ligt.
  - Een canule die te los zit, waardoor hij te bewegelijk wordt.

Het kan helpen om de luchtweg beter te bevochtigen door een vernevelaar in de woning te plaatsen of te druppelen/sprayen met fysiologisch zout. Zorg ook dat de zorgvrager de juiste hoesttechnieken aangeleerd krijgt. Controleer of het canulebandje niet te los of te strak zit. Raadpleeg bij blijvend bloedverlies een arts.

Hoestklachten
- Kriebelhoest: Kriebelhoest kan ontstaan door droge lucht die de luchtweg irriteert. Het kan helpen om 1 tot 2 keer per dag te druppelen met fysiologisch zout. Een vernevelaar in de woning plaatsen kan helpen om de omgevingslucht te bevochtigen.
- Ophoesten van etensresten: Als er etensresten worden opgehoest, betekent dit dat die in de luchtpijp terecht zijn gekomen,

bijvoorbeeld door verslikken. Breng hiervan altijd een arts op de hoogte, omdat etensresten in de luchtwegen tot een (ernstige) longontsteking kunnen leiden.

Huidproblemen

- Roodheid van de huid: Het huidplaatje van de tracheacanule zit op de huid van de hals. Door slijm uit de canule of door het huidplaatje zelf kan de huid geïrriteerd raken en rood worden. Het kan helpen om de huid goed in te smeren met een beschermende zalf. Vraag de arts welke zalf je mag gebruiken. Plaats een splitgaasje onder de canule na het verschonen. Dit beschermt de huid en vangt slijm op. Vervang het gaasje in ieder geval dagelijks en eventueel vaker.
- Drukplek: Door druk van het huidplaatje van de tracheacanule kan een drukplek ontstaan. Dit is hetzelfde als een doorligplek. Breng een arts hiervan op de hoogte. Het is belangrijk om verergering te voorkomen. Vaak kun je het probleem oplossen door een speciaal splitschuimverband onder het huidplaatje te plaatsen.

Obstructie of verwijdering canule

- Obstructie van de canule: Door een slijmprop of korst in de canule kan die verstopt raken. De zorgvrager krijgt het dan benauwd, omdat de doorgang minder goed is. Verwijder in dit geval de binnencanule en maak hem goed schoon voordat je hem terugplaatst.
- Verwijdering van de buitencanule: De buitencanule moet in principe blijven zitten. Als het canulebandje te los zit, kan de buitencanule uit de trachea vallen. Dit probleem kan zich ook voordoen bij de verzorging, als je het bandje losmaakt. Gebruik de voerder om de buitencanule weer terug te plaatsen. Als dit niet mogelijk is, mag je de binnencanule tijdelijk in de opening plaatsen. Zorg er bij de verzorging voor dat je de voerder bij de hand hebt.

22.8 Stappenplan verzorgen tracheostoma en canule

Stappenplan voor het verzorgen van een tracheostoma

Voor het verzorgen van een tracheostoma moet je de volgende materialen klaarzetten:

- een kom water en een washandje;
- gaasjes;
- een canuleband;
- een stomapleister met filter;
- niet-steriele handschoenen;
- bekkentjes;
- een pincet;
- kraanwater;
- een extra canule en voerder;
- borsteltje dat bij de stemprothese is meegeleverd;
- lauw water om de schoongemaakte canules in te leggen;
- een steriel spitgaasje;
- een onderlegger;
- een prullenbak;
- als er gewerkt wordt met een canule met cuff: een 10 ml-spuitje.

22 Tracheostoma

1. Maak je handen goed schoon. Bij zichtbaar vuil met zeep en water, anders met handalcohol.
2. Zet alle materialen klaar, zodat je er makkelijk bij kunt.
3. Maak de nieuwe canule gereed.
4. Laat de zorgvrager een halfzittende houding aannemen, waarbij het hoofd iets naar achteren gebogen is.
5. Plaats een onderlegger op de borst van de zorgvrager.
6. Doe de niet-steriele handschoenen aan.
7. Verwijder het splitgaas. Maak het canulebandje los en verwijder de canule in één beweging. Leg de canule in een bakje.
8. Als geen canule aanwezig is: verwijder de pleister en het filter en gooi deze weg.
9. Beoordeel de tracheostoma en omliggende huid op tekenen van irritatie of infectie.
10. Reinig de omliggende huid met een nat washandje en dep droog met een gaasje.
11. Verwijder eventuele korstjes met een pincet. Als de zorgvrager een stemprothese heeft:
    - Inspecteer de stemprothese door met een zaklamp in de tracheostoma te schijnen.
    - Dip het borsteltje in een kommetje met lauw water.
    - Breng het borsteltje met een draaiende beweging in de stemprothese tot je weerstand voelt; dit is ± 1 cm diep.
    - Haal het borsteltje voorzichtig op en neer om de stemprothese te reinigen.
    - Verwijder het borsteltje met een draaiende beweging en reinig het in een ander kommetje water.
    - Indien je een blaasbalgje gebruikt, zuig het blaasbalgje vol lucht. Druk het puntige uiteinde in de prothese en knijp de ballon samen.
    - Controleer of de stemprothese schoon is.
    - Herhaal indien nodig deze stappen tot de prothese schoon is.
12. Trek de huid rondom de tracheostoma strak en plak een pleister over de tracheostoma. Ga na of de pleister stevig vastzit.
13. Plaats een filter op de pleister.
14. Bij aanwezige canule: maak de canule schoon onder een stromende kraan. Trek enkele natte gaasjes met een pincet door de canule tot de binnenkant vrij van slijm is. Dep de canule droog met een gaasje.
15. Als je de canule opnieuw moet inbrengen: doe de handschoenen uit. Was of desinfecteer je handen. Trek nieuwe niet-steriele handschoenen aan.
16. Breng de canule in met behulp van de voerder. Verwijder de voerder direct, zodat de zorgvrager lucht krijgt.
17. Fixeer de canule met het bandje.
18. Plaats een splitgaasje met de split boven achter de canule.
19. Doe de handschoenen uit.
20. Ruim alles op.
21. Maak je handen goed schoon. Was of desinfecteer je handen.
22. Noteer:
    - de handeling;
    - de eventuele bijzonderheden.

22.9 Dagelijks leven met een tracheostoma

Het leven met een tracheotomie of tracheostoma brengt bepaalde uitdagingen met zich mee. We bespreken hier hoe zorgvragers met een tracheostoma kunnen douchen/zwemmen en kunnen praten.

22.9.1 Douchen/zwemmen

Er zijn hulpmiddelen die douchen en zelfs zwemmen mogelijk maken voor zorgvragers met een tracheacanule. Ook met deze hulpmiddelen moet er echter voorzichtig gehandeld worden. Als er water in de canule terechtkomt, kan de zorgvrager namelijk verdrinken. Douchebeschermers zijn niet honderd procent waterdicht. Ook tijdens het douchen/baden is voorzichtigheid dus geboden! In plaats van een douchebeschermer kan de zorgvrager ook een plastic buis over de canule houden. Die is eenvoudig te maken door bijvoorbeeld de onderkant van een plastic bekertje te verwijderen.

Om te kunnen zwemmen bestaan er speciale zwemcanules met een soort snorkel die boven water blijft. Het eerste gebruik hiervan moet altijd onder begeleiding van een instructeur plaatsvinden om de veiligheid te garanderen.

22.9.2 Praten

Bij een tracheotomie met tracheacanule zijn er twee manieren om te kunnen spreken:

- handmatig;
- met behulp van een spreekklepje.

Handmatig

Wanneer zorgvragers bij uitademing met hun vinger de tracheacanule afsluiten, zal de lucht via de stembanden naar de mond gaan, waardoor ze kunnen spreken. Het is alleen mogelijk om zo te spreken als er voldoende ruimte zit tussen de wand en de canule. Als een canule met cuff wordt gebruikt, is het alleen mogelijk om te spreken als de cuff leeg is.

Spreekklepje

Een spreekklepje gaat open als de zorgvrager inademt en sluit bij uitademing. Daardoor zal bij inademing de lucht via de canule binnenkomen en zal de lucht bij uitademing langs de stembanden naar de mond gaan. Bij een canule met cuff is deze methode ook mogelijk, maar dan moet er wel een gevensterde canule worden gebruikt. Gebruik nooit een spreekklepje bij zorgvragers met een opgeblazen cuff of een gesloten canule; in deze situaties kan lucht niet ontsnappen via stembanden en mond.

Bij een tracheostoma zijn de stembanden met het strottenhoofd verwijderd. Het is daardoor niet meer mogelijk om op de normale manier stemgeluid te produceren. Er zijn wel andere methoden om toch te kunnen spreken:

- slokdarmspraak;
- stemprothese;
- elektronische spreekapparatuur.

Slokdarmspraak

Zorgvragers kunnen leren spreken via de slokdarm. Dit heet **slokdarmspraak**. De lucht wordt onder in de slokdarm geperst en door de lucht 'op te boeren' wordt het bovenste deel van de slokdarm in trilling gebracht, waardoor geluid ontstaat. Het aanleren van deze vorm van spreken is moeilijk en duurt gemiddeld zes maanden.

Stemprothese

Een **stemprothese** is een kunststof buisje dat in een opening tussen de slokdarm en luchtpijp wordt geplaatst. Als zorgvragers met hun vinger het stoma dichtdrukken, wordt lucht via de slokdarm uitgeademd. Een voordeel hiervan is dat zorgvragers een paar dagen na de operatie alweer kunnen spreken. Een nadeel hiervan is dat ze altijd hun vinger nodig hebben om te kunnen spreken.

Als een stemprothese niet goed wordt onderhouden, kan deze gaan lekken. Dit verhoogt het risico op een longontsteking. De stemprothese moet regelmatig en zorgvuldig worden gereinigd. Minimaal twee keer per dag is reiniging met een speciaal borsteltje noodzakelijk. Het is handig om hier een lamp en spiegel bij te gebruiken. Met de lamp kun je beter in de tracheostoma kijken. Het spiegeltje kun je gebruiken om de zorgvrager te leren zelf zijn stemprothese schoon te maken.

De gemiddelde levensduur van een stemprothese is drie tot vier maanden. Dit komt vooral doordat er door de aanwezigheid van bacteriën en gisten een biofilm (een slijmerig laagje bacteriën) ontstaat op de prothese. Hierdoor gaat de prothese lekken of raakt hij juist verstopt. De volgende producten vertragen de vorming van een biofilm:

- zuivelproducten, zoals karnemelk of yoghurt;
- cafeïnehoudende dranken, zoals cola, koffie en thee.

Mogelijk verlengen deze producten de levensduur van de stemprothese. Laat de stemprothese niet in contact komen met zoete olie, want dat zorgt voor beschadiging.

Elektronische spreekapparatuur

Elektronische spreekapparatuur bestaat uit een apparaat dat trillingen opwekt. Zorgvragers kunnen dit apparaat tegen hun hals zetten, waardoor de lucht in hun mond- en keelholte in trilling wordt gebracht. Het apparaat zet deze trillingen om in geluid. Nadelen zijn dat de stem metaalachtig klinkt en dat de zorgvrager de spreekapparatuur altijd bij zich moet hebben om te kunnen spreken.

22.10 Uitzuigen via een tracheacanule

Uitzuigen betekent dat je slijm met een uitzuigkatheter via de tracheacanule uit de luchtwegen wegzuigt. Uitzuigen kan nodig zijn om te voorkomen dat de tracheacanule verstopt raakt. Een nadeel van uitzuigen is dat het irritatie kan veroorzaken, waardoor de slijmproductie toeneemt. Het is daarom van belang dat zorgvragers zo veel mogelijk slijm ophoesten en dat je zo min mogelijk uitzuigt. Als zorgvragers geen slijm kunnen ophoesten, bijvoorbeeld door een spierziekte, zul je wel regelmatig moeten uitzuigen.

22.10.1 Indicaties uitzuigen

Indicaties voor uitzuigen bij zorgvragers met een tracheostoma zijn:

- verminderde of afwezige hoestprikkel (bijvoorbeeld bij zorgvragers met een verminderd bewustzijn);
- aanwezigheid van ingedroogd sputum/slijm;
- toegenomen slijmproductie (bijvoorbeeld bij pneumonie);

- controle van de doorgang van de canule;
- verzamelen van materiaal voor (bijvoorbeeld microbiologisch) onderzoek.

22.10.2 Contra-indicaties uitzuigen

Contra-indicaties voor uitzuigen bij zorgvragers met een tracheostoma zijn:

- stollingsstoornissen, zoals een aangeboren stollingsstoornis, een verminderd aantal bloedplaatjes of gebruik van antistollingsmedicijnen;
- slokdarmspataders (*oesophagusvarices*);
- een verhoogde hersendruk;
- een schedelbasisfractuur;
- gevoeligheid voor levensbedreigende hartritmestoornissen;
- een recente operatie aan de slokdarm of luchtpijp.

22.10.3 Specifieke aandachtspunten

Uitzuigen moet bij voorkeur uitgevoerd worden door twee personen (de ene persoon voert de handeling uit, de andere persoon observeert de zorgvrager). Sommige mensen worden misselijk door het uitzuigen. Het is daarom het beste om uit te zuigen voor het eten, als dat mogelijk is. Tijdens de gehele procedure moet de zorgvrager goed in de gaten worden gehouden en zo nodig gerustgesteld worden. Je moet altijd uitzuigen via de binnencanule. Als er namelijk een slijmprop vast komt te zitten bij het uitzuigen via de buitencanule, kan de zorgvrager niet meer ademen. Je mag voor of na het reinigen van de binnencanule uitzuigen.

Als er een slijmprop vast komt te zitten in de binnencanule, kun je de binnencanule verwijderen om de ademweg vrij te maken. Vervang bij zorgvragers met een gevensterde canule de binnencanule altijd door een gesloten canule voor je gaat uitzuigen. Bij uitzuigen via de gevensterde canule bestaat namelijk het risico dat de uitzuigkatheter de trachea (luchtpijp) via de opening beschadigt.

Voor het uitzuigen van de trachea moet je een steriele uitzuigkatheter gebruiken (Ch 10/12). De omvang van de uitzuigkatheter mag maximaal twee derde deel zijn van de diameter van de binnencanule. Het is toegestaan om eerst de trachea uit te zuigen en daarna met dezelfde canule de mond- en keelholte uit te zuigen. Andersom, dus eerst de mond- en keelholte en daarna de trachea uitzuigen met dezelfde katheter, is niet toegestaan. Het afweermechanisme van de trachea is namelijk verminderd. Hierdoor is de trachea gevoeliger voor infecties.

22.10.4 Mogelijke complicaties

Bij het uitzuigen van de trachea kunnen een aantal complicaties optreden.

- Bloedbijmenging: Bij beschadiging van de trachea kun je bloed zien in het uitgezogen sputum. Beschadiging van de trachea kan worden veroorzaakt door:
    - het vastzuigen van de katheter;
    - het te snel inbrengen van de katheter;
    - veel hoesten;
    - een luchtweginfectie;
    - een canule die niet goed in het midden ligt, waardoor hij tegen de wand van de trachea prikt.

  Meestal is bloedbijmenging eenmalig. Neem contact op met een arts als er vaker bloed in het uitgezogen slijm zit.
- Weerstand bij het inbrengen van de uit-

zuigkatheter: Als je bij het inbrengen van de uitzuigkatheter weerstand voelt, kan dit verschillende oorzaken hebben:
- De canule ligt te veel tegen de wand. Dit kun je oplossen door bij het inbrengen van de katheter een lichte, naar beneden gerichte druk uit te oefenen. Bij weerstand moet je de uitzuigkatheter iets terugtrekken. Daarna kun je uitzuigen. Druk nooit door tegen een weerstand in.
- De canule dreigt verstopt te raken. Dit kun je oplossen door de binnencanule te verwijderen en te reinigen. Plaats eventueel een reservecanule en probeer het opnieuw. Breng de behandelend arts op de hoogte als het uitzuigen niet lukt.
- Vertraging van de polsfrequentie: In enkele gevallen kan een vertraging van de polsfrequentie optreden bij (te) diep uitzuigen: dit heet bradycardie. Een bradycardie is een polsfrequentie van minder dan 60 slagen per minuut. Het is een normaal verschijnsel dat kan optreden door prikkeling van een van de hersenzenuwen (de *nervus vagus*) die het hart en de luchtwegen beïnvloedt. De zorgvrager zal door deze prikkeling plotseling wit wegtrekken en/of hevig gaan transpireren. Het is geen gevaarlijke complicatie. Laat de zorgvrager eventueel even liggen.

22.11 Stappenplan uitzuigen via tracheacanule

Stappenplan voor het uitzuigen via een tracheacanule

Voor het uitzuigen via een tracheacanule moet je de volgende materialen klaarzetten:

- een zuigpomp;
- een uitzuigkatheter (volwassen maat Ch. 10-12);
- een aansluitstuk/swivel connector;
- een opvangdoekje;
- materialen voor reiniging van de binnencanule;
- NaCl 0,9% voor een lavage (spoeling);
- een opvangsysteem voor slijm en vocht;
- niet-steriele handschoenen en een schort;
- een beschermende bril/face-shield en een mond-neusmasker;
- een bakje met water;
- een onderlegger;
- een prullenbak.

Je zuigt de canule uit met een uitzuigkatheter, verbonden aan het uitzuigapparaat (zie ook paragraaf 22.6).

1. Maak je handen goed schoon. Bij zichtbaar vuil met zeep en water, anders met handalcohol.
2. Zet alle materialen klaar, zodat je er makkelijk bij kunt.
3. Maak de uitzuigpomp gereed.
4. Prepareer een spuit met 2 ml NaCl 0,9%. Ontlucht de spuit en leg hem binnen handbereik.

5. Laat de zorgvrager een halfzittende of liggende houding aannemen.
6. Leg een onderlegger op de borst van de zorgvrager.
7. Doe de pomp aan.
8. Sluit de uitzuigkatheter aan op de verbindingsslang van de pomp. Laat de katheter hierbij in de geopende verpakking.
9. Doe de niet-steriele handschoenen en het schort aan. Zet het mondneusmasker en de beschermende bril/het face-shield op om besmetting via de lucht te voorkomen.
10. Haal de uitzuigkatheter uit de verpakking. Test de zuigkracht door de vacuümbreker met een vinger af te sluiten.
11. Spuit 1-2 ml fysiologisch zout in de canule tijdens de inademing.
12. Breng de uitzuigkatheter niet-zuigend in tot 1 cm voorbij de canule tot je een weerstand voelt. Trek de katheter dan iets terug.
13. Sluit de vacuümbreker af met een vinger.
14. Verwijder de katheter zuigend met een draaiende beweging.
15. Spoel de katheter zo nodig met behulp van het water in het bakje.
16. Herhaal het uitzuigen zonodig enkele malen. (herhaal stap 12-14)
17. Zet de pomp uit en verwijder de uitzuigslang van de verbindingsslag, gooi de uitzuigslang weg.
18. Bepaal de hoeveelheid slijm in het opvangsysteem. Bekijk ook de kleur en substantie.
19. Spoel de verbindingsslang met het water uit het bakje.
20. Doe de uitzuigpomp uit.
21. Doe de handschoenen en het schort uit. Zet het mond-neusmasker en de beschermende bril/het face-shield af.
22. Ruim alles op.
23. Maak je handen goed schoon. Was of desinfecteer je handen.
24. Noteer:
    - de handeling;
    - de eventuele bijzonderheden.

SAMENVATTING

Bij een tracheostoma of tracheotomie wordt operatief een opening gemaakt in de hals. Deze opening verbindt de luchtpijp met de buitenwereld. Zorgvragers ademen zo door deze kunstmatige luchtweg, in plaats van door de mond en/of neus. In de tracheostoma wordt een tracheacanule geplaatst die bestaat uit een buiten- en binnencanule, een fixatieband en een aanzetstuk. We maken onderscheid tussen een niet-eindstandig stoma en een eindstandig stoma. De tracheacanule kan een cuff bevatten die de doorgang langs de canule blokkeert.

Mogelijke complicaties bij een tracheacanule zijn onder meer slijmproblemen, hoestklachten en huidproblemen.

Zorgvragers met een tracheostoma kunnen alleen spreken met behulp van slokdarmspraak, een stemprothese of elektronische spreekapparatuur.

De huidrand rondom de tracheostoma of canule zal zeker in het begin vaak rood van kleur en gevoelig zijn. Hiervoor kun je zinkzalf gebruiken. Ook kan er wildvleesgroei ontstaan als onderdeel van de littekenvorming. Dit kun je verwijderen met een zilvernitraatstift. De verzorging van een tracheostoma kun je uitvoeren volgens een stappenplan.

Een canule kan verstopt raken, dan ervaart

22 Tracheostoma

de zorgvrager problemen met de ademhaling. Met een uitzuigkatheter kun je slijm via de tracheacanule uit de luchtwegen wegzuigen. Dit doe je volgens een stappenplan. Mogelijke complicaties bij het uitzuigen van een tracheostoma zijn onder meer bloedbijmenging (bloed in het uitgezogen sputum), een vertraging van de polsfrequentie bij (te) diep uitzuigen (bradycardie). Het uitzuigen van de tracheacanule kun je uitvoeren volgens een stappenplan.

BEGRIPPEN

Binnencanule
Buitencanule
Canule
Cuff
Eindstandig stoma
Gevensterde canule/Spraakcanule
Kunstneus
Niet-eindstandig stoma
Slokdarmspraak
Stemprothese
Tracheostoma
Tracheotomie

23
THORAXDRAINAGE

Thoraxdrainage 23

LEERDOELEN

- Je kent de twee vormen van thoraxdrainage en weet de verschillen hiertussen te benoemen.
- Je kent de (contra-)indicaties voor het aanleggen van een thoraxdrainage en de aandachtspunten en mogelijke complicaties hierbij.
- Je kent de (contra-)indicaties voor het verzorgen van een thoraxdrainage en de aandachtspunten en mogelijke complicaties hierbij.
- Je kunt de stappen voor het verzorgen van een thoraxdrainage benoemen.

De longen worden omgeven door twee vliezen, de pleura. De ruimte tussen deze vliezen heet de pleuraholte, ook wel longvliesholte. Hierin is een negatieve druk aanwezig. Deze druk is nodig voor een goede uitzetting van de longen tijdens de ademhaling. Trauma, operatie of een klaplong (pneumothorax) kunnen ervoor zorgen dat deze negatieve druk wegvalt. Dan wordt de ademhaling aanzienlijk belemmerd. Bij thoraxdrainage wordt met een slang (drain) de lucht of het vocht tussen de longvliezen weggezogen.

Thoraxdrainage kan de negatieve druk herstellen door lucht of vocht tussen de longvliesbladen af te voeren. Hierbij wordt een drain geplaatst in de borstholte (thoraxholte) met een afvoerslang verbonden aan opvangmateriaal.

Een thoraxdrain kan geplaatst worden tussen de pleura. Zo'n drain noemen we een pleuradrain. Er bestaan ook centrale drains. Deze liggen achter het borstbeen en dienen vaak om bloed en wondvocht af te voeren na een hartoperatie.

Er zijn verschillende vormen van thoraxdrainage. Bij de ene vorm wordt gebruikgemaakt

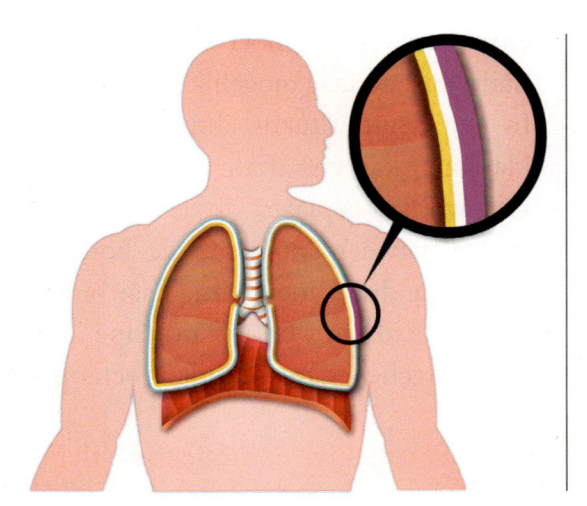

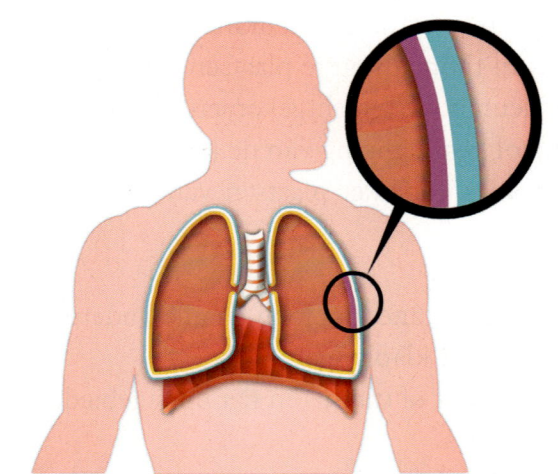

Pariëtale pleura | Viscerale pleura

Afbeelding 23.1   De pleura (longvliezen) grenzen aan de borstwand (links) en aan de longen (rechts).

van zwaartekracht. Bij de andere vorm wordt gebruikgemaakt van een vacuümpomp.

- Het passieve systeem (waterslotsysteem) gebruikt de zwaartekracht. Hierbij is er een open verbinding met de buitenlucht, waardoor eventueel ontstane overdruk in de thoraxholte geneutraliseerd kan worden. Om de zwaartekracht te kunnen gebruiken moet het opvangsysteem zich lager dan de drain (in de borstholte) bevinden. Er is een waterslot aanwezig om het teruglopen van lucht en/of vocht te voorkomen als dit even niet het geval is.
- Bij het actieve systeem sluit je het opvangmateriaal aan op een vacuümpomp. Dit vacuümsysteem zorgt voor een actieve drainage (afvoer) van lucht en/of vocht. Je kunt de zuigkracht instellen en bepalen in hoeverre de overdruk geneutraliseerd wordt.

23.1 Indicaties thoraxdrainage

Lucht of vocht in de pleuraholte is een reden om een thoraxdrain te plaatsen. Vaak is dit in de pleuraholte terechtgekomen door een opening of beschadiging van de longvliezen. Indicaties voor het plaatsen van een thoraxdrain zijn:

- een spontane klaplong en alle andere vormen van klaplongen;
- operaties of trauma in het borstgebied;
- infecties;
- groeiende longtumoren;
- een slokdarmruptuur, waarbij maagvocht in de pleuraholte kan lekken;
- een hemothorax (een bloeding in de borstkas);
- longvocht, empyeem (pus in de borstholte).

23.2 Contra-indicaties thoraxdrainage

Contra-indicaties voor het plaatsen van een thoraxdrain zijn:

- stollingsstoornissen;
- behandeling met antistollingsmedicatie (de medicijnen kunnen worden aangepast om drainage toch mogelijk te maken).

23.3 Aanleggen thoraxdrain

Een thoraxdrain wordt geplaatst door een arts. Voor het plaatsen moet hij bepalen waar en wat er afgezogen moet worden. Als er lucht afgezogen moet worden, plaatst de arts de drain zo hoog mogelijk in de pleuraholte. Als er vocht afgezogen moet worden, plaatst hij de drain juist zo laag mogelijk in de pleuraholte. In een acute situatie, bijvoorbeeld bij een klaplong, kan een drain onder lokale verdoving worden geplaatst op de afdeling. De arts maakt dan een incisie in de borstwand en schuift de drain voorzichtig naar binnen.
Een thoraxdrain wordt in principe ingebracht onder algehele narcose tijdens een operatie.

23.3.1 Mogelijke complicaties bij het aanleggen

Mogelijke complicaties bij het aanleggen van een thoraxdrain zijn:

- Bij een spontane ademhaling kan de long volledig invallen doordat buitenlucht de borstholte wordt ingezogen. Dit kan leiden tot ademhalingsproblemen.
- Beschadigingen van omliggende weefsels of vaten.
- Longontsteking of empyeem.
- Verkeerde positie van de drain, bijvoorbeeld onder de huid of in de buikholte.
- Bloedingen.

23.4 Verzorgen thoraxdrain

Na het inbrengen van de thoraxdrain moet je iedere 24 uur controleren op complicaties. Controleer de insteekopening van de drain dagelijks. Je moet de insteekopening regelmatig desinfecteren met alcohol (70%). Na controle en desinfectie dek je de draningang af met steriel splitgaas. Als de wondgenezing niet voorspoedig verloopt, moet je de wondopening extra verzorgen.

Je moet niet alleen de wondopening schoonhouden, maar ook het drainsysteem zelf schoonmaken. Je moet het opvangsysteem vervangen als het vol is of niet meer juist functioneert. Onderdelen die zichtbaar vies zijn, moet je vervangen.

23.5 Specifieke aandachtspunten

- Het opvangmateriaal moet zich altijd lager bevinden dan de drainwond. Zo voorkom je het teruglopen van lucht of vocht.
- Bij actieve systemen is een vacuüm aanwezig; dit vacuüm moet behouden blijven. Bij passieve systemen die met zwaartekracht werken moet je juist voorkomen dat er een vacuüm ontstaat.
- De afvoerslang mag nooit verstopt raken of knikken, want dan kan het vocht of de lucht niet meer goed afgevoerd worden. Als je een verstopping of knik in de buis ontdekt, moet je die meteen verhelpen.
- Lekkage langs de drain moet je ook zo snel mogelijk verhelpen, omdat het systeem dan niet meer goed functioneert.
- Als de kleur en productie van het drainvocht afwijkt, duidt dit vaak op een infectie of ander problemen. Raadpleeg in dat geval de arts.
- De conditie van de insteekopening.

23.6 Mogelijke complicaties

Mogelijke complicaties bij een thoraxdrain zijn:

- Pijn: Dit kan komen doordat de drain tegen zenuwrijk weefsel aan drukt, zoals het longvlies. In dat geval moet de drain iets teruggetrokken worden (door de arts). Wanneer de pijn geen specifieke reden heeft, wordt pijnstilling aangeraden.
- Er kan een infectie ontstaan doordat er een opening naar de normaal steriele pleuraholte is gevormd. Het is daarom van belang om de drain zo kort mogelijk te laten zitten; hierdoor wordt de kans op infectie geminimaliseerd. Ook een goede hygiëne tijdens de verzorging is van belang.
- Door verkeerde bewegingen of een knik in de drainslang kan opnieuw een klaplong ontstaan. Dit wordt een recidief pneumo-

thorax of spanningspneumothorax genoemd.
- Het afvoersysteem van de drain kan los komen te liggen. Dit vergroot de kans op infecties. Ook wordt de werking van de drain hierdoor opgeheven, wat kan leiden tot ademhalingsproblemen. Ook ademnood (dyspnoe) kan hier het gevolg van zijn.

Tijdens de verzorging van de drain kunnen zich ook bepaalde complicaties voordoen. Waarschuw dan altijd de arts.

- De drain kan loskomen door beweging of loszittende hechtingen. Probeer in dit geval de drain zo goed mogelijk te fixeren.
- Er kan lekkage van lucht plaatsvinden rondom de insteekplaats. Steriele vaseline is hiervoor een tijdelijke oplossing. Je kunt de lucht tegenhouden door de vaseline rondom de insteekplaats te smeren.
- De wond kan gaan ontsteken. Verbind de insteekopening zoals omschreven.

23.7 Materialen

Het thoraxdrainagesysteem bestaat uit verschillende onderdelen:

- een drain;
- een afloopslang die een verbinding vormt tussen de drain en het opvangmateriaal;
- opvangmateriaal (een zak, fles of pot).

Er zijn verschillende soorten thoraxdrains beschikbaar. Wegwerpsystemen verdienen de voorkeur, omdat hierbij de minste kans op lekken bestaat en het opvangreservoir relatief groot is. Hierdoor blijft de verzorging beperkt. Een drain voor alleen lucht is vaak dunner dan een drain die ook vocht moet afvoeren.

23.8 Stappenplan verzorgen thoraxdrain

Stappenplan voor het verzorgen van een thoraxdrain

Voor het verzorgen van een thoraxdrain moet je de volgende materialen klaarzetten:

- niet-steriele handschoenen;
- desinfectiemiddel (alcohol 70%);
- gaasjes;
- steriele splitgazen (10 x 10 cm);
- fixatiemateriaal;
- een prullenbak.

1. Maak je handen goed schoon. Bij zichtbaar vuil met zeep en water, anders met handalcohol.
2. Zet alle materialen klaar, zodat je er makkelijk bij kunt.
3. Laat de zorgvrager een halfzittende of liggende houding aannemen.
4. Inspecteer de drain, slang en het opvangmateriaal. Let op verstopping, afklemming of afknikken, op de kleur en productie van het drainvocht en op eventuele lekkage.
5. Doe de niet-steriele handschoenen aan.
6. Verwijder het fixatiemateriaal en splitgaas.
7. Controleer de opengelegde insteekopening op tekenen van ontsteking (roodheid, zwelling, pus, pijn), lekkage en subcutaan emfyseem (onderhuidse lucht).

8 Schenk desinfectiemiddel over de gaasjes.
9 Reinig de insteekopening met drie in alcohol gedrenkte gaasjes. Veeg met elk gaasje slechts eenmaal.
10 Laat gedurende een minuut drogen aan de lucht.
11 Doe de handschoenen uit.
12 Was of desinfecteer je handen.
13 Maak de drain vast met behulp van een fixatiepleister of huidfolie.
Bij gebruik van een fixatiepleister: Breng twee splitgaasjes aan in tegengestelde richting rondom de drain. Fixeer de gaasjes met de pleister. Zorg ervoor dat je de insteekopening nog goed kunt zien. Voorkom dat de drain knikt.
14 Ga na of de drain blijft aflopen.
15 Ruim alles op.
16 Was of desinfecteer je handen.
17 Noteer:
   – de handeling;
   – de eventuele bijzonderheden.

23.9 Stappenplan vervangen thoraxdrainagesysteem

Stappenplan voor het vervangen van een thoraxdrainagesysteem

Voor het vervangen van een thoraxdrainagesysteem moet je de volgende materialen klaarzetten:

- niet-steriele handschoenen;
- een afvoerslang, een tussenslang en koppelstukje;
- een flessenrek;
- twee kochers;
- twee flessen van 1 l;
- 1 l gedestilleerd water;
- gaasjes;
- een fixatiepleister;
- een onderlegger;
- een prullenbak.

1 Maak je handen goed schoon. Bij zichtbaar vuil met zeep en water, anders met handalcohol.
2 Zet alle materialen klaar, zodat je er makkelijk bij kunt.
3 Verwijder de dop van de eerste fles en vul deze fles met 500 cc gedestilleerd water (dit is de waterslotfles). Verwijder de dop van de tweede fles en vul deze met 300 cc gedestilleerd water (dit is de opvangfles).
4 Maak de verpakkingen van de afvoerslang, de tussenslang en het koppelstukje open.
5 Plaats de afvoerslang en eventueel het koppelstukje op de opvangfles.
6 Plaats de tussenslang met waterslotbuis op de waterslotfles.
7 Plaats de waterslotbuis onder het wateroppervlak, zover als voorgeschreven.
8 Trek de niet-steriele handschoenen aan
9 Plaats een onderlegger onder de aansluitpunten.
10 Verwijder het materiaal waarmee de afvoerslang is gefixeerd.
11 Klem de thoraxdrain af met twee kochers met daartussen een gaasje. Plaats de kochers in tegengestelde richting en zo dicht mogelijk bij de zorgvrager.
12 Koppel de drain los van de afvoerslang die in gebruik is.
13 Desinfecteer de aansluitpunten van de tho-

23 Thoraxdrainage

raxdrain van binnen en buiten met wattenstaafjes gedoopt in alcohol. Laat gedurende een minuut drogen aan de lucht.
14 Sluit de nieuwe afvoerslang (eventueel met koppelstukje) op de drain aan.
15 Verwijder de kochers.
16 Fixeer de afvoerslang van de thoraxdrain met fixatiemateriaal.
17 Controleer of de waterslotbuis goed is afgesteld.
18 Laat de onderkant van de afvoerbuis eindigen op ongeveer 15 cm onder de bovenrand van de opvangfles.
19 Verwijder de gebruikte flessen uit de flessenhouder en plaats de nieuwe, nu in gebruik zijnde flessen erin.
20 Trek de handschoenen uit.
21 Ruim alles op.
22 Was of desinfecteer je handen.
23 Noteer:
 – de handeling;
 – welke onderdelen zijn vervangen;
 – de eventuele bijzonderheden.

wordt gebruikgemaakt van de zwaartekracht en een waterslotsysteem om de druk in de thoraxholte te neutraliseren.
Bij het actieve systeem van thoraxdrainage wordt het afvoersysteem aangesloten op een vacuümpomp, zodat lucht en vocht actief kunnen worden afgezogen. Het verzorgen van een thoraxdrain doe je volgens een stappenplan.

BEGRIPPEN

Thoraxdrainage

SAMENVATTING

Bij thoraxdrainage wordt door een slang (drain) lucht of vocht tussen de longvliezen weggezogen. Indicaties voor het plaatsen van een thoraxdrain zijn een klaplong, operaties, een bloeding of trauma in het borstgebied, infecties, groeiende longtumoren of vocht in de longen. Na het inbrengen van de thoraxdrain moet je iedere 24 uur controleren op complicaties. Mogelijke complicaties zijn onder meer pijn, infecties en een klaplong.
Bij het passieve systeem van thoraxdrainage

Deel VI

WONDVERZORGING

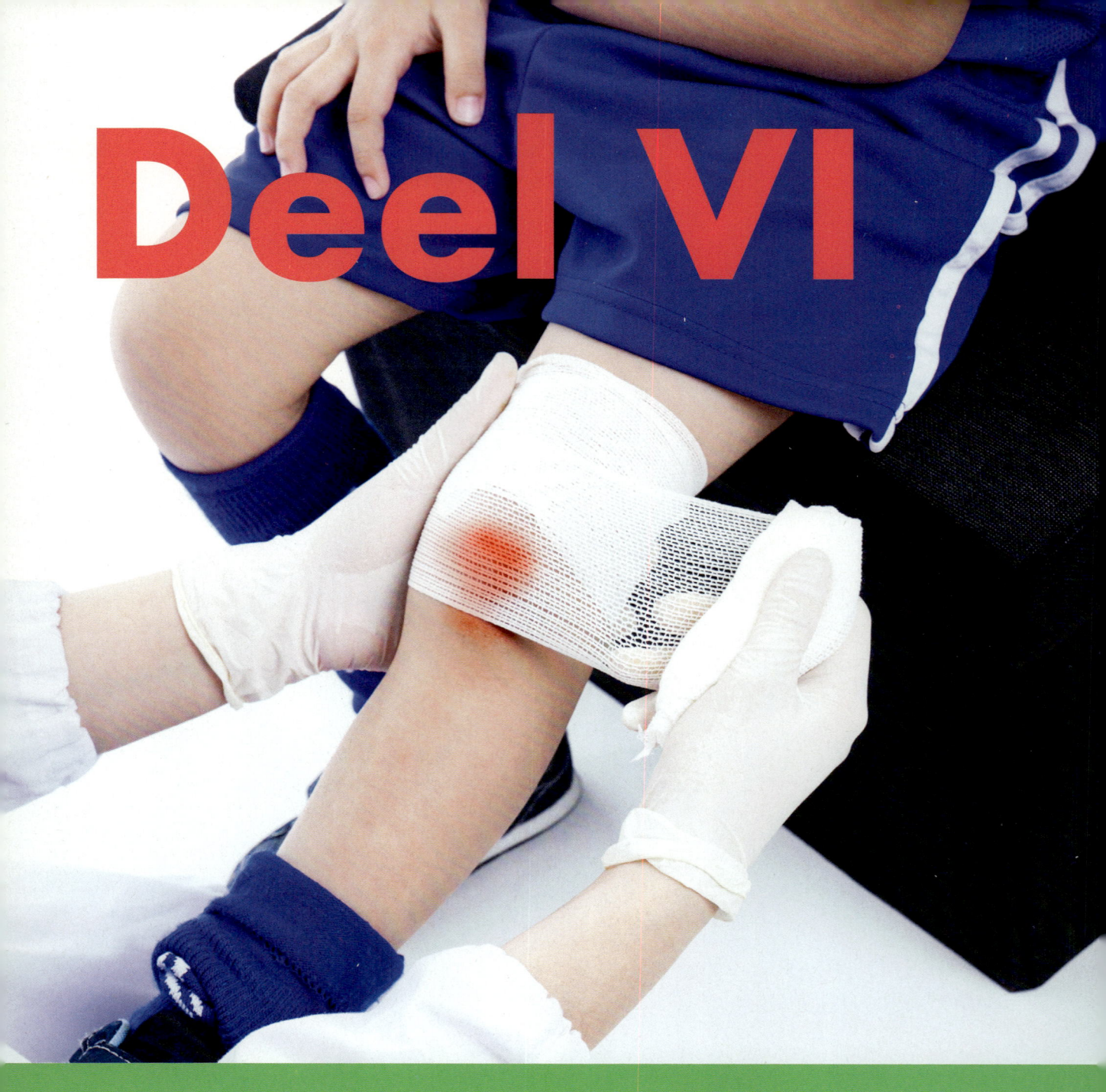

kdshutterman.123rf.com (Pearson Asset Library).

24

ALGEMENE WONDVERZORGING EN ZWACHTELEN

Algemene wondverzorging en zwachtelen 24

LEERDOELEN

- Je kunt wonden classificeren aan de hand van het WCS-model en het TIME-model.
- Je kunt een onderbouwde keuze maken voor een verbandmateriaal nadat je de wond juist geclassificeerd hebt.
- Je kunt de verschillende stappen van wondspoelen benoemen.
- Je kunt benoemen wat de (contra-)indicaties zijn voor compressietherapie en de aandachtspunten en mogelijke complicaties hierbij.
- Je kunt de verschillende stappen van compressiezwachtelen benoemen.

In dit hoofdstuk staat het verzorgen van wonden centraal. Afhankelijk van de grootte en conditie van de wond kun je die op verschillende manieren verzorgen. In dit hoofdstuk lichten we verschillende soorten wonden toe en leggen we uit welke wondmaterialen je kunt gebruiken om deze wonden te verzorgen.

24.1 Wonden en wondgenezing

De huid is opgebouwd uit drie lagen: de opperhuid (*epidermis*), de lederhuid (*dermis*) en het onderhuidse bindweefsel (*subcutis*).
De opperhuid wordt ook wel de epidermis of epitheellaag genoemd. Het is de buitenste laag van de huid en bestaat op zichzelf weer uit twee verschillende lagen:

- de kiemlaag;
- de hoornlaag.

In de kiemlaag bevinden zich cellen die delen. De nieuw gevormde cellen worden naar de oppervlakte van de huid gedrukt. Als de cellen eenmaal aan de oppervlakte zijn aangekomen, zijn het platte cellen geworden. Deze platte cellen vormen de hoornlaag. Het duurt ongeveer 28 dagen tot een nieuwe cel uit de kiemlaag naar de hoornlaag is verplaatst.
De lederhuid is de middelste huidlaag en

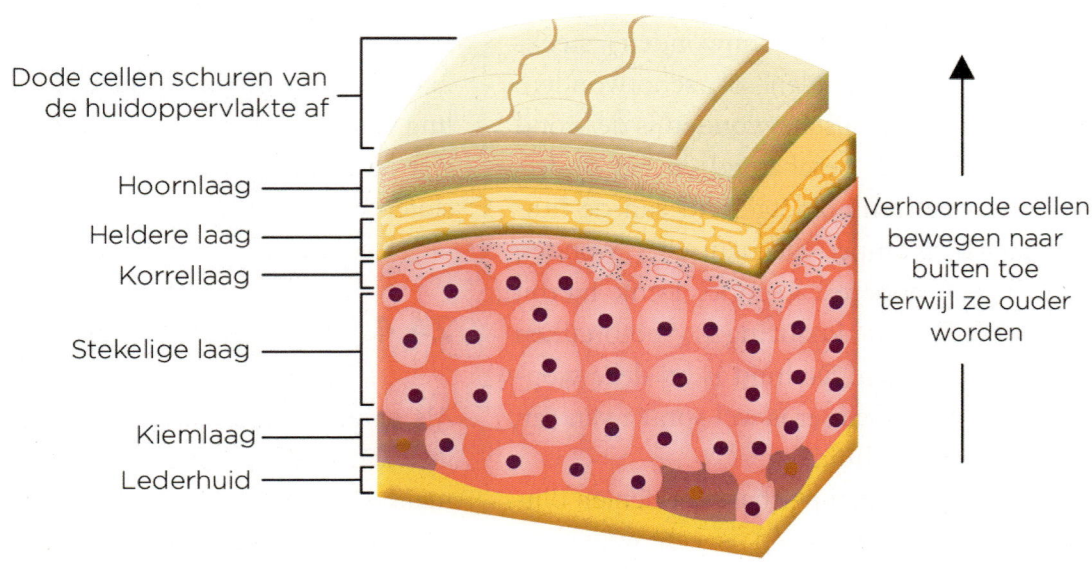

Afbeelding 24.1   Opbouw van de huid.

wordt ook wel de dermis genoemd. In deze laag bevinden zich weinig cellen. Wel zijn er veel collageen- en elastinevezels die ervoor zorgen dat de huid elastisch en stevig is. De dermis bevat ook talgklieren, lymfevaten, zenuwen, bloedvaatjes en zweetklieren.
Het onderhuidse bindweefsel is de onderste huidlaag en wordt ook wel subcutis genoemd. Deze laag bestaat uit veel vetcellen, maar ook uit zenuwcellen en bloedvaten.
Wanneer de huid beschadigt, ontstaat er een wond. Ook onderliggende weefsels zoals spieren, botten en zenuwen kunnen hierbij beschadigd raken.

24.2 Oorzaken wonden

Wonden kunnen verschillende oorzaken hebben. We maken onderscheid tussen mechanische wonden en wonden met een andere oorzaak.
Mechanische wonden zijn wonden die worden veroorzaakt door een fysiek trauma dat de huid beschadigt. Er zijn scherpe mechanische wonden, zoals snijwonden, steekwonden, scheurwonden of schotwonden. Bij scherpe mechanische wonden is de wond open. De huid is beschadigd en het onderliggende weefsel is blootgesteld aan de buitenwereld. Stompe mechanische wonden vormen een andere categorie. Denk hierbij bijvoorbeeld aan kneuzingen, botbreuken en ontwrichtingen. De huid is bij deze wonden nog intact, maar er is wel sprake van een trauma onder de huid.
Aparte categorieën zijn schaafwonden en bijtwonden. Een schaafwond is een wrijvingswond. Een bijtwond kan zowel scherp (zoals bij een hondenbeet) als stomp (zoals bij een paardenbeet) zijn.
Zie paragraaf 30.10 voor een uitgebreidere beschrijving van verschillende typen mechanische wonden.
Andere oorzaken van wonden zijn bijvoorbeeld:

- chemische stoffen;
- hitte of kou;
- elektriciteit;
- straling.

24.3 Open en gesloten wonden

Wonden zijn onder te verdelen in open en gesloten wonden. Bij een open wond is er sprake van een beschadiging in de huid of slijmvliezen. Deze beschadiging vormt een onderbreking van de bescherming van het lichaam. Bij open wonden kun je zien of er sprake is van bloedverlies en in welke hoeveelheid. Dit zijn de scherpe mechanische wonden.
Bij gesloten wonden is de huid nog intact. Er kan sprake zijn van verkleuring en/of zwelling van de huid, maar je kunt niet direct zien wat de grootte of diepte van de wond is. Gesloten wonden zijn stompe wonden.

24.4 Wondgenezing

Als er geen problemen optreden tijdens het genezen van een wond, spreken we van primaire wondgenezing. De wondranden liggen hierbij tegen elkaar aan, waardoor ze tegelijk met het onderhuidse weefsel aan elkaar kun-

Algemene wondverzorging en zwachtelen

nen groeien. De wond is niet geïnfecteerd.

Bij secundaire wondgenezing verloopt de wondgenezing gecompliceerd. Dat wil zeggen dat de wondranden niet tegen elkaar aan liggen of gehecht kunnen worden. Het defect moet in deze situatie herstellen door de vorming en groei van **granulatieweefsel** (nieuw weefsel) van onder uit de wond. Dit kost meer tijd en de kans op ontsteking is groter. Ook is er mogelijk sprake van een geïnfecteerde wond of een wond met necrose (afstervend weefsel). De wondgenezing verloopt in drie fasen: de reactiefase, de regeneratiefase en de rijpingsfase.

In de **reactiefase** stopt de bloeding en worden dode cellen en bacteriën opgeruimd. Eerst vernauwen de bloedvaten zich ter plaatse, waardoor de wond minder bloedt. Vervolgens vormt zich een korst, die de wond afsluit en beschermt. Witte bloedcellen ruimen dode cellen en bacteriën op en maken zo de wond schoon. Met de witte bloedcellen komen ook vocht en eiwitten mee. Door een beschadiging van de lymfevaten kan niet al het vocht worden afgevoerd. De wond raakt hierdoor gezwollen. De wond vertoont in de reactiefase de klassieke verschijnselen van ontsteking: roodheid, warmte, zwelling en pijn.

Tijdens de **regeneratiefase** wordt nieuw weefsel gevormd en wordt de wond gesloten. De witte bloedcellen stimuleren de vorming van nieuwe bloedvaatjes en granulatieweefsel. Wanneer de gehele wond gevuld is met granulatieweefsel, sluit de wond zich vanuit de wondranden.

Tijdens de **rijpingsfase** worden de overmatige bloedvaatjes afgebroken. Het granulatieweefsel ontwikkelt zich in deze fase tot littekenweefsel. Dit proces kan langer dan een jaar duren.

De wondgenezing wordt beïnvloed door de algehele conditie van de zorgvrager, zijn leeftijd, de aanwezigheid van andere aandoeningen, de plaats van de wond, de oorzaak van

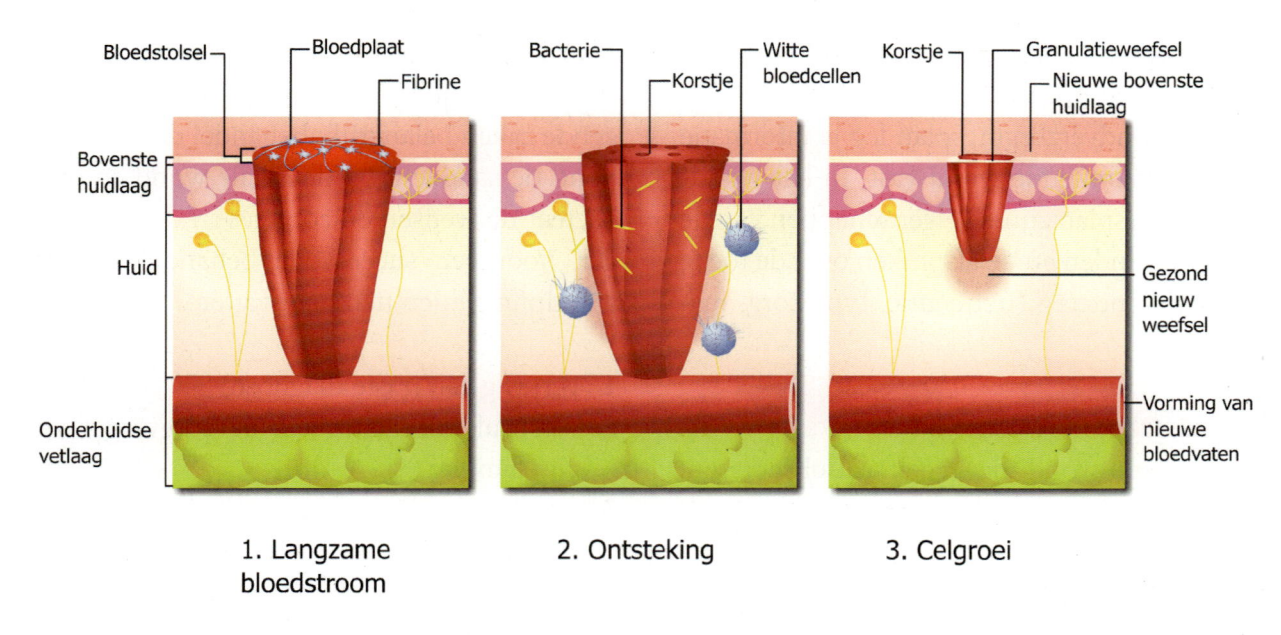

Afbeelding 24.2 *De langzame bloedstroom en ontsteking horen bij de reactiefase. De celgroei bij de regeneratiefase van de wondgenezing.*

de wond, de voeding (of er voldoende voedingsstoffen worden aangevoerd), medicijngebruik en eventuele infecties.

24.5 Wondverzorging

Je moet een wond regelmatig controleren op tekenen van een gecompliceerde genezing, zoals ontsteking. Inspecteer de wond daarom op grootte, diepte, kleur, geur en de aanwezigheid van **exsudaat** (wondvocht). Controleer daarnaast of de zorgvrager koorts heeft. Vraag bij twijfel een arts om mee te kijken.

Hoe vaak je wondverzorgingsproducten moet wisselen, is afhankelijk van de hoeveelheid vocht die de wond produceert. Wissel het verband bij voorkeur zo min mogelijk. Voor de genezing van de meeste wonden is een vochtig milieu nodig. Voorkom echter dat het verbandmateriaal doordrenkt raakt. Zo nodig moeten de wondranden beschermd worden tegen vocht, zodat deze niet verweken.

Verbandmateriaal moet contact maken met de wondbodem. Zorg bij diepe wonden dat de gehele wond opgevuld is.

In een wondverzorgingsplan leg je informatie over de betreffende wond vast. In het wondverzorgingsplan zijn de eigenschappen van de wond te vinden en de afspraken over de toe te passen wondzorg (frequentie, type zorg, materiaal).

24.5.1 Observatie van de wond

Je moet een wond met regelmaat observeren, met name als er sprake is van koorts, roodheid, zwelling of pijn.
Let bij het observeren van de wond op het volgende:

- de omvang en vorm van de wond;
- de geur van de wond (een sterke/afwijkende geur is een aanwijzing voor wondinfectie);
- de kleur van de wond;
- de wondranden (bij verweking van de wondranden neemt de kans op infectie toe);
- wondvocht;
- pijn;
- ontstekingsverschijnselen: roodheid, zwelling, warmte, pijn en gestoorde functie.

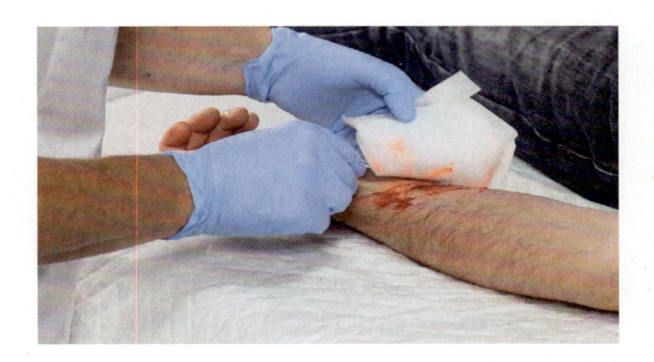

Afbeelding 24.3   Inspecteer een wond regelmatig.

24.5.2 Pijnbestrijding

Bij het bestrijden van wondpijn zijn de volgende zaken belangrijk: behandel de oorzaak, houd de aandacht bij de lokale wond en respecteer de wensen en zorgen van de zorgvrager. Voor een succesvolle behandeling van wondpijn gelden tien handvatten:

1. verkrijg een juiste diagnose;
2. verschaf informatie aan de zorgvrager en zijn familie;
3. maak gebruik van de WHO-pijnladder (paracetamol, NSAID's en opioïden);
4. vraagt de arts om preventief medicijnen voor te schrijven;

5 durf opioïden te geven;
6 laat de zorgvrager zo veel mogelijk zelf bepalen wanneer pijnmedicatie nodig is;
7 vraag de arts om antidepressivum, anti-epilepticum of een benzodiazepine voor te schrijven bij neuropathische pijn, angst en depressie;
8 evalueer de pijnscore;
9 geef voldoende medicijnen en bied hulpmiddelen aan;
10 geef voldoende aandacht aan de zorgvrager.

24.6 Indeling van wonden

Je kunt wonden indelen op basis van oorzaak (mechanische en andere oorzaken) en op basis van open en gesloten worden. We bespreken hier twee wondclassificatiemodellen die je hierbij kunt gebruiken: het TIME-model en het classificatiemodel van de WCS. Met behulp van deze modellen kunnen we internationaal een eenduidige manier hanteren om wonden te classificeren.

24.6.1 TIME-model
Het TIME-model is een classificatiemodel dat zich richt op de verschillende stappen van de wondgenezing. Het model onderscheidt vier stappen die cruciaal zijn voor een goede wondgenezing:

- **T** (*tissue*/weefsel): Hoe is het weefsel van de wond en daaromheen eraan toe? Is er sprake van afstervend weefsel?
- **I** (infectie): Is de wond en/of de huid daaromheen geïnfecteerd?
- **M** (*moisture*/vochtbalans): Hoe vochtig is de wond? Is er sprake van overmatig exsudaat (wondvocht)?
- **E** (*edge*/wondrand): Sluiten de randen van de wond bij de genezing goed op elkaar aan? Is er sprake van verwekende wondranden?

Op basis van de antwoorden op deze vragen kun je een wondverzorgingsplan opstellen om een goede genezing te bevorderen.

24.6.2 WCS Classificatiemodel
De WCS (Woundcare Consultant Society) heeft een classificatiemodel ontwikkeld om ervoor te zorgen dat alle hulpverleners wonden op dezelfde gestructureerde manier kunnen herkennen en behandelen. Dit classificatiemodel deelt wonden in op basis van kleur. De kleur geeft aan in welke fase van de wondgenezing de wond zich bevindt. De behandeling is vervolgens afhankelijk van de fase van wondgenezing.
De indeling is als volgt:

- Rood: granulerende wond.
- Geel: exsuderende wond.
- Zwart: necrotiserende wond.

In de volgende paragrafen lichten we de verschillende soorten wonden en de bijbehorende verzorging toe.

24.7 Verzorgen rode wond

Bij een normale, 'gezonde' wondgenezing is sprake van een rode wond. Een rode wond bestaat uit granulatieweefsel en bevindt zich in de regeneratiefase. In deze fase wordt weefsel

24 Algemene wondverzorging en zwachtelen

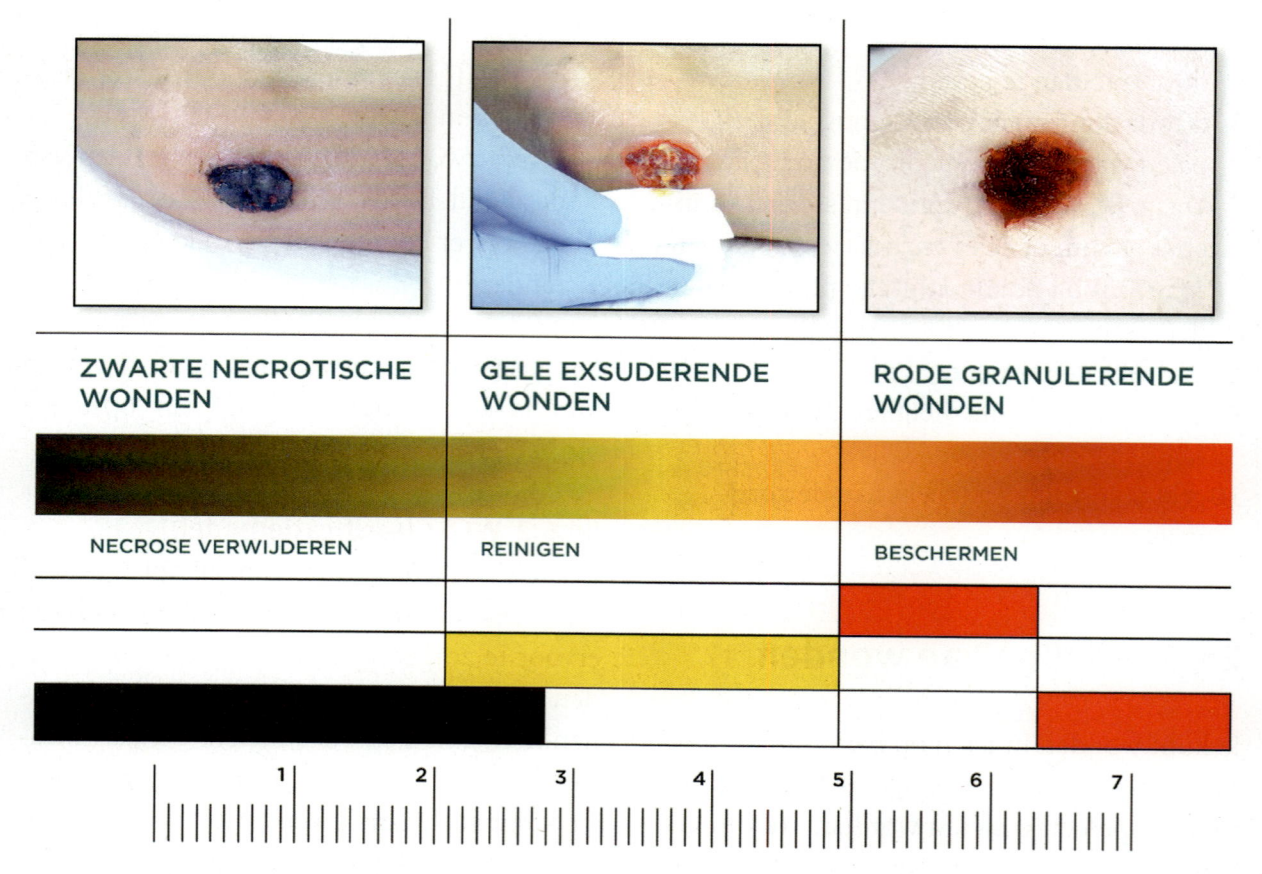

Afbeelding 24.4 WCS Classificatiemodel.

dat verloren is gegaan, vervangen door nieuw weefsel (dit proces noemen we **epithelialisatie**). Granulatieweefsel is vaatrijk en korrelig bindweefsel dat zich vormt op de bodem van een wond. Deze bodem is gezond.

Bij het verzorgen van de wond moet de wondbodem vochtig worden gehouden en beschermd worden tegen beschadigingen. Alleen dan kan het granulatieweefsel groeien. Het verband mag niet verkleven met de bodem: daarmee voorkom je beschadiging door verbandwisselingen.

24.7.1 Wondmateriaal rode wond

Welk verband je kiest, hangt af van de grootte, diepte, oppervlakte en hoeveelheid exsudaat van de rode wond. Idealiter moet het verband overmatig exsudaat absorberen, zonder de wond uit te drogen. Een juist klimaat is nodig om de granulatievorming van de wond te stimuleren. Om deze reden wordt bij droge wonden voor vochtinbrengende middelen gekozen en bij natte wonden juist voor absorberende materialen.

Oppervlakkige rode wonden (beschadiging epidermis en eventueel dermis)

Bij deze wonden ontstaat er naast epithelialisatie in de wondranden ook epithelialisatie rond haren en zweetklieren. In het wondbed zijn dan roze eilandjes zichtbaar. Deze wonden moet je beschermen met materiaal dat niet kleeft.

Algemene wondverzorging en zwachtelen | **24**

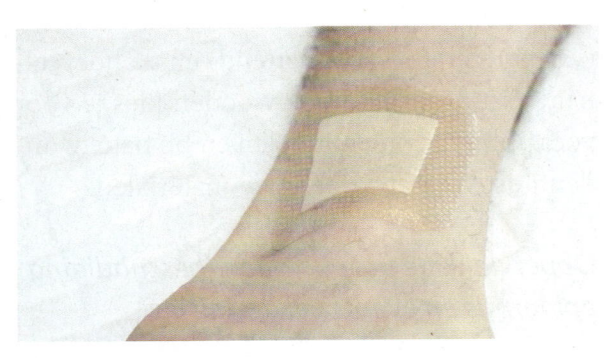

Afbeelding 24.5 Schuimverband.

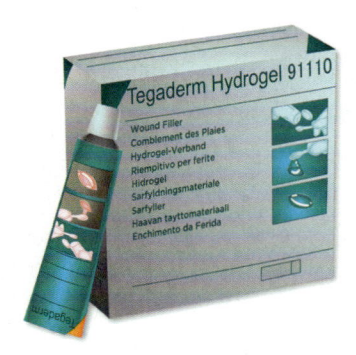

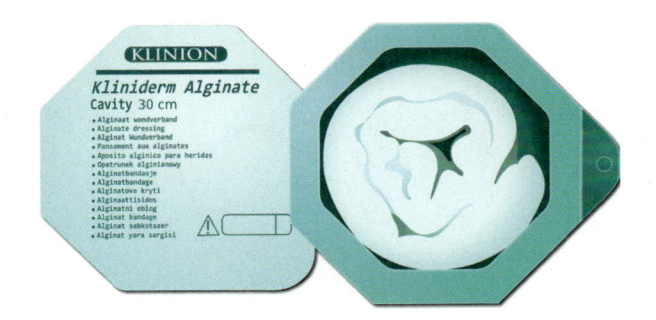

Afbeelding 24.7 Alginaten.

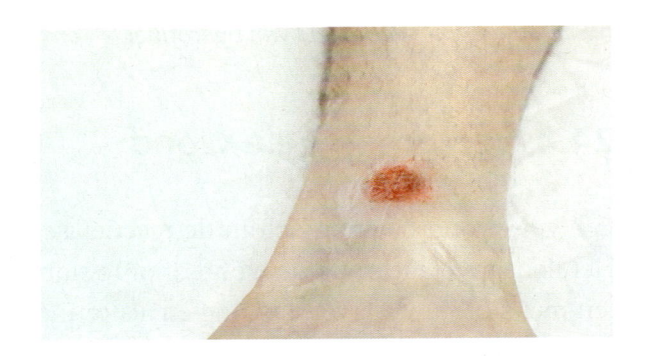

Afbeelding 24.6 Hydrogel.

Afbeelding 24.8 Transparante folie.

Mogelijkheden zijn:

- schuimverband (sterk absorberend wondverband)
- hydrogel (steriele gel die ervoor zorgt dat de wond vochtig blijft; dit bevordert het zelfreinigend vermogen van de wond);
- alginaten: alginaten zijn gemaakt van zeewier en absorberen veel vocht;
- transparante folies: te gebruiken bij een relatief intacte huid.

Meer informatie over de verschillende verbandmaterialen vind je in paragraaf 24.12.

Diepe rode wonden (beschadiging epidermis, dermis, subcutis en onderliggende weefsels)

Bij deze wonden begint de epithelialisatie (ingroei van nieuwe huid) vanuit de wondranden, waar de rode kleur roze wordt. Deze wonden moet je opvullen met materiaal dat de wondbodem raakt. Mogelijkheden zijn:

- hydrogel;
- hydrofiber: hydrofiber moet de wond overlappen, omdat het bij de vochtopname krimpt;
- alginaten: alginaten zijn gemaakt van zeewier en absorberen veel vocht;
- negatieve-druktherapie (zie paragraaf 25.5): verwissel het verband drie keer per week. Oefen de zuigkracht alleen in de wond zelf uit. Oefen de zuigrkacht niet uit op de wondranden en de gezonde huid om beschadiging van de huid te voorkomen.

Meer informatie over de verschillende verbandmaterialen vind je in paragraaf 24.12.

24 Algemene wondverzorging en zwachtelen

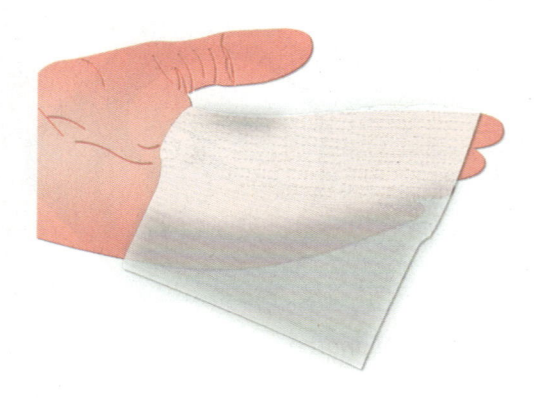

Afbeelding 24.9   Voorbeeld van hydrofiber.

24.8 Verzorgen gele wond

Een gele wond bevindt zich in de reactiefase. Het lichaam reageert op de wond door te starten met stolling, vaatvernauwing en afsluiting van de wond. Dit ziet eruit als een gelig beslag op de wond. Fibrine is een eiwit dat zorgt voor een korstje. Meestal is het goed als er een korstje op een wond komt; het gebeurt echter ook dat het korstje in de wond zit en niet erop. Als dit gebeurt, moet het korstje (fibrinebeslag) verwijderd worden.

Vaak wordt er ook exsudaat (wondvocht) gevormd, bestaande uit celresten en samengeklonterde eiwitten. Dit moet worden gereinigd. Soms zijn er ontstekingsverschijnselen (roodheid, warmte, zwelling en pijn) en is behandeling met antibiotica nodig. Het doel van de behandeling is het reinigen van het wondbed, een vochtig milieu creëren en een overmaat aan exsudaat absorberen. Het is van belang dat je de wond bij het wisselen van het verband spoelt met douche- of kraanwater.

24.8.1 Wondmateriaal gele wond

Welk verband je kiest, hangt af van de grootte, diepte, oppervlakte en het soort beslag (vastzittend, droog of nattend) en de hoeveelheid exsudaat. Bij droge wonden kies je voor vochtinbrengende middelen en bij natte wonden juist voor absorberende materialen.

Oppervlakkige gele wonden (beschadiging epidermis en eventueel dermis)

Deze wonden moet je beschermen met materiaal dat niet kleeft. Mogelijkheden zijn:

- honingzalfgaas: dit gaas moet drie keer aangebracht worden;
- hydrogel;
- schuimverband;
- hydrocolloïden: om het wondvocht op te nemen.

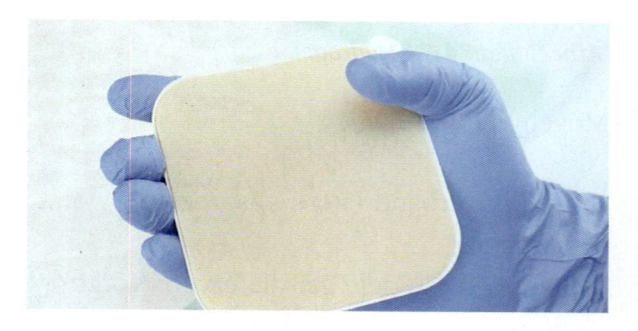

Afbeelding 24.10   Voorbeeld van hydrocolloïden.

Meer informatie over de verschillende verbandmaterialen vind je in paragraaf 24.12. Verder is het bij een infectie van belang dat je de wond uitspoelt en antibacteriële maatregelen neemt. Bij sterk geurende wonden kun je geurneutraliserend verband gebruiken.

Diepe gele wonden (beschadiging epidermis, dermis, subcutis en onderliggende weefsels)

Deze wonden moet je opvullen met materiaal dat de wondbodem raakt. Mogelijkheden zijn:

Algemene wondverzorging en zwachtelen

- met kraanwater natgemaakt gaas op lichaamstemperatuur, povidonjood of kerlix;
- vochtopnemende korrels (dextranomeren);
- hydrogel;
- honingzalfgaas;
- alginaat;
- enzymatische necroseoplossers;
- geurneutraliserende verbanden, antibacteriële zalven en zalfgaas;
- Eusol: Eusol is een oplossing van natriumhypochloriet en vloeibare paraffine. Natriumhypochloriet werkt desinfecterend en paraffine voorkomt uitdroging.

24.9 Verzorgen zwarte wond

Een zwarte wond dankt zijn kleur aan afgestorven weefsel (necrose/debris). Dit weefsel is een voedingsbodem voor bacteriën. Het kan ook bruin, grijs en/of gelig zijn. Er zijn twee vormen van necrose: harde necrose (korst) en natte necrose.

Bij harde necrose zonder ontstekingsverschijnselen hoeft de necrose niet verwijderd te worden. De wond herstelt namelijk vaak vanzelf. Als er wel ontstekingsverschijnselen zijn, moet de necrose verwijderd worden. Ontstekingsverschijnselen zijn te herkennen aan rode en warme wondranden, zacht weefsel onder de korst en pijn aan de wond. Bij natte necrose (gangreen) moet de necrose ook verwijderd worden. De vochtige bodem bij natte necrose is extra gevoelig voor bacteriegroei. Een chirurg of wondconsulent met bekwaamheidsverklaring kan necrose verwijderen.

24.9.1 Verwijderen van necrose

Er zijn verschillende methoden om een wonddébridement (wondtoilet) uit te voeren. Débridement betekent het verwijderen van dood, beschadigd of geïnfecteerd weefsel (debris) dat de genezing van een wond tegengaat. Als het lichaam dood weefsel zelf opruimt, wordt dit autolyse genoemd. Er kan echter ook voor worden gekozen om in te grijpen. Wonddébridement kan op de volgende manieren worden uitgevoerd:

- Mechanisch: het dode weefsel wordt weggesneden. Hiervoor moet er wel een scheidslijn zijn tussen necrotisch en vitaal weefsel. Het kan helpen de korst eerst te laten verweken.
- Enzymatisch (met ollagenase of honinggel): enzymen zorgen ervoor dat de afbraak van dood weefsel wordt versneld. Deze methode wordt bij (gele) wonden met necrose gebruikt.
- Chemisch (met Eusol): Eusol is een oplossing van natriumhypochloriet en vloeibare paraffine. Natriumhypochloriet werkt desinfecterend en paraffine voorkomt uitdroging.
- Biologisch (madentherapie): madentherapie wordt toegepast als andere behandelingen niet aanslaan. Steriel gekweekte larven eten afgestorven weefsel op, zonder aan het gezonde weefsel te zitten.

24.10 Verzorgen decubituswond

Decubitus is een beschadiging van de huid en/of het onderliggend weefsel door druk of schuifkracht. Hierdoor kan een necrotische wond ontstaan. Het doel van de behandeling is de wond vochtig te houden, necrose te verwijderen en infecties te bestrijden. Decubitus wordt ingedeeld in vier categorieën:

Tabel 24.1   Indeling van decubitus.

Categorie I	Niet-wegdrukbare roodheid bij intacte huid. Er kan eveneens sprake zijn van warmte, oedeem, verharding en pijn.
Categorie II	Verlies van een deel van de huidlaag (excoriatie) of blaar.
Categorie III	Verlies van de volledige huidlaag. Subcutaan vet kan zichtbaar zijn, maar bot, pezen en spieren liggen niet bloot. Er kan wondbeslag aanwezig zijn.
Categorie IV	Verlies van een volledige weefsellaag en bot, pees of spier zijn zichtbaar. Vaak is er ook sprake van ondermijning of ondertunneling van intacte huid.

24.10.1 Behandeling decubitus

Leg eerst vast om welke categorie decubitus het gaat. Noteer de locatie en grootte door de lengte, breedte en diepte te meten. De wondgrootte kan ook fotografisch worden vastgelegd en gevolgd. Fotografeer de wond dan met een liniaal erbij. Gebruik vervolgens het TIME-model om de verschillende aspecten van de wond te beoordelen en te bepalen welk verbandmateriaal je nodig hebt.

Ook nadat een decubituswond is ontstaan, is het belangrijk om preventiemaatregelen te blijven inzetten. Als de decubituswond is ontstaan ondanks het gebruik van preventiemaatregelen, is het nodig om de preventiemaatregelen te evalueren en aan te passen aan de nieuwe situatie.

Welk verband je kiest, hangt onder andere af van de hoeveelheid exsudaat en de conditie van de huid rondom de wond. Bij decubitus gebruik je vaak afsluitende of semipermeabele verbanden. Semipermeabele verbanden laten geen vloeistoffen of micro-organismen door,

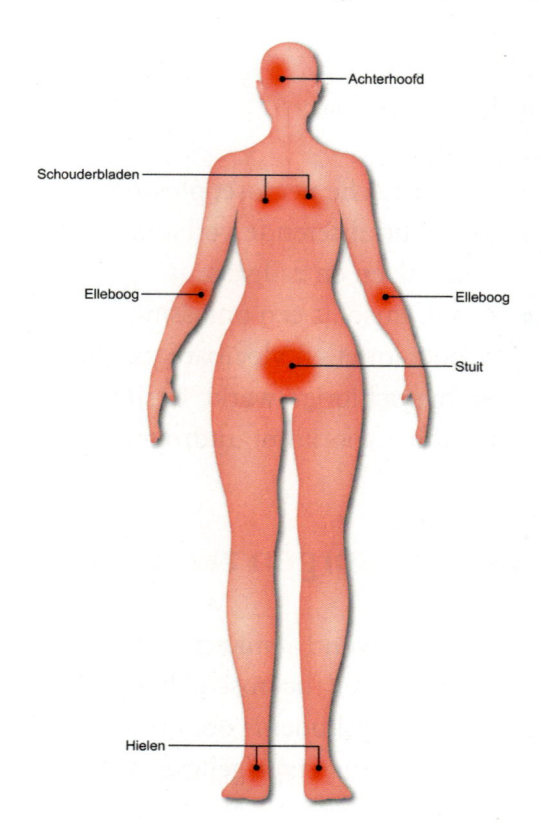

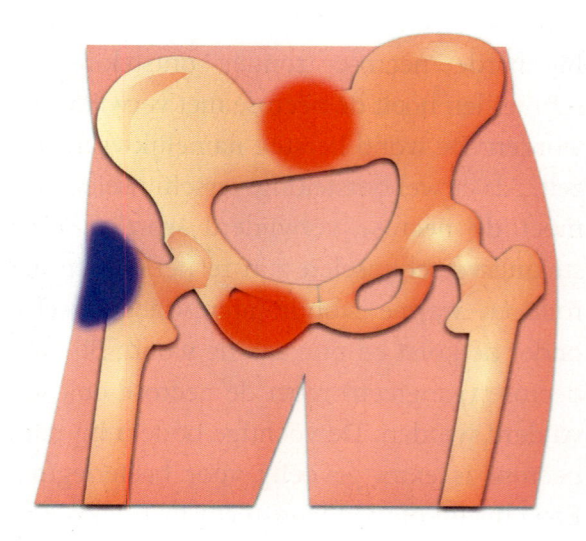

Afbeelding 24.11   Plaatsen op het lichaam waar decubitus veel voorkomt.

waardoor de kans op infectie verkleind wordt. Voor het afdekken van de wond gebruik je meestal hydrocolloïdverbanden, schuimverbanden, alginaten, hydrogels, hydrofiberverbanden en niet-verklevende verbanden.

Bij elke verbandwissel moet je de decubituswond en de omliggende huid reinigen. Spoel de wond met kraanwater. Vang de irrigatievloeistof op om kruisbesmetting te voorkomen. Leg het nieuwe gaas vervolgens losjes in de wond. Verder zijn er nog nieuwe producten die de vorming van bloedvaten versnellen en de kans op infecties zouden verminderen, zoals zalven en verbanden met hyalonzuur, cadexomeerjodium of zilver. Ook is het mogelijk om decubitus te behandelen met elektrische stimulatie en zuurstof.

24.11 Wondspoelen

24.11.1 Indicaties voor wondspoelen

Het spoelen van een wond is geïndiceerd als:

- een wond verontreinigd is door bijvoorbeeld straatvuil;
- er ondermijnde wondranden zijn of als er fistelvorming is;
- als tijdens de verbandwissel blijkt dat:
  - los debris het wondbed bedekt;
  - er verbandmateriaal is gebruikt dat deeltjes in de wond achterlaat.

24.11.2 Materialen

Er zijn verschillende vloeistoffen waarmee de wond gespoeld kan worden. Een wond die verontreinigd is met straatvuil wordt vaak in eerste instantie gespoeld met flink stromend kraanwater. Als je kraanwater gebruikt, laat dan de kraan eerst 30 seconden doorstromen. Andere spoelvloeistoffen zijn:

- NaCl 0,9%;
- antibacteriële vloeistoffen (als er een infectie is);
- ioniserende vloeistoffen (deze vloeistoffen zijn ontstekingsremmend of antibacterieel);
- steriel water.

Voor je de wond gaat spoelen, kun je er het beste voor zorgen dat de spoelvloeistof op lichaamstemperatuur is. Het spoelen is dan minder pijnlijk. Steriele vloeistoffen zijn eenmaal geopend niet langer dan 24 uur houdbaar.

24.11.3 Methoden van wondspoelen

De eenvoudigste wijze van wondspoelen is onder de douche. Adviseer de zorgvrager de straal niet direct op de wond te richten, want dit kan pijnlijk zijn. Door de kraan iets boven de wond te richten is het minder pijnlijk. Je kunt ook een washand over de douchekop doen. Na het spoelen van een wond in de douche moet de douchecel schoongemaakt worden.

Als het spoelen van een wond onder de douche niet mogelijk is, kun je gebruikmaken van een spuit. Spuit echter niet te hard en te snel. Als de wond wat dieper is of als er sprake is van een fistel kun je een eenmalige vrouwenkatheter of een zuurstofkatheter op de spuit aansluiten. Gebruik nooit een naald voor het spoelen van een wond. In het algemeen spoel je de wond tot de terugvloeiende vloeistof helder is.

24 Algemene wondverzorging en zwachtelen

Stappenplan voor het spoelen van een wond

Voor het spoelen van wonden moet je de volgende materialen klaarzetten:

- de toedienlijst;
- niet-steriele handschoenen en een schort;
- een opvangbakje;
- spoelvloeistof;
- een steriel bakje;
- een spatbril;
- gaasjes;
- kraanwater;
- verbandmateriaal;
- een onderlegger;
- een prullenbak.

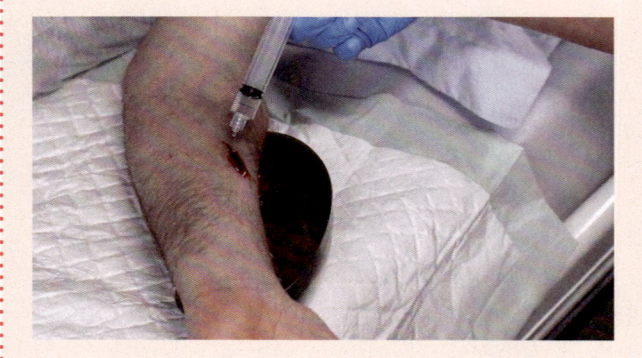

Afbeelding 24.12   Spoelen van de wond.

1. Maak je handen goed schoon. Bij zichtbaar vuil met zeep en water, anders met handalcohol.
2. Zet alle materialen klaar, zodat je er makkelijk bij kunt.
3. Controleer de naam en geboortedatum van de zorgvrager.
4. Controleer de spoelvloeistof op houdbaarheidsdatum, kleur, substantie en temperatuur.
5. Ga samen met de zorgvrager na of de spoelvloeistof overeenkomt met de toedienlijst wat betreft soort, dosis en toedientijdstip.
6. Laat de zorgvrager een comfortabele houding aannemen zodat je het verband kunt verwijderen. Ga stofvorming in de omgeving tegen.
7. Positioneer een onderlegger onder de zorgvrager.
8. Doe niet-steriele handschoenen en het schort aan. Zet eventueel een spatbril op.
9. Verwijder het oude verband.
10. Maak de huid rondom de wond goed schoon met natte, uitgeknepen gaasjes.
11. Bij spoelen onder de douche: Breng de douche op lichaamstemperatuur. Zet de douche op een matige straal en richt de straal op de wond (niet loodrecht!). Controleer of je al het vuil uit de wond hebt verwijderd. Laat de zorgvrager eventueel verder douchen en spoel de wond daarna nog eens. Laat de zorgvrager zich afdrogen. Help de zorgvrager hier zo nodig bij.
    Bij spoelen met een spuit: Positioneer een opvangbakje op de onderlegger. Vul een steriel bakje met spoelvloeistof op lichaamstemperatuur (water uit een flink stromende kraan of steriele spoelvloeistof). Vul de spuit met vloeistof en spuit de vloeistof in de wond. Vang de vloeistof op in het opvangbakje. Controleer of je al het vuil uit de wond hebt verwijderd. Gooi de gebruikte materialen in de prullenbak.
12. Doe de handschoenen uit.
13. Was of desinfecteer je handen.
14. Laat de zorgvrager een comfortabele houding aannemen.
15. Doe nieuwe niet-steriele handschoenen aan.

Algemene wondverzorging en zwachtelen 24

16 Reinig de omliggende huid met gaasjes.
17 Geef verdere wondzorg volgens voorschrift.
18 Breng nieuw verbandmateriaal aan.
19 Ruim alles op.
20 Doe de handschoenen uit.
21 Maak je handen goed schoon. Was of desinfecteer je handen.
22 Noteer:
 – de handeling;
 – de hoeveelheid spoelvloeistof;
 – de eventuele bijzonderheden.

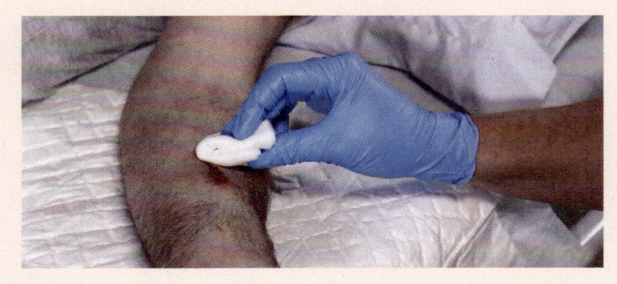

Afbeelding 24.13   Reinig de omliggende huid met gaasjes (stap 10).

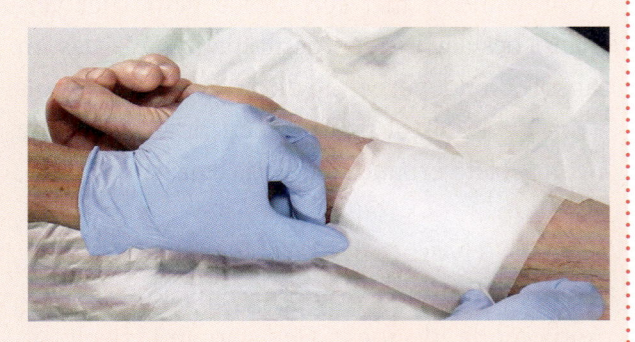

Afbeelding 24.14   Breng nieuw verbandmateriaal aan (stap 18).

24.12 Verbandmateriaal

Er zijn verschillende soorten verbandmaterialen. Welk verbandmateriaal je kiest, hangt af van de soort wond (rood, geel of zwart) en de stappen uit het TIME-model.

24.12.1 Absorberend verbandmateriaal

Absorberende verbanden zijn geschikt voor de behandeling van wonden die veel vocht produceren. Deze verbanden zijn in staat grote hoeveelheden wondvocht vast te houden, doordat ze uit meerdere lagen bestaan. Het gaat om de volgende lagen:

- Wondcontactlaag: Deze laag staat in contact met het wondbed. De laag laat wondvocht door en voorkomt zo vochtophoping in de wond. De laag is niet-verklevend, waardoor het verband niet vastkleeft aan het wondbed.
- Absorberende kernlaag: De middelste laag is in staat vocht te absorberen. Zo nu en dan wordt deze afgewisseld met vochtverspreidende lagen.
- Bovenste laag van vochtafstotend materiaal: ter voorkoming van lekkage.

Het is noodzakelijk dat je dit type verband tijdig verwisselt, aangezien een verzadigd verband kan leiden tot bacteriegroei en een onaangename geur. Absorberend verband kun je ook goed gebruiken als secundair verband over bijvoorbeeld vochtige gazen.

24.12.2 Alginaten

Alginaat wordt verkregen uit bepaalde soorten zeewier. De belangrijkste bestanddelen zijn calcium en alginezuur. In een wond worden deze bestanddelen uitgewisseld met natrium en wondvocht. Hierdoor ontstaat een hydrogel. **Alginaten** zijn zeer bruikbaar voor het verbinden van wonden die wondvocht produceren (exsuderende wonden). Bacteriën en debris worden opgesloten in de hydrogel en verwijderd op het moment dat het verband verwisseld wordt. Hierdoor hebben alginaten een reinigend effect. Verder kleven alginaten niet aan de wond, zijn ze elastisch en bevorderen ze de bloedstolling.

24.12.3 Antibacteriële producten

Voor vieze wonden waar bacteriën in voorkomen zijn antibacteriële, ofwel antiseptische, producten beschikbaar. Voorbeelden van antiseptische middelen zijn chloorhexidine, jodium, zilver en honing. Deze middelen kunnen in de vorm van zalfgazen, zalf, crème of gazen doordrenkt in oplossing op de wond worden aangebracht. De antiseptische middelen remmen de groei van bacteriën in de wond.

24.12.4 Actief absorberende verbanden

Actief absorberende verbanden worden ook wel hydroactieve verbanden genoemd. Ze zijn gemaakt van polyurethaangel en hydrocolloïd. Deze verbanden kunnen grote hoeveelheden vloeistof opnemen. Doordat ze vloeistoffen opnemen en eiwitten en groeifactoren niet, neemt de concentratie van eiwitten en groeifactoren in de wond toe. Groeifactoren stimuleren de vorming van nieuwe bloedvaatjes en activeren de celmigratie. Andere eigenschappen van actieve absorberende verbanden zijn vergelijkbaar met de eigenschappen van hydrocolloïden: ze creëren een vochtig wondmilieu, reinigen de wond en zwellen op.

24.12.5 Gazen en kompressen

Gazen en kompressen zijn in verschillende soorten en maten verkrijgbaar:

- Steriele gaaskompressen zijn steriel verpakt en moeten donker en droog bewaard worden. Op de verpakking staat een houdbaarheidsdatum. Steriele gazen nemen vocht op.
- Zalfkompressen zijn grove gazen waarin een zalf is verwerkt (vaseline). De zalf houdt de wond vochtig en soepel. Het gaas zelf neemt geen vocht op, dus een zalfgaas moet je altijd in combinatie met een kompres of snelverband gebruiken.
- Metalinegazen zijn sterk vochtopnemende gazen met een aluminium laagje. Het aluminium zorgt ervoor dat het gaas niet aan de wond plakt. Metalinegazen zijn daardoor erg geschikt voor brand- en schaafwonden. Metalinegazen zijn steriel verpakt en hebben een houdbaarheidsdatum.

24.12.6 Geurneutraliserende verbanden

Geurneutraliserende verbanden gebruik je voor wonden met een sterke geur. Het verband bestaat uit een combinatie van gaas en absorberend verband, doordrenkt met koolstof. De koolstof neutraliseert de geur van de wond. Het verband neemt daarnaast vocht op.

24.12.7 Hydrocolloïden

Hydrocolloïden worden gemaakt van absorberende deeltjes. Het verband zwelt op naarmate het meer vocht opneemt en creëert een vochtige omgeving voor de wond. Dit is bevorderlijk voor de vorming van granulatieweefsel en nieuw epitheel. Hydrocolloïden hebben daarnaast de volgende eigenschappen:

- De wond wordt afgesloten voor zuurstof, waardoor de vorming van nieuwe bloedvaatjes wordt bevorderd.

Algemene wondverzorging en zwachtelen

- De gel neemt bacteriën op.
- Eventuele pijn wordt verminderd.
- Het is niet nodig het verband vaak te wisselen, dus nieuw gevormd epitheel en granulatieweefsel worden beschermd.
- Het verband kleeft niet aan de wond.

Het gebruik van hydrocolloïden wordt afgeraden voor geïnfecteerde wonden, omdat het niet goed is een geïnfecteerde wond af te sluiten.

24.12.8 Hydrogels

Hydrogels bezitten de volgende eigenschappen:

- Ze creëren een vochtig milieu. Afhankelijk van de hoeveelheid vocht die de wond produceert, wordt er vocht aan de wond afgestaan of wordt er vocht opgenomen.
- Ze beschermen granulatieweefsel tegen uitdroging.
- Ze lossen fibrinebeslag in gele wonden op.
- Ze verweken necrotisch weefsel in zwarte wonden, waardoor het door het lichaam kan worden opgeruimd.
- Ze verminderen eventuele pijn.
- Ze gaan verweking van de gezonde wondranden tegen.

Hydrogel moet op de plaats gehouden worden door een secundair verband. Daarnaast worden hydrogels niet gebruikt voor wonden die geïnfecteerd zijn met anaerobe bacteriën (de hydrogel vormt voor deze groep van bacteriën een goede voedingsbodem).

24.12.9 Transparante wondfolies

Transparante wondfolies pas je toe op matig exsuderende wonden en intacte huid die onderhevig is aan wrijving en schuifkrachten. Een speciaal soort transparante wondfolie is de (transparante) infuuspleister. Deze pleister heeft de volgende eigenschappen:

- Waterdamp en gassen kunnen de wond uit, maar bacteriën en vloeistoffen kunnen de wond niet in.
- Er wordt geen wondvocht geabsorbeerd.
- Wondinspectie is altijd mogelijk.
- De folie is soepel, rekbaar en goed te verdragen door een gevoelige huid.
- De folie plakt goed aan de wondranden, maar niet aan de wond.
- Verwijderen is makkelijk en pijnloos.
- Baden en douchen is mogelijk.

Het is belangrijk dat de randen van de folie niet loslaten of opkrullen, want dat kan leiden tot rimpels en doorligwonden. Het aanbrengen van transparante wondfolies vereist oefening.

24.12.10 Fixatiemateriaal

Pleisters kun je onderverdelen in steriele pleisters (eilandpleisters) en niet-steriele pleisters (wondpleisters). Eilandpleisters zijn per stuk verpakt. Beide soorten pleisters hebben een kleeflaag en een wondkussentje dat niet aan de wond verkleeft.

Om verbanden, gazen of kompressen vast te zetten gebruik je fixatiemateriaal. We geven hier verschillende voorbeelden van fixatiemateriaal.

- Hechtpleisters zijn beschikbaar in verschillende materialen (linnen, zijde, kunststoffolie, papier) en maten. De bekendste merknaam is Leukoplast. Hechtpleisters

24 Algemene wondverzorging en zwachtelen

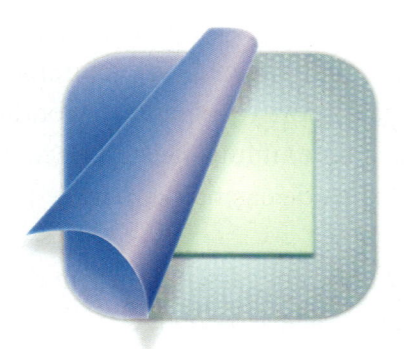

Afbeelding 24.15   Eilandpleister.

zijn geschikt voor fixatie van verband op verband. Ze hebben een goede kleefkracht. Er is echter wel kans op contactallergie.
- Volvlakpleisters bestaan uit katoen of non-woven materiaal met een kleeflaag. Ze zijn een beetje elastisch, waardoor ze de vorm en bewegingen van het lichaam volgen.
- Fixerende zwachtels kunnen elastisch of zelfklevend zijn. Elastische zwachtels blijven goed zitten en er kan enige druk mee worden uitgeoefend. Je kunt zelfklevende zwachtels gebruiken om te voorkomen dat een zwachtel verschuift. Zelfklevende zwachtels kleven aan de huid of aan zichzelf.
- Buisverbanden zijn elastische, buisvormige verbanden met een netachtige structuur. Buisverbanden zijn eenvoudig en snel aan te leggen. Je gebruikt ze vooral op locaties waar een verband moeilijk aan te leggen is of snel los gaat zitten (het gelaat, gewrichten). Allergieën voor buisverbanden komen nauwelijks voor.

24.13 Kiezen van verbandmateriaal

De keuze voor het juiste verbandmateriaal hangt af van de wond, maar ook van een aantal andere aspecten. Zo moet het materiaal prettig zijn om mee te werken voor de zorgverlener. De zorgvrager moet zo min mogelijk last ervaren bij het verwisselen en moet tijdens het dragen zo min mogelijk worden belemmerd bij de ADL.

Het gekozen materiaal moet eenvoudig zijn in het gebruik. Het gebruik mag niet tijdrovend zijn en de verzorging ervan moet makkelijk over te dragen zijn aan collega's en de zorgvrager zelf.

Het materiaal moet de juiste afmetingen hebben voor de wond. Diepe wonden moeten bijvoorbeeld volledig opgevuld worden. Eventuele vormveranderingen van de wond moeten ook opgevangen kunnen worden.

Per instelling kan het verschillen welke materialen gebruikt worden en er bestaan instellingsspecifieke richtlijnen voor het gebruik. Tot slot moet je de kosten van het materiaal afwegen tegen de voordelen ervan.

24.14 Zwachtelen

Er zijn diverse technieken om verbandmateriaal aan te brengen bij de zorgvrager. We bespreken hier de volgende: zwachtelen, compressietherapie en polsteren.

24.14.1 Manieren van zwachtelen

Zwachtelen is het omwikkelen van een lichaamsdeel met verband om er druk op uit te oefenen, met als doel de doorbloeding te verbeteren. Zwachtelen wordt meestal toegepast bij oedeem of open wonden. Je kunt een zwachtel op verschillende manieren aanbrengen. De gebruikte techniek is afhankelijk van het doel en het te zwachtelen lichaamsdeel. We bespreken hier achttoeren, cirkeltoeren, recurrent zwachtelen en testudoverband.

Cirkeltoeren
Een circulair verband wordt vaak alleen gebruikt als je begint met het aanleggen van een verband en als laatste twee windingen. Als je start met het aanleggen van een verband dan leg je de eerste twee windingen circulair aan om het verband te fixeren. Zorg hierbij dat de windingen precies over elkaar heen liggen. De laatste twee windingen van een verband maak je ook vaak circulair; je zet vervolgens de laatste winding bijvoorbeeld met een Leukoplast vast op de vorige winding.

Achttoeren
Achttoeren gebruik je voornamelijk om rond de enkel, knie of elleboog te zwachtelen. Deze techniek wordt ook wel een kruisverband genoemd. Breng de windingen schuin aan, om en om boven en onder het gewricht. Hierdoor ontstaat de vorm van een acht. Werk van binnen naar buiten: begin dicht bij het gewricht en werk hier steeds verder vanaf. Zorg dat een winding steeds twee derde deel van de vorige winding overlapt.

Spiraaltoeren
Spiraaltoeren leg je aan rond een arm of been. Breng de zwachtel in een schuine lijn aan en werk van laag naar hoog. Zorg dat elke winding de vorige voor ongeveer twee derde overlapt.

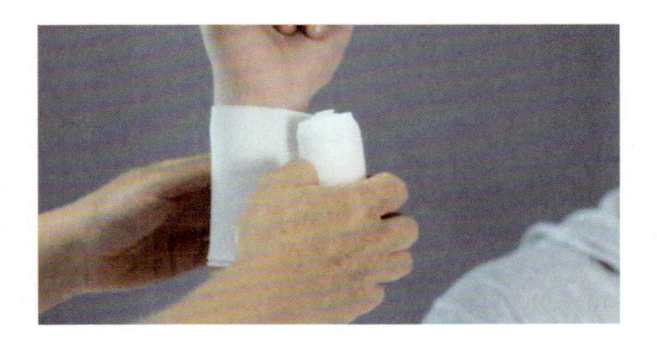

Afbeelding 24.16   Cirkeltoerenverband om de pols.

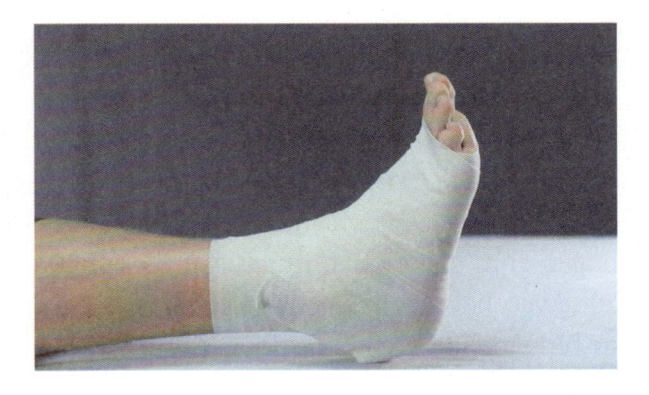

Afbeelding 24.17   Achttoerenverband rond de enkel.

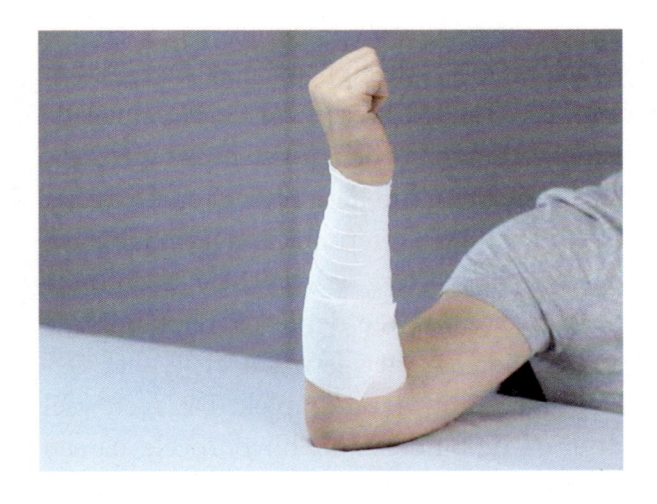

Afbeelding 24.18   Spiraaltoerenverband om de pols.

Recurrent
Recurrent (terugkerend) zwachtelen gebruik

je vooral voor stompe lichaamsdelen, bijvoorbeeld na een amputatie. Begin door de zwachtel met twee cirkeltoeren vast te zetten op enige afstand van de stomp. Sla de zwachtel vervolgens over de stomp en zet daarna weer een cirkeltoer vast. Ga vervolgens in een hoek van ongeveer 180 graden nogmaals over de stomp en herhaal dit totdat de stomp volledig bedekt is. Elke winding moet de vorige voor ongeveer twee derde overlappen.

Testudo

Een testudoverband (schildpadverband) gebruik je om een gewricht in gebogen stand te zwachtelen, meestal een elleboog of een kniegewricht. Het gewricht moet hierbij licht gebogen zijn; daardoor ontstaat aan de buitenzijde van het gewricht een grote boog en aan de binnenzijde een kleine boog. Begin met het vastzetten van de zwachtel met twee cirkeltoeren. Sla de zwachtel vervolgens steeds om het gewricht, op zo'n manier dat het verband aan de kant van de grote boog uitwaaiert en aan de kant van de kleine boog steeds terugkomt op dezelfde plek. Wind het verband aan de kant van de grote boog dus steeds afwisselend boven en onder om het gewricht en breng het in een schuine lijn terug naar het midden van de korte boog. Zorg daarbij dat elke winding de vorige voor twee derde overlapt. Aan de binnenzijde van het gewricht kruist het verband steeds op dezelfde plek. Dit geeft veel druk op de binnenzijde, bijvoorbeeld na een venapunctie bij een bloeddonatie.

24.14.2 Specifieke aandachtspunten

Let bij het zwachtelen op deze specifieke aandachtspunten:

- Het zwachtelen moet bij voorkeur in de ochtend gebeuren, het liefst voor het opstaan.
- Zorg dat je altijd recht voor de zorgvrager staat tijdens het zwachtelen.
- Zorg dat de zorgvrager begrijpt waarom hij gezwachteld wordt. Leg dit zo nodig uit.
- Let op de natuurlijke stand van het lichaamsdeel dat je gaat zwachtelen.
- Zorg dat je altijd 'in de rol kijkt'. Dit betekent dat je bij het afrollen van het verband de rol aan de bovenkant van het lichaamsdeel houdt en dus in de rol kan kijken. Dit maakt het afrollen eenvoudiger en geeft je meer controle, waardoor je de druk goed kunt verdelen.
- Mocht een verband op de grond vallen, neem dan een nieuw, schoon verband.
- Inspecteer het te zwachtelen lichaamsdeel regelmatig op pijn, huidirritatie, wondjes, verkleuring en verplaatst oedeem.
- Breng de zwachtel stevig aan en zorg ervoor dat de druk gelijkmatig verdeeld is.
- Zorg dat je de zwachtel glad en zonder kreukels aanbrengt: dit voorkomt drukplekken.
- Begin en eindig een zwachtel nooit vlak bij een wond.
- Na het aanbrengen van de zwachtel mogen geen vensters (openingen) in het verband zichtbaar zijn.
- Verkeerd zwachtelen of polsteren (opvullen met watten) vertraagt het genezingsproces. Besteed hier dus voldoende aandacht aan.

24.14.3 Soorten zwachtels

Er bestaan verschillende typen zwachtels:

Algemene wondverzorging en zwachtelen 24

- Hydrofiele windsels (elastisch of niet-elastisch): de elastische zwachtels worden vaak gebruikt als secundair verband om gazen vast te zetten bij een wond op bijvoorbeeld de hand of arm. Als het ook nodig is om druk uit te oefenen op de wond of het omliggende weefsel dan wordt gebruikgemaakt van de niet-elastisch variant. Deze verbanden kom je tegen in iedere verbandtrommel. Deze zwachtels zijn er in verschillende breedtes, van 4 cm breed tot 10 cm breed. Ze kunnen gebruikt worden voor alle eerder beschreven zwachteltechnieken.
- Cambric zwachtels: deze zwachtels worden gebruikt als fixatie- en steunverband en kunnen gebruikt worden als een wonddrukverband bij een slagaderlijke bloeding. De Cambric zwachtel moet altijd gebruikt worden in combinatie met synthetische watten om de druk goed over een groter gebied te verdelen. Als de Cambric zwachtel wordt gebruikt bij een wond moet de wond altijd eerst afgedekt worden met een primair verband, bijvoorbeeld een snelverband of een steriel gaasje. Deze zwachtel kan gebruikt worden voor alle eerder beschreven zwachteltechnieken.
- Elastische zwachtels:
  - Korte rekverbanden: deze zwachtels hebben een lage rustdruk (de druk onder het verband in rust) en een hoge werkdruk (de druk neemt toe bij bewegen door aanspanning van de spieren). Deze zwachtels worden daarom gebruikt bij mensen die mobiel zijn en kunnen in principe een week blijven zitten. Regelmatige controle is wel gewenst. Vaker vervangen kan nodig zijn. Dit is afhankelijk van het oedeem, eventuele wonden en verschuivingen van het verband.
  - Lange rekverbanden: deze zwachtels hebben meer elasticiteit, waardoor de werkdruk lager is en de rustdruk juist hoger dan bij korte rekverbanden. Lange rekverbanden worden vooral gebruikt bij mensen die niet of weinig mobiel zijn. Omdat deze zwachtels ook in rust druk geven, moet je ze altijd verwijderen voor de nacht.
- Niet-elastische zwachtels: dit zijn zwachtels met weinig rek, bijvoorbeeld van katoen, zinklijm of gips. Deze zwachtels passen goed om de vorm van het lichaamsdeel en zakken daardoor minder snel af. Je gebruikt ze bijvoorbeeld als constante druk nodig is.
- Zelfklevende zwachtels: bij deze zwachtels plakt een uiteinde op de zwachtel zelf en niet op de huid. Hierdoor zakt de zwachtel minder snel af.

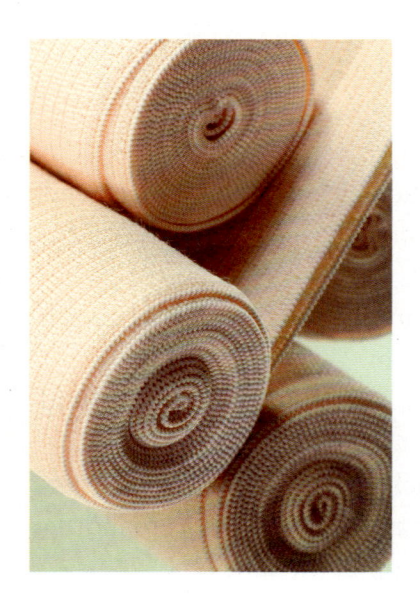

Afbeelding 24.19 Elastische zwachtels.
Foto: Areeya_Ann. Shutterstock (Pearson Asset Library).

- Meerlaagszwachtels: deze hoef je minder vaak opnieuw aan te leggen (meerlaagszwachtels bestaan uit twee tot vier lagen, bijvoorbeeld een wondbedekker, een onderlaag en een of twee zwachtels, waardoor ze ongeveer een week kunnen blijven zitten).

De keuze voor een zwachtel hangt onder andere af van het loopvermogen, de zelfredzaamheid en de conditie van de huid van de zorgvrager. Daarnaast spelen kosten en gebruiksgemak een rol.

24.14.4 Overig materiaal

Naast een verband heb je voor het zwachtelen de volgende materialen nodig:

- een beensteun (dit kan bijvoorbeeld een krukje zijn);
- een pleister;
- een schaar;
- een afvalbak;
- een kruk of stoel voor de zorgverlener;
- eventueel: een tricot buisverband, polsterwatten, een nylonkous/panty.

24.14.5 Mogelijke complicaties

Tijdens het zwachtelen kunnen de volgende complicaties optreden:

- Afzakking van de zwachtel: leg de zwachtel opnieuw aan.
- Huidirritatie: smeer een dun laagje huidverzorgende crème op de huid.
- Na het zwachtelen zijn er nog 'vensters' (openingen) zichtbaar in het verband: leg de zwachtels opnieuw aan.
- Pijn na het zwachtelen: laat de zorgvrager een tijdje bewegen. Als de pijn na 15 minuten niet weg is, moet je de zwachtels opnieuw aanleggen. Als de zorgvrager na de tweede keer zwachtelen opnieuw pijn krijgt, moet je de arts waarschuwen.
- Blauwe tenen/vingers na het zwachtelen: laat de zorgvrager oefeningen doen, zoals een rondje lopen, de tenen in de richting van de neus bewegen of de vingers bewegen. Als de blauwe kleur na 15 minuten niet weg is, moet je de zwachtels opnieuw aanleggen. Als de tenen dan opnieuw verkleuren, moet je de arts waarschuwen.
- Witte tenen/vingers na het zwachtelen: dit kan een teken zijn van verminderde slagaderlijke bloedtoevoer (arteriële insufficiëntie). Verwijder direct de zwachtels en waarschuw een arts.

24.15 Compressietherapie

Compressietherapie is het uitoefenen van druk op de weefsels – het gaat hierbij overigens niet om wondbehandeling maar is vanwege de techniek wel onder dit hoofdstuk geschaard. Door de druk wordt opgehoopt vocht (oedeem) in de armen of benen afgevoerd richting de aders en lymfevaten. De hoeveelheid opgehoopt vocht neemt dan snel af. Je past compressietherapie dus toe om oedeem tegen te gaan. Oedeem kan bijvoorbeeld ontstaan als gevolg van veneuze insufficiëntie, hartproblemen of een lymfeklierverwijdering bij borstkanker.

Compressietherapie vermindert niet alleen de hoeveelheid vocht in de weefsels, maar verbetert ook de bloedcirculatie. De bloedcirculatie kan verminderd zijn door een stoornis in de afvoer door de aders (zoals bij trombose, im-

Algemene wondverzorging en zwachtelen

mobiliteit of het slecht functioneren van de kleppen in de aders). Er kan ook sprake zijn van een stoornis in de aanvoer van bloed (bijvoorbeeld door diabetes, roken of een hoge bloeddruk). Bij compressietherapie is er constante druk van buitenaf, waardoor de slagaderlijke toevoer en de aderlijke afvoer van bloed verbeteren. Als er compressietherapie wordt toegepast op het onderbeen, wordt ook de kuitspierpomp ondersteund. Deze spier pompt bloed vanuit de benen richting het hart. Vanwege deze werking wordt compressietherapie vaak bij de behandeling van wonden toegepast, ook als er geen oedeem is. Een verbeterde doorbloeding versnelt namelijk de genezing van wonden. Vooral bij een open beenwond (*ulcus cruris*) is compressietherapie zeer effectief.

Compressietherapie bestaat uit een aantal verschillende technieken waarmee druk wordt uitgeoefend op de weefsels. Deze technieken zijn:

- zwachtelen;
- het dragen van een therapeutische elastische kous (TEK);
- niet-elastisch verband (zoals gipsverband, zinklijmverband of klittenbandverband);
- pressotherapie (hierbij wordt druk uitgeoefend met behulp van een apparaat dat met lucht is gevuld);
- manuele lymfedrainage (hierbij voert een therapeut specifieke handgrepen uit om vocht af te voeren).

Ambulante compressietherapie is drukbehandeling bij mobiele zorgvragers. Bij deze groep worden voornamelijk zwachtels en therapeutische elastische kousen gebruikt. Bij niet-ambulante compressietherapie gaat het om zorgvragers die immobiel zijn. Deze zorgvragers hebben een verminderd loopvermogen en daardoor een slechtere spierpompfunctie in de benen, waardoor het bloed minder makkelijk vanuit de benen richting het hart gepompt wordt. Bij deze zorgvragers kan manuele lymfedrainage of pressotherapie worden toegepast.

24.15.1 Indicaties compressietherapie

- Je zet compressietherapie in om de bloed- en lymfestroom te verbeteren. Indicaties voor deze therapie zijn:
  - Oedeem (vochtophoping), bijvoorbeeld als gevolg van:
    - veneuze insufficiëntie;
    - onvoldoende werking lymfevaten;
    - interne oorzaken zoals hart- of nierproblemen;
    - lymfeklierverwijdering bij borstkanker.
- Een slecht genezende open wond aan het onderbeen (*ulcus cruris*).
- Diepe veneuze trombose.
- Ter preventie van posttrombotisch syndroom (een aandoening die kan ontstaan na het doormaken van een diepe veneuze trombose).
- Oppervlakkige veneuze trombose (*tromboflebitis*).
- Wondroos (*erysipelas*).
- Spataderen (*varices*).

24.15.2 Contra-indicaties compressietherapie

In sommige gevallen mag je geen compressietherapie toepassen. Contra-indicaties voor compressietherapie zijn:

24 Algemene wondverzorging en zwachtelen

- Een vernauwing in de slagaders van het been (arteriële insufficiëntie). Een arts kan dit uitsluiten door de bloeddruk in de bovenarmen en enkels te meten en de enkel-armindex te bepalen. Normaal is de slagaderlijke bloeddruk hier vrijwel gelijk, maar bij een vernauwing in een beenslagader is de bloeddruk in de enkels lager.
- Totale afsluiting van het diepe veneuze systeem (de aderlijke afvoer).
- Ernstige huidafwijkingen.
- Een allergie voor een van de bestanddelen van de zwachtels.
- Reuma, als het aanbrengen van het materiaal daardoor te veel pijn geeft.

24.15.3 Stappenplan compressiezwachtelen

Stappenplan voor compressiezwachtelen

Voor het compressiezwachtelen moet je de volgende materialen klaarzetten:

- twee zwachtels van 8-10 cm breed (strak opgerold);
- een pleister;
- een schaar;
- een steun;
- pretape;
- een tricot buisverband (voor het polsteren);
- een nylonkous/panty (voor het polsteren);
- polsterwatten;
- een prullenbak.

1. Maak je handen goed schoon. Bij zichtbaar vuil met zeep en water, anders met handalcohol.
2. Zet alle materialen klaar, zodat je er makkelijk bij kunt.
3. Leg 4 repen pleister van ongeveer 10 cm binnen handbereik.
4. Inspecteer de zwachtels: ga na of ze stevig en glad genoeg zijn en of ze strak zijn opgerold.
5. Neem plaats op een stoel op de juiste hoogte en laat de zorgvrager ook een zithouding aannemen.
6. Ontbloot het te zwachtelen been en laat het op een steun leunen.
7. Controleer de huid. Let hierbij op wondjes, pijn, eczeem, oedeem, de kleur en hygiëne. Controleer het been en de enkel op verhoogde structuren en holtes; deze zie je vaak bij het enkelgewricht of het scheenbeen. Als er verhoogde structuren zijn dan moet je polsteren.
8. Breng zo nodig het tricot buisverband en de polsterwatten op de juiste plaatsen aan. Meet hiervoor eerst het buisverband af op 3 keer de onderbeenlengte. Breng het aan als een kous tot onder de knie. Het overtollige materiaal hangt over de tenen af. Bepaal waar de polsterwatten moeten worden aangebracht en breng ze aan. Eventueel kun je de pretape spiraalsgewijs aanbrengen om het polstermateriaal te fixeren.
9. Zorg dat de voet in een hoek van 90 graden met het been staat.
10. Pak de eerste zwachtel en leg die langs de tenen vanaf de grote teen in de richting van de kleine teen, boven op de voet.
11. Maak één of twee cirkeltoeren rondom de voorvoet. Zwachtel hierbij van binnen naar buiten en zorg dat je in de rol kijkt.
12. Ga verder met het zwachtelen van de hiel en hak:

Algemene wondverzorging en zwachtelen 24

a Begin met een spiraaltoer midden over de hiel.
b Maak de volgende spiraaltoer voor twee derde over de hiel en voor een derde over de hak.
c Maak daarna een spiraaltoer voor een derde over de hiel en voor twee derde over de hak.

13 Maak rond de enkel een cirkeltoer.
14 Zwachtel verder rond het onderbeen, waarbij je de vorm van het been volgt en steeds dezelfde druk houdt.
15 Wanneer je bij de knie bent aangekomen, maak je vlak onder de knieschijf een cirkeltoer. Let op: de zwachtel mag niet te strak zitten, dus oefen hierbij geen druk uit.
16 Zwachtel vervolgens verder door het onderbeen richting de voet te volgen.
17 Gebruik twee pleisters om de zwachtel te fixeren. Let op: als je een cirkeltoer vastzet, moet die niet te strak zitten.
18 Pak de tweede zwachtel en leg die boven op de voet langs de tenen, vanaf de kleine teen in de richting van de grote teen. Let op: dit is dus tegengesteld aan de eerste zwachtel.
19 Herhaal stap 11 t/m 17, maar nu in tegengestelde richting.
20 Indien je een tricot buisverband hebt aangelegd: sla het verband terug over het been om afzakken te voorkomen.
21 Ga na of de tenen van de zorgvrager niet van kleur veranderen of pijn doen.
22 Help de zorgvrager bij het aantrekken van de schoenen.
23 Stimuleer de zorgvrager om voldoende te bewegen. Voldoende beweging ondersteunt de functie van de zwachtels.
24 Zorg dat lange-rek zwachtels voor de nacht weer verwijderd worden.
25 Ruim alles op.
26 Maak je handen goed schoon. Was of desinfecteer je handen.
27 Noteer de handeling en eventuele bijzonderheden.

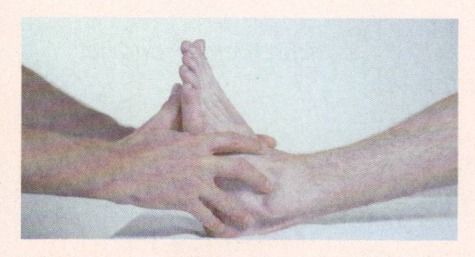

Afbeelding 24.20-1 Zorg dat de voet in een hoek van 90 graden ten opzichte van het been staat (stap 9).

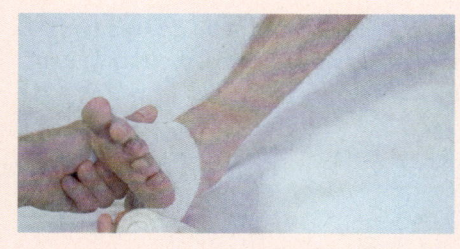

Afbeelding 24.20-2 Maak één of twee cirkeltoeren rondom de voorvoet. Zwachtel van binnen naar buiten en zorg dat je in de rol kijkt (stap 11).

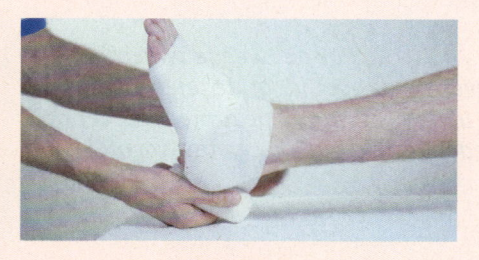

Afbeelding 24.20-3 Begin met een spiraaltoer midden over de hiel (stap 12a).

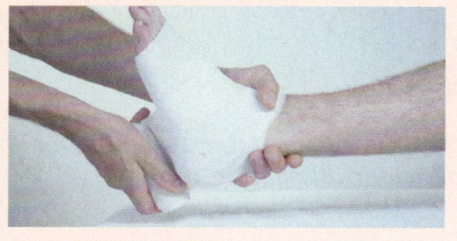

Afbeelding 24.20-4 Maak de volgende spiraaltoer voor twee derde over de hiel en voor een derde over de hak (stap 12b).

24 Algemene wondverzorging en zwachtelen

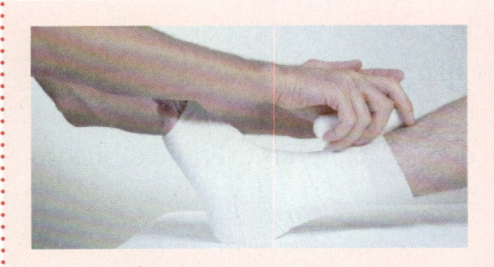

Afbeelding 24.20-5 Zwachtel verder rond het onderbeen (stap 14).

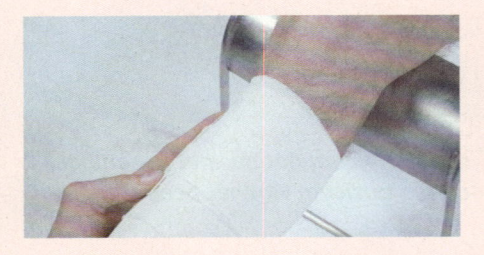

Afbeelding 24.20-6 Wanneer je bij de knie bent aangekomen, maak je vlak onder de knieschijf een cirkeltoer (stap 15).

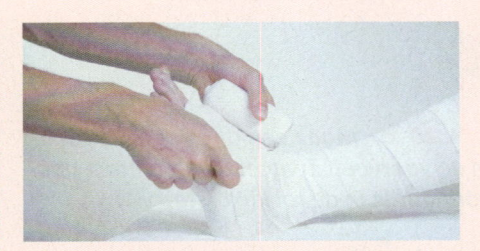

Afbeelding 24.20-7 Pak de tweede zwachtel en leg deze boven op de voet langs de tenen, vanaf de kleine teen in de richting van de grote teen. Let op: dit is dus tegengesteld aan de eerste zwachtel (stap 18).

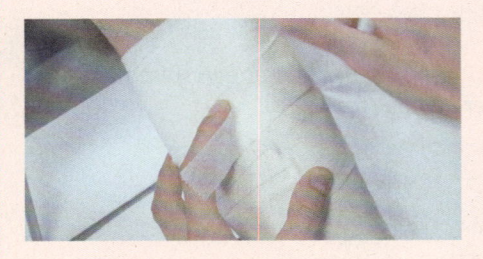

Afbeelding 24.20-8 Herhaal stap 11 t/m 17, maar nu in tegengestelde richting (stap 19).

24.16 Polsteren

Polsteren is het opvullen van holtes en het beschermen van uitstekende delen met watten om de druk gelijkmatig te verdelen. Na het polsteren breng je de zwachtels over de watten aan. Voor het polsteren heb je een tricot buisverband en polsterwatten nodig. Polsteren doe je als volgt:

- Meet eerst de juiste lengte voor het tricot buisverband af: dit is drie keer de lengte van het te zwachtelen lichaamsdeel (bijvoorbeeld het onderbeen).
- Doe het tricot buisverband vervolgens als een kous om het lichaamsdeel (bij het onderbeen tot onder de knie). Laat het overtollige verband naar beneden afhangen (over de tenen).
- Observeer het lichaamsdeel goed en kijk waar de holtes en uitstekende delen zich bevinden.
- Breng de polsterwatten aan op het tricot buisverband op de plaatsen waar dit nodig is. Bijvoorbeeld:
  - Enkel: maak een driehoekje van de watten en leg dit aan de zijkant van de enkel, zodat de enkelknobbel en achillespees beschermd zijn.
  - Scheenbeen: knip de watten in de lengte van het scheenbeen, vouw ze dubbel en leg de stroken aan weerszijden van het scheenbeen.
  - Wreef: om de bovenkant van de voet te beschermen knip je de watten in de lengte van de wreef en leg je deze boven op de voet.

Let op: pas het polsteren alleen waar nodig toe, niet standaard. Er zijn geen nadelen aan polsteren verbonden, mits je de techniek goed toepast.

SAMENVATTING

Er bestaan verschillende methoden om wonden te classificeren. Wonden kunnen ingedeeld worden volgens het WCS Classificatiemodel op basis van hun kleur. Dit model onderscheidt rode, gele en zwarte wonden. Daarnaast kunnen wonden worden geclassificeerd volgens het TIME-classificatiemodel: Tissue, Infection, Moisture en Edge.

Als een wond verontreinigd is of wanneer verbandmateriaal in de wond is achtergebleven, kun je de wond met kraanwater of andere spoelvloeistoffen spoelen. De eenvoudigste wijze van wondspoelen is onder de douche. Als het spoelen van een wond onder de douche niet mogelijk is, kun je gebruikmaken van een spuit. Er zijn stappenplannen voor zowel spoelen onder de douche als spoelen met een spuit.

Afhankelijk van de kleur, de wondranden, de hoeveelheid vocht en eventuele infectie in de wond kies je voor passend wondmateriaal. Er zijn verschillende soorten wondmateriaal. Voorbeelden zijn absorberend wondmateriaal, alginaten en hydrocolloïden.

Zwachtelen heeft als doel een primair verband op zijn plaats te houden, een lichaamsdeel te ondersteunen of plaatselijke druk uit te oefenen. Er zijn verschillende zwachteltechnieken, zoals cirkeltoeren en spiraaltoeren. Daarnaast zijn er verschillende soorten zwachtels: elastische zwachtels kun je onderverdelen in korte rekverbanden (met een lage rustdruk meestal gebruikt bij mobiele zorgvragers) en lange rekverbanden (hogere rustdruk en meer elasticiteit, wordt gebruikt bij mensen die minder mobiel zijn). Daarnaast zijn er niet-elastische zwachtels (wanneer constante druk nodig is), zelfklevende zwachtels en meerlaagszwachtels.

Compressietherapie pas je toe bij zorgvragers met vochtophoping en/of een verminderde doorbloeding in de onderbenen. Om de druk op het (onder)been gelijkmatig te verdelen kun je polsteren (holtes tussen het been en de zwachtel opvullen met watten); daardoor zal de druk van de zwachtel overal gelijk zijn. Er is een stappenplan voor compressiezwachtelen.

BEGRIPPEN

Alginaten
Compressietherapie
Epithelialisatie
Exsudaat
Granulatieweefsel
Hydrocolloïden
Polsteren
Reactiefase
Regeneratiefase
Rijpingsfase

25
SPECIFIEKE WONDVERZORGING

Specifieke wondverzorging   25

LEERDOELEN

- Je kunt uitleggen wat het verschil is tussen hechtingen en agraves.
- Je kent de verschillende stappen van het verzorgen en verwijderen van hechtingen en agraves en kunt de aandachtspunten hierbij benoemen.
- Je kunt benoemen wat de aandachtspunten en mogelijke complicaties zijn bij het verzorgen en verwijderen van een wondtampon en een neustampon.
- Je kent de verschillende soorten drains.
- Je kunt de (contra-)indicaties benoemen voor het plaatsen van een drain.
- Je kunt de aandachtspunten en mogelijke complicaties benoemen bij de zorg voor een zorgvrager met een drain.
- Je kent de verschillende stappen van het verzorgen en verwijderen van een drain.
- Je kunt benoemen wat de (contra)indicaties zijn voor het toepassen van vacuümtherapie of negatieve-druktherapie, de aandachtspunten en mogelijke complicaties hierbij.
- Je kent de verschillende stappen van het verzorgen en verwijderen van een VAC-wondverband.

In dit hoofdstuk komt de specifieke wondverzorging aan bod. Het gaat daarbij om de verzorging en het verwijderen van hechtingen, agraves, wondtampons en drains. We sluiten dit hoofdstuk af met speciale aandacht voor de toepassing van vacuümtherapie/negatieve-druktherapie.

25.1 Hechtingen

Soms is het nodig om een wond te hechten, omdat anders het risico bestaat dat de wond niet goed geneest. Dit is bijvoorbeeld het geval bij grote of diepe snijwonden waarbij de wondranden ver uit elkaar liggen. Ook kan er om cosmetische redenen voor worden gekozen om een wond te hechten: een wond die wordt gehecht, geneest vaak mooier. Belangrijk is dat een wond binnen zes uur na het ontstaan wordt gehecht. Bij langer wachten bestaat het risico dat er te veel bacteriën in de wond zijn gekomen, waardoor een infectie kan ontstaan.

De meeste hechtingen kunnen zeven tot tien dagen na het plaatsen worden verwijderd. In sommige gevallen kan het eerder, zoals bij hechtingen in het gezicht. Bij hechtingen op minder goed doorbloede plaatsen, zoals de heup of het onderbeen, moeten ze soms langer blijven zitten. De arts geeft de definitieve opdracht voor het verwijderen van de hechtingen.

25.1.1 Soorten hechtingen

Als een wond gehecht moet worden, kun je kiezen uit een groot aantal methoden en materialen. Zo kun je de wond hechten op de klassieke manier met hechtdraad en een naald. De hechtdraad kan van zijde, katoen, nylon of polyestervezels zijn gemaakt. Ook de dikte van de hechtdraad kan variëren. Degene die moet hechten bepaalt aan de hand van de locatie van de wond, het type weefsel en zijn eigen voorkeur hoe dik de hechtdraad moet zijn. Daarnaast bestaan er verschillende manieren waarop een wond gehecht kan worden. Het is belangrijk dat je de verschillende

25 Specifieke wondverzorging

manieren kent. Dit voorkomt dat er hechtdraad achterblijft bij het verwijderen.
Hechtingen die het meest worden gebruikt zijn:

- **Enkelvoudig geknoopte hechtingen**: De wond wordt gehecht met meerdere hechtingen. Elke hechting gaat door alle huidlagen heen en wordt individueel geknoopt.
- **Individueel geknoopte verticale matrashechtingen**: Deze hechtingen worden ook wel Donati-hechtingen genoemd. Bij deze techniek wordt eerst, net als bij de enkelvoudig geknoopte hechtingen, met de naald in de huid gestoken. Dit is alleen wat verder van de wond af. De naald komt er aan de andere kant van de wond weer uit. Daarna wordt hij teruggestoken, iets dichter bij de wond, en komt hij er weer aan de tegenovergestelde kant uit. Daar wordt de knoop gemaakt.
- **Doorlopende intracutane hechting**: De wond wordt hier in de lengterichting gehecht. Er wordt één insteekopening boven de wond gemaakt, waar een knoopje in wordt gelegd. Daarna wordt de huid met een soort zigzagtechniek onderhuids dichter bij elkaar gebracht. Aan het einde komt de hechtdraad weer aan de oppervlakte en wordt een tweede knoopje gemaakt.
- **Doorlopende intracutane matrashechting**: Dit is een matrashechting die onder de huid doorloopt.

25.1.2 Hechtmaterialen

Er worden verschillende materialen gebruikt om wonden te hechten. We bespreken hier natuurlijke hechtdraden (tegenwoordig vrijwel niet meer gebruikt), kunststof hechtdraden en agraves.

Kunststof draad

Kunststof hechtdraden zijn niet gemaakt van natuurlijke stoffen (zoals linnen, zijde, schapendarm of runderdarm), maar van:

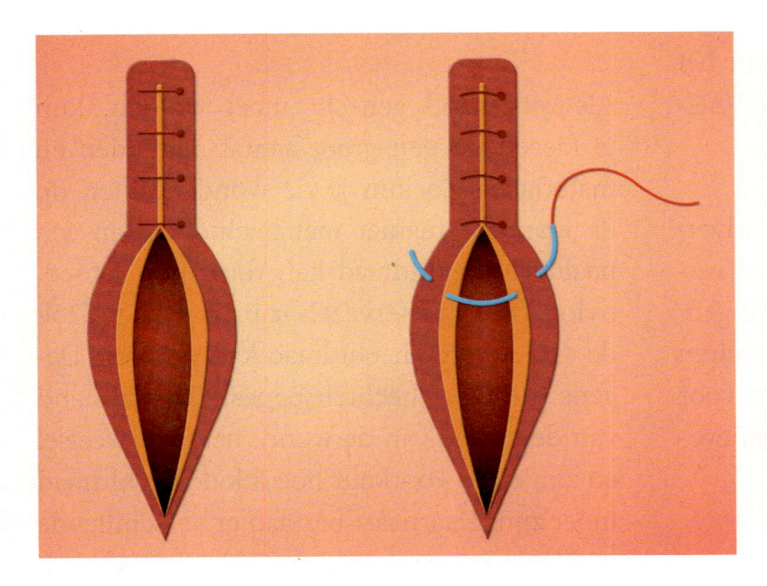

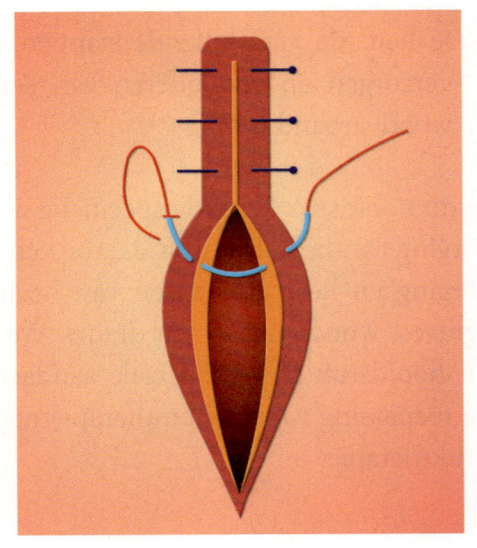

Afbeelding 25.1 Enkelvoudige hechting (links) en individueel geknoopte verticale matrashechting (rechts).

Specifieke wondverzorging 25

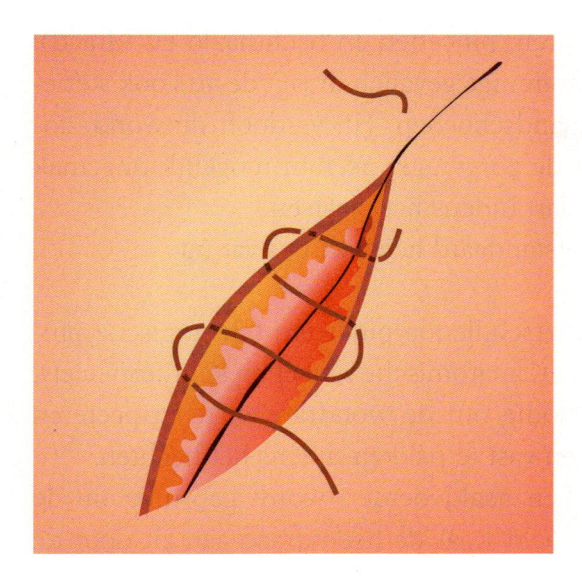

Afbeelding 25.2 Doorlopende intracutane hechting.

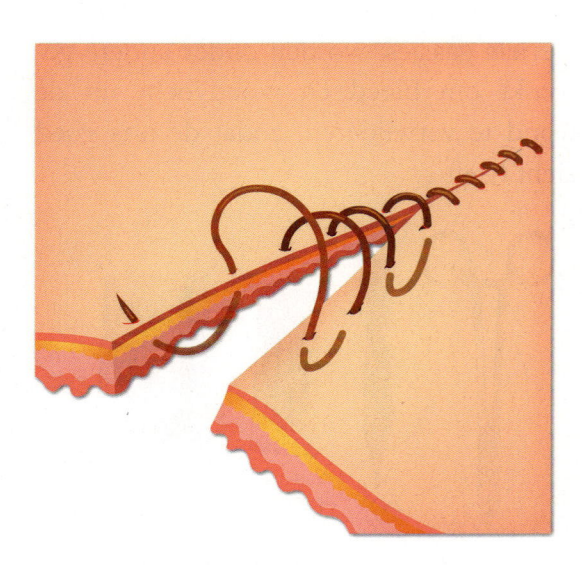

Afbeelding 25.3 Doorlopende intracutane matrashechting.

- polyesters (Tergal);
- polygalactine;
- polyglycolzuur;
- nylon.

Deze typen verschillen onderling weer qua eigenschappen en voor- en nadelen. Zo zijn hechtingen van polyglycolzuur en polygalactine oplosbaar, en hebben de meeste hechtingen van kunststof draad felle kleuren. Dit heeft als voordeel dat ze makkelijk te zien en dus te verwijderen zijn.

Agraves

Naast hechten met naald en draad, kan een wond ook worden dichtgemaakt met zogenaamde **agraves**, ook wel staples of wondhaakjes genoemd. Agraves zijn een soort nietjes van roestvrij staal. Hiermee kan een wond worden dichtgeniet. Er bestaan twee typen agraves:

- agraves volgens Michel;
- agraves volgens Wachtenfeld.

Beide typen moet je op een andere manier verwijderen met een speciale tang.
Agraves geven vaak cosmetisch een wat minder mooi resultaat dan gewone hechtingen, maar het plaatsen ervan gaat wel erg snel. Daarom worden ze vaak gebruikt bij grotere wonden op minder opvallende plaatsen, bijvoorbeeld op de buik na een grote buikoperatie of na sommige orthopedische ingrepen, zoals na het plaatsen van een nieuwe heup. Ook wonden op de behaarde hoofdhuid kunnen worden gesloten met agraves.

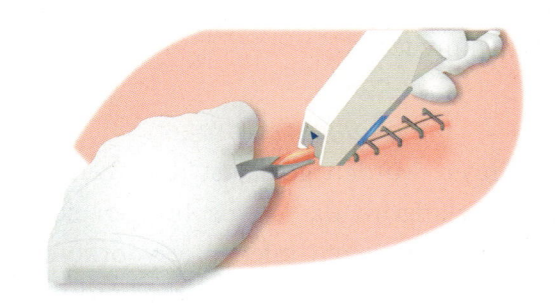

Afbeelding 25.4 Agraves.

409

25 Specifieke wondverzorging

Zelfoplossende materialen

Zelfoplossende hechtingen worden na verloop van tijd opgenomen door het omliggende levende weefsel. Sommige kunststof hechtdraden zijn oplosbaar. Ook sommige natuurlijke hechtdraden zijn oplosbaar. Deze zijn dan gemaakt van weefseldraden uit gezonde dieren. Zelfoplossende hechtdraden zijn verkrijgbaar in verschillende sterkten en dikten. Vroeger werd de oplosbare catgut-hechting veel gebruikt. Dit hechtmateriaal wordt gemaakt uit dunnedarmweefsel van schapen. Tegenwoordig wordt vaker gekozen voor hechtdraad van kunststof, omdat dit leidt tot minder nadelige immuunreacties van het lichaam.

25.1.3 Contra-indicaties

Contra-indicaties voor het hechten van een wond zijn:

- De wond is langer dan zes uur geleden ontstaan.
- Het betreft een brandwond of schaafwond.
- Het is een erg bevuilde wond (bijvoorbeeld een bijtwond of wond door een vleesmes) of de wond is ontstaan door een vuil object.
- Het vermoeden bestaat dat er een lichaamsvreemd object in de wond zit.
- De zorgvrager heeft een infectie.
- De wond is een beschadiging van het slijmvlies of zit in de overgang van de huid naar het slijmvlies.

25.1.4 Plaatsen van hechtingen

Hechtingen worden geplaatst door een arts. Het is belangrijk dat de hechtingen steriel worden geplaatst om infectie te voorkomen. De arts desinfecteert de wond dus en hij gebruikt steriele materialen (naaldvoerders, scharen, pincetten en hechtnaald en -draad). In sommige gevallen draagt de arts ook sterile handschoenen. Hij verdooft de wond, zodat de zorgvrager zo min mogelijk ongemak ervaart tijdens het plaatsen.

Een standaard hechtset bestaat uit:

- Verschillende pincetten (chirurgische pincet, anatomische pincet en splinterpincet): nodig om de wondranden te inspecteren en vast te pakken tijdens het hechten.
- Een naaldvoerder: wordt gebruikt om de naald waar de hechtdraad aan zit door de huid te prikken.
- Een chirurgische schaar: nodig om de hechtingen en eventueel weefsel af te knippen.
- Steriele gaasjes: worden onder andere gebruikt om bloed en wondvocht uit de wond te verwijderen, zodat de arts goed zicht heeft.

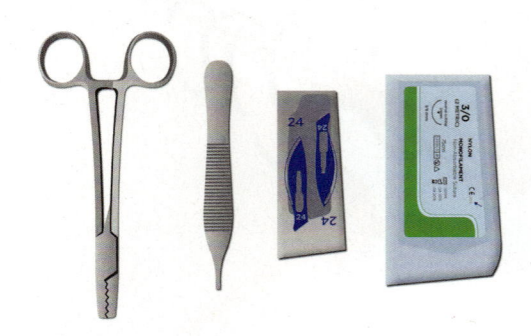

Afbeelding 25.5 *Van links naar rechts: naaldvoerder, chirurgisch pincet, chirurgisch mes, monofilament hechtdraad.*

Mogelijke complicaties bij het plaatsen van hechtingen zijn:

- nabloeding;
- uitscheuren van de hechtingen na een aantal dagen (de spanning op de hechtingen is dan te groot);

Specifieke wondverzorging 25

- wondinfectie;
- slechte wondgenezing.

25.1.5 Verzorgen van een wond met hechtingen

Voor niet-oplosbare hechtingen geldt het volgende:

- Pleisters en/of verbanden op de wond moeten de eerste 24 uur blijven zitten. Wonden die lekken mag je na 24 uur opnieuw verbinden.
- De wond mag de eerste 24 uur niet nat worden. Daarna mag de zorgvrager douchen. De wond moet voorzichtig worden drooggedept. Baden of zwemmen mag niet zolang de hechtingen in de wond zitten.
- De wond, de huid rondom de wond en het verband moeten zo schoon mogelijk blijven.
- De eerste dagen na het plaatsen van de hechting moet het aangedane lichaamsdeel rust hebben. Het beste is om benen met hechtingen omhoog te leggen, bijvoorbeeld op een voetenbankje of een stoel. Armen kunnen in een mitella worden gedaan.
- Bij een wond op de behaarde hoofdhuid mag het haar na 24 uur voorzichtig worden gewassen met lauwwarm water zonder shampoo. Het haar mag niet worden geföhnd.

Pas na 24 uur mag je het verband om de wond verwijderen. Als je de wond ziet, let dan op tekenen van infectie. Een geïnfecteerde wond is rood, pijnlijk, warm en eventueel gezwollen. Uit de wond kan pus komen. Als de zorgvrager koorts heeft en/of zich ziek voelt, is het ook mogelijk dat de wond geïnfecteerd is. Neem contact op met de arts als de wond openspringt of als de hechtingen loslaten.

25.1.6 Stappenplan verzorgen wond met hechtingen

Stappenplan voor het verzorgen van een wond met hechtingen

Voor het verzorgen van een wond met hechtingen moet je de volgende materialen klaarzetten:

- lauwwarm water of fysiologisch zout (0,9% NaCl);
- steriele gazen;
- pincet;
- twee paar niet-steriele handschoenen;
- desinfectiemiddel;
- een verbandschaar;
- eventueel nieuw verbandmateriaal (voor lekkende wonden).

1. Maak je handen goed schoon. Bij zichtbaar vuil met zeep en water, anders met handalcohol.
2. Zet alle materialen klaar, zodat je er makkelijk bij kunt.
3. Positioneer de zorgvrager in een comfortabele houding.
4. Trek niet-steriele handschoenen aan.
5. Knip met een verbandschaar het eventuele verband los.
6. Gooi de handschoenen en het oude verband weg.
7. Trek nieuwe niet-steriele handschoenen aan.
8. Controleer de wond op ontstekingsverschijnselen.
9. Controleer of er nog veel wondvocht uit de wond komt. Zo ja:

25 Specifieke wondverzorging

– Desinfecteer de wond en het gebied eromheen. Doe dit door de steriele gazen nat te maken met desinfectiemiddel en ze met een pincet op het wondgebied te deppen.
– Laat dit aan de lucht drogen.
– Verbind de wond opnieuw met een verband of een volledig afsluitende absorberende pleister.
– Neem contact op met de behandelend arts.

10 Als er geen of weinig wondvocht uit de wond komt:
– Maak de steriele gazen nat met 0,9% NaCl.
– Dep met behulp van een pincet met de natte gazen de wond en het gebied eromheen schoon.
– Dep het gebied droog met een nieuw steriel gaasje.
– Plak een absorberend verband op de wond.

11 Ruim de gebruikte spullen op en trek de handschoenen uit.

12 Maak je handen goed schoon. Was of desinfecteer je handen.

13 Noteer de handeling en je bevindingen in het dossier van de zorgvrager.

25.1.7 Hechtingen verwijderen

Bij het verwijderen van hechtingen moet je aandacht schenken aan de volgende punten:

- Aan de hechtmethode kun je afleiden of je alleen knoopjes, één draad of meerdere hechtingen moet verwijderen.
- Als er onderhuids gehecht is met één oplosbare draad, dan hoef je alleen de zichtbare knoopjes af te snijden. De draad lost onderhuids vanzelf op.
- Als de arts dit voorschrijft, verwijder je de hechtingen in twee keer.
- Bij een doorlopende draad is het de bedoeling dat je de draad kort bij de huid doorsnijdt. Doe dit echter niet té kort, want dan kun je de draad niet goed meer verwijderen. Daarnaast is er dan een kans dat het draadje terug onder de huid springt.
- Je hoeft de huid niet te desinfecteren voor en na het verwijderen van een hechting. De wondgenezing is dan al zo ver gevorderd dat de barrièrefunctie van de huid helemaal hersteld is.
- In verband met de hygiëne is het belangrijk dat de instrumenten die je gebruikt bij de verzorging van de wond schoon zijn. De instrumenten die in aanraking komen met de wond zelf moeten steriel zijn.
- Als je een schaar of pincet wilt gebruiken die niet van tevoren gesteriliseerd is, moet je die eerst desinfecteren met 70% alcohol. Laat de instrumenten na het desinfecteren één minuut drogen.
- Op het moment dat je hechtingen verwijdert, kan er bij de zorgvrager een prikkend, trekkend of jeukend gevoel ontstaan.

Het kan zo zijn dat de wondranden niet genoeg zijn aangesloten na het verwijderen van de hechtingen. Breng in dit geval Steri-strips aan. Een Steri-strip (hechtpleister) is een dunne plakkende strip die gebruikt kan worden om wondranden bij elkaar te brengen. Je brengt de Steri-strip eerst aan één kant van de wond aan, vervolgens breng je de wondranden naar elkaar toe, trek je de strip over de wond en plak je hem ook aan de andere kant

Specifieke wondverzorging 25

van de wond vast.
Waarschuw de behandelend arts als je tekenen van infectie ziet of als de hechting afbreekt tijdens het verwijderen.

25.1.8 Stappenplan verwijderen hechtingen en agraves

Stappenplan voor het verwijderen van hechtingen

Voor het verwijderen van hechtingen moet je de volgende materialen klaarzetten:

- een bakje;
- een steriele stitchcutter of een schaar met een scherpe punt;
- een steriel pincet;
- alcohol 70% voor desinfectie;
- niet-steriele handschoenen;
- eventueel steriel verbandmateriaal (waterdicht);
- eventueel Steri-strips;
- een naaldencontainer;
- een afvalbak.

1. Maak je handen goed schoon. Bij zichtbaar vuil met zeep en water, anders met handalcohol.
2. Zet alle materialen klaar, zodat je er makkelijk bij kunt.
3. Laat de zorgvrager een gemakkelijke houding aannemen.
4. Trek niet-steriele handschoenen aan.
5. Als er verband over de hechting zit, verwijder je dat en gooi je het in de prullenbak.
6. Inspecteer de wond en kijk of er sprake is van roodheid, pusvorming, zwelling en/of lelijke randen.
7. Pak de stitchcutter/schaar in je ene hand en het pincet in je andere hand.
8. Trek de knoop of knopen van de hechting met het pincet iets omhoog.

Het vervolg hangt af van het soort hechting dat is gebruikt: een enkelvoudig geknoopte hechting of een doorlopende rijgdraad.

Enkelvoudig geknoopte hechting

9. Snijd of knip met de stitchcutter of schaar de hechting door. Doe dit vlak onder de knoop en verwijder de hechting vervolgens door deze aan de knoop onder de huid door te trekken.
10. Deponeer de stitchcutter in de naaldencontainer en leg de overige instrumenten in het bakje.
11. Kijk of de wondranden mooi aansluiten. Plaats eventueel Steri-strips.
12. Mocht het nodig zijn, dan kun je de wond nog afdekken met (waterdicht) verband.
13. Doe de handschoenen uit.
14. Ruim alles op.
15. Maak je handen goed schoon. Was of desinfecteer je handen.
16. Noteer de handeling en eventuele bijzonderheden.

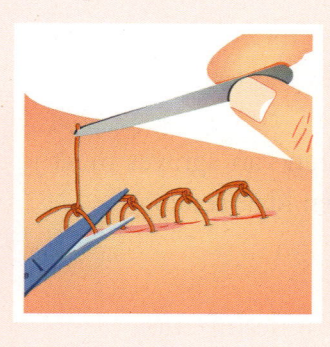

Afbeelding 25.6
Verwijderen enkelvoudige hechting.

413

25 Specifieke wondverzorging

Doorlopende rijgdraad

9. Snijd of knip met de stitchcutter of schaar aan een kant van de wond de hechting door, vlak onder de knoop en niet te dicht op de huid. Pak de hechting aan de andere kant van de wond vast en verwijder deze door de hechting onder de huid door te trekken.
10. Deponeer de stitchcutter in de naaldencontainer en leg de overige instrumenten in het bakje.
11. Kijk of de wondranden mooi aansluiten. Plaats eventueel Steri-strips.
12. Mocht het nodig zijn, dan kun je de wond nog afdekken met (waterdicht) verband.
13. Doe de handschoenen uit.
14. Ruim alles op.
15. Maak je handen goed schoon. Was of desinfecteer je handen.
16. Noteer de handeling en de eventuele bijzonderheden.

Agraves en staples

Agraves en staples kun je met een speciaal daarvoor gemaakte tang verwijderen. Zorg ervoor dat deze tang steriel is.

Stappenplan voor het verwijderen van agraves en staples

Voor het verwijderen van agraves moet je de volgende materialen klaarzetten:

- een agravetang;
- alcohol 70% voor desinfectie;
- niet-steriele handschoenen;
- eventueel steriel verbandmateriaal (waterdicht);
- eventueel Steri-strips;
- een verbandschaar;
- een naaldencontainer;
- een afvalbak.

1. Maak je handen goed schoon. Bij zichtbaar vuil met zeep en water, anders met handalcohol.
2. Zet alle materialen klaar, zodat je er makkelijk bij kunt.
3. Als je een niet-steriele tang hebt: desinfecteer deze en leg hem op het werkveld, laat hem een minuut drogen.
4. Laat de zorgvrager een comfortabele houding aannemen.
5. Trek niet-steriele handschoenen aan.
6. Knip met een verbandschaar eventueel verband weg en gooi dit in de daarvoor bestemde prullenbak.
7. Controleer de wond op tekenen van infectie.
8. Controleer de wondranden. Die moeten goed op elkaar aansluiten. Als dit niet het geval is, moet je de agraves om en om verwijderen.
9. Pak de agravetang:
   a. Leg bij agraves volgens Michel de opening van de tang (deze heeft twee tandjes) in het midden onder de agrave. Knijp stevig en snel in de tang. De agrave komt er dan uit. Gooi de agrave weg in een naaldencontainer.
   b. Bij agraves volgens Wachtenfeld moet je op zoek naar de twee uiteinden van de agrave. Deze staan uit elkaar. Plaats de tang op de uiteindes en druk deze naar elkaar toe. Gooi de agrave weg in een naaldencontainer.

Specifieke wondverzorging 25

10 Als je een wegwerpbare agravetang hebt gebruikt, gooi die dan weg. Een herbruikbare agravetang moet opnieuw worden gesteriliseerd. Leg hem op de daarvoor bestemde plaats.
11 Controleer de wond nogmaals en plak Steri-strips op de wond als de randen niet goed op elkaar aansluiten.
12 Mocht het nodig zijn, dan kun je de wond nog afdekken met (waterdicht) verband.
13 Doe de handschoenen uit.
14 Ruim alles op.
15 Maak je handen goed schoon. Was of desinfecteer je handen.
16 Noteer de handeling en de eventuele bijzonderheden.

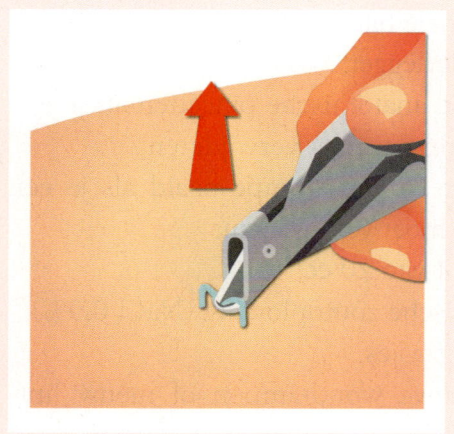

Afbeelding 25.7   Verwijderen van agraves.

Neem contact op met de behandelend arts als de wond tekenen van infectie vertoont, of als de zorgvrager ziek is of koorts heeft.

25.2 Wondtampon en lintgaas

Sterk absorberende **wondtampons** worden vaak gemaakt van **lintgazen**. Lintgazen zijn ook los verkrijgbaar. Wondtampons en lintgazen kun je in een wond aanbrengen. Het materiaal bestaat uit calciumaginaat en (natrium)carboxymethylcellulose. Deze materialen nemen veel vocht op. Zo wordt er een wondmilieu gecreëerd waarin de wond goed kan genezen. De wondranden verweken niet, en door het vasthouden van het vocht worden pijn en uitdroging tegengegaan.

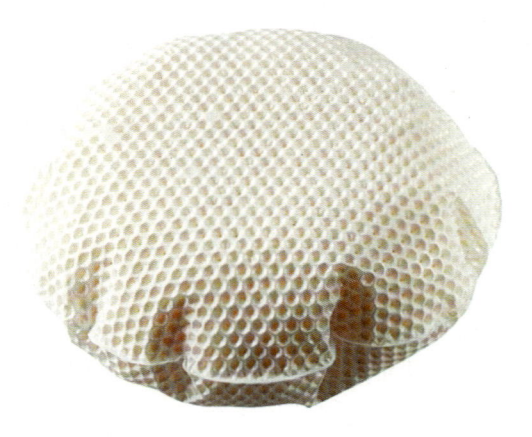

Afbeelding 25.8   Voorbeeld van een wondtampon.

25.2.1 Indicaties

Wondtampons of lintgazen worden gebruikt voor diepe wonden die open zijn en een matige tot grote hoeveelheid vocht afscheiden (matig tot veel exsudaat). Ze mogen ook worden gebruikt als deze wonden geïnfecteerd zijn. Eventueel kunnen er dan wondtampons of lintgazen met zilver gebruikt worden. Toegevoegd zilver doodt bacteriën. In het KNO-gebied (keel, neus en oor) worden vaak lintgazen gebruikt.

25.2.2 Contra-indicaties

Sommige wondtampons passen zich qua vorm aan de vorm van de wond aan. Deze mag je niet gebruiken bij diepe wonden die een smalle opening hebben. Omdat ze zoveel vocht opnemen, bestaat hierbij het risico dat de wondtampons niet meer goed uit de wond komen.

25.2.3 Plaatsen van een wondtampon

Een wondtampon of lintgaas mag alleen in opdracht van een arts gebruikt worden. Bijna altijd wordt de eerste wondtampon of lintgaas door een arts geplaatst, soms door een wondverpleegkundige. Op deze manier kunnen zij de wond beter beoordelen en specifieke aanwijzingen geven over het uitvoeren van de handeling. Voor het plaatsen van een wondtampon of lintgaas wordt de wond gespoeld. De arts brengt vervolgens met behulp van pincetten een wondtampon of lintgaas in de wond. De wond moet tot op de bodem opgevuld worden om de wondgenezing te bevorderen. Tot slot wordt de wond verbonden.

25.2.4 Verzorgen van een wond met wondtampon

Bij het verzorgen van een wond met wondtampon verwijder je het oude verband, beoordeel en verzorg je de wond, plaats je eventueel een nieuwe wondtampon of nieuw lintgaas en verbind je de wond uiteindelijk weer. Let bij het beoordelen van de wond op tekenen van infectie (zie 25.1.5). Het is belangrijk dat er geen resten van de oude wondtampon of lintgaas in de wond achterblijven. Controleer de wond hier dus goed op.

Het kan voorkomen dat een deel van de oude wondtampon of het lintgaas is uitgedroogd. Dat blijft dan aan de wond plakken. Laat de uitgedroogde tampon gedurende tien minuten weken in een fysiologische zoutoplossing (water met NaCl 0,9%). Waarschuw de behandelend arts als de wondtampon na tien minuten nog steeds niet loskomt. Ook als je constateert dat de wond geïnfecteerd is, of als de wond begint te bloeden tijdens het verzorgen, moet je dit aan de behandelend arts doorgeven.

25.2.5 Stappenplan verzorgen wond met wondtampon

> **Stappenplan voor het verzorgen van een wond met een wondtampon**
>
> Voor het aanbrengen van een wondtampon/lintgaas moet je de volgende materialen klaarzetten:
>
> - niet-steriele handschoenen en een schort;
> - een onderlegger;
> - 2 steriele anatomische pincetten als je een wondtampon moet verwijderen;
> - 1 pincet en een stompe naald als je een lintgaas moet verwijderen;
> - een spuit van 20 cc;
> - fysiologische zoutoplossing (NaCl 0,9%);
> - steriele gaasjes;
> - een nieuwe wondtampon of nieuw lintgaas;
> - steriel en absorberend verband;
> - een pleister;
> - een opvangbakje;
> - een afvalbak.
>
> 1. Maak je handen goed schoon. Bij zichtbaar vuil met zeep en water, anders met handalcohol.
> 2. Zet alle materialen klaar, zodat je er makkelijk bij kunt.
> 3. Maak de verpakkingen van het pincet en de steriele gazen open.

Specifieke wondverzorging | **25**

4 Pak de onderlegger en leg die onder de zorgvrager op de plek van de wond.
5 Trek de niet-steriele handschoenen en het schort aan.
6 Haal het verband van de wond af.
7 Haal de tampon of het lintgaas voorzichtig met het pincet uit de wond en leg hem in het bakje.
8 Beoordeel de geur en kleur van de tampon of het lintgaas.
9 Beoordeel de wond en de randen van de wond. Let hierbij op tekenen van infectie.
10 Eventueel kun je nu de wond spoelen. Gebruik hiervoor de spuit van 20 cc met de fysiologische zoutoplossing. Spuit de zoutoplossing voorzichtig in de wond en vang het water op met een opvangbakje.
11 Gebruik de steriele gazen om voorzichtig de wondranden droog en schoon te deppen.
12 Breng de nieuwe wondtampon of het lintgaas in de wond:
   a Wondtampon:
      i Haal de twee pincetten uit de verpakking.
      ii Houd de ene pincet in je linkerhand en de andere in je rechterhand.
      iii Gebruik een pincet om de wondtampon uit de verpakking te halen.
      iv Gebruik nu beide pincetten om de wondtampon voorzichtig in de wond te plaatsen.
      v Zorg dat de wondtampon goed contact maakt met het gehele wondbed.
   b Lintgaas:
      i Haal het pincet en de stompe naald uit de verpakking.
      ii Houd het pincet in je ene hand en de stompe naald in de andere.
      iii Gebruik het pincet om het lintgaas op te pakken.
      iv Breng met behulp van het pincet het lintgaas in de wond.
      v Je kunt met de stompe naald het lintgaas in de juiste richting sturen.
      vi Zorg dat je alle hoekjes van de wond opvult en dat het lintgaas goed contact maakt met het gehele wondbed.
13 Controleer de ligging van de tampon of het lintgaas.
14 Leg de gebruikte pincetten of de gebruikte pincet en stompe naald terug in de geopende verpakking.
15 Gooi de onderlegger in de prullenbak.
16 Doe de handschoenen uit.
17 Was of desinfecteer je handen.
18 Gebruik de steriele gazen en de pleister om de wond te verbinden.
19 Ruim alles op.
20 Doe het schort uit.
21 Maak je handen goed schoon. Was of desinfecteer je handen.
22 Noteer wat je hebt gedaan in het dossier van de zorgvrager. Noteer hierbij ook eventuele bevindingen. Bij het gebruik van lintgaas moet je ook opschrijven hoeveel gazen er in de wond zitten.

25.2.6 Verwijderen wondtampon/ lintgaas

Het is belangrijk om tijdens en na het verwijderen van de wondtampon of het lintgaas te kijken of er geen restmateriaal is achtergebleven in de wond.

25.2.7 Mogelijke complicaties bij het verwijderen

Voor eventuele complicaties tijdens het verwijderen van een wondtampon of lintgaas zie paragraaf 25.2.4.

25.2.8 Stappenplan verwijderen wondtampon/lintgaas

Stappenplan voor het verwijderen van een wondtampon of lintgaas

Voor het verwijderen van een wondtampon/lintgaas moet je de volgende materialen klaarzetten:

- niet-steriele handschoenen;
- een steriel anatomisch pincet;
- een spuit van 20 cc;
- fysiologisch zout;
- een bakje;
- een schort;
- steriel absorberend verband;
- steriele gaasjes;
- een brede hypoallergene pleister;
- een onderlegger;
- een afvalbak.

1. Maak je handen goed schoon. Bij zichtbaar vuil met zeep en water, anders met handalcohol.
2. Zet alle materialen klaar, zodat je er makkelijk bij kunt.
3. Maak de verpakkingen van het pincet en de steriele gazen open.
4. Positioneer de onderlegger onder de zorgvrager.
5. Doe de niet-steriele handschoenen aan.
6. Haal het verband van de wond af.
7. Bevochtig de tampon zo nodig met fysiologisch zout als hij vastzit. Vul hiervoor de spuit met NaCl 0,9%, spuit over de wond en wacht tien minuten.
8. Haal de tampon voorzichtig met het pincet uit de wond en leg hem in het bakje.
9. Beoordeel de geur en kleur van de tampon.
10. Beoordeel de wond en de randen van de wond.
11. Verzorg en spoel zo nodig de wond. Maak zo nodig de wondranden schoon.
12. Verbind de wond met een nieuw absorberend verband, steriele gazen en de pleister.
13. Ruim alles op.
14. Doe de handschoenen uit.
15. Was of desinfecteer je handen.
16. Noteer wat je gedaan hebt. Noteer hierbij ook de eventuele bijzonderheden.

25.3 Neustampon

Een neustampon helpt om een neusbloeding te stoppen. Een neustampon is gemaakt van materiaal dat uitzet wanneer het in contact komt met bloed. De tampon vormt zo een spons.

25.3.1 Indicaties

Indicaties voor het inbrengen van een neustampon zijn:

- een ernstige neusbloeding;
- een neusbloeding die niet spontaan stopt;
- een neusbloeding die met regelmaat terugkeert.

Specifieke wondverzorging 25

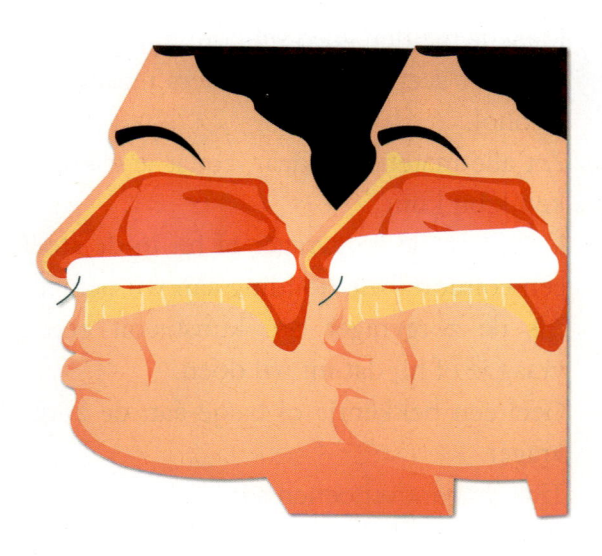

Afbeelding 25.9   Voorbeeld van een neustampon.

25.3.2 Contra-indicaties

Contra-indicaties voor het inbrengen van een neustampon zijn:

- onduidelijkheid over achterliggende redenen waarom de neusbloeding aanhoudt;
- een carcinoom;
- een septumhematoom (een bloeduitstorting aan een of beide zijden van het neustussenschot).

25.3.3 Plaatsen van een neustampon

Een neustampon wordt geplaatst door een arts. Een arts zal echter niet direct een neustampon plaatsen bij een zorgvrager met een neusbloeding. Eerst kijkt hij of de neusbloeding ook zonder neustampon voorbijgaat. Hiervoor krijgt de zorgvrager eerst de instructie om beide neusgaten stevig te snuiten. Daarna kan hij het beste boven een wasbak hangen en licht voorovergebogen de neusgaten halverwege de neusrug dichtknijpen. Na vijf tot tien minuten is de bloedneus dan meestal voorbij.

Als de bloedneus na twintig minuten nog niet voorbij is, zal de arts er meestal voor kiezen om te handelen. De arts kan met een neusspeculum in de neus kijken en daar eventuele bloedingsplaatsen zien. Deze kan hij aanstippen met een pincet met stofjes die de bloeding doen stoppen. Als de arts geen bloedingsplaatsen kan zien, de behandeling met het pincet niet werkt of de zorgvrager antistollingsmedicijnen gebruikt, wordt een neustampon ingebracht.

25.3.4 Mogelijke complicaties bij het plaatsen

Bij het plaatsen van de neustampon kan het voorkomen dat de bloedneus nog steeds niet stopt. Een zorgvrager moet dan met spoed door een KNO-arts worden gezien. Een deel van de neustampon moet uit de neus steken, zodat de tampon later makkelijk kan worden verwijderd. Als de neustampon te ver wordt afgeknipt, kan het soms lastig zijn om de tampon er later weer uit te halen.

25.3.5 Verzorgen van een neustampon

De neustampon moet één tot drie dagen blijven zitten. In deze periode kan de zorgvrager niet door het neusgat ademen waar de neustampon in zit. Dit leidt soms tot hoofdpijn. De neustampon heeft verder geen specifieke verzorging nodig. De arts geeft de zorgvrager adviezen over het gebruiken van antistollingsmedicijnen en het nemen van paracetamol tegen de hoofdpijn.

25.3.6 Verwijderen van een neustampon

Specifieke aandachtspunten

Houd bij het verwijderen van een neustampon

Specifieke wondverzorging

rekening met de volgende aandachtspunten:

- Het is een belastende handeling voor de zorgvrager.
- Een neustampon is voor eenmalig gebruik.
- Laat de neustampon niet langer dan vier dagen zitten.
- Bevochtig de neustampon met NaCl 0,9% voor je de tampon verwijdert. Laat dit ongeveer twintig minuten intrekken.
- Het is belangrijk om na te gaan of de bloeding gestelpt is nadat je de tampon hebt verwijderd.

Mogelijke complicaties bij het verwijderen

Na het verwijderen van een neustampon kan de neus direct weer beginnen te bloeden. Overleg in dat geval met de arts of er een nieuwe neustampon ingebracht moet worden. Soms moet de zorgvrager doorverwezen worden naar een KNO-arts.

Stappenplan voor het verwijderen van een neustampon

Voor het verwijderen van een neustampon moet je de volgende materialen klaarzetten:

- een schone handdoek en zeep;
- niet-steriele handschoenen;
- een pincet;
- NaCl 0,9%;
- een spuit van 10 of 20 ml;
- een onderlegger;
- een bekkentje;
- eventueel een gebitsbakje;
- een afvalbak.

1. Maak je handen goed schoon. Bij zichtbaar vuil met zeep en water, anders met handalcohol.
2. Zet alle materialen klaar, zodat je er makkelijk bij kunt.
3. Vraag aan de zorgvrager of hij in de stoel een comfortabele houding aan wil nemen. Als de zorgvrager een kunstgebit heeft, vraag je of hij dat uit wil doen.
4. Geef een bekkentje of bakje aan de zorgvrager.
5. Trek de handschoenen aan.
6. Plaats de onderlegger bij de zorgvrager op de borst.
7. Vul de spuit met 10-20 ml NaCl 0,9%.
8. Bevochtig de neustampon met NaCl 0,9%.
9. Wacht ongeveer twintig minuten.
10. Trek de tampon met het pincet voorzichtig uit de neus.
11. Ga na of de bloeding gestelpt is. Als de neus opnieuw bloedt, overleg dan met de arts of er een nieuwe tampon ingebracht moet worden.
12. Inspecteer de tampon en kijk of de volledige tampon is verwijderd.
13. Deponeer de tampon in een afvalbak met afvalzak.
14. Laat de zorgvrager zijn eventuele kunstgebit weer indoen en laat de zorgvrager zich opfrissen (of was het gezicht, de handen en de polsen van de zorgvrager).
15. Ruim alles op.
16. Trek de handschoenen uit.
17. Was of desinfecteer je handen.
18. Noteer wat je gedaan hebt. Noteer hierbij ook eventuele bevindingen.

25.4 Drains

Een drain is een plastic slangetje met aan het uiteinde gaatjes. Drains worden over het algemeen gebruikt om overtollig vocht af te voeren.

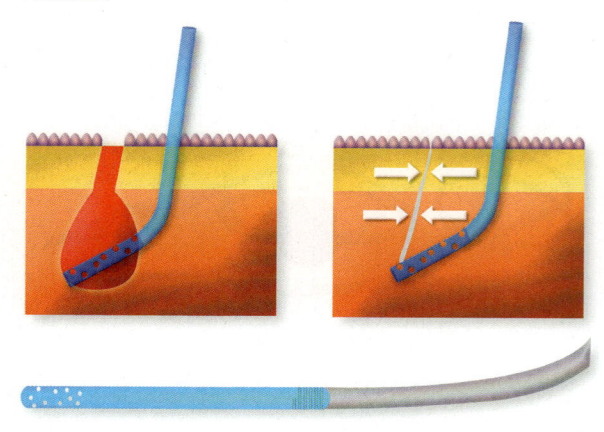

Afbeelding 25.10   Wonddrain.

25.4.1 Indicaties

Wonddrains worden over het algemeen tijdens een operatie in het operatiegebied achtergelaten. Het doel van de drain is om bloed, pus of overmatig geproduceerd vocht af te voeren. Het afvoeren van vocht verkleint het risico op het ontwikkelen van een infectie en stimuleert genezing. Ook kunnen drains gebruikt worden om een wond te spoelen.

25.4.2 Plaatsen drain

Een drain wordt geplaatst door een arts. Afhankelijk van het type drain gebeurt dit op de operatiekamer, de spoedeisende hulp of op een verpleegafdeling. Een wonddrain wordt vaak na een operatie geplaatst op de operatiekamer. De chirurg laat op indicatie een drain achter in het operatiegebied en zet deze met een hechting vast aan de huid.

25.4.3 Verzorgen van een drain

Je moet de insteekopening van de drain dagelijks verzorgen en controleren op tekenen van infectie. Na de verzorging dek je de insteekopening af met een steriel gaas. Het opvangzakje moet je vervangen als het vol is.

25.4.4 Specifieke aandachtspunten

- De drain vormt samen met de opvangzak een gesloten systeem. De drainage gebeurt door middel van hevelen. Hevelen is het overbrengen van een vloeistof door de opvangzak lager te hangen dan de wond waar de drain in zit.
- Het is van belang dat je de hoeveelheid wondvocht 1 keer per 24 uur meet en noteert.
- Je moet de insteekopening minimaal 1 keer per 24 uur verzorgen.
- In de meeste gevallen is de drain met een hechting in de huid gefixeerd. Zorg ervoor dat deze hechting intact blijft.

25.4.5 Mogelijke complicaties

Complicaties die zich voor kunnen doen tijdens het verzorgen van een gesloten wonddrain zijn:

- De opvangzak bevat geen wondvocht: Ga na of de toevoerslang openstaat, of de opvangzak laag genoeg hangt en of de afvoer niet wordt verhinderd door kleding of een knik in de slang.
- De insteekplaats is ontstoken en produceert wondvocht en/of pus: Waarschuw een arts.
- De drain is verplaatst: Waarschuw een arts. Schuif de drain niet zelf terug!

25 Specifieke wondverzorging

- De vacuümdrain is niet meer vacuüm: Sluit de slang boven de balg af met een kocher. Knip de balg in en haal de kocher van de slang.

25.4.6 Verschillende soorten drains

Wonddrainage kan passief plaatsvinden met een exudrain of actief met een redonsedrain (ook wel vacuümdrain genoemd):

- Een passieve drain (**exudrain**) koppel je aan een opvangzakje dat lager hangt dan de wond, waardoor het vocht vanzelf afloopt.
- Een **redonsedrain** koppel je aan een opvangsysteem waarin een negatieve druk heerst. Door de negatieve druk wordt het vocht afgezogen en worden de wondranden naar elkaar toe gebracht. Je moet deze zuigkracht opheffen vóór het verwijderen van de wonddrain om extra pijn bij de zorgvrager te voorkomen. Je kunt de zuigkracht opheffen door een kocher te gebruiken om de afvoerslang af te klemmen. Zorg ervoor dat je de plastic zuigfles niet zomaar loskoppelt. Dan creëer je namelijk een verbinding met de buitenwereld, en dit brengt infectiegevaar met zich mee.

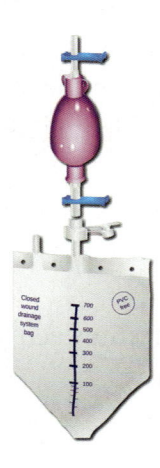

Afbeelding 25.11   Exudrain.

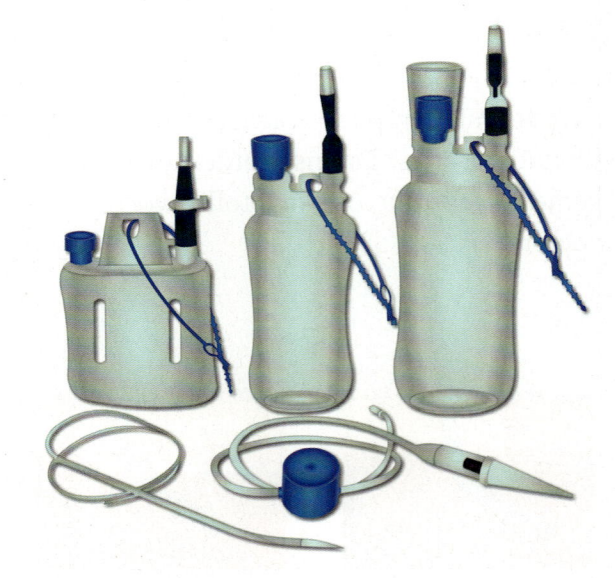

Afbeelding 25.12   Redonsedrain.

25.4.7 Stappenplan verzorgen drain

Stappenplan voor het verzorgen van een constant vacuümdrain

Voor het verzorgen van een constant vacuümdrain moet je de volgende materialen klaarzetten:

- niet-steriele handschoenen;
- gaasjes;
- 1 steriel gaas;
- 1 steriel splitgaas;
- transparante wondfolie;
- desinfectiemiddel (alcohol 70%);
- een pleister;
- een afvalbak;
- eventueel een nieuwe opvangzak.

1. Maak je handen goed schoon. Bij zichtbaar vuil met zeep en water, anders met handalcohol.

2. Zet alle materialen klaar, zodat je er makkelijk bij kunt.
3. Maak de verpakkingen van het splitgaas, steriel gaas en de wondfolie open. Laat alles in de geopende verpakking liggen.
4. Giet desinfectiemiddel over de niet-steriele gazen.
5. Controleer de drain, slangen en opvangzak op tekenen van verstopping, afklemming, knikken en/of lekkage. Controleer ook de kleur en de productie van het wondvocht.
6. Doe de niet-steriele handschoenen aan.
7. Verwijder het verband en fixatiemateriaal en gooi het in de afvalbak.
8. Controleer de insteekopening op geur, kleur, wondranden en exsudaat.
9. Desinfecteer de insteekopening van binnen naar buiten met drie gaasjes gedrenkt in alcohol. Gebruik voor elke streek een nieuw gaasje.
10. Leg het splitgaas rondom de drain over de insteekopening. Leg een steriel gaasje over het splitgaas. Fixeer het geheel met de transparante wondfolie. Bevestig de drain aan de huid met een pleister.
11. Ruim alles op.
12. Doe de handschoenen uit.
13. Was of desinfecteer je handen.
14. Noteer de handeling en de eventuele bijzonderheden.

25.4.8 Verwijderen drain

Als vacuümdrainage niet langer nodig is, mag de wonddrain verwijderd worden. Een indicatie hiervoor is een minimale of afwezige wondvochtproductie. In sommige gevallen zorgt het lichaam als reactie op de drain ervoor dat steeds wondvocht geproduceerd blijft worden; de drain zorgt er dan voor dat de wondvochtsecretie zichzelf in stand houdt. Als blijkt dat de wondvochtsecretie zichzelf in stand houdt door aanwezigheid van de drain, moet die verwijderd worden. In beide gevallen moet je echter eerst de behandelend arts raadplegen. De arts zal beslissen of de drain verwijderd kan worden.

25.4.9 Mogelijke complicaties bij het verwijderen van een drain

Tijdens het verwijderen van de wonddrain kunnen verschillende complicaties optreden. Bij complicaties moet je altijd eerst contact opnemen met de behandelend arts. Forceer het verwijderen van de wonddrain nooit.

Voorbeelden van mogelijke complicaties zijn:

- Infectie rondom de wonddrain: Een infectie herken je aan een pijnlijke rode, gezwollen of drukgevoelige huid. Er kan ook (ontstekings)vocht langs de drain lekken of sprake zijn van koorts.
- Overmatige hoeveelheid wondvocht- en/of pusproductie door bijvoorbeeld infectie.
- De drain is vroegtijdig losgekomen, doordat bijvoorbeeld een hechting losgeraakt is. Dit merk je doordat de wond lekt en/of doordat er geen of weinig wondvocht geproduceerd wordt.
- Beschadiging van huid of weefsel.
- Bloeding.

Waarschuw bij deze complicaties altijd een arts.

25 Specifieke wondverzorging

25.4.10 Stappenplan verwijderen wonddrain

Stappenplan voor het verwijderen van een wonddrain

Voor het verwijderen van een wonddrain moet je de volgende materialen klaarzetten:

- niet-steriele handschoenen;
- gaasjes;
- steriel gaas;
- desinfectans (chloorhexidine alcohol 70%);
- een steriele stitchcutter of een (met 70% alcohol) gedesinfecteerd schaartje;
- een steriele anatomische pincet;
- een onderlegger;
- een bekken;
- een kocher;
- een hypoallergene pleister;
- een afvalbak.

1. Maak je handen goed schoon. Bij zichtbaar vuil met zeep en water, anders met handalcohol.
2. Zet alle materialen klaar, zodat je er makkelijk bij kunt.
3. Doe de niet-steriele handschoenen aan.
4. Verwijder het oude verbandmateriaal.
5. Doe de handschoenen uit.
6. Controleer de wond en de huid rond de drain op afwijkingen die bijvoorbeeld kunnen wijzen op een infectie. Denk hierbij aan roodheid, een sterke geur of lekkage, maar ook aan pijn. Pijn kan ook een indicatie zijn voor de toestand van de drainopening zelf, niet per se de wond die gedraineerd wordt. Controleer ook het wondvocht direct uit de wond en het wondvocht in de plastic zuigfles op afwijkingen. Denk hierbij aan de aanwezigheid van bloed, pus of een overmatige productie van wondvocht. Raadpleeg bij afwijkingen altijd de behandelend arts.
7. Open de verpakkingen van de steriele pincet en het steriele gaas, zonder de steriele onderdelen aan te raken.
8. Overgiet drie niet-steriele gaasjes met 70% alcohol.
9. Plaats de onderlegger zo dicht mogelijk onder de insteekopening.
10. Doe niet-steriele handschoenen aan.
11. Gebruik het met alcohol overgoten gaas om de insteekopening en de hechtingen van de wond te desinfecteren.
12. Verwijder de hechting(en) met de stitchcutter (of het schaartje) en het pincet. Pak de hechtingen bij de knoop vast met het pincet en trek ze voorzichtig omhoog. Snijd vervolgens de hechtingen door met de stitchcutter. Doe dit zo dicht mogelijk bij de huid, net onder de knoop. Je kunt de hechtingen er nu uittrekken. Leg de hechtingen in het bekken en controleer goed of je de hechtingen in zijn geheel hebt verwijderd.
13. *Voor het verwijderen van een redonsedrain moet je eerst het vacuüm van de drain afhalen om pijn bij het verwijderen te minimaliseren. Doe dit door een kocher op de slang te zetten.*
14. Meld aan de zorgvrager dat je de drain gaat verwijderen. Daarna kun je de drain uit de insteekopening halen door voorzichtig en gelijkmatig aan de drain te trekken. Gebruik zo nodig een steriel gaasje om de wond te ondersteunen en het eventuele vocht op te vangen terwijl je de drain ver-

wijdert. Let erop dat je de drain met een zorgvuldige maar strakke beweging in dezelfde richting verwijdert als waarin hij is ingebracht.
15 Plaats de verwijderde redonsedrain (met kocher) in het bekken.
16 Desinfecteer de huid rondom de insteekopening met een alcoholgaasje.
17 Verbind de insteekopening met het al geopende droge steriele gaasje en de pleister.
18 Ruim alles op.
19 Doe de niet-steriele handschoenen uit.
20 Was of destinfecteer je handen.
21 Noteer het tijdstip van de handeling, de toestand van de wond, eventueel secreet en andere bijzonderheden. Noteer ook de hoeveelheid geproduceerd wondvocht.

25.5 Negatieve-druktherapie of vacuümtherapie

Bij **negatieve-druktherapie** (NDTW) of **vacuümtherapie** (NDT) wordt een speciaal wondverband aangelegd waarbij negatieve druk op de wond wordt uitgeoefend. De wond wordt 'vacuüm getrokken'. Dit heeft als doel het genezingsproces te versnellen.

Door het vacuüm zal het wondverband dat in de wond ligt samentrekken en wordt het wondoppervlak meteen verkleind. Het vacuüm blijft bestaan tot de volgende verbandwissel. Een verbandwissel vindt over het algemeen na 48-72 uur plaats.

Uit verschillende wetenschappelijke onderzoeken (www.kci-medical.nl/NL-DUT/wetenschapachterdetherapie) blijkt dat NDT de wondgenezing kan versnellen. De volgende processen worden bevorderd:

- toename van de doorbloeding (inflammatiefase en proliferatiefase);
- groei van nieuwe bloedvaten (angiogenese);
- opruiming van dode cellen en wondvocht (inflammatiefase);
- vermindering van onderdrukkende factoren in de wondvloeistof;
- toename van celgroei, waardoor het wondoppervlak verkleint.

Het gebruik van NDT bij wondbehandeling is afhankelijk van:

- aspecten van de wond;
- de voorkeur van de arts;
- het protocol van de instelling.

25.5.1 Indicaties

Negatieve-druktherapie kan bij kort bestaande (acute) en bij langer bestaande (chronische) wonden worden toegepast. Voorbeelden van wonden waarbij negatieve-druktherapie kan worden voorgeschreven zijn:

- traumawonden;
- tweedegraads brandwonden;
- diabetische wonden;
- doorligwonden (decubitus);
- ulcus cruris (open been);
- fixeren van een huidtransplantaat op een wond;
- open wonden na chirurgische ingrepen.

Negatieve-druktherapie wordt voorgeschreven door een arts of wondverpleegkundige en kan in verschillende settings gebruikt worden (in het ziekenhuis, thuis of in het verpleeghuis).

25.5.2 Contra-indicaties

Negatieve-druktherapie mag je *niet starten* bij:

- Maligniteit in de wond: Negatieve-druktherapie bevordert de celdeling.
- Een niet-behandelde ontsteking van bot (osteomyelitis): Osteomyelitis moet eerst behandeld worden voordat je met negatieve druktherapie kunt starten.
- Een niet-natuurlijke weefselverbinding (fistel) bij de wond: Een fistel is een open verbinding met een holle structuur, hierdoor kan geen vacuüm ontstaan.
- Dood (necrotisch) weefsel: Bij dood weefsel moet je eerst een wondtoilet toedienen voordat je het systeem aanlegt.
- Blootliggende bloedvaten of zenuwen: Dit kan de weefsels beschadigen en pijnlijk zijn.
- Actieve bloedingen: Deze kunnen erger worden door de negatieve druk.

25.5.3 Specifieke aandachtspunten

Bij wondverzorging met negatieve-druktherapie moet je aan de volgende punten denken:

- gebruik schone en steriele materialen;
- gebruik juiste vloeistoffen (houd rekening met steriliteit en houdbaarheid van geopende verpakkingen);
- de wond reinigen met stromend kraanwater is een optie;
- pas handhygiëne toe voorafgaand aan wondverzorging;
- draag niet-steriele handschoenen bij mogelijk wondcontact.

De wond moet twee keer per week door de arts en/of wondverpleegkundige gecontroleerd worden. Een arts moet daarbij letten op de wondgenezing en op complicaties (onder meer op tekenen van infectie: koorts, zwelling, roodheid en pijn). Om een beter beeld te krijgen van het genezingsproces, kun je de wond bij de wondcontrole fotograferen en meten.

Hoe je de wond schoon moet houden, is afhankelijk van de soort wond. Vraag de behandelend arts of de wondverpleegkundige hierbij om advies. Je kunt de huid rond de wond schoonhouden door hem te spoelen met water.

Je kunt de huid beschermen door stroken hydrocolloïd langs de wondranden te plakken. Smeer geen crème op de wondranden. Door crème plakt hydrocolloïd slechter aan de huid. De kans op luchtlekkage neemt hierdoor toe.

In de zorg voor patiënten die negatieve-druktherapie krijgen, moet je specifiek letten op scherpe stukjes wondranden in de wond en blootliggende weefsels.

Scherpe randen

Scherpe stukjes van de wondranden in de wond vergroten de kans op beschadiging van weefsels. Daarbij is de kans op bloedingen groot, omdat bloedvaten in contact komen met scherpe randen. Scherpe randen moet je daarom verwijderen of afschermen. Bij afschermen plaats je een beschermende contactlaag over de scherpe randen. Bij het aanbrengen en verwijderen van het wondbehandelsysteem moet je voorzichtig zijn met het bewegen van weefsel in de wond, zodat het niet in aanraking komt met scherpe randen.

Beschermen van blootliggende weefsels

Bij grote wonden zijn blootliggende weefsels (bloedvaten, organen, zenuwen en verbindingen tussen structuren) soms moeilijk te onderscheiden, daarom moet je dit altijd goed controleren. Deze weefsels kunnen beschermd worden met:

- eigen weefsel van de patiënt;
- niet-verklevend wondcontactmateriaal.

Het gebruik van eigen weefsel heeft de voorkeur. Bij gebruik van niet-verklevend wondcontactmateriaal moet je ervoor zorgen dat het materiaal niet van positie kan veranderen. Bij het verwijderen van het negatieve-druksysteem bij een grote wond moet je heel voorzichtig zijn. In het wondgebied kunnen vaten liggen zonder dat ze duidelijk zichtbaar zijn.

25.5.4 Mogelijke complicaties

Complicaties bij negatieve-druktherapie zijn bijvoorbeeld:

- infectie;
- bloeding;
- pijn;
- beschadiging van gezonde huid of wondranden.

Daarnaast kunnen problemen met het wondbehandelsysteem optreden, zoals:

- lekkage: de folie hecht niet stevig genoeg aan de huid;
- blokkade: de aanzuigende werking van de negatieve druk valt weg, waardoor het systeem niet meer werkt;
- een niet-werkend systeem.

Infectie
Een infectie kan levensbedreigend zijn. Het is daarom van belang dat je bij het controleren van wonden let op tekenen van infectie in en rond de wond:

- pijn;
- zwelling;
- roodheid;
- verhoogde temperatuur van de huid rondom de wond;
- koorts;
- jeuk;
- aspect wondvocht;
- aanwezigheid van pus;
- afwijkende geur.

Als je denkt aan een infectie, moet je de behandelend arts waarschuwen. De arts bepaalt of de negatieve-druktherapie tijdelijk onderbroken moet worden. Daarna moet je de wond vaker controleren. De wondinfectie moet snel behandeld worden. Zo wordt een ernstiger ziekte voorkomen en wordt het wondherstel niet nog verder vertraagd.
Als een verwekker van de infectie in de bloedbaan terechtkomt, kan de infectie zich verspreiden door het lichaam. Zo kan bij een lokale infectie van de wond een systemische infectie en septische shock ontstaan. Tekenen van een systemische infectie zijn:

- misselijkheid;
- braken;
- diarree;
- hoofdpijn;
- duizeligheid;
- flauwvallen;
- keelpijn;

- verwardheid;
- hoge koorts;
- lage bloeddruk;
- zonnebrandachtige huiduitslag (erytrodermie).

Bij het optreden van een van deze tekenen waarschuw je altijd de arts.

Bloeding

Risicofactoren voor een bloeding bij negatieve-druktherapie zijn:

- infectie;
- trauma;
- bestraling;
- problemen met de bloedstolling;
- gebruik van antistollingsmedicijnen (bijvoorbeeld Ascal, acenocoumarol of fenprocoumon);
- blootliggende bloedvaten in de wond;
- scherpe wondranden die in de wond steken.

Als er risicofactoren op een bloeding bij een patiënt aanwezig zijn, moet je met de behandelend arts overleggen. De arts bepaalt welke acties ondernomen moeten worden om het risico op een bloeding bij een patiënt met negatieve-druktherapie te beperken.
Een bloeding kan levensbedreigend zijn. Daarom moet je in geval van een bloeding (of als je bloed ziet in de opvangbeker) direct een arts raadplegen.
Als er sprake is van een bloeding, moet je de negatieve-druktherapie direct onderbreken. Dit doe je door de negatieve druk weg te nemen. Laat het verband zitten en waarschuw een arts.

Pijn

Pijn bij negatieve-druktherapie treedt meestal op bij:

- het begin van de therapie (ongeveer 15 minuten);
- infectie;
- verwisselen van het foam of gaas.

Wanneer pijn bij het begin van de therapie optreedt, kun je de druk stap voor stap opvoeren. Dan is de behandeling in de meeste gevallen minder pijnlijk voor de zorgvrager. Bij het verwisselen van het foam of gaas moet je met de behandelend arts overleggen over eventuele pijnstilling. Raadpleeg altijd de arts bij een toename van pijnklachten.

Lekkage

Lekkage kan optreden als de folie niet goed aan de huid plakt. Je kunt dan een sissend geluid horen. Zo werkt de negatieve-druktherapie niet optimaal. Wondvocht wordt dan niet goed opgeruimd en weefsel kan afsterven (necrose), waardoor de kans op infecties toeneemt. Daarom moet je de folie goed aanbrengen. Zorg daarbij dat je de randen van de folie stevig tegen de huid aan drukt. Als er sprake is van lekkage druk je eerst de randen van de folie goed aan. Als er een lek gevonden wordt, kun je een extra stuk folie dakpansgewijs over de lekkage plakken.
Lekkage kan echter ook optreden bij een probleem met de opvangbeker. Hierbij geeft het wondbehandelsysteem een alarm. Raadpleeg in dit geval de gebruiksaanwijzing van de fabrikant.
Als je geen lek kunt vinden of als een extra stuk folie niet werkt, dan moet er een volledige verbandwisseling plaatsvinden.

Blokkade

Een blokkade onderbreekt de therapie. Een blokkade wordt veroorzaakt door:

- een slag in de slang;
- een dichte klem;
- iets wat op de slang ligt.

Wanneer een blokkade optreedt, moet je de oorzaak van de blokkade zoeken en deze opheffen.

Een niet-werkend systeem

Een niet-werkend systeem leidt tot vergelijkbare complicaties als lekkage. Raadpleeg de gebruiksaanwijzing van de fabrikant. Verwijder het foam of gaas wanneer het systeem langer dan twee uur niet werkt en er binnen deze tijd geen vervangend systeem voorhanden is. Je moet de wond dan op een andere manier behandelen.

25.5.5 Materialen

De onderdelen van het wondelbehandelsysteem zijn:

- foam (spons/schuim) of vochtig steriel kerlixgaas;
- drains (slangen);
- folie;
- een opvangbeker;
- een VAC-therapiesysteem.

Deze onderdelen zijn steriel verpakt en gebruik je eenmalig om een wondverband aan te leggen met een negatief-druksysteem.
Een foam of steriel kerlixgaas wordt gebruikt om de wondholte op te vullen. Bij gebruik van foam moet je het eerst in de juiste grootte knippen, zodat het foam precies in de wondholte past. Bij gebruik van vochtig steriel kerlixgaas leg je boven op de steriele gazen een laag foam tot een centimeter boven het huidniveau.

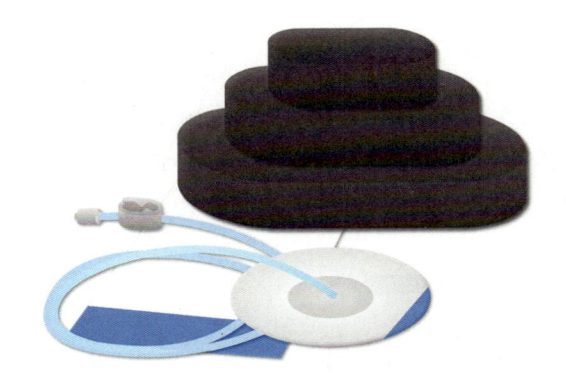

Afbeelding 25.13 Foam wordt gebruikt om de wond op te vullen.

Voor de systemen van KCI, Mölnlycke en S&N geldt dat je een speciale laag (van niet-verklevend wondcontactmateriaal) moet plaatsen tussen het weefsel en het foam of steriel kerlixgaas. Dit doe je als er sprake is van blootliggende bloedvaten, zenuwen, pezen of botstructuren. Het foam of steriele kerlixgaas mag je nooit direct op de bloedvaten of zenuwen aanbrengen.

Over het foam of steriele kerlixgaas plaats je vervolgens een doorzichtige folie. De folie moet stevig hechten aan de huid rondom de wond, zodat de wond luchtdicht is afgesloten. Als de folielaag niet goed plakt, kan er lekkage ontstaan en kan er geen vacuüm gecreëerd worden. Je fixeert de slang en sluit deze aan op het vacuümsysteem.

Hiermee heb je het wondbehandelsysteem aangebracht. Vervolgens kan je de aanzuigende kracht van het systeem instellen. De arts of wondverpleegkundige bepaalt de instelling van de negatieve druk. Over het algemeen

25 Specifieke wondverzorging

wordt een negatieve druk van 70 tot 125 mmHg aangehouden. De benodigde druk is echter afhankelijk van het gebruikte systeem, dus kijk dit per systeem en leverancier goed na.

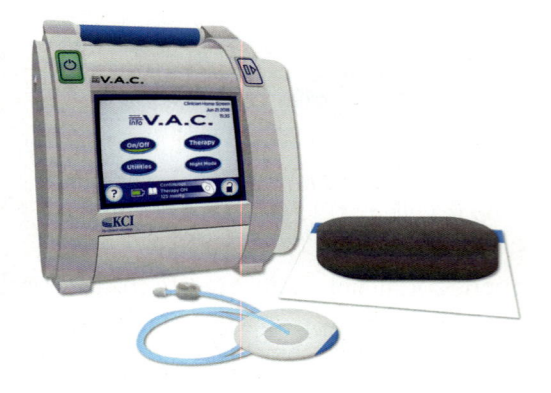

Afbeelding 25.14   De wond wordt afgedekt en met een slang aangesloten op het vacuümsysteem.

Overige materialen

- een steriele schaar;
- een onderlegger;
- niet-steriele handschoenen;
- pincet;
- 10-12 gaasjes;
- afvalbak.

25.5.6 Stappenplan aanbrengen VAC-wondverband bij negatieve-druktherapie

Stappenplan voor het aanbrengen van VAC-wondverband bij negatieve-druktherapie

1. Maak je handen goed schoon. Bij zichtbaar vuil met zeep en water, anders met handalcohol.
2. Zet alle materialen klaar, zodat je er makkelijk bij kunt.
3. Maak het negatieve-druksysteem klaar voor gebruik. Volg daarbij de richtlijnen van de fabrikant.
4. Leg een onderlegger onder de wond.
5. Trek de niet-steriele handschoenen aan.
6. Knip met een steriele schaar het foam of steriele gaas in het juiste formaat. Foam en steriel gaas kunnen in één deel of in meerdere delen worden geknipt. Bij gebruik van het juiste formaat foam of steriel gaas wordt:
   - de wondholte volledig gevuld met foam of steriel gaas;
   - geen contact gemaakt tussen het foam of gaas en de gezonde huid rondom de wond. Bescherm de wondranden met folie of een hydrocolloïd.
7. Indien het foam of steriel gaas contact maakt met de gezonde huid rondom de wond kan de gezonde huid beschadigd worden door het vacuüm dat gemaakt wordt. Daarnaast kan de gezonde huid week worden als de huid via het foam of steriele gaas in aanraking komt met wondvocht.
8. Plaats het foam of steriele gaas voorzichtig in de wond. Voorzichtigheid helpt de volgende zaken voorkomen:
   - beschadiging van het weefsel;
   - beïnvloeding van de negatieve-druktherapie;
   - bemoeilijkte afvoer van wondvocht.
9. Voor een juist effect van de negatieve-druktherapie dienen:
   - het foam en het steriele kerlixgaas contact te maken met de wondbodem;
   - de losse delen foam of steriel kerlixgaas contact te maken met elkaar.

10 Knip de folie op de maat: de grootte van de wond plus aan alle kanten 3-5 cm extra.
11 Lees goed de instructie van het gebruik van de folie. Trek aan één kant laag 1 deels terug en plaats de folie over de wond. De folie dient de wond volledig te bedekken met aan alle kanten een extra rand van 3-5 cm. Het gebruik van één stuk folie wordt aanbevolen. Bij sommige wonden is het echter niet mogelijk om één stuk folie te gebruiken. Dit geldt bijvoorbeeld voor wonden op de hiel. Bij gebruik van meerdere stukken folie dienen de stukken overlappend aangebracht te worden (dakpansgewijs).
12 Duw de folie, met name aan de randen, stevig aan. Verwijder nu de groengestreepte steunlaat met nummer 2 en de geperforeerde blauwe lipjes van de folie.
13 Bepaal de plaats waar de SensaT.R.A.C. Pad geplakt moet worden. Knip op die plaats een klein gat in de folie (ongeveer ter grootte van een 2 euromunt).
14 Plaats de SensaT.R.A.C. Pad precies op het gat en plak deze vast met de folie die eraan vastzit. Let op de richting waarin je de drain plaatst. Houd hierbij rekening met de wensen van de zorgvrager en de plaats waar het VAC-therapiesysteem staat.
15 Noteer het aantal losse delen foam of steriel gaas in het dossier van de zorgvrager en op de folie. Dit om te voorkomen dat bij het verwisselen delen foam of steriel gaas in de wond achterblijven.
16 Fixeer de drain los op de huid van de zorgvrager met een stuk van de overgebleven folie.
17 Start de therapie (het apparaat wordt aangezet): stel het VAC-therapiesysteem in op de voorgeschreven druk.
18 Controleer of het vacuüm goed is.
19 Noteer de datum van het aanbrengen/verwisselen, zodat de datum voor het verwijderen of verwisselen van het foam of steriel gaas bepaald kan worden.
20 Ruim de materialen op.
21 Was of desinfecteer je handen.
22 Rapporteer de handeling en de eventuele bijzonderheden in het dossier van de zorgvrager of het wondbehandelplan.

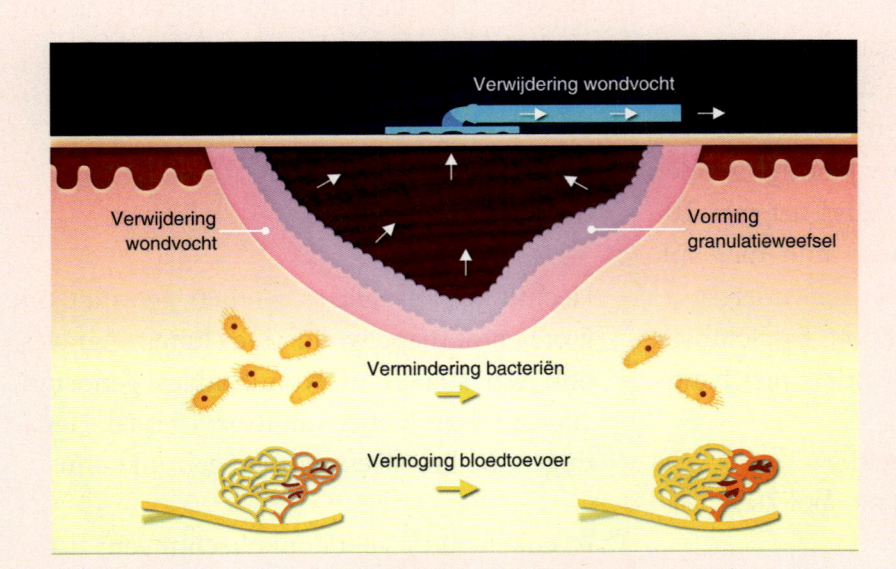

Afbeelding 25.15
De werking van negatievedruktherapie op wondniveau.

25 Specifieke wondverzorging

25.5.7 Stappenplan verwijderen VAC-wondverband bij negatieve-druktherapie

Stappenplan voor het verwijderen van VAC-wondverband bij negatieve-druktherapie

Voor het verwijderen van VAC-wondverband bij negatieve-druktherapie moet je de volgende materialen klaarzetten:

- een (steriele) schaar;
- gaasjes;
- alcohol 70%;
- niet-steriele handschoenen;
- NaCL 0,9%;
- een onderlegger.

Het wondbehandelsysteem moet je als volgt verwijderen:

1 Raadpleeg een arts voor eventuele pijnstilling. Verwijdering van een wondbehandelsysteem kan pijnlijk zijn.
2 Zet de pomp die de negatieve druk regelt een halfuur voor verwijdering uit. Hierdoor krijgt het foam zijn oorspronkelijke vorm terug, zodat verwijdering minder pijnlijk is. Maak het verband nat met 10-30 ml NaCL 0,9% om zo min mogelijk pijn te veroorzaken bij het verwijderen.
3 Maak je handen goed schoon. Bij zichtbaar vuil met zeep en water, anders met handalcohol.
4 Maak een schoon werkveld.
5 Overgiet zes gaasjes met alcohol 70%.
6 Desinfecteer schaar en pincet indien deze niet steriel zijn.
7 Vraag de cliënt een prettige houding aan te nemen.
8 Leg een onderlegger onder de wond.
9 Trek de niet-steriele handschoenen aan.
10 Sluit de klemmen van het SensaT.R.A.C. Pad en ontkoppel het systeem. Zorg dat het wondvocht in het systeem loopt.
11 Maak de opvangbeker los en verwijder deze.
12 Verwijder het foam of steriel gaas in een rollende beweging.
13 Vergelijk het aantal verwijderde delen foam of gaas met het aantal geplaatste delen (zie het dossier of het wondbehandelplan van de zorgvrager en de folie). Zorg dat alle delen van foam of gaas verwijderd zijn. Controleer of er geen materialen achter zijn gebleven in de wond.
14 Neem een droog gaasje en dep de omgeving van de wond droog.
15 Meet de wond indien dit afgesproken is.
16 Trek de handschoenen uit.
17 Was of desinfecteer je handen.
18 Noteer de datum en de eventuele bijzonderheden.

SAMENVATTING

Hechtingen of agraves worden gebruikt om grote en/of diepe wonden te sluiten. Agraves, ook wel staples of wondhaakjes genoemd, zijn een soort nietjes van roestvrij staal. Hechtingen die het meest worden gebruikt zijn:

- enkelvoudig geknoopte hechtingen;

- individueel geknoopte verticale matrashechtingen;
- doorlopende intracutane hechtingen;
- doorlopende geknoopte verticale matrashechtingen.

Bij het verwijderen van hechtingen of agraves moet je erop letten dat de wondranden niet wijken.

Wondtampons worden vaak gemaakt van lintgazen. Deze materialen nemen veel vocht op. Een wondtampon of lintgaas kan worden gebruikt voor diepe wonden die open (moeten) zijn en een matige tot grote hoeveelheid vocht afscheiden. Neustampons gebruik je bij ernstige neusbloedingen. Bij het verzorgen of verwijderen van de wondtampons moet je erop letten dat geen restmateriaal in de wond achterblijft. De neustampon moet één tot drie dagen blijven zitten en heeft geen verdere verzorging nodig.

Het doel van een drain is om bloed, pus of overmatig geproduceerd vocht af te voeren, waardoor het risico op infectie vermindert en de genezing wordt gestimuleerd. Een drain kan actief of passief het wondvocht af laten lopen. Je moet de insteekopening van de drain dagelijks verzorgen en controleren op tekenen van infectie. Na de verzorging dek je de insteekopening af met een steriel gaas. Het opvangzakje moet je vervangen als het vol is. Bij negatieve-druktherapie of vacuümtherapie wordt de wond vacuüm getrokken door een speciaal aangelegd wondverband (VAC-wondverband). Door het vacuüm trekt het wondverband dat in de wond ligt samen en wordt het wondoppervlak verkleind. Dit bevordert het wondgenezingsproces. In de zorg voor patiënten die negatieve-druktherapie krijgen, moet je letten op scherpe stukjes wondranden in de wond en blootliggende weefsels.

Er zijn specifieke stappenplannen voor het verzorgen en verwijderen van drains, hechtingen, wondtampons en VAC-wondverbanden.

BEGRIPPEN

Agraves
Doorlopende intracutane hechtingen
Doorlopende intracutane matrashechtingen
Drain
Enkelvoudig geknoopte hechtingen
Exudrain
Hechting
Individueel geknoopte verticale matrashechtingen
Lintgaas
Negatieve-druktherapie
Neustampon
Redonsedrain
Vacuümtherapie
Wondtampon

Deel VII

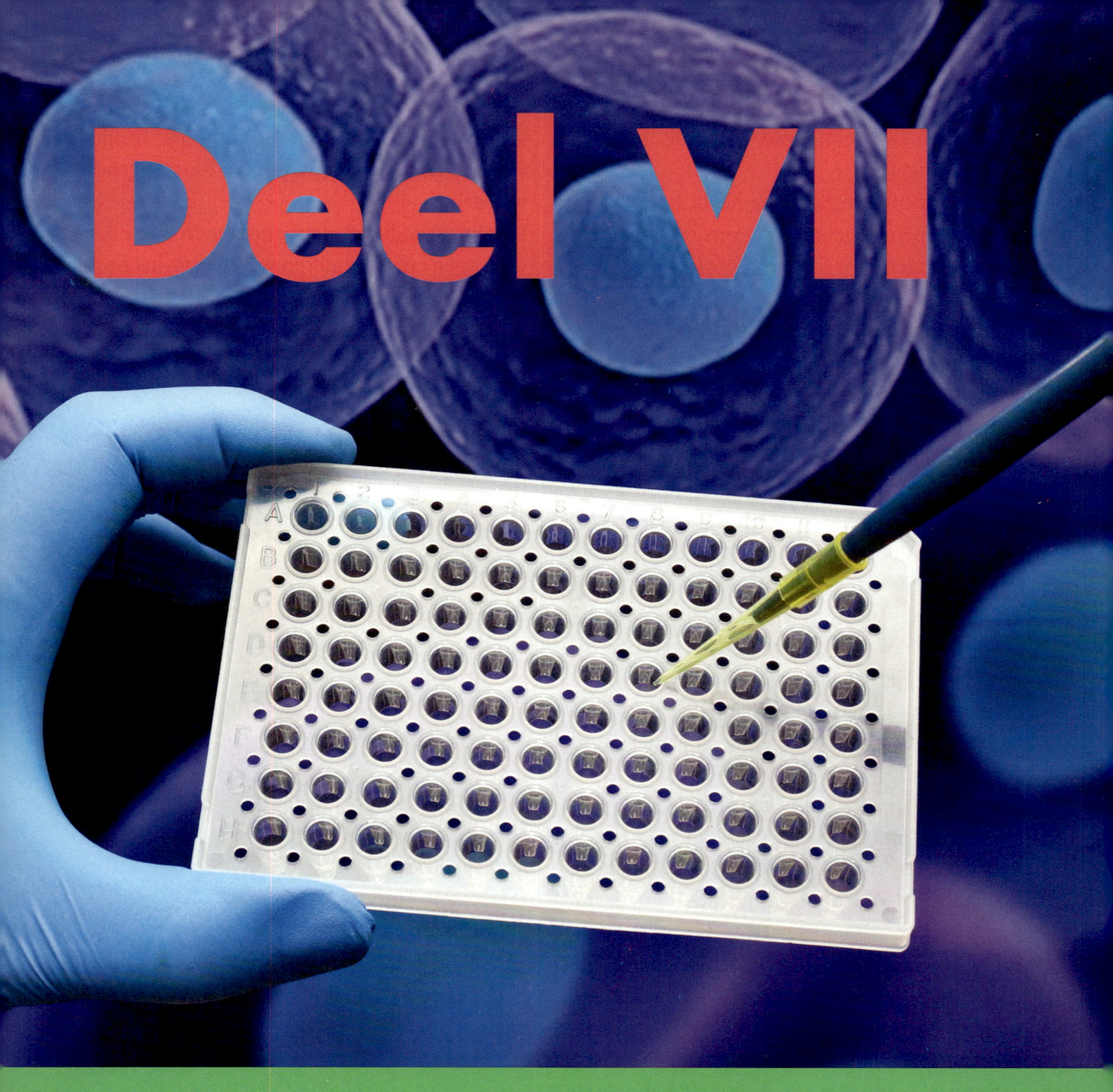

Sergei Drozd. Shutterstock (Pearson Asset Library).

ONDERZOEK

26
MONSTERS VERZAMELEN VOOR ONDERZOEK

Monsters verzamelen voor onderzoek

LEERDOELEN

- Je weet van welk lichaamsmateriaal je monsters voor diagnostisch onderzoek kunt nemen, wat de indicaties hiervoor zijn en kent de aandachtspunten hierbij.
- Je kent de begrippen urinesediment, urinekweek en 24 uursurine en weet wat de verschillen hiertussen zijn.
- Je kent de indicaties voor het opvangen van urinesediment, een urinekweek en het opvangen van 24 uursurine, en de aandachtspunten hierbij.
- Je kunt de stappen benoemen van het opvangen van een urinesediment, het opvangen van 24 uursurine en het opvangen van urine bij zorgvragers met een verblijfskatheter.
- Je kunt de stappen benoemen van het opvangen van sputum, het maken van een wondkweek, een keelkweek en een neuskweek.

Voor diagnostisch onderzoek is het vaak nodig om lichaamsmateriaal van een zorgvrager af te nemen. Uit urine, bloed, sputum (slijm) en feces (ontlasting) van de zorgvrager kan veel belangrijke informatie gehaald worden. Hierbij is het van belang dat je het materiaal op de juiste manier afneemt. Verkeerde afname van een monster kan ervoor zorgen dat het onderzoek minder betrouwbaar wordt. Ook voor de veiligheid van de zorgvrager en je eigen veiligheid is het belangrijk dat je zorgvuldig en stapsgewijs te werk te gaat bij het afnemen van monsters.

26.1 Opvangen urine

26.1.1 Normaalwaarden van stoffen in urine

Om te kunnen bepalen of een onderzoekresultaat afwijkend is of niet, is het van belang om te weten wat de **normaalwaarden** zijn. Tabel 26.1 toont de normaalwaarden van enkele

Tabel 26.1 Normaalwaarden urinebepaling.

URINEBEPALING	ONDERZOEK	NORMAALWAARDE
Erytrocyten (rode bloedcellen)	Urinesediment	< 3 per gezichtsveld
Leukocyten (witte bloedcellen)	Urinesediment	< 5 per gezichtsveld
Bacteriën	Urinesediment	< 20 per gezichtsveld
Natrium	24 uursurine	130-200 mmol/24 uur
Kalium	24 uursurine	25-125 mmol/24 uur
Creatinine	24 uursurine mannen	9,0-19,0 mmol/24 uur
	24 uursurine vrouwen	6,0-13,0 mmol/24 uur
Ureum	24 uursurine	< 170-600 mmol/24 uur
(Micro)albumine	Urineportie	< 13 mg/L
Glucose	Urineportie	Negatief
Ketonen	Urineportie	< 0,5 mmol/L
Urobilinogeen	Urineportie	Negatief

26 Monsters verzamelen voor onderzoek

veelvoorkomende urinebepalingen in huisartsenpraktijken en ziekenhuizen. Urine kan onderzocht worden met een teststrip, voor snel resultaat, maar dit geeft alleen een snelle indicatie van de aanwezige stoffen, geen getallen. Dit wordt veel gebruikt bij ochtendurine om te bekijken of er een blaasonsteking kan zijn. Urine kan ook onderzocht worden in het laboratorium, voor exactere uitkomsten. Dit kan door een urinesediment of een kweek te doen met gebruik van een urineportie. Soms is een 24 uursurine nodig om andere gegevens te achterhalen.

Sommige normaalwaarden kunnen per laboratorium enigszins verschillen. Het kan daarom voorkomen dat de normaalwaarden in een bepaalde zorginstelling wat afwijken van de bovengenoemde waarden. Ook kiezen sommige zorginstellingen voor andere afkappunten. Zij beschouwen dan bijvoorbeeld 1 erytrocyt per gezichtsveld al als afwijkend.

26.1.2 Urine opvangen voor sediment

Bij een **urinesediment** wordt door een microscoop gekeken naar de niet-oplosbare deeltjes in de urine. Hiervoor wordt de opgevangen urine in een soort centrifuge gezet, waardoor de niet-oplosbare deeltjes naar de bodem zakken. Deze deeltjes worden hierna op een glaasje gelegd en bekeken onder een microscoop. In een urinesediment kunnen leukocyten (witte bloedcellen), erytrocyten (rode bloedcellen), bacteriën, eiwitten en kristallen gezien worden. De aanwezigheid van elk van deze deeltjes kan wijzen op bepaalde ziektes. Omdat een urinesediment snel gemaakt kan worden en veel nuttige informatie kan geven, is het een veelgebruikt onderzoek in onder andere huisartsenpraktijken en ziekenhuizen.

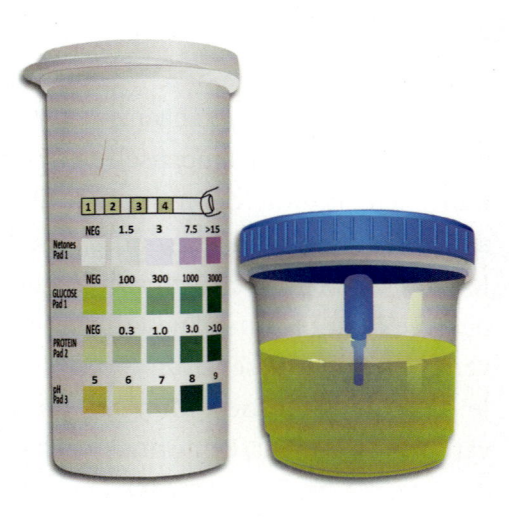

Afbeelding 26.1 Opgevangen urine voor sediment en een potje teststrips.

26.1.3 Indicaties urinesediment

Indicaties voor het uitvoeren van een urinesediment zijn:

- Verdenking op een urineweginfectie. In het urinesediment kunnen dan onder andere leukocyten en bacteriën gezien worden.
- Verdenking op nierschade. In het urinesediment kunnen dan eiwitten of erytrocyten gezien worden. Dit is afhankelijk van waar de nier is beschadigd.

26.1.4 Specifieke aandachtspunten urinesediment

Bij het opvangen van urine voor het maken van een urinesediment moet je op een aantal punten letten. Ten eerste is het belangrijk dat er een zogenaamde **gewassen middenplas** wordt opgevangen. Dit wil zeggen dat de zorgvrager het eerste en laatste beetje van de urine in het toilet laat lopen en alleen het middelste deel van de plas opvangt in een opvangpotje. Door op deze manier de urine op te vangen is de kans dat de urine verontreinigd is met cellen of bacteriën van buiten de urinewegen het kleinst. Voor het testen van de urine met een teststrip wordt het liefst ook een middenplas gebruikt.

Urine voor een urinesediment wordt bij voorkeur niet door de zorgvrager thuis opgevangen, maar ter plaatse. Als de zorgvrager toch thuis urine opgevangen heeft, dan is het belangrijk dat de urine zo snel mogelijk naar het laboratorium gebracht wordt. Als dit niet mogelijk is, dan moet de urine in de koelkast bewaard worden. Urine die niet gekoeld bewaard is, moet binnen een uur onderzocht worden. Urine die wel in de koelkast bewaard is, kan tot 24 uur na opvangen onderzocht worden. De reden hiervoor is dat bacteriën die zich mogelijk in de urine bevinden zich bij hogere temperaturen makkelijker kunnen vermenigvuldigen. Ook zullen cellen die zich in de urine bevinden na enige tijd kapotgaan. Als er te veel tijd is verstreken sinds de urine werd opgevangen, is het onderzoek niet meer betrouwbaar.

26.1.5 Stappenplan urine opvangen voor sediment

Stappenplan voor het opvangen van urine voor een urinesediment

Voor het opvangen van urine voor een urinesediment moet je de volgende materialen klaarzetten:

- niet-steriele handschoenen;
- een opvangpotje voor urine;
- een tissue;
- desinfectiemiddel;
- een ingevuld laboratoriumformulier (indien van toepassing);
- een sticker met gegevens van de zorgvrager;
- een washandje en een handdoek.

1. Maak je handen goed schoon. Bij zichtbaar vuil met zeep en water, anders met handalcohol.
2. Zet alle materialen klaar, zodat je er makkelijk bij komt.
3. Haal de deksel van het opvangpotje. Raak de binnenkant van het potje en de deksel niet aan, zodat deze niet gecontamineerd raken.
4. Trek de niet-steriele handschoenen aan.
5. Laat de zorgvrager de genitaliën reinigen. Een vrouwelijke zorgvrager moet met een vochtig washandje enkele malen van voor naar achteren vegen over het genitale gebied en daarbij steeds een ander deel van het washandje gebruiken. Een mannelijke zorgvrager moet de voorhuid terugtrekken (als deze aanwezig is) en de glanspenis met enkele streken schoonmaken. Help de zorgvrager hier zo nodig bij.
6. Laat de zorgvrager beginnen met plassen in het toilet.
7. Instrueer de zorgvrager om de plas op te houden.
8. Geef de zorgvrager het opvangpotje en laat de zorgvrager verder plassen in het potje. Vrouwen moeten hierbij de schaamlippen spreiden en mannen moeten de voorhuid wat terugtrekken om verontreiniging van de urine met bacteriën of huidschilfers te voorkomen. Laat de zorgvrager niet volledig uitplassen.
9. Neem het opvangpotje van de zorgvrager over en laat de zorgvrager uitplassen in het toilet.

10 Sluit het opvangpotje en maak de buitenkant zo nodig schoon met een tissue en desinfectiemiddel.
11 Assisteer de zorgvrager eventueel met het fatsoeneren van de kleding.
12 Ruim alles op.
13 Trek de handschoenen uit.
14 Was of desinfecteer je handen.
15 Plak de sticker met gegevens van de zorgvrager op het potje.
16 Breng het opvangpotje samen met het laboratoriumformulier naar het laboratorium.
17 Noteer de handeling, datum en tijd en eventuele bijzonderheden.

Als de zorgvrager goed genoeg te instrueren is, kunnen bovenstaande handelingen ook zonder jouw hulp uitgevoerd worden. Je moet de zorgvrager dan wel goed uitleggen hoe hij een gewassen middenplas moet opvangen.
In dit stappenplan wordt de urine afgenomen op het toilet. Het kan echter ook voorkomen dat urine in bed afgenomen moet worden. In dat geval heb je twee po's nodig. De eerste po is nodig om het eerste en laatste beetje urine in op te vangen. Tussendoor wissel je van po om de middenplas op te vangen. Vervolgens giet je vanuit deze po de urine over in een opvangpotje. De overige handelingen zijn hetzelfde als bij het afnemen van urine op het toilet.

26.1.6 Urine opvangen voor kweek

Bij een **urinekweek** wordt een beetje urine op een voedingsbodem gebracht. Deze voedingsbodem wordt vervolgens een aantal dagen in een stoof gezet. In deze stoof zijn de omstandigheden voor bacteriën ideaal om te groeien.

Na een aantal dagen wordt de voedingsbodem uit de stoof gehaald. Vervolgens kan bekeken worden of er bacteriën zijn gaan groeien.

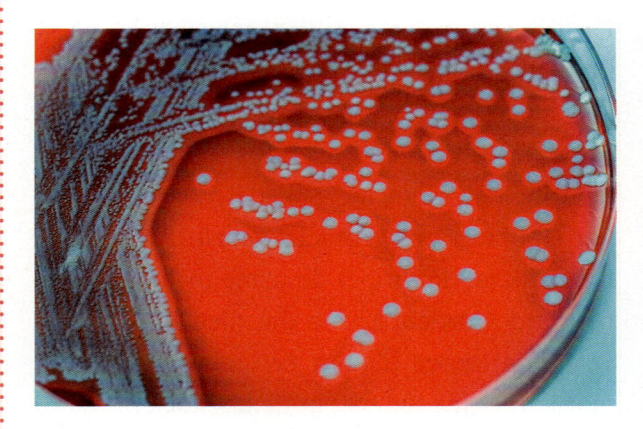

Afbeelding 26.2 Een urinekweek op een voedingsbodem.
Foto: Sirirat. Shutterstock (Pearson Asset Library).

Vaak wordt bij een urinekweek ook een zogenaamde resistentiebepaling gedaan. Dit betekent dat gekeken wordt op welke antibiotica de bacteriën die in de urine zitten wel of niet reageren. Dit is erg nuttig bij het kiezen van een geschikt antibioticum voor de behandeling van een urineweginfectie.

26.1.7 Indicaties urinekweek

Een urinekweek wordt verricht als er een vermoeden is op een blaasontsteking. Bij blaasontstekingen die niet reageren op de standaardantibiotica of bij ernstig zieke zorgvragers – bijvoorbeeld zorgvragers bij wie de blaasontsteking is 'opgestegen' naar de nieren – wordt een urinekweek met resistentiebepaling gedaan om te kunnen zien op welke antibiotica de bacterie reageert.

26.1.8 Specifieke aandachtspunten urinekweek

De aandachtspunten voor het afnemen van een urinekweek zijn grotendeels hetzelfde als die voor het afnemen van een urinesediment. Ook bij een urinekweek moet een gewassen middenplas afgenomen worden en moet de urine binnen een uur onderzocht worden of in de koelkast bewaard worden.

Het belangrijkste verschil is dat je voor een urinekweek een steriel opvangpotje moet gebruiken. Voor een urinesediment hoeft dit niet.

26.1.9 Stappenplan urine opvangen voor kweek

Stappenplan voor het opvangen van urine voor een kweek

Voor het opvangen van urine voor een urinekweek moet je de volgende materialen klaarzetten:

- een steriel opvangpotje;
- een sticker met de gegevens van de zorgvrager;
- een washandje en een handdoek;
- niet-steriele handschoenen;
- een ingevuld laboratoriumformulier (indien van toepassing).

Zie paragraaf 26.1.5 voor het stappenplan om urine op te vangen. Gebruik in dit geval een steriel potje. Bij het afnemen van urine voor een urinekweek op bed mag je niet met een po werken; een po is immers niet steriel. Bij afname voor een urinekweek moet de urine altijd direct in het steriele potje terechtkomen.

26.1.10 24 uursurine opvangen

Je kunt de hoeveelheid van een bepaalde stof in de urine bepalen in één portie urine. In sommige gevallen is dit echter niet betrouwbaar genoeg. Zo varieert bijvoorbeeld de hoeveelheid eiwit die in de urine zit gedurende de dag. De hoeveelheid eiwit in een portie urine kan dus behoorlijk wisselend zijn. Ditzelfde geldt voor een aantal andere stoffen die in de urine aangetoond kunnen worden. Om nauwkeurig de hoeveelheid van zo'n stof in de urine aan te tonen, is soms dan ook **24 uursurine** nodig. Dit houdt in dat de zorgvrager gedurende 24 uur alle urine die hij produceert opvangt in een opvangbokaal, waarna de volledige hoeveelheid onderzocht wordt. Het opvangen van alle urine gedurende 24 uur is behoorlijk belastend voor de zorgvrager.

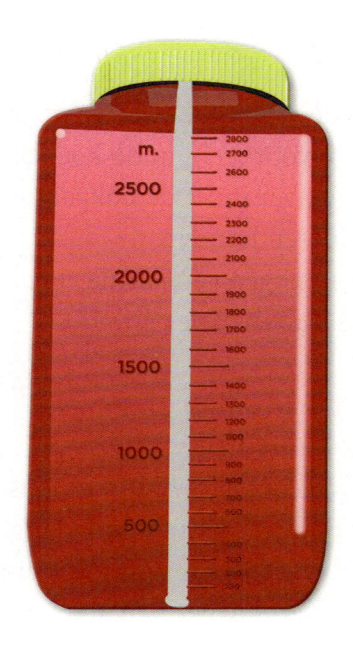

Afbeelding 26.3   Bokaal om 24 uursurine in op te vangen.

26.1.11 Indicaties voor 24 uursurine

24 uursurine wordt ingezet als het van belang is om heel nauwkeurig de hoeveelheid van een bepaalde stof in de urine te weten.

26.1.12 Specifieke aandachtspunten bij 24 uursurine

Bij het verzamelen van 24 uursurine is het belangrijk dat je de zorgvrager vertelt om te letten op de volgende punten:

- Soms bevat een bokaal wat poeder of vloeistof. Of dit wel of niet zo is, hangt af van de stof(fen) die in de urine bepaald worden. Het is belangrijk dat de zorgvrager weet dat hij dit niet mag weggooien.
- Het is niet de bedoeling dat de zorgvrager direct in de opvangbokaal plast. Leg uit dat de zorgvrager de urine op moet vangen in een beker of po en vervolgens over moet gieten in de bokaal.
- Tussen het verzamelen door moet de zorgvrager de bokaal bewaren op een koele plaats, bijvoorbeeld in de koelkast.
- De zorgvrager moet de bokaal uit de buurt van kinderen houden.
- Vrouwen mogen géén urine verzamelen tijdens de menstruatie.

26.1.13 Stappenplan opvangen 24 uursurine

Het verzamelen van 24 uursurine is een hele klus voor de zorgvrager. Van belang is dat de zorgvrager een goede instructie krijgt, om ervoor te zorgen dat het verzamelen niet misgaat. Dan moet het namelijk opnieuw.

Stappenplan voor het opvangen van 24 uursurine

Voor het opvangen van 24 uursurine zijn de volgende materialen nodig:

- een opvangbokaal;
- een reservebokaal (indien de eerste bokaal vol is);
- een beker of po om in te urineren;
- een sticker met de gegevens van de zorgvrager;
- een laboratoriumformulier.

Instrueer de zorgvrager om de volgende stappen te volgen:

1. Op de dag van het verzamelen van urine plast de zorgvrager 's ochtends de blaas helemaal leeg. Deze urine wordt nog niet verzameld. Na het leegplassen moet alle urine die gedurende 24 uur geproduceerd wordt opgevangen worden.
2. Als de zorgvrager naar het toilet moet, vangt hij de urine op in een po of beker.
3. Deze urine giet hij vervolgens over in de opvangbokaal, die hij daarna weer goed afsluit.
4. Het verzamelen van 24 uursurine eindigt met het opvangen van ochtendurine.
5. Zorg dat de gevulde bokaal voorzien is van de gegevens van de zorgvrager.
6. De gevulde bokaal of bokalen moet/moeten vervolgens samen met het laboratoriumformulier ingeleverd worden bij het laboratorium. Als de reservebokaal niet gebruikt is, moet hij toch ook mee ingeleverd worden.

26.1.14 Opvangen van urine bij een zorgvrager met een verblijfskatheter

Soms zul je een urinekweek of urinesediment af moeten nemen bij een zorgvrager met een verblijfskatheter. Omdat een katheter altijd een bron van verontreiniging is, is het van belang om zo schoon mogelijk te werken om het onderzoek zo betrouwbaar mogelijk te maken.

26.1.15 Stappenplan opvangen van urine bij een zorgvrager met een verblijfskatheter

Stappenplan voor het afnemen van een urinemonster bij een katheter met afnamepunt

Voor het afnemen van een urinemonster bij een zorgvrager met een katheter met afnamepunt moet je de volgende materialen klaarzetten:

- niet-steriele handschoenen;
- een kocher;
- een spuit van 20 ml;
- een gaasje;
- desinfectiemiddel;
- een steriel opvangpotje;
- een laboratoriumformulier;
- een sticker met de gegevens van de zorgvrager;
- eventueel een opzuignaald;
- een naaldencontainer;
- een prullenbak.

1. Maak je handen goed schoon. Bij zichtbaar vuil met zeep en water, anders met handalcohol.
2. Klem de katheter ongeveer 30 minuten voor afname van de urine af met een kocher onder het afnamepunt. Zo zorg je ervoor dat er bij afname urine in de blaas zit, doordat de urine niet meer de urinezak in kan lopen.
3. Was of desinfecteer je handen als je in de tussentijd andere handelingen gaat uitvoeren. Doe dit vervolgens ook weer voor je verdergaat met dit stappenplan.
4. Zet alle materialen klaar, zodat je er makkelijk bij kunt.
5. Trek de niet-steriele handschoenen aan.
6. Giet desinfectiemiddel over het gaasje en reinig het afnamepunt. Laat drogen.
7. Open de verpakking van de spuit. Indien het afnamepunt aangeprikt dient te worden: open de verpakking van de opzuignaald en plaats de naald op de spuit.
8. Plaats de spuit op het afnamepunt of steek de opzuignaald loodrecht in het afnamepunt.
9. Zuig de benodigde hoeveelheid urine op met de spuit.
10. Verwijder de spuit van het afnamepunt of trek de naald uit het afnamepunt.
11. Zet de spuit op het opvangpotje en spuit de urine in het potje.
12. Als je een naald hebt gebruikt: werp de naald in de naaldencontainer. Werp de spuit in de prullenbak.
13. Draai de dop op het opvangpotje.
14. Verwijder de kocher van de katheter.
15. Doe de handschoenen uit.
16. Was of desinfecteer je handen.
17. Plak de sticker met gegevens van de zorgvrager op het potje en vul het laboratoriumformulier in.

26 Monsters verzamelen voor onderzoek

18 Ruim alles op.
19 Noteer de handeling en de eventuele bijzonderheden.
20 Breng het urinemonster tijdig naar het laboratorium.

Stappenplan voor het afnemen van een urinemonster bij een katheter zonder afnamepunt

Voor het afnemen van een urinemonster bij een katheter zonder afnamepunt moet je de volgende materialen klaarzetten:

- niet-steriele handschoenen;
- een kocher;
- een opvangbak;
- gaasjes;
- desinfectiemiddel;
- een wattenstaafje;
- een steriel opvangpotje;
- een laboratoriumformulier;
- een sticker met de gegevens van de zorgvrager;
- eventueel een opzuignaald;
- een nieuwe urineopvangzak.

1 Maak je handen goed schoon. Bij zichtbaar vuil met zeep en water, anders met handalcohol.
2 Klem de katheter ongeveer 30 minuten voor afname van de urine af met een kocher onder het afnamepunt. Zo zorg je ervoor dat er bij afname urine in de blaas zit, doordat de urine niet meer de urinezak in kan lopen.
3 Maak je handen opnieuw goed schoon als je in de tussentijd andere handelingen gaat uitvoeren. Maak je handen vervolgens ook weer goed schoon voor je verdergaat met dit stappenplan.
4 Zet alle materialen klaar, zodat je er makkelijk bij kunt.
5 Trek de niet-steriele handschoenen aan.
6 Zet het opvangbakje onder het punt waar de urinezak en de katheter aan elkaar gekoppeld zijn.
7 Koppel de urinezak los van de katheter.
8 Verwijder de kocher.
9 Laat het eerste beetje urine weglopen in het opvangbakje.
10 Klem de kocher weer op de katheter.
11 Pak het steriele opvangpotje en haal de deksel eraf.
12 Houd het potje bij de katheteropening.
13 Verwijder de kocher.
14 Vang ongeveer 5 ml urine op in het potje.
15 Klem de kocher weer op de katheter.
16 Draai de deksel op het steriele potje.
17 Giet desinfectiemiddel over het wattenstaafje. Reinig de binnenkant van de katheter. Giet desinfectiemiddel over een gaasje om de buitenkant van de katheter te reinigen. Laat drogen.
18 Giet desinfectiemiddel over een gaasje en reinig de buitenkant van het aansluitpunt van de urineopvangzak.
19 Sluit de nieuwe urineopvangzak aan op de katheter.
20 Verwijder de kocher.
21 Doe de handschoenen uit.
22 Was of desinfecteer je handen.
23 Ruim alles op.
24 Plak de sticker met de gegevens van de zorgvrager op het potje en vul het laboratoriumformulier in.

> 25 Noteer de handeling en de eventuele bijzonderheden.
> 26 Breng het urinemonster tijdig naar het laboratorium.

Bij het afnemen van een urinekweek mag de verblijfskatheter niet langer dan zeven dagen geleden geplaatst zijn. Als de katheter langer geleden geplaatst is, moet je deze eerst vervangen. Aan de binnenkant van de katheter hechten zich namelijk bacteriën. Bij het afnemen van een kweek uit een katheter die er al lang in zit is de kans dan ook groot dat je bacteriën gaat kweken die op de katheter zitten, in plaats van bacteriën die uit de blaas komen. Dat maakt het onderzoek niet betrouwbaar.

26.2 Opvangen feces

26.2.1 Indicaties

Feces is een ander woord voor ontlasting. Net als uit urine kan uit feces veel nuttige informatie worden gehaald. Redenen om onderzoek van feces aan te vragen zijn:

- Onderzoek naar de aanwezigheid van bepaalde stofjes in de feces die bijvoorbeeld wijzen op een ontsteking of tumoren.
- Het aantonen van bepaalde micro-organismen, zoals bacteriën, door middel van een kweek.

26.2.2 Specifieke aandachtspunten

Bij het opvangen van feces voor onderzoek is het belangrijk om op een aantal zaken te letten. Ten eerste moet je ervoor zorgen dat de feces worden opgevangen in een schone po. Let er ook op dat er alléén feces in de po terechtkomen en geen urine. Voor een feceskweek dient een steriel potje gebruikt te worden. Raak de binnenkant van dit potje niet aan. Feces moeten in principe direct na het opvangen naar het laboratorium worden gebracht. Als dit niet lukt, kunnen de feces maximaal 24 uur in de koelkast bewaard worden. Buiten de koelkast is dit 1 uur. Als de feces onderzocht worden op amoeben (een bepaalde verwekker van diarree) moet het monster binnen een halfuur na opvangen onderzocht worden.

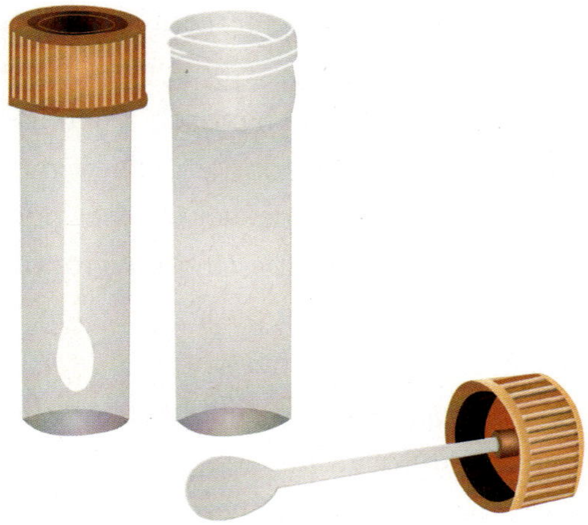

Afbeelding 26.4 Een monsterpotje met een schepje in de deksel.

26.2.3 Stappenplan opvangen feces

> ### Stappenplan voor het opvangen van feces
>
> Voor het afnemen van feces moet je de volgende materialen klaarzetten:
>
> - een steriel monsterpotje (met een schepje in de deksel);
> - een schone en droge po;
> - niet-steriele handschoenen;

26 Monsters verzamelen voor onderzoek

- een sticker;
- een laboratoriumformulier;
- een afvalbak.

1. Maak je handen goed schoon. Bij zichtbaar vuil met zeep en water, anders met handalcohol.
2. Zet alle materialen klaar, zodat je er makkelijk bij kunt.
3. Controleer of de po schoon en droog is en zet deze op het toilet.
4. Laat de zorgvrager in de po poepen. Vertel de zorgvrager hierbij heel duidelijk dat er géén urine in de po terecht mag komen. Laat de zorgvrager zo nodig eerst plassen.
5. Trek de niet-steriele handschoenen aan.
6. Open het steriele potje en schep met het schepje dat aan de deksel van het potje zit een hoeveelheid ontlasting ter grootte van een hazelnoot in het potje.
7. Draai de deksel op het potje.
8. Laat het opvangpotje met het ingevulde laboratoriumformulier zo snel mogelijk naar het laboratorium brengen.
9. Doe de handschoenen uit.
10. Ruim alles op.
11. Was of desinfecteer je handen.
12. Noteer de handeling, datum en tijd, de hoeveelheid feces en de eventuele bijzonderheden.

26.3 Sputum opvangen

26.3.1 Indicaties

Sputum is een ander woord voor slijm. Het is een taaie substantie die aangemaakt wordt door de slijmvliezen aan de binnenkant van de luchtpijp en luchtpijpvertakkingen. Onderzoek van sputum kan nuttig zijn in de volgende gevallen:

- om de verwekker van een luchtweginfectie aan te tonen;
- om sommige vormen van longkanker meer of minder waarschijnlijk te maken;
- om tuberculose aan te tonen.

26.3.2 Specifieke aandachtspunten

Je kunt sputum het best 's ochtends voor het ontbijt afnemen, omdat zich 's nachts veel slijm ophoopt. Als het ophoesten van sputum lastig gaat, kun je het vergemakkelijken door een stoomapparaat of vernevelaar te gebruiken om de lucht wat vochtiger te maken. Dit maakt het sputum wat minder taai. Ook kan het helpen om op de borstkas te kloppen om zo het ophoesten te ondersteunen.
Let op: er mogen geen voedselresten bij het sputum zitten.

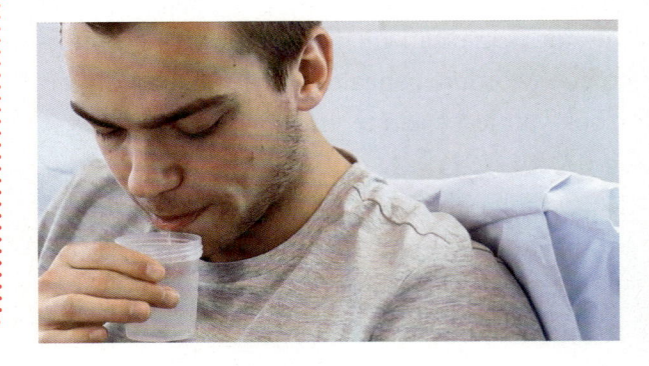

Afbeelding 26.5   Opvangen van sputum.

26.3.3 Stappenplan opvangen sputum

Stappenplan voor het opvangen van sputum

Voor het afnemen van een sputumkweek moet je de volgende materialen klaarzetten:

- niet-steriele handschoenen;
- een steriel opvangpotje;
- een sticker met de gegevens van de zorgvrager;
- papieren zakdoekjes of een washandje;
- een beker met kraanwater;
- een bekkentje;
- een laboratoriumformulier.

1. Maak je handen goed schoon. Bij zichtbaar vuil met zeep en water, anders met handalcohol.
2. Zet alle materialen klaar, zodat je er makkelijk bij kunt.
3. Trek de niet-steriele handschoenen aan.
4. Laat de zorgvrager rechtop zitten op een bed of stoel.
5. Laat de zorgvrager een keer de keel schrapen en het sputum uitspugen in een bekkentje.
6. Laat de zorgvrager de mond spoelen met water en dat uitspugen in het bekkentje. Hiermee wordt de verontreiniging van het sputum met etensresten en bacteriën uit de mond zo veel mogelijk tegengegaan.
7. Laat de zorgvrager goed hoesten en laat hem het sputum in het steriele potje uitspuwen. Er is minimaal 15 ml sputum nodig.
8. Geef de zorgvrager een washandje of papieren zakdoekje om de mond mee af te vegen. Assisteer de zorgvrager hier zo nodig bij.
9. Sluit het potje en maak eventueel de buitenkant van het potje schoon.
10. Inspecteer het sputum op kleur, samenstelling en geur.
11. Doe de handschoenen uit.
12. Was of desinfecteer je handen.
13. Plak de sticker met gegevens van de zorgvrager op het potje.
14. Ruim alles op.
15. Breng het sputummonster en het formulier naar het laboratorium. Als de zorgvrager antibiotica gebruikt, vul dit dan in op het labformulier.
16. Noteer de handeling, datum en tijd en de eventuele bijzonderheden.

Soms kan het voor de zorgvrager lastig zijn om sputum op te hoesten. Je kunt de zorgvrager hierin ondersteunen door achter de zorgvrager te gaan staan en je handen onder de oksels van de zorgvrager om de borstkas heen te slaan. Tijdens de uitademing van de zorgvrager duw je je armen stevig tegen de borstkas. Na de uitademing laat je los. Hierna laat je de zorgvrager nogmaals proberen sputum op te hoesten.

26.4 Wondkweek

26.4.1 Indicaties

Bij een **wondkweek** wordt met een kweekstokje wat materiaal van een wond afgenomen. Dit materiaal wordt vervolgens op een voedingsbodem gekweekt. Op deze manier kan gekeken worden welke micro-organis-

26 Monsters verzamelen voor onderzoek

men (bijvoorbeeld bacteriën) zich in de wond bevinden. In elke wond komen bacteriën voor. Het is daarom niet altijd zinvol om een wondkweek af te nemen. Een wondkweek kan wel zinvol zijn als de genezing van een wond stopt of achteruitgaat. Bacteriën in de wond kunnen namelijk een infectie veroorzaken en een infectie belemmert het genezingsproces. De klassieke tekenen van ontsteking zijn pijn, lokale warmte, roodheid, zwelling, functiebelemmering en koorts.

26.4.2 Specifieke aandachtspunten

Bij het afnemen van een wondkweek is het belangrijk om ondertussen geen andere handelingen uit te voeren. Dit kan namelijk zorgen voor rondvliegend stof, dat in de wond of op het kweekstaafje terecht kan komen. Verder geldt, zoals bij alle soorten kweken, dat je zo netjes en schoon mogelijk moet werken om het onderzoek zo betrouwbaar mogelijk te maken.

26.4.3 Stappenplan afnemen wondkweek

Stappenplan voor het afnemen van een wondkweek

Voor het afnemen van een wondkweek moet je de volgende materialen klaarzetten:

- een kweekbuisje met een kweekstokje;
- een sticker met de gegevens van de zorgvrager;
- een safety bag;
- een envelop
- twee paar niet-steriele handschoenen;
- een onderlegger;
- wondverband volgens het voorschrift van de arts;
- een afvalbak;
- een laboratoriumformulier.

1. Controleer of de houdbaarheidsdatum van het kweekstokje niet verstreken is.
2. Maak je handen goed schoon. Bij zichtbaar vuil met zeep en water, anders met handalcohol.
3. Zet alle materialen klaar, zodat je er makkelijk bij kunt.
4. Trek de niet-steriele handschoenen aan.
5. Verwijder het wondverband en gooi dit weg.
6. Maak de wond schoon zoals de arts dit voorgeschreven heeft.
7. Trek de handschoenen uit en trek een schoon paar handschoenen aan.
8. Open de verpakking van het kweekstokje.
9. Haal het kweekstokje uit de verpakking. Raak hierbij alleen de bovenkant van het stokje aan.
10. Duw het kweekstokje diep in de wond en draai het 5 seconden rond onder druk. Er komt dan wondvocht uit de wond. Het gebied dat je met het kweekstokje bestrijkt, moet minimaal 1 bij 1 cm zijn.
11. Haal de dop van het kweekbuisje.
12. Steek het kweekstokje in het buisje. Zorg ervoor dat je de randen van het kweekbuisje hierbij niet aanraakt. Doe de dop op het buisje.
13. Breng wondverband aan zoals de arts dit voorgeschreven heeft.
14. Trek de handschoenen uit.
15. Was of desinfecteer je handen.
16. Plak de sticker met de gegevens van de zorgvrager op het buisje.

Monsters verzamelen voor onderzoek   26

17 Stop het buisje in de safety bag en stop deze samen met het ingevulde kweekformulier in de envelop.
18 Ruim alles op en sluit de afvalzak direct om verspreiding van micro-organismen te voorkomen.
19 Stuur de envelop direct naar het laboratorium.
20 Noteer de handeling, de datum en tijd, het type kweek en de eventuele bijzonderheden.

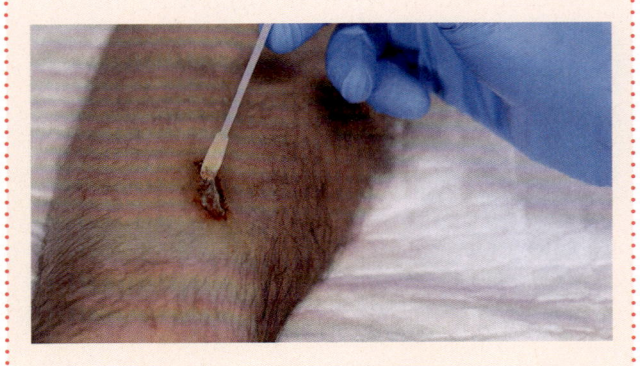

Afbeelding 26.6   Afname wondkweek.

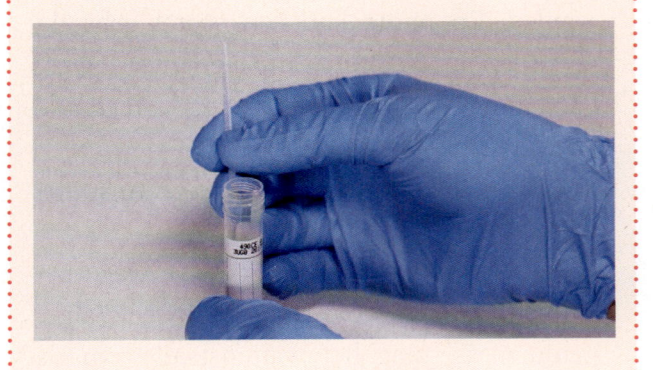

Afbeelding 26.7   Terugplaatsen kweekstokje in het buisje.

26.5 Neuskweek en keelkweek

26.5.1 Indicaties

Bij een **neuskweek** of **keelkweek** haal je met een kweekstokje wat materiaal uit de neus of de keel. Dit materiaal wordt vervolgens op een voedingsbodem gekweekt. Bij de meeste verkoudheden en keelontstekingen is het niet nodig om een kweek af te nemen, omdat dit voor de behandeling vaak niets uitmaakt. Een neus- of keelkweek kan wel zinvol zijn als:

- een keelontsteking anders verloopt dan normaal, omdat de ontsteking bijvoorbeeld langer aanhoudt of ernstiger verloopt;
- een arts vermoedt dat de keelontsteking wordt veroorzaakt door een zeldzame verwekker;
- het afweersysteem van de zorgvrager minder goed werkt (de zorgvrager is 'immuun gecompromitteerd').

26.5.2 Specifieke aandachtspunten

Soms is er bij een zorgvrager bij wie je een neus- of keelkweek moet afnemen een verdenking op een (zeer) besmettelijke ziekte. Met name bepaalde virussen kunnen heel besmettelijk zijn. Denk bijvoorbeeld aan het influenzavirus (griepvirus) In zo'n geval is het nodig om extra beschermende kleding te dragen, om te voorkomen dat je zelf ziek wordt. Het kan er voor een zorgvrager behoorlijk gek uitzien als je met allerlei beschermende kleding aan binnen komt lopen. Leg dan ook altijd goed aan de zorgvrager en eventuele familie uit waarom dit nodig is.

26.5.3 Stappenplan voor het afnemen van een neuskweek en/of keelkweek

Stappenplan voor het afnemen van een neuskweek en/of keelkweek

Voor het afnemen van een neus- en/of keelkweek moet je de volgende materialen klaarzetten:

- wattenstaafjes (plastic drager);
- buisjes met virustransportmedium;
- een schaar;
- een safety bag;
- desinfectans alcohol 70%;
- een envelop;
- een spatel;
- een absorberende tissue;
- handschoenen;
- een schort, mondmasker, beschermende bril (bij een vermoeden op besmettelijke verwekkers);
- een onderlegger;
- een afvalbak;
- een laboratoriumformulier;
- een sticker met de gegevens van de zorgvrager.

1. Maak je handen goed schoon. Bij zichtbaar vuil met zeep en water, anders met handalcohol.
2. Zet alle materialen klaar, zodat je er makkelijk bij kunt.
3. Controleer of het dragen van beschermende kleding nodig is in verband met het risico op infectie. Trek zo nodig beschermende kleding aan.
4. Trek de niet-steriele handschoenen aan.

Neuskweek

1. Laat de zorgvrager de neus snuiten en het hoofd naar achteren buigen.
2. Trek de neuspunt een beetje omhoog.
3. Steek het wattenstaafje diep in de neus, totdat je weerstand voelt. Draai het stokje een aantal keer rond. Indien het diepere neusgedeelte niet bereikt kan worden, probeer dan het andere neusgat. De zorgvrager kan hierbij wat tranen in de ogen krijgen.
4. Haal de dop van het buisje met transportmedium.
5. Steek het wattenstaafje tot halverwege het buisje.

Keelkweek

1. Laat de zorgvrager de mond openen en het hoofd naar achteren buigen.
2. Steek het wattenstaafje zo diep mogelijk achter in de keel. Dit geeft een kokhalsreflex. Zo nodig kan een spatel gebruikt worden om de tong naar beneden te duwen.
3. Draai het wattenstaafje kort rond tegen de achterzijde van de keel.
4. Haal de dop van het buisje met transportmedium.
5. Steek het wattenstaafje tot halverwege het buisje. Indien ook een neuskweek afgenomen is, mag het wattenstaafje van de keelkweek in hetzelfde buisje als de neuskweek.
6. Knip het gedeelte van het wattenstaafjes (of van beide wattenstaafjes) dat boven het transportbuisje uitsteekt af boven een onderlegger. Dit is besmet afval.
7. Sluit het buisje af.
8. Desinfecteer het buisje en de schaar met al-

cohol. Laat dit zonder het aan te raken drie minuten inwerken.
9. Trek de eventuele beschermende kleding en de handschoenen uit.
10. Was of desinfecteer je handen.
11. Doe het buisje en het laboratoriumformulier in de safety bag met een absorberende tissue en sluit stevig af.
12. Doe de safety bag met het kweekformulier in de envelop.
13. Noteer de handeling, de datum en het tijdstip en de eventuele bijzonderheden.
14. Zorg ervoor dat de keel- of neuswkeek zo snel mogelijk bij het laboratorium afgegeven wordt.

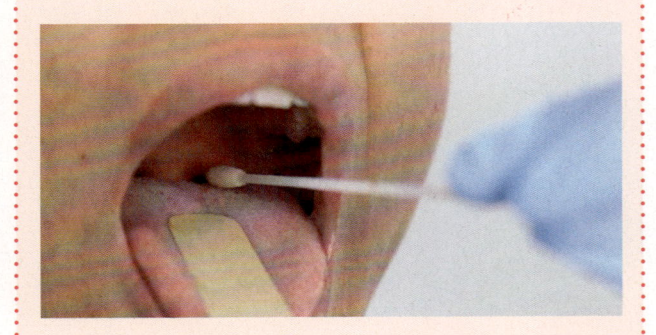

Afbeelding 26.8 *Afname keelkweek.*

SAMENVATTING

Uit urine, bloed, sputum (slijm) en feces (ontlasting) van de zorgvrager kun je veel belangrijke informatie halen. Je verzamelt bijvoorbeeld urine wanneer er verdenking is op urineweginfectie of nierschade en sputum om de veroorzaker van een luchtweginfectie aan te wijzen. Je neemt een keel- of neuskweek af als je wilt weten wat de verwekker is van een keelontsteking of wanneer het afweersysteem van een zorgvrager niet goed werkt.

Het is van belang dat je het materiaal op de juiste manier afneemt, zodat de onderzoeksresultaten betrouwbaar zijn. Om te kunnen bepalen of een onderzoekresultaat afwijkend is, is het van belang om te weten wat de normaalwaarden van het materiaal zijn.
Lichaamsmateriaal kun je op kweek zetten. Er wordt dan een monster op een voedingsbodem gebracht. Zo zie je of er bacteriën of andere micro-organismen aanwezig zijn en zo ja, welke.
Bij een urinesediment wordt door een microscoop gekeken naar de niet-oplosbare deeltjes in de urine. Bij 24 uursurine verzamel je gedurende 24 uur de urine van een zorgvrager. Er zijn stappenplannen voor het opvangen van urine voor sediment, voor kweek, voor 24 uursurine en voor het opvangen van urine bij zorgvragers met een verblijfskatheter. Ook het opvangen van sputum, feces en het maken van een wond-, neus- of keelkweek voer je uit volgens een stappenplan.

BEGRIPPEN

24 uursurine
Feces
Gewassen middenplas
Keelkweek
Neuskweek
Normaalwaarden
Sputum
Urinekweek
Urinesediment
Wondkweek

27 LABORATORIUM-ONDERZOEK

27 Laboratoriumonderzoek

LEERDOELEN

- Je kent de verschillende laboratoria en weet welk type onderzoek daar wordt uitgevoerd.
- Je kent de verschillende bloedonderzoeken en hun functies.
- Je kent de indicaties voor het afnemen van bloed en de aandachtspunten hierbij.
- Je kunt de verschillende stappen van het afnemen van bloed voor onderzoek benoemen.
- Je kunt beschrijven hoe je bloed moet afnemen via een vingerprik.

27.1 Laboratorium

Een groot deel van al het diagnostisch onderzoek vindt plaats in laboratoria. Een **laboratorium** is een ruimte die speciaal geschikt is om proeven en onderzoeken in uit te voeren. Er zijn verschillende soorten laboratoria, die elk ingericht zijn op het uitvoeren van specifieke soorten onderzoeken. De meeste ziekenhuizen beschikken over een klinisch-chemisch of hematologisch lab, een microbiologisch lab en een pathologisch lab. Deze laboratoria zijn onmisbaar voor de patiëntenzorg. Om deze reden zijn bepaalde laboratoria dan ook 24 uur per dag beschikbaar voor diagnostisch onderzoek.

27.1.1 Klinisch-chemisch laboratorium

Klinische chemie is een vakgebied dat zich bezighoudt met medisch-diagnostisch onderzoek van bloed en andere lichaamsvloeistoffen (bijvoorbeeld urine of hersenvocht). In een **klinisch-chemisch laboratorium** (of hematologisch laboratorium) kunnen allerlei verschillende stoffen in lichaamsvloeistoffen aangetoond worden. Zo kan hier bijvoorbeeld het cholesterolgehalte in het bloed worden bepaald. Klinisch-chemisch onderzoek gebeurt meestal op aanvraag van een arts. Soms kunnen ook gespecialiseerde verpleegkundigen of bijvoorbeeld verloskundigen aanvragen voor klinisch-chemisch onderzoek doen. In het lab zelf heeft een klinisch chemicus de leiding. Van het moment dat een bepaling aangevraagd wordt tot het moment dat de uitslag aan de aanvragend arts is doorgegeven is de klinisch chemicus dan ook verantwoordelijk. Een groot deel van het klinisch-chemisch onderzoek verloopt tegenwoordig volledig automatisch met behulp van gespecialiseerde machines. Als een aanvraag met spoed wordt gedaan, kan de uitslag van sommige bepalingen al binnen een uur of soms zelf binnen een kwartier bekend zijn. Er zijn echter ook gespecialiseerde onderzoeken, bijvoorbeeld DNA-diagnostiek, die meer tijd kosten en waar de kennis van specialisten op het gebied van klinische chemie bij nodig is.

27.1.2 Microbiologisch laboratorium

In het **microbiologisch laboratorium** wordt patiëntmateriaal onderzocht op de aanwezigheid van ziekmakende micro-organismen. Micro-organismen zijn onder andere bacteriën, virussen, schimmels, parasieten en gisten. In het microbiologisch lab zijn allerlei apparaten aanwezig waarmee deze micro-organismen aangetoond kunnen worden. Aan het hoofd van het microbiologisch lab staat de medisch-microbioloog. Dit is een arts die gespecialiseerd is in ziektes die door micro-organismen veroorzaakt worden.

27.1.3 Pathologisch laboratorium

In het **pathologisch laboratorium** wordt patiëntmateriaal onderzocht om te kijken of een bepaalde ziekte wel of niet aanwezig is. Hiervoor worden cellen of weefsels (groepen gelijksoortige cellen) onder de microscoop bekeken. Het pathologisch laboratorium is bijvoorbeeld erg belangrijk bij het diagnosticeren van kanker. Aan het hoofd van het pathologisch laboratorium staat een patholoog. Een patholoog is ook degene die obducties uitvoert. Een obductie is het onderzoeken van het lichaam van een overleden persoon. Meestal gebeurt dit omdat de doodsoorzaak niet duidelijk is. Door bij een obductie zorgvuldig alle organen te onderzoeken kan de doodsoorzaak vaak worden achterhaald.

27.2 Bloedonderzoek

Bloedonderzoek is een van de meest gebruikte diagnostische onderzoeken. Dit komt doordat bloed veel informatie kan bevatten over allerlei soorten ziektes. Bloedonderzoek is over het algemeen snel uit te voeren, relatief goedkoop en weinig belastend voor de zorgvrager.

27.2.1 Meest voorkomende bloedonderzoeken

In deze paragraaf lichten we de meest voorkomende bloedonderzoeken, hun functies en de normaalwaarden toe.

Hb, Ht, erytrocyten, leukocyten, trombocyten, bloedplasma

Bloed bestaat uit **erytrocyten** (rode bloedcellen), **leukocyten** (witte bloedcellen), **trombocyten** (bloedplaatjes) en **bloedplasma**. Erytrocyten vervoeren zuurstof, leukocyten beschermen het lichaam tegen ziekmakende micro-organismen en trombocyten zijn belangrijk voor de bloedstolling.

Hb is de afkorting van **hemoglobine**. Hemoglobine is het bestanddeel van erytrocyten waaraan zuurstof zich kan binden. Een tekort aan hemoglobine heet bloedarmoede of anemie. Dit komt vrij vaak voor en kan veel verschillende oorzaken hebben. Het kan ook voorkomen dat mensen juist te veel hemoglobine hebben, maar dit is veel zeldzamer.

Ht is de afkorting van **hematocriet**. Hematocriet is een maat voor het volume dat erytrocyten innemen in het bloed.

Het is ook mogelijk om het aantal erytrocyten, leukocyten en trombocyten per liter bloed te tellen. Een verhoogd aantal leukocyten kan passen bij ziektes zoals leukemie. Een verlaagd aantal leukocyten kan leiden tot een verminderde afweer tegen ziektes. Als het aantal trombocyten te laag is, kunnen mensen sneller blauwe plekken of bloedingen krijgen, doordat het bloed dan niet meer goed kan stollen. Het aantal trombocyten kan ook verhoogd zijn, waardoor het bloed juist te goed stolt en er kleine bloedstolseltjes in de vaten kunnen ontstaan.

Vaak worden het Hb, Ht en het aantal erytrocyten, leukocyten en trombocyten samen aangevraagd. Dit wordt een 'volledig bloedbeeld' genoemd en geeft een globale indruk van de gezondheidstoestand van een zorgvrager De normaalwaarden voor deze bepalingen staan vermeld in tabel 27.1.

Tabel 27.1 Normaalwaarden volledig bloedbeeld.

BEPALING	GE-SLACHT	NORMAALWAARDE
Hb	M	8,5 – 11,0 mmol/L
	V	7,5 – 10,0 mmol/L
Ht	M	0,41 – 0,51 liter/liter bloed
	V	0,36 – 0,47 liter/liter bloed
Erytrocyten	M	4,4 – 5,8 x 1000 miljard/liter
	V	4,0 – 5,3 x 1000 miljard/liter
Trombocyten	M en V	150 – 400 miljard/liter
Leukocyten	M en V	4 – 10 miljard/liter

Bezinking (BSE)

De **bezinking (BSE)** is een maat voor ontsteking in het lichaam. Een arts kan een bezinkingssnelheidtest aanvragen om te bepalen of er een ontsteking in het lichaam aanwezig is. Deze test meet hoe snel rode bloedcellen naar beneden zakken in een reageerbuis. Bij mensen die een ontsteking hebben, zakken de rode bloedcellen sneller naar beneden dan bij gezonde mensen. Dit komt omdat een ontsteking ervoor zorgt dat de samenstelling van bloed wat verandert.

De BSE kan verhoogd zijn door infecties, tumoren en auto-immuunziekten (ziektes waarbij afweercellen niet alleen gevaarlijke indringers aanvallen, maar ook eigen lichaamscellen). De BSE is dus een algemene maat voor allerlei soorten ontstekingen. Dit maakt dat je bij een afwijkend BSE weet dat er iets mis is, maar niet precies wat. Bij een normaal BSE kun je echter wel bepaalde ziektes uitsluiten. De normaalwaarden voor bezinking staan vermeld in tabel 27.2.

Tabel 27.2 Normaalwaarden bezinking.

LEEFTIJD/GESLACHT	NORMAALWAARDE
Vrouw < 50 jaar	< 20 mm/uur
Vrouw > 50 jaar	< 30 mm/uur
Man < 50 jaar	< 15 mm/uur
Man > 50 jaar	< 20 mm/uur
Pasgeborene	0-2 mm/uur
Kind < 10 jaar	3-13 mm/uur
Zwangere in derde trimester	< 30 mm/uur

Cholesterol

Cholesterol is een vetachtige stof. In ons lichaam speelt cholesterol een belangrijke rol bij onder andere de aanmaak van cellen, hormonen en gal. Cholesterol wordt voor een deel opgenomen uit de voeding, maar ook voor een groot deel in het lichaam zelf geproduceerd in de lever. Hoewel cholesterol dus veel belangrijke functies in het lichaam heeft, is te veel cholesterol niet gezond. Cholesterol kan namelijk aan de binnenkant van bloedvaten vast gaan zitten en zo vaatvernauwingen of zelfs vaatafsluitingen veroorzaken. Op deze manier geeft een hoog cholesterolgehalte een verhoogde kans op hart- en vaataandoeningen zoals een hartaanval of een beroerte. Dit is de reden dat artsen het cholesterolgehalte regelmatig laten bepalen, met name bij mensen die al een verhoogd risico hebben op hart- en vaatziekten, bijvoorbeeld omdat ze overgewicht hebben of roken.

Grofweg zijn er twee soorten cholesterol:

- LDL (*low density lipoproteïn*): LDL is als het ware een pakketje dat gevuld is met cholesterol, andere vetten en eiwitten. Dit pakketje vervoert deze vetten van de lever naar

andere organen in het lichaam. LDL wordt ook wel 'slecht' cholesterol genoemd. Een te hoog LDL-gehalte verhoogt het risico op hart- en vaatziekten;
- HDL (*high density lipoproteïn*): HDL is net als LDL een pakketje gevuld met cholesterol, vetten en eiwitten. In tegenstelling tot LDL brengt HDL vetten echter juist terug naar de lever, waar deze opgeruimd worden. Daarom wordt HDL ook wel 'goed' cholesterol genoemd.

Een arts kan het LDL-cholesterol, HDL-cholesterol of het totaal cholesterol laten bepalen. Het totaal cholesterol is al het goede en slechte cholesterol samen. De normaalwaarden voor cholesterol staan vermeld in tabel 27.3.

Tabel 27.3 *Normaalwaarden cholesterol.*

BEPALING	NORMAALWAARDE
Totaal cholesterol	1,5 – 6,5 mmol/L
HDL	0,9 – 1,70 mmol/L
LDL	2,0 – 4,5 mmol/L

Elektrolyten

Elektrolyten worden ook wel zouten genoemd en zijn elektrisch geladen deeltjes die opgelost zijn in het bloedplasma. Elektrolyten zijn enorm belangrijk. Zo spelen ze een rol in de waterhuishouding van het lichaam, in het op peil houden van de zuurgraad van het bloed en bij het geleiden van prikkels door de zenuwen. De belangrijkste elektrolyten in het lichaam zijn natrium (Na+), kalium (K+), chloor (Cl-) en bicarbonaat (HCO3-). Omdat elektrolyten bij zoveel verschillende zaken in het lichaam betrokken zijn, worden ze vaak meebepaald bij routinebloedonderzoek.

De normaalwaarden van de belangrijkste elektrolyten staan vermeld in tabel 27.4.

Tabel 27.4 *Normaalwaarden elektrolyten.*

BEPALING	NORMAALWAARDE
Natrium	135 – 145 mmol/L
Kalium	3,5 – 5,1 mmol/L
Chloride	96 – 107 mmol/L
Bicarbonaat	21 – 27 mmol/L

Bloedkweek

Bacteriën kunnen op allerlei manier het lichaam binnendringen: via de mond of neus, via een wondje in de huid of via de plasbuis of vagina. Meestal nestelen bacteriën zich in een bepaald orgaan, waar ze een ontsteking veroorzaken. Zo ontstaat bijvoorbeeld een blaasontsteking of een longontsteking. Als een bacterie op tijd met antibiotica wordt bestreden, blijft de ontsteking meestal beperkt tot één orgaan. Soms komt het echter voor dat een bacterie via een orgaan in de bloedbaan terechtkomt. Dit wordt bloedvergiftiging of sepsis genoemd. Mensen met een sepsis krijgen over het algemeen hoge koorts en zijn ernstig ziek.

Om aan te tonen dat een bacterie in de bloedbaan zit, kan bloed – net als urine, feces of sputum – op kweek gezet worden, de **bloedkweek**. Hiervoor wordt een bloedkweeksetje gebruikt. Een bloedkweeksetje bestaat uit twee speciale bloedkweekflesjes: een flesje voor bacteriën die zonder zuurstof groeien (anaërobe bacteriën) en een flesje voor bacteriën die mét zuurstof groeien (aërobe bacteriën). In deze buisjes zijn de omstandigheden voor bacteriën ideaal om te groeien, waardoor ze na een aantal dagen kweken aangetoond kunnen worden. Bij een kweek wordt vaak ook direct een resistentiebepaling gedaan, om te bekijken voor welke antibiotica de bacterie die in het bloed zit wel en niet gevoelig is. Dit is voor de behandeling van deze ernstig zieke patiënten erg belangrijk.

Glucose

Glucose is een ander woord voor bloedsuiker. Glucose is een belangrijke energiebron voor lichaamscellen. Bij gezonde personen wordt het glucosegehalte in het bloed ongeveer constant gehouden door de hormonen insuline en glucagon. Mensen met suikerziekte (diabetes) maken onvoldoende insuline aan (diabetes type 1) of hebben cellen die glucose op moeten nemen uit het bloed die minder gevoelig voor insuline zijn geworden (diabetes type 2). Het gevolg is dat het glucosegehalte van zorgvragers met diabetes veel te hoog wordt. Een te hoog glucosegehalte heeft allerlei schadelijke effecten. Zo worden de vaten en zenuwen aangetast.

Als een arts vermoedt dat een zorgvrager mogelijk diabetes heeft of het glucosegehalte van een zorgvrager om een andere reden wil controleren, kan het glucosegehalte in het bloed bepaald worden. Dit kan vanuit een bloedbuisje, maar ook via een vingerprik.

Het glucose kan op een willekeurig moment op de dag bepaald worden, of 's ochtends voor het ontbijt (nuchter glucose). De diagnose diabetes kan gesteld worden als het glucosegehalte op een willekeurig moment van de dag hoger is dan 11 mmol/l, of als het nuchter glucose hoger is dan 7 mmol/l. De normaalwaarde voor glucose wisselt per laboratorium, maar ligt gewoonlijk tussen de 3,5-5,5 mmol/l.

Bloedgas

In het bloed worden verschillende gassen vervoerd. De belangrijkste twee gassen in het bloed zijn zuurstof (O_2) en koolstofdioxide (CO_2). In de longen wordt zuurstof opgenomen in het bloed en koolstofdioxide vanuit het bloed afgeblazen. Zuurstof wordt in het bloed vervoerd door erytrocyten. Koolstofdioxide wordt vervoerd doordat het oplost in bloed. Bij een gezond persoon is de verhouding tussen zuurstof en opgeloste koolstofdioxide min of meer constant.

Slagaders (arteriën) vervoeren zuurstofrijk bloed van de longen naar organen en andere weefsels. Bloed in slagaders is daarom O_2-rijk en CO_2-arm. In weefsels en organen wordt zuurstof verbruikt en koolstofdioxide gevormd. Aders (venen) vervoeren bloed vervolgens weer terug vanuit de weefsels en organen naar de longen. Bloed in aders is daarom O_2-arm en CO_2-rijk.

Als koolstofdioxide oplost in bloed, wordt het bloed zuurder. Het lichaam probeert de zuurgraad (pH) van het bloed constant te houden, omdat verschillende belangrijke stoffen in het lichaam hun werk niet goed kunnen doen in bloed dat te zuur of te basisch is. Basisch is het tegenovergestelde van zuur.

Verschillende aandoeningen kunnen de verhouding tussen zuurstof en koolstofdioxide in het bloed of de zuurgraad van het bloed verstoren. Wanneer een arts vermoedt dat er sprake is van zo'n verstoorde balans, kan een **bloedgas** aangevraagd worden. Bloedgas geeft informatie over het zuurstofgehalte, koolstofdioxidegehalte en de pH-waarde van het bloed.

Een bloedgas is het betrouwbaarst wanneer het bloed niet uit een ader wordt gehaald, maar uit een slagader. In een slagader is het zuurstof immers nog niet verbruikt en omgezet in koolstofdioxide. Een slagader die vlak onder de huid ligt en daardoor relatief makkelijk aan te prikken is, is de polsslagader (*arteria radialis*). Deze ader wordt dan ook vaak gebruikt voor het bepalen van een bloedgas. De normaalwaarden van een bloedgas zijn erg afhankelijk van de manier waarop de waarden bepaald worden in het lab en verschillen daarom erg van laboratorium tot laboratorium. Vandaar dat we ervoor hebben gekozen ze hier niet weer te geven.

Bloedingstijd

De **bloedingstijd** is een test die meet hoelang het duurt voor het bloed stolt. De test wordt als maat gebruikt voor de werking van trombocyten. Vroeger werd deze test uitgevoerd door een sneetje in de huid te maken en te meten hoelang het duurde voor het bloeden stopte. Tegenwoordig wordt dit meestal gedaan door wat bloed in een buisje af te nemen en vervolgens in een nagebouwde opstelling in het lab te bekijken hoelang het duurt voor het bloed een gaatje in een membraan gedicht heeft.

Deze test wordt vaak aangevraagd als een zorgvrager een zogenaamde 'verhoogde bloedingsneiging' heeft. Dit houdt in dat iemand bijvoorbeeld snel blauwe plekken krijgt of bloedend tandvlees heeft, of dat wondjes bij diegene lang door blijven bloeden. Een verhoogde bloedingsneiging kan verschillende oorzaken hebben. Zo kan iemand een ernstig tekort aan trombocyten hebben. Iemand kan ook een erfelijke afwijking hebben die de functie van trombocyten of stollingsfactoren in het bloed vermindert.

Om de oorzaak van een stollingsstoornis te achterhalen worden samen met de bloedingstijd vaak ook twee andere testen aangevraagd die iets zeggen over de bloedstolling. Dit zijn de PT (protrombinetijd) en de aPTT (geactiveerde partiële tromboplastinetijd). De normaalwaarde voor de bloedingstijd varieert per laboratorium en kan oplopen tot wel acht minuten.

Creatinekinase (CK), lactaatdehydrogenase (LHD), troponine

Creatininekinase (CK), lactaatdehydrogenase (LDH) en troponine zijn alle drie bloedbepalingen die vaak verricht worden bij iemand die pijn op de borst heeft om een hartaanval meer of minder waarschijnlijk te maken.

Wanneer lichaamscellen kapotgaan, komen alle stoffen uit de cellen in het bloed terecht. Dit zorgt ervoor dat de concentratie van deze stoffen in het bloed toeneemt. Dit gebeurt ook bij een hartaanval. Door zuurstoftekort van de hartspier gaan hartspiercellen dood. Alle stoffen uit deze hartspiercellen komen vervolgens vrij in de bloedbaan. Een aantal van deze stofjes kunnen gemeten worden in het bloed.

Het meest geschikte stofje om een hartaanval aan te tonen is troponine. Dit stofje komt namelijk alleen in hartspiercellen voor en is al binnen drie tot vier uur in het bloed aan te tonen. Creatininekinase komt daarentegen in alle spiercellen van het lichaam voor, niet alleen in hartspiercellen. Een verhoogd creatininekinasegehalte komt dus niet alleen bij een hartaanval voor, maar ook bij schade aan andere spieren. Daarnaast duurt het langer voor CK in het bloed aantoonbaar is. LDH komt voor in bijna alle lichaamscellen. Een verhoogd LDH-gehalte past daarom niet alleen bij een hartaanval, maar kan bij allerlei aandoeningen passen die celschade geven.

27.3 Afname van bloed voor onderzoek

Voordat bloed onderzocht kan worden, moet het uiteraard eerst afgenomen worden. De meest gebruikte manier om bloed af te nemen voor onderzoek is venapunctie. *Vena* betekent ader, en *punctie* betekent prikken. Bij venapunctie prik je dus met een naald een gaatje in een ader, waarna je bloed kunt afnemen en kunt opvangen in een bloedbuisje.

In de paragraaf over bloedgas is al aan bod gekomen dat soms ook in een slagader geprikt wordt. Dit is echter een handeling die over het algemeen alleen door artsen en bepaalde verpleegkundigen gedaan wordt. Hier zullen we nu dan ook verder niet op ingaan.

27.3.1 Specifieke aandachtspunten

Bij venapunctie zijn er een aantal belangrijke dingen waar je goed op moet letten.

Ten eerste maak je met een naald een gaatje in een bloedvat, waardoor je een rechtstreekse opening maakt naar de bloedbaan. Daarom is het belangrijk om de plaats waar je prikt eerst goed met alcohol te ontsmetten, zeker bij zorgvragers met een verminderde afweer.

Ten tweede gebruik je bij venapunctie een stuwband om ervoor te zorgen dat bloed zich als het ware 'ophoopt' in de aders, waardoor de aders beter zichtbaar worden en makkelijker aan te prikken zijn. Een stuwband mag echter nooit te lang om de arm van de zorgvrager blijven zitten. Dit is niet alleen onprettig voor de zorgvrager, het kan ook de resultaten van het bloedonderzoek sterk beïnvloeden. Als de naald in het vat zit, moet je de stuwband dan ook altijd direct losmaken.

Ten derde is het belangrijk om na te vragen of een zorgvrager bloedverdunners gebruikt of een stollingsstoornis heeft. Als dat zo is, moet de aanprikplaats na het prikken namelijk langer afgedrukt worden om nabloeden te voorkomen.

Tot slot zit er onder in bloedbuisjes vaak een soort gel die goed met het bloed gemengd moet worden. Deze gel bevat stoffen die voorkomen dat het bloed gaat stollen, of stoffen die nodig zijn om in het lab de bepalingen te kunnen doen. Keer bloedbuisjes dan ook een aantal keer om na bloedafname om de inhoud goed te laten mengen.

27.3.2 Mogelijke complicaties

Bij een venapunctie kunnen een aantal complicaties optreden:

- Soms loopt er geen bloed in het bloedbuisje. Dit kan zijn omdat er naast of door het vat geprikt is. Trek de naald dan rustig terug en prik opnieuw. Het kan ook voorkomen dat de naald wel in het vat zit, maar tegen een vaatklep aan. Probeer dan om de naald wat terug te trekken. Vaak helpt dit al. Ga echter niet te lang met de naald in de arm bewegen, want dit doet pijn en kan weefselschade geven. Het is beter om dan opnieuw te prikken.
- Een zorgvrager kan niet lekker worden of flauwvallen. Dit komt regelmatig voor. Laat een zorgvrager bij het afnemen van bloed daarom altijd zitten. Vraag van tevoren na of een zorgvrager weleens niet lekker geworden is bij het afnemen van bloed.

Als dit zo is, kan het verstandig zijn om de zorgvrager te laten liggen tijdens het prikken. Flauwvallen is echter niet altijd te voorkomen. Als een zorgvrager flauwvalt, leg hem dan plat neer. Vaak is iemand heel snel weer aanspreekbaar. Laat de zorgvrager vervolgens langzaam rechtop zitten. Als de zorgvrager in staat is om zelf een bekertje vast te houden, laat hem dan wat ranja of water drinken.

- Er kan een slagader aangeprikt worden in plaats van een ader. Als dit het geval is, zal het bloed pulserend het bloedbuisje in lopen. Trek de naald terug en druk de aangeprikte arterie gedurende een aantal minuten stevig af. Bij iemand die bloedverdunners gebruikt, moet er langer afgedrukt worden.
- Er kan tijdens of na het prikken een blauwe plek (hematoom) ontstaan. Dit kan komen doordat je door een vat heen geprikt hebt of doordat je met de naald in de arm te lang gezocht hebt naar een vat. Probeer dit dan ook te vermijden. Zeker bij zorgvragers die bloedverdunners gebruiken is hematoomvorming echter niet altijd te voorkomen.

27.3.3 Materialen

Aanvraag
Voor je de venapunctie uitvoert, moet je het aanvraagformulier controleren. Op dit formulier staan de gegevens van de zorgvrager en de bloedbepalingen die aangevraagd zijn. Voor bloedafname worden verschillende typen buizen gebruikt waar verschillende toevoegingen in zitten. Niet elke bloedbepaling kan vanuit elke buis gedaan worden. Kijk daarom voor het prikken goed welke bepalingen aangekruist zijn en welke buizen je voor deze bepalingen moet gebruiken.

Verder is op het formulier ruimte om de datum en het tijdstip van de bloedafname en de datum en het tijdstip van ontvangst in het lab in te vullen. Dit dient ter controle, omdat veel bepalingen niet meer betrouwbaar uitgevoerd kunnen worden als er te veel tijd is verstreken tussen de afname van het bloed en het uitvoeren van de bepaling zit. Vergeet dan ook niet om de datum en het tijdstip van afname te noteren.

Naald
Er zijn allerlei verschillende soorten naalden beschikbaar om venapuncties mee uit te voeren. Ten eerste zijn er naalden van verschillende diameters op de markt. De diameter van een naald wordt uitgedrukt in Gauge (G-getal). Hoe hoger het G-getal, hoe kleiner de diameter van de naald. Naalden van verschillende diameters hebben meestal een andere kleur, waardoor ze makkelijk te herkennen zijn. Deze gebruikte kleuren kunnen per fabrikant verschillen. Hoe dikker de gebruikte naald, hoe sneller het bloed stroomt. Hoe dunner de naald, hoe trager het bloed stroomt en hoe meer druk er op het naaldje staat. Door deze hogere druk kunnen bloedcellen kapotgaan. Dit maakt dat prikken met een dun naaldje niet de voorkeur heeft. Soms kun je echter niet anders, bijvoorbeeld bij kinderen of mensen met dunne, kwetsbare vaten.
Een speciaal soort naald is de vlindernaald. Dit is een naaldje met twee 'vleugeltjes' die voorkomen dat het naaldje in het vat kan bewegen. Voor kinderen of mensen met veel angst voor naalden zijn deze erg prettig. Ze

zijn echter ook duurder dan gewone naalden. Vandaar dat het niet aangeraden wordt om standaard met een vlindernaald te prikken. Naalden zijn steriel verpakt. Je moet ze openmaken zonder het metalen gedeelte van de naald aan te raken.

Buisjes

Bloedafnamebuisjes zijn meestal van doorzichtig plastic. De buisjes hebben een rubberen dopje. Er bestaan zoals gezegd allerlei verschillende bloedafnamebuisjes met andere soorten antistollingsmiddelen en andere toevoegingen erin die van belang zijn om de bloedbepalingen uit te kunnen voeren in het lab. Het is dan ook belangrijk dat je voor elke bepaling het juiste buisje gebruikt. Om de verschillende soorten buisjes makkelijk uit elkaar te kunnen houden, hebben de rubberen dopjes allemaal een andere kleur. Helaas verschillen deze kleuren per fabrikant.

Op elk buisje staat een dun streepje. Dit streepje markeert tot waar je het buisje minimaal moet vullen. Dit is belangrijk, omdat de verhouding tussen de hoeveelheid bloed en de aanwezige toevoegingen in het buisje van invloed kan zijn op het resultaat van de bepaling. Er zit een vacuüm op de buisjes, wat er meestal voor zorgt dat de juiste hoeveelheid bloed vanzelf in het buisje loopt.

Overige materialen

Naast de aanvraag, een naald en de benodigde bloedbuisjes heb je de volgende materialen nodig voor een venapunctie:

- niet-steriele handschoenen;
- chloorhexidine alcohol 70%;
- een steriel gaasje;
- een gaasje;
- een naaldhouder voor een vacuümsysteem;
- een onderlegger;
- de juiste hoeveelheid stickers met de gegevens van de zorgvrager erop;
- een stuwband;
- een pleister;
- materiaal om een drukverband mee aan te leggen (zo nodig);
- een naaldencontainer;
- een afvalbak.

27.3.4 Plaats bepalen

Je verricht een venapunctie op een oppervlakkig liggende vene. De voorkeursplek is de elleboogplooi van de niet-dominante arm. In de elleboogplooi lopen verschillende vaten die bruikbaar kunnen zijn, zowel aan de binnenkant van de elleboog als aan de buitenkant. Het verschilt erg per zorgvrager hoe makkelijk of moeilijk het is om een bruikbaar vat te vinden. Een zorgvrager bij wie vaak bloed geprikt wordt, kan zelf vaak goed aangeven waar het best geprikt kan worden. Respecteer de ervaring van de zorgvrager dan ook.

Als je in beide ellebogen geen goed vat kunt vinden, dan kun je uitwijken naar de onderarm of de hand. De vaten zijn hier echter vaak dunner. Prikken in de hand of onderarm heeft daarom niet de voorkeur. Als je ook hier geen bruikbare vaten ziet, kun je eventueel nog het onderbeen of de voet proberen.

Houd bij het kiezen van de prikplaats verder rekening met:

- Littekenweefsel: Bij zorgvragers die vaak geprikt worden kan op den duur littekenweefsel ontstaan, wat het prikken bemoeilijkt. Hierdoor kan het noodzakelijk zijn

om uit te wijken naar de onderarm of de hand.
- Borstamputatie met okselkliertoilet: Bij vrouwen met borstkanker kan het noodzakelijk zijn om de borst te verwijderen en daarbij ook de lymfeklieren in de oksel weg te halen (okselkliertoilet). Aan de kant van het okselkliertoilet wordt bij voorkeur niet geprikt, omdat het aanbrengen van een stuwband bij deze zorgvragers de kans op lymfe-oedeem (vochtophoping) in de arm vergroot.
- Aanwezigheid van een infuus: Bij voorkeur wordt er niet geprikt in een infuusarm, omdat de infuusvloeistof de bloedbepaling kan beïnvloeden.

27.3.5 Stappenplan afname bloed voor onderzoek

Stappenplan voor het afnemen van een venapunctie

Voor een venapunctie moet je de volgende materialen klaarzetten:

- niet-steriele handschoenen;
- chloorhexidine alcohol 70%;
- een steriel gaasje;
- een gaasje;
- een naaldhouder voor een vacuümsysteem;
- bloedbuisjes;
- een onderlegger;
- de juiste hoeveelheid stickers met de gegevens van de zorgvrager erop;
- een stuwband;
- een pleister;
- materiaal om een drukverband mee aan te leggen (zo nodig);
- een naaldencontainer;
- een prullenbak.

1. Maak je handen goed schoon. Bij zichtbaar vuil met zeep en water, anders met handalcohol.
2. Zet alle materialen klaar, zodat je er makkelijk bij kunt.
3. Knip een stuk pleister af van ongeveer 10 cm en hang deze klaar.
4. Trek de niet-steriele handschoenen aan.
5. Maak een gaasje met alcohol klaar als huiddesinfectie nodig is. Dit is zo bij zorgvragers met een verminderde afweer, of wanneer een bloedkweek afgenomen wordt.
6. Plaats de naald in de naaldhouder.
7. Zorg dat de zorgvrager comfortabel zit of ligt en dat de arm van de zorgvrager makkelijk bereikbaar is.
8. Leg een onderlegger onder de arm van de zorgvrager.
9. Kies een insteekplaats.
10. Breng de stuwband aan. De stuwband moet ongeveer 10 cm boven de insteekplaats zitten.
11. Laat de zorgvrager een vuist maken. Zo komen de vaten nog wat meer omhoog.
12. Desinfecteer de huid (indien nodig) met het alcoholgaasje.
13. Neem de naaldhouder in de hand waarmee je gaat prikken. Houd je duim boven op de naaldhouder en laat hem rusten op je wijs- en middelvinger.
14. Verwijder de beschermhuls van de naald.
15. Trek met de duim van de andere hand het aan te prikken vat strak.
16. Steek de naald door de huid onder een

hoek van 15 tot 30 graden. De holle kant van de naald laat je hierbij naar boven wijzen.
17 Fixeer de naaldhouder met één hand. De duim van je andere hand leg je op de bodem van de bloedbuis. Je wijsvinger leg je op de vleugels van de naaldhouder.
18 Duw nu de naald dieper in de naaldhouder door je duim en wijsvinger naar elkaar toe te knijpen. De rubberen dop van de bloedbuis wordt hierdoor doorgeprikt.
19 Als het vat goed aangeprikt is, stroomt er nu bloed in de bloedbuis.
20 Maak direct de stuwband los en laat de zorgvrager de vuist ontspannen.
21 Als er voldoende bloed in het buisje gestroomd is, koppel je het buisje los en zwenk je dit (tenzij het een stolbuis is).
22 Vul het aantal benodigde buisjes op dezelfde manier.
23 Leg het steriele gaasje zonder er druk op te geven boven op de plaats waar de naald in de huid steekt.
24 Trek de naald in een vloeiende beweging uit de huid.
25 Laat de zorgvrager de insteekplaats afdrukken met het gaasje. Als de zorgvrager de insteekplaats niet af kan drukken, moet je dat zelf doen. Hierbij moet je handschoenen dragen.
26 Plak het gaasje vast met een pleister.
27 Vraag de zorgvrager om de insteekplaats nog een paar minuten af te drukken, zeker als hij bloedverdunners gebruikt.
28 Werp de naald in de naaldencontainer.
29 Ruim alles op.
30 Was of desinfecteer je handen.
31 Noteer de handeling en de eventuele bijzonderheden.

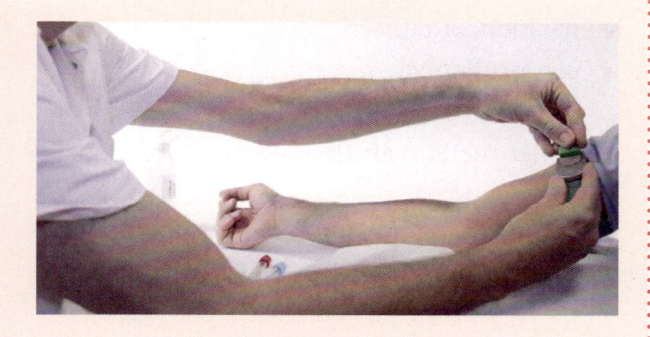

Afbeelding 27.1 Het omdoen van de stuwband (stap 10).

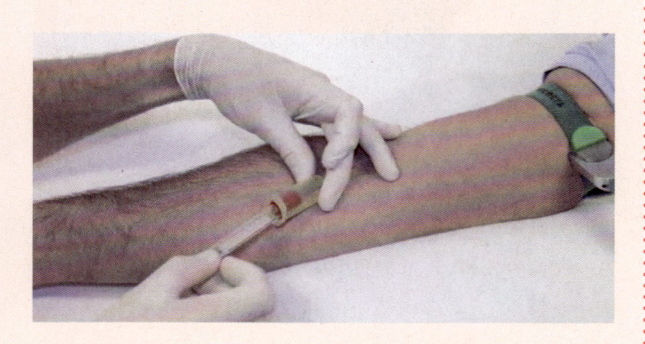

Afbeelding 27.2 Fixeer de naaldhouder met één hand, de duim van de andere hand leg je op de bodem van de buis (stap 17).

27.3.6 Stappenplan bloedglucosewaarde meten (vingerprik)

Het glucosegehalte in het bloed kan uit een bloedbuisje bepaald worden, maar via een vingerpik gaat het veel eenvoudiger en sneller.

Stappenplan voor het meten van de bloedglucosewaarde

Voor een vingerprik moet je de volgende materialen klaarzetten:

- niet-steriele handschoenen;
- een vingerprikker of prikpen;
- een gaasje;

27 Laboratoriumonderzoek

- naaldencontainer;
- een prullenbak.

Voor het meten van de glucosewaarde heb je nodig:

- een bloedglucosemeter met een teststrip.

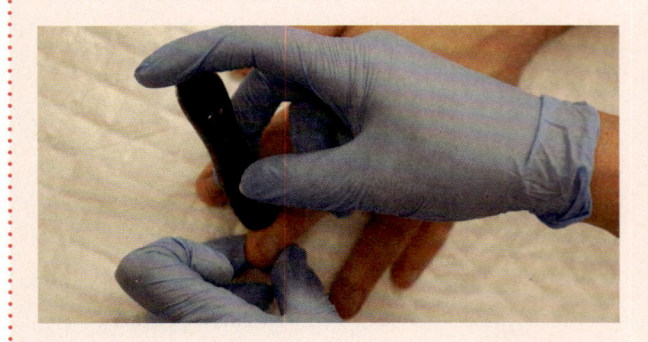

Afbeelding 27.3   De vingerprik.

1. Maak je handen goed schoon. Bij zichtbaar vuil met zeep en water, anders met handalcohol.
2. Zet alle materialen klaar, zodat je er makkelijk bij kunt.
3. Laat de zorgvrager de handen wassen en goed afdrogen.
4. Controleer of de prikplaats warm is. Het beste is om een prikplaats aan de zijkant van een vingertop te kiezen. Dit is het minst gevoelig. Als de handen te koud zijn, laat de zorgvrager ze dan eerst even goed opwarmen.
5. Controleer of de houdbaarheidsdatum van de teststrips niet verlopen is.
6. Codeer eventueel de bloedglucosemeter volgens de instructies.
7. Maak de prikpen of vingerprikker klaar volgens de gebruiksaanwijzing.
8. Zet de glucosemeter aan en plaats een teststrip volgens de gebruiksaanwijzing.
9. Trek de niet-steriele handschoenen aan.
10. Plaats de vingerprikker aan de zijkant van een vingertop van de zorgvrager.
11. Druk de vingerprikker stevig tegen het topje van de vinger van de zorgvrager. Hierdoor schiet een klein naaldje uit de vingerprikker, waardoor er een gaatje in de vingertop wordt geprikt. Probeer hierbij de vingertop niet te stuwen, omdat dit ervoor kan zorgen dat er niet alleen bloed uit het prikgaatje komt, maar ook wondvocht. Daardoor wordt het bloed verdund en dit kan de testresultaten beïnvloeden.
12. Veeg het eerste druppeltje bloed weg met een gaasje.
13. Houd de teststrip in de bloeddruppel en vul het stripje met bloed.
14. Vang eventuele bloeddruppels op met een gaasje.
15. Lees de waarde van de bloedglucose af en noteer deze.
16. Verwijder de teststrip uit de glucosemeter en gooi deze weg.
17. Zet de bloedglucosemeter uit volgens de gebruiksaanwijzing.
18. Gooi de vingerprikker of het lancet uit de prikpen weg.
19. Trek de handschoenen uit.
20. Was of desinfecteer je handen.
21. Ruim alles op.
22. Noteer de handeling, de waarde van de bloedglucose, de prikplaats en eventuele bijzonderheden.

Laboratoriumonderzoek 27

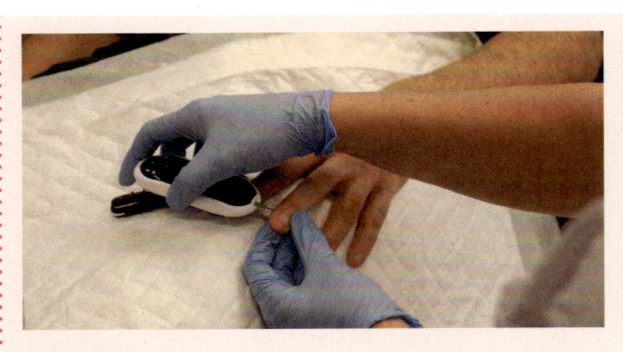

Afbeelding 27.4 Het vullen van het stripje met bloed (stap 13).

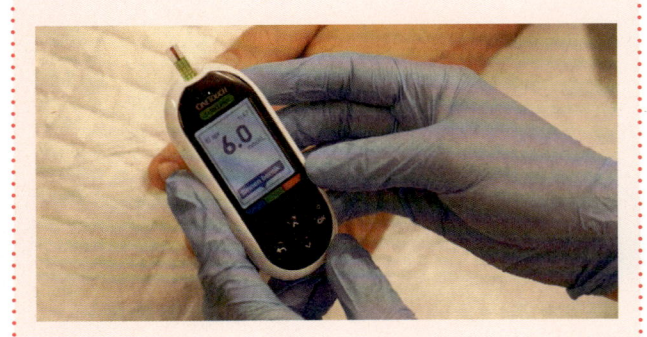

Afbeelding 27.5 Aflezen van de waarde van bloedglucose (stap 15).

bine (Hb) Hematocriet (Ht), erytrocyten, leukocyten, trombocyten, cholesterol en glucose. Ook de bloedingstijd en bezinking (BSE) kunnen onderwerp van onderzoek zijn. Vaak worden het Hb, Ht en het aantal erytrocyten, leukocyten en trombocyten samen aangevraagd. Dit wordt een 'volledig bloedbeeld' genoemd en geeft een globale indruk van de gezondheidstoestand van een zorgvrager De bezinking is een maat voor ontsteking in het lichaam.

Verder kun je het cholesterolgehalte in het bloed meten. Een hoog cholesterolgehalte verhoogt de kans op hart- en vaataandoeningen zoals een hartaanval of een beroerte. Om aan te tonen dat een bacterie in de bloedbaan zit, kan bloed – net als urine, feces of sputum – op kweek gezet worden, de bloedkweek.

Bij het afnemen van bloed loopt soms geen bloed in het bloedbuisje. Dit kan zijn omdat je naast of door het vat geprikt hebt. Ook kan een zorgvrager niet lekker worden of zelfs flauwvallen. Je kunt een slagader aanprikken in plaats van een ader. Als dit het geval is, zal het bloed pulserend het bloedbuisje in lopen. Je moet dan de naald terugtrekken en de slagader een aantal minuten stevig afdrukken. Na of tijdens het prikken kan een blauwe plek (hematoom) ontstaan.

Het afnemen van bloed voor onderzoek en het uitvoeren van de vingerprik doe je volgens een stappenplan.

SAMENVATTING

Een groot deel van het diagnostisch onderzoek vindt plaats in laboratoria. Je hebt verschillende laboratoria voor verschillende onderzoeken (klinisch-chemisch, microbiologisch, pathologisch). In de meeste gevallen gaat het om bloedonderzoek, maar ook andere lichaamsstoffen worden in deze laboratoria onderzocht.

Bloedonderzoek is een van de meest gebruikte diagnostische onderzoeken. Dit komt doordat bloed veel informatie kan bevatten over allerlei soorten ziektes.

De meest voorkomende bloedonderzoeken zijn onderzoeken naar stoffen als hemoglo-

BEGRIPPEN

Bezinking (BSE)
Bloedgas
Bloedkweek

27 Laboratoriumonderzoek

Bloedingstijd
Bloedonderzoek
Bloedplasma
Cholesterol
Elektrolyten
Erytrocyten
Glucose
Leukocyten
Trombocyten
Hemoglobine
Hematocriet
Klinisch-chemisch laboratorium
Laboratorium
Microbiologisch laboratorium
Pathologisch laboratorium

28

BEELDVORMENDE TECHNIEKEN EN PATHOLOGISCH ONDERZOEK

28 Beeldvormende technieken en pathologisch onderzoek

LEERDOELEN

- Je kent de verschillende beeldvormende technieken en hun specifieke functie.
- Je kunt de verschillende pathologische onderzoeken benoemen en je weet wat hierbij wordt onderzocht.

Door de ontwikkeling van moderne diagnostische technieken is het tegenwoordig vaak mogelijk om al in een vroege fase van een ziekte of aandoening te weten te komen wat een zorgvrager precies mankeert. Moderne beeldvormende technieken spelen bij diagnostiek van ziektes een steeds grotere rol. Dat is ook niet zo gek. Door de ontwikkeling van nieuwe scans en andere beeldvormende methoden is het mogelijk om het lichaam van een zorgvrager vanbinnen te bekijken zonder dat hier een chirurg aan te pas hoeft te komen. Dit bespaart tijd en geld, maar is bovendien veel minder belastend voor de zorgvrager. Daarnaast kan een arts ook verschillende pathologische onderzoeken voorschrijven. Bij dit soort onderzoeken wordt voornamelijk (cel)weefsel onderzocht.

28.1 Beeldvormende technieken

28.1.1 Echografie

Echografie is een van de oudste beeldvormende technieken. **Echografie** maakt gebruik van geluidsgolven. Deze geluidsgolven hebben zo'n hoge frequentie dat mensen ze niet kunnen horen. De echokop (ook wel probe of transducer genoemd) zendt geluidsgolven uit. Als je de echokop op een lichaamsdeel zet, worden de uitgezonden geluidsgolven door zachte weefsels van het lichaam doorgelaten. Een deel van de geluidsgolven wordt bij de overgang van het ene weefsel naar het andere (bijvoorbeeld de overgang van spier naar zenuw) weerkaatst. Deze teruggekaatste geluidsgolven worden vervolgens weer opgevangen door de echoprobe. De teruggekaatste geluidsgolven worden in het echoapparaat omgezet in een elektronisch signaal dat door de computer wordt vertaald naar een echobeeld. Door met de echokop over de huid van een lichaamsdeel te bewegen, kunnen de onderliggende weefsels in beeld gebracht worden.

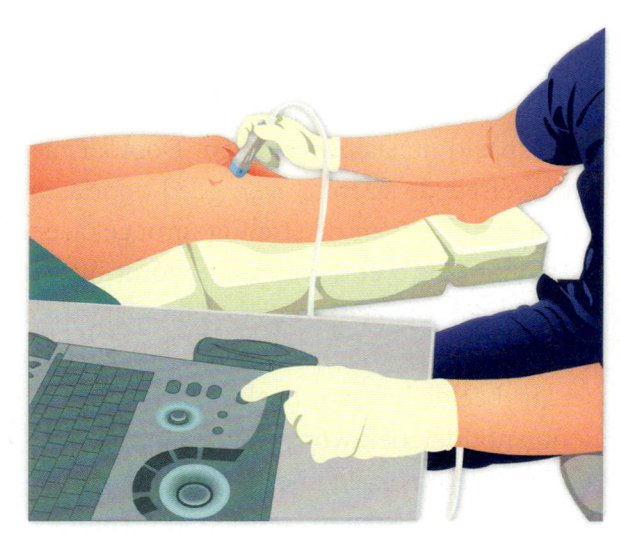

Afbeelding 28.1 Het maken van een echo.

In het ziekenhuis wordt de echo voor allerlei doeleinden gebruikt. Een bekende toepassing van echografie is de zwangerschapsecho. Echografie is echter ook heel geschikt voor onder andere borstkankerdiagnostiek, voor het in beeld brengen van buikorganen zoals de galblaas of de blinde darm en voor het in beeld brengen van spieren.

Een echo kan snel gemaakt worden, is goedkoop en er wordt geen schadelijke straling bij gebruikt. Daarom is het voor veel aandoeningen het diagnostisch onderzoek van voorkeur.

28.1.2 Röntgenonderzoek

Net als echografie is röntgenonderzoek al oud. **Röntgenonderzoek** is vernoemd naar Wilhelm Röntgen, die in 1895 de allereerste röntgenfoto maakte. Röntgenonderzoek maakt gebruik van elektromagnetische straling (ook wel X-straling genoemd) die wordt opgewekt in een röntgenbuis. Röntgenstraling heeft een heel kleine golflengte en kan daardoor door de meeste weefsels van het lichaam heen. Hoe dichter het weefsel, hoe moeilijker röntgenstraling erdoorheen kan. Bot heeft een hoge dichtheid en laat helemaal geen röntgenstraling door.

Bij een röntgenfoto gaat röntgenstraling door een bepaald lichaamsdeel heen. Doordat niet alle weefsels de straling even goed doorlaten, wordt een deel van de straling teruggekaatst. De straling die wel doorgelaten wordt, wordt opgevangen op een röntgenplaat. Hierdoor ontstaat als het ware een schaduwbeeld van het afgebeelde lichaamsdeel.

Röntgenonderzoek wordt veel toegepast, omdat het goedkoop en snel is. Vooral om botbreuken op te sporen worden röntgenfoto's vaak ingezet. Ook voor het maken van longfoto's is röntgenonderzoek geschikt.

Een belangrijk nadeel van röntgenonderzoek is dat röntgenstraling schadelijk is voor het menselijk lichaam. De straling kan schade aan lichaamscellen veroorzaken, en hierdoor kan op de lange termijn kanker ontstaan. Kanker door röntgenstraling komt echter alleen voor als mensen met grote hoeveelheden röntgenstraling in aanraking komen. Het risico op stralingsschade is bij het maken van een paar foto's zeer klein en weegt over het algemeen niet op tegen het medisch nut van de röntgenfoto's.

28.1.3 Scintigrafie

Scintigrafie (spreek uit: sin-tie-gra-fie) is een moderne afbeeldingtechniek. Bij scintigrafie wordt gebruikgemaakt van radioactief materiaal. Radioactief materiaal is materiaal dat straling afgeeft. Het kan op verschillende manieren toegediend worden: via een infuus, door het te drinken of door het in te ademen. Er zijn verschillende soorten radioactieve stoffen, maar allemaal hopen ze zich op in bepaalde weefsels of in bepaalde afwijkingen zoals kanker. Zo zijn er radioactieve stoffen die in de schildklier gaan zitten, maar ook radioactieve stoffen die zich ophopen in de botten. De straling die deze stoffen uitzenden, kan gemeten worden met een speciale camera. Door gebruik te maken van de eigenschappen van de verschillende soorten radioactieve stoffen, kunnen afwijkingen in verschillende organen en weefsels zichtbaar gemaakt worden.

Scintigrafie wordt vaak toegepast voor het afbeelden van het skelet, het hart en de schildklier. Het kan echter ook voor het afbeelden van allerlei andere organen toegepast worden. In het skelet wordt scintigrafie vaak gebruikt om bottumoren op te sporen. Hartscintigrafie wordt ingezet na een hartaanval. Daarbij kan onder andere gezien worden hoeveel schade er precies is aan het hart. Scintigrafie van de schildklier wordt gebruikt om de functie van de schildklier te bekijken en om schildklierkanker op te sporen.

28.1.4 Computertomografie

Net als een gewone röntgenfoto werkt computertomografie (**CT-scan**) met röntgenstraling.

Beeldvormende technieken en pathologisch onderzoek 28

Een CT-scan heeft de vorm van een donut. In deze donut zit een röntgenapparaat dat rond kan draaien. Bij het maken van een CT-scan worden er in korte tijd heel veel röntgenfoto's gemaakt, vanuit verschillende hoeken. Al deze foto's bij elkaar worden vervolgens omgezet in een 3D-beeld van de zorgvrager. De zorgvrager wordt eigenlijk virtueel in heel veel dunne plakjes gesneden, die vervolgens een voor een bekeken kunnen worden. Een CT-scan is veel nauwkeuriger dan een gewone röntgenfoto. CT-scans worden onder andere vaak ingezet voor het nauwkeurig afbeelden van de hersenen, de longen, de buik of de kransslagaders van het hart (de vaten die het hart van bloed voorzien).

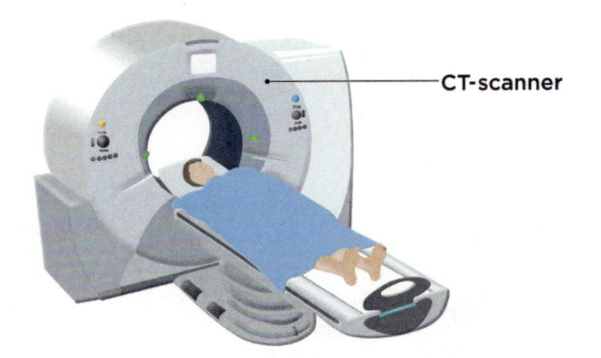

Afbeelding 28.2 CT-scan.

Het grote nadeel van CT-scans is dat er veel röntgenstraling voor nodig is om één CT-scan te maken. Dit maakt dat het medisch nut van de scan afgewogen moet worden tegen het mogelijke risico op kanker.

28.1.5 PET

PET staat voor positronemissietomografie. Net als bij scintigrafie wordt bij een **PET-scan** gebruikgemaakt van radioactieve stoffen. De stoffen die bij PET gebruikt worden hopen zich op in actieve weefsels die veel voedingstoffen nodig hebben. Dit maakt PET onder andere heel geschikt om uitzaaiingen van kanker op te sporen: uitzaaiingen groeien vaak heel hard en verbruiken daardoor meer voedingsstoffen dan gezonde weefsels.

PET wordt echter niet alleen gebruikt om kanker op te sporen. Ook voor het in beeld brengen van onder andere hart- en vaatziekten en hersenziekten is PET heel geschikt.

28.1.6 MRI

MRI staat voor magnetic resonance imaging. Bij een **MRI-scan** wordt gebruikgemaakt van een grote magneet in combinatie met radio-

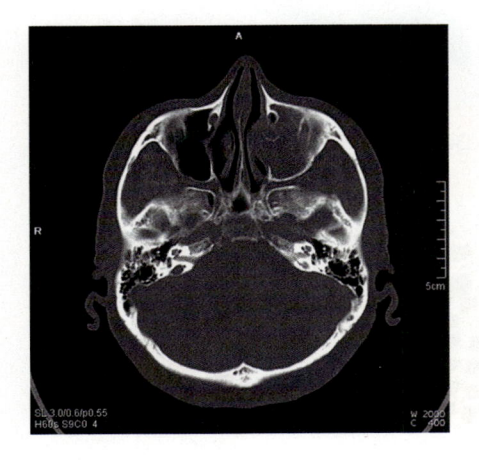

Afbeelding 28.3 CT-scan van hersenen.

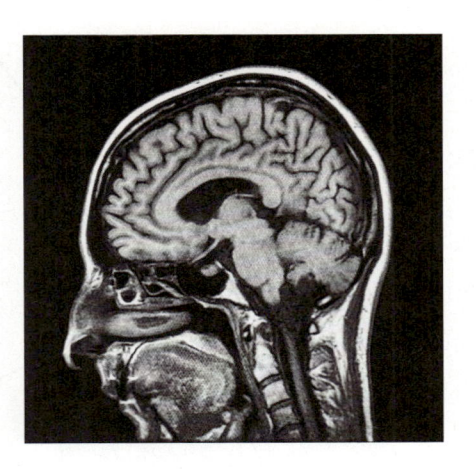

Afbeelding 28.4 MRI-scan van hersenen.

471

golven. Hierdoor ontstaat een signaal dat met een computer kan worden omgezet tot een heel nauwkeurig plaatje van het betreffende lichaamsdeel. MRI-scans worden vooral ingezet voor het afbeelden van de hersenen en het ruggenmerg. Ook voor het nauwkeurig afbeelden van ingewikkelde gewrichten zoals de schouder of de knie is een MRI-scan heel bruikbaar.

Een MRI-scan levert nauwkeurige afbeeldingen op en er wordt geen schadelijke straling bij gebruikt. Nadelen zijn de hoge kosten van een scan en het feit dat het maken van een scan best wat tijd kost. Een zorgvrager moet tijdens het maken van de scan heel stil liggen in een smalle buis met veel lawaai om zich heen. Dit kan een vervelende ervaring zijn, met name voor zorgvragers met angst voor kleine ruimtes (claustrofobie).

28.2 Pathologische onderzoeken

28.2.1 Biopsie

Een biopsie is het wegnemen van weefsel voor onderzoek onder een microscoop. Met een dikke naald wordt dan een stukje weefsel weggenomen. Dit weggenomen weefsel wordt een biopt genoemd. Een voorbeeld hiervan is een beenmergbiopsie.

Beenmerg is een zachte substantie in het midden van holle botten. Beenmerg is belangrijk voor het aanmaken van botweefsel, maar bevat ook stamcellen. Stamcellen zijn als het ware basiscellen, die zich kunnen ontwikkelen tot allerlei soorten gespecialiseerde cellen. Uit stamcellen uit beenmerg worden bijvoorbeeld bloedcellen gevormd: erytrocyten, leukocyten en trombocyten. De aanmaak van

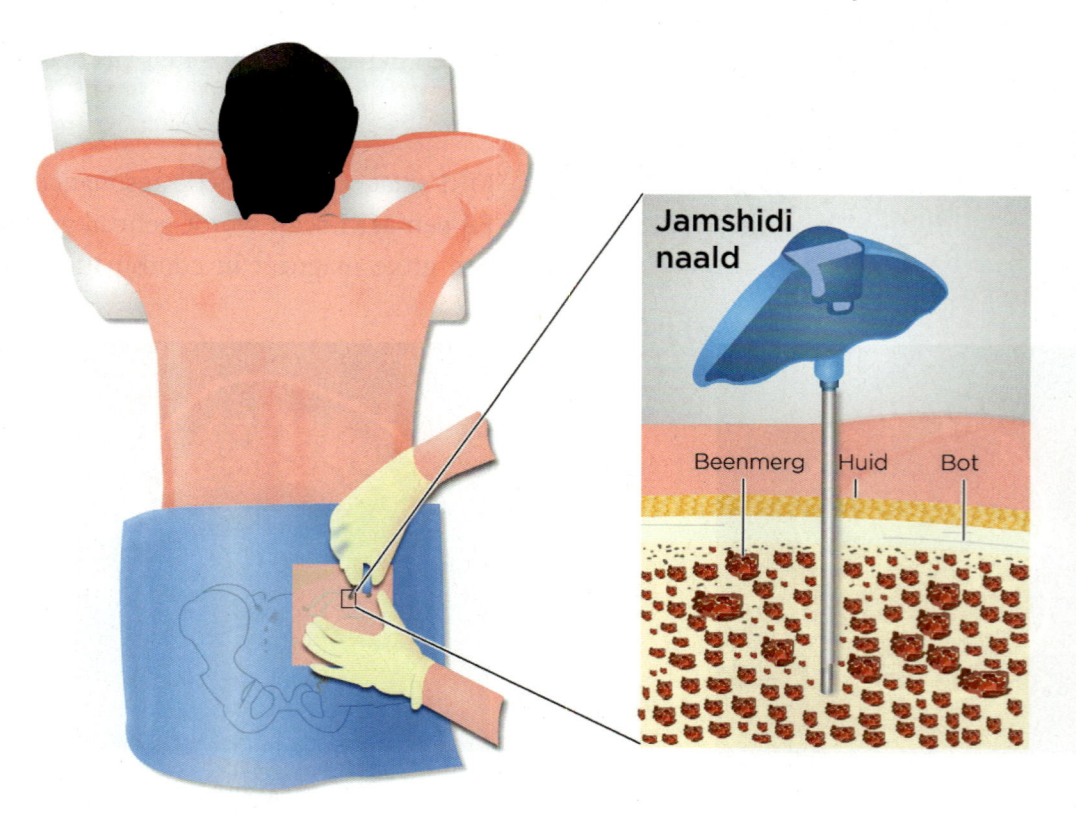

Afbeelding 28.5 Schematische weergave beenmergbiopsie.

deze bloedcellen kan bij verschillende bloedziektes verstoord zijn. Als een arts vermoedt dat er iets mis is met het bloed, kan het nodig zijn om een **beenmergbiopsie** uit te voeren. Meestal gebeurt dit in het bekken, het bot boven de bil. Dit bot is makkelijk toegankelijk, omdat het dicht onder de huid ligt. Dit wordt lokaal verdoofd om het voor de zorgvrager zo comfortabel mogelijk te maken.

28.2.2 Punctie

Als met een beeldvormende techniek een afwijking wordt gezien die mogelijk kanker zou kunnen zijn, is het nodig om afwijkende cellen onder de microscoop te onderzoeken om de diagnose te bevestigen. Dit kan behalve door een biopt, soms ook door middel van een **punctie**. Bij een punctie worden met een holle naald losse cellen uit een afwijking opgezogen. Vaak gebeurt een punctie onder geleiding van een echo. Bij het prikken wordt dan met een echo gekeken of er op de goede plek geprikt wordt (in de afwijking).

Een andere bekende punctie is de ruggenprik, oftewel **lumbaalpunctie**. Bij dat onderzoek wordt met een dunne naald wat ruggenmergvocht opgezogen. Dit onderzoek wordt onder andere gedaan als een arts vermoedt dat er sprake is van een ontsteking van de hersenen of een hersenbloeding. Ook voor het stellen van de diagnose MS (multiple sclerose) kan een lumbaalpunctie worden ingezet.

SAMENVATTING

Er zijn veel beeldvormende technieken die een rol spelen bij het stellen van diagnoses. Door deze technieken is het mogelijk het lichaam van een zorgvrager van binnen te bekijken, zonder dat hier een chirurg aan te pas hoeft te komen. Beeldvormende technieken zijn echografie, röntgenfoto's, MRI, CT- en PET-scans en scintigrafie.

Echografie maakt gebruik van geluidsgolven die vertaald worden naar een echobeeld. Een bekende toepassing is de zwangerschapsecho, maar deze techniek is ook heel geschikt voor onder andere borstkankerdiagnostiek of voor het in beeld brengen van buikorganen zoals de galblaas.

Röntgenonderzoek maakt gebruik van elektromagnetische straling (ook wel X-straling genoemd) die door de meeste weefsels van het lichaam heen gaat. Röntgenfoto's worden vooral gebruikt om botbreuken op te sporen of longfoto's te maken.

Bij scintigrafie wordt gebruikgemaakt van radioactief materiaal. Scintigrafie wordt vaak toegepast voor het afbeelden van het skelet (om bottumoren op te sporen), het hart (om schade na een hartinfarct te meten) en de schildklier.

Bij het maken van een CT-scan worden in korte tijd heel veel röntgenfoto's gemaakt, vanuit verschillende hoeken. Al deze foto's bij elkaar worden vervolgens omgezet in een 3D-beeld van de zorgvrager.

Net als bij scintigrafie wordt bij een PET-scan gebruikgemaakt van radioactieve stoffen. De stoffen die bij PET gebruikt worden, hopen zich op in actieve weefsels die veel voedingstoffen nodig hebben. Dit maakt PET onder andere heel geschikt om uitzaaiingen van kanker op te sporen: die gebruiken vaak meer voedingsstoffen.

Bij een MRI-scan wordt gebruikgemaakt van een grote magneet in combinatie met radiogolven. Dit kan worden omgezet tot een heel nauwkeurig plaatje van het betreffende lichaamsdeel. MRI-scans worden vooral ingezet voor het afbeelden van de hersenen en het ruggenmerg.

Daarnaast wordt gebruikgemaakt van pathologische onderzoeken zoals puncties en beenmergbiopsies om meer informatie over de gezondheidstoestand van de zorgvrager te vergaren.

BEGRIPPEN

Beenmergbiopsie
CT-scan
Echografie
Lumbaalpunctie
MRI-scan
PET-scan
Punctie
Röntgenonderzoek
Scintigrafie

29
ENDOSCOPIE EN FUNCTIEONDERZOEK

Endoscopie en functieonderzoek

LEERDOELEN

- Je kent de meest voorkomende endoscopische onderzoeken en weet waarom ze verricht worden.
- Je kent de meest voorkomende functieonderzoeken weet waarom ze verricht worden.

Bij **endoscopisch onderzoek** gaat een arts met een klein cameraatje op een flexibele slang via een lichaamsopening naar binnen om een orgaan aan de binnenkant te kunnen bekijken. Met endoscopisch onderzoek kunnen de slokdarm, de maag en het eerste stukje van de dunne darm (de twaalfvingerige darm ofwel het duodenum), de luchtpijp en de vertakkingen daarvan, de dikke darm, de plasbuis en de blaas in beeld gebracht worden.

Onder **functieonderzoek** vallen allerlei verschillende soorten onderzoek, onder andere onderzoeken naar het functioneren van het hart, de longen en de hersenen.

In dit hoofdstuk zullen we enkele veelgebruikte endoscopische onderzoeken en functieonderzoeken bespreken.

29.1 Endoscopische onderzoeken

29.1.1 Coloscopie

Bij een **coloscopie** wordt via de anus met een cameraatje op een flexibele slang (de endoscoop) de binnenkant van de dikke darm bekeken. Dit onderzoek wordt uitgevoerd door een MDL-arts (maag-, darm- en leverarts). Om het slijmvlies van de darm goed te kunnen beoordelen, is het belangrijk dat de darm schoon is. Een zorgvrager die een coloscopie gaat krijgen, moet daarom ter voorbereiding op het onderzoek een grote hoeveelheid laxeermiddel drinken. Zo wordt ervoor gezorgd dat de darmen helemaal leeg zijn. Dit maakt dat het onderzoek voor een zorgvrager behoorlijk belastend is.

Redenen om een coloscopie te verrichten zijn onder andere een verdenking op een chronische darmontsteking (de ziekte van Crohn of colitis ulcerosa), een verdenking op darmkanker of het voorkomen van darmkanker in de familie.

Tijdens het onderzoek kunnen stukjes weefsel afgenomen worden voor nader onderzoek (biopsie). Ook kunnen kleine poliepjes in de darm direct weggehaald worden om te voorkomen dat ze uitgroeien tot kanker. Dit zijn belangrijke voordelen van een coloscopie ten opzichte van bijvoorbeeld het maken van een scan.

29.1.2 Bronchoscopie

Bij een **bronchoscopie** worden de luchtwegen vanbinnen bekeken. Dit onderzoek wordt uitgevoerd door de longarts. Via de neus of de mond wordt de endoscoop ingebracht. Zo kunnen de luchtpijp en de vertakkingen van de luchtpijp bekeken worden.

Redenen om een bronchoscopie te verrichten zijn onder andere een verdenking op longkanker of op een ontsteking aan de longen die niet op een andere manier te diagnosticeren is. Net als bij een coloscopie kan tijdens een bronchoscopie direct een stukje weefsel afgenomen worden om het te laten onderzoeken.

29 Endoscopie en functieonderzoek

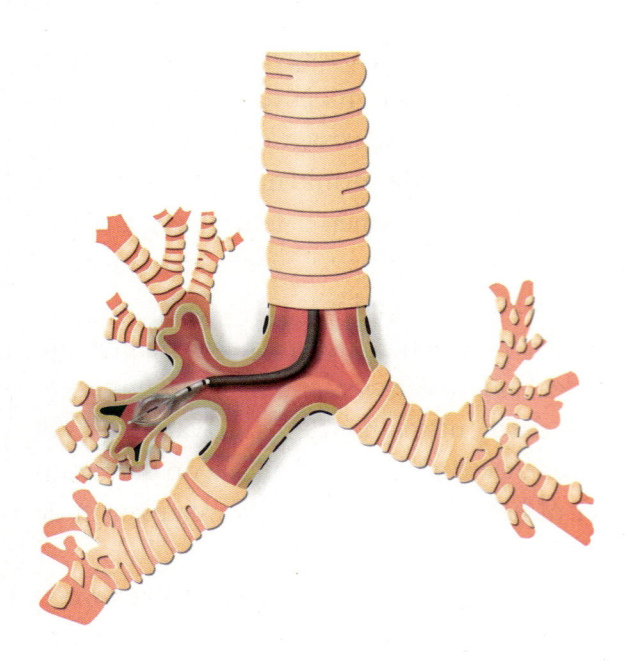

Afbeelding 29.1   *Schematische weergave van een bronchoscopie.*

29.1.3 ERCP

ERCP staat voor endoscopische retrograde cholangio-pancreaticografie. Via de mond wordt de endoscoop ingebracht door de behandelend arts. Via de slokdarm en de maag wordt de endoscoop vervolgens doorgevoerd tot in de twaalfvingerige darm (duodenum). Hier bevindt zich de uitgang van de afvoerwegen vanuit de galblaas en de alvleesklier (pancreas). Via deze opening kunnen de alvleesklier en galwegen onderzocht worden. De meest voorkomende reden om een ERCP te verrichten is een klemzittende galsteen ergens in de galwegen. Met een ERCP kan deze galsteen in beeld gebracht worden en worden verwijderd.

29.1.4 Gastroscopie

Bij een **gastroscopie** worden de slokdarm en de maag vanbinnen bekeken. De endoscoop wordt via de mond ingebracht en door de slokdarm tot in de maag ingebracht. Dit onderzoek wordt uitgevoerd door de MDL-arts. Redenen om een gastroscopie te verrichten zijn onder andere het vermoeden op een maagzweer of een verdenking op maagkanker of slokdarmkanker.

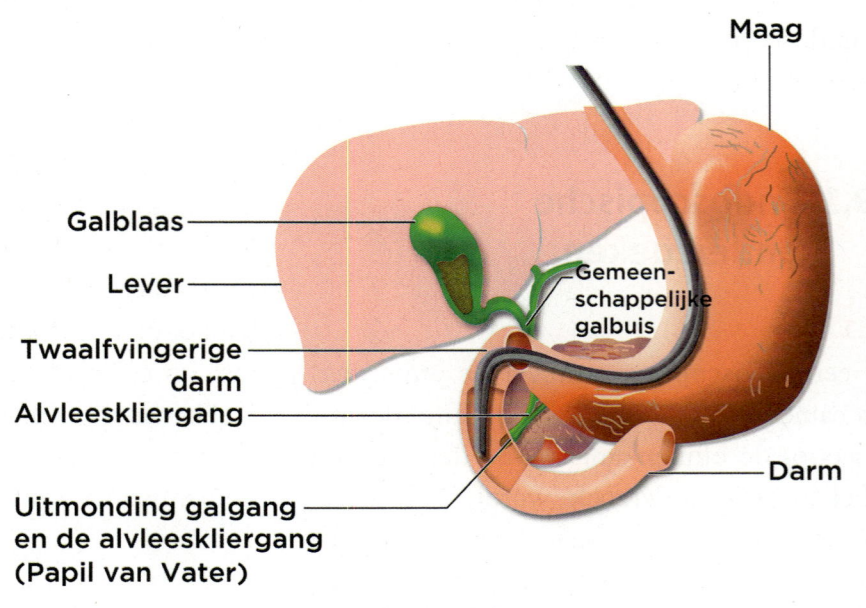

Afbeelding 29.2
Schematische weergave van ERCP.

Endoscopie en functieonderzoek 29

29.2 Functieonderzoeken

29.2.1 EEG

EEG staat voor elektro-encefalografie. Bij dit onderzoek worden elektroden op de schedel geplakt. Deze elektroden kunnen de elektrische activiteit in de hersenen meten, de zogenaamde hersengolven. Door het patroon van deze golven te bekijken, kan gezien worden of de hersenen normaal functioneren.

Een van de belangrijkste redenen om een EEG te verrichten is een verdenking op epilepsie. Bij epilepsie is de elektrische activiteit in de hersenen abnormaal. Hierdoor wordt het lichaam niet goed aangestuurd en kunnen tijdens een epileptische aanval onder andere trekkingen van de armen en benen optreden. De abnormale epileptische activiteit tijdens een epileptische aanval is zichtbaar op een EEG.

29.2.2 ECG

ECG is de afkorting van elektrocardiogram. Dit wordt ook wel een hartfilmpje genoemd. Bij een ECG worden ECG-plakkers (ook wel elektrodes genoemd) op de borst van de zorgvrager geplakt. Door het hart lopen elektrische stroompjes die ervoor zorgen dat de hartspier op het juiste moment samentrekt en zo het bloed goed rondpompt. De ECG-plakkers meten deze stroompjes. Meestal wordt er een zogenaamd 12-afleidingen-ECG gemaakt. Dit

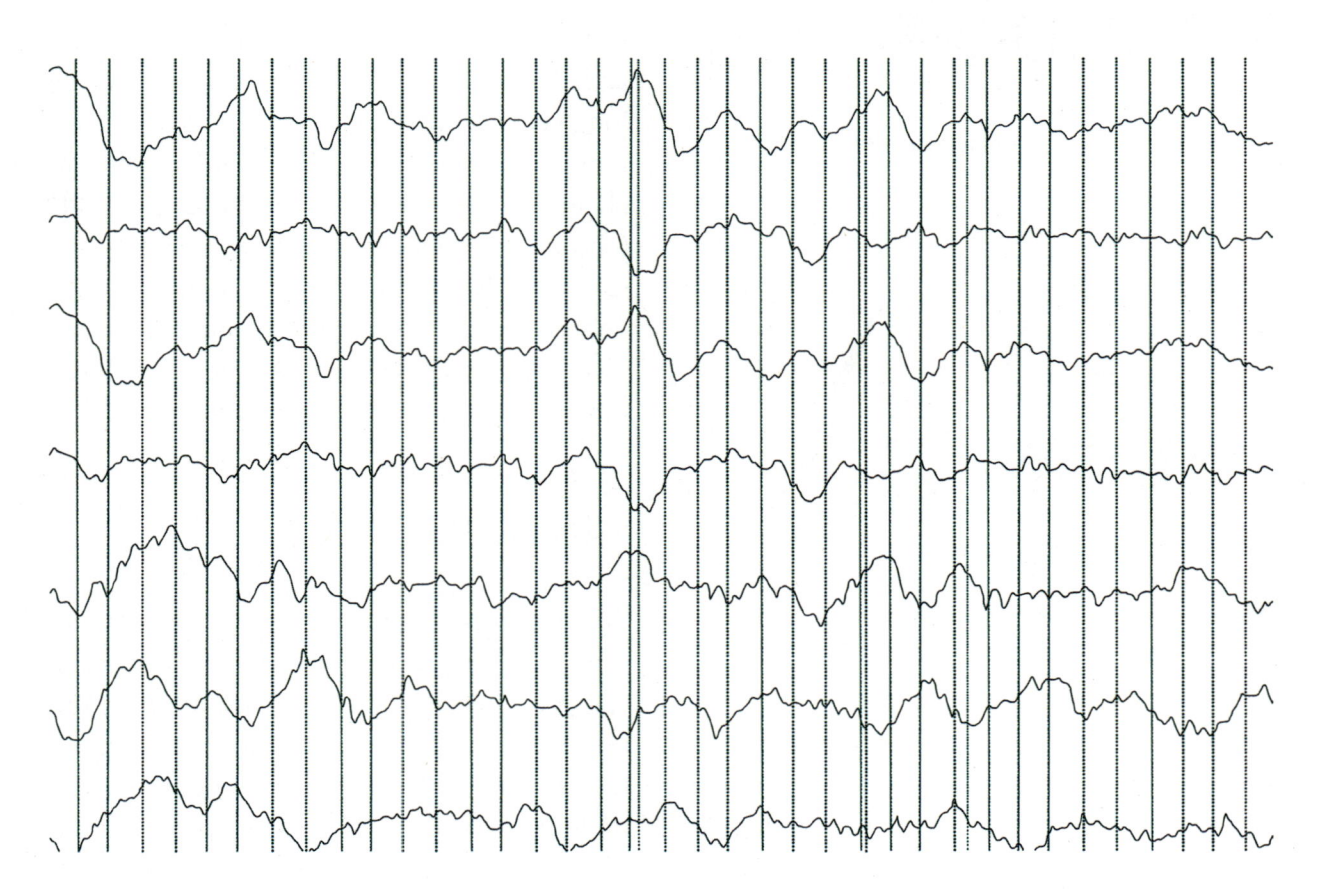

Afbeelding 29.3   Hersengolven op een EEG.

wil zeggen dat de elektrische stroompjes door het hart vanuit twaalf richtingen worden bekeken. Aan de vorm van de ECG-golfjes kan vervolgens gezien worden of het hart normaal klopt of niet.

Er zijn veel verschillende redenen om een ECG te verrichten. De belangrijkste zijn een verdenking op een hartaanval bij zorgvragers met pijn op de borst, hartkloppingen of een te snel of te traag hartritme.

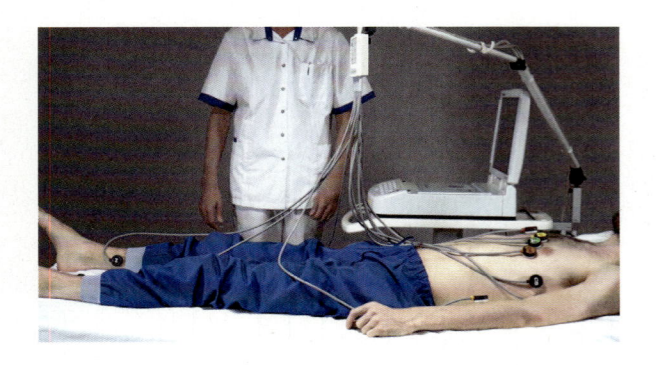

Afbeelding 29.4   Het maken van een ECG.

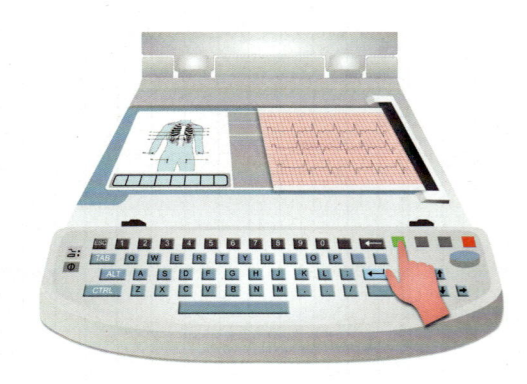

Afbeelding 29.5   Het uitdraaien van een ECG.

29.2.3 Longfunctieonderzoek

Longfunctieonderzoek is een verzamelnaam voor verschillende onderzoeken die kunnen worden ingezet wanneer een arts vermoedt dat er sprake is van een gestoorde longfunctie. Het bekendste longfunctieonderzoek

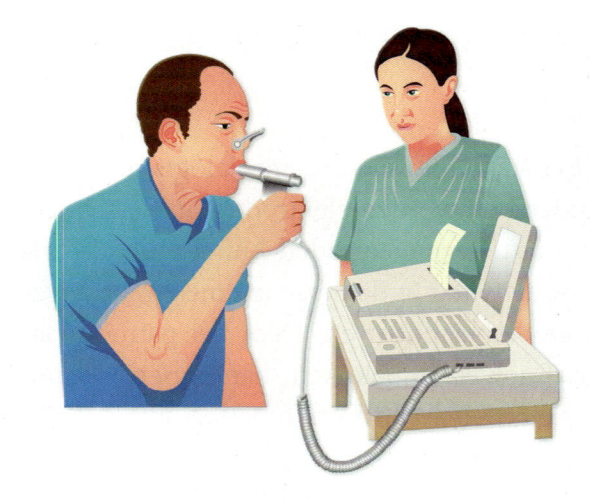

Afbeelding 29.6   Longfunctieonderzoek.

is de **spirometrie**. Bij spirometrie ademt de zorgvrager door een mondstuk aan het spirometrieapparaat, waarbij de neus wordt dichtgehouden met een klem. Met spirometrie kunnen verschillende eigenschappen van de long gemeten worden.

Longfunctieonderzoek kan worden verricht als er een vermoeden is op astma of COPD (chronisch obstructief longlijden). Bij zorgvragers van wie bekend is dat ze astma of COPD hebben wordt het longfunctieonderzoek vaak regelmatig herhaald om te bekijken of de longfunctie hetzelfde blijft of achteruitgaat.

SAMENVATTING

Bij endoscopisch onderzoek gaat een arts met een klein cameraatje op een flexibele slang via een lichaamsopening naar binnen om een orgaan aan de binnenkant te kunnen bekijken. Er zijn verschillende endoscopische onderzoeken. Een coloscopie wordt verricht wanneer er verdenking bestaat op chronische darmontsteking of darmkanker. Bij een bronchoscopie worden de luchtwegen vanbinnen bekeken. Redenen om een bronchoscopie te verrichten zijn onder andere een verdenking op longkanker of op een ontsteking aan de longen. ERCP staat voor endoscopische retrograde cholangio-pancreaticografie. Via de mond wordt de endoscoop ingebracht. De meest voorkomende reden om een ERCP te verrichten is een klemzittende galsteen ergens in de galwegen. Bij een gastroscopie worden de slokdarm en de maag van binnen bekeken. Redenen om een gastroscopie te verrichten zijn onder andere het vermoeden van een maagzweer of een verdenking op maagkanker of slokdarmkanker.

Bij functieonderzoeken wordt bijvoorbeeld de activiteit in de hersenen (EEG) of in het hart (ECG) gemeten.

BEGRIPPEN

Bronchoscopie
Coloscopie
ECG
EEG
Endoscopisch onderzoek
ERCP
Functieonderzoek
Gastroscopie
Spirometrie

Deel VIII

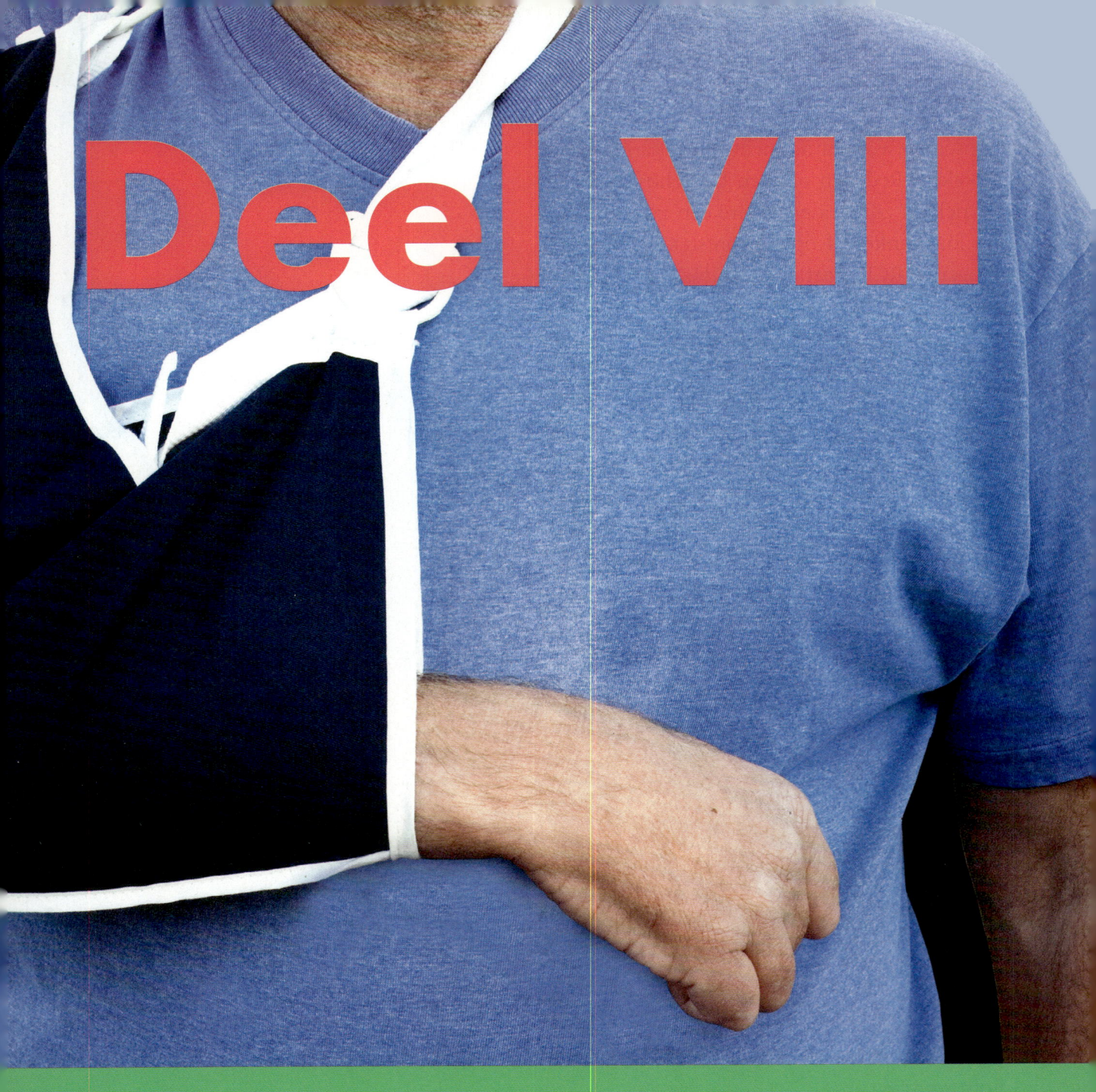

EERSTE HULP

30
VERLENEN VAN EERSTE HULP

Verlenen van eerste hulp 30

LEERDOELEN

- Je kunt de stappen van de basisregels eerste hulp doorlopen en inschatten welke hulp je moet verlenen aan een slachtoffer.
- Je kunt een slachtoffer in de stabiele zijligging leggen.
- Je kent de stappen van de ABCDE-methode.
- Je weet hoe je moet handelen bij verslikking of afsluiting van de luchtpijp.
- Je kunt inschatten wanneer je bij een slachtoffer moet starten met reanimatie.
- Je kunt de stappen van reanimatie benoemen.
- Je kunt eerste hulp verlenen bij kleine en grote traumatische wonden totdat er professionele hulp aanwezig is.
- Je weet hoe je moet handelen bij eerstegraads-, tweedegraads en derdegraadsbrandwonden.
- Je kunt wervel-, nek- en hoofdletsel herkennen en weet hoe je hierbij moet handelen totdat er professionele hulp aanwezig is.

Dit hoofdstuk is geschreven vanuit het perspectief van de EHBO: eerste hulp die je in iedere situatie moet kunnen leveren, zowel binnen als buiten de instelling waarin je werkzaam bent. Daarom worden in dit hoofdstuk ook vaak andere regels en termen gebruikt dan in de voorgaande hoofdstukken. Met de term deskundige hulp wordt een arts of het ambulancepersoneel bedoeld.

30.1 Basisregels eerste hulp

De basisregels eerste hulp beschrijven in stappen wat belangrijk is om te doen bij een levensbedreigende situatie of ongeluk. Als je deze stappen volgt, doorloop je alle belangrijke onderdelen in de juiste volgorde. Als je deze stappen vaak herhaalt en oefent, leg je een stabiele basis voor het inschatten van een situatie waarin eerste hulp nodig is, en voor het daadwerkelijk verlenen van eerste hulp.

30.1.1 Let op gevaar

Voordat je het slachtoffer benadert, is het van groot belang om een inschatting te maken van de veiligheid. Kijk allereerst of je het slachtoffer veilig kunt benaderen. Een gevaarlijke situatie kan voor bijkomende gevaren zorgen. De drie meest voorkomende gevaren om rekening mee te houden zijn: brandgevaar, verkeer en elektriciteit. Maar ook bijvoorbeeld niet zomaar in het water springen of duiken als je niet weet hoe diep het is of je mengen in een ruzie als de kans groot is dat je dan zelf ook klappen krijgt. Je dient jezelf nooit in gevaar te brengen bij het verlenen van eerste hulp. Als de omgeving veilig lijkt, kun je het slachtoffer benaderen. Zorg ervoor dat je eventuele dingen waaraan jij je kunt verwonden verwijdert. Denk bijvoorbeeld aan glas of een fiets. Als het nodig is (bijvoorbeeld bij brandgevaar, verkeersgevaar, uit het water halen), moet het slachtoffer naar een veiligere plek worden gebracht. Dit kan echter alleen als de ernst van zijn verwondingen dat toelaat. Deze eerste stap moet snel en efficiënt worden uitgevoerd.

30 Verlenen van eerste hulp

30.1.2 Inschatten van de situatie
Nadat je het slachtoffer op een veilige manier hebt benaderd, is het zaak om uit te zoeken wat het slachtoffer mankeert. Als hij bij bewustzijn is en kan praten, kun je hem vragen wat er is gebeurd. Heeft hij een ongeluk gehad, of heeft hij een ziekte die deze situatie heeft kunnen uitlokken? Dit is belangrijk om te weten, ook voor als je 112 moet alarmeren. Als het slachtoffer niet bij bewustzijn is vraag je het aan omstanders. Als deze er niet zijn, observeer dan de omgeving en de manier waarop het slachtoffer ligt en probeer op basis van die informatie een inschatting te maken van wat er gebeurd is. Een fietser die op de grond ligt bij een bocht kan als het glad was gevallen zijn door de gladheid. Is echter bijvoorbeeld zijn wiel beschadigd dan is het waarschijnlijker dat een aanrijding heeft plaatsgevonden. Zeker weten doe je dit niet maar het is wel goed om je vermoeden bij het alarmeren uit te spreken.

30.1.3 Geruststelling
Nu je meer informatie hebt over de situatie, is het belangrijk om het slachtoffer gerust te stellen. Zorg ervoor dat je op een beschutte plek kunt wachten totdat deskundige hulp aanwezig is. Je kunt het slachtoffer geruststellen door te vertellen wie je bent en wat je gaat doen. Doe dit alles op een rustige manier, en probeer zelf niet in paniek te raken.

30.1.4 Zorg voor deskundige hulp
Ook als de situatie in eerste instantie onder controle is, moet je 112 bellen voor professionele hulp. Je kunt zelf bellen, maar het is beter om een omstander te vragen dit te doen. Zo kun jij je richten op het behandelen van het slachtoffer. Je moet altijd een aantal zaken doorgeven aan de alarmcentrale als je 112 belt:

- je naam;
- de plaats waar de hulp naartoe moet komen;
- wat er gebeurd is;
- het aantal slachtoffers;
- wat er aan de hand is met de slachtoffers.

Als het een reanimatie betreft, moet je dit ook doorgeven aan de alarmcentrale. Hang niet op tot de meldkamer aangeeft dat je de verbinding mag verbreken. Misschien hebben ze nog aanvullende informatie nodig. Als een omstander 112 heeft gebeld, moet diegene altijd terugkomen om je te vertellen hoelang het gaat duren voor de ambulance arriveert.

30.1.5 Slachtoffer van buik naar rug draaien
Als het slachtoffer op de buik ligt, moet je hem op de rug draaien om eerste hulp te kunnen verlenen. Reanimatie vindt immers plaats op de borst. Ook is het beoordelen van de vitale functies, zoals de ademhaling, lastig wanneer het slachtoffer op de buik ligt.

Stappenplan voor het draaien van het slachtoffer van buik naar rug

Om het slachtoffer in de goede positie te krijgen doorloop je zeven stappen:

1. Probeer contact te krijgen met het slachtoffer. Als dit niet lukt, start je met de buik-naar-rugmethode.

486

Verlenen van eerste hulp 30

2 Ga op je knieën aan de kant van het gezicht van het slachtoffer zitten.
3 Pak de dichtstbijzijnde arm van het slachtoffer bij de pols en elleboog vast en leg deze langs het lichaam van het slachtoffer. Houd de arm hierbij zo dicht mogelijk bij de grond.
4 Pak de dichtstbijzijnde voet van het slachtoffer en plaats deze over het andere been heen, terwijl je naar de andere kant van het slachtoffer loopt.
5 Leg de andere arm van het slachtoffer langs zijn hoofd, zonder de arm daarbij hoog op te tillen.
6 Pak het slachtoffer vast bij de schouder en de heup en kantel het slachtoffer naar je toe op de zij.
7 Ondersteun het hoofd en de nek van het slachtoffer met je hand en draai het slachtoffer voorzichtig op de rug.

Nu ligt het slachtoffer op de rug en kun je overgaan tot de beoordeling van de vitale functies.

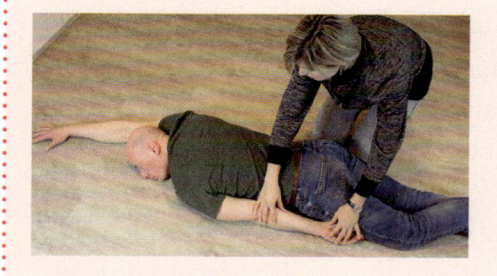

Afbeelding 30.1 Ga op je knieën aan de kant van het gezicht van het slachtoffer zitten. Pak de dichtstbijzijnde arm bij de pols en elleboog vast en leg deze langs het lichaam van het slachtoffer. Houd de arm zo dicht mogelijk bij de grond (stap 2 en 3).

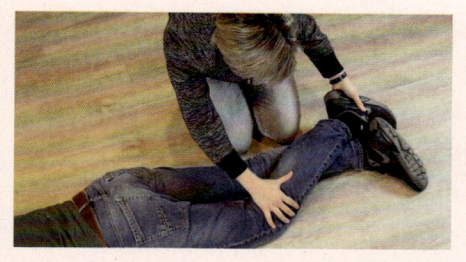

Afbeelding 30.2 Leg de benen gekruist (stap 4).

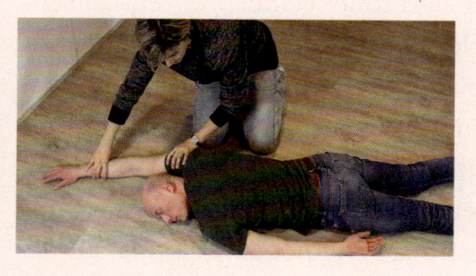

Afbeelding 30.3 Leg de andere arm langs het hoofd, zonder de arm hoog op te tillen (stap 5)

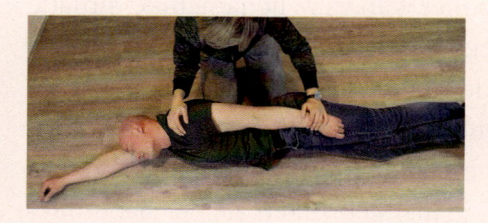

Afbeelding 30.4 Pak het slachtoffer vast bij de schouder en de heup en kantel het slachtoffer op de zij (stap 6).

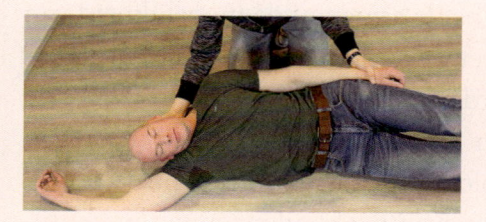

Afbeelding 30.5 Ondersteun het hoofd en de nek met je hand (stap 7).

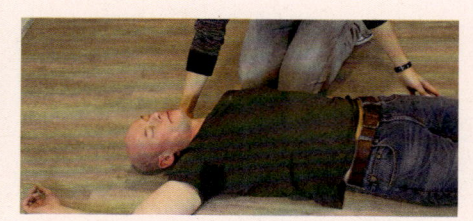

Afbeelding 30.6 Draai het slachtoffer voorzichtig op de rug (stap 7).

30 Verlenen van eerste hulp

30.1.6 Verplaatsen van het slachtoffer

Nu de hulp is ingeschakeld, kun je aandacht besteden aan een eventuele behandeling van het slachtoffer. Doe dit altijd op de plek waar het slachtoffer ligt of zit. Verplaatsen van het slachtoffer kan verdere schade aan het lichaam veroorzaken. In een noodtoestand moet je het slachtoffer echter wel verplaatsen. Bijvoorbeeld als het slachtoffer zich in druk verkeer bevindt, als het slachtoffer zou kunnen verdrinken of als er brand, een instorting of een ontploffing dreigt.

Als je de veiligheid hebt beoordeeld en hieruit blijkt dat verplaatsing noodzakelijk is, dan is het belangrijk om het slachtoffer op de juiste manier te verplaatsen. Het verplaatsen van een slachtoffer kan zijn lichamelijke situatie zoals gezegd verergeren, bijvoorbeeld bij een breuk in de rug- of nekwervels.

Als je het slachtoffer moet verplaatsen, gebruik je meestal de **Rautek-greep**. De Rautek-greep kun je niet gebruiken als het slachtoffer letsel heeft aan beide armen of als je letsel aan de rug- of nekwervels vermoedt. Als het slachtoffer te zwaar is om te tillen of letsel heeft aan beide armen of de mogelijkheid van rug- of nekwervelletsel, maar wel verplaatst moet worden, pak dan het slachtoffer bij de voeten en sleep hem achterwaarts naar een veiliger plek. Als omstanders aanwezig zijn, kunnen zij eventueel ondersteunen in het tillen en verplaatsen van het slachtoffer.

Stappenplan voor het uitvoeren van de Rautek-greep

De Rautek-greep voer je volgens deze stappen uit:

1 Ga schuin achter het slachtoffer zitten.
2 Til het hoofd van het slachtoffer iets op, zodat het loskomt van de grond.
3 Pak de schouder van het slachtoffer vast die het verst van jou vandaan is. Zorg ervoor dat het hoofd van het slachtoffer hierbij op jouw onderarm komt te rusten. Zo kun je het hoofd goed ondersteunen.
4 Pak de andere schouder van het slachtoffer vast en breng hiermee het slachtoffer in een zittende houding.
5 Laat het slachtoffer tegen jou aan rusten.
6 Ga met je beide armen onder de oksels van het slachtoffer, en pak met beide handen één arm vast. Als het slachtoffer armletsel heeft, pak dan de arm die geen letsel heeft.
7 Pak de arm van het slachtoffer met aaneengesloten vingers en duimen vast.
8 Ga op je hurken zitten, met je voeten gespreid aan weerskanten van het slachtoffer.
9 Til het slachtoffer op vanuit je benen en verplaats het slachtoffer naar een veiliger plek door achteruit te lopen.

Als je een veiligere plek hebt gevonden, kun je het slachtoffer in omgekeerde volgorde veilig neerleggen:

1 Zak door je benen en zet het slachtoffer voorzichtig rechtop op de grond en laat het slachtoffer tegen je aan rusten.
2 Laat de arm van het slachtoffer los en pak zijn schouders vast.

Verlenen van eerste hulp | 30

3 Verplaats jezelf naar de zijkant van het slachtoffer, houd de schouder die het verst van je af is op zo'n manier vast dat het hoofd van het slachtoffer op je arm kan blijven rusten.
4 Begeleid het slachtoffer rustig verder naar de grond, ondersteun daarbij zijn hoofd.

Als het slachtoffer te zwaar is om te tillen, maar wel verplaatst moet worden, pak dan het slachtoffer bij de voeten en sleep hem achterwaarts naar een veiliger plek. Als er omstanders aanwezig zijn, kunnen zij eventueel ondersteunen in het tillen en verplaatsen van het slachtoffer. Aan omstanders geef je als instructie ervoor te zorgen dat het shirt of de jas niet omhooggaat tijdens het slepen en als het slachtoffer heel zwaar is instrueer je ze om ieder aan een been te trekken.

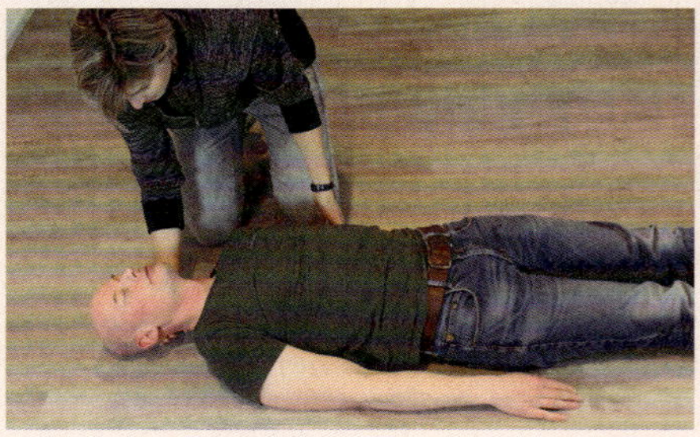

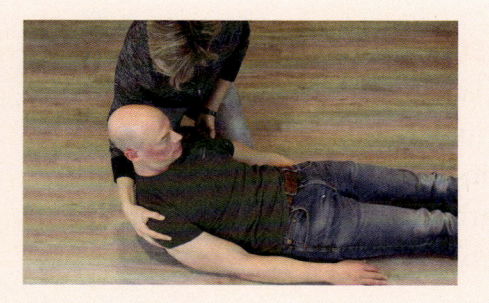

Afbeelding 30.9 Pak de andere schouder vast en breng hiermee het slachtoffer in een zittende houding (stap 4).

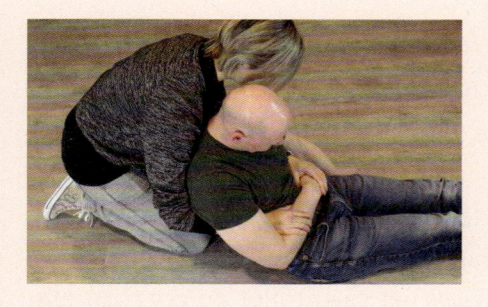

Afbeelding 30.10 Pak de arm met aaneengesloten vinders en duimen vast (stap 7).

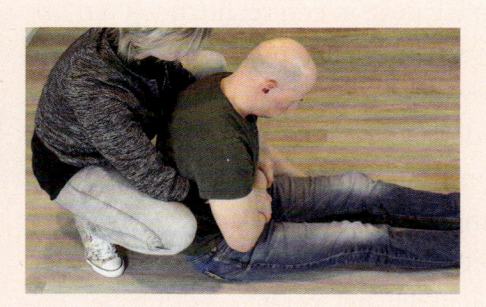

Afbeelding 30.7 Ga schuin achter het slachtoffer zitten (stap 1).

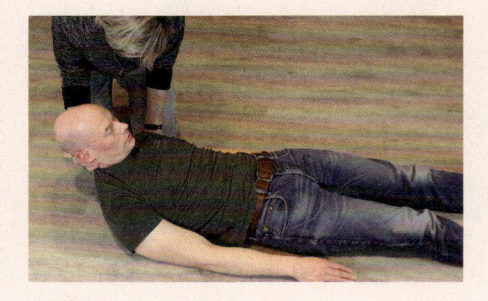

Afbeelding 30.11 Ga op je hurken zitten met de voeten gespreid, aan weerskanten van het slachtoffer (stap 8).

Afbeelding 30.8 Til het hoofd iets op, zodat het loskomt van de grond (stap 2).

30 Verlenen van eerste hulp

30.1.7 Stabiele zijligging

Als een slachtoffer een normale ademhaling heeft, of na reanimatie weer gaat ademen, moet hij in de **stabiele zijligging** worden gelegd. Daarmee voorkom je dat zijn tong de luchtweg blokkeert.

Stappenplan voor het brengen van het slachtoffer vanuit rugligging in stabiele zijligging

Je brengt het slachtoffer vanuit rugligging in de stabiele zijligging volgens deze stappen:

1 Verwijder de bril van het slachtoffer, als hij die draagt.
2 Kniel naast het slachtoffer en zorg dat zijn beide benen gestrekt zijn.
3 Pak de dichtstbijzijnde arm van het slachtoffer en leg deze in een rechte hoek ten opzichte van zijn lichaam, met de handpalm naar boven.
4 Breng de andere arm van het slachtoffer over zijn borst en houd zijn handrug tegen zijn wang aan jouw zijde van het slachtoffer.
5 Pak met je andere hand het been van het slachtoffer dat het verste weg ligt net boven de knie en buig de knie. De voet blijft hierbij op de grond staan.
6 Draai het slachtoffer naar je toe door de gebogen knie naar je toe te bewegen; houd de hand van het slachtoffer tegen zijn wang aan. Draai door totdat de gebogen elleboog de grond raakt. Nu ligt het slachtoffer in de stabiele zijligging.
7 Leg het gebogen been van het slachtoffer zo neer dat de heup en de knie een rechte hoek vormen.
8 Kantel het hoofd van het slachtoffer voorzichtig iets naar achteren, zodat de luchtweg open blijft.
9 Leg als dat nodig is de hand van het slachtoffer beter onder zijn wang, zodat de luchtweg vrij blijft.
10 Bel 112, of laat iemand anders 112 bellen.
11 Controleer elke minuut de ademhaling van het slachtoffer.
12 Eventueel kun je iets zachts onder het hoofd van het slachtoffer leggen.
13 Zorg dat het slachtoffer niet afkoelt (door bijvoorbeeld een jas of trui over hem heen te leggen).

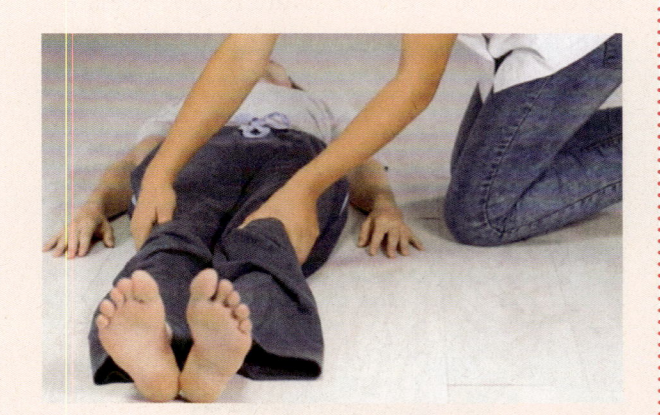

Afbeelding 30.12   Strek beide benen (stap 2).

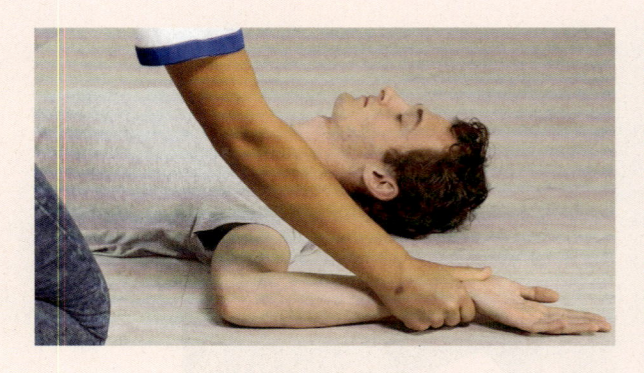

Afbeelding 30.13   Leg de dichtstbijzijnde arm in een rechte hoek ten opzichte van het lichaam (stap 3).

Verlenen van eerste hulp | **30**

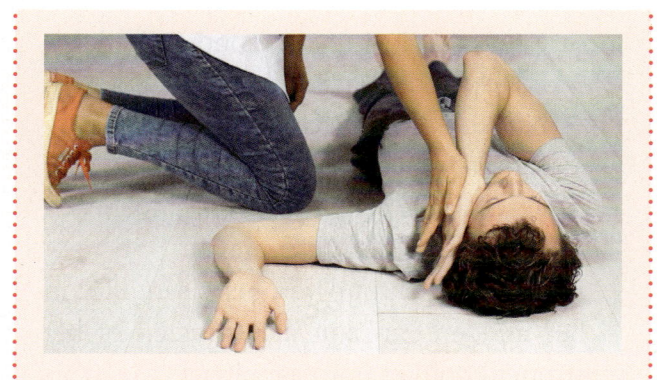

Afbeelding 30.14   Breng de andere arm over de borst en houd de handrug tegen de wang (stap 4).

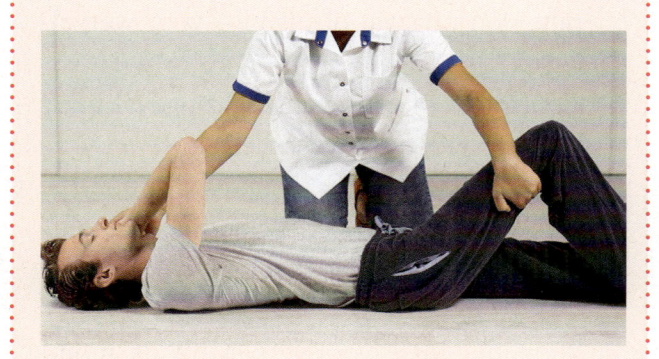

Afbeelding 30.15   Pak het been dat het verste weg ligt en buig de knie (stap 5).

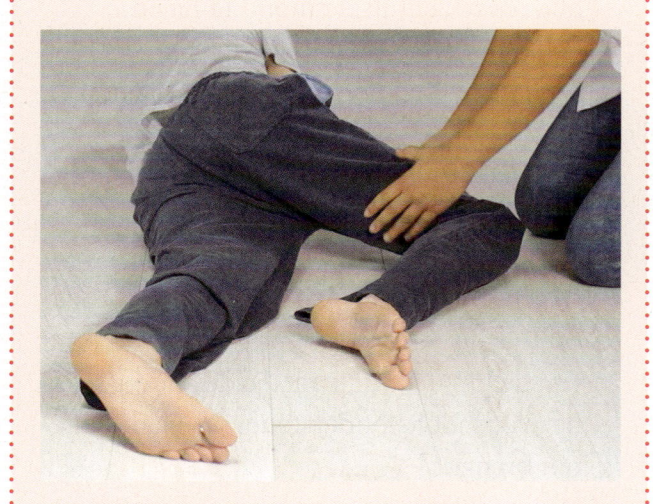

Afbeelding 30.16   Draai het slachtoffer naar je toe (stap 6).

30.2 Vitale functies

De vitale functies zijn de belangrijkste functies van het lichaam om te kunnen overleven. Als een stoornis optreedt in een van deze functies, brengt dit het leven in gevaar. Uiteindelijk kan dit leiden tot de dood. Het belangrijkste doel van de vitale functies is opname en transport van zuurstof in het bloed en de afvoer van koolstofdioxide. Met de **ABCD(E)-methode** kun je de vitale functies gestructureerd beoordelen (de E staat tussen haakjes omdat deze alleen in klinische settingen wordt gebruikt). De vitale functies die we kennen en onderzoeken met de ABCD(E)-methode zijn:

- *airway* (de luchtweg);
- *breathing* (de ademhaling);
- *circulation* (de circulatie);
- *disability* (het bewustzijn);
- (*exposure*) (de lichaamstemperatuur).

In de volgende paragrafen bespreken we op basis van deze indeling hoe je de verschillende vitale functies kunt beoordelen en wat je kunt doen als er iets mee aan de hand blijkt te zijn.

30.2.1 Airway (luchtweg)

De eerste actie van de ABCD(E)-methode betreft het controleren van de luchtweg. Controleer allereerst of de luchtweg vrij is. Als het slachtoffer kan praten, is de luchtweg per definitie vrij. De volgende alarmsymptomen kunnen erop wijzen dat de luchtweg *niet* vrij is:

- afwezigheid van ademhaling, niet kunnen spreken of hoesten;

- een gierende ademhaling;
- blauwe, rode of paarse verkleuring van de huid;
- gebruik van hulpademhalingsspieren;
- letsel in het aangezicht;
- bloed, braaksel of voorwerpen in de mond en/of in de keelholte.

Als de luchtweg niet vrij is, kijk je eerst of je de luchtweg vrij kunt maken door een object dat de luchtpijp blokkeert met de hand weg te halen of door de Heimlich-manoeuvre (zie paragraaf 30.3.1) uit te voeren.

Bij inademing van hete lucht of gassen kunnen de bovenste luchtwegen beschadigen. Binnen een aantal uur kunnen ze dan gaan zwellen. Daardoor kan de luchtweg geblokkeerd raken. Daarom is het goed om de luchtweg van het slachtoffer in een dergelijke situatie constant in de gaten te houden.

Stappenplan voor het controleren van de luchtweg

Ga bij het controleren van de luchtweg te werk volgens het volgende stappenplan:

1. Vraag het slachtoffer, zo mogelijk, of hij iets in zijn mond heeft.
2. Controleer of er sprake is van een vrije luchtweg. Let hierbij op tekenen van luchtwegbelemmering:
   a Voel of er een luchtstroom is door de neus of de mond van het slachtoffer.
   b Luister naar eventuele bijgeluiden van de ademhaling van het slachtoffer.
   c Kijk naar bewegingen van de borstkas en/of buik van het slachtoffer.
   d Kijk of er iets in de mond en/of keelholte van het slachtoffer zit, zoals bloed, braaksel of een voorwerp.
   e Kijk of in het gezicht van het slachtoffer letsels aanwezig zijn die de luchtweg zouden kunnen belemmeren.
3. Kijk of de luchtpijp van het slachtoffer in het midden van zijn nek staat en of het strottenhoofd er normaal uitziet.
4. Vraag of het slachtoffer pijn in zijn nek of rug heeft. Let op eventuele aanwijzingen – pijn, een ongeval of uitval – voor wervelletsel.
5. Controleer of een eventueel ongeval heeft kunnen leiden tot wervelletsel.

Als er sprake is van een belemmerde luchtweg, maak de luchtweg dan vrij:

- Verwijder losse voorwerpen uit de mond of keel van het slachtoffer. Als het slachtoffer daartoe in staat is, vraag je het slachtoffer deze zelf uit de mond te halen.
- Verwijder beknellende kleding of sieraden rond de hals en borstkas van het slachtoffer.

Als het slachtoffer buiten bewustzijn is, moet je de luchtweg vrijhouden met:

- De chinlift: Til de kin van het slachtoffer op met twee vingertoppen onder de punt van de kin, terwijl je met je de andere hand het voorhoofd ondersteunend naar achteren brengt.
- De jaw-thrust: Ga achter het slachtoffer zitten en laat je ellebogen op de grond rusten. Plaats twee of drie vingers aan beide zijden achter de kaakhoek van het slachtoffer en licht zo de onderkaak op.

- De stabiele zijligging (zie paragraaf 30.1.7).

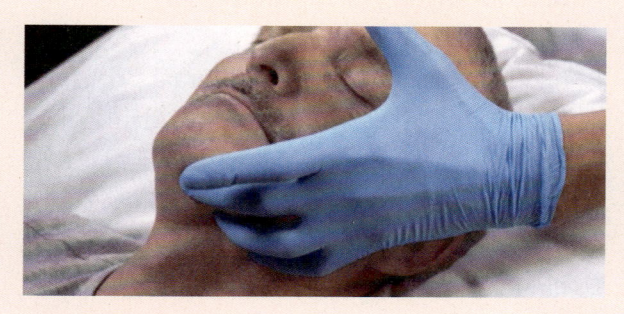

Afbeelding 30.17 Chinlift.

Als de luchtweg volledig belemmerd wordt door een vreemd voorwerp (*corpus alienum*):

- Geef vijf slagen tussen de schouderbladen. Als het voorwerp daardoor niet loskomt, voer je de Heimlich-manoeuvre uit (zie paragraaf 30.3).

Bij stap A controleer je ook de cervicale nekwervels van het slachtoffer. Let daarbij op de volgende alarmsymptomen:

- een verdacht ongeval of hoogenergetisch (veroorzaakt door hoge snelheid of grote kracht) trauma;
- pijn in de nek of rug;
- uitval van gevoel of motoriek van de armen en/of benen.

Als je vermoedt dat het slachtoffer wervelletsel heeft:

- Probeer het hoofd zo stil mogelijk te houden.
- Gebruik de jaw-thrust voor het openhouden van de luchtweg.
- Zorg zo snel mogelijk voor een nekkraag om de nek te fixeren.

30.2.2 Breathing (ademhaling)

De tweede actie van de ABCD(E)-methode is het controleren van de ademhaling. Nadat je de luchtweg beoordeeld hebt en eventueel actie hebt ondernomen, moet je beoordelen of de ademhaling goed verloopt. Voor een goede ademhaling zijn een aantal factoren van belang, zoals een vrije luchtweg, een goed werkend ademhalingscentrum in de hersenen, een goede werking van de longen en een goede werking van de ademhalingsspieren en het middenrif. De volgende alarmsymptomen wijzen op een bedreigde ademhaling:

- een ademfrequentie onder de 12 of boven de 20 ademhalingen per minuut;
- afwezigheid van ademhaling;
- blauwe, rode of paarse verkleuring van de huid;
- gebruik van de hulpademhalingsspieren;
- een scheve of verschoven luchtpijp;
- een opgezwollen helft van de borst, die niet meedoet met de ademhaling;

Controleer de ademhaling niet langer dan tien seconden. Als het slachtoffer niet beweegt, zijn ogen niet opent en niet of abnormaal ademt, bel dan direct 112 én start met reanimatie.

Stappenplan voor het controleren van de ademhaling

Ga bij het controleren van de ademhaling te werk volgens dit stappenplan:

1 Vraag zo mogelijk of het slachtoffer benauwd of kortademig is.
2 Beoordeel de ademfrequentie. Een nor-

male ademfrequentie ligt tussen 12 en 20 ademhalingen per minuut. Dit kun je doen door te luisteren of voelen bij de mond of neus van het slachtoffer.
3 Beoordeel de diepte van de ademhalingen (afwijkend is ondiep, vaak in combinatie met snel, of juist diep, vaak in combinatie met langzaam).
4 Kijk naar de kleur van het slachtoffer. Een blauwe kleur van de huid en lippen wijst op een zuurstofgebrek, mogelijk door een niet goed functionerende ademhaling.
5 Beoordeel de positie van de luchtpijp.

Als het slachtoffer acuut benauwd is, maar wel aanspreekbaar:

- Verwijder zo nodig beknellende kleding en sieraden rond de nek en borst van het slachtoffer.
- Laat het slachtoffer in een halfzittende houding rechtop zitten.
- Als het mogelijk is: geef zuurstof.

Als er geen ademhaling aanwezig is:

- Controleer de luchtweg met de chinlift of jaw-thrust.
- Bel 112.
- Start met reanimeren (zie paragraaf 30.4).

30.2.3 Circulatie

Tijdens deze stap controleer je de circulatie. Voor een goede circulatie zijn een intact netwerk van hart en bloedvaten, voldoende bloedvolume en voldoende zuurstof nodig. Let op de volgende alarmsymptomen:

- een hartfrequentie hoger dan 120 of lager dan 60 slagen per minuut;
- ernstig bloedverlies;
- tekenen van shock (zie paragraaf 30.7.2);
- een vertraagde capillaire refill: druk hiervoor enige tijd op het nagelbed zodat een bleke verkleuring ontstaat en tel het aantal seconden tot de kleur terugkeert. Duurt dit langer dan twee seconden? Dan is de capillaire refill vertraagd;
- afwezigheid van een pols of bloeddruk;
- pijn op de borst, met of zonder uitstraling.

Stappenplan voor het controleren van de circulatie

Ga bij het controleren van de circulatie te werk volgens dit stappenplan:

1 Vraag als dat mogelijk is of het slachtoffer pijn op de borst heeft of bekend is met een hartaandoening.
2 Kijk naar eventuele ernstige bloedingen.
3 Beoordeel de hartfrequentie.
4 Beoordeel het hartritme. Een normaal hartritme is regelmatig.
5 Beoordeel de vulling of kracht. Een zwakke, maar snelle pols kan wijzen op een te lage bloeddruk en shock.
6 Beoordeel de kleur van de huid. Een bleke, klamme huid kan wijzen op shock.
7 Beoordeel de capillaire refill. Een normale capillaire refill duurt minder dan twee seconden.

Als er uitwendige bloedingen aanwezig zijn, moet je die stelpen door druk op de wond

Verlenen van eerste hulp 30

uit te oefenen of door een drukverband aan te brengen. Als er geen circulatie aanwezig is, bel je direct 112 en start je met reanimatie.

30.2.4 Disability (bewustzijn)

De volgende stap is het controleren van het bewustzijn van het slachtoffer. Het bewustzijnsniveau kun je beoordelen met de AVPU-schaal. Hierin staat de A voor alert, de V voor reactie op vocale stimuli, de P voor reactie op pijnlijke stimuli en de U voor unresponsive. Slachtoffers kunnen verward of onrustig zijn door een mogelijk zuurstoftekort of een tekort in het bloedvolume. Het is goed om hier bewust van te zijn. Ook moet je letten op de volgende alarmsymptomen:

- afwezigheid van het bewustzijn, of een dalend bewustzijn;
- verschil in pupilgrootte;
- aanwezigheid van hoofdpijn, misselijkheid en/of braken;
- uitval van gevoel of motoriek in de armen en/of benen;
- tekenen van een dwarslaesie;
- langdurig geheugenverlies.

Stappenplan voor het controleren van het bewustzijn

Ga te werk volgens dit stappenplan:

1 Controleer het bewustzijnsniveau volgens de AVPU-schaal.
   - **A**lert: het slachtoffer is wakker en goed aanspreekbaar.
   - **V**ocale stimuli: het slachtoffer reageert op aanspreken.
   - **P**ijnlijk stimulatie: het slachtoffer reageert op een toegediende pijnprikkel.
   - **U**nresponsive: het slachtoffer reageert helemaal niet.
2 Kijk of er sprake is van een verschil in pupilgrootte.
3 Kijk of er bloed of hersenvocht uit de oren of neus van het slachtoffer komt.
4 Controleer of het slachtoffer goed georiënteerd is in plaats, tijd en persoon.
5 Controleer of er een stoornis of ziekte ten grondslag kan liggen aan het dalende bewustzijn, zoals diabetes mellitus, epilepsie of flauwte. Ook drugs- of alcoholgebruik kan zorgen voor een dalend bewustzijn.

Als het slachtoffer bewusteloos is:

- Bel direct 112.
- Zorg voor een vrije luchtweg door middel van de chinlift, jaw-thrust of stabiele zijligging.
- Controleer iedere minuut de vitale functies opnieuw volgens de ABCD(E)-methode.

30.2.5 Exposure (lichaamstemperatuur/omgeving)

Onder exposure vallen overige zaken die mogelijk opvallen bij een slachtoffer en die van belang zijn voor het verlenen van eerste hulp. Voorbeelden hiervan zijn:

- de lichaamstemperatuur: het slachtoffer kan onderkoeld (35 °C en lager) of oververhit zijn;
- duidelijke botbreuken, wonden of kneuzingen;
- zwelling of oedeem;

- huidafwijkingen: verkleuring of symptomen die kunnen duiden op een allergische reactie.

30.3 Eerste hulp bij verslikken

Verslikken kan al snel gebeuren, bijvoorbeeld in een snoepje, een hap eten of een ander klein voorwerp. Vooral kleine kinderen en ouderen kunnen zich regelmatig verslikken. Tijdens verslikken schiet (een deel van) het voedsel in de luchtpijp. Daardoor is de luchtweg niet meer vrij doorgankelijk. Verstikking ontstaat wanneer de luchtweg volledig wordt afgesloten. Dit kan bijvoorbeeld ook door een voorwerp, rook, koolmonoxide of water. Als iemand zich verslikt en nog wel antwoord kan geven, ga je als volgt te werk:

1. Moedig het slachtoffer aan om te hoesten, maar doe verder niets.
2. Roep om hulp of haal hulp terwijl iemand anders het slachtoffer in de gaten houdt.

Vijf keer schouderkloppen
Als het slachtoffer geen antwoord meer kan geven, ga je als volgt te werk:

Geef vijf slagen tussen de schouderbladen:
1. Ga schuin achter het slachtoffer staan en vraag het slachtoffer licht voorover te buigen.
2. Ondersteun met één hand de borstkas, zodat het slachtoffer ondersteund wordt.
3. Sla met de hiel van de andere hand krachtig tussen de schouderbladen. Dit doe je om de blokkade van de luchtweg weg te krijgen.
4. Doe dit vijf keer achter elkaar.

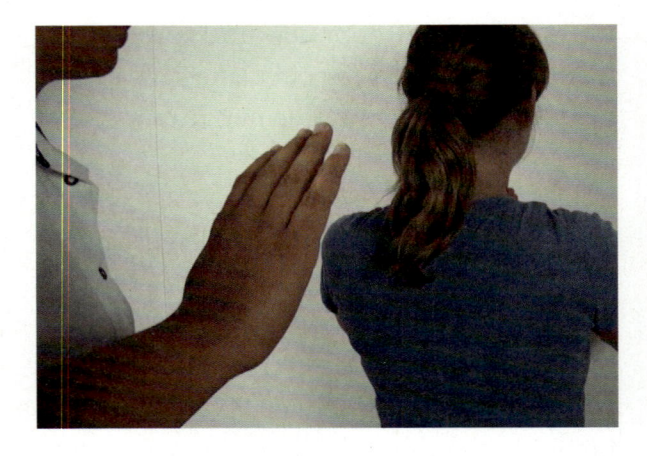

Afbeelding 30.18   Vijf keer schouderkloppen.

30.3.1 Heimlich-manoeuvre

Als de schouderkloppen geen resultaat geven en de verstopping dus nog niet is opgeheven, moet je de **Heimlich-manoeuvre** uitvoeren. Hierbij ga je als volgt te werk.

Stappenplan voor het uitvoeren van de Heimlich-manoeuvre

1. Ga achter het slachtoffer staan.
2. Sla jouw armen om het slachtoffer heen.
3. Plaats de vuist van je ene hand iets onder het borstbeen van het slachtoffer.
4. Omvat die vuist met je andere hand.
5. Trek nu de vuist met kracht schuin omhoog naar jezelf toe. Dit is de handgreep van Heimlich, waarmee je probeert om de druk in de buik zo hoog te krijgen dat de blokkade wordt opgeheven.
6. Doe dit vijf keer achter elkaar.

Als de verstopping ook met de Heimlich-manoeuvre niet is verholpen, herhaal je de schouderslagen. Blijf de schouderslagen en de Heimlich-manoeuvre afwisselen totdat:

Verlenen van eerste hulp 30

- de luchtweg vrij is;
- het slachtoffer bewusteloos raakt: start nu met de reanimatie;
- professionele hulp het van je overneemt.

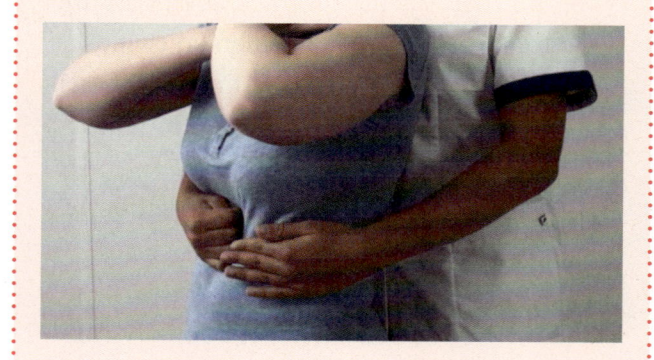

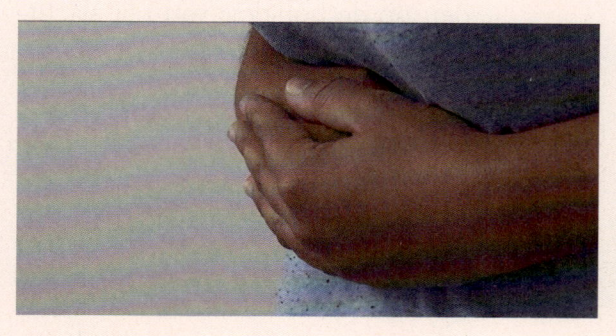

Afbeelding 30.19 Heimlich-manoeuvre: sla je armen om het slachtoffer heen.

30.4 Starten met reanimatie

Iedereen kan een ongeluk krijgen of in een levensbedreigende situatie terechtkomen. Het is dan belangrijk dat omstanders weten wat ze kunnen doen. Als zij adequaat reageren, wordt de kans op overleving groter en kan verdere lichamelijke schade worden voorkomen. Het is belangrijk dat je leert hoe je moet reanimeren, maar het is minstens zo belangrijk dat je een situatie waarin je moet reanimeren leert herkennen. Meestal ontstaat een dergelijke situatie onverwachts. Veel mensen schrikken daarvan en weten niet wat ze moeten doen. Iets doen op zo'n moment is echter van levensbelang. De juiste manier om te handelen in een levensbedreigende situatie staat beschreven in de basisregels eerste hulp. Deze basisregels doorlopen verschillende stappen om op een goede manier eerste hulp te verlenen.

Als een bewusteloos slachtoffer niet meer (normaal) ademt, begin je met **reanimatie**. Bij reanimatie probeer je om het zuurstofgehalte in het bloed op peil te houden door het slachtoffer te beademen en **borstcompressies** te geven.

Het kan voorkomen dat je alleen als hulpverlener aanwezig bent. In dat geval bel je eerst 112 en vraag je naar een ambulance. Geef door dat het om een reanimatie gaat. Gebruik zo mogelijk een mobiele telefoon, zodat je bij het slachtoffer kunt blijven. Hang niet op tot de meldkamer aangeeft dat je de verbinding kunt verbreken. Haal een AED als je die ziet op een plek waar je direct bij kunt. Geef de aanwezigheid van een AED ook door aan de meldkamer. Begin vervolgens met de reanimatie, eventueel met de meldkamer op de luidsprekerstand.

30.4.1 Volgorde van handelen

Stappenplan voor reanimeren

Als je een slachtoffer gaat reanimeren, moet je de volgende stappen in de juiste volgorde doorlopen.

1 Zorg ervoor dat jijzelf, omstanders en het slachtoffer veilig zijn.
2 Kijk of het slachtoffer reageert door te schudden aan de schouders van het slacht-

offer en luid en duidelijk het slachtoffer aan te spreken.

3 a. Als het slachtoffer reageert:
   – Laat het slachtoffer liggen of zitten in de houding waarin je hem hebt aangetroffen als er verder geen gevaar dreigt.
   – Probeer te achterhalen wat er aan de hand is en zorg zo nodig voor hulp.
   – Controleer het slachtoffer regelmatig op ademhaling en bewustzijn.

4 b. Als het slachtoffer *niet* reageert:
   – Vraag een omstander een ambulance te bellen via 112 en vraag om een AED te brengen, als die beschikbaar is.
   – Als je alleen bent, bel je zelf 112. Zet de telefoon bij voorkeur op de luidspreker, zodat je de aanwijzingen van de meldkamer kunt horen, terwijl je je handen vrij hebt.
   – Draai het slachtoffer op zijn rug en maak de luchtweg open met de chinlift:
     • Plaats één hand op het voorhoofd van het slachtoffer en duw het hoofd voorzichtig achterover;
     • Maak vervolgens de luchtweg open door twee vingertoppen onder de punt van de kin te plaatsen en deze omhoog te tillen.
   – Houd de luchtweg open en kijk, luister en voel maximaal tien seconden of er sprake is van een normale ademhaling:
     • Kijk of de borstkas omhoogkomt.
     • Luister ter hoogte van mond en neus of je een ademhaling hoort.
     • Voel met je wang ter hoogte van mond en neus of er een luchtstroom is.
     • Stel vast of de ademhaling normaal, niet normaal of afwezig is.

5 a. Als het slachtoffer normaal ademt:
   – Leg het slachtoffer in de stabiele zijligging.
   – Controleer elke minuut of de ademhaling normaal blijft.

6 b. Als het slachtoffer niet ademt of niet normaal ademt, of als je hieraan twijfelt:
   – Pak een AED als die binnen je bereik is. Laat het slachtoffer zo nodig even alleen.
   – Start met het geven van borstcompressies.
   – Geef 30 borstcompressies:
     i   Plaats de hiel van je ene hand midden op de borstkas van het slachtoffer.
     ii Plaats de hiel van je andere hand op de eerste hand.
     iii Haak de vingers van beide handen in elkaar en zorg dat ze de borstkas niet raken.
     iv Strek je ellebogen en breng je schouders recht boven je handen.
     v   Druk het borstbeen vijf tot zes centimeter in.
     vi Laat het borstbeen volledig terugveren, maar blijf met je handen contact houden met de borstkas.
     vii Geef de compressies in een tempo van 100-120 keer per minuut.
     viii Geef 30 compressies achter elkaar.
   – Geef 2 beademingen (zie paragraaf 30.5). Blaas gedurende één seconde lucht uit in de longen van het slachtoffer. Kijk tijdens het uitblazen of de borstkas van het slachtoffer omhoogkomt.
   – Blijf 30 borstcompressies en 2 beademingen afwisselen tot het ambulancepersoneel zegt dat je ermee mag stoppen.

Verlenen van eerste hulp

— Als je met meerdere personen bent, geeft de een de borstcompressies en de ander geeft de beademingen. Je wisselt iedere twee minuten af.

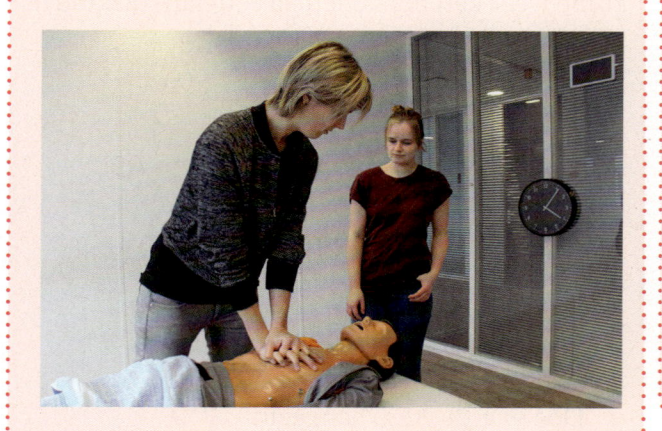

Afbeelding 30.20   Houding bij borstcompressie.

2 Knijp met je hand op het voorhoofd van het slachtoffer de neus van het slachtoffer dicht.
3 Adem normaal in en omvat met je mond de mond van het slachtoffer volledig.
4 Blaas gedurende één seconde lucht uit in de longen van het slachtoffer. Kijk tijdens het uitblazen of de borstkas van het slachtoffer omhoogkomt.
5 Hef je hoofd op, kijk of de borstkas weer zakt, adem opnieuw in en herhaal de procedure. Je handen blijven hierbij steeds op dezelfde plek, zodat je snel en efficiënt de volgende beademing uit kunt voeren.

30.5 Beademen

Je kunt op verschillende manieren beademen. De gebruikelijkste manier is mond-op-mondbeademing. Mond-op-mondbeademing voer je op de volgende manier uit.

30.5.1 Volgorde van handelen

Stappenplan voor het uitvoeren van mond-op-mondbeademing

1 Voer de chinlift uit.
   – Plaats één hand op het voorhoofd van het slachtoffer en duw het hoofd voorzichtig achterover.
   – Maak vervolgens de luchtweg open door twee vingertoppen onder de punt van de kin te plaatsen en deze omhoog te tillen.

Zorg dat je tijdens het beademen niet te snel en niet te veel lucht uitblaast. Daardoor kan er namelijk lucht in de maag van het slachtoffer terechtkomen, wat braken kan veroorzaken.
Als het niet lukt lucht in te blazen of als de borstkas van het slachtoffer niet omhoogkomt, beadem dan niet vaker dan twee keer. Ga daarna door met borstcompressies. Kijk tussendoor of er misschien iets in de mond of keel van het slachtoffer aanwezig is wat de luchtweg belemmert.
Voor het beademen kun je verschillende hulpmiddelen gebruiken, zoals een beademingsdoekje of beademingsmasker. Bij gebruik van deze hulpmiddelen vindt er geen direct contact tussen het slachtoffer en de hulpverlener plaats.
Als beademen om welke reden dan ook niet lukt of je kunt niet beademen zonder besmettingsrisico, ga dan wel door met of geef dan borstcompressies.

30.5.2 De snelle kantelmethode

Tijdens het reanimeren beadem je het slachtoffer. Als je tijdens het beademen te veel of te snel lucht inblaast, kan het zijn dat er lucht in de maag van het slachtoffer terechtkomt en dat het slachtoffer moet overgeven. De maaginhoud kan door de lucht omhoog worden gedrukt, wat overgeven tot gevolg heeft. Een slachtoffer in rugligging kan het braaksel niet kwijt, waardoor er braaksel in de longen terecht kan komen. Dit moet je zien te voorkomen. Als de maaginhoud omhoogkomt, moet je het slachtoffer daarom draaien met de **snelle kantelmethode**. De snelle kantelmethode voer je op de volgende manier uit.

Stappenplan voor het uitvoeren van de snelle kantelmethode

1 Pak het slachtoffer vast bij de schouder en heup aan de kant die het verst van jou vandaan is. De arm van het slachtoffer houd je tussen de hand die de heup vasthoudt. (De hand die de heup vastpakt heeft ook de hand van het slachtoffer vast zodat deze strak langs het lichaam ligt, wat helpt bij het kantelen.)
2 Trek het slachtoffer naar je toe, zodat de bovenbenen van het slachtoffer tegen je aan liggen.
3 Zorg dat het hoofd van het slachtoffer iets naar achteren gebogen ligt.
4 Nadat het braaksel eruit is, moet je controleren of de mond van het slachtoffer leeg is, voordat je het slachtoffer weer teruglegt.
5 Duw het slachtoffer terug op de rug. Ondersteun hierbij het hoofd van het slachtoffer. Je kunt nu verdergaan met de reanimatie.

30.6 Gebruik AED

Zodra de **AED** (Automatische Externe Defibrillator: een draagbaar apparaat dat het hartritme weer kan herstellen na een hartstilstand) aanwezig is, ga je als volgt te werk.

Stappenplan voor gebruik van een AED

1 Ontbloot de borstkas van het slachtoffer. Onderbreek hierbij de borstcompressies niet, of zo kort mogelijk.
2 Zet de AED aan.
3 Doe wat de AED aangeeft:
 – Haal de elektroden uit de verpakking.
 – Bevestig de elektroden volgens de instructie op de verpakking op de ontblote borstkas van het slachtoffer (haal eenmaal bevestigde elektroden niet meer los).
 – Zorg dat niemand het slachtoffer aanraakt terwijl de AED het hartritme analyseert.

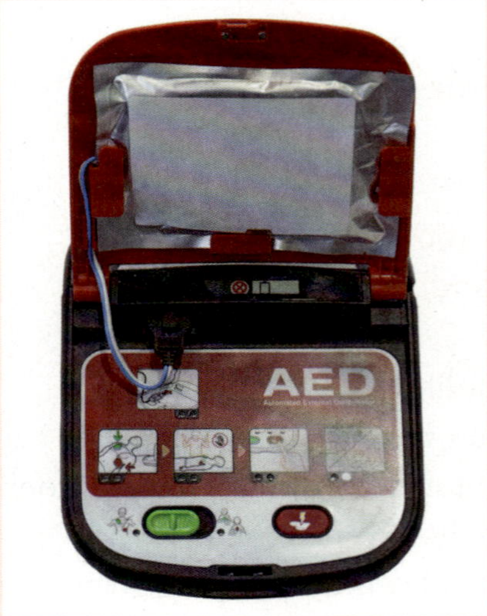

Afbeelding 30.21 AED.
Foto: Jin young-in. Shutterstock (Pearson Asset Library).

Als de AED het hartritme van het slachtoffer heeft geanalyseerd, volgen er instructies. Er zijn twee opties: de AED geeft een schokopdracht of de AED geeft geen schokopdracht. De AED geeft *wel* een schokopdracht:

- Zorg dat iedereen afstand houdt van het slachtoffer en druk op de schokknop. De AED geeft het slachtoffer nu een schok.
- Volg vervolgens de opdracht van de AED direct op: geef direct 30 borstcompressies.

De AED geeft *geen* schokopdracht:

- Volg de opdracht van de AED direct op: geeft direct 30 borstcompressies.

Blijf reanimeren tot er hulp arriveert of tot het ambulancepersoneel, de arts of het reanimatieteam zegt dat je ermee mag stoppen.
Als het slachtoffer spontaan beweegt en de ogen opent, controleer je opnieuw de ademhaling. Als de ademhaling weer normaal is, leg je het slachtoffer in de stabiele zijligging.

30.7 Shock en flauwte

Shock en flauwte kunnen erg veel op elkaar lijken. Toch verschillen ze wezenlijk van elkaar.

30.7.1 Flauwte

Flauwte of flauwvallen houdt in dat iemand kort het bewustzijn verliest. Dit komt doordat er onvoldoende bloedtoevoer naar de hersenen is. Daardoor ontstaat er een tekort aan zuurstof in de hersenen. Onvoldoende bloedtoevoer naar de hersenen komt door een probleem met de bloeddruk. Problemen met de bloeddruk kunnen ervoor zorgen dat het hartritme lager wordt en de bloedvaten verwijden. Hierdoor zakt het bloed als het ware uit het hoofd, waardoor een tekort aan zuurstof in de hersenen optreedt. Als het slachtoffer op de grond ligt, ligt het hoofd op dezelfde hoogte als het hart, waardoor de hersenen makkelijker van bloed en dus zuurstof worden voorzien. Het slachtoffer zal bijkomen als de hersenen weer voldoende zuurstof krijgen. Meestal duurt dit 1 à 2 minuten. Flauwvallen is in principe niet schadelijk, maar is wel erg vervelend voor het slachtoffer. Daarnaast kan het zorgen voor angst of paniek. Verschillende oorzaken van flauwte of flauwvallen zijn:

- pijn;
- te weinig eten of drinken;
- oververmoeidheid;
- angst;
- zien van bloed;
- emoties;
- lang stilstaan.

Voordat een slachtoffer flauwvalt, treden vaak een aantal symptomen op, zoals bleek worden, gapen en zweten of klam worden.

Eerste hulp bij dreigende flauwte
Help het slachtoffer plat op de grond te gaan liggen en leg de benen van het slachtoffer iets omhoog.

- Maak knellende kleding los.
- Zorg voor frisse lucht en rust.
- Stel het slachtoffer gerust.

Eerste hulp bij flauwte

- Praat tegen het slachtoffer en vertel wat je gaat doen.
- Adviseer het slachtoffer om ongeveer 10 minuten te blijven liggen. Wil het slachtoffer toch eerder opstaan, houd er dan rekening mee dat hij weer kan flauwvallen.
- Help het slachtoffer na ongeveer 10 minuten in een zittende houding, en laat het slachtoffer als dit goed gaat even zo zitten. Als dit niet goed gaat, help het slachtoffer dan weer in een liggende houding.
- Gaat het zitten goed? Bied het slachtoffer dan iets te drinken aan. Laat het slachtoffer zelf het drinken naar de mond brengen. Gaat dit erg trillerig, laat het slachtoffer dan nog even niet drinken. De kans is anders namelijk groot dat het slachtoffer zich zal verslikken.
- Als het drinken goed is gegaan, kan het slachtoffer verder overeind komen.

30.7.2 Shock

Shock is veel gevaarlijker dan flauwvallen. Daarom is het belangrijk om shock goed van flauwvallen te onderscheiden. Shock is een levensbedreigende toestand waarin te weinig bloed wordt rondgepompt. Er bestaan verschillende vormen van shock, die allemaal berusten op een ander werkingsmechanisme. In dit boek bespreken we shock alleen in algemene zin.
De meest voorkomende signalen van shock zijn:

- een snelle hartslag;
- een lage bloeddruk;
- een snelle ademhaling;
- een veranderd bewustzijn;
- een koude, bleke en klamme huid (let op: dit is niet altijd zo!);
- verminderde urineproductie.

Eerste hulp bij shock

- Stop een eventuele actieve bloeding door druk uit te oefenen op de wond.
- Bel 112 en vermeld een (vermoeden op) shock.
- Laat het slachtoffer zitten of liggen in de houding die voor hem het meest prettig is.
- Voorkom onderkoeling (bijvoorbeeld door een extra deken of jas om het slachtoffer te doen).
- Laat het slachtoffer niet drinken, eten of roken.
- Controleer regelmatig de vitale functies van het slachtoffer.
- Blijf bij het slachtoffer tot professionele hulp ter plaatse is.

30.8 Hyperventilatie

Bij **hyperventilatie** ademt het slachtoffer dieper of vaker dan noodzakelijk is. Door dit 'overademen' raakt het lichaam in de problemen. De balans tussen de aanvoer van zuurstof en de afvoer van koolstofdioxide (CO_2) wordt erdoor verstoord. Door het snelle ademen daalt de concentratie CO_2 in het bloed. Hier reageert het zenuwstelsel op, waardoor verschillende symptomen kunnen optreden:

- duizeligheid;
- kortademig zijn;
- zweten;

- een snelle hartslag;
- druk, pijn of benauwdheid op de borst;
- zich slap voelen.

Hyperventilatie kan verschillende oorzaken hebben, zoals angst, stress of een paniekaanval. Bij sommige ziekten ontstaat hyperventilatie zonder dat angst een rol speelt. Bij mensen met diabetes kan bijvoorbeeld verzuring van het bloed optreden. Het lichaam reageert hierop door meer adem te halen. Ook kan zuurstofgebrek door hart- of longziekten een oorzaak zijn van hyperventilatie.

Eerste hulp bij hyperventilatie

- Breng het slachtoffer naar een rustige omgeving.
- Probeer het slachtoffer uit de hyperventilatie te praten door duidelijke ademhalingsinstructies te geven: inademen door de neus en uitademen door de mond. Het kan ook helpen om het slachtoffer juist van de ademhaling af te leiden door zijn aandacht ergens anders op te vestigen.
- Lukt het niet om het slachtoffer zijn ademhaling onder controle te laten krijgen, dan kun je het slachtoffer in een zakje laten ademen. Als het slachtoffer dat niet wil, kun je het slachtoffer ook vragen om zijn handen in de vorm van een kommetje om zijn mond en neus te doen en daar rustig in te ademen.
- Blijf bij het slachtoffer tot zijn ademhaling weer is genormaliseerd. Blijf het slachtoffer de gehele tijd positief benaderen.
- Blijft de hyperventilatie aanhouden, zorg dan voor professionele hulpverlening (huisarts/huisartsenpost).

30.9 Letsel

In zorginstellingen, maar ook in de thuissituatie, kunnen allerlei soorten letsel optreden. Als zorgverlener moet je altijd klaarstaan om eerste hulp te verlenen en om te kunnen inschatten bij welk letsel professionele hulp ingeschakeld moet worden. In deze paragraaf bespreken we de meest voorkomende typen wonden, met de bijbehorende handelingen die je als zorgverlener kunt verrichten.

30.9.1 Acute wonden

Acute wonden zijn wonden die plotseling ontstaan door een oorzaak van buitenaf. Alle wonden zijn in eerste instantie acuut. Als de genezing van deze wonden belemmerd wordt, bijvoorbeeld door een slechte doorbloeding, kan een wond chronisch worden. Een voorbeeld van een **chronische wond** is een ulcus aan het been bij een zorgvrager met vaatproblematiek.

Acute wonden zijn verder onder te verdelen in chirurgische en traumatische wonden. Chirurgische wonden zijn (snij)wonden die door een chirurg of een andere specialist (met opzet) gemaakt zijn tijdens een operatie of ingreep. Deze wonden zijn op een operatiekamer gemaakt en dus onder steriele omstandigheden veroorzaakt. De wond is daardoor meestal niet geïnfecteerd en de kans op infectie is ook klein. De genezing van chirurgische wonden verloopt hierdoor doorgaans voorspoedig.

Traumatische wonden zijn verwondingen aan de huid of het onderliggende weefsel die veroorzaakt zijn door alle mogelijke oorzaken behalve een operatie. Traumatische wonden omvatten daarmee ook schaaf-, steek- en bijtwonden. Traumatische wonden zijn niet onder steriele omstandigheden aangebracht en dus altijd in enige mate vervuild. Hoe ernstig ze zijn vervuild, is afhankelijk van de omstandigheden waarin de wond is ontstaan. Bovendien kan de doorbloeding van het weefsel verminderd zijn, doordat bloedvaten of weefsels beschadigd zijn. De genezing van traumatische wonden verloopt hierdoor meestal minder goed dan die van chirurgische wonden. Bovendien is de kans op een wondinfectie bij traumatische wonden vele malen groter dan bij chirurgische wonden.

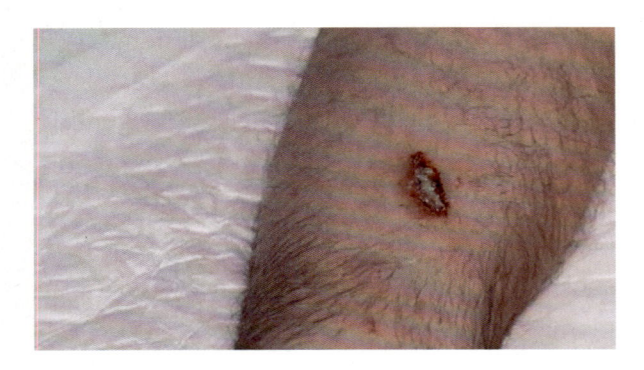

Afbeelding 30.22   Traumatische wond.

30.9.2 Kleine snijwonden

Een **snijwond** ontstaat door contact met een scherp voorwerp, zoals een mes of een stuk glas. Snijwonden komen vooral voor aan handen en armen. De ernst van een snijwond is afhankelijk van een aantal factoren:

- de sneediepte;
- de sneelengte;
- het soort bloeding (slagaderlijk of aderlijk);
- de scherpte van het voorwerp waarmee gesneden is;
- de vervuiling van de wond;
- de stootkracht waarmee de huid in aanraking kwam met het voorwerp.

Let goed op bij snijwonden veroorzaakt door een lang voorwerp (zoals een spijker of een lang mes). Deze snijwonden lijken aan de oppervlakte vaak mee te vallen, maar kunnen diep in de huid ernstige schade veroorzaakt hebben. Een snijwond geeft doorgaans een korte en felle pijn, omdat de gevoelszenuwen in de huid direct doorgesneden worden.
De verzorging van een snijwond bestaat uit drie hoofdstappen:

1 reinigen;
2 desinfecteren;
3 afdekken.

Stap 1: Reinigen
Het schoonmaken van snijwonden is zeer belangrijk om het infectierisico te verkleinen. Spoel de wond en de huid eromheen met lauw stromend water uit de kraan. Als er geen water aanwezig is, kun je de wond ook goed door laten bloeden om het vuil uit de wond te verwijderen.

Stap 2: Desinfecteren
Desinfecteer de wond en de huid eromheen met een ontsmettingsmiddel, zoals Betadine of Sterilon. Blijf de wond gedurende enkele dagen insmeren met ontsmettingsmiddel. Let op: als je twijfelt over de ernst van de wond, moet je een arts waarschuwen en de wond juist niet ontsmetten! De arts kan de wond dan namelijk minder goed beoordelen.

Stap 3: Afdekken
Na het ontsmetten moet je de wond afdek-

ken, om te voorkomen dat vuil of bacteriën opnieuw in de wond komen en een infectie veroorzaken. Je kunt dit doen met een gewone pleister, een gaasje met een verband eromheen of een wondsnelverband (een elastische zwachtel met kleefpleisters en een steriel kompres; de zwachtel is naast elastisch ook hydrofiel (vochtopnemend) en even breed als het wondkussen). Verwissel de pleister of het verband één tot twee keer per dag gedurende vijf dagen na het ontstaan van de wond.

Aandachtspunten

- Diepe of grote wonden moeten met rust gelaten worden. Raadpleeg bij dit type wond altijd een arts, omdat de wond eventueel gehecht moet worden.
- Bij bijtwonden, grote wonden of sterk vervuilde wonden kan een tetanusinjectie noodzakelijk zijn. Hiervoor moet je ook een arts raadplegen.
- Bij snijwonden aan het gezicht is het aan te raden altijd een arts te raadplegen, om de kans op littekenvorming in het gezicht zo klein mogelijk te maken.

30.9.3 Schaafwonden

Schaafwonden zijn wonden waarbij de bovenste laag van de huid er afgeschraapt is. Schaafwonden zie je vooral veel bij spelende kinderen. Schaafwonden zijn doorgaans oppervlakkige wonden, maar kunnen wel een groot oppervlak beslaan. De symptomen van schaafwonden zijn:

- pijn;
- roodheid;
- warmte;
- uit de wond lopend vocht;
- kleine puntbloedinkjes.

De ernst van de schaafwond bepaal je vooral aan de hand van de oppervlakte die beschadigd is. Om hier een inschatting van te maken, kun je het deel van de lichaamsoppervlakte dat aangedaan is, bepalen met de 'regel van 9'. Deze regel gebruik je ook om het aangedane deel van het lichaamsoppervlakte te bepalen bij brandwonden (zie paragraaf 30.11). Als meer dan 5 procent van de lichaamsoppervlakte is aangedaan door de schaafwond, moet je een arts raadplegen.

Behandeling van een schaafwond

De behandeling van een schaafwond is vergelijkbaar met die van een kleine snijwond. De eerste stap in de behandeling is het spoelen van de wond. Dit is de belangrijkste stap in de behandeling, omdat in schaafwonden doorgaans veel vuil of steentjes achterblijven. Een steentje kan zorgen voor infecties, maar kan ook in de huid vastgroeien. Het is daarom van belang om allereerst al het vuil uit de wond te verwijderen met stromend water, een borsteltje of een pincet.

De tweede stap in de behandeling is het ontsmetten van de wond en de omgeving, om het risico op een infectie te verkleinen. Gebruik bij schaafwonden een niet-prikkend ontsmettingsmiddel.

Een eventuele derde stap is het afdekken van de wond. Het heeft echter de voorkeur om schaafwonden aan de lucht te laten drogen. Grote of diepe schaafwonden kun je afdekken met een niet-klevend verband, zoals metalinegaas.

Vraag altijd na of het slachtoffer recentelijk een tetanusinjectie gekregen heeft. Als dit niet het geval is, de wond erg groot is of er moeilijk te verwijderen vuil in de wond zit, moet je altijd een arts raadplegen.

30.9.4 Splinterwonden

Splinterwonden zijn wonden die ontstaan nadat een klein stukje materiaal (zoals hout, glas of staal) zich in de huid geboord heeft. Bij een splinterwond zit de splinter doorgaans in eerste instantie nog in de huid. Bij splinters moet je direct een tweedeling maken: splinters die je zelf kunt verwijderen en splinters die door een arts verwijderd moeten worden. Splinterwonden die meestal door een arts gezien moeten worden, zijn:

- wonden met splinters die niet uit de huid steken en hierdoor niet met een pincet te pakken zijn;
- wonden met splinters in het oog of rond de mond;
- splinterwonden die na het verwijderen van de splinters ontstekingsverschijnselen vertonen;
- een splinterwond veroorzaakt door een vishaakje (als je dit eruit trekt, kan het weerhaakje namelijk veel schade aanrichten).

Dit is de beste methode om zelf een splinter te verwijderen:

1 Beoordeel hoe diep de splinter zich in de huid bevindt.
2 Als de splinter iets uit de huid steekt, kun je hem voorzichtig met een pincet verwijderen. Pak hiervoor de splinter zo dicht mogelijk bij de huid vast en trek in de lengterichting aan de splinter.
3 Controleer altijd of er geen resten van de splinter zijn achtergebleven in de wond. Achtergebleven resten kunnen namelijk een ontsteking veroorzaken.
4 Ontsmet na verwijdering altijd het achtergebleven wondje.
5 Dek het wondje eventueel af met een pleister als de wond op een onhandige plek zit of het een diepe wond is.

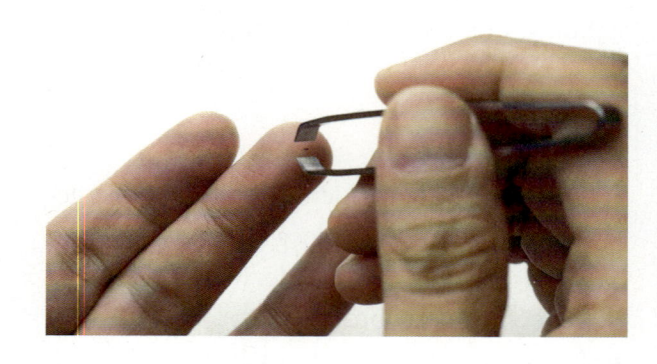

Afbeelding 30.23 Als de splinter iets uit de huid steekt, kun je hem voorzichtig verwijderen met een pincet.
Foto: Kay_MoTec. Shutterstock (Pearson Asset Library).

30.9.5 Bijtwonden

Bijtwonden ontstaan, zoals de naam al zegt, na een beet door een dier of een mens. Bijtwonden zijn vieze wonden, omdat er veel bacteriën in de mond zitten, die bij het bijten in de wond terechtkomen.

Eerste hulp bij een bijtwond

1 Zorg altijd voor je eigen veiligheid en die van het slachtoffer. Zorg ervoor dat er niet opnieuw gebeten kan worden door dier of mens.
2 Trek zo mogelijk handschoenen aan, om het risico op overdraagbare ziektes te vermijden.
3 Stelp een eventuele bloeding door druk op

de wond te geven. Gebruik hiervoor zo mogelijk een steriel verband of steriele doek.
4 Spoel de wond goed uit met stromend water om zo veel mogelijk bacteriën te verwijderen.
5 Dep de wond droog met een schone doek. Ook hierdoor wordt een deel van de bacteriën verwijderd.
6 Dek de wond steriel af met een verbandmiddel naar keuze.
7 Ga altijd naar de huisartsenpost of waarschuw een arts als er sprake is van een bijtwond. De kans is groot dat het slachtoffer een tetanusinjectie nodig heeft.

Bij bijtwonden bestaat zoals gezegd het risico op het krijgen van tetanus. Tetanus wordt ook wel kaakklem of wondkramp genoemd. Na besmetting met de tetanusbacterie via vuil in de bijtwond, treden de symptomen doorgaans binnen 2-21 dagen op. Het verloop van de symptomen is als volgt:

- In de buurt van de geïnfecteerde wond ontstaat lokaal stijfheid.
- Spierkrampen treden op als reactie op specifieke prikkels, zoals harde geluiden, kou of aanrakingen.
- Het slachtoffer krijgt moeilijkheden met slikken en ademhalen en een hevige kaakkramp treedt in.
- Als laatste ontstaat een hevige kramp in de skeletspieren. Hierdoor kan het lichaam van het slachtoffer als een hoepel achteroverbuigen. Ook hierdoor ontstaan extra ademhalingsproblemen.

Bij het vermoeden op tetanus moet je 112 bellen. Het slachtoffer moet direct opgenomen worden in het ziekenhuis voor invasieve behandeling op de intensieve care.
In Nederland is inenting tegen tetanus onderdeel van het Rijksvaccinatieprogramma. Bij een mogelijke besmetting, zoals na een bijtwond, wordt vaak opnieuw gevaccineerd. De vaccinatie is ongeveer tien jaar werkzaam. Daarna is een nieuwe vaccinatie nodig als er opnieuw een mogelijke besmetting plaatsvindt.

30.9.6 Vleeswonden

Een **vleeswond** is een wond die dieper doorloopt dan de huid, maar waarbij verder alleen spieren geraakt zijn. Zenuwen, organen, bloedvaten en botten zijn dus gespaard gebleven. Onder vleeswonden worden doorgaans alleen grote wonden geschaard waarbij het vrijwel altijd nodig is om operatief in te grijpen. Om het zicht van de chirurg of specialist niet te belemmeren, mogen deze wonden niet ontsmet of ingesmeerd worden. In het geval van een bloeding kun je de wond dichtdrukken. In alle andere gevallen kun je de wond het best steriel afdekken, waarna je professionele hulp inschakelt.

30.9.7 Doordringende wonden

Doordringende wonden zijn snij- of steekwonden waarbij de huid diep doorboord is en er potentieel schade is ontstaan aan onderliggende weefsels. Het gevaar bij een doordringende borstwond is bijvoorbeeld een klaplong (pneumothorax) of een doorboring van het hartzakje. Het gevaar bij een doordringende buikwond is een beschadiging van een van de buikorganen. Indien de milt doorboord is, kan ernstig (levensgevaarlijk) bloedverlies optreden.

Behandeling van een doordringende borstwond

Bij een borstwond kunnen hart of longen beschadigd zijn. Het slachtoffer is hierdoor mogelijk benauwd, kortademig en heeft veel pijn. Ook kan het slachtoffer helderrood schuimend bloed ophoesten. Een doordringende borstwond kun je het best afdekken, waarna je wacht op professionele hulp. Tot 2016 werd aangeraden om zuigende borstwonden (kans op een spanningspneumothorax) aan drie zijden af te plakken met een luchtdicht verband. Dit wordt tegenwoordig niet meer aangeraden, omdat het de kans op het ontstaan van een spanningspneumothorax niet verkleint. Een speciale ventielpleister, zoals de ChestSeal, behoort wel tot de mogelijkheden. Je kunt een slachtoffer met een borstwond het best in half zittende houding brengen. Blijf de ademhaling en het zuurstofgehalte in het bloed controleren, omdat bij een longperforatie problemen in de zuurstofvoorziening van het bloed kunnen ontstaan. Wees ten slotte bedacht op het ontstaan van shock.

Behandeling van een doordringende buikwond

Bij doordringende buikwonden kan een van de organen in de buik geperforeerd zijn. Daarnaast is er het gevaar dat buikinhoud wordt blootgesteld aan de buitenlucht. Bij grote verwondingen kunnen het buikvlies (gelig) of de darmen (lichtroze) naar buiten puilen. Bij kleine wonden kan de buikinhoud ook naar buiten worden geperst, bijvoorbeeld als het slachtoffer moet hoesten of niezen. Als de darmen naar buiten hangen, kunnen ze uitdrogen en geïnfecteerd raken. Bij een doordringende buikwond is het belangrijk om te voorkomen dat de darm uitdroogt (je kunt de gazen eventueel vochtig maken met steriel water) en de uitpuilende darm steriel af te dekken. Zorg dat hierbij geen druk op de darmen komt te staan en leg steriele gaasjes losjes op de wond. Duw de darmen nooit terug in de buik en raak de buikinhoud niet aan! Wees erop bedacht dat bij hoge buikwonden ook het middenrif doorboord kan zijn. Ook bij buikwonden moet je daarom bedacht zijn op een klaplong of het ontstaan van shock.

30.9.8 Steekwonden

Een **steekwond** is een wond waarbij een (groot) scherp voorwerp de huid doorboord heeft. Denk bijvoorbeeld aan een spijker of een mes. Deze wonden zijn verraderlijk, omdat de schade aan de huid kan meevallen, terwijl onderhuids fors letsel is veroorzaakt. Als het voorwerp nog in de huid zit, mag je dat niet verwijderen! Bij het verwijderen van het voorwerp kan namelijk extra schade of een grotere bloeding ontstaan. Probeer druk uit te oefenen rondom het voorwerp en bel 112. Als het voorwerp zich niet langer in de wond bevindt, kun je een steekwond behandelen door de wond steriel af te dekken en eventueel druk uit te oefenen bij bloedingen. Raadpleeg altijd een arts bij dit type wonden, omdat de interne schade meestal niet te beoordelen is vanaf de buitenkant. Een steekwond in de borstholte kan een klaplong veroorzaken. Bij een steekwond in de buikholte bestaat het risico op orgaanschade. Bovendien kan de buikinhoud uitdrogen of geïnfecteerd raken.

30.9.9 Aderlijke bloedingen

Een **aderlijke bloeding** is een bloeding uit een ader (vene). Het bloed uit deze wonden is donkerrood van kleur, omdat het zuurstofarm is. Doordat de bloeddruk in aders lager is dan in slagaders, komt het bloed bij een aderlijke bloeding niet stootsgewijs uit de wond, maar welt het eruit op. Bloedingen uit aders kun je meestal vrij eenvoudig stelpen door druk uit te oefenen op de wond. De bloeding stopt dan doorgaans binnen enkele minuten.

Vaak hoef je bij aderlijke bloedingen geen arts te raadplegen. Als het een grote bloeding betreft of het bloeden niet stopt (bijvoorbeeld door het gebruik van bloedverdunners), is het raadplegen van een arts wel aan te raden. Het is dan misschien nodig om de wond te hechten of te lijmen.

30.9.10 Slagaderlijke bloedingen

Een **slagaderlijke bloeding** of arteriële bloeding is eigenlijk altijd levensbedreigend. Dit komt omdat er in korte tijd een grote hoeveelheid bloed verloren kan gaan. Een slagaderlijke bloeding kan zowel uitwendig als inwendig zijn. Bij een slagaderlijke bloeding spuit helderrood bloed stootsgewijs uit de wond op het ritme van het hart. Hierdoor kun je een slagaderlijke bloeding onderscheiden van een aderlijke bloeding. Doordat er snel een groot bloedvolume verloren kan gaan, is er sprake van een dreigende shock.

Bij slagaderlijke bloedingen is altijd professionele hulp nodig. Je kunt als zorgverlener een aantal stappen nemen om verder bloedverlies te beperken:

- Geef ten minste tien minuten rechtstreeks druk op de wond (draag hierbij bij voorkeur handschoenen).
- Leg het slachtoffer plat op de grond om zo veel mogelijk bloed richting de vitale organen te krijgen.
- Houd het aangedane lichaamsdeel boven het niveau van het hart.
- Leg een snelverband of wonddrukverband aan, of druk een schone doek op de wond.
- In het geval van een ernstige bloeding die niet te stelpen is, kun je een stollingsverband of stollingsgranulaat gebruiken. Beide bevatten een stof, chitosan, die als ze in aanraking komt met bloed een bloedstolsel veroorzaakt. Daardoor stopt de bloeding.
- Blijf de vitale functies controleren tot de ambulance arriveert of totdat in een ziekenhuis de arts of specialist aanwezig is.

30.9.11 Bloedingen uit haarvaten

Bij een bloeding uit de haarvaten (capillaire bloeding) is het bloedverlies doorgaans niet heel groot. Dit komt onder andere doordat het bloed niet uit de wond stroomt, zoals bij een slagaderlijke bloeding, maar er licht uitsijpelt. Bovendien verloopt het stollingsproces sneller, waardoor het bloeden sneller stopt. Een bloeding uit de haarvaten zie je onder andere bij oppervlakkige schaafwonden.

Een capillaire bloeding stopt meestal vanzelf na enkele minuten. Bij slachtoffers die bloedverdunners gebruiken, kan het iets langer duren. Als de oorzaak van de bloeding een schaafwond is, kan het nodig zijn de wond schoon te maken om het vuil uit de wond te verwijderen. Je kunt beter geen pleister of verband over de wond plaatsen, omdat hierdoor de wond kan gaan broeien en infecteren.

30.9.12 Inwendige bloedingen

Een **inwendige bloeding** ontstaat meestal na een trauma. Een inwendige bloeding kan echter ook spontaan ontstaan, bijvoorbeeld door een scheur in de aorta bij een aneurysma. Een inwendige bloeding kan zowel in een slagader als ader ontstaan. Een inwendige bloeding kun je vaak niet zien aan de buitenkant, maar je kunt wel een vermoeden hebben van de oorzaak en de plaats van de impact op het lichaam van het trauma. Bij een gebroken pols is de kans op een inwendige bloeding bijvoorbeeld niet heel groot, maar bij een gebroken bekken is deze kans aanzienlijk. Daarnaast zijn er een aantal symptomen die kunnen optreden bij een slachtoffer met een inwendige bloeding:

- pijn;
- zwelling;
- misselijkheid;
- braken;
- tekenen van shock (zie paragraaf 30.7.2).

Bij ernstige bloedingen in de buik kun je het slachtoffer aantreffen in de foetushouding of met opgetrokken knieën. In dat geval wordt het buikvlies waarschijnlijk geprikkeld door de bloeding. Het aannemen van de foetushouding vermindert de pijn. De buik is in dit geval zeer gevoelig voor aanraking en kan zelfs plankhard worden.

De meest voorkomende locaties van een inwendige bloeding zijn:

- neus en mond (vooral neusbloedingen komen vaak voor bij slachtoffers die antistollingsmedicijnen gebruiken);
- longen (bloedingen kunnen plotseling optreden bij longkanker, tuberculose en luchtweginfecties);
- maag-darmkanaal (bloedingen hoog in het traject veroorzaken bloedbraken, bloedingen onder in het traject veroorzaken zwarte ontlasting);
- bovenbeen (als gevolg van een trauma);
- hersenen.

Bij een slachtoffer met een (verdenking op) een interne bloeding in een zorginstelling bestaat de behandeling vooral uit het monitoren van de vitale functies en het inschakelen van de hulp van een arts of specialist. Leg het slachtoffer bij voorkeur plat neer of in de houding die hij het prettigst vindt. Probeer het slachtoffer verder zo min mogelijk te bewegen, omdat dit de bloeding kan vererger en. Geef slachtoffers met een verdenking op een interne bloeding nooit te drinken, omdat dit een eventuele shock kan vererger en.

30.10 Mitella aanleggen

Een **mitella** kan gebruikt worden bij alle letsels aan hand of onderarm. De mitella biedt hierbij ondersteuning en rust aan het aangedane lichaamsdeel, wat de genezing bevordert. De nieuwe richtlijn van het Oranje Kruis raadt de mitella niet standaard meer aan. De reden hiervoor is dat een mitella het aangedane lichaamsdeel in een bepaalde houding dwingt, wat de pijn kan vererger en. Het slachtoffer moet volgens deze richtlijn zelf het aangedane lichaamsdeel ondersteunen, totdat professionele hulp is gearriveerd. In een verpleeghuis of andere zorginstelling kan de mitella wel goede ondersteuning bieden na een ongeluk of operatie. Ook kun je in overleg met het slachtoffer altijd kiezen voor het aanleggen van een mitella. Een mitella is tegenwoordig kant-en-klaar te koop, maar kun je ook zelf aanleggen met een driehoekige doek. Zo'n driehoekige doek vind je standaard in de meeste EHBO-koffers of zorginstellingen.

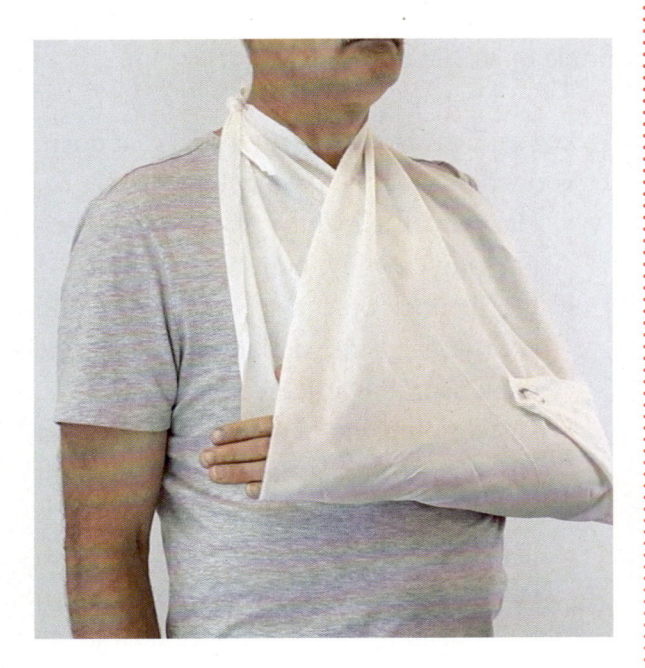

Afbeelding 30.24 *Aangelegde mitella.*

Stappenplan voor het aanleggen van een mitella

Als je besloten hebt een mitella aan te leggen, kun je het volgende stappenplan gebruiken om de mitella correct aan te brengen.

1 Leg het slachtoffer uit wat je gaat doen.
2 Haal de mitella (driehoekige doek) uit de verpakking en vouw hem helemaal uit.
3 Plaats de mitella tussen het lichaam en de aangedane arm/pols. Let er hierbij op dat de lange kant van de driehoek aan de kant van de pols ligt en de punt van de driehoek aan de kant van de elleboog. De punt die naar boven wijst (aan de lange kant van de driehoek) leg je over de schouder aan de niet-aangedane zijde. De punt die naar onder wijst (aan de lange kant van de driehoek) sla je nu omhoog en leid je over de schouder aan de aangedane kant.

Aandachtspunten:
– De houding van de aangedane onderarm in de mitella wordt bepaald door het type verwonding. Bij een breuk moet de onderarm horizontaal in de mitella liggen. Bij een wond of kneuzing moet de hand hoger dan de elleboog in de mitella liggen. De onderarm moet dan dus schuin in de mitella geplaatst worden.
– De arm moet niet helemaal in de mitella verdwijnen. Zorg ervoor dat je de arm zo in de mitella plaatst dat het bovenste vingerkootje van de pink nog net buiten de doek steekt.

4 Nu ligt een punt van de doek aan de aangedane kant over de schouder en een punt aan de niet-aangedane kant over de andere schouder. Knoop deze twee punten aan elkaar met een platte knoop, zodat de mitella als het ware aan de nek hangt. Zorg ervoor dat de knoop zich ter hoogte van het oor aan de niet-aangedane kant bevindt. De knoop mag niet in de nek liggen, omdat dit pijn en druk kan geven bij het dragen van een jas of vest.
5 Ten slotte maak je de punt aan de kant van de elleboog dicht. Dit kan op drie manieren:
– Vouw de punt om naar voren en zet hem daar vast met veiligheidsspelden.

– Vouw de punt om naar voren en zet hem daar vast met kleefpleister.
– Maak een knoop zo dicht mogelijk bij de elleboog om de opening dicht te maken.

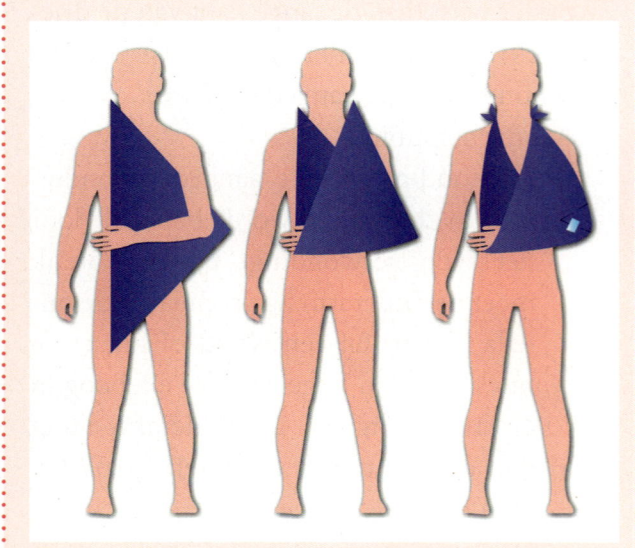

Afbeelding 30.25   Aanleggen van een mitella.

30.10.1 Brede/smalle das

Een **brede of smalle das** is een band die gevouwen wordt uit een driehoekige doek. Je kunt de brede of smalle das gebruiken bij letsels aan de elleboog en daarboven. Je gebruikt de das voornamelijk bij breuken aan het sleutelbeen of de bovenarm en bij een schouder die uit de kom geschoten is. De brede en smalle das hebben hetzelfde doel, namelijk rust en ondersteuning bieden aan het aangedane lichaamsdeel. De brede das gebruik je bij volwassenen en de smalle das bij kinderen. Net als de mitella is de brede/smalle das geen onderdeel meer van de officiële richtlijn van het Oranje Kruis, omdat het slachtoffer ermee in een bepaalde houding gedwongen wordt, wat de pijn kan verergeren. In overleg met het slachtoffer kun je er wel altijd voor kiezen om een brede/smalle das aan te leggen.

Stappenplan voor het aanleggen van een brede of smalle das

Het stappenplan voor het aanleggen van een brede of smalle das is als volgt:

1. Leg aan het slachtoffer uit wat je gaat doen.
2. Vouw de das uit de driehoekige doek:
   - Haal de driehoekige doek uit de verpakking en vouw hem helemaal uit.
   - Leg de doek op een schone ondergrond voor je neer, met de lange zijde van de doek naar jou gericht.
   - Pak de punt die het verst van je af ligt en vouw hem naar je toe. Laat de punt iets over de lange zijde uitsteken.
   - Je hebt nu een trapeziumvorm gemaakt. Pak vervolgens de kant die het verst bij je vandaan ligt en vouw deze naar je toe (hiermee vouw je de trapeziumvorm dubbel). Je hebt nu een brede das gevouwen.
   - Voor een smalle das vouw je de brede das nogmaals dubbel in de lengterichting om de breedte van de strook te halveren. Je hebt nu een smalle das gevouwen.
3. Het aanleggen van de brede en smalle das gaat op dezelfde manier:
   - Plaats de gevouwen das tussen het lichaam en de arm (aan de aangedane kant) van het slachtoffer. Let op: bij het vouwen heb je een puntje aan één zijde laten uitsteken. Dit puntje moet richting de elleboog van de aangedane arm wijzen.

- De zijde van de das die naar boven wijst, leg je over de niet-aangedane schouder.
- De zijde van de das die naar beneden wijst, vouw je naar boven en leg je over de aangedane schouder.

4 Zet de brede of smalle das vast door beide punten die over de schouders liggen met een platte knoop met elkaar te verbinden. Let erop dat de knoop onder het oor aan de niet-aangedane zijde ligt. Een knoop in de nek kan namelijk irritatie of pijn veroorzaken bij het dragen van een jas of vest.

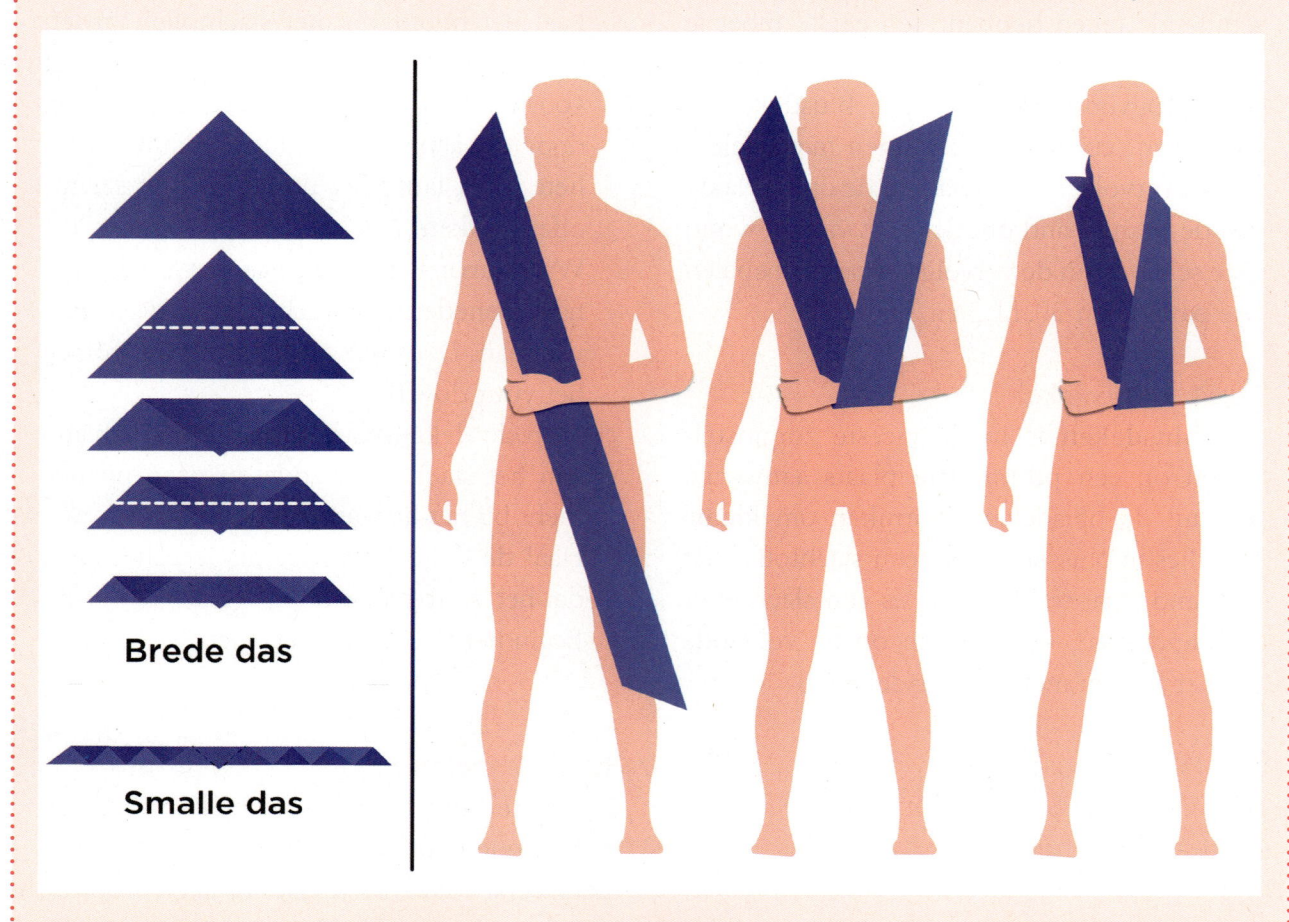

Brede das

Smalle das

Afbeelding 30.26   *Aanleggen van een das.*

30.11 Brandwonden

Brandwonden zijn beschadigingen van de huid door blootstelling aan hoge temperaturen, chemische stoffen of elektriciteit. De meest voorkomende oorzaken van brandwonden zijn:

- kokend water;
- vuur;

- heet vet of hete olie;
- contact met een heet voorwerp, zoals een pan of strijkijzer;
- chemische stoffen;
- elektriciteit.

Als zorgverlener kun je bij brandwonden verschillende taken hebben. Ten eerste moet je ervoor zorgen dat het vuur volledig gedoofd wordt (bijvoorbeeld door een blusdeken te gebruiken) en moet je beginnen met koelen. Bepaal vervolgens de graad en de oppervlakte van de brandwond om de ernst van de wond in te schatten en de vervolgstappen te bepalen (zie paragrafen 30.11.3 en 30.11.4).

30.11.1 Blusdeken

Een **blusdeken** is in de meeste zorginstellingen op een prominente plaats aanwezig. Je kunt de blusdeken gebruiken om kleine brandjes te blussen en om een slachtoffer dat in brand staat te blussen. Als een slachtoffer in brand staat, kun je hem op de volgende manier helpen met een blusdeken.

Stappenplan voor het helpen van een slachtoffer dat in brand staat

1. Zorg dat iemand een blusdeken haalt en pak die op de juiste manier vast:
   - Trek de blusdeken uit de houder.
   - Pak de blusdeken vast aan de handvatten (indien aanwezig) of bij de hoekpunten. Sla als de blusdeken geen handvatten heeft de deken een keer om je handen om ze te beschermen tegen het vuur.
   - Houd de blusdeken hoog voor je (op ooghoogte) en blijf altijd achter de deken om jezelf tegen het vuur te beschermen.
2. Benader het slachtoffer dat in brand staat met de deken voor je uit.
3. Laat het slachtoffer indien mogelijk gaan liggen.
4. Leg de deken van je af over het slachtoffer.
5. Laat het hoofd van het slachtoffer vrij en sluit de deken goed af rond de nek. Dit voorkomt het 'schoorsteeneffect', waarbij door de aanzuigende lucht vlammen en hete lucht langs het hoofd van het slachtoffer trekken.
6. Wrijf vanaf het hoofd van het slachtoffer naar beneden alle lucht onder de deken vandaan. Door het gebrek aan zuurstof zal het vuur doven.
7. Stop de deken goed in langs het lichaam van het slachtoffer, zodat er geen nieuwe lucht bij het lichaam kan komen.
8. Haal de deken pas weg als je zeker weet dat het vuur gedoofd is.
9. Begin het slachtoffer te koelen.

30.11.2 Koelen

De eerste stap bij de behandeling van een brandwond is altijd koelen. Men zegt niet voor niets: eerst water, de rest komt later! Door de brandwond te koelen, haal je de hitte uit de wond. Dit vermindert niet alleen de pijn, maar voorkomt ook verergering van de schade. Als je een tweedegraadsbrandwond bijvoorbeeld niet koelt, kan de hitte onderhuids doorwerken en kan de wond een derdegraadsbrandwond worden. Koelen heeft zelfs tot een uur na het ontstaan van de brandwond nog zin! Koel de wond in elk geval tien minuten met lauw, stromend leidingwater.

Verlenen van eerste hulp 30

Een aantal aandachtspunten voor het koelen van brandwonden zijn:

- Als er geen leidingwater voorhanden is om te koelen, kun je elk ander water gebruiken. Vraag desnoods aan het slachtoffer om in een sloot te springen, als dat het enige is wat voorhanden is. Elk soort water is beter dan niet koelen!
- Indien mogelijk, koel alleen de wond zelf en niet de huid eromheen om onderkoeling te voorkomen. Door de brandwond is de barrièrefunctie van de huid doorbroken en kan het slachtoffer zichzelf moeilijk op temperatuur houden. Zorg er ook voor dat het water niet direct op de wond valt, maar er net boven, zodat het water rustig over de wond kan stromen. Op die manier beschadig je de huid of een blaar niet verder.
- Verwijder nooit kleding die aan de brandwond kleeft! Andere kleding mag je eventueel verwijderen, maar als er een kledingstuk aan of in de wond zit, moet dit door een arts verwijderd worden. Alleen bij verbranding door een chemische stof moet je kleding altijd verwijderen, omdat de chemische stof anders nog meer schade kan aanrichten.
- (Incontinentie)luiers moet je altijd verwijderen bij verbranding. Luiers houden namelijk vloeistof vast. Bij een verbranding met een hete vloeistof kan de genitaalstreek ernstig verbranden als een luier niet verwijderd wordt.

Stappenplan voor na het koelen

1. Waarschuw een arts als je blaren ziet, de huid ernstig aangetast is of als het een verbranding betreft door een elektrische of chemische oorzaak.
2. Eerstegraadsverbrandingen (zie paragraaf 30.11.3) kun je insmeren met een brandzalf of aftersun. Smeer nooit iets op de wond als die door een arts beoordeeld moet worden. De brandwond is dan namelijk minder goed te beoordelen. Bovendien kunnen smeersels de wond verergeren. De enige uitzondering hierop is een brandgel (watergel, burnshield).
3. Dek de wond af met een steriel verband of een schone doek.
4. Pak het slachtoffer goed in met een dikke deken of een isolatiedeken uit de EHBO-koffer. Door een brandwond kan het slachtoffer namelijk snel onderkoeld raken.
5. Laat het slachtoffer niet eten of drinken totdat een arts het slachtoffer en de brandwond beoordeeld heeft. Het slikken kan namelijk moeilijk gaan bij grote brandwonden. Bovendien kan de arts besluiten tot een operatie, waarvoor het slachtoffer nuchter moet zijn.
6. Door ingeademde hete lucht kan de luchtweg beschadigd of ernstig gezwollen zijn. Dit kan ademhalingsproblemen veroorzaken. Maak daarom strakke boorden en dergelijke los en vervoer het slachtoffer zittend, als dat mogelijk is.

30.11.3 Gradatie brandwonden

Het bepalen van de gradatie en de oppervlakte van de brandwond kan je helpen om de ernst van een brandwond in te schatten en de vervolgstappen van de behandeling te bepalen. Een brandwond is in te delen in drie gradaties:

- eerstegraadsverbranding;
- tweedegraadsverbranding;
- derdegraadsverbranding.

Eerstegraadsverbranding

Een **eerstegraadsverbranding** is eigenlijk geen verbranding, maar een huidirritatie. Zonverbrandingen vallen hier bijvoorbeeld ook onder. Een eerstegraadsverbranding herken je aan een rode pijnlijke huid, die soms wat droog aanvoelt en opgezet kan zijn. Meestal zie je geen blaren bij deze vorm van verbranding. De eerstegraadsbrandwond ziet eruit als een ontstekingsreactie en geneest meestal binnen 24 uur. Na enkele dagen zijn alle eerstegraadsbrandwonden hersteld en zijn er geen littekens zichtbaar.

Tweedegraadsverbranding

Een **tweedegraadsverbranding** is verder onder te verdelen in een oppervlakkige verbranding en een diepe verbranding. Bij een oppervlakkige tweedegraadsverbranding is de huid glanzend roze/rood, zeer pijnlijk met zichtbare blaren gevuld met helder vocht. De blaren kunnen intact of kapot zijn. Bij een diepe tweedegraadsverbranding kun je ook blaren zien, maar neigt de wond meer naar wit dan naar rood. Ook deze wond is zeer pijnlijk. Een oppervlakkige tweedegraadsverbranding kan herstellen zonder litteken. Een diepe brandwond, waarbij de lederhuid is aangetast, zal altijd een litteken veroorzaken.

Derdegraadsverbranding

Bij een **derdegraadsverbranding** zijn alle lagen van de huid aangetast. De huid voelt hierbij leerachtig aan en de wond is droog. De kleur van de wond is wit, beige/bruin of zwart, afhankelijk van de oorzaak van de ver-

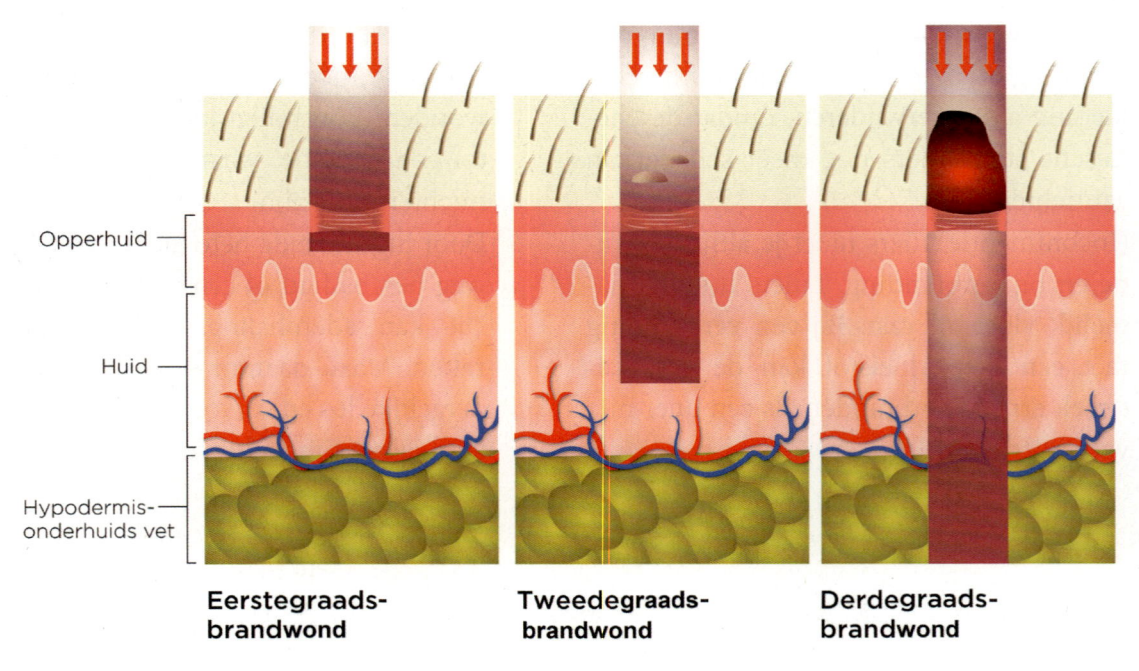

Afbeelding 30.27 *Gradaties van brandwonden.*

branding. Een verbranding met heet water geeft bijvoorbeeld een witte kleur, terwijl een verbranding door vuur of chemische stoffen vaak een zwarte kleur geeft. Doordat ook de zenuwen in de huid aangetast zijn, voelt het slachtoffer met een derdegraadsverbranding geen pijn ter plaatse van de wond. Rondom een derdegraadsverbranding ligt vaak een gebied met een tweedegraadsverbranding, dat wel erg pijnlijk kan zijn.

30.11.4 Oppervlakte bepalen

Samen met de gradatie van een brandwond is de oppervlakte van de brandwond bepalend voor de ernst. Om in te schatten welk percentage van het totale lichaamsoppervlak is verbrand, gebruik je 'de regel van 9'. Deze regel stelt dat de oppervlakte van een bepaald lichaamsdeel altijd 9% van het totale lichaamsoppervlakte is, of een veelvoud hiervan. Als bijvoorbeeld het hele hoofd verbrand is, is dit 9% van het totale lichaamsoppervlakte. Eén kant van de romp staat garant voor 18% van het lichaam. De oppervlakte van de lichaamsdelen is als volgt:

- hoofd: 9%;
- romp: 36% (18% per zijde);
- armen: 18% (9% per arm);
- benen: 36% (18% per been);
- geslachtsdelen: 1%.

In veel gevallen is niet het volledige lichaamsdeel verbrand, maar slechts een gedeelte. Het kan dan lastig zijn om de regel van 9 te gebruiken. In dat geval kun je de volgende vuistregel hanteren: de oppervlakte van een hand met gesloten vingers is gelijk aan 1% van het totale lichaamsoppervlak. Met deze regel kun je het verbrande lichaamsoppervlak inschatten door met je hand het verbrande gebied af te gaan en te kijken hoe vaak je hand hierin past. Het beste zou zijn om hierbij de hand van het slachtoffer te gebruiken, omdat die hand in verhouding staat met zijn lichaam. Vaak is het echter te pijnlijk voor het slachtoffer om zijn hand te bewegen en is het prettiger om je eigen hand te gebruiken. Geef in dat geval wel aan de arts of alarmcentrale door hoe jouw lichaam zich verhoudt tot dat van het slachtoffer.

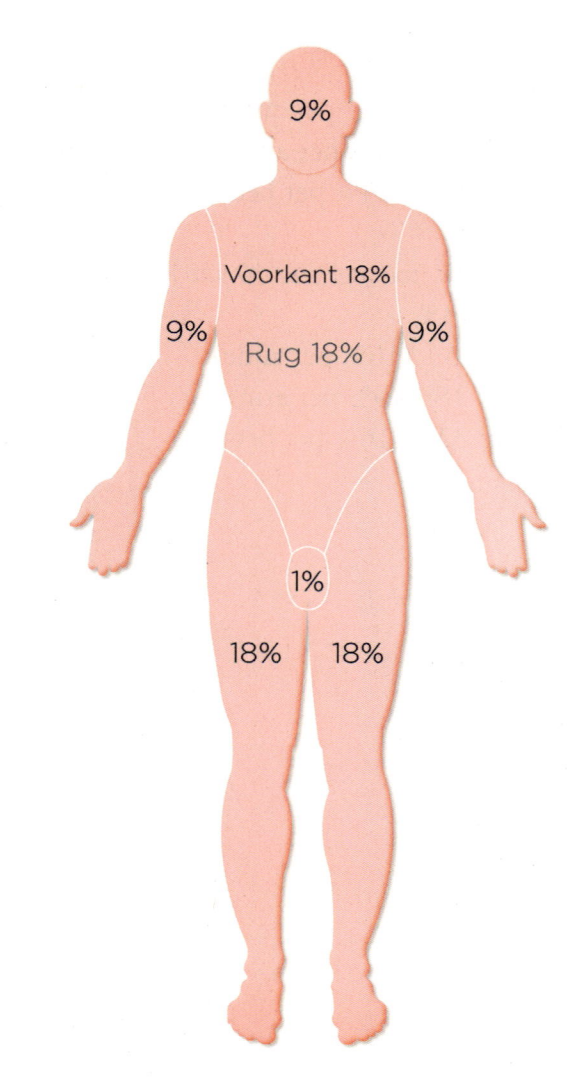

Afbeelding 30.28   De regel van 9.

Verlenen van eerste hulp

De regel van 9 bij baby's en kinderen

De lichaamsverhoudingen bij baby's en kinderen zijn anders dan bij volwassenen. Het hoofd en de romp zijn bijvoorbeeld in verhouding groter bij kinderen dan bij volwassenen. De regel van 9 geeft bij kinderen dus geen betrouwbare inschatting voor het verbrande lichaamsoppervlak. Om een inschatting van het oppervlak van de verbranding te maken bij baby's of kinderen moet je daarom de aangepaste regel van 9 gebruiken.

Voor baby's
- hoofd: 18%;
- romp: 36% (18% per zijde);
- armen: 18% (9% per arm);
- benen: 28% (14% per been).

Voor kinderen (tot ongeveer 10 jaar)
- hoofd: 14%;
- romp: 36% (18% per zijde);
- armen: 18% (9% per arm);
- benen: 32% (16% per been).

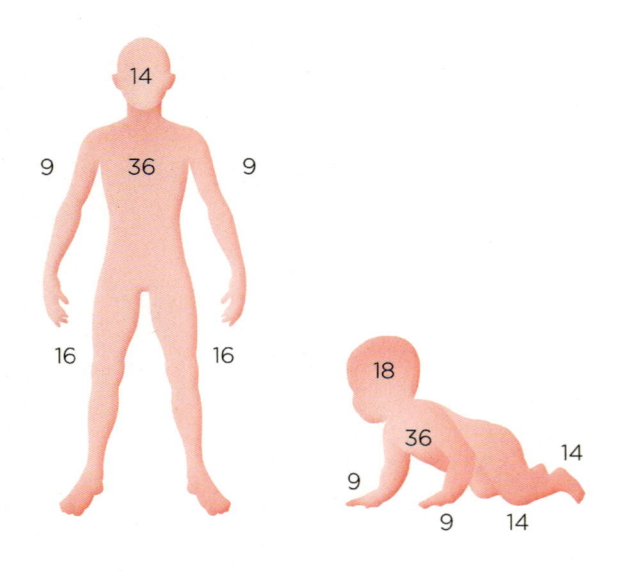

Afbeelding 30.29 *De regel van 9 bij kinderen.*

30.12 Bewegingsapparaat

Iemand kan allerlei letsels oplopen aan het bewegingsapparaat waarbij eerste hulp nodig is. Denk aan een gebroken arm, een verstuikte enkel of een schouder uit de kom.

30.12.1 PRICE

De **PRICE-regel** is een handig hulpmiddel om te gebruiken bij sportblessures zoals verstuiking, verzwikking, spierscheuren en peesscheuren. PRICE is een afkorting voor:

- Protection: Bescherm en immobiliseer het aangedane lichaamsdeel.
- Rest: Geef het aangedane lichaamsdeel rust.
- Ice: Koel het aangedane lichaamsdeel. Dit kan met een Cool Pack of een zakje met ijsblokjes. Let erop dat je de huid beschermt, bijvoorbeeld met een handdoek of theedoek. Wikkel die om het zakje met ijsblokjes of de Cool Pack heen. Koel het aangedane lichaamsdeel ongeveer tien minuten.
- Compression: Geef druk op het aangedane lichaamsdeel door een drukverband aan te leggen. Dit gaat de zwelling tegen. Druk niet te hard, want dan kan de bloedtoevoer afgekneld raken, wat het herstel niet ten goede komt. Dit merkt het slachtoffer bijvoorbeeld als hij tintelingen of een doof gevoel krijgt in het aangedane lichaamsdeel.
- Elevation: Houd het aangedane lichaamsdeel omhoog.

30.12.2 Verstuiking/verzwikking

Een **verstuiking** (ook wel een verzwikking genoemd) is een soort inwendige kneuzing van een gewricht. Het weefsel van het gewricht raakt hierbij beschadigd, maar scheurt niet. De botten blijven intact. Het gebied om het aangedane gewricht is vaak gezwollen en kan blauw zijn. Een verstuiking of verzwikking ontstaat vaak na een verkeerde beweging die van buitenaf is gekomen, zoals een duw of een misstap. Omdat een verstuiking of verzwikking erg pijnlijk kan zijn, is het soms lastig om van buitenaf te beoordelen of er niet ook sprake is van een botbreuk. Schakel bij twijfel de hulp in van een arts. Bij een verstuiking of een verzwikking kun je eerste hulp verlenen door gebruik te maken van de PRICE-regel (zie paragraaf 30.12.1). Hoewel een verstuiking en een verzwikking op dezelfde manier ontstaan en de klachten hetzelfde zijn, zijn deze bij een verzwikking net iets minder waardoor het slachtoffer van een verzwakking meestal ook iets sneller herstelt.

30.12.3 Kneuzingen en blauwe plekken

Een blauwe plek of kneuzing ontstaat door een beschadiging van zachte weefsels, bijvoorbeeld na een trauma. Door de weefselbeschadiging gaan bloedvaatjes kapot, waardoor er vocht uit de vaten komt, wat tot de karakteristieke blauwe plek leidt. De plek raakt gezwollen en is vaak pijnlijk.

Bij een blauwe plek of kneuzing kun je het beste het volgende doen:

1 Koel de aangedane plek. Doe dit met behulp van lauw, stromend water, een Cold Pack of een zakje met ijsblokjes. Bescherm de huid van het slachtoffer met een doek als je een Cold Pack of een zak met ijs gebruikt. Zorg ook dat je eigen handen niet in direct contact komen met de Cold Pack of de zak met ijs. Koel de aangedane plek gedurende 20 minuten.

2 Neem contact op met de (huis)arts als de klachten in de loop van de tijd niet verminderen of alleen maar erger worden.

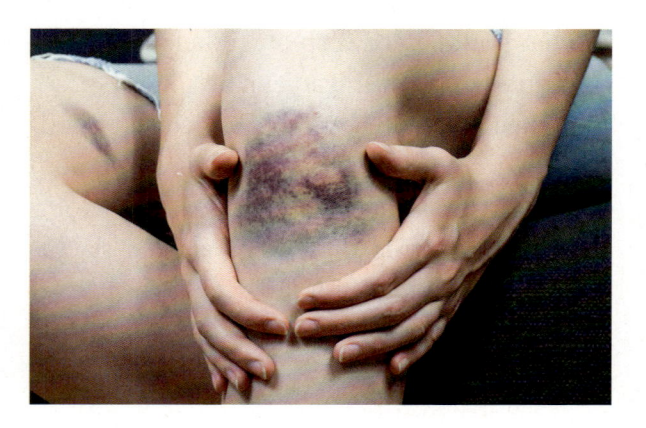

Afbeelding 30.30 **Blauwe plek op de knie.**
Foto: Aleksey Boyko. Shutterstock (Pearson Asset Library).

30.12.4 Luxatie

Gewrichten zoals de schouder en de heup bestaan uit een kop en een kom. Door sommige letsels kunnen de omliggende weefsels, zoals gewrichtsbanden en spieren, opgerekt raken of scheuren. Hierdoor kunnen deze gewrichten luxeren. Dit noemen we ook wel 'uit de kom raken' of **luxatie**. Ook andere gewrichten, zoals ellebogen, knieën en vingers, kunnen uit de kom raken. Meestal is dit makkelijk te zien: het slachtoffer heeft pijn, het gewricht zit niet op de plaats waar het hoort te zitten en is onbeweeglijk of beweegt niet zoals het hoort. Later kunnen ook zwelling, bloeding en blauwverkleuring optreden. Bij sommige slachtoffers springt het gewricht vanzelf weer terug in de goede stand. Bij anderen gebeurt dit niet.

Probeer het ledemaat niet meteen weer in de juiste positie te brengen. Dan maak je het letsel vaak erger. Het slachtoffer moet het pijnlijke ledemaat rustig laten hangen. Je kunt het slachtoffer helpen door de pijnlijke plaats te koelen met een zak ijs of een Cold Pack. Zorg ervoor dat je daarbij je eigen huid en de huid van het slachtoffer beschermt door een doek om het koude voorwerp te wikkelen. Schakel ondertussen de hulp van een arts in.

Een luxatie van de heup is een medisch noodgeval, omdat een heup die te lang uit de kom is permanente schade aan het bot kan veroorzaken. Bel daarom direct 112 als een slachtoffer na trauma een pijnlijke heup heeft met een abnormale stand.

30.12.5 Botbreuk

Botbreuken zijn vaak erg pijnlijk en aan de buitenkant lastig te onderscheiden van een ontwrichting of kneuzing. We spreken van een botbreuk als een bot helemaal of gedeeltelijk is gebroken. Het bewegen van een gebroken lichaamsdeel is voor het slachtoffer vaak pijnlijk. Daarnaast kunnen zwelling, blauwverkleuring, een bloeding en een abnormale stand van het aangedane lichaamsdeel optreden.

Je kunt onderscheid maken tussen een gesloten en een open botbreuk. Een open botbreuk herken je doordat er een wond of bloed op de plek van de breuk aanwezig is. Dek een wond af met een steriel gaasje om het risico op infectie te verminderen. Als een wond bij een open botbreuk erg bloedt, druk dan rechtstreeks op de wond. Doe dit bij voorkeur ook met steriel materiaal.

Verder geldt voor de eerste hulp bij botbreuken:

- Zorg dat het slachtoffer het getroffen ledemaat zo min mogelijk beweegt. Leg eventueel een mitella aan als het slachtoffer dit prettig vindt (zie paragraaf 30.10).
- Laat een slachtoffer niet steunen op een voet of been als je vermoedt dat er sprake is van een botbreuk. Laat het slachtoffer zitten of liggen in een houding die voor hem het prettigst is. Leg een opgerolde deken of jas langs de buitenkant van het aangedane been. Dit houdt het been recht.
- Breng een slachtoffer met een gebroken hand, arm, schouder of voet zelf naar de dichtstbijzijnde hulpdienst.
- Bel 112 als je vermoedt dat een slachtoffer een gebroken been heeft.

30.12.6 Spierscheuring en peesruptuur

Een **spierscheuring** ontstaat door een trauma of door overrekking van de spier. Het slachtoffer voelt dan een hevige en onverwachte pijn en kan het aangedane lichaamsdeel niet goed meer bewegen. Soms zie je dat de spier abnormaal gezwollen is. Blauwverkleuring ontstaat vaak pas in een later stadium. Je kunt hierbij eerste hulp verlenen met behulp van de PRICE-regel (zie paragraaf 30.12.1).

Bij een **peesruptuur** (peesscheur) ontstaat er een scheurtje in een pees, bijvoorbeeld de achillespees. Ook dit is voor het slachtoffer erg pijnlijk. De spier die aan de pees vastzit, kan niet meer goed bewegen. Je kunt hierbij eerste hulp verlenen met behulp van de PRICE-regel (zie paragraaf 30.12.1).

30.13 Lichaamstemperatuur

Normaal ligt de lichaamstemperatuur van een mens tussen de 35,5 °C en 37,8 °C. Voor het lichaam is het belangrijk dat de temperatuur tussen deze twee waarden blijft, want dan kunnen de cellen in het lichaam hun functie

Verlenen van eerste hulp 30

goed blijven uitvoeren. De lichaamstemperatuur wordt in de gaten gehouden door een klein stukje van de hersenen: de hypothalamus. Als de temperatuur in het lichaam te hoog wordt, stuurt de hypothalamus signalen naar de rest van het lichaam. Deze signalen zorgen er onder andere voor dat de huid beter doorbloed raakt en dat je gaat zweten. Hierdoor daalt de lichaamstemperatuur weer. Soms zijn deze reacties van het lichaam echter niet voldoende om de lichaamstemperatuur genoeg te laten dalen. Dan kunnen er gevaarlijke situaties ontstaan.

Problemen met de temperatuurregulatie treden niet alleen bij tropische temperaturen op. Als iemand bijvoorbeeld heel hard heeft gesport en veel heeft gezweet of als iemand te veel kleding aan heeft gehad in een te warme omgeving, kan hij ook hittekramp, warmtestuwing of een hitteberoerte krijgen.

30.13.1 Oververhitting

We bespreken in deze paragraaf eerst problemen door een te hoge lichaamstemperatuur (oververhitting) en vervolgens problemen door een te lage lichaamstemperatuur (onderkoeling).

Hittekramp

Bij een **hittekramp** heeft het slachtoffer veel vocht en zouten verloren door te zweten. Hierdoor krijgt het slachtoffer last van spierkrampen, bijvoorbeeld in de armen, benen, rug of buik. Je kunt een hittekramp herkennen doordat het slachtoffer pijn heeft in deze lichaamsdelen, veel zweet, een rode huid heeft en dorst heeft. Je kunt dit probleem verhelpen door het tekort aan vocht en zout weer aan te vullen. Bij een slachtoffer dat naast deze symptomen een stoornis in het bewustzijn heeft, is er meer aan de hand. Bel in dat geval direct 112. Handel volgens dit stappenplan als iemand een hittekramp zonder bewustzijnsstoornis heeft:

1 Breng het slachtoffer in een koelere omgeving, bijvoorbeeld in de schaduw of in een ruimte met airconditioning.
2 Laat het slachtoffer zitten of liggen.
3 Maak kleding los.
4 Koel het slachtoffer af met een spons met water.
5 Geef het slachtoffer iets te drinken, bij voorkeur iets met zouten erin (sportdrank, bouillon). Als dit niet lukt, geef het slachtoffer dan water om te drinken en iets zouts om te eten (chips, nootjes).
6 Pijnlijke spieren kunnen ook met een sponsje met water worden gekoeld.

Warmtestuwing

Bij **warmtestuwing** is de lichaamstemperatuur van het slachtoffer verhoogd. Warmtestuwing ontstaat doordat het lichaam veel vocht en zouten heeft verloren, waardoor warmte niet meer kan worden afgevoerd (het verschil tussen hittekramp en warmtestuwing is voornamelijk de lichaamstemperatuur). De warmte 'stuwt' dan als het ware in het lichaam. Dit kan ook optreden bij sporters die intensieve fysieke arbeid leveren, zoals triatleten en marathonlopers. Je verliest namelijk ook vocht door uit te ademen.

Een slachtoffer met warmtestuwing heeft:

- een rode warme, droge en iets opgezette huid (de huid kan echter ook nat van het zweet en koud zijn);

- een lichaamstemperatuur tussen de 37,8 en 40 °C;
- een bleek gelaat;
- een droge mond;
- last van vermoeidheid, hoofdpijn en misselijkheid;
- niet altijd dorst.

Stappenplan voor het verzorgen van een slachtoffer met warmtestuwing

Doe het volgende bij een slachtoffer met warmtestuwing:

1. Controleer het bewustzijn. Bel 112 als het slachtoffer tekenen van een verminderd bewustzijn vertoont.
2. Breng het slachtoffer in een koelere omgeving, bijvoorbeeld in de schaduw of in een ruimte met airconditioning.
3. Laat het slachtoffer zitten of liggen.
4. Koel het slachtoffer met een spons of doek met water.
5. Geef het slachtoffer iets te drinken, bij voorkeur iets met zouten erin (sportdrank, bouillon). Als dit niet lukt, geef het slachtoffer dan water om te drinken en iets zouts om te eten (chips, nootjes).
6. Schakel een (huis)arts in als de situatie niet beter wordt.

Hitteberoerte

Een **hitteberoerte** wordt voorafgegaan door warmtestuwing (bij een hitteberoerte zijn de symptomen van warmtestuwing ook aanwezig). Bij een hitteberoerte is de regulatie van de lichaamstemperatuur dusdanig ontregeld dat dit leidt tot veranderingen in het bewustzijn. Denk aan verward of vreemd gedrag of bewustzijnsverlies. Daarnaast kan de hoeveelheid warmte in het lichaam leiden tot verstoringen in de bloedsomloop, met daaropvolgend shock en de dood.

Een slachtoffer met een hitteberoerte herken je aan:

- een daling van het bewustzijn, totaal bewustzijnsverlies, verward of vreemd gedrag;
- klachten als hoofdpijn en misselijkheid.

Stappenplan voor het verzorgen van een slachtoffer met een hitteberoerte

Bij een slachtoffer met een hitteberoerte moet je als volgt handelen:

1. Bel direct 112.
2. Breng het slachtoffer in een koele omgeving en begin met direct met koelen. Doe dit door het slachtoffer in natte doeken te wikkelen. Richt indien mogelijk ook een ventilator op het slachtoffer.
3. Laat het slachtoffer niets drinken. Als het slachtoffer een gedaald bewustzijn heeft, kan hij zich namelijk makkelijk verslikken.

30.13.2 Onderkoeling

We spreken van **onderkoeling** bij een lichaamstemperatuur die lager is dan 35°C. Onderkoeling heet ook wel hypothermie. Ouderen en kinderen raken relatief snel onderkoeld.

De ernst van de onderkoeling wordt in drie gradaties onderverdeeld:

Tabel 30.1 Gradaties van onderkoeling.

LICHAAMSTEMPERATUUR	ERNST
32 °C – 35 °C	Milde onderkoeling
30 °C – 32 °C	Matige onderkoeling
< 30 °C	Ernstige onderkoeling

Een slachtoffer dat mild onderkoeld is, zal nog rillen en klappertanden. Iemand met een ernstigere onderkoeling doet dit niet meer. Bovendien treedt bij een ernstige onderkoeling bewustzijnsvermindering op: het slachtoffer wordt eerst suf, en reageert na een tijdje helemaal niet meer. Daarnaast kan een ernstige onderkoeling tot levensbedreigende hartritmestoornissen (ventrikelfibrilleren) leiden. Bij elke vorm van onderkoeling geldt dat je het slachtoffer in een warme en beschutte omgeving moet brengen, dat je natte kleding moet verwijderen en het slachtoffer onder warme dekens moet leggen. Bij een milde onderkoeling moet je het slachtoffer bovendien wat warms te drinken geven (bijvoorbeeld thee of warm water), en mag je warme kruiken of een warme douche gebruiken om het slachtoffer op te warmen.

Slachtoffers met een matige of ernstige onderkoeling mag je niet actief opwarmen met warme kruiken of een warme douche. Je mag hen alleen toedekken met warme dekens, het liefst met de armen en de benen apart van de romp ingepakt. Ook mag je hen niets te eten of te drinken geven. Bel bij matige of ernstige onderkoeling direct 112.

Bevriezingsletsel

In Nederland komen **bevriezingsletsels** niet vaak voor. Toch kun je wel bevriezingsletsels tegenkomen, bijvoorbeeld bij koud weer. Een bevriezingsletsel ontstaat door twee oorzaken: het bevriezen van het weefsel zelf leidt tot het afsterven van cellen en de kou zorgt ervoor dat kleine bloedvaatjes samenknijpen, waardoor het weefsel te weinig zuurstof en voedingsstoffen krijgt. Een zorgvrager met vaatlijden en/of diabetes zal eerder een bevriezingsletsel krijgen dan een gezond persoon. Bevriezingsletsels treden vooral op aan uitstekende lichaamsdelen als de oren, wangen, vingers en tenen. Het belangrijk om bij bevriezing snel te handelen: ernstige bevriezing kan leiden tot het afsterven van weefsel en het verliezen van een lichaamsdeel.

Net als brandwonden delen we bevriezingsletsels in in drie gradaties:

Tabel 30.2 Gradaties van bevriezingsletsel.

GRADATIE	KENMERKEN
Eerstegraads	De huid is wit en gevoelloos. Het opwarmen van het lichaamsdeel veroorzaakt een stekende pijn.
Tweedegraads	De huid is roodblauw van kleur en er is sprake van blaarvorming en zwelling. Het opwarmen van het lichaamsdeel is pijnlijk.
Derdegraads	De huid is blauwzwart van kleur. Het opwarmen van het lichaamsdeel is gevoelloos. Het weefsel sterft na een aantal dagen tot weken af.

Stappenplan voor het verzorgen van een slachtoffer me bevriezingsletsel

Schakel een arts in als je vaststelt dat iemand tweedegraads- of derdegraadsbevriezingsletsel heeft. Doe daarnaast het volgende:

1. Haal het slachtoffer uit de koude omgeving en breng hem naar een beschutte plek. Warm daar het aangedane lichaamsdeel op.
2. Verwijder natte kleding (muts, handschoenen, schoenen en sokken).
3. Geef het slachtoffer iets warms te drinken (zonder alcohol).
4. Warm het bevroren lichaamsdeel als volgt op:
   – Dompel het gedurende 15-30 minuten in een bad met een temperatuur van 40-42 °C.
   – Als dit niet mogelijk is, laat je het lichaamsdeel opwarmen in de oksel of lies van iemand anders. Doe dit maximaal 10 minuten.

Let op:

- Warm het lichaamsdeel niet op als de kans bestaat dat het daarna weer bevriest.
- Niet wrijven als je het lichaamsdeel opwarmt.
- Gebruik geen föhn of verwarming.
- Immobiliseer het aangedane lichaamsdeel.
- Prik blaren niet door.

30.14 Elektriciteitsongevallen

Ongelukken met elektriciteit kunnen onder allerlei omstandigheden gebeuren. Bijvoorbeeld tijdens het klussen, als het slachtoffer in contact komt met de elektrische bedrading in huis. Maar ook in andere gevallen kan een elektriciteitsongeval plaatsvinden, bijvoorbeeld bij het aanraken van een bovenleiding van een trein of tram. Bij een elektriciteitsongeval loopt er een stroom door het lichaam heen. De stroom heeft een intrede en een uittrede. De intrede is de plek waar de stroom het lichaam is binnengetreden, bijvoorbeeld de hand waarmee een stroomkabel is aangeraakt. De uittrede is de plek waar de stroom het lichaam weer uit is gegaan, bijvoorbeeld een voet. De stroom veroorzaakt onderweg schade in het lichaam, variërend van brandwonden tot hartritmestoornissen.

Ongevallen met elektriciteit moet je niet onderschatten. Ook als hulpverlener moet je goed oppassen. Wanneer het 'klusslachtoffer' de kapotte stroomdraad nog in zijn hand heeft, zorg dan dat de elektriciteit in huis uitgeschakeld wordt voordat je het slachtoffer aanraakt. De veiligste methode hiervoor is om de aardlekschakelaar(s) uit te zetten. Je moet extra alert zijn als de kans bestaat dat het slachtoffer in contact is geweest met een hoogspanningsbron, zoals een hoogspanningskabel of een bovenleiding van een tram of trein. Raak het slachtoffer dan niet aan, maar bel direct 112. Houd bovendien minimaal tien meter afstand en zorg dat omstanders dit ook doen.

Als het slachtoffer veilig aangeraakt kan worden, controleer dan eerst of het slachtoffer nog bij bewustzijn is en of hij nog ademt.

Begin met reanimeren en bel 112 als dit niet het geval is.

Als het slachtoffer wel bij bewustzijn is en normaal ademt, bestaat het risico dat door de elektriciteit spierbeschadiging is ontstaan. Dit kan zich uiten in spierkrampen die zo sterk kunnen zijn dat botten breken en pezen afscheuren. Daarnaast kan door spierschade een stofje (myoglobine) vrijkomen dat slecht is voor de nieren. Bel dus ook 112 als je vermoedt dat het slachtoffer nog onderliggend letsel heeft.

Als je alleen een brandwond ziet, kun je die net als een normale brandwond behandelen. Maar let op: omdat er bij een elektriciteitsletsel altijd een intrede en een uittrede is, zal het slachtoffer waarschijnlijk meerdere brandwonden hebben. Ga hiernaar op zoek.

30.15 Oogletsel

Je hebt je ogen nodig om de wereld om je heen te zien. Objecten weerkaatsen licht, dat vervolgens door de pupil heen valt, wordt gebroken door de lens en uiteindelijk op het netvlies terechtkomt. Vanuit het netvlies wordt een signaal via de oogzenuw naar de hersenen gestuurd, waardoor we objecten kunnen waarnemen.

De ogen worden aan de boven-, onder- en zijkanten beschermd door de benige oogkas. Daarnaast beschermen de oogleden de voorkant van het oog. De ogen zelf zijn echter kwetsbaar.

We kunnen oogletsels onderverdelen in niet-doordringende letsels (prikt niet door de wand van de oogbol heen) en doordringende letsels

Tabel 30.3   Hoe te handelen bij oogletsel?

TYPE OOGLETSEL	HOE TE HANDELEN?
Niet-doordringend vuiltje, stofje of vliegje in het oog	1. Zorg dat het slachtoffer niet met zijn ogen knippert. 2. Kijk of je het vuiltje, stofje of vliegje ziet zitten. Bekijk alle hoekjes van de ogen goed. Hiervoor moet je de oogleden van elkaar af bewegen en het slachtoffer langzaam naar alle richtingen laten kijken (links, rechts, boven, onder). 3. Haal het vuiltje, stofje of vliegje alleen weg als het op het witte deel van het oog zit. Dit kun je doen met een steriel gaasje of een zakdoekje. 4. Zit de boosdoener ter hoogte van de pupil of iris, laat het slachtoffer dan met de ogen knipperen. Je mag het vuiltje, vliegje of stofje weghalen als het daardoor op het witte gedeelte van het oog terechtkomt.
Vloeistof of stof in het oog	Spoel het oog schoon, bij voorkeur met een oogdouche of oogspoelfles. Als die niet beschikbaar zijn, kun je het oog spoelen met een bakje water.
Verbranding	Spoel het oog gedurende 10 minuten met lauwwarm water.
Contact met een bijtende chemische stof	Spoel het oog gedurende 30 minuten, bij voorkeur met een oogdouche of oogspoelfles. Als dit niet mogelijk is, gebruik dan lauwwarm water.
Doordringend voorwerp in het oog	1. Raak het oog niet aan en vertel het slachtoffer dat hij het oog zelf ook niet mag aanraken. 2. Bescherm het oog, maar zorg ervoor dat er hierbij geen druk op het oog komt. Gebruik bijvoorbeeld een bekertje of een holle hand. Ook het afdekken van het andere oog is zinvol, omdat het aangedane oog met het gezonde oog meebeweegt. Het is voor het slachtoffer wel erg vervelend als beide ogen zijn afgedekt. Blijf daarom met het slachtoffer praten en stel hem gerust. 3. Zorg dat het slachtoffer zo snel mogelijk door een arts wordt beoordeeld.

(prikt wel door de wand van de oogbol heen). Voorbeelden van niet-doordringende oogletsels zijn:

- een vuiltje in het oog (wees alert op metaalsplinters: deze zien eruit als vuiltjes, maar zijn wel doordringend);
- een stomp (klap) op het oog;
- vuurwerkletsel;
- letsel door chemische stoffen;
- thermisch letsel (met name verbranding);
- letsel door straling.

Doordringend oogletsel ontstaat meestal door een scherp voorwerp, zoals een stuk metaal, glas of een houtsplinter. Doordringende oogletsels kunnen oppervlakkig zijn en alleen het hoornvlies of de harde oogrok beschadigen, maar ze kunnen ook dieper schade veroorzaken. Bij dit type letsel moet je altijd een arts inschakelen.
Hoe je moet handelen hangt af van het type oogletsel (zie tabel 30.3).

30.16 Neusbloeding

Zo'n 60% van de Nederlandse bevolking heeft wel eens een neusbloeding (*epistaxis*) gehad (gezondheidsnet.nl/ziekten/bloedneus). Een bloedneus kan verschillende oorzaken hebben. Bij kinderen onder de 10 jaar komt het meestal door neuspeuteren, een ander trauma of een infectie. Bij mensen ouder dan 50 jaar komt het vaker door een te hoge bloeddruk, aderverkalking of het gebruik van antistollingsmedicijnen. Ook (te) hard niezen of de neus snuiten kan een bloedneus veroorzaken. Als de oorzaak van een bloedneus een trauma is (een klap of stomp in het gezicht), moet je het slachtoffer naar een arts doorverwijzen. De neus kan dan gebroken zijn.

Naast bloed uit de neus kan een bloedneus zich presenteren met bloed in de mond. Dat laatste kan erg vervelend zijn, omdat het slachtoffer er misselijk van kan worden.

Stappenplan voor de acute behandeling van een bloedneus

De acute behandeling van een bloedneus bestaat uit de volgende stappen:

1. Zorg dat het slachtoffer rechtop zit met het hoofd iets voorovergebogen.
2. Laat het slachtoffer de neus één keer goed snuiten.
3. Laat het slachtoffer de neus halverwege de neusrug ongeveer tien minuten dichtknijpen. Stop hierbij niets in de neus (geen watten, kompressen, tissues of ander materiaal). Het slachtoffer moet hierbij rustig door de mond ademen.
4. Laat het slachtoffer na tien minuten de neus loslaten en kijk of de neus nog bloedt.
5. Als de neus nog bloedt, moet het slachtoffer nog tien minuten de neus halverwege de neusrug dichtknijpen. Als de bloeding daarna nog niet voorbij is, moet je het slachtoffer doorverwijzen naar een arts.
6. Als de bloeding voorbij is, kun je de buitenkant van de neus en mond schoonmaken met wat lauwwarm water.
7. Het slachtoffer doet er verstandig aan de eerste uren na de neusbloeding rustig aan te doen. Ook de neus snuiten is niet verstandig.

30.17 Insectensteken en tekenbeten

Insecten zijn erg nuttig in de natuur. Helaas kunnen ze soms ook gemeen bijten of steken. Meestal is dit niet gevaarlijk, maar soms wel. Een bijensteek in de mond of keel kan zodanig opzwellen dat het slachtoffer niet meer kan ademen. En een insectensteek kan voor iemand met een allergie voor insectengif levensbedreigend zijn. Ook andere steken en beten kunnen vervelende gevolgen hebben. Een tekenbeet kan bijvoorbeeld leiden tot de ziekte van Lyme. Sommige insecten dragen daarnaast bacteriën met zich mee, die uiteindelijk tot nare ontstekingen kunnen leiden.

30.17.1 Steken van wespen, hommels en bijen

Een steek van een wesp, bij of hommel zorgt meestal voor een zwelling van de huid op de plek waar gestoken is. Daarnaast kan de huid op die plek rood worden en jeuken. Soms is de plek ook pijnlijk. Omdat bijen hun angel verliezen na het steken, zul je bij een slachtoffer met een bijensteek een stuk angel uit de huid zien steken. Steken is voor een bij dodelijk. Wespen laten geen angel achter in de huid en kunnen meerdere malen steken. Hommels laten soms hun angel achter.

Stappenplan bij een insectensteek

Bij een insectensteek helpt het als je het volgende doet:

1 Stel het slachtoffer gerust.
2 Probeer de eventuele angel uit de huid te halen. Doe dit niet met een pincet, maar gebruik een vingernagel of de botte kant van een mes. Zet je vingernagel of het mes met de botte kant tegen de insteekopening. Maak nu een duwende en glijdende beweging naar boven. Met een pincet kun je het achtergebleven gifzakje van de bij samendrukken, waardoor het gif in de bloedbaan terecht kan komen.
3 Koel de insteekplaats met een Cold Pack of een zak met ijs. Let erop dat je de huid beschermt door een doek om de Cold Pack of de zak ijs te wikkelen. Koelen vermindert zwelling, jeuk en pijn.

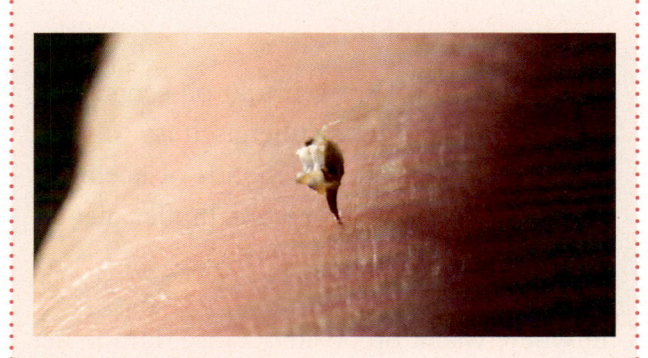

Afbeelding 30.31   Bijensteek.
Foto: daviden. 123rf.com (Pearson Asset Library).

Sommige mensen zijn allergisch voor insectengif. Het is belangrijk om een allergische reactie te herkennen, omdat deze tot een levensbedreigende anafylactische shock kan leiden. Je herkent een allergische reactie op een insectensteek als volgt:

- Het slachtoffer krijgt ademhalingsproblemen: hij gaat hoesten of piepen, of ademt zichtbaar moeizaam.
- Het slachtoffer krijgt huiduitslag over het gehele lichaam.

- Bij de steek ontstaat een grote rode zwelling.
- Het slachtoffer heeft overal jeuk en/of pijn in het gehele lichaam.
- Sommige slachtoffers weten dat zij allergisch zijn voor insectengif. Zij zullen dan een **epipen** bij zich dragen. Dit is een injectiespuit die adrenaline in het lichaam spuit als je hem krachtig op het been zet. Deze spuit werkt ook als het slachtoffer nog een broek aanheeft.

Als een slachtoffer allergisch reageert op een insectensteek, bel dan direct 112. Doe dit ook als:

- je een epipen hebt gebruikt bij een slachtoffer dat weet dat hij allergisch is;
- het slachtoffer in zijn mond- of keelholte is gestoken, ook als het slachtoffer niet allergisch is.

Terwijl je wacht op de ambulance, kun je het slachtoffer dat in zijn mond- of keelholte is gegeven wat ijs geven om op te zuigen. Dat helpt om de zwelling te verminderen. Een andere optie is het koelen van de mond met koud water.

30.17.2 Tekenbeet

Een teek is een kleine zwartbruine parasiet die doet denken aan een spinnetje. Een teek is een parasiet omdat hij bloed nodig heeft om te overleven en zich voort te planten. Teken leven vaak in bossen, graslanden, struiken en duinen. Daar wachten ze geduldig tot een geschikte gastheer langskomt om zich in vast te bijten. Dit kan bijvoorbeeld een mens, kat of hond zijn. De teek zuigt zich dan vol met bloed van zijn gastheer. Dat kan uren duren, maar ook een aantal dagen. Vervolgens laat de teek los, en begint het wachten op een volgend slachtoffer. Doordat de teek meerdere gastheren kan bijten in één leven, kan hij bepaalde ziekten overbrengen. De bekendste ziekte die de teek overbrengt, is de ziekte van Lyme. De ziekte van Lyme wordt veroorzaakt door de bacterie *Borrelia burgdorferi*. In sommige gebieden, vooral buiten Nederland, draagt de teek ook het zogenaamde TBE-virus (*tick-borne encephalitis virus*) bij zich. Tegen het TBE-virus bestaat een effectief vaccin. Dit vaccin wordt aangeraden wanneer iemand langere tijd in Midden- of Oost-Europa verblijft. De teek houdt van warme plekjes zoals de oksels, de liezen, de knieholtes, de enkels en achter de oren. Tekenbeten zijn berucht omdat ze geen pijn doen. Daardoor worden ze vaak pas laat opgemerkt. Als een teek zich volgezogen heeft met bloed, is hij makkelijker te zien omdat hij dan groter is, ongeveer zo groot als een erwtje. Het is belangrijk om de teek direct te verwijderen. Doe dit met een speciale **tekentang** of een fijn pincet. Gebruik *geen* ontsmettingsmiddel, alcohol of brandende voorwerpen (sigaret, lucifer).

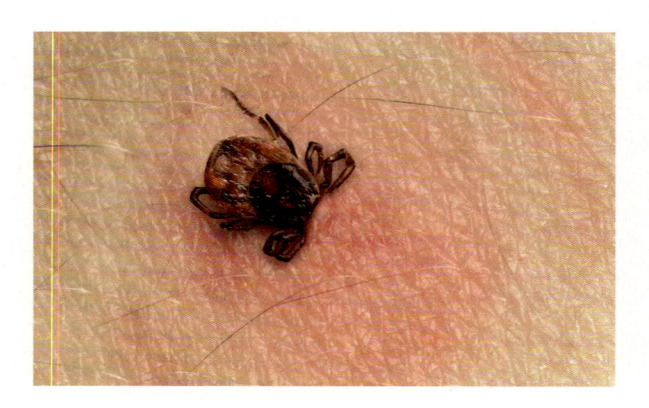

Afbeelding 30.32 *Teek op de huid.*
Foto: Smileus. Shutterstock (Pearson Asset Library).

Verlenen van eerste hulp   30

Stappenplan voor het verwijderen van een teek

Je kunt een teek het best als volgt verwijderen:

1 Gebruik een tekentang of fijn pincet om de teek losjes vast te pakken.
2 Zet de tekentang of het pincet dicht bij de huid van het slachtoffer.
3 Maak kleine en draaiende bewegingen met het pincet of de tekentang. De teek moet de huid dan loslaten.
4 Verwijder de teek helemaal. Laat geen stukjes achter.
5 Noteer de datum en plaats van de tekenbeet.

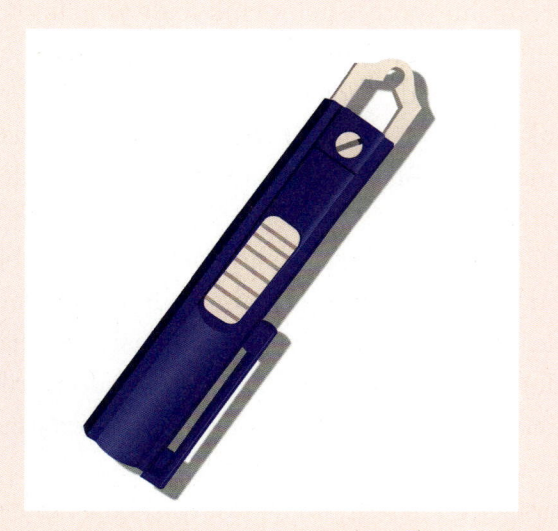

Afbeelding 30.33   *Een tekentang.*

Schakel een arts in als er abnormale huidveranderingen rond de tekenbeet ontstaan. De bekendste is de zogenaamde *erythema migrans*, waarbij een rode ring om de plaats van de beet ontstaat. Ook andere huidveranderingen moeten echter door een arts worden gezien. Als het slachtoffer zwanger is, aangeeft ziek te zijn of koorts of gewrichtspijn heeft, moet hij ook worden doorverwezen naar een arts.

30.18 Mondletsel

Veelvoorkomende letsels in het gebied van de mond zijn een tand door de lip en een afgebroken of verloren tand.

30.18.1 Tand door de lip

Een slachtoffer kan door allerlei redenen een tand door de lip krijgen. Hij kan bijvoorbeeld op de mond zijn gevallen of een slag in het gezicht hebben gekregen. Je herkent een tand door de lip doordat het slachtoffer pijn heeft en de lip bloedt. We spreken ook van een tand door de lip als de lip niet volledig is doorboord. Bij een slachtoffer met een tand door de lip kun je het best als volgt handelen.

Stappenplan bij een slachtoffer met een tand door de lip

1 Bescherm jezelf door wegwerphandschoenen aan te trekken.
2 Druk de bloeding met een steriel gaasje dicht.
3 Neem contact op met de (huis)arts als:
 - je denkt dat de wond moet worden gehecht (dit geldt voor grote wonden en wonden die de lip helemaal doorboren);
 - de huid rondom de lip is beschadigd;
 - er, naast de tand door de lip, een probleem met de tanden is (zoals afgebroken of verloren tanden);

- het niet lukt om de bloeding binnen tien minuten te stelpen met een steriel gaasje.

6 Neem zo snel mogelijk contact op met de tandarts of huisarts.

30.18.2 Tand eruit

Een tand kan afbreken of eruit vallen als het slachtoffer heeft gevochten, is gevallen of een voorwerp in het gezicht heeft gekregen. Een tand kan soms nog worden teruggeplaatst als die goed wordt bewaard.

Een slachtoffer met een afgebroken tand kun je het best op een kompres laten bijten ter hoogte van de plaats van de breuk. Zo beschadigt de rest van de mond niet.

30.19 Blaren

Blaren kunnen door verschillende redenen ontstaan, bijvoorbeeld door thermisch letsel (verbranding of bevriezingsletsel), maar ook door wrijving en druk (knelling). Door wrijving en druk raakt de huid geïrriteerd en wordt hij rood. Uiteindelijk leidt wrijving tot een vochtophoping tussen de opperhuid en de lederhuid. Voor het slachtoffer is dit pijnlijk. Daarnaast kan een blaar knappen en gaan infecteren. Blaren ontstaan meestal op handen en voeten.

Het is voor de behandeling belangrijk om het onderscheid te kennen tussen de verschillende soorten blaren. Een brandblaar, ontstaan door thermisch letsel, mag je niet doorprikken. Die mag je alleen afdekken met een gaasje met metaline, met daaromheen een losjes aangelegd verband. Het doorprikken van een brandblaar vergroot namelijk de kans dat deze geïnfecteerd raakt. Bloedblaren mag je ook niet doorprikken. Bij bloedblaren is een bloedvaatje onder de huid beschadigd, waardoor er bloed in de blaar terecht is gekomen. Een pleister kan helpen tegen de pijn.

Een gewone blaar, dus geen brandblaar of bloedblaar, mag je wel doorprikken. Doe dit alleen als de blaar op een voor het slachtoffer

Stappenplan bij slachtoffer met tand eruit

Bij een slachtoffer met een tand uit de mond moet je het volgende doen:

1 Zoek de tand op. Als je hem niet kunt vinden, kijk dan goed in de mond. Zorg dat het slachtoffer de tand niet doorslikt, of erger, zich erin verslikt.
2 Als je een tand uit de mond van het slachtoffer haalt, gebruik dan wegwerphandschoenen om jezelf te beschermen. Raak de tand niet bij de wortel aan, maar alleen bij de kroon (het bovenste gedeelte).
3 Spoel de gevonden tand kort schoon met melk.
4 Probeer de tand terug te plaatsen op de plek waar hij zat. Doe dit niet bij melktanden van kinderen.
5 Soms lukt het niet om de tand terug te plaatsen. Je kunt de tand dan bewaren. Doe dit in een bakje met volle melk, kokoswater of groene thee. Als dit niet mogelijk is, kun je het slachtoffer in een bakje laten spugen en de tand in het speeksel bewaren.

Verlenen van eerste hulp 30

vervelende plek zit. Door een blaar open te prikken kunnen er namelijk bacteriën in het wondje komen en kan er een infectie ontstaan.

Stappenplan bij het doorprikken van een blaar

Ga als volgt te werk bij het doorprikken van een blaar:

1. Verzamel de benodigdheden: ontsmettingsmiddel (Dettol, Sterilon of alcohol), Leukoplast of sporttape, twee steriele naalden of een speciale blarenprikker, een metalinegaasje en een steriel gaasje.
2. Ontsmet de blaar en de huid eromheen.
3. Neem een steriele naald of een speciale blarenprikker. Maak de naald niet steriel door hem in een vlammetje te houden. Dan kunnen er namelijk kooltjes ontstaan die in de blaar terechtkomen. Gebruik in plaats daarvan ontsmettingsmiddel. Wanneer je de naald daar ongeveer een minuut in laat liggen, is dit voldoende.
4. Prik de blaar aan twee kanten door. Doe dit in de lengterichting, evenwijdig aan de huid.
5. Gebruik het steriele gaasje om druk te geven op de blaar. De vloeistof loopt er nu uit en wordt door het gaasje opgevangen.
6. Gebruik het ontsmettingsmiddel om de blaar nog een keer te ontsmetten.
7. Leg het metalinegaasje op de plek van de wondjes.
8. Gebruik Leukoplast of sporttape om de blaar af te plakken. Leg de eerste strook boven het metalinegaasje. Zorg dat je de volgende strook voor ongeveer een derde op de vorige strook plakt. Ga zo door totdat de blaar helemaal is afgeplakt. Strijk de tape glad. Je kunt eventueel talkpoeder gebruiken om voorzichtig over de randen van de tape te wrijven.

30.20 Slangenbeet

In Nederland komen weinig slangen voor in het wild, alleen de adder en de ringslang. De adder is giftig. Verder hebben sommige mensen exotische slangen in huis als huisdier. Deze slangen zijn ook vaak giftig. Slangen kunnen in sommige gevallen bijten. Je herkent een slangenbeet aan de aanwezigheid van twee rijen tandafdrukken of een paar kleine, puntvormige wondjes. Daarnaast doet een slangenbeet vaak pijn, en is het aangedane lichaamsdeel gezwollen. Bij een giftige slangenbeet is de huid eromheen vaak verkleurd. Omdat het niet altijd duidelijk is of de slang al dan niet giftig was, is het belangrijk om bij een slangenbeet direct de hulpdiensten te waarschuwen.

Stappenplan bij een slangenbeet

Handel tot de hulpdiensten arriveren als volgt:

1. Schrijf op hoe de slang eruitzag. Maak er zo mogelijk een foto van.
2. Zorg dat het slachtoffer het aangedane lichaamsdeel niet beweegt en het onder het niveau van het hart houdt.
3. Zorg dat het slachtoffer rustig blijft door hem gerust te stellen.

> 4 Was de wond met lauwwarm water.
> 5 Leg een licht drukkend verband aan. Doe dit vanaf het hart richting de wond.

Zeer hevige pijn en zwelling direct na een slangenbeet betekent vaak dat de slang giftig was. Bel dan onmiddellijk 112. Let op: sommige slangen zijn in Nederland illegaal. Mensen die een illegale slang bezitten en er zelf door worden gebeten, zijn vaak bang om te vertellen welk type slang het was, uit angst voor vervolging door de politie. Het is voor de behandeling en de eventuele toediening van antigif echter erg belangrijk dat het slachtoffer hier eerlijk over is. Bovendien hebben hulpverleners in de zorg zwijgplicht. Zij mogen dit soort informatie nooit aan de politie of andere instanties melden. Dit kun je aan het slachtoffer vertellen als je vermoedt dat hij bang is voor vervolging.

30.21 Vergiftiging

Giftig houdt in dat een stof schadelijk is als iemand die op of in zijn lichaam krijgt. De Zwitserse arts Paracelsus zei het al in de 16e eeuw: 'De dosis maakt het vergif.' Hij bedoelde hiermee dat elke stof giftig kan zijn, zolang je er maar genoeg van neemt. Zo kan bijvoorbeeld zelfs water giftig zijn, als je er maar voldoende van drinkt (je moet dan denken aan hoeveelheden van tien liter in een uur). Van andere stoffen, zoals cocaïne, allesreiniger, rattengif of bepaalde medicijnen, is een lagere dosis al giftig. Het gewicht en de leeftijd van het slachtoffer spelen ook een rol.
Het is natuurlijk onmogelijk om van alle stoffen te onthouden wat de gevaren zijn en hoe je moet handelen als iemand in aanraking is gekomen met een giftige dosis van een bepaalde stof. Daarom komt in deze paragraaf aan bod hoe je een vergiftiging in algemene zin kunt vaststellen en hoe je dan moet handelen.

30.21.1 Het vaststellen van een vergiftiging

Vaak zijn er bepaalde hints die erop wijzen dat het slachtoffer vergiftigd is. Je kunt bijvoorbeeld lege medicijnverpakkingen of drankflessen aantreffen in de buurt van het slachtoffer. Maar ook stoffen die niet worden ingeslikt, kunnen giftig zijn. Denk aan ingeademde koolstofmonoxide en bijtende stoffen die op de huid zijn gekomen.
Algemene symptomen die kunnen wijzen op vergiftiging zijn:

- irritatie van de huid;
- verandering van de huidskleur;
- zweten;
- veranderde grootte van de pupillen;
- het slachtoffer is misselijk, moet braken of heeft diarree;
- brandwonden.

Gevaarlijkere symptomen zijn:

- verandering in het bewustzijn of bewusteloosheid;
- problemen met de ademhaling;
- hartstilstand;
- shock.

30.21.2 Handelen bij een vergiftiging

Als het slachtoffer een van de gevaarlijke symptomen van een vergiftiging heeft, is het zaak om direct 112 te bellen en om op de juiste manier te handelen. Begin bij een hartstilstand met reanimeren. Let daarbij wel op je eigen veiligheid. Als je bijvoorbeeld vermoedt dat het slachtoffer door een gas zoals koolstofmonoxide is vergiftigd, zet dan eerst de ramen en deuren wijd open.

Stappenplan bij vergiftiging

Als iemand een giftige stof heeft ingeslikt, moet je als volgt handelen:

1 Bel 112, en zoek uit welke hoeveelheid van welke gifstof het slachtoffer heeft ingeslikt. Ook de reden is belangrijk: is het per ongeluk of expres gegaan? Gaat het om een zelfmoordpoging? Geef de leeftijd en zo mogelijk het gewicht van het slachtoffer door aan de meldkamer.
2 Volg de aanwijzingen op van de meldkamer.
3 Neem indien mogelijk de verpakking en eventuele bijsluiter van de ingeslikte stof mee.

Als je een slachtoffer vindt dat een giftige stof heeft ingeademd:

1 Let op je eigen veiligheid. Zorg dat je zelf geen risico loopt om de gevaarlijke stof in te ademen.
2 Schakel als dat mogelijk is de bron van de vergiftiging uit (schakel bijvoorbeeld de automotor, cv-ketel, boiler en dergelijke uit).
3 Breng het slachtoffer in een veilige omgeving. Als dit niet mogelijk is, zet dan ramen en deuren open. Bel 112 als je niet in de ruimte kunt komen waar het slachtoffer zich bevindt.

4 Bel ook 112 als het slachtoffer problemen met de ademhaling of andere vitale functies heeft.
5 Start zo nodig met reanimeren. Let op bij het beademen: in de longen kunnen nog giftige gassen zitten, die eruit kunnen komen bij de beademing. Gebruik een beademingsmasker, beademingsdoekje of beademingsballon om het gevaar voor jezelf te beperken. Trek ook handschoenen aan.
6 Laat een slachtoffer dat nog bij bewustzijn is in halfzittende houding zitten.

Als je een slachtoffer vindt van wie de huid in contact geweest is met een bijtende stof:

1 Bescherm jezelf: trek wegwerphandschoenen aan.
2 Zorg dat het slachtoffer kleding die in contact is geweest met de gevaarlijke stof uittrekt. Zorg ervoor dat de kleding hierbij zo min mogelijk andere lichaamsdelen aanraakt. Als het slachtoffer schoenen of een luier draagt, trek die dan ook uit: hier komt vaak veel van de stof in terecht. Doe de kleding in een plastic zak. Let erop dat je zelf de kleding niet zonder bescherming aanraakt.
3 Spoel de aangedane plek van het slachtoffer 30 minuten met veel koel tot lauwwarm water. Doe dit bij voorkeur onder een douche. Zorg ervoor dat het slachtoffer hierbij niet onderkoeld raakt.
4 Wrijf niet over de huid van het slachtoffer tijdens het spoelen.
5 Raadpleeg een arts.

30.22 Hoofdletsel

De ernst van hoofdletsels varieert van een grote wond na een verkeersongeval tot een klein schrammetje na een val. Omdat hoofdletsel in sommige gevallen kan leiden tot een botbreuk of beschadiging van de hersenen, is het belangrijk dat je weet wat je bij hoofdletsel moet doen.

Bij een klein, bloedend wondje aan het hoofd kun je relatief eenvoudig eerste hulp verlenen. Oefen bij zo'n type wond met een steriel gaasje lichte druk uit op het wondje. Leg eventueel een verband aan. Druk niet te hard op de wond: dit maakt een eventuele schedelbreuk erger. Als een hoofdwond tussen het haar zit en de locatie ervan niet helemaal duidelijk is, leg dan een groter steriel gaas op de vermoedelijke plek van de wond. Ga niet zoeken tussen het haar. Raadpleeg een arts als een hoofdwond wat groter is of als een flap van de hoofdhuid loszit. Ook bij wonden in het gezicht is dit aan te raden. Dit type wonden moet namelijk worden gehecht. Grote wonden aan het hoofd mag je niet spoelen, omdat onder de wond een schedelbreuk kan zitten.

Niet elk type hoofdletsel uit zich met een bloedende wond. Zo kan een slachtoffer ook een beschadiging aan de schedel of hersenen hebben zonder dat er aan de buitenkant iets zichtbaar is. Dit soort letsels ontstaan vaak na een harde botsing van het hoofd met een voorwerp. Denk aan een val van de trap of na een verkeersongeval. Het slachtoffer kan hierdoor een schedelbreuk, hersenschudding of ander hersenletsel oplopen.

Een slachtoffer met een schedelbreuk kun je herkennen aan:

- hoofdpijn, verwardheid en stoornissen in het bewustzijn of bewusteloosheid;
- verlies van bloed, waterig bloed of vocht uit de neus, mond of het oor;
- blauwe plekken rond de ogen (brilhematoom).

Het is belangrijk dat een slachtoffer met een vermoedelijke schedelbreuk niet beweegt. Bel 112 en immobiliseer het slachtoffer. Dit is soms lastig, omdat het slachtoffer door de schedelbreuk verward kan zijn. Probeer dan om het hoofd en de nek van het slachtoffer zo stil mogelijk te houden.

Als een slachtoffer met een vermoedelijke schedelbreuk bewusteloos is maar nog wel ademt, moet je hem in de stabiele zijligging leggen. Ga over tot reanimatie als het slachtoffer niet meer ademt. Bel 112.

Een harde klap op het hoofd of een botsing tussen het hoofd en een voorwerp kan ook tot hersenletsel leiden. De hersenen raken dan beschadigd, wat kan leiden tot verschillende symptomen. Bij hersenletsel kunnen de volgende zaken voorkomen:

- stoornissen in het bewustzijn, zoals verwardheid, sufheid of geheugenverlies, of bewusteloosheid;
- klachten als hoofdpijn, duizeligheid, onrust, overgevoeligheid voor licht en geluid, misselijkheid en braken;
- bloed uit de oren en/of neus;
- vertraging van de ademhaling en/of hartslag.

Bel 112 bij:

- stoornissen in het bewustzijn;

- gebruik van bloedverdunners;
- toename van klachten zoals hoofdpijn, misselijkheid en braken.

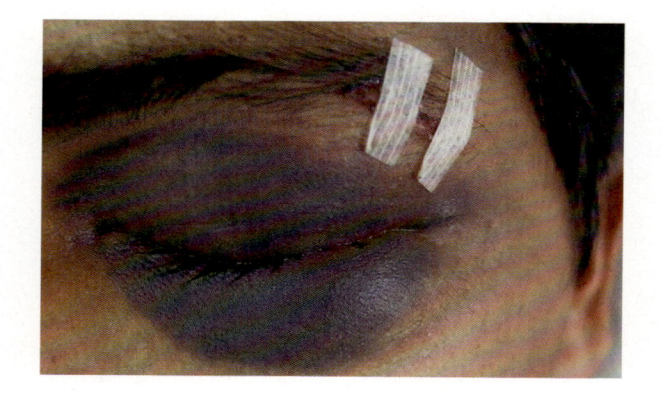

Afbeelding 30.34 Een brilhematoom kan duiden op een schedelbreuk.
Foto: Casa nayafana. Shutterstock (Pearson Asset Library).

Het is vaak lastig om in te schatten of een slachtoffer hersenletsel heeft, of slechts een hersenschudding. Een hersenschudding kan dezelfde klachten geven als hersenletsel, maar is minder ernstig. Raadpleeg bij twijfel altijd een arts.

30.23 Nek- en wervelletsel

Nek- en wervelletsel kan ontstaan door een ongeval, zoals een val van hoogte of een auto-ongeluk. Wervels kunnen hierdoor breken en het ruggenmerg, dat door de wervel heen loopt, kan beschadigen. Nek- en wervelletsel kan tot permanente schade leiden. Beweging van de nek of wervel kan het probleem verergeren, dus probeer dat te voorkomen.
Een slachtoffer met nek- en/of wervelletsel tref je na een trauma aan met pijn in de nek of rug. Een beschadiging van de wervel(s) of het ruggenmerg kan leiden tot symptomen zoals:

- tintelingen in armen, vingers of benen;
- krachtsverlies in de armen, handen of benen;
- geheugenverlies;
- bewusteloosheid.

Belangrijke aandachtspunten bij een slachtoffer met nekletsel zijn:

- Laat het slachtoffer stilliggen en het hoofd en de nek niet bewegen.
- Je kunt het slachtoffer helpen door het hoofd op de juiste manier te ondersteunen. Doe dit niet als het slachtoffer tegenwerkt of onrustig is.
- Bel 112.
- Als je een motor- of scooterrijder aantreft na een ongeval, doe dan de helm niet af.
- Zorg dat het slachtoffer niet onderkoeld raakt. Gebruik een (reddings)deken om het slachtoffer toe te dekken.
- Draai het slachtoffer alleen om als het echt nodig is, bijvoorbeeld als hij moet braken of als er sprake is van bloedverlies uit de mond.

SAMENVATTING

Bij het verlenen van eerste hulp moet je altijd je eigen veiligheid vooropstellen. Je verplaatst een slachtoffer alleen als de huidige omgeving zeer onveilig is. Dit doe je met de Rautekgreep.
Met de ABCD(E)-methode kun je de vitale functies gestructureerd beoordelen. De vitale functies die we kennen en onderzoeken met de ABCD(E)-methode zijn:

- *airway* (de luchtweg);
- *breathing* (de ademhaling);
- *circulation* (de circulatie);
- *disability* (het bewustzijn);
- (*exposure*) (de lichaamstemperatuur).

Tijdens verslikken schiet (een deel van) het voedsel in de luchtpijp. Daardoor is de luchtweg niet meer vrij doorgankelijk. Verstikking ontstaat wanneer de luchtweg volledig wordt afgesloten. Je kunt het slachtoffer helpen door 5 keer op zijn schouder te slaan. Als dat niet helpt, kun je de Heimlich-manoeuvre toepassen.

Als een slachtoffer een normale ademhaling heeft, of na reanimatie weer gaat ademen, moet hij in de stabiele zijligging worden gelegd. Bij afwezigheid van een normale ademhaling start je met reanimeren door borstcompressies toe te passen en te beademen in een verhouding van 30:2. Als een AED aanwezig is, moet je die bij de reanimatie gebruiken. Dit vergroot de overlevingskans van het slachtoffer.

Shock en flauwte lijken qua symptomen op elkaar, flauwte is echter een relatief onschuldige aandoening, terwijl shock levensbedreigend kan zijn. Bij shock moet je onderkoeling voorkomen, het slachtoffer niet laten eten of drinken en zo snel mogelijk professionele hulp inschakelen.

Er bestaan verschillende soorten wonden, zoals snijwonden, bijtwonden, doordringende wonden en vleeswonden. Deze wonden kennen verschillende behandelingen.

Brandwonden zijn beschadigingen van de huid door blootstelling aan hoge temperaturen, chemische stoffen of elektriciteit. Er zijn verschillende gradaties: eerstegraadsverbranding, tweedegraadsverbranding, derdegraadsverbranding. De behandeling voor deze verschillende gradaties is verschillend, maar het belangrijkste bij eerste hulp bij brandwonden is het koelen van de verbrande plek met lauwwarm water.

Letsels aan het bewegingsapparaat kunnen bijvoorbeeld kneuzingen, breuken, luxaties, peesrupturen of spierscheuringen zijn. Een handig hulpmiddel voor eerste hulp bij blessures aan het bewegingsapparaat is de PRICE-regel: Protection (bescherming), Rest (rust), Ice (koelen met ijs), Compression (compressie), Elevation (omhooghouden).

Normaal ligt de lichaamstemperatuur van een mens tussen de 35,5 °C en 37,8 °C. Wanneer de lichaamstemperatuur onder of boven deze waarden komt, spreken we van onderkoeling of oververhitting. Er zijn verschillende manieren om iemands temperatuur omhoog of juist omlaag te brengen.

Andere aandoeningen waarbij je eerste hulp kunt verlenen, hebben betrekking op bijvoorbeeld oog-, neus- en hoofdletsel, vergiftigingen en insectenbeten.

BEGRIPPEN

ABCD(E)-methode
Acute wonden
Aderlijke bloeding
AED
Bevriezingsletsel
Bijtwonden
Blusdeken
Borstcompressies
Brandwond
Brede of smalle das

Verlenen van eerste hulp 30

Chronische wond
Derdegraadsverbranding
Doordringende wonden
Eerstegraadsverbranding
Epipen
Flauwte
Heimlich-manoeuvre
Hitteberoerte
Hittekramp
Hyperventilatie
Inwendige bloeding
Luxatie
Mitella
Onderkoeling
Peesruptuur
PRICE-regel
Rautek-greep
Reanimatie
Schaafwonden
Shock
Slagaderlijke bloeding
Snelle kantelmethode
Snijwonden
Spierscheuring
Splinterwonden
Stabiele zijligging
Steekwond
Tekentang
Traumatische wonden
Tweedegraadsverbranding
Verstuiking
Vleeswonden
Warmtestuwing

BEGRIPPEN

24 uursurine
Gedurende 24 uur opgevangen urine waarna de volledige hoeveelheid onderzocht wordt.

Aangepaste Seldingertechniek
Techniek waarbij de arts de huid aanprikt met een naald, waardoor een geleidingsdraad het lichaam in wordt geschoven.

Aanvalsmedicatie
Medicijn met als doel een epileptisch insult te stoppen.

ABCD(E)-methode
Gestructureerde beoordeling van de vitale functies (Airway, Breathing, Circulation, Disability, Exposure).

Absorptie
Opname van het medicijn in het bloed.

Acute wond
Wond die plotseling ontstaat door een oorzaak van buitenaf.

Aderlijke bloeding
Bloeding uit een ader (vene).

AED
Automatische Externe Defibrillator: een draagbaar apparaat dat het hartritme weer kan herstellen na een hartstilstand.

Agraves
Nietjes van roestvrij staal waarmee een wond kan worden dichtgeniet.

Alginaten
Sterk vochtabsorberend verbandmateriaal gemaakt van zeewier.

Analgetica
Pijnstillers.

Anti-aritmica
Medicijnen om hartritmestoornissen te behandelen.

Antibiotica
Medicijnen voor het bestrijden van bacteriële infecties.

Anticoagulantia
Antistollingsmedicijnen; worden gebruikt om bloedpropjes te voorkomen.

Antidiabetica
Medicijnen die insuline nabootsen of vervangen om zo de bloedsuiker te verlagen.

Begrippen

Anti-epileptica
Medicijnen om epilepsie te behandelen, zowel om een aanval te stoppen als om er een te voorkomen.

Antihypertensiva
Medicijnen die de bloeddruk omlaag brengen.

Aspiratie
Inademing van (zure) maaginhoud in de longen.

Baxterzakje
Medicatiezakje waarin verschillende medicijnen die een zorgvrager op hetzelfde moment van de dag moet innemen bij elkaar zijn gebracht.

Beenmergbiopsie
Het verwijderen, met een dikke holle naald, van een pijpje bot met daarin het beenmerg bestemd voor nader onderzoek.

Behandelingsovereenkomst
Document waarin de rechten en plichten van de zorgvrager en de zorgverlener zijn vastgelegd.

Bekwaam
Beschikkend over de juiste kennis en vaardigheden voor het uitvoeren van een behandeling.

Bevochtiger
Systeem dat droge medische zuurstof bevochtigt waardoor uitdroging van de slijmvliezen wordt voorkomen.

Bevoegd
Beschikkend over de juiste opleiding en de juiste bekwaamheid voor het uitvoeren van een handeling.

Bevriezingsletsel
Letsel dat vooral optreedt aan uitstekende lichaamsdelen zoals oren, vingers, waarbij weefsel door extreme kou bevriest en cellen afsterven.

Bezinking (BSE)
Waarde in het bloed die een maat is voor ontsteking in het lichaam.

BIG-register
Nederlands register waarin specifieke groepen zorgverleners – verpleegkundigen, artsen, tandartsen, verloskundigen, fysiotherapeuten, gezondheidszorgpsychologen, psychotherapeuten, apothekers – verplicht zijn geregistreerd.

Bijspuitpunt
Deel van de infuusslang waarin je via een extra lijn vloeistof kunt toedienen.

Bijtwonden
Wonden die ontstaan na een beet door een dier of een mens.

Binnencanule
Canule die gebruikt wordt in de tracheostoma en die in de buitencanule wordt vastgezet.

Biopatch
Speciale pleister die een antibacterieel middel bevat om de insteekplaats schoon te houden en te beschermen tegen bacteriën.

Begrippen

Blaasirrigatie
Continu spoelen van de blaas in een gesloten systeem.

Blaaskatheter
Een dun, hol slangetje dat in de blaas kan worden gebracht, urine die zich in de blaas bevindt, kan door de katheter aflopen; vloeistoffen en medicijnen kunnen via de katheter toegediend worden.

Blaasspoeling
Eenmalig spoelen van de blaas met steriele vloeistof.

Blaasspoelzakje
Zakje gevuld met spoelmiddel dat aan de katheter gekoppeld kan worden en zo de blaas in kan lopen.

Blaasspuit
(Injectie)spuit die direct op de katheter aangesloten kan worden.

Bloedgas
Slagaderlijk bloed dat onderzocht wordt naar de verhouding tussen zuurstof, koolstofdioxide en de zuurgraad van het bloed.

Bloedingstijd
Test die meet hoelang het duurt voor het bloed stolt.

Bloedkweek
Bloed dat op een voedingsbodem gebracht wordt en in een stoof gezet, waarna eventueel aanwezige bacteriën kunnen groeien.

Bloedonderzoek
Verzamelnaam voor verschillende onderzoeken die bepaalde stoffen in het bloed analyseren waarmee informatie over uiteenlopende aandoeningen verkregen kan worden.

Bloedplasma
Het vloeibare gedeelte van het bloed, zonder de bloedcellen en de bloedplaatjes.

Blusdeken
Deken die je gebruikt om kleine brandjes te blussen en om een slachtoffer dat in brand staat te blussen.

Borstcompressies
Het indrukken en omhoog laten komen van de borstkas, waardoor de pompfunctie van het hart wordt nagebootst.

Brandwond
Beschadiging van de huid door blootstelling aan hoge temperaturen, chemische stoffen of elektriciteit.

Brede of smalle das
Een band die gevouwen wordt uit een driehoekige doek en die je kunt gebruiken bij letsels aan de elleboog en daarboven.

Bricker-stoma
Stoma waarbij gebruik wordt gemaakt van een deel (ongeveer 15 centimeter) van de dunne darm om een directe afvoer voor de urine te maken.

Bronchoscopie
Onderzoek waarbij via de neus of de mond met een cameraatje op een flexibele slang de

Begrippen

luchtpijp en de vertakkingen van de luchtpijp bekeken worden.

Buitencanule
Canule die gebruikt wordt in de tracheostoma en in de luchtpijp wordt geplaatst.

Button
Een kort buisje met een ballonnetje waarop de sondevoeding kan worden aangesloten.

Canule
Hol buisje dat in het lichaam wordt geplaatst.

Capsule
Een omhulsel waarin het medicijn in poedervorm of olievorm is ingebracht.

Centraal infuus
Kraansysteem dat het gelijktijdig aansluiten van meerdere infusen op één toegang mogelijk maakt.

Centrale Medicatiefouten Registratie (CMR)
Landelijk systeem waarin medicatiefouten geregistreerd worden.

Centraal veneuze katheter
Flexibele, steriele slang (katheter) die wordt ingebracht in de bovenste of onderste holle ader.

Centrale zuurstofvoorziening
Centraal systeem – aanwezig in de meeste zorginstellingen – waarbij zuurstof via drukleidingen tot aan de muur van de kamer van de instelling gebracht wordt.

Cholesterol
Vetachtige stof, voor een deel opgenomen uit de voeding, maar ook voor een groot deel in het lichaam (in de lever) zelf geproduceerd; speelt een rol bij onder andere de aanmaak van cellen, hormonen en gal.

Chronische wond
Wond waarbij het genezingsproces is belemmerd, bijvoorbeeld door een slechte doorbloeding.

Cirkeltoeren
Zwachteltechniek waarbij de zwachtel rondom het lichaamsdeel wordt aangelegd.

Coloscopie
Onderzoek waarbij via de anus met een cameraatje op een flexibele slang de binnenkant van de dikke darm wordt bekeken.

Colostoma
Kunstmatige uitgang van de dikke darm, waarbij de uitgang doorgaans links van de navel ligt.

Colostomazakje
Gesloten zakje voor een colostoma voorzien van koolstoffilter.

Compressietherapie
Therapie waarbij druk op de weefsels wordt uitgeoefend, waardoor opgehoopt vocht (oedeem) in de armen of benen wordt afgevoerd richting de aders en lymfevaten.

Continent stoma
Reservoir dat binnen het lichaam is aangelegd en dat op gezette tijden geleegd kan worden (alleen bij een ileostoma of een urostoma).

Begrippen

Continue toediening
Systeem waarbij de zorgvrager ononderbroken, 24 uur per dag, druppelsgewijs gevoed wordt.

Corticosteroïden
Medicijnen die (langdurige) ontstekingsreacties van het lichaam tegengaan.

CT-scan
Computertomografie: bij een CT-scan worden in korte tijd vanuit verschillende hoeken veel röntgenfoto's gemaakt, zodat een 3D-beeld ontstaat.

Cuff
Ballonnetje dat ervoor zorgt dat de doorgang langs de canule wordt geblokkeerd.

Curatieve medicijnen
Medicijnen die de onderliggende oorzaak van de symptomen aanpakken.

Cytostatica
Medicijnen die gebruikt worden bij de behandeling van kanker (chemokuur).

Darmspoeling
Schoonspoelen van de darm door via de anus vloeistof in de endeldarm te spuiten.

Darmstoma
Stoma vanuit de darmen om de ontlasting naar buiten te laten.

Depotinjectie
Injectie waarbij de hoeveelheid van het medicijn over twee injecties op twee verschillende plaatsen wordt verdeeld.

Derdegraadsverbranding
Verbranding waarbij alle lagen van de huid zijn aangetast; de huid voelt hierbij leerachtig aan en de wond is droog.

Dermale toediening
Toediening van medicijnen via de huid.

Distributie
Verdeling van medicijn over het lichaam (nadat het in het bloed terechtgekomen is).

Diuretica
Medicijnen om hoge bloeddruk te verlagen of een verminderde functie van het hart te verbeteren.

Doordringende wonden
Snij- of steekwonden waarbij de huid diep doorboord is en potentieel schade is ontstaan aan onderliggende weefsels.

Doorlopende intracutane hechtingen
Hechting in de huid in de lengterichting: de huid wordt met een soort zigzagtechniek dichter bij elkaar gebracht.

Doorlopende intracutane matrashechtingen
Hechting in de huid waarbij de wondranden goed tegen elkaar worden aangedrukt.

Dosisaerosol
Spuitbusje, gevuld met medicijnen, dat in een inhalator kan worden geklikt.

Dragee
Tablet met daaromheen een of meer dunne lagen die een vieze smaak moeten voorkomen.

Begrippen

Drain
Plastic slangetje met aan het uiteinde gaatjes, in het algemeen gebruikt om overtollig vocht af te voeren.

Driewegkraan
Kraansysteem dat het gelijktijdig aansluiten van drie infusen mogelijk maakt.

Druppelkamer
Deel van de infuusslang dat wat breder is en waar je aan de hand van de druppels kunt zien hoe snel de vloeistof in het bloedvat loopt.

Dubbele controle
Controlemethode voor risicovolle medicijnen.

Dubbelloops stoma
Stoma met twee openingen, de ene opening produceert ontlasting en de andere opening (naar de endeldarm) produceert slijm.

Dubbelloopse maagsonde
Sonde met twee kanalen, waaronder een luchtkanaal dat voorkomt dat de maagsonde zich vacuüm zuigt aan de maagwand.

Dubbellumenkatheter
Katheter met twee kanalen (lumina): een kanaal voor de afvoer van urine of het toedienen van stoffen en een apart kanaal voor het vullen en legen van de ballon waarmee de katheter op zijn plek gehouden wordt.

ECG
Elektrocardiogram (hartfilmpje), waarbij elektrische stroompjes in het hart worden gemeten.

Echografie
Techniek die teruggekaatste geluidsgolven omzet naar een elektronisch signaal dat door de computer wordt vertaald naar een echobeeld.

EEG
Elektro-encefalografie, waarbij de elektrische activiteit (de hersengolven) in de hersenen gemeten wordt.

Eerstegraadsverbranding
Geen verbranding, maar een huidirritatie (bijvoorbeeld zonverbrandingen): geeft een rode, pijnlijke huid die soms wat droog aanvoelt en opgezet kan zijn.

Eindstandig (tracheo)stoma
Kunstmatige luchtweg waarbij de luchtpijp naar voren gebogen is en aan de huid is vastgehecht.

Elektrolyten
Elektrisch geladen deeltjes die opgelost zijn in het bloedplasma.

Emulsie
Samenvoegingen van vloeistoffen die samen geen oplossing kunnen vormen.

Endoscopisch onderzoek
Onderzoek waarbij via een lichaamsopening met een klein cameraatje op een flexibele slang een orgaan aan de binnenkant wordt bekeken.

Enkelloops/eindstandig stoma
Stoma met één opening waar de ontlasting naar buiten komt.

Begrippen

Enkellumenkatheter
Katheter met een enkel kanaal of lumen. Door dit lumen kun je medicijnen of vloeistoffen in de blaas toedienen of urine afvoeren.

Enkelvoudig geknoopte hechtingen
Meerdere hechtingen, waarbij elke hechting door alle huidlagen heengaat en individueel wordt geknoopt.

Enterale toediening
Medicijnen die via het maag-darmkanaal worden toegediend.

Epidurale katheter
Infuus ingebracht in de ruimte waar het ruggenmergvloeistof zit of rondom het ruggenmergvlies.

Epipen
Injectiespuit met adrenaline die een allergische reactie van het lichaam na bijvoorbeeld een insectenbeet tegengaat.

Epithelialisatie
Proces waarin weefsel in wonden wordt vervangen door nieuw weefsel en de wond wordt gesloten.

ERCP
Endoscopische retrograde cholangio-pancreaticografie; onderzoek waarbij via de mond met een klein cameraatje op een flexibele slang de galwegen en alvleesklier worden bekeken.

Erytrocyten
Rode bloedcellen.

Excretie
Uitscheiden van medicijnen.

Exsudaat
Wondvocht.

Exudrain
Passieve drain die aan een opvangzakje dat lager hangt dan de wond wordt gekoppeld; het vocht loopt zo vanzelf af.

Feces
Ontlasting.

Fistel
Niet-natuurlijk kanaal (tunneltje) tussen twee lichaamsholten.

Flauwte
Bewustzijnsverlies na een kortdurende onderbreking van de bloedtoevoer naar de hersenen.

Flebitis
Een lokale ontsteking van een ader.

Flexibele kunststofcanule
Canule met een holle metalen naald, waarvan de punt een klein stukje uit de canule steekt; wordt gebruikt voor continue perifere infusie.

Flowmeter
Meter om de stroomsnelheid van de zuurstof in te stellen.

Flushen
Doorspoelen van het infuus.

Fouten, Ongevallen en Near Accidents (FONA)
Intern registratiesysteem voor medische fouten en incidenten.

Functieonderzoek
Onderzoek waarbij via een aantal diagnostische tests informatie over de toestand van organen (hart, hersenen etc.) wordt gegeven.

Functionele zelfstandigheid
In de Wet BIG vastgelegde zelfstandige bevoegdheid voor specifieke handelingen.

Gastroscopie
Onderzoek waarbij via de mond met een cameraatje op een flexibele slang de binnenkant van de slokdarm en de maag wordt bekeken.

Gauge
Aanduiding van de diameter van de naald; hoe groter de diameter, hoe kleiner het aantal Gauge.

Geheimhoudingsplicht
Het geheim houden van bepaalde informatie van de zorgvrager (ook voor collega's).

Gele wond
Wond in de reactiefase: een gelig beslag bevindt zich op de wond, er is gestart met stolling, vaatvernauwing en afsluiting van de wond.

Geneesmiddeldistributiesysteem (GDS)
Een systeem waarin de verschillende medicijnen voor een zorgvrager zijn samengevoegd per tijdstip waarop de medicijnen moeten worden gegeven.

Gevensterde canule/Spraakcanule
Canule met een opening aan de zijkant die gebruikt kan worden om te spreken.

Gewassen middenplas
Alleen het middelste gedeelte van de uitgeplaste urine wordt gebruikt; het eerste en laatste beetje van de urine worden niet gebruikt.

Glucose
Bloedsuiker.

Graft-versus-host-ziekte (GvHD)
Aandoening waarbij de afweercellen van de donor de weefsels van de zorgvrager als vreemd herkennen en aanvallen.

Granulatieweefsel
Vaatrijk en korrelig bindweefsel dat zich vormt op de bodem van een wond.

Harmonicaflacon
Flesje met harmonicavorm, dat door de vorm soepel in te drukken is en dat direct op de katheter aangesloten kan worden.

Hechting
Techniek waarbij wondranden bij elkaar worden gebracht met een (kunststof) draad.

Heimlich-manoeuvre
Een greep met als doel een blokkade van de luchtwegen op te heffen en zo verstikking te voorkomen.

Hematocriet
Maat voor het volume dat rode bloedcellen innemen in het bloed.

Begrippen

Hemoglobine
Bestanddeel van rode bloedcellen waaraan zuurstof zich kan binden.

Hitteberoerte
Dusdanige ontregeling van de lichaamstemperatuur dat dit leidt tot veranderingen in het bewustzijn.

Hittekramp
Spierkrampen (bijvoorbeeld in armen, benen of nek) door het verlies van veel vocht en zouten als gevolg van overmatig zweten.

Hoogopgaand klysma
Klysma waarbij de vloeistof via een rectumcanule ingespoten wordt.

Hormonen
Lichaamseigen chemische stoffen die verschillende functies hebben in het lichaam.

Huberpointnaald
Naald met een verbindingsslang met een klemmetje en een luerlock-aansluiting.

Huidplaat
Materiaal waarmee het stomazakje aan de huid wordt bevestigd.

Huidplooitechniek
Techniek waarbij je de injectienaald in de tussen duim en wijsvinger opgepakte huidplooi inbrengt.

Hydrocolloïden
Verband gemaakt van absorberende deeltjes dat opzwelt naarmate het meer vocht opneemt en zo een vochtige omgeving voor de wond creëert.

Hyperventilatie
Versnelde ademhaling veroorzaakt door angst, stress of een paniekaanval.

Hypoxie
Laag zuurstofgehalte in het bloed.

Ileostoma
Stoma van de dunne darm, meestal gemaakt van het laatste stukje van de dunne darm.

Ileostomazakje
Stomazakje met een afvoer en een sluitclip, bevat een koolstoffilter.

Incontinent stoma
Stoma zonder reservoir in de buik, wat betekent dat ontlasting of urine elk moment naar buiten kan komen.

Indiana pouch
Urostoma waarbij een reservoir is gemaakt van het laatste stukje van de dunne darm en het eerste stukje van de dikke darm.

Indicatie
De reden waarom iemand een bepaald medicijn krijgt voorgeschreven.

Individueel geknoopte verticale matrashechtingen
Hechting waarbij de wondranden goed tegen elkaar worden aangedrukt.

Informed consent
Vrijwillige toestemming van een goed geïnformeerde zorgvrager.

Begrippen

Infuuspomp
Elektrisch apparaatje dat precies reguleert hoeveel vloeistof er in het bloedvat loopt.

Infuusslang
Verbinding tussen infuuszak en canule.

Infuuszak
Bevat de vloeistoffen en/of medicijnen die de zorgvrager nodig heeft.

Inhalator (puffer)
Toedieningswijze van medicijnen zodat deze direct naar de longen gaan.

Insuflon
Mini-infuuscanule.

Insulinepen
Pen die een patroon met insuline bevat en waarop een wegwerpnaaldje geschroefd kan worden.

Interactie
Wisselwerking tussen medicijnen.

Intermitterende voeding
Systeem waarbij de zorgvrager gedurende een bepaald deel van de dag continu gevoed wordt.

Intramusculaire injectie
Injectie waarbij het medicijn in het spierweefsel wordt toegediend.

Intraveneus infuus
Via een ader ingebracht infuus.

Intraveneuze injectie
Injectie waarbij het medicijn direct in de bloedbaan wordt gespoten.

Inwendige bloeding
Een bloeding in het lichaam die je vaak niet kunt zien aan de buitenkant.

Inzagerecht
Het recht van de zorgvrager om zijn medisch dossier te mogen inzien.

Irrigatie
Het schoonspoelen (en daarmee legen) van de darmen.

Keelkweek
Met een kweekstokje uit de keel gehaald materiaal, dat op een voedingsbodem gekweekt wordt.

Klinisch-chemisch laboratorium
Laboratorium dat zich richt op medisch-diagnostisch onderzoek van bloed en andere lichaamsvloeistoffen.

Klysma
Inspuiten van een vloeistof in de darmen via de anus.

Korte rekverbanden
Zwachtels met een lage rustdruk (de druk onder het verband in rust) en een hoge werkdruk (de druk neemt toe bij bewegen door aanspanning van de spieren).

Kunstneus
Filter op de canule dat zorgt voor bevochtiging, verwarming en filtering van de inge-

Begrippen

ademde lucht.

Laboratorium
Ruimte die speciaal geschikt is om proeven en onderzoeken in uit te voeren.

Lange rekverbanden
Zwachtels met een lagere werkdruk en een hogere rustdruk dan bij korte rekverbanden.

Laxantia
Laxeermiddelen; worden gebruikt bij obstipatie.

Leukocyten
Witte bloedcellen.

Lijnsepsis
Aandoening veroorzaakt door bacteriën in de bloedbaan vanuit de centraal veneuze katheter.

Lintgaas
Materiaal dat veel vocht opneemt en vaak wordt gebruikt voor wondtampons.

Lokale toediening
Toediening van het medicijn zo dicht mogelijk bij de gewenste plek van werking.

Loodrechttechniek
Techniek waarbij de injectie loodrecht door het huidoppervlak wordt ingebracht (stretchtechniek).

Luchtembolie
Vorm van embolie waarbij een hoeveelheid lucht direct in de bloedbaan terechtkomt en daar een gasbel vormt, veroorzaakt door een directe verbinding tussen katheter en buitenlucht.

Luerlock conus
Kunststof tussenstukje tussen injectiespuit en injectienaald.

Lumbaalpunctie
Ruggenprik waarbij met een dunne naald wat ruggenmergvocht wordt opgezogen.

Luxatie
Het uit de kom raken van een gewricht.

Maagspoelen
Het legen van de maag met behulp van een sonde, bijvoorbeeld na een overdosis medicijnen, drugs of vergiftiging.

Mandrijn
Metalen draad die in een elastische katheter wordt gestoken of een plastic buisje voor in een infuuscanule, om deze open te houden als er niets doorheen gaat/nergens op aangesloten is.

Medicatiecassette
Medicijn dat de zorgvrager nodig heeft, opgelost in vloeistof.

Medisch tuchtrecht
Vorm van rechtspraak die geldt voor de beroepen die zijn ingeschreven in het BIG-register.

Meerlaagszwachtels
Zwachtels die bestaan uit twee tot vier lagen, zodat deze minder vaak opnieuw aangelegd hoeven te worden.

Begrippen

Melding Incidenten Cliënten (MIC)
Intern registratiesysteem voor medische fouten en incidenten.

Metabolisme
Omzetting van medicijnen in wateroplosbare stoffen.

Microbiologisch laboratorium
Laboratorium waar patiëntmateriaal wordt onderzocht op de aanwezigheid van ziekmakende micro-organismen (onder andere bacteriën, virussen, schimmels, parasieten en gisten).

Microlax
Kant-en-klaar klysma met 5 ml vloeistof dat één keer gebruikt kan worden.

Midline-katheter
Katheter gemaakt van kunststof, kan over een holle naald in de okselader worden geschoven. Wordt gebruikt voor centrale intraveneuze infusie.

Mitella
Driehoekige doek als ondersteuning na letsel van hand of (onder)arm.

Mitrofanoff-stoma/Monti-stoma
Urostoma waarbij een verbinding wordt gemaakt tussen de buikwand en de blaas, met een stukje dunne darm (bij een Monti-stoma) of blinde darm (bij een Mitrofanoff-stoma).

Monomere sondevoeding
Sondevoeding die volledig opneembare kleine voedingsdeeltjes bevat; eiwitten, vetten en koolhydraten zijn al verteerd tot kleine moleculen in de voeding.

MRI-scan
Magnetic resonance imaging: bij een MRI-scan wordt gebruikgemaakt van een grote magneet in combinatie met radiogolven, wat kan worden omgezet tot een nauwkeurig beeld van het betreffende lichaamsdeel.

Naaldencontainer
Hard plastic afsluitbare afvalbak voor gebruikte injectienaalden.

Nefrostomiekatheter
Katheter die via de huid naar de nier loopt en zorgt voor de afvoer van urine uit het nierbekken.

Negatieve-druktherapie
Techniek waarbij de wond vacuüm wordt getrokken door een speciaal aangelegd wondverband (VAC-wondverband).

Neoblaas
Opslagplaats voor urine gemaakt van een stuk darm dat rechtstreeks op de urinebuis wordt aangesloten; zorgvrager kan via de natuurlijke weg plassen.

Neuskweek
met een kweekstokje uit de neus gehaald materiaal, dat op een voedingsbodem gekweekt wordt.

Neusmaagsonde
Sonde die via de neus en de slokdarm in de maag wordt geschoven.

Begrippen

Neussonde
Flexibel slangetje dat in de neus wordt ingebracht om zuurstof of voeding toe te dienen.

Neustampon
Tampon om een neusbloeding te stoppen.

Nierstuwing
Urineophoping in de nier waardoor de druk in de nier toeneemt.

Niet-eindstandig (tracheo)stoma
Opening gemaakt in de hals naar de luchtpijp waar een canule (buisje) geplaatst wordt die ervoor zorgt dat de opening niet dichtvalt.

Niet-functionele zelfstandigheid
Uitvoeren van een voorbehouden handeling onder toezicht van een zelfstandig bevoegde medewerker.

Normaalwaarden
Waarde (of vaker een interval van waarden) van bloed, urine of andere lichaamsstoffen.

Obstipatie
Verstopping van de darmen.

Onderdosering
Toedienen van te weinig medicijnen.

Onderhoudsmedicatie
Medicatie om een zorgvrager aanvalsvrij te krijgen en te houden.

Onderkoeling (hypothermie)
Lichaamstemperatuur die lager is dan 35 °C.

Orale toediening
Toedienen van medijnen via de mond.

Osmolariteit
Concentratie van alle opgeloste stoffen in de vloeistof.

Overdosering
Toedienen van te veel medicijnen.

Parenterale toediening
Toediening van medicijnen buiten het maagdarmkanaal.

Pathologisch laboratorium
Laboratorium waar patiëntmateriaal (cellen en weefsels) wordt onderzocht om te kijken of een bepaalde ziekte wel of niet aanwezig is.

Peel away-canuletechniek
Techniek waarbij de arts de canule en het stilet (de naald) in een voelbare ader (dicht) bij de elleboog prikt.

Peesruptuur
Scheurtje in een pees.

PEG-J-sonde
Sonde die via een operatie door de buikwand in het jejunum (het tweede gedeelte van de dunne darm) wordt aangelegd.

PEG-sonde
Sonde die via een operatie in een gaatje in de buikwand wordt aangelegd.

Perifeer infuus
Via een perifere ader (ver van het hart) inge-

bracht infuus, meestal in de onderarm of op de handrug.

Perifeer ingebrachte centraal katheter (PICC)
Katheter die wordt ingebracht in de oppervlakkige bloedvaten, waarbij het uiteinde moet eindigen in de bovenste of onderste holle ader of de rechterboezem.

PET-scan
Scan die radioactieve stoffen gebruikt om bijvoorbeeld uitzaaiingen van kanker op te sporen.

Placebo
Een medicijn zonder werkzame bestanddelen.

Polsteren
Opvullen van holtes en het beschermen van uitstekende delen met watten om de druk gelijkmatig te verdelen.

Polyfarmacie
Chronisch gebruik van vijf of meer geneesmiddelen per dag uit verschillende therapeutische groepen.

Polymere sondevoeding
Sondevoeding die eiwitten, vetten en koolhydraten in de vorm van intacte grote moleculen bevat.

Port-a-cath
Veelgebruikt veneus poortsysteem dat operatief wordt ingebracht, waarbij het reservoir via een sneetje in de huid op de borst geplaatst en vastgehecht wordt.

PRICE-regel
Protection Rest Ice Compression Elevation: handig hulpmiddel bij sportblessures zoals verstuiking, verzwikking, spier- en peesscheuren.

Prikaccident
Incident waarbij de zorgverlener in contact komt met bloed of andere lichaamsvloeistoffen van een zorgvrager.

Profylaxe
Medicijn dat kan worden toegediend om een ziekte te voorkomen.

Psychofarmaca
Medicijnen voor verschillende psychische aandoeningen.

Pulmonale toediening
Toediening van medicijnen via de longen.

Punctie
Met een holle naald opgezogen cellen uit een bot of weefsel, bestemd voor nader onderzoek.

Rangeertechniek (of zigzagtechniek)
Techniek die gebruikt wordt om het terugvloeien van de vloeistof te voorkomen waardoor het subcutane weefsel kan worden beschadigd of pijn veroorzaakt wordt.

Rautek-greep
Greep waarmee een slachtoffer na een ongeval naar een veilige plek vervoerd kan worden.

Reactiefase
Fase van wondgenezing waarin de bloeding stopt en dode cellen en bacteriën worden opgeruimd.

Begrippen

Reanimatie
Techniek om het zuurstofgehalte in het bloed op peil te houden door het slachtoffer te beademen en borstcompressies te geven.

Rectale toediening
Toediening van medicijnen via de anus.

Redonsedrain
Actieve wonddrainage door het koppelen van de drain aan een opvangsysteem waarin een negatieve druk heerst.

Reflux
Maagzuur dat uit de maag terug de slokdarm in stroomt.

Regeneratiefase
Fase van wondgenezing waarin nieuw weefsel wordt gevormd en de wond sluit.

Rijpingsfase
Fase van wondgenezing waarbij overmatige bloedvaatjes worden afgebroken en granulatieweefsel zich ontwikkelt tot littekenweefsel.

Risicovolle handelingen
Naast de voorbehouden handelingen (die in de Wet BIG zijn vastgelegd) de door instellingen als risicovol aangemerkte handelingen: handelingen die bij onbekwaam en onzorgvuldig handelen vrijwel zeker tot gezondheidsschade zullen leiden.

Rode wond
Wond in de regeneratiefase, bestaat uit granulatieweefsel (vaatrijk en korrelig bindweefsel dat zich vormt op de bodem van een wond).

Rolregelklem
Klem die aan de infuusslang vastzit.

Röntgenonderzoek
Onderzoek dat gebruikmaakt van elektromagnetische straling (X-straling), waarbij een deel van de straling wordt teruggekaatst; zo ontstaat een schaduwbeeld van het lichaamsdeel.

Schaafwonden
Wonden waarbij de bovenste laag van de huid is afgeschraapt.

Scintigrafie
Techniek die gebruikmaakt van radioactief materiaal om bepaalde afwijkingen zoals kanker op te sporen.

Shock
Levensbedreigende toestand waarin te weinig bloed wordt rondgepompt en uitval van de vitale functies dreigt.

Slagaderlijke bloeding
Levensbedreigende bloeding uit een ader.

Slokdarmspraak
Spraak via de slokdarm waarbij de lucht onder in de slokdarm geperst wordt en het bovenste deel van de slokdarm in trilling wordt gebracht, waardoor geluid ontstaat.

Snelle kantelmethode
Techniek om een slachtoffer dat op de rug ligt snel op de zij te draaien als de maaginhoud omhoogkomt.

Begrippen

Snijwonden
Wond die ontstaat door contact met een scherp voorwerp, zoals een mes of een stuk glas.

Sondevoeding
Vloeibare voeding die via een speciale katheter (sonde) in de maag of darm wordt toegediend.

Spierscheuring
Beschadiging van de spieren door een trauma of door overrekking van de spier.

Spinaal/epiduraal infuus
Infuus ingebracht in de ruimte waar het ruggenmergvloeistof zit of rondom het ruggenmergvlies.

Spiraaltoeren
Zwachteltechniek waarbij de zwachtel in een schuine lijn wordt aangebracht en waarbij elke winding de vorige voor ongeveer twee derde overlapt.

Spirometrie
Onderzoek waarbij verschillende eigenschappen van de long gemeten worden; de zorgvrager ademt met dichtgeklemde neus door een mondstuk aan het spirometrieapparaat.

Splinterwonden
Wonden die ontstaan nadat een klein stukje materiaal (zoals hout, glas of staal) zich in de huid geboord heeft.

Split stoma
Stoma waarbij de darm helemaal is doorgeknipt en beide uiteinden in de buikwand gehecht worden.

Sputum
Slijm vermengd met speeksel afkomstig uit de diepe luchtwegen.

Stabiele zijligging
Techniek om bewusteloos slachtoffer zo neer te leggen dat de tong de luchtweg niet kan blokkeren.

Steekwond
Een wond waarbij een (groot) scherp voorwerp de huid doorboord heeft. Denk bijvoorbeeld aan een spijker of een mes.

Stemprothese
Kunststof buisje dat in een opening tussen de slokdarm en luchtpijp wordt geplaatst; wanneer de opening wordt dichtgedrukt, is de zorgvrager in staat te spreken.

Stoma
Chirurgisch aangelegde opening waardoor urine (urostoma) of ontlasting (darmstoma) naar buiten kan komen.

Stretchtechniek
Techniek waarbij de injectie loodrecht door het huidoppervlak wordt ingebracht (loodrechttechniek).

Subcutaan infuus
Infuus ingebracht in het onderhuidse bindweefsel.

Subcutane injectie
Injectie in het onderhuidse vetweefsel (de subcutis).

Begrippen

Sublinguaal toedienen
Toediening van medijnen onder de tong.

Suprapubische katheter
Katheter die via de voorste buikwand in de blaas wordt ingebracht.

Suspensie
Vloeistof die vaste deeltjes bevat.

Symptoombestrijding
Medicijnen die symptomen bestrijden (bijvoorbeeld het verlichten van pijn), maar niet de onderliggende oorzaak aanpakken.

Systemische toediening.
Toediening van medicijn dat via de bloedsomloop naar de gewenste plek van werking wordt gebracht.

Tablet
Samengeperst poeder met onder meer de werkzame stof van het medicijn.

Tekentang
Tang om een teek van de huid te verwijderen.

Thoraxdrainage
Het afvoeren van lucht of vocht tussen de longvliesbladen via een drain geplaatst in de borstholte (thoraxholte) met een afvoerslang verbonden aan opvangmateriaal.

TIME-model
Classificatiemodel dat zich richt op de vier fasen van wondgenezing (T (Tissue/weefsel), I (Infectie), M (Moisture/vochtbalans) en E (Edge/wondrand)).

Toediening per bolus
Sondevoeding die in porties via een spuit wordt toegediend.

Toedieningsvorm
Manier waarop een medicijn verwerkt is tot een product (poeder, zalf, dragee etc.).

Toedieningswegen
Verschillende routes waarlangs medicijnen kunnen worden gegeven, bijvoorbeeld via de mond of de huid.

Toedienlijst
Een door de apotheker aangeleverd overzicht van welk medicijn een zorgvrager op welke tijd en in welke vorm moet krijgen.

Totale parenterale voeding (TPV)
Voeding die rechtstreeks via een centraal infuus in de bloedbaan wordt gebracht.

Tracheostoma/tracheotomie
Operatief gemaakte opening in de hals die de luchtpijp met de buitenlucht verbindt en waardoor de zorgvrager kan ademen.

Transdermale pleister
Pleister waarmee medijnen worden toegediend.

Transurethrale blaaskatheter
Katheter die via de urinebuis (ook wel urethra genoemd) de blaas ingebracht wordt.

Traumatische wond
Verwonding aan de huid of het onderliggende weefsel die veroorzaakt is door alle mogelijke oorzaken behalve een operatie.

Begrippen

Tripellumenkatheter
Katheter met drie kanalen (lumina), waarvan één dient voor de afvoer van urine, één voor het toedienen van medicijnen of vloeistoffen en één voor het vullen en legen van de ballon.

Trombocyten
Bloedplaatjes.

Trombose
Aandoening waarbij in een bloedvat een bloedstolsel gevormd wordt.

Tweedegraadsverbranding
Verbranding die oppervlakkig (glanzende roze/rode huid, zeer pijnlijk) of diep (ook blaren) kan zijn.

Urinekweek
Urine die op een voedingsbodem gebracht wordt en in een stoof gezet, waarna eventueel aanwezige bacteriën kunnen groeien.

Urineretentie
Ophoping van grote hoeveelheden urine in de blaas.

Urinesediment
Niet-oplosbare deeltjes in de urine.

Urinestoma (urostoma)
Stoma om de urine kunstmatig het lichaam te laten verlaten.

Urostomazakjes
Zakjes voor urine in een urostoma met een terugslagventiel, dat voorkomt dat de urine de verkeerde kant op stroomt.

Uro-tainer twin bag
Katheter met twee zakjes spoelvloeistof die aan elkaar bevestigd zijn.

Vacuümtherapie
Techniek waarbij de wond vacuüm wordt getrokken door een speciaal aangelegd wondverband (VAC-wondverband).

Veiligheidsnaald
Naalden met een beschermingsmechanisme, bijvoorbeeld een beschermkapje.

Veneus poortsysteem
Onderhuidse toegang tot het centrale veneuze vaatstelsel, bestaat uit een injectiekamer die onder de huid wordt aangebracht, waaraan een katheter is bevestigd.

Verblijfskatheter
Katheter die voor langere tijd in het lichaam kan blijven.

Vernevelaar
Instrument om een inhalatiemedicijn om te zetten in nevel of mist, zodat die effectiever de longen bereikt.

Verstuiking
Een beschadiging van de banden rondom een gewricht.

Vleeswond
Wond die dieper doorloopt dan de huid, waarbij alleen spieren (en geen organen of zenuwen) geraakt zijn.

Vleugelnaald
Kleine roestvrijstalen naald met een siliconen-

Begrippen

laag; wordt gebruikt bij kortdurende perifere infusie (enkele uren).

Voorbehouden handelingen
De in de Wet BIG opgesomde handelingen die alleen mogen worden uitgevoerd door de in de Wet BIG aangewezen beroepsbeoefenaars.

Warmtestuwing
Verhoogde lichaamstemperatuur en verlies van vocht en zouten, veelal veroorzaakt door een te zware inpanning in een te warme omgeving.

WCS-classificatiemodel
Woundcare Consultant Society deelt wonden in op basis van kleur (rood, geel en zwart), waarbij de kleur aangeeft in welke fase van genezing de wond zich bevindt.

Wet BIG
Wet op de Beroepen in de individuele gezondheidszorg, die als doel heeft de kwaliteit van de gezondheidszorg te bevorderen en zorgvragers te beschermen tegen onzorgvuldig en ondeskundig handelen.

WGBO
Wet op de geneeskundige behandelingsovereenkomst; regelt de relatie tussen zorgvragers en zorgverleners.

Wilsbekwaamheid
Het vermogen van een zorgvrager om op basis van voldoende informatie een beslissing te nemen over een onderzoek of behandeling.

Wonddébridement (wondtoilet)
Het verwijderen van dood, beschadigd of geïnfecteerd weefsel (debris).

Wondkweek
Materiaal dat met een kweekstokje van een wond is afgenomen; het materiaal is bestemd om te kweken (welke bacteriën erin voorkomen).

Wondtampon
Tampons gemaakt van lintgazen en gebruikt voor diepe wonden die open (moeten) zijn en die een matige tot grote hoeveelheid vocht afscheiden.

Zelfstandige bevoegdheid
Bevoegdheid om een voorbehouden handeling zelfstandig uit te voeren.

Zelfzorgmedicijnen
Medicijnen die verkrijgbaar zijn zonder recept.

Zetpil
Pil die via de anus (rectaal) wordt toegediend.

Zuurstofbril
Slang van pvc met twee uitsteeksels die in de neus geplaatst wordt; door deze uitsteeksels wordt de zorgvrager via beide neusgaten van zuurstof voorzien.

Zuurstofcilinder
Cilinder, in diverse maten verkrijgbaar, waarin zuurstof onder een hoge druk is samengeperst.

Zuurstofconcentrator
Elektrisch aangedreven apparaat dat zuurstof onttrekt aan de omgevingslucht en waarop

zuurstofbrillen of neussondes kunnen worden aangesloten.

Zuurstofklok/manometer
Speciale drukregelaar om de hoge druk in de cilinders te reguleren.

Zuurstofmasker
Masker dat de neus en mond bedekt en dat een extra zuurstofreservoir vormt; voorziet de neus-keelholte van extra aangevoerde zuurstof.

Zwachtelen
Het omwikkelen van een lichaamsdeel met verband om er druk op uit te oefenen, met als doel de doorbloeding te verbeteren.

Zwarte wond
Wond die bestaat uit afgestorven weefsel (necrose/debris). Dit weefsel is een voedingsbodem voor bacteriën.

INDEX

A

aandrukring	298
aangepaste Seldingertechniek	145
aanprikpunt	241
aanzetstuk	355
ABCD(E)-methode	491
absorberend verbandmateriaal	393
absorptie	37
achttoeren	397
actief absorberend verband	394
actieve systeem	372
acute wonden	503
ademhaling	493
aderlijke bloeding	508
AED	500
afsluitende plug	298
aftapkraan	241
agraves	409
alginaten	393
ambulante compressietherapie	401
analgetica	38
anti-aritmica	43
antibacteriële producten	394
antibiotica	38
anticoagulantia	39
antidepressiva	43
antidiabetica	39
anti-epileptica	39
antihistaminica	42
antihypertensiva	41
aPTT	458
aspiratie	178
aspiratiepneumonie	190
AV-middelen	80
AVPU-schaal	495

B

barrièrecrème	298
Baxterzakje	23
bedzak	240
beenmergbiopsie	473
beenzak	240
behandelingsovereenkomst	11
bekwaamheid	5
bekwaamheidsverklaring	9
BEM	20
beschermend poeder	298
beschermende pasta	298
beschermfilm	298
bevochtiger	336
bevoegdheid	6
bevriezingsletsel	523
bewaaradvies	31
bewustzijn	495
bezinking (BSE)	455
bezinkingssnelheidtest	455
BIG-register	4
bijsluiter	32
bijtwonden	506
bijwerkingen	34
binnencanule	355

Index

biocath	224	centrale zuurstofvoorziening	330
Biopatch	146	chemokuur	40
blaasirrigatie	275	chinlift	492
blaaskatheter	217	chirurgische wonden	503
blaasspoeling	275	cholesterol	455
blaasspoelzakje	276	chronische wond	503
blaasspuit	277	circulatie	494
blaren	530	CMR	27
blauwe plek	519	coloscopie	477
bloedblaar	530	colostoma	292
bloedgas	457	colostomazakjes	297
bloedgroep	164	compressietherapie	400
bloedingstijd	458	continent stoma	293
bloedkweek	456	continue toediening	180
bloedonderzoek	454	corticosteroïden	40
bloedplasma	454	creatinekinase (CK)	458
blusdeken	514	crème	71
borstcompressies	497	CT-scan	470
botbreuk	520	cuff	355, 356
braken	79	curatieve medicijnen	33
brandblaar	530	cytostatica	40
brandwonden	513		
brede of smalle das	512	**D**	
breedspectrum-antibioticum	39	dagzak	240
Bricker-stoma	292	darmspoeling	317
bronchoscopie	477	darmstoma	289
buisverband	396	decubituswond	389
buitencanule	355	depotinjectie	100
button	180, 200	derdegraadsverbranding	516
		dermale toediening	36
C		distributie	37
canule	353	diuretica	40
capillaire bloeding	509	doordringend oogletsel	526
capsule	51	doordringende wonden	507
causale werking	33	doorlopende intracutane hechting	408
centraal infuus	107	doorlopende intracutane matrashechting	408
centraal veneuze katheter	137	dosisaerosol	52
centrale drain	371	dragee	51, 68
Centrale Medicatiefouten Registratie (CMR)	27	drain	421

Index

drankje	51
driewegkraan	132
droogpoederinhalator	66
druppelkamer	108
dubbele controle	24
dubbelloops stoma	293
dubbelloopse maagsonde	211
dubbellumenkatheter	221
dwangbehandeling	13

E

ECG	479
echografie	469
EEG	479
eendelig systeem	296
eerstegraadsverbranding	516
eilandpleister	395
eindstandig stoma	293, 353
elastische zwachtel	399
elektrolyten	456
elektronische spreekapparatuur	364
emulsie	52
endoscopisch onderzoek	477
enkelloops stoma	293
enkellumenkatheter	221
enkelvoudig geknoopte hechtingen	408
enterale toediening	36
epidurale infuusbehandeling	152
epipen	42, 528
epithelialisatie	386
ERCP	478
erytrocyten	454
etiket	32
excretie	37
exposure	495
exsudaat	384
exudrain	422

F

fabrieksnaam	31
fistel	254
fixatie	355
fixatiemateriaal	395
fixerende zwachtel	396
flauwte	501
flebitis	118
flexibele kunststofcanule	108
flowmeter	333
flushen	142
Foley-katheter	221
Fouten, Ongevallen en Near Accidents (FONA)	27
functieonderzoek	477
functionele zelfstandigheid	7

G

gastroscopie	478
Gauge (G)	88
GDS	21, 49
geheimhoudingsplicht	12
geneesmiddeldistributiesysteem (GDS)	21, 49
gesloten wond	382
geurneutraliserend verband	394
gevensterde canule	356
gewassen middenplas	438
gewenning	34
glijmiddel	226
glucose	457
graft-versus-host-ziekte (GvHD)	170
granulatieweefsel	383

H

handelingen	
risicovolle	5
voorbehouden	4
harmonicaflacon	277
hechting	407
hechtpleister	395

Index

Heimlich-manoeuvre	496
hematocriet	454
hemoglobine	454
hersenschudding	535
hitteberoerte	522
hittekramp	521
hoofdletsel	534
hoogopgaand klysma	319
hormonen	41
Huberpointnaald	150
huidplaat	297
hydrocolloïden	394
hydrogel	395
hyperventilatie	502
hypoxie	344

I

ileogel-tabletten	299
ileostoma	292
ileostomazakjes	297
incontinent stoma	293
Indiana pouch	311
indicatie	33
individueel geknoopte verticale matrashechtingen	408
informed consent	12
infuuspleister	395
infuuspomp	109
infuusslang	108
infuusvloeistof	110
infuuszak	108
inhalatiemedicijn	52
inhalator	52
injecteren	87
insectensteek	527
Insuflon	125
insulinepen	94
interactie	34
intermitterende voeding	181
intramusculaire injectie	96

intraveneus infuus	107
intraveneuze injectie	100
inwendige bloeding	510
inzagerecht	12
irrigatie	303
irrigatieset	298

J

jaw-thrust	492

K

klaplong	140
klinisch-chemisch laboratorium	453
klysma	41, 319
kneuzing	519
kort rekverband	399
kruisverband	397
kunstneus	358
kunststofcanule	125

L

laboratorium	453
lactaatdehydrogenase	458
lang rekverband	399
laryngectomie	354
laxantia	41
leukocyten	454
lijnsepsis	138
lintgaas	415
lokale toediening	36
loodrechttechniek	91
luchtembolie	139
luchtweg	491
luerlock conus	88
lumbaalpunctie	473
luxatie	519

M

maagspoelen	209

Index

madentherapie	389
mandrijn	150
manometer	331
mantelzorgers	8
manuele lymfedrainage	401
mechanische wond	382
medicatie	
evaluatie	22
medicatiegesprek	23
medicatieproces	19
medicatieveiligheid	22
hulpmiddelen	24
medicijnen	
gereedmaken	21
opslag en beheer	21
ter hand stellen	21
toedienen/registreren	21
voorschrijven	19
medisch tuchtrecht	10
meerlaagszwachtel	400
Melding Incidenten Cliënten (MIC)	27
metabolisme	37
metalinegaas	394
MIC	27
microbiologisch laboratorium	453
Midline-katheter	108
misselijkheid	79
mitella	510
Mitrofanoff-stoma	311
mond-op-mondbeademing	499
Monti-stoma	311
MRI-scan	471

N

naaldencontainer	89
nachtzak	240, 298
nefrostomiekatheter	265
negatieve-druktherapie	425
nek- en wervelletsel	535
neoblaas	311
neusbloeding	526
neusdruppels	56
neusmaagsonde	189
neussonde	180, 334
neusspray	59
neustampon	418
neuszalf	58
NEX+10-methode	192
nierstuwing	265
niet-ambulante compressietherapie	401
niet-doordringend oogletsel	526
niet-eindstandig stoma	353
niet-elastische zwachtel	399
niet-functionele zelfstandigheid	7
non-woven achterkant	241
noodsituatie	13
normaalwaarden	437
NSAID	38

O

obstipatie	178
onderdosering	26
onderkoeling	522
oogdruppels	62
oogletsel	525
oogzalf	65
oordruppels	61
open wond	382
opiaten	
omgang met	25
orale toediening	36
osmolariteit	110
overdosering	26

P

parenterale toediening	36
passieve watersysteem	372
pathologisch laboratorium	454

peel away-canuletechniek	145
peesruptuur	520
PEG-sonde	180, 200
PEG-J-sonde	180, 200
perifeer infuus	107, 111
perifeer ingebrachte centraal katheter	144
Periodieke Medicatie Beoordeling (PMB)	81
PET-scan	471
pH-waarde	110
PICC	144
pinch off-syndroom	139
placebo	34
plaspillen	40
pleuradrain	371
PMB	81
pneumothorax	140
poeder	51
polsteren	404
Port-a-cath	150
post-pylorisch voeden	178
pouch	293
pressotherapie	401
PRICE-regel	518
prikaccident	89
primaire wondgenezing	382
profylaxe	33
psychofarmaca	43
PT	458
pulmonale toediening	36
punctie	473

R

rangeertechniek	98
reactiefase	383
reanimatie	497
recidief pneumothorax	373
rectale toediening	36, 75
recurrent zwachtelen	397
redonsedrain	422
reflux	178
regel van 5	21
regeneratiefase	383
retourmedicatie	21
rijpingsfase	383
risicovolle handelingen	5
rode wond	385
rolregelklem	108
röntgenonderzoek	470

S

schaafwonden	505
scintigrafie	470
secundaire wondgenezing	383
sepsis	138
shock	502
slaapmiddelen	44
slagaderlijke bloeding	509
slangenbeet	531
slikproblemen	78
slokdarmspraak	363
smalspectrum-antibioticum	39
snelle kantelmethode	500
snijwond	504
sondevoeding	177
spanningspneumothorax	374
spierscheuring	520
spinaal/epiduraal infuus	107
spinale infuusbehandeling	152
spiraaltoeren	397
spirometrie	480
splinterwonden	506
spraakcanule	356
spuiten	88
stabiele zijligging	490
steekwond	508
stemprothese	364
steriel	225
steriel gaaskompres	394

Index

stofnaam	31
stoma	289
stomacap	298
stomagordel	298
stretchtechniek	99
strooipoeder	51
subcutaan infuus	107, 124
subcutane injectie	89
sublinguaal toedienen	54
suprapubische katheter	253
suspensie	51
symptoombestrijding	33
systemische toediening	36

T

tablet	51
tand door de lip	529
tand uit de mond	530
tekenbeet	528
tekentang	528
terugslagklep	241
tetanus	507
therapeutische elastische kous (TEK)	401
thoraxdrainage	371
TIME-model	385
toediening per bolus	181
toedieningsvorm	51
toedieningswegen	35
totale parenterale voeding (TPV)	161
tracheostoma	351
tracheotomie	353
transdermale pleister	53, 73
transdermale toediening	36
transparante wondfolie	395
transurethrale blaaskatheter	220
traumatische wonden	503
tripellumenkatheter	221
trombocyten	454
tromboflebitis	140
trombose	118, 140
troponine	458
tweedegraadsverbranding	516
tweedelig systeem	296

U

UAD-middelen	80
urinekweek	440
urineopvangzak	240
urineretentie	218
urinesediment	438
urinewegstelsel	217
urostoma	292
urostomazakjes	297
uro-tainer twin bag	277

V

vacuümtherapie	425
vagale prikkeling	190
vaginaal toedienen	77
veiligheidsnaald	88
venapunctie	459
veneus poortsysteem	149
verblijfskatheter	218
vergiftiging	532
vernevelaar	53
vernevelen	70
verslaving	34
verslikking	496
verstikking	496
verstuiking	518
vitale functies	491
vleeswonden	507
vleugelnaald	108, 125
vlindernaald	460
voerder	356
volledig bloedbeeld	454
volvlakpleister	396
voorbehouden handelingen	4

voorzetkamer	53
vrijwilligers	8

W

warmtestuwing	521
waterslotsysteem	372
WCS Classificatiemodel	385
weigeren van medicijnen	79
Wet BIG	3
WGBO	11
wilsbekwaamheid	12
wilsonbekwaamheid	12
wond	382
wonddébridement	389
wondkweek	447
wondpleister	395
wondtampon	415
wondtoilet	389

Z

zalf	71
zalfkompres	394
zelfkatheterisatie	247
zelfklevende zwachtel	399
zelfstandige bevoegdheid	6
zelfzorgmedicijnen	80
zetpil	52
'zo nodig'-medicijnen	81
zuurstofbril	335
zuurstofcilinder	331
zuurstofconcentrator	332
zuurstofklok	331
zuurstofmasker	335
zuurstofmeter	330
zwaartekrachtsysteem	181
zwachtelen	396